Traumatologische Röntgendiagnostik

Traumatologische Röntgendiagnostik

Lehrbuch und Atlas

Von H. Birzle, R. Bergleiter und E. H. Kuner

2., überarbeitete und erweiterte Auflage
530 Abbildungen in 1312 Einzeldarstellungen

1985
Georg Thieme Verlag Stuttgart · New York

Prof. Dr. med. Hermann Birzle
Chefarzt des Röntgeninstituts am St.-Marien-Krankenhaus, Ludwigshafen a. Rh.

Prof. Dr. med. Rudolf Bergleiter
Chefarzt der Neuroradiologischen Abteilung, St.-Elisabethen-Krankenhaus, Ravensburg

Prof. Dr. med. Eugen H. Kuner
Ärztlicher Direktor der Abteilung für Unfallchirurgie an der Chirurgischen Universitätsklinik Freiburg i. Br.

CIP-Kurztitelaufnahme der Deutschen Bibliothek

Birzle, Hermann:
Traumatologische Röntgendiagnostik : Lehrbuch u. Atlas / von H. Birzle, R. Bergleiter u. E. H. Kuner. – 2., überarb. u. erw. Aufl. – Stuttgart ; New York : Thieme, 1985.

NE: Bergleiter, Rudolf:; Kuner, Eugen H.:

Wichtiger Hinweis: Medizin als Wissenschaft ist ständig im Fluß. Forschung und klinische Erfahrung erweitern unsere Kenntnisse, insbesondere was Behandlung und medikamentöse Therapie anbelangt. Soweit in diesem Werk eine Dosierung oder eine Applikation erwähnt wird, darf der Leser zwar darauf vertrauen, daß Autoren, Herausgeber und Verlag größte Mühe darauf verwandt haben, daß diese Angabe genau dem **Wissensstand bei Fertigstellung des Werkes** entspricht. Dennoch ist jeder Benutzer aufgefordert, die Beipackzettel der verwendeten Präparate zu prüfen, um in eigener Verantwortung festzustellen, ob die dort gegebene Empfehlung für Dosierungen oder die Beachtung von Kontraindikationen gegenüber der Angabe in diesem Buch abweicht. Das gilt besonders bei selten verwendeten oder neu auf den Markt gebrachten Präparaten und bei denjenigen, die vom Bundesgesundheitsamt (BGA) in ihrer Anwendbarkeit eingeschränkt worden sind.

1. Auflage 1975

Satz: Druckhaus Dörr, Inh. Adam Götz, 7140 Ludwigsburg, gesetzt auf Linotype System 5 (202)
Druck: Grammlich, 7401 Pliezhausen

ISBN 3-13-512702-8

1 2 3 4 5 6

Vorwort zur 2. Auflage

Der Georg Thieme Verlag hat auf Grund der medizinischen und technischen Entwicklung in den vergangenen zehn Jahren zu einer Neuauflage der „Traumatologischen Röntgendiagnostik“ gedrängt. Die Autoren sind dem zunächst nur zögernd gefolgt, weil besonders auf technischem Gebiete die Entwicklung noch im Fluß ist. Immerhin haben sich die neuen „bildgebenden Verfahren“ Computertomographie und Sonographie sehr schnell einen bedeutenden Rang in der traumatologischen Diagnostik erobert. Die schnelle und sichere Diagnostik der Verletzungen innerer Organe durch Computertomographie und Sonographie ist ein großer Fortschritt. In der Diagnostik von Schädel-Hirn-Traumen hat die Computertomographie die invasive und nicht risikolose Angiographie weitgehend abgelöst. Sie erlaubt weit differenziertere Aussagen und erspart wertvolle Zeit bis zur lebensrettenden Operation. Auch beim Wirbelsäulen-Rückenmarks-Trauma liefert die Computertomographie entscheidende Befunde und kann die Myelographie ersetzen.

Die Rolle der digitalen Subtraktionsangiographie in der Unfalldiagnostik ist noch nicht so klar. Die klassische Angiographie ist bisher insbesondere der intravenösen digitalen Subtraktionsangiographie überlegen und durch das Angebot schmerzfrei intraarteriell injizierbarer Kontrastmittel aufgewertet worden. Ob die Magnetresonanztomographie für die traumatologische Diagnostik eine wesentliche Bedeutung erlangen wird, ist noch nicht abzusehen.

Für die Mehrzahl der Unfälle ist eine solide Röntgendiagnostik notwendig. Dementsprechend wurden die diesbezüglichen Entwicklungen berücksichtigt. Dies betrifft z. B. die Einordnung der Wirbelsäulenläsionen und der Sprunggelenksfrakturen. Hier wurde die alte, rein anatomische und frakturmechanistische Einteilung und Benennung durch eine mehr funktionell-therapeutische Betrachtungsweise ergänzt.

Auf operativer Seite hat sich seit 1975 die Zahl der Osteosyntheseimplantate und der Endoprothesen weiter vermehrt. Auch wurden Kleinstimplantate entwickelt, die eine sichere und präzise Osteosynthese an kleinen Skelettknochen ermöglichen. Die Osteosynthese hüftgelenksnaher Frakturen und der Malleolarfrakturen wurde verfeinert. Bei den letzteren ist die „Übermetallisierung“ der Forderung nach Stabilisierung aller Läsionen mit möglichst wenig Implantaten gewichen. Die Indikationen für den „Fixateur externe“ wurden erweitert. In der operativen Stabilisierung von Wirbelbrüchen erzielte man Fortschritte.

Den Kritiken zur 1. Auflage wurde soweit wie möglich Rechnung getragen. Hier sei auch für die freundlichen Zuschriften gedankt, die auf sachliche Fehler aufmerksam machten. Der Versuch, den Umfang des Buches nicht zu vergrößern, konnte nicht ganz gelingen, weil neben dem Neuen die Beibehaltung alter röntgendiagnostischer Verfahren wichtig erschien, wie z. B. für die Abklärung abdominaler Organläsionen.

Für den Verletzten ist eine sichere und nahezu überall durchführbare Röntgendiagnostik von grundlegender Bedeutung. Traumatologische Röntgendiagnostik muß auch in Zukunft an kleinen und mittleren Krankenhäusern gemacht werden können und nicht nur dort, wo die neuesten und größten Apparate stehen. Allerdings muß gefordert werden, auch die kleinen und mittleren Krankenhäuser am technischen Fortschritt zu beteiligen. Das müßte im Hinblick auf die Ausgabefreudigkeit auf manch anderen Gebieten auch finanzierbar sein.

Traumatologische Röntgendiagnostik ist kein Feld für medizinische Heldentaten, denn über 90% der Tätigkeit betreffen kleine, alltägliche Anforderungen, wofür man vergleichsweise viel Zeit und Konzentration verbraucht. Sie ist aber eine für die Patienten sehr nützliche Tätigkeit, besonders wenn sie in einer kollegialen Zusammenarbeit praktiziert wird. Wer dazu bereit ist, will auch darauf vorbereitet sein, wozu dieses Buch beitragen soll.

Ludwigshafen, im Herbst 1984

HERMANN BIRZLE

Vorwort zur 1. Auflage

Nach der Statistik der Weltgesundheitsorganisation werden allein durch Verkehrsunfälle jährlich 100 000 Menschen tödlich, 1–1,5 Mill. schwer und 3–4 Mill. leicht verletzt. In der Bundesrepublik Deutschland zählte man in den letzten Jahren täglich etwa 3000 Verkehrsunfälle mit fast 50 Toten und über 1000 Verletzten. Dabei betragen die Verkehrsunfälle nur 15% der gesamten Unfälle, etwa soviel wie die Unfälle im Haushalt. Die meisten Unfälle passieren am Arbeitsplatz (1966 37%). Mit der Entwicklung des Massensportes haben die Sportverletzungen erheblich zugenommen (BRD 1967 ca. 240 000). Am gefährlichsten ist das Leben als Fußgänger; die Verkehrsunfälle von Fußgängern sind in den europäischen Ländern in den letzten 10 Jahren zum Teil um 69% gestiegen. Eine Verbesserung dieser Zustände ist kaum zu erwarten, eher wird man mit einer weiteren „Eskalation" rechnen müssen, d. h., es werden mehr in der Traumatologie gut ausgebildete Ärzte gebraucht, und die Anforderungen an den röntgendiagnostischen Beitrag werden qualitativ und quantitativ steigen.

In den Filmbesprechungen mit den in der röntgenologischen Weiterbildung befindlichen Mitarbeitern sowie bei vielen täglichen Fragen von seiten der klinisch-chirurgisch tätigen Kollegen bekam ich den Eindruck, daß die für die traumatologische Röntgendiagnostik nötigen Kenntnisse relativ langsam erworben werden, wenn sie der Lernende nur aus der eigenen praktischen Arbeit gewinnt. Dies betrifft nicht nur die Fähigkeit, traumatische Veränderungen im Röntgenbild sicher zu erkennen, sondern auch die Indikationen zum Einsatz der Röntgendiagnostik bei Verletzungen innerer Organe. So wurde der Gedanke, eine „Traumatologische Röntgendiagnostik" zu verfassen, von den jungen Assistenten der Abteilung* und des Hauses** an mich herangetragen. Der Georg Thieme Verlag zeigte sich diesem Vorschlag aufgeschlossen.

Naturgemäß muß ein solches Buch hauptsächlich durch seine Abbildungen wirken. Es war mein Bestreben, nicht möglichst schwere und außergewöhnliche Verletzungen im Röntgenbild zu zeigen, sondern die grundlegenden röntgenologischen Symptome herauszuarbeiten und vorwiegend solche Bilder vorzulegen, die den Beschauer zur Mitarbeit anregen. Wenn der Leser manche Bilder schlecht findet, so möge er Nachsicht üben. Unfallbilder müssen oft unter ungünstigen Bedingungen angefertigt werden. Einige weniger gute, aber didaktisch wichtige Abbildungen, von denen keine Originalvorlagen zu erhalten waren, wurden als Reproduktionen aus Büchern oder Sonderdrucken übernommen. Die Bildersammlung soll es dem Anfänger ermöglichen, in kurzer Zeit eine bildmäßige Erfahrung zu sammeln, für die er ungleich längere Zeit benötigt, will er sie erst in der täglichen Praxis erwerben.

Viele wichtige Beiträge verdanke ich meinen Abteilungskollegen*. Die Sammlung des Bildmaterials und besonders der dazugehörenden Angaben wurde mir durch die Hilfe der Sekretärinnen des Institutes* wesentlich erleichtert. Den Kollegen der Chirurgischen Klinik danke ich für die Überlassung klinischer Unterlagen.

Für die Übernahme der Kapitel „Neuroradiologische Kontrastdiagnostik nach Schädel-Hirn-Trauma und Wirbelsäulenverletzungen" und „Die Osteosynthese und ihre Beurteilung im Röntgenbild" bin ich den Herren Kollegen BERGLEITER und KUNER sehr dankbar.

Ludwigshafen, im Frühjahr 1975

HERMANN BIRZLE

---

* Röntgenabteilung des Chirurgischen Universitätsklinik Freiburg i. Br.

** Chirurgische Universitätsklinik Freiburg i. Br.

Inhaltsverzeichnis

Allgemeine Vorbemerkungen

Der unfalldiagnostisch-röntgenologisch tätige Arzt, gleichgültig ob er in freier Praxis oder in einer Klinik tätig ist, muß wissen, welche Röntgenaufnahme er bei einer bestimmten Verletzung benötigt und ob eventuell eine röntgenologische Spezialuntersuchung oder eine Ultraschalluntersuchung angezeigt ist. Er sollte die Standardaufnahmen und die wichtigsten Spezialaufnahmen kennen und beurteilen können, was die Kenntnis der entsprechenden normalen Röntgenbilder, der Variationen und Grenzfälle voraussetzt. Der Fachröntgenologe muß darüber hinaus die apparativen, einstell- und aufnahmetechnischen Details beherrschen. Jeder mit Röntgenstrahlen umgehende Arzt und seine Hilfskräfte müssen die mit röntgendiagnostischen Maßnahmen verbundene Gefahr genetischer oder somatischer Strahlenschädigung kennen und beachten (Näheres bei GRAUL u. STOCKHAUSEN 1968 und in der Röntgenverordnung vom 1. 3. 1973).

Normalbefund und Variationen

Die normale Form, Größe und Artikulation der das Skelettsystem bildenden Knochen und Gelenke sind dem Arzt von der Anatomie her bekannt, und die vergleichende Deutung im Röntgenbild bereitet gewöhnlich keine Schwierigkeiten. Beschaffenheit und Verlauf der Konturen und Strukturen sowie die Kalkdichte der einzelnen Skeletteile spielen in der Unfalldiagnostik eine wichtige Rolle. Im Zweifelsfall bringt oft die Vergleichsaufnahme der entsprechenden nichtverletzten Region eine Klärung. Es sei jedoch besonders dem Anfänger empfohlen, zuerst stets die einschlägigen Bücher zur Hand zu nehmen, um nicht aus einfacher Unkenntnis heraus unnötige Röntgenaufnahmen zu veranlassen. Variationen und kleine Fehlbildungen des Skelettsystems sind oft schwer von traumatischen Veränderungen abzugrenzen. Das betrifft vor allem die vielen akzessorischen Knöchlein und Sesambeine, aber auch andere sogenannte Fehlerquellen, d. h. normale, aber manchmal auffällige Kontur- oder Strukturunregelmäßigkeiten. Die hinsichtlich einer traumatologischen Röntgendiagnostik wichtigen Varietäten und Fehlerquellen sind in den Abb. **1–4** zusammengestellt. Als Nachschlagewerke sind die Atlanten von GRASHEY-BIRKNER (Neuauflage BIRKNER 1977) und KEATS (1978) unentbehrlich. Bezüglich der sehr vielfältigen Unterschiede im normalen Röntgenbild des kindlichen Skeletts in den verschiedenen Alters- bzw. Entwicklungsstufen wird auf das betreffende Kapitel im speziellen Teil des Buches verwiesen.

Die Grenzen des Normalen und Anfänge des Pathologischen im Röntgenbilde des Skeletts (KÖHLER u. ZIMMER 1982) werden besonders dann bedeutsam, wenn differentialdiagnostisch neben traumatischen Veränderungen noch andere Krankheitsbilder ursächlich oder mitbestimmend sein können.

Im Röntgenbild des Thorax und des Abdomens sind die individuellen Unterschiede weniger vielfältig, aber die Möglichkeiten der Überlagerung mit anderweitigen, nichttraumatischen Veränderungen größer. Transparenz der Lungen, Grenzen des Zwerchfells, Größe, Form, Lage und Bewegungsablauf der Organe sind zu beachten. Am Abdomen ist die Beurteilung des Gas- und Flüssigkeitsgehaltes im Magen-Darm-Kanal oder in der Bauchhöhle sowie die Kenntnis der Lage, Form und Größe der Organschatten wichtig.

Ein wirklicher oder scheinbarer Normalbefund bedarf schließlich in manchen Fällen der Kontrolle oder der röntgenologischen Verlaufsbeobachtung, weil sich besonders beim Thorax oder Abdomen röntgenologisch sichtbare Veränderungen oft erst langsam im Verlauf von

Stunden oder manchmal sogar Tagen herausbilden. Hier hat die Ultraschalldiagnostik und die Computertomographie bedeutsame Fortschritte gebracht, weil sie oft schnell zur Diagnose führt oder für die weitere Diagnostik richtungweisend ist.

Aufnahmetechnische und einstelltechnische Grundsätze

Die Anfertigung der gewünschten Röntgenaufnahmen kann der Arzt gewöhnlich der staatlich geprüften Röntgenassistentin zur selbständigen Ausführung überlassen. Sie kennt die standardisierten Einstellungen, bei denen das Objekt grundsätzlich in zwei zueinander senkrechten Ebenen aufgenommen wird. Das im sagittalen Strahlengang angefertigte Röntgenbild wird auch Sagittalaufnahme oder a.-p. Aufnahme genannt, beim Strahlengang von hinten nach vorn p.-a. Aufnahme. Eine Aufnahme im frontalen Strahlengang nennt man seitliches Bild.

Hinsichtlich zusätzlicher Spezialaufnahmen und besonderer Techniken wie Schichtaufnahmen oder stereoskopische Aufnahmen soll der Arzt die Kenntnisse und den Rat einer erfahrenen Röntgenassistentin oder Röntgenschwester nicht unterschätzen. Es nützt weder dem Patienten noch der Zusammenarbeit mit Kollegen und Hilfskräften, wenn ein noch unerfahrener Kollege von ihm selbst erfundene Spezialaufnahmen „anordnet", die technisch gar nicht möglich sind. Im Zweifelsfall findet sich heutzutage fast überall ein technisch versierter Röntgenologe, den man um Rat fragen kann. Auch gibt es genügend Bücher, in denen Einstelltechnik, Aufnahmematerial und Richtlinien für die Belichtung beschrieben sind.

Im allgemeinen bevorzugt man zur Darstellung der Knochen eine „weiche" Belichtung, d. h. Aufnahmen mit mittlerer Röhrenspannung (60–80 kV), für Thorax und Abdominalorgane Hartstrahltechnik (90–120 kV) und für die Weichteile eine möglichst niedrige Röhrenspannung, die bei den derzeitigen Apparaturen etwa bei 40 kV liegt. Im einzelnen hängt die Belichtungstechnik sehr von der technischen Ausrüstung und vom Aufnahmematerial (Verstärkungsfolien, Filme, Maschinenentwicklung) ab und hat sich an einer Abteilung meist auf bewährte Daten eingependelt. Sogenannte transportable Aufnahmen oder Bettaufnahmen erfordern eine besondere einstelltechnische und belichtungstechnische Erfahrung von seiten der Röntgenassistentin. Die begrenzte Leistung transportabler Apparate kann durch Verwendung höher verstärkender Folien ausgeglichen werden.

Aufnahmen dickerer Körperteile (meist vom Kniegelenk an aufwärts) erfordern eine Beseitigung der Streustrahlung durch Streustrahlenraster oder sogenannte Rasterkassette.

Der Verletzte bzw. der verletzte Körperteil soll schonend und möglichst schmerzfrei gelagert und umgelagert werden. Ob der Patient auf den Rastertisch gelegt werden kann oder ob die Aufnahme besser im Bett oder auf der Trage gemacht wird, ob Verbände, Pflaster oder Schienen belassen oder entfernt werden sollen, muß der Arzt entscheiden. Aufnahmen des Beckens, Abdomens und der Wirbelsäule sind allerdings in ausreichender Qualität nur auf einem Rastertisch möglich. Tragen mit eingebautem Kassetten- oder Blendentunnel und abnehmbarer strahlendurchlässiger Auflage sollten eine weitere Verbreitung finden. Auch soll bei einem derartigen Unfall-Untersuchungs- und Transportwagen eine einfache und möglichst schmerzfreie Umlagerung des Verletzten gewährleistet sein.

Bei Thorax- und Bauchtraumen kann eine Röntgendurchleuchtung mit gezielten Aufnahmen wertvoll sein, da sie schneller und sicherer zur Diagnose führt. Auf jeden Fall muß der Arzt bei Verletzungen an Thorax oder Abdomen ganz sicher wissen, in welcher Körperhaltung die Röntgenaufnahme angefertigt ist.

Auf den Röntgenaufnahmen darf eine Seitenbezeichnung nicht fehlen. Sie wird vorteilhafterweise lateral und distal des aufzunehmenden Körperteils gelegt. Bei seitlichen Bildern wird die dem Film anliegende Seite bezeichnet. Zum Zwecke der Röntgenaufnahme abgenommene Gebrauchsgegenstände oder Schmuckstücke, meist Brillen, Uhren, Gebisse, Armbänder und Halsketten, bringt man am besten (in ein Taschentuch oder einen Plastikbeutel eingeschlagen) in der Kleidung des Patienten unter; in Mullkompressen oder Zellstoff eingewickelt und irgendwo abgelegt, verschwinden sie ziemlich sicher im Abfall. Besondere Sorgfalt ist diesbezüglich bei bewußtlosen oder benommenen Patienten angebracht. Arzt und Hilfskräfte müssen sich auch um solche nebensächlichen Dinge kümmern, wenn sie sich vor Schadenersatzansprüchen oder Verdächtigungen schützen wollen.

Indikationen zur Röntgenuntersuchung nach Verletzungen

Eine Indikation zur Röntgenuntersuchung nach Verletzungen oder Unfällen ist zweifellos der Verdacht auf eine Knochenverletzung. Auch bei Arbeitsunfällen oder aus versicherungsrechtlichen Gründen hat die Röntgenuntersuchung ihre Berechtigung. Es besteht jedoch kein Zweifel daran, daß heutzutage im Zuge der Zeit bei Bagatellverletzungen oft unnötigerweise Röntgenaufnahmen verlangt werden. Hingegen wird bei fraglichen Verletzungen innerer Organe zuwenig von der Röntgendiagnostik Gebrauch gemacht. Das Röntgen kann hier auch nicht prinzipiell durch den Ultraschall ersetzt werden. Meist ergänzen sich diese beiden Untersuchungsmethoden sehr vorteilhaft, wodurch die diagnostische Sicherheit erhöht wird. Eine fachgerechte Röntgenuntersuchung, eventuell mit Einsatz von Spezialmethoden, ist bei allen folgenden Ereignissen angebracht: Schädel-Hirn-Trauma, besonders mit Bewußtseinsstörungen; stumpfes oder offenes Thoraxtrauma; stumpfes oder offenes Bauchtrauma; Nierenkontusion oder Beckentrauma mit Hämaturie oder Miktionsstörungen; Fremdkörperverletzungen oder Verletzung der Weichteile mit möglicher Beteiligung innerer Organe.

Mehrfachfrakturen oder Mehrfachverletzungen erfordern zwangsläufig eine ausgedehntere Röntgendiagnostik, damit nicht z. B. Wirbelfrakturen, Hüftgelenk- oder Schultergelenkluxationen oder innerer Verletzungen übersehen werden.

Erhebliche Schwierigkeiten ergeben sich bei schwerverletzten, bewußtlosen Patienten. Selbstverständlich darf eine Röntgenuntersuchung nicht erzwungen werden, wenn der Zustand von Kreislauf und Atmung lebensrettende therapeutische Maßnahmen verlangt. Deshalb muß der Unfallverletzte zuerst vom Arzt untersucht werden, der daraufhin die Indikation zu dieser oder jener Untersuchung stellt. Gerade im Hinblick auf mögliche innere Verletzungen ist es unzulässig, die Erstuntersuchung (und Verantwortung) auf Pflege, Schwester oder Röntgenassistentin abzuwälzen. Die aufgrund unzureichender Allgemeinuntersuchung völlig unterlassene oder ungenügende Röntgenuntersuchung kann auch weitreichende medizinische und forensische Folgen haben. Diesbezüglich ist eine alleinige Röntgendurchleuchtung, auch mit Bildwandler, auf jeden Fall als völlig unzureichend anzusehen!

Oberflächliche Weichteilverletzungen bedürfen im allgemeinen keiner Röntgenuntersuchung. Sie ist in jedem Fall aber dann erforderlich, wenn eine gefährliche Fremdkörperverletzung beteiligt ist, eine Splitterverletzung am Auge, eine Stichverletzung an Thorax oder Abdomen oder eine offenen Gelenkverletzung. Auch bei vermuteten indirekten traumatischen Schäden wie Lungeninfarkt, Fettembolie, toxisches oder kardiales Lungenödem oder Streßulkus kann die Röntgendiagnostik den Nachweis, manchmal auch den Ausschluß ermöglichen. Schließlich sei auf die Bedeutung der postmortalen Röntgendiagnostik nach Unfällen hingewiesen; sie dient der Identifikation, der Information über Unfallursachen und Unfallmechanismus und der Aufklärung von Verbrechen.

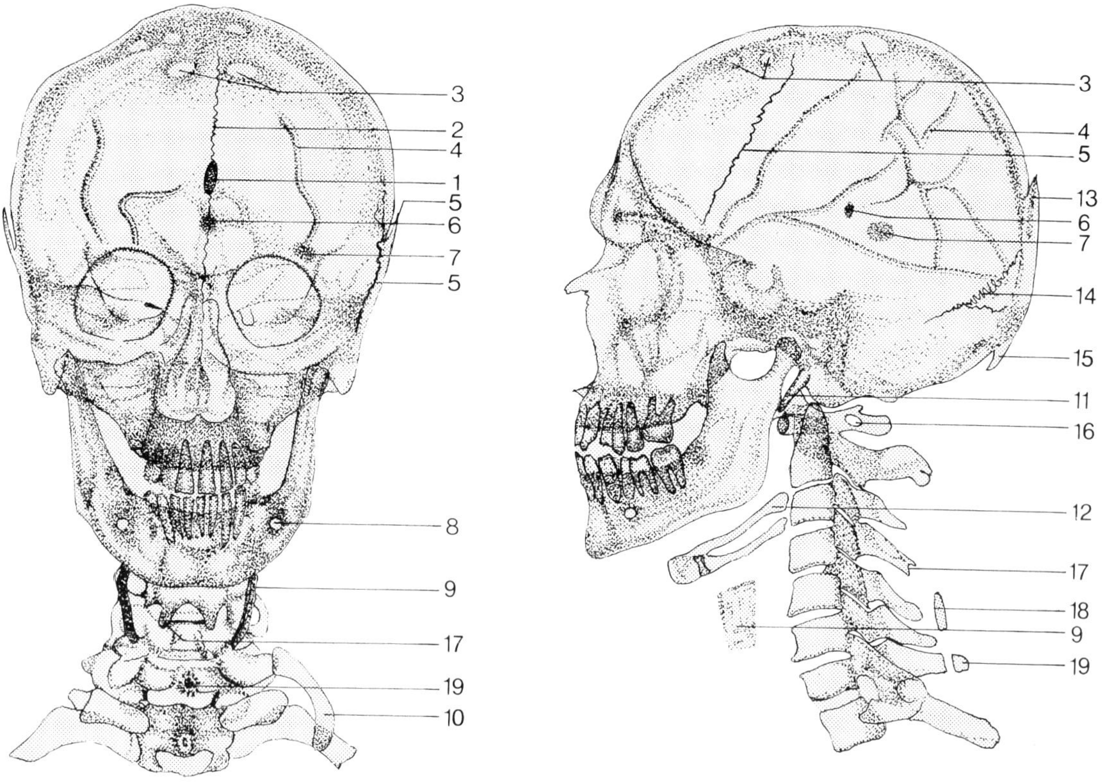

Abb. **1** Varietäten und Fehlerquellen: Schädel und Halswirbelsäule.

1 Falxknochen
2 persistierende Frontalnaht
3 Pacchioni Gruben
4 Gefäßfurchen
5 Suturen (Nähte)
6 Kalk in der Zirbeldrüse
7 Plexusverkalkung
8 Foramen mentale
9 Schildknorpel (verknöchert)
10 Halsrippe
11 Styloidfortsatz
12 Zungenbein
13 parietookzipitale Überlappung
14 Suturen (Nähte)
15 Okzipitalsporn
16 Foramen arcuale
17 gegabelte Dornfortsätze
18 Verknöcherung im Lig. nuchae
19 persistierende Apophyse

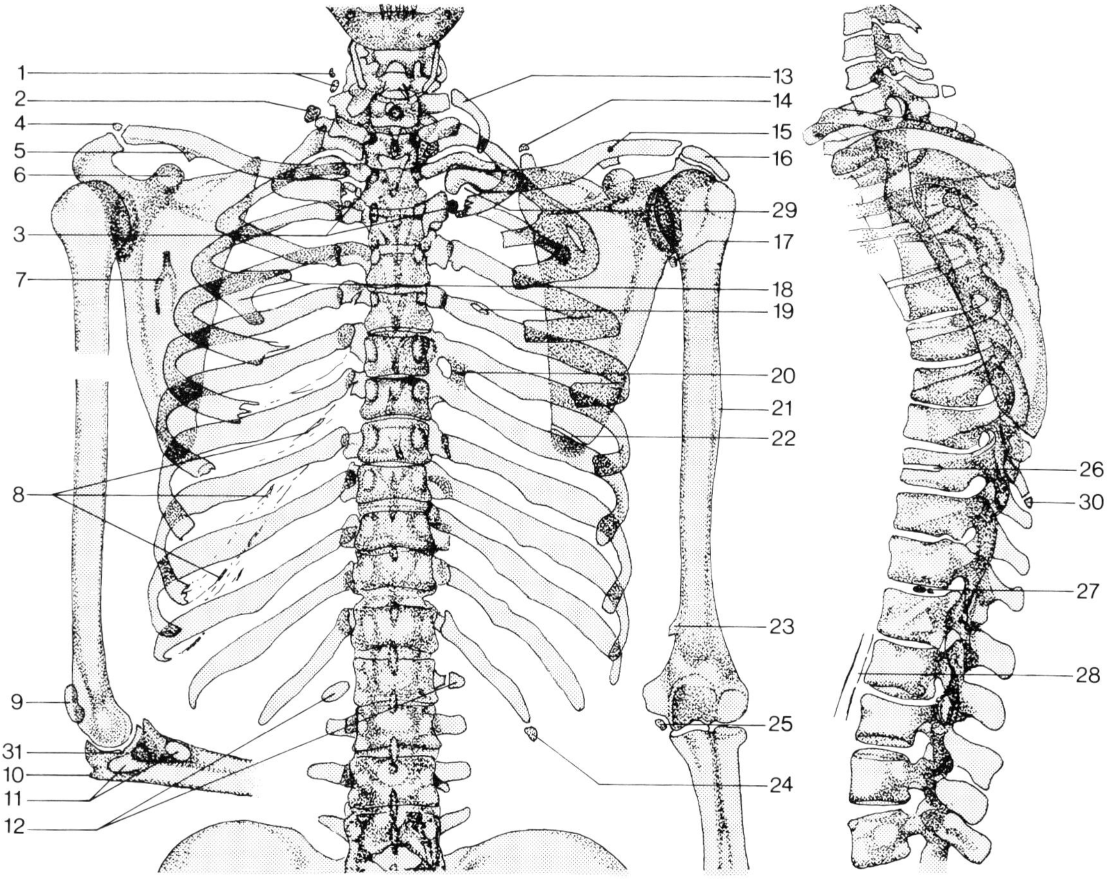

Abb. **2** Varietäten und Fehlerquellen: Thorax, Brustwirbelsäule, Schulterregion und Ellenbogen.

1 verkalkte Lymphknoten
2 persistierender Knochenkern
3 Vorderansatz der 1. Rippe
4 akzessorisches Knöchlein
5 Fortsatz, evtl. mit Gelenk zum Korakoid
6 Processus coracoideus, isoliert als Os coracoideus
7 Gefäßkanäle
8 Rippenknorpelverkalkungen
9 Patella cubiti
10 Olekranonsporn
11 normale dünne Zonen
12 Lendenrippchen L1
13 Halsrippe
14 persistierende Apophyse
15 Canalis nervi supraclavicularis
16 Os acromiale
17 Os glenoidale
18 Gabelrippe
19 Loch in einer Rippe
20 Rippenbrücke
21 Tuberositas deltoidea
22 persistierende Apophyse
23 Processus supracondylaris
24 persistierender Knochenkern
25 akzessorisches Knöchlein
26 Gefäßkanal
27 Nucleus-pulposus-Verkalkung
28 verkalkte Bauchaorta
29 Bandgrube
30 isolierte Dornfortsatzspitze
31 normale Einziehung in der Incisura trochlearis

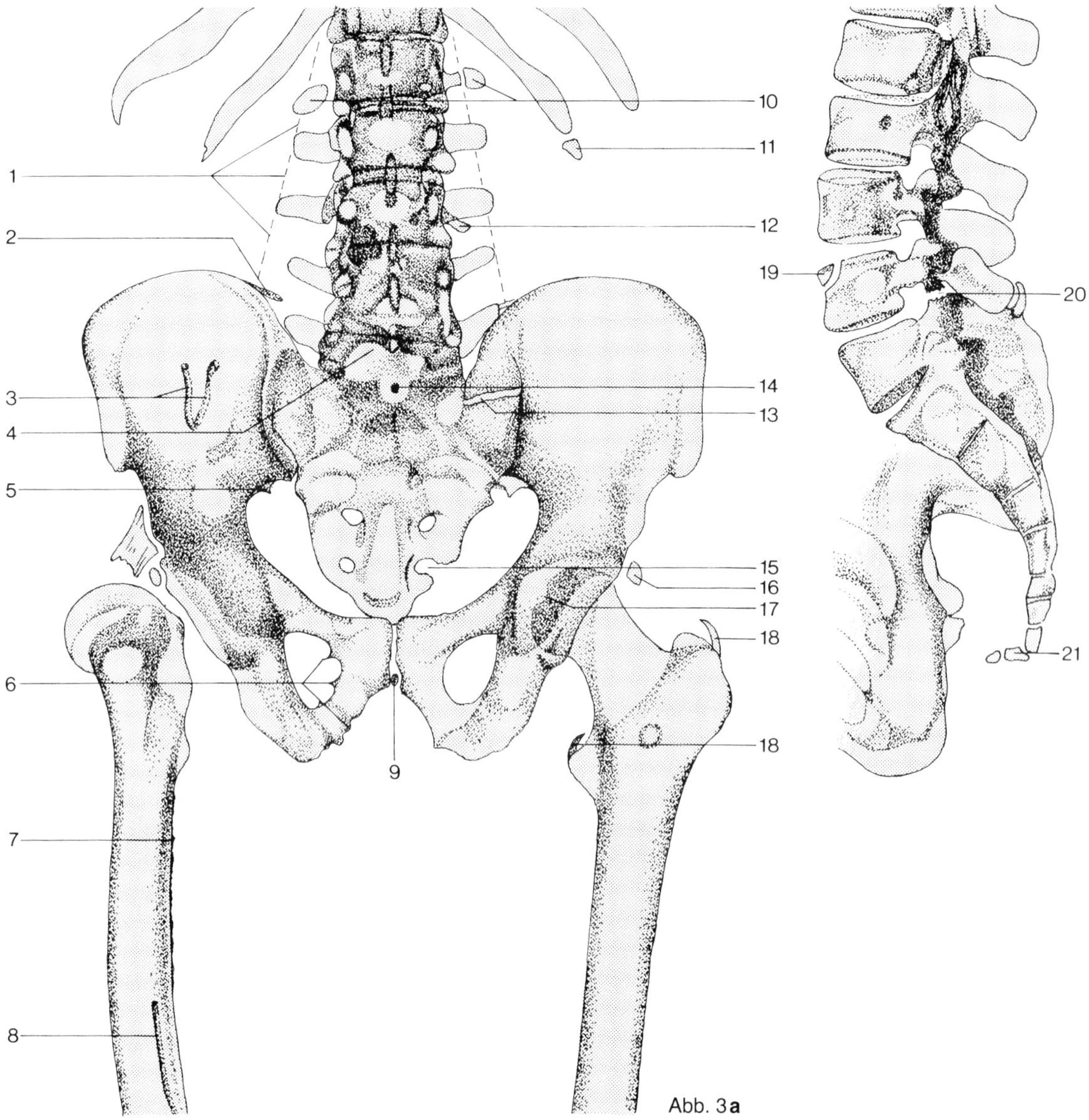

Abb. 3**a**

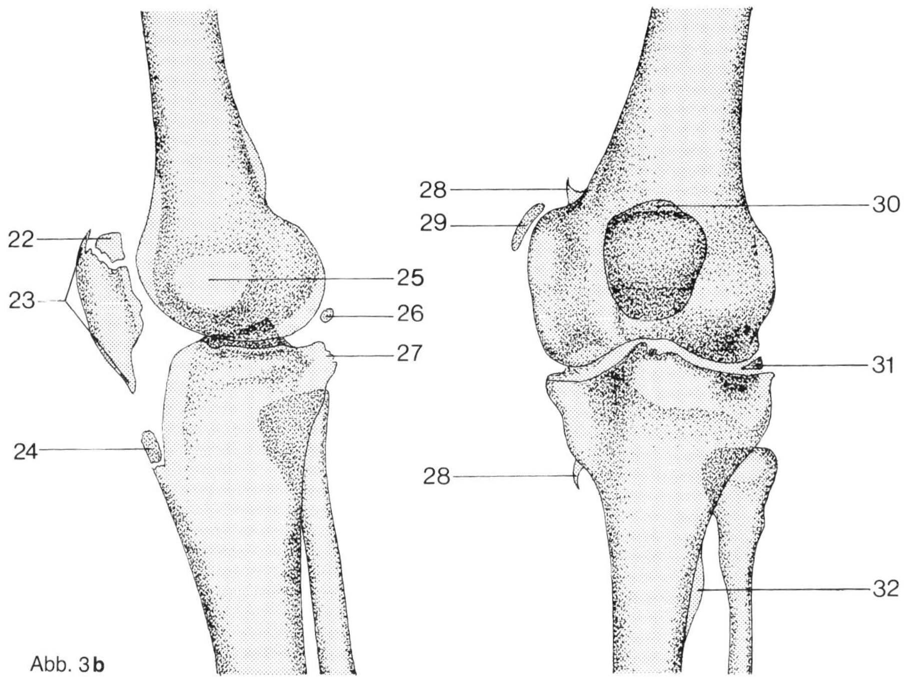

Abb. **3** Varietäten und Fehlerquellen: **a** Becken, Lendenwirbelsäule, Kreuzbein, Hüftgelenke, Oberschenkel. **b** Kniegelenk.

1 Psoasrandkontur
2 verknöchertes Lig. iliolumbale
3 Gefäßkanäle
4 asymmetrischer Bogenschluß
5 Sulcus paraglenoidalis
6 normale Höcker und Dorne
7 Linea aspera
8 Gefäßkanal
9 isolierter Knochenkern
10 Lendenrippchen (sehr variabel)
11 persistierender Knochenkern
12 Processus styloideus
13 akzessorischer Gelenkspalt
14 isolierte Dornfortsatzapophyse
15 angeborene Spaltbildung
16 Os acetabuli
17 Fovea
18 Trochantersporne
19 nicht traumatische vordere Kantenabtrennung
20 anlagebedingte Spaltbildung
21 abgewinkeltes Steißbein
22 Patella partita
23 Patellasporne (Sehnenansatzverknöcherung)
24 isolierte Tuberositas tibiae
25 Ludloff-Fleck (dünne Zone)
26 Fabella
27 normale Rauhigkeit
28 kleine Exostosen
29 Stieda-Schatten (posttraumatisch)
30 Randwulst (normal)
31 Meniskusverkalkung
32 normaler Buckel

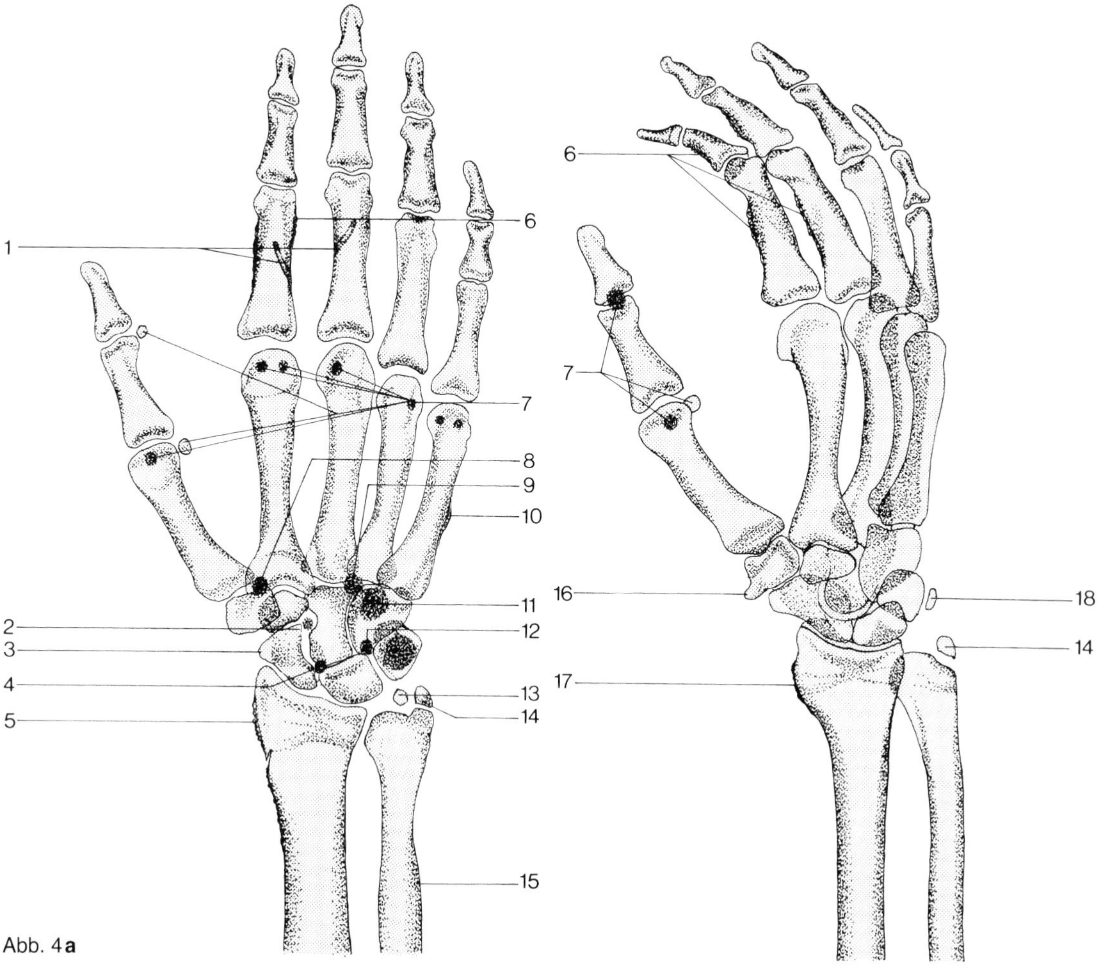

Abb. 4a

Abb. **4** Varietäten und Fehlerquellen: **a** Unterarm und Hand, **b** Unterschenkel und Fuß, zugehörige Gelenke.

1 Gefäßkanäle
2 Lücke oder Os centrale
3 Tuberculum ossis navicularis
4 Hypolunatum
5 rauhe Leiste
6 Höcker und Rauhigkeiten durch Sehnenansätze
7 Sesambeine
8 Os trapezoides secundarium
9 Os capitatum secundarium
10 normaler Buckel
11 Hamulus ossis hamati
12 Epitriquetrum
13 Os triangulare
14 Os styloideum
15 normale Verdickung
16 Tuberculum ossis trapezii
17 normale Rauhigkeit
18 Epitriquetrum (häufig Ausrisse!)
19 Calcaneus secundarius
20 Os supranaviculare
21 seltene akzessorische Knöchlein
22 Os intermetatarsale
23 Sesambeine (können geteilt sein)
24 Pseudofissur (Mach-Effekt)
25 Os trigonum
26 Ansatz der Achillessehne
27 Kalkaneussporn
28 Os peroneum
29 Os vesalianum
30 dreieckige dünne Zone
31 Pseudoatrophie (dünnere Zonen)
32 Os subfibulare
33 Os subtibiale
34 Os sustentaculi
35 Pseudoperiostitis
36 Os retinaculi
37 Os subfibulare
38 Os tibiale externum
39 Os peroneum
40 Sesambeine

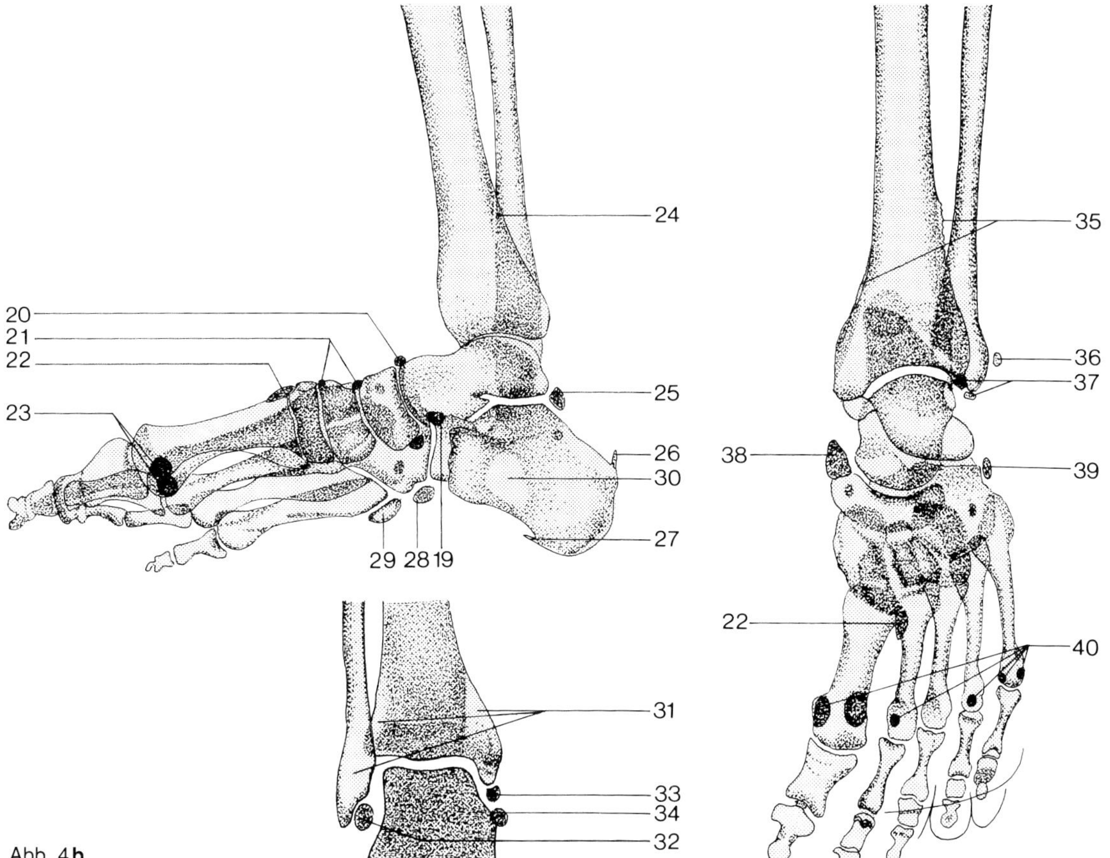

Abb. 4 **b**

Untersuchungsgang

Anmeldung zur Röntgenuntersuchung

In den meisten Fällen ist es möglich, einen Unfallverletzten mit einer regulären Anmeldung zur Röntgenuntersuchung zu schicken oder zu bringen. Auf dem Anmeldeformular sollen die Anamnese und der allgemeinärztliche Untersuchungsbefund, die Verdachtsdiagnose und eventuell eine besondere Fragestellung an den Röntgenologen vermerkt sein. Je besser Voruntersuchung und Fragestellung, um so gezielter die Röntgenuntersuchung.
Die verwaltungstechnisch erforderlichen Angaben zur Person sind schon deshalb notwendig, um eine folgenschwere Filmverwechslung zu vermeiden und um eine funktionsfähige Archivierung und Abrechnung zu gewährleisten. Ist der Patient bewußtlos, so sind Angaben oft von Begleitpersonen zu erhalten; sie müssen dann später überprüft werden. Röntgenbilder bewußtloser Unfallpatienten müssen vorläufig mit Hilfe bleibender Merkmale möglichst unverwechselbar gekennzeichnet werden. Wenn ein frisch Unfallverletzter zwecks Behandlung an eine andere Stelle verlegt wird, sollten unbedingt die Unffallröntgenbilder mit entsprechender Kennzeichnung (auch Institutsstempel und Datum) sofort mitgegeben werden.

Untersuchung

Bei der Durchführung der Röntgenuntersuchung am Skelettsystem soll der Arzt zumindest bei schweren Verletzungen zugegen sein. Offene (komplizierte) Frakturen bedürfen schon bei der Röntgenuntersuchung besonderer Beachtung! Sie müssen mit sterilem Verbandstoff bedeckt werden, sofern das nicht bei der ersten Hilfe schon geschehen ist. Herausstehende Knochen dürfen niemals in die Wunde zurückgezogen werden. Die Applikation von Desin-

fektionsmitteln auf Hautwunden oder gar herausragende Knochen ist zu unterlassen. Bei der Röntgenuntersuchung auf Verletzungen innerer Organe ist die Mitarbeit des Arztes wegen der Durchleuchtung oder Anwendung von Kontrastmitteln unentbehrlich. Die Ultraschalluntersuchung soll grundsätzlich vom Arzt selbst vorgenommen werden. Wenn mehrere Untersuchungsgänge erforderlich sind, muß er über die Reihenfolge entscheiden. Er muß ferner bestimmen, ob Notverbände oder Schienen entfernt oder belassen werden und ob und wie der Patient umgelagert werden darf und soll.
In vielen Fällen ist es wertvoll, nach Kenntnis der Röntgenbilder den Patienten noch einmal anzusehen. Eventuell notwendige Spezialaufnahmen zur Klärung eines fraglichen Befundes können dann sofort veranlaßt werden. Eine enge Zusammenarbeit zwischen Arzt und Röntgenassistentin beschleunigt den Untersuchungsablauf und wirkt sich sehr zum Nutzen des Patienten aus.
Das Zusammenwirken und der Zuständigkeitsbereich verschiedener Fachärzte sind hauptsächlich durch das „Abkommen Ärzte – Berufsgenossenschaften“* und durch den „Vertrag über das Unfallheilverfahren in der kassenärztlichen Versorgung“** geregelt. Die diesbezüglichen Unterlagen sind bei der örtlich zuständigen kassenärztlichen Vereinigung erhältlich.

Bildanalyse

Um ein Röntgenbild oder eine Bildserie sicher und vollständig auszuwerten, braucht man Konzentration, einen guten Lichtkasten, mehr oder weniger Zeit und nicht zuletzt auch einige Erfahrung. Der Lichtkasten soll in der Helligkeit und bezüglich der Größe des Beleuchtungsfeldes einfach regulierbar sein. Als Ergänzung ist eine sogenannte Irisleuchte mit verstellbarer Lochblende sehr nützlich, um kleine Bezirke in stark geschwärzten Bildstellen abzusuchen. Unter Umständen ist hierzu jede einfache Schreibtischlampe mit genügend starker Birne geeignet. Die Bedeutung der Betrachtungszeit wird oft unterschätzt. Blitzdiagnosen sind oft Fehldiagnosen oder zumindest unvollständig und unsicher. Für die meisten Untersucher beinhaltet eine vollständige Röntgenbildanalyse drei Arbeitsgänge, die wohl zum Teil im Unterbewußtsein und in unterschiedlicher Reihenfolge ablaufen:

- die Gegenüberstellung mit einem in der Erinnerung bestehenden Normalbild unter der Frage: Was ist hier nicht normal?
- die gezielte Suche nach einem Röntgensymptom, welches bei der gegebenen klinischen Verdachtsdiagnose zu erwarten ist, und
- das schematisch planmäßige Absuchen der kontur- und strukturhaltigen Details.

Eine erschöpfende Röntgenbildanalyse ist also nicht einfaches Hinsehen, sondern eine Arbeit ähnlich der Erhebung einer Anamnese oder einer klinischen Untersuchung.

Befundung

Der Befundbericht soll so einfach und klar wie möglich gehalten werden. Im Prinzip soll er aus einem beschreibenden Teil bestehen, dem eine zusammenfassende Beurteilung folgt, die der Diagnose entspricht. In einfachen Fällen und bei Verlaufskontrollen wird man freilich oft von dieser Regel abweichen. Vielbeschäftigte Kollegen bevorzugen für ihre Befunde den Telegrammstil.
Die verschiedenen Frakturformen bezeichnet man im Röntgenbefund am besten nach ihrem röntgenologischen Erscheinungsbild (Abb. **5**). Dabei sind in manchen Fällen Ursache und Entstehungsmechanismus mit ausgedrückt, weil sie aus dem röntgenologischen Erscheinungsbild ablesbar sind. Oft erlaubt das Röntgenbild auch eine Aussage darüber, ob eine offene oder geschlossene Fraktur vorliegt.
Die bei den meisten Frakturen vorkommenden Fehlstellungen werden in der Abb. **6** beschrieben. Dislokationen nach der Hohlhand oder der Fußsohle zu werden Palmarabwinkelung (Volarabwinkelung) oder -verschiebung bzw. Plantarabwinkelung oder -verschiebung genannt. Bezüglich der Art und Richtung der Dislokation ergeben sich alle möglichen Kombinationen. Anstelle von „Abwinkelung“ ist auch der Ausdruck „Abknickung“ gebräuchlich.
Obwohl der Röntgenbefundbericht meist nicht die Grundlage für die Therapie bildet, weil ja der behandelnde Arzt zur Reposition immer auf die Bilder selbst zurückgreift, soll er doch sorgfältig und vollständig den Tatbestand wiedergeben. Er ist wie das Bild ein Dokument, welches bei Verlust der Bilder zur Verlaufsbeurteilung, zur wissenschaftlichen Auswertung oder zur

* In der Neufassung vom 23. März 1984 „Abkommen Ärzte/Unfallversicherungsträger“. Deutsches Ärzteblatt 81 (1984) 2111–2122.

** Bundesmantelvertrag/Ärzte-Fassung vom 22. 7. 1983 (Anlage 2) S. 49–62.

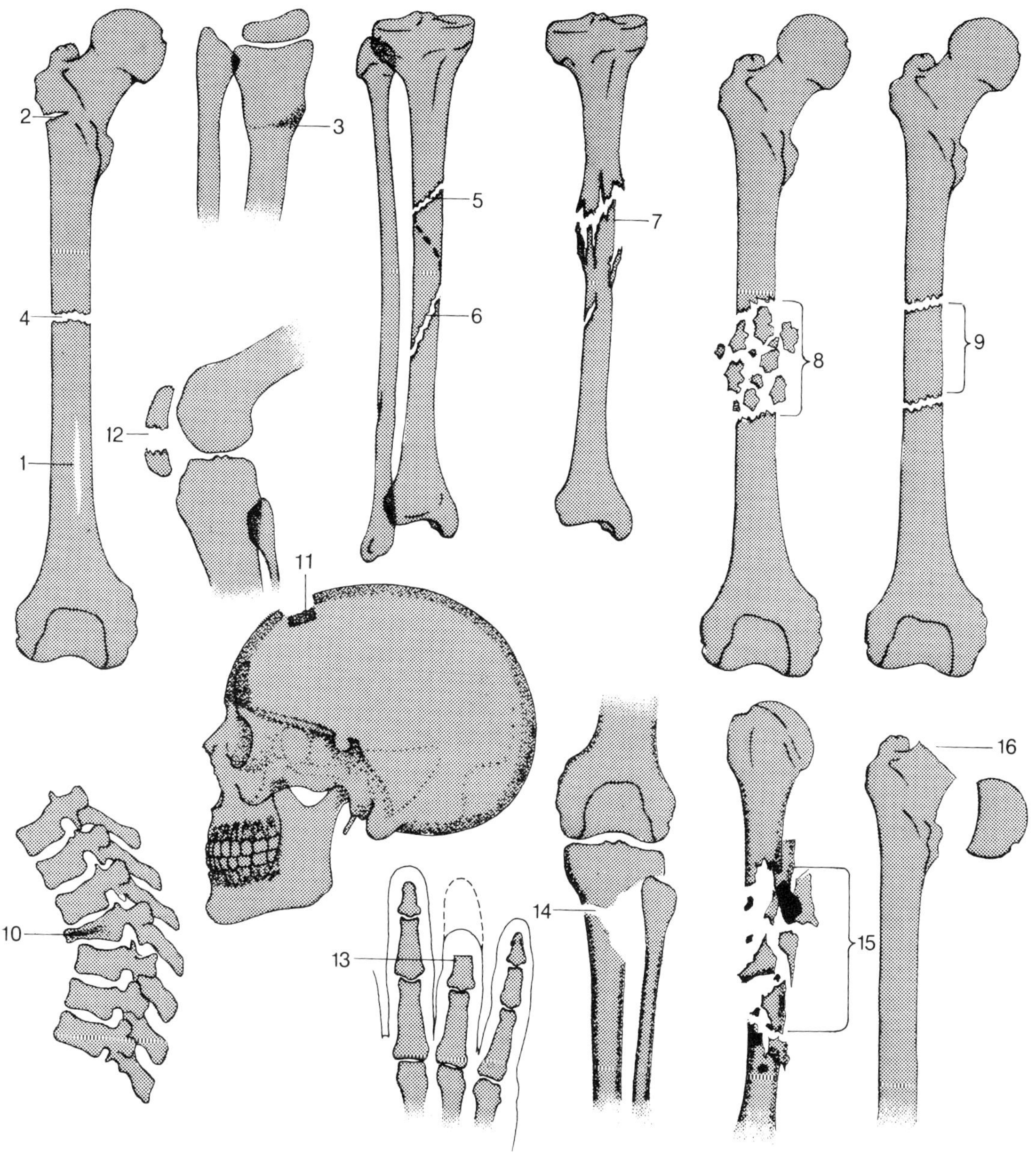

Begutachtung sehr wertvoll ist. Die kurze, aber doch exakte Beschreibung eines Frakturbildes und der notwendigen Kontrollaufnahmen sollte von jedem klinisch tätigen Arzt erwartet werden können. Beim Befund von Kontrollaufnahmen achte man auf Fragmentstellung, Kallusbildung, Knochenatrophie, knöcherne Konsolidierung und schließlich knöcherne Durchbauung der Frakturspalten. Auch die vielerlei metallischen Osteosynthesemittel sollen richtig bezeichnet werden (vgl. Abb. 13.**19**–13.**25**).
Die Bildanalyse und der Befund bei Verletzungen innerer Organe sind schwieriger und verlangen auch mehr Erfahrung, weil hier die traumatischen Veränderungen viel weniger augenfällig

Abb. **5** Frakturformen

1 Fissur
2 Infraktion
3 Grünholzfraktur
4 Querfraktur
5 Schrägfraktur (kurz, lang)
6 Spiralfraktur
7 Splitterfraktur
8 Trümmerfraktur
9 Stückfraktur
10 Kompressionsfraktur
11 Impressionsfraktur
12 Rißfraktur
13 Amputationsverletzung
14 pathologische Fraktur
15 Schußfraktur
16 traumatische Epiphysenlösung

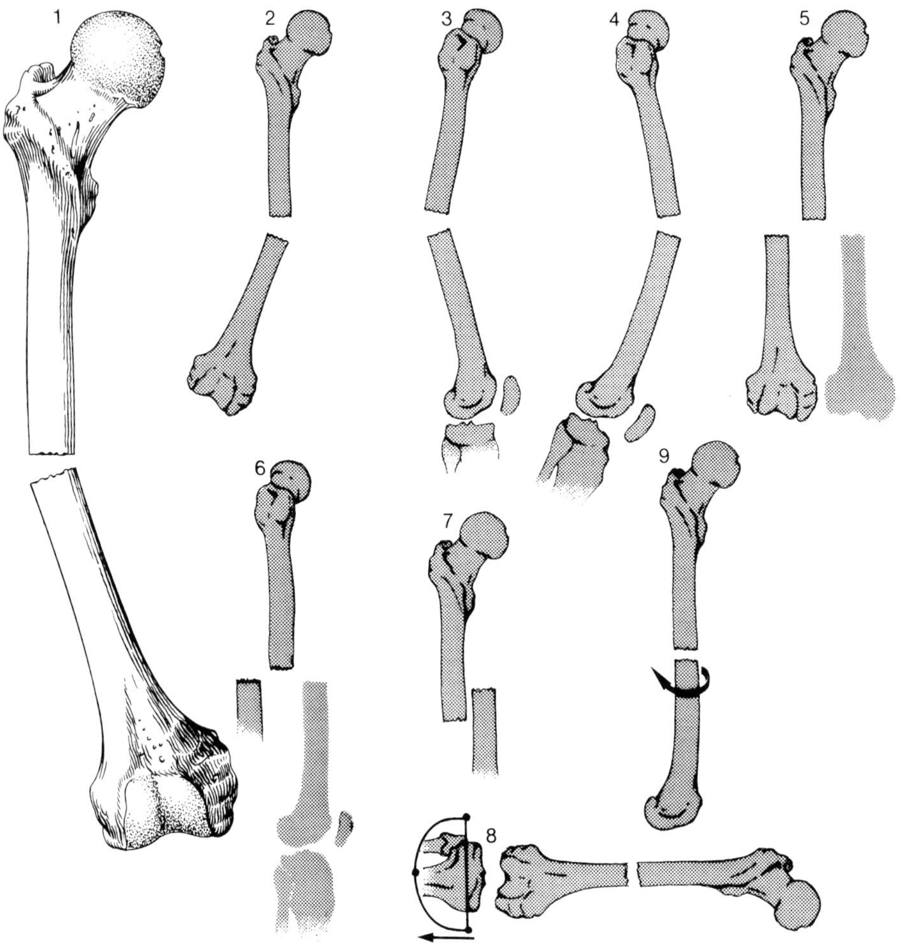

Abb. **6** Fehlstellungen bei Frakturen.

1 Abknickung* des distalen Fragments nach innen: Varusstellung
2 Abknickung* des distalen Fragmentes nach außen: Valgusstellung
3 Abknickung* des distalen Fragmentes nach vorn: Rekurvation oder Ventralabknickung*
4 Abknickung* des distalen Fragmentes nach hinten: Antekurvation oder Dorsalabknickung*

* Anstelle von „Abknickung“ ist hier auch „Abwinkelung“ gebräuchlich.

5 Seitenverschiebung des distalen Fragmentes nach innen oder außen (medial oder lateral)
6 Verschiebung des distalen Fragmentes nach vorn oder hinten (ventral oder dorsal)
7 Fehlstellung durch Einkeilung oder Verkürzung
8 Fehlstellung durch Distraktion oder Verlängerung
9 Rotationsfehlstellung

sind und sich oft nur durch indirekte Symptome kundtun. Grundsätzlich soll bei Thoraxbefunden zur Form des Brustkorbes, zur Transparenz und Entfaltung der Lungen, zur Art des Mittelschattens und zum Stand und zur Begrenzung des Zwerchfells Stellung genommen werden. Auch beim Abdomen ist auf die Form, Größe, Lage und Begrenzung der inneren Organe einzugehen. Wenn eine Fragestellung bzw. Verdachtsdiagnose gegeben ist, soll man sich auch zu den hier zu erwartenden pathologischen Röntgensymptomen äußern. Eine Gegensätzlichkeit oder Übereinstimmung mit dem Befund anderer bildgebender Verfahren wie z. B. Ultraschall wird vorteilhafterweise mit in die Beurteilung einbezogen.

Eine kunstgerecht durchgeführte Röntgenuntersuchung, beginnend beim praktischen Bemühen am Patienten über die Röntgenbildherstellung und Bildanalyse bis zu einer klaren Befunderhebung, ist ohne jeden Zweifel eine echte persönlich-ärztliche Leistung.

1 Schädel

Zu Schädel-Hirn-Verletzungen kommt es in Friedenszeiten überwiegend durch Straßenverkehrsunfälle. Nach großen Statistiken ist bei Verletzten der Schädel in 65% der Fälle, bei Getöteten in 71% beteiligt (RICKLIN 1958). Weniger häufige Ursachen sind Unfälle im Bergbau, beim Sport (Schi, Rodel, Klettern), Unfälle des täglichen Lebens (Sturz von Leitern oder Stühlen, Darauffallen von Gegenständen), Schlag-oder Schußverletzungen bei Auseinandersetzungen oder Verbrechen. Der Anteil der Schädel-Hirnverletzungen bei Unfällen jeglicher Art beträgt ca. 25% (FRIEDMANN u. FROWEIN 1966a).

Die Zunahme schwerer Schädel-Hirn-Verletzungen in den vergangenen zwei Jahrzehnten hängt vor allem mit der Steigerung der Fahrzeuggeschwindigkeiten zusammen. Die durchschnittliche Letalität von Schädel-Hirn-Verletzungen liegt bei 6,5% (LORENZ 1966). Bei Verkehrsunfällen sind Schädel-Hirn-Verletzungen die häufigste Todesursache, wobei in etwa einem Viertel der Fälle keine Schädelfraktur besteht (ZATZKIN 1965). Diese Tatsache weist schon darauf hin, daß die Schädigung des Gehirns, besonders des Hirnstammes, im Vordergrund steht und eine Fraktur sowie deren röntgenologischer Nachweis für das Schicksal des Verletzten zweitrangige Bedeutung hat. Es besteht oft auch keine Übereinstimmung zwischen dem Schweregrad einer Hirnschädigung und dem Ausmaß einer Schädelfraktur. Trotzdem läßt häufig schon das Röntgenübersichtsbild bei entsprechender Frakturart und Lokalisation die Schwere des Schädel-Hirn-Traumas ermessen (GÖHRING u. WEBER 1962).

Soweit nicht Maßnahmen gegen Hirnödem, Blutung, Schock, zentrale Atemstörung, Aspiration und Temperaturstörungen vordringlich sind, wird man so bald als möglich eine Röntgenuntersuchung vornehmen, wenn eine Impressionsfraktur eine penetrierende Verletzung oder eine intrakranielle Blutung vermutet wird. In allen anderen Fällen kann die Röntgenuntersuchung einige Tage nach der Verletzung stattfinden; denn die größte Gefahr droht nicht durch die Fraktur, sondern durch Schock, Hirnödem und intrakranielle Blutung. Die Frage nach einer intrakraniellen Blutung wird heutzutage am schnellsten und sichersten durch die zerebrale Computertomographie beantwortet (s. Kap. 3).

Die Anfertigung guter Röntgenbilder bei frisch Schädel-Hirn-Verletzten ist eine schwierige und mühevolle Arbeit. Bewußtlosigkeit, Unruhe und oft alkoholisch bedingte Erregungszustände, anderweitige Verletzungen, Blutungen und Erbrechen machen es oft unmöglich, in diesem Stadium verwertbare Röntgenbilder herzustellen.

Das Routineprogramm umfaßt Aufnahmen des Gehirnschädels in zwei Ebenen sowie eine p.-a. oder a.-p. Projektion des Gesichtsschädels. Dazu kommen nach Bedarf Spezialaufnahmen des Nasenbeins, der Jochbeine, der Felsenbeine und der Schädelbasis, des Unterkiefers, der Kiefergelenke und der Zähne, ferner atypische halbaxiale oder tangentiale Einstellungen (SCHOEN 1956, CLEMENTSCHITSCH 1951). Zweifellos enthalten qualitativ gute Übersichtsaufnahmen die meisten Informationen. In besonderen Fällen können noch stereoskopische Aufnahmen (z. B. bei Fremdkörperverletzungen) oder Schichtaufnahmen (Felsenbeine, Nebenhöhlen) herangezogen werden. Für die Stereoskopie wird die seitliche Projektion bevorzugt (MÖLLER u. STAPPENBECK 1972). Der Einsatz der Computertomographie zur Abklärung von Frakturen der Schädelbasis, besonders der Felsenbeine, sowie zur Analyse der Gesichtsschädelfrakturen hat sich schon bewährt und wird zunehmen (SCHUBIGER u. VALAVANIS 1982, JEND u. Mitarb. 1982) (s. Kap. 3).

Bei der Auswertung von Schädelaufnahmen sind folgende allgemeine Punkte zu beachten:

- Äußere Form und Symmetrie.
- Außen- und Innenkontur, Struktur und Kalkdichte der Kalotte sowie deren normale Unterbrechungen durch Suturen, Gefäßfurchen, venöse Emissarien in ihren zahlreichen Variationen (vgl. Allgemeine Vorbemerkungen, Abb. **1**). Verwechslungsmöglichkeiten mit Frakturen bieten hauptsächlich die Sutura squamosa, Sutura mendosa, Sutura parietomastoidea und Sutura occipitomastoidea und die seltene Sutura frontalis. Wegen eventueller Kreuzung mit Frakturlinien ist unter den Gefäßfurchen besonders die der A. meningea media zu beachten (epidurales Hämatom).
- Form und Begrenzung der markanten anatomischen Gebilde: Sella turcica, Felsenbeine, Orbitae, Warzenfortsätze.
- Begrenzung und Transparenz der Nebenhöhlen (Verschattung, Spiegelbildung durch Erguß oder Hämatom).
- Form und Kontur der Knochen des Gesichtsschädels einschließlich Artikulation der Kiefergelenke.
- Beschaffenheit der umgebenden Weichteile (Ableuchten mit starker Lampe).

Die Einteilung der Schädelfrakturen erfolgt bezüglich ihrer Lokalisation in Frakturen des Gehirnschädels, des Gesichtsschädels und der Schädelbasis.
Nach dem Entstehungsmechanismus unterscheidet man die Biegungs- und Berstungsfraktur durch indirekte Gewalteinwirkung und die Impressionsfraktur, die Schußfraktur und die anderweitige perforierende Schädelverletzung durch direkte Gewalteinwirkung sowie als Sonderform die wachsende Fraktur im Kindesalter.
Zur Erhebung des röntgenologischen Befundes wählt man am besten die Einteilung nach den verschiedenen Bruchformen mit näherer Bezeichnung der Lokalisation:

- Am Gehirnschädel: lineare Fraktur (Fissur, fissuraler Bruch, Spaltbruch), Splitterfraktur (Stückbruch, Trümmerbruch), Impressionsfraktur, Lochfraktur (Schußfraktur).
- Am Gesichtsschädel: Nasenbeinfraktur (Fissur, Querfraktur, Splitterfraktur/Trümmerfraktur), nasomaxilläre Fraktur, zygomatikomaxilläre Fraktur, palatoalveoläre Fraktur, kombinierte Gesichtsschädelfraktur. Fraktur der Orbita, Unterkieferfraktur (Fraktur des Korpus, Ramus oder der Fortsätze).
- An der Schädelbasis: Fraktur im Bereich der vorderen, mittleren und hinteren Schädelgrube.

Frakturen des Gehirnschädels

Unter den Frakturen des Gehirnschädels sind lineare Frakturen mit sehr schmalem Frakturspalt am schwierigsten nachzuweisen. Die Frakturspalten sind auf der filmnahen Seite im Kontrast deutlicher und hinsichtlich der Begrenzung schärfer, auf der filmfernen Seite undeutlicher und unschärfer dargestellt (Abb. 1.**1**). Eine Frakturlinie kann kurz und gerade, leicht bogenförmig oder besonders bei längeren Frakturlinien leicht geknickt verlaufen (Abb. 1.**2**). Durch einen ähnlichen Mechanismus (Biegung – Berstung) wird – mit oder ohne begleitende Fraktur – die traumatische Nahtdehiszenz verursacht (Abb. 1.**3**). Sowohl die Nahtsprengung als auch die breite Berstungsfraktur setzen bei normaler Knochenfestigkeit ein schweres Trauma voraus (Abb. 1.**4**).
Splitterfrakturen entstehen meist durch direkte, erhebliche Gewalteinwirkung (Abb. 1.**5a**). Wegen ihrer Fortsetzung in Schädelbasis oder Nebenhöhlen oder ihrer Kreuzung mit Gefäßverläufen müssen die einzelnen Frakturlinien genau beachtet werden.
Bei Frakturen im Bereich der Stirnhöhle ist besonders auf eine Beteiligung der Stirnhöhlenhinterwand zu achten (drohender Hirnabszeß bei Mitverletzung der Dura [Busse u. Mitarb. 1978]).
Nach Traumaeinwirkung, meist Sturz, auf den Hinterkopf empfiehlt es sich, eine zusätzliche Spezialaufnahme des Os occiptiale anzufertigen (Abb. 1.**5b–d**).
Durch umschriebene direkte Gewalteinwirkung geringerer Stärke entsteht die Eierschalenfraktur (Abb. 1.**6**), gewissermaßen als Vorstufe einer Impression.
Die richtige Erkennung von Impressionsfrakturen ist deshalb von so großer Bedeutung, weil Impressionen operativ gehoben werden müssen. Um Lage und Ausmaß der Impression zu bestimmen, sind eventuell tangentiale Aufnahmen erforderlich. Impressionsfrakturen werden immer durch direkte umschriebene Gewalteinwirkung und nicht selten durch kriminelle Handlungen verursacht (Abb. 1.**7**–1.**8**). Auch die Impressionsfraktur mit Überschiebung der Fragmente ist eine schwere Verletzung, die der operativen Behandlung bedarf (Abb. 1.**9**).

Bei Lochfrakturen handelt es sich auch in Friedenszeiten überwiegend um penetrierende Verletzungen durch Geschosse aus Waffen, ferner um Fremdkörperverletzungen durch Splitter oder Geschosse aus gewerblichen Bolzenschußapparaten (Jagdunfälle, Suizidversuche, Arbeitsunfälle). Im weiteren Sinne fallen hierunter auch Penetrationen durch Hieb- oder Stichverletzungen oder durch Fall gegen spitze, harte Gegenstände, so daß sich bezüglich der Definition Überschneidungen mit der Impressionsfraktur ergeben. Penetrierende Stichverletzungen des Gehirnschädels sind sehr selten, weil Messerklingen oder ähnliche Gegenstände meist abbrechen, bevor sie die Tabula durchdrungen haben.

Neben dem Nachweis und der Lokalisation eines Geschosses bzw. Fremdkörpers sind oft noch weitere Fragen zu beantworten: Lokalisation des Einschusses, der meist lochförmig, relativ glatt und durch feine Metallabsplitterungen oder bzw. und durch Knochenabsplitterungen gekennzeichnet ist (Abb. 1.**10**), während der Geschoßaustritt gewöhnlich einen größeren und unregelmäßig begrenzten Defekt verursacht. Sind mehrere Geschosse vorhanden? Um welche Art von Geschossen handelt es sich? (vgl. Kap. 10). Bei ihrer Lage in einem Gehirnventrikel oder einer intrakraniellen Nekrosehöhle können Fremdkörper ihre Lage mit der Kopfhaltung verändern. Stereoskopische Aufnahmen sind hier manchmal vorteilhaft. Das Ausmaß der intrakraniellen Läsion wird am besten durch computertomographische Untersuchung offenbart (s. Kap. 3).

Bei allen Frakturen des Gehirnschädels ist das Alter der Fraktur sehr schwer abzuschätzen. Man kann lediglich feststellen, daß bei resorptiver Abrundung der Fragmentränder und Knochenatrophie der näheren Umgebung die Fraktur einige Wochen bis einige Monate zurückliegt. Gewöhnlich dauert die knöcherne Heilung linearer Frakturen 6–12 Monate, größere Lochdefekte bleiben bestehen. Im Kindesalter kann es durch begleitende Duraverletzung und Liquorzyste zu zunehmender Verbreiterung eines Frakturspaltes oder zu einem größeren rundlich-ovalen Defekt, der sogenannten „wachsenden Schädelfraktur", kommen (vgl. Abb. 12.**9**).

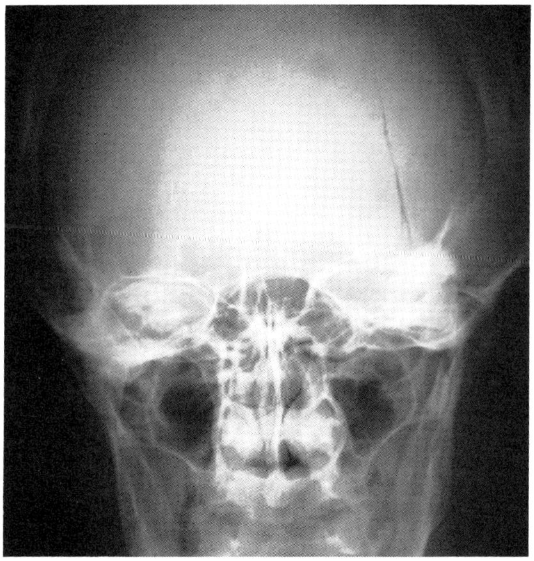

a

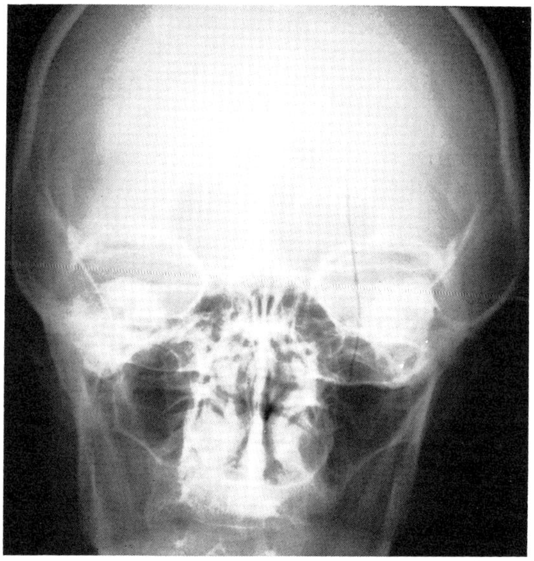

b

Abb. 1.**1** 49jährige Frau, Sturz auf den Hinterkopf. Lineare Fraktur des Os occipitale links. **a** p.-a. Aufnahme: Frakturspalt wenig kontrastiert und unscharf.

b a.-p. Aufnahme: Frakturspalt deutlich kontrastiert und scharf begrenzt.

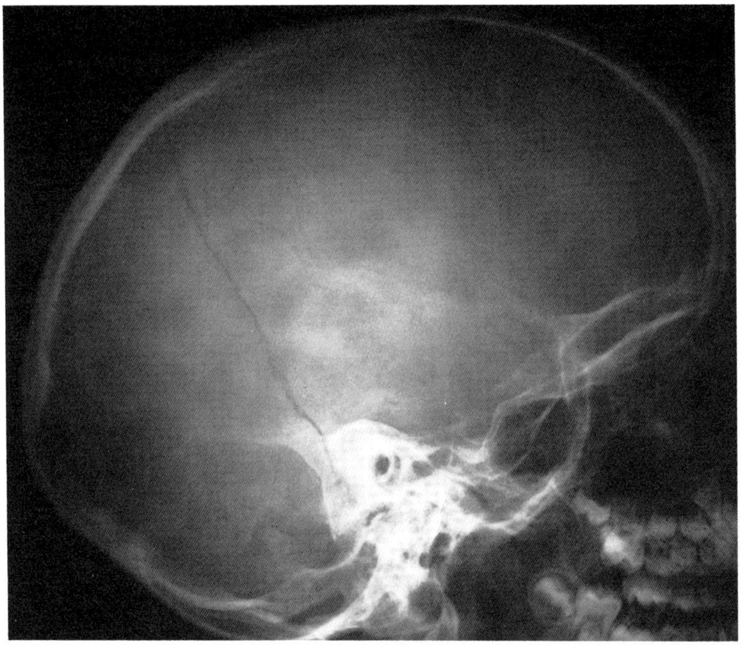

Abb. 1.**2** 7jähriger Junge, über eine Treppe gestürzt.
Lange Frakturlinie parietal mit mehrfacher leichter Knickung.

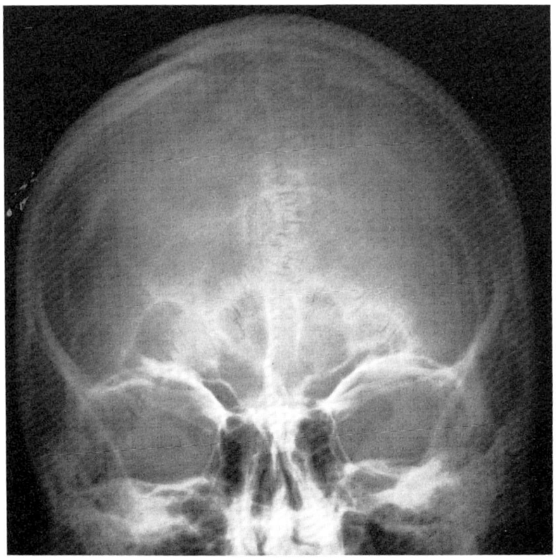

a

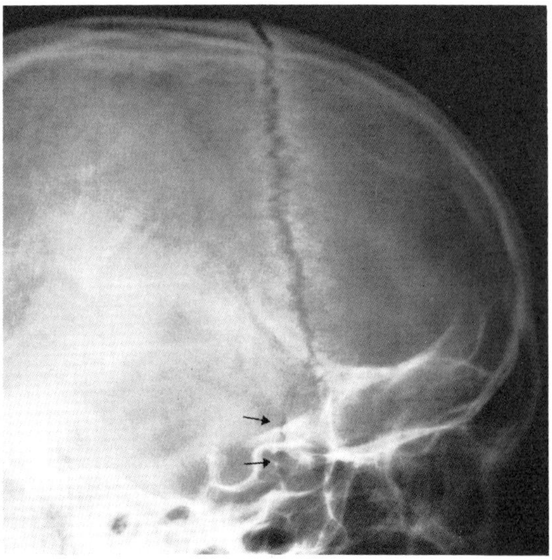

b

Abb. 1.**3a–b** 22jähriger Student. Traumatische Dehiszenz der Koronarnaht bei breiter Berstungsfraktur des rechten Scheitelbeins. Von der Koronarnaht aus ins Schläfenbein einstrahlende Fissur (→).

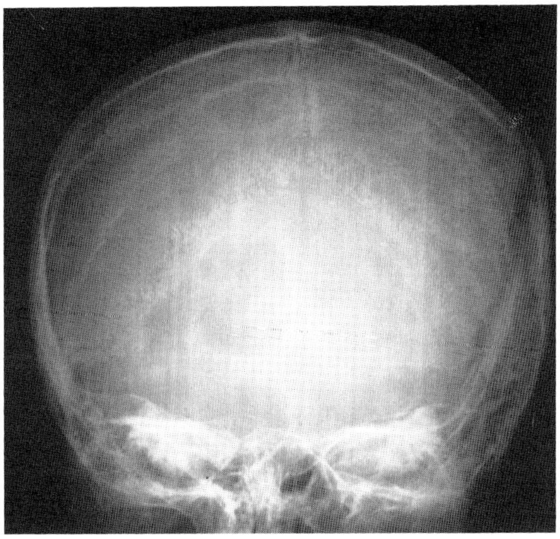

Abb. 1.**4a**

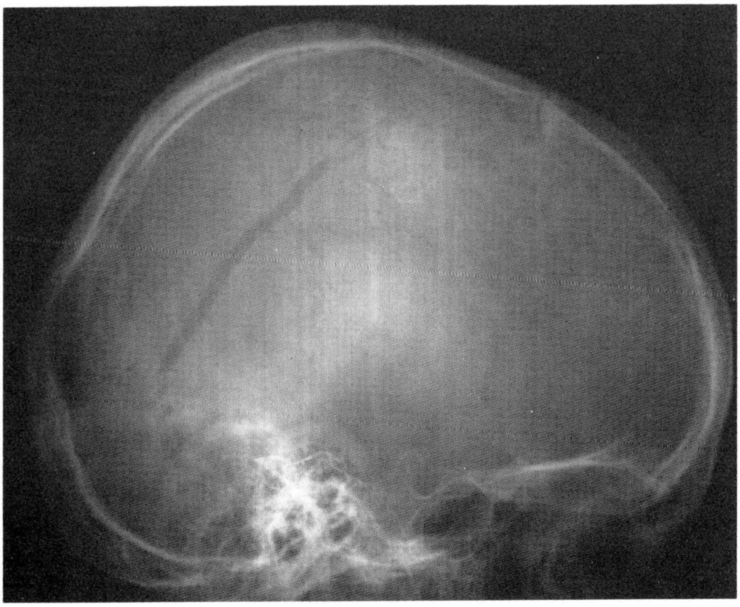

b

Abb. 1.**4a–b** 12jähriger Junge, der am Neubau eines Hochhauses spielte, während ein Bauarbeiter Mörtelbrocken vom Dach kehrte. Dabei fiel dem Kind ein backsteingroßer Brocken auf den Kopf. Breite Berstungsfraktur links parietal.

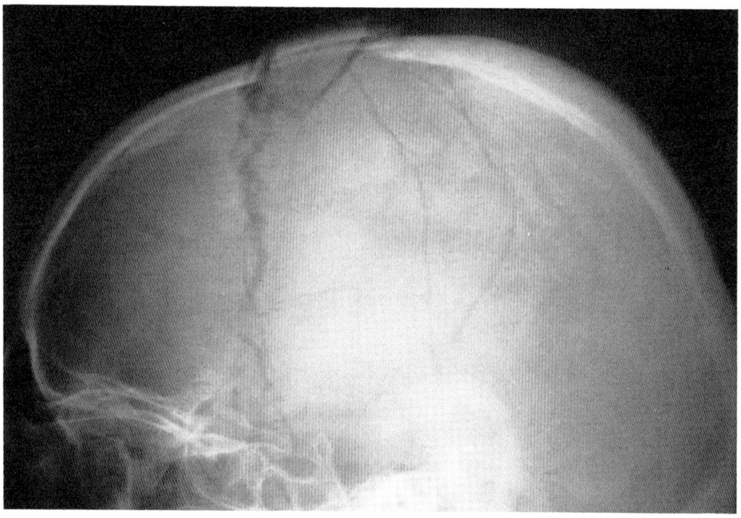

Abb. 1.**5a**

Abb. 1.**5a** 24jähriger Mann, als Beifahrer in Pkw frontal gegen Baum geprallt. Exitus letalis 10 Std. nach dem Unfall. Splitterfraktur des Schädeldaches parietal.

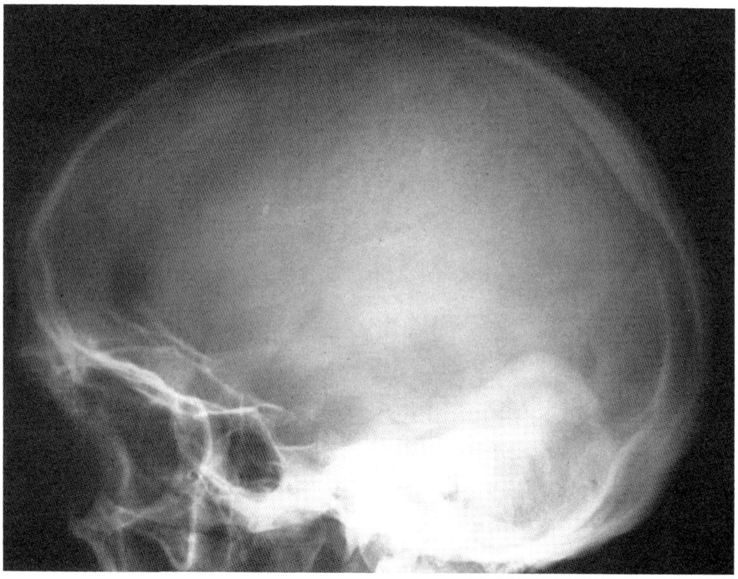

Abb. 1.**5b**

Abb. 1.**5b–d** 39jähriger Mann, vor 4 Wochen auf den Hinterkopf gestürzt. Damals Platzwunde genäht. Jetzt wegen häufiger Schwindelzustände zum CT überwiesen. Zerebrale CT ohne krankhaften Befund. Schädelübersicht in 2 Ebenen ohne sichtbare Fraktur (**b–c**). Spezialaufnahme des Os occipitale: Lange lineare Fraktur des Os occipitale, ins Foramen magnum einmündend (**d**).

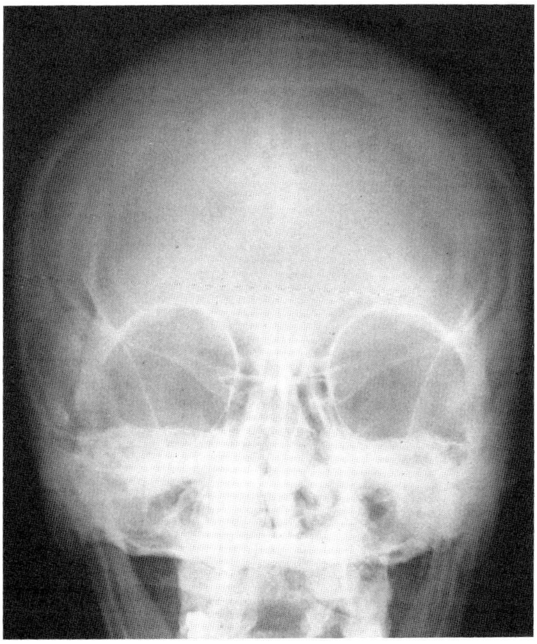

Abb. 1.**5c**

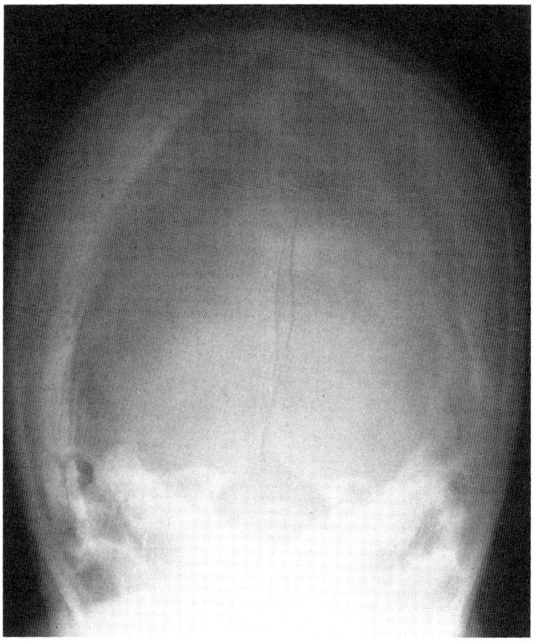

Abb. 1.**5d**

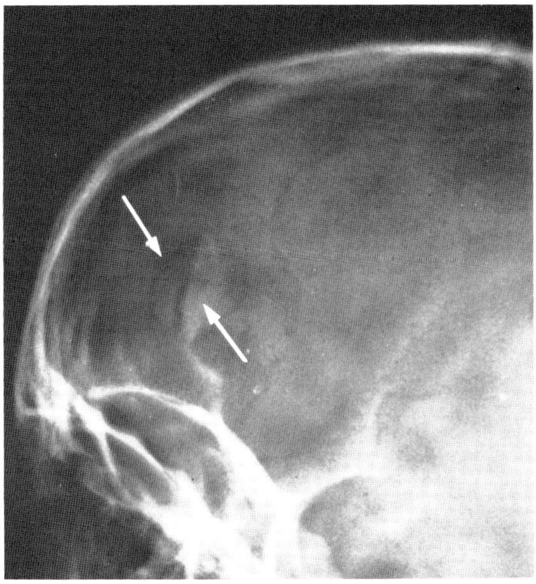

Abb. 1.**6** Sogenannte Eierschalenfraktur des rechten Stirnbeins. Abgrenzung gegenüber Impressionsfraktur wichtig.

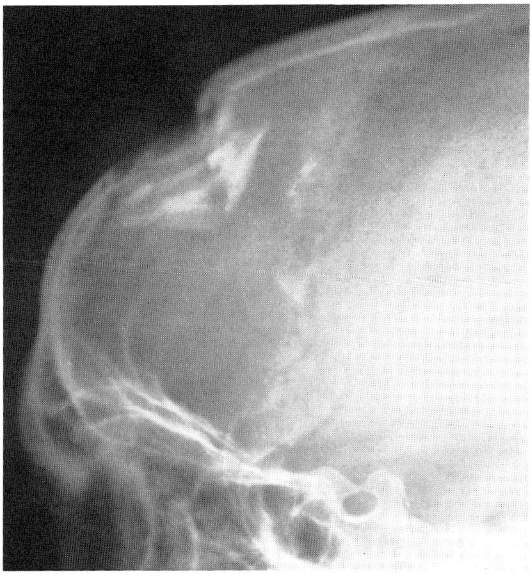

Abb. 1.**7** Massive Impressionsfraktur des Stirnbeins.

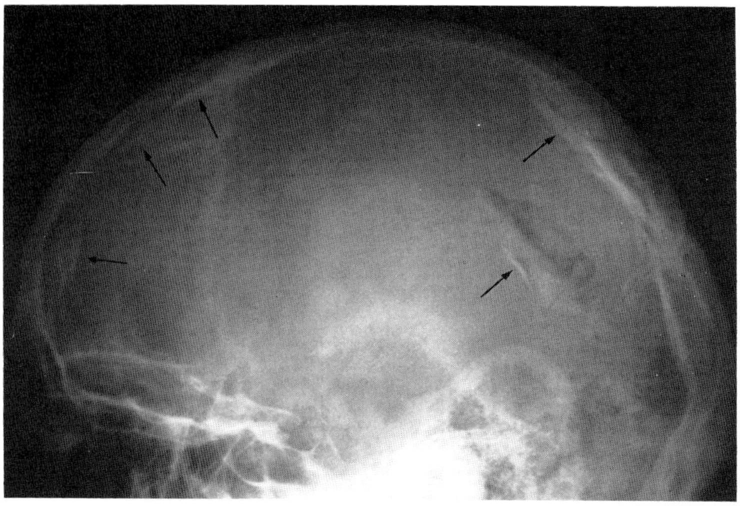

Abb. 1.**8a**

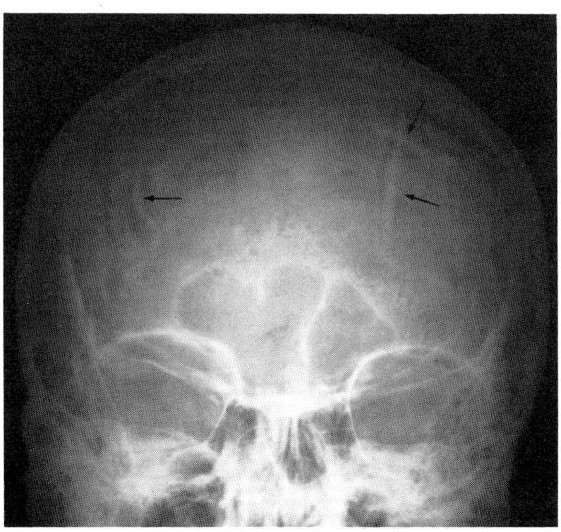

b

Abb. 1.**8a–b** 22jähriger Mann, 10 Tage nach Operation aus der stationären Behandlung entlassen. Mindestens 5 Impressionsfrakturen des Gehirnschädels durch Hammerschläge bei Raubüberfall mit Mordversuch. Auch Fraktur mehrerer Finger, die das Opfer zum Schutz über den Kopf hielt.

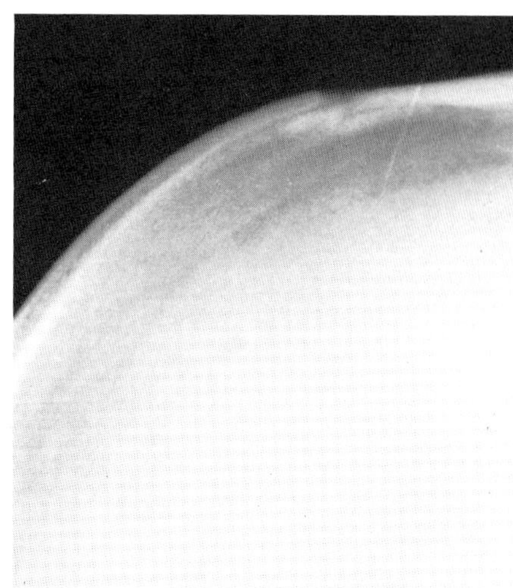

Abb. 1.**9** 22jähriger Mann, Autounfall als Beifahrer. Impressionsfraktur mit Überschiebung der Ränder.

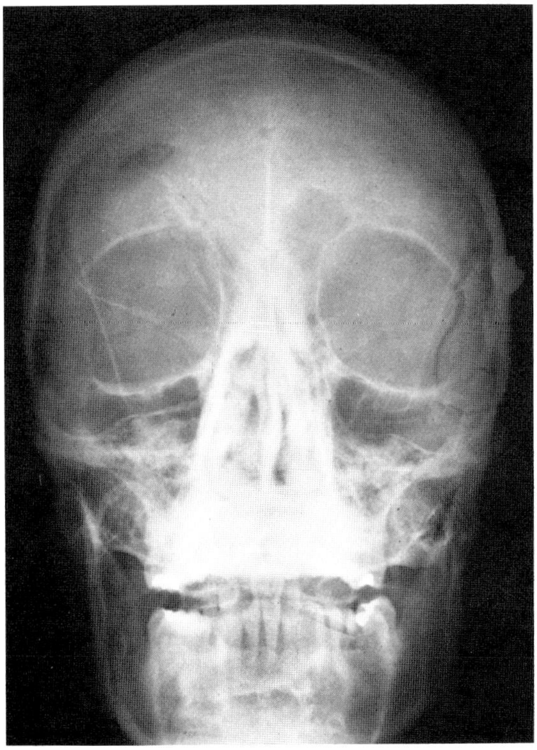

Abb. 1.**10a**

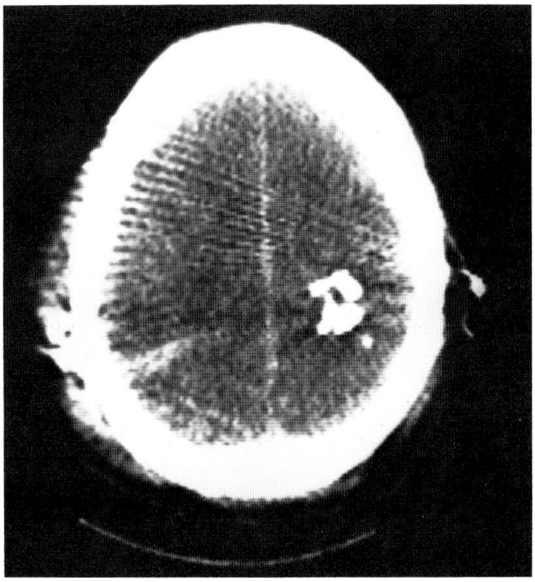

Abb. 1.**10c**

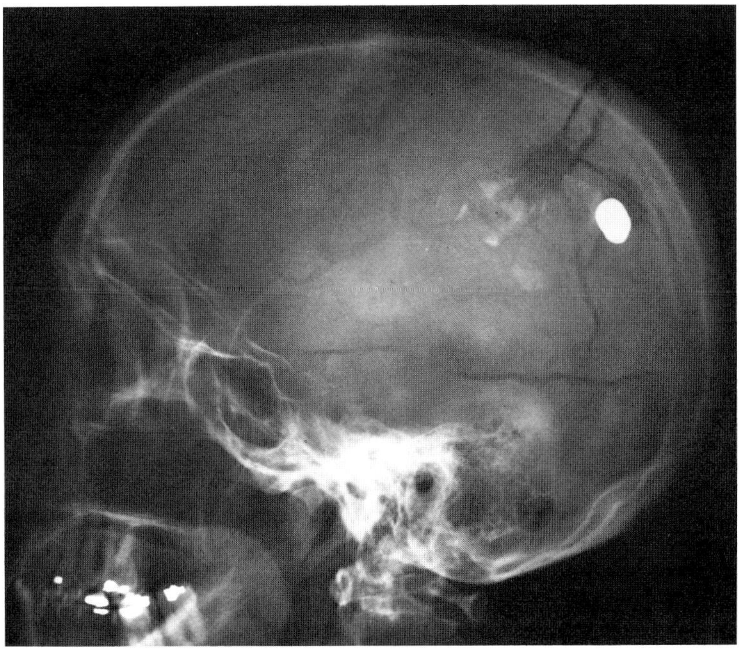

Abb. 1.**10b**

Abb. 1.**10** Schußfraktur des Schädels. Lochdefekt am Einschuß rechts parietal und am Ausschuß links parietaldorsal. Breite Berstungsfraktur. Ausgedehnte Knochenabsplitterungen am Einschuß. Geschoß an der Austrittsstelle im Niveau der Kalotte oder dicht daneben.

a a.p. Aufnahme

b seitliche Aufnahme,

c zerebrale CT. Schnitt oberhalb der Ventrikel. Die intrazerebrale Dislokation der Knochensplitter ist hier sehr augenfällig. Ödem um die Knochensplitter. Geringe Blutung am Ende des Schußkanals.

Frakturen des Gesichtsschädels

Da sich im Bereich des Gesichtsschädels gewisse Frakturverläufe und Kombinationen häufig wiederholen, ist eine schematische Gliederung dieser Frakturen vorteilhaft:

- isolierte Nasenbeinfraktur,
- isolierte Fraktur des Jochbeins oder der Kieferhöhlenwand,
- nasomaxilläre Fraktur (Abb. 1.**11a**):
  einseitig,
  doppelseitig (Pyramidenform),
  hohe Querfraktur (Abb. 1.**11b**),
- zygomatikomaxilläre Fraktur (Abb. 1.**11c**): einseitig oder doppelseitig,
- palatoalveoläre Fraktur (Abb. 1.**11d–e**),
- kombinierte Gesichtsschädelfraktur,
- Orbitarandfraktur und Depressionsfraktur des Orbitabodens.

Mancherorts ist auch die von dem französischen Anatomen Le Fort 1901 beschriebene Einteilung in drei Typen gebräuchlich. Infolge der veränderten und heute vielseitigeren Gewalteinwirkungen gibt es aber oft verschiedene Kombinationen (Jahnke 1975). Die Frakturen von der Nasenwurzel bis zum Oberkiefer werden auch als sog. Mittelgesichtsfrakturen zusammengefaßt.

Neben den Spezialaufnahmen des Gesichtsschädels sind Tomogramme wertvoll und zum Nachweis knöcherner Verletzungen des Mittelohres und seiner Umgebung unentbehrlich (Frey 1965). Details sind in dieser Region nur auf qualitativ hochwertigen Bildern zu erkennen, und gerade hier ist es günstig, Spezialaufnahmen, die eine Mitarbeit des Patienten verlangen, erst einige Tage nach dem Unfall anzufertigen. Trotzdem können Frakturen der sehr dünnen Knochen Os ethmoidale, Os sphenoidale, Os lacrimale, Vomer, Processus palatinus und Concha nasalis röntgenologisch meist nicht näher abgeklärt werden.

Wer sich mit der Röntgendiagnostik des Schädels befaßt, wird nicht umhin können, sich hin und wieder mit der Anatomie besonders der am Gesichtsschädel beteiligten Knochen, mit den Details der Einstelltechnik und der bei den verschiedenen Projektionen dargestellten Gebilde zu beschäftigen (s. Clementschitsch 1951). In Anbetracht der komplizierten Anatomie und der Abhängigkeit von guten Röntgenaufnahmen und der Erfahrung des Untersuchers ist die Röntgendiagnostik des Gesichtsschädels mit einer hohen Fehlerquote belastet (Moilanen 1982).

Gesichtsschädelfrakturen kommen am häufigsten als Nebenverletzungen bei Verkehrsunfällen zustande, ferner durch handgreifliche Auseinandersetzungen und gelegentlich auch beim Sport.

Am Nasenbein werden Fissuren, Quer-Schräg- und Splitter- bzw. Trümmerfrakturen beobachtet (Abb. 1.**12** u. 1.**13**). Die seitliche Nasenbeinaufnahme reicht meist zur Diagnose aus, jedoch nicht die seitliche Schädelübersichtsaufnahme, weil hier das dünne Nasenbein stark überstrahlt wird. Ohne eine zusätzliche axiale Aufnahme wird jedoch manche wenig dislozierte Nasenbeinfraktur übersehen. Die Nahtlinien zum Stirnbein und zum Oberkiefer dürfen nicht mit Frakturlinien verwechselt werden. Die Fraktur ist meist an einer Konturunterbrechung des Nasenbeinrückens sowie an einer Hebung oder Senkung des distalen Fragmentes zu erkennen. Wenn die Spina nasalis anterior nicht besonders beachtet wird, übersieht man hier Frakturen leicht (Abb. 1.**14** u. 1.**15**).

Die Verschattung einer oder beider Kieferhöhlen ist ein wichtiges indirektes Symptom der nasomaxillären und zygomatikomaxillären Fraktur (Abb. 1.**16** u. 1.**17**). Ein genaues Absuchen der Konturen ist unerläßlich, da oft nur eine geringe Stufenbildung oder Abknickung besteht. Bei kombinierten Gesichtsschädelfrakturen ist die Vielzahl der im Verlauf unübersichtlichen Frakturlinien oft verwirrend (Abb.1.**18**).

Kieferhöhlen und Jochbeine sind am besten in der halbaxialen (okzipitonasalen oder okzipitomentalen) Gesichtsschädelaufnahme zu beurteilen. Auch die Depressionsfraktur des Orbitabodens (sog. „blow-out-fracture") wird in dieser Projektion am besten dargestellt (Abb. 1.**19**). Bei dieser Fraktur kommt es durch direkt auf den Bulbus wirkende stumpfe Gewalt zur Fortleitung dieses Druckes auf die dünnen Knochen der Orbita und zur Fraktur des Orbitabodens oder der medialen Orbitawand (Brown u. Mitarb. 1965, Fueger u. Mitarb. 1966, Tänzer 1966). Häufig findet sich dabei ein von der Kieferhöhle oder den Siebbeinzellen hergeleitetes Emphysem der Orbita (Lloyd 1966) (Abb. 1.**20**). Als klinisches Leitsymptom dieser wegen des drohenden Visusverlustes besonders wichtigen Fraktur finden sich Enophthalmus und Diplopie.

Im seitlichen Bild (speziell auf den Gesichtsschädel eingestellt und belichtet) sind folgende Frakturen gewöhnlich besser zu erkennen:

- Frakturen des Nasenbeines und der Spina nasalis anterior,
- Frakturen der Stirnhöhlenvorderwand (Abb. 1.**21**),
- Frakturen des harten Gaumens und des Alveolarfortsatzes (Abb. 1.**22**),
- Frakturen des Processus pterygoideus.

Die Darstellung von Frakturen des Jochbogens erfordert fast immer eine spezielle tangentiale Projektion in der Richtung vom Unterkieferwinkel zum Schädeldach (Abb. 1.**23**).

Der Unterkiefer ist trotz seiner kräftigen Bauart sehr häufig von Frakturen betroffen (ca. 80% aller Kieferfrakturen). Die Unfallursachen sind dieselben wie bei der den Oberkieferfrakturen. Stets liegt eine direkte Gewalteinwirkung zugrunde. Bis auf wenige Ausnahmen bereiten Frakturen des Unterkiefers klinisch und röntgenologisch keine diagnostischen Schwierigkeiten. Als besonderes Merkmal fällt röntgenologisch am Unterkiefer der den R. mandibulae bis zum Foramen mentale durchziehende Gefäß-Nerven-Kanal auf. Eine Persistenz der medianen Naht darf nicht mit einer Fraktur verwechselt werden. Für eine Übersichtsdarstellung der Kiefer sind die Panoramaaufnahmeverfahren gut geeignet. Abhängig von der Apparatur und Aufnahmetechnik unterscheidet man dabei das Panoramaschichtverfahren (Orthopantomographie) und die Panoramavergrößerungsaufnahme. Beide Aufnahmetechniken haben ihre jeweils anderen Vor- und Nachteile, ermöglichen aber eine auf andere Weise nicht erreichbare Darstellung des gesamten Kauorgans (Näheres bei Canigiani 1976 und bei Pasler 1981). Als Beispiel möge die Abb. 1.**24** dienen. Wer keine apparative Einrichtung für Panoramaaufnahmen hat, wird zunächst Fernaufnahmen in zwei Ebenen und gezielte Schrägaufnahmen des Unterkiefers anfertigen.

Man unterscheidet Frakturen des Corpus und des Ramus mandibulae (Abb. 1.**25**), des Gelenkfortsatzes (Abb. 1.**26**), des Muskelfortsatzes und Luxationsfrakturen. Das Verteilungsschema der Unterkieferfrakturen nach Ueno (Abb. 1.**27**) zeigt gleichzeitig die Prädilektionsstellen an: Mittellinie (Nahtstelle), tiefe Alveolen der Eckzähne und der Weisheitszähne, Halsbereich des Kieferköpfchens. Isolierte oder begleitende Frakturen des Kieferköpfchens können bei Überlagerung durch eine Weichteilverletzung und ein Hämatom leicht übersehen werden, wenn nicht mit Spezialaufnahmen danach gesucht wird. Man kann bei den Frakturen des Kieferköpfchens noch zwischen Kollumfrakturen, Kapitulumfrakturen und Luxationsfrakturen unterscheiden (Abb. 1.**28a–c**).

Das Kiefergelenk und das Kieferköpfchen werden mit der seitlichen Projektion nach Schüller oder mittels Kontaktaufnahme nach Parma dargestellt, p.-a. nach Clementschitsch. Die Fraktur des Muskelfortsatzes sieht man am besten in schräger Projektion. Im Zweifelsfalle kann man besonders bei der Frage nach einer Fraktur und Luxation des Kieferköpfchens noch die Schichtaufnahme zu Rate ziehen (Abb. 1.**28d–f**).

Zur genauen Abgrenzung von Frakturlinien im alveolären Bereich und zur Feststellung von Zahnläsionen dienen zusätzliche enorale Aufnahmen, die immer dann angezeigt sind, wenn nach dem Unfallhergang, dem klinischen Befund oder dem Röntgenübersichtsbild ein entsprechender Verdacht besteht. Man unterscheidet Zahnluxationen und Zahnfrakturen und dabei wieder Zahnkronenfrakturen und Zahnwurzelfrakturen (Abb. 1.**29**). Die Darstellung von Zahnwurzelfrakturen erfordert meist eine von den üblichen Zahnaufnahmeprojektionen abweichende Technik (Abb. 1.**30**). Daß Zahnwurzelfrakturen auch ausheilen können, ist wenig bekannt, ebenso, daß luxierte und reimplantierte Zähne wieder einheilen, besonders wenn die Replantation innerhalb einer Stunde geschieht (Talim u. Anita 1966).

Am häufigsten von Frakturen betroffen sind die Schneidezähne des Oberkiefers. Auch Frakturen des Alveolarfortsatzes bevorzugen den Oberkiefer, und zwar den mittleren Bereich. Am Unterkiefer sind Alveolarfortsatzfrakturen vorwiegend im Bereich der Eckzahnalveole 2/3 und deren Nachbaralveolen lokalisiert. Bei allen Frakturen des Alveolarfortsatzes ist besonders auf begleitende Zahnfrakturen zu achten und umgekehrt.

Die Bezeichnung der betroffenen Zähne im Befund geschieht nach dem alten Schema mittels Nummerierung der Zähne jeder Quadranten von medial nach lateral. In einem neuen Schema hat jeder Zahn zwei Ziffern, zuerst die des Quadranten, dann die des betreffenden Zahnes, ebenfalls von medial nach lateral gezählt:

18	17	16	15	14	13	12	11	21	22	23	24	25	26	27	28
48	47	46	45	44	43	42	41	31	32	33	34	35	36	37	38

Damit kann jeder Zahn im Befund einfach mit seiner Ziffer benannt werden.

Zum Nachweis der sehr seltenen Fraktur des Zungenbeines ist die seitliche Aufnahme mit weicher Belichtungstechnik geeignet.

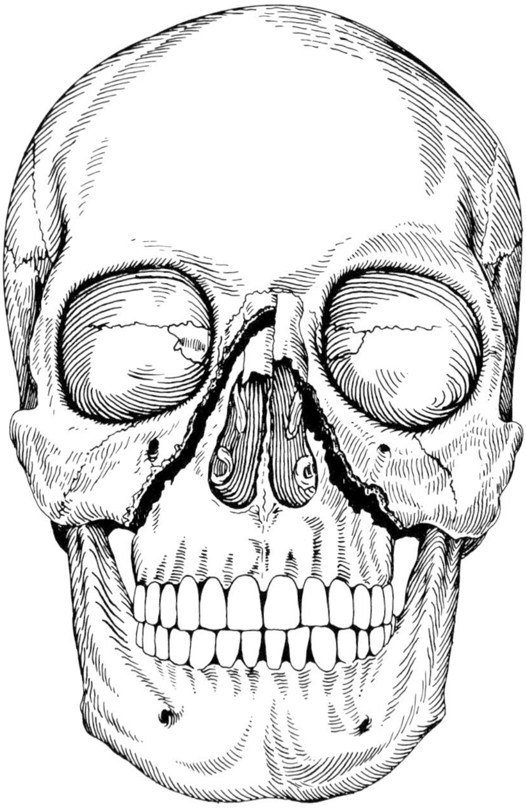

a

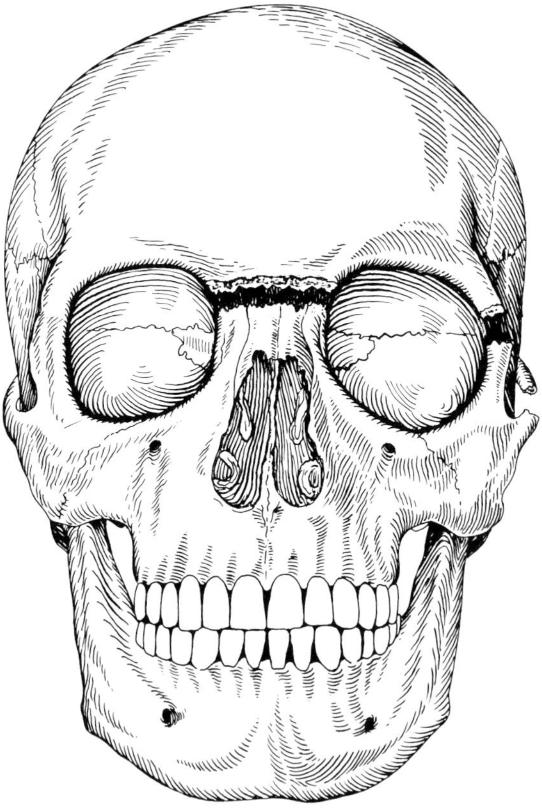

b

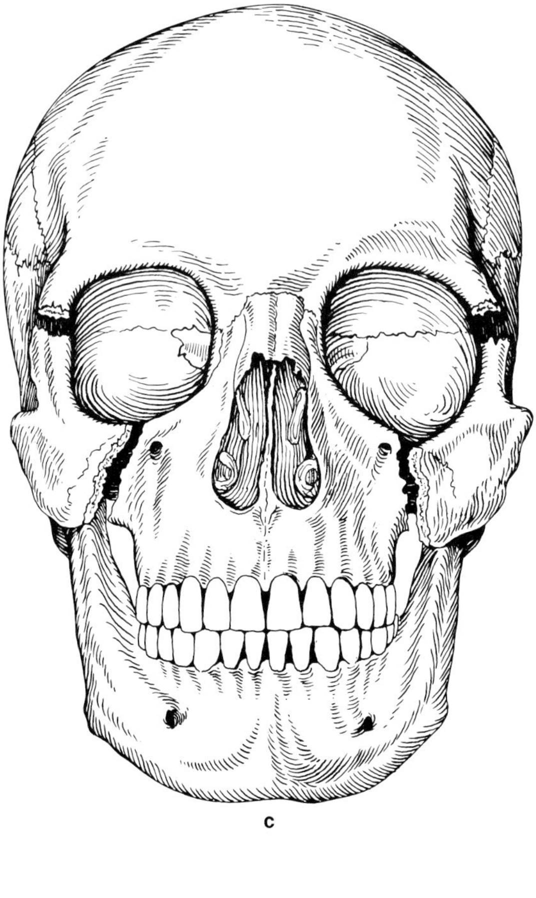

c

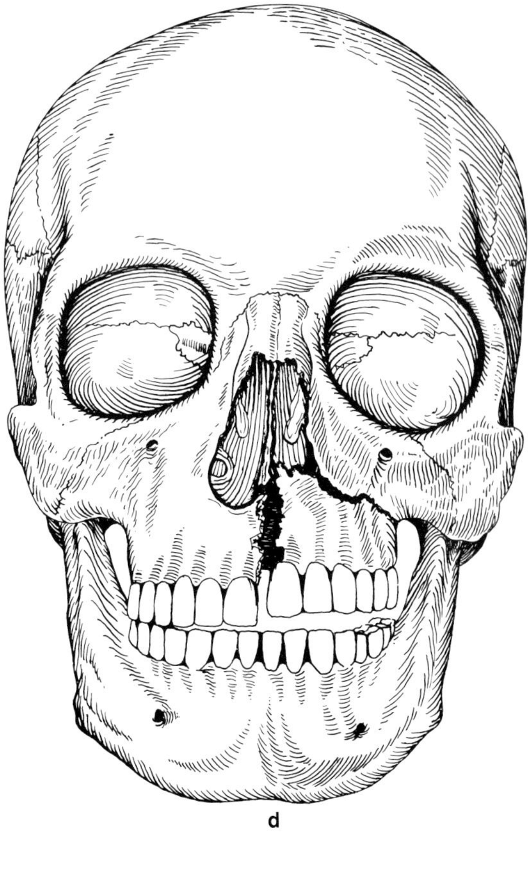

d

Abb. 1.**11** Schema der Gesichtsschädelfrakturen (nach *Zatzkin*).
a Nasomaxilläre Fraktur vom Pyramidentyp.
b Hohe Querfraktur. Verlauf durch Sinus frontalis oder Nasenrücken, Sutura zygomaticofrontalis und Jochbogen (entsprechend dem Schema nach Le Fort III).
c Zygomatikomaxilläre Fraktur. Einseitig oder doppelseitig, Dislokation des Jochbeins nach oben oder nach unten unter Sprengung der Sutura zygomaticofrontalis (vergleichbar dem Schema nach Le Fort II).
d Palatoalveoläre Fraktur.
e Palatoalveoläre Querfraktur, evtl. mit Beteiligung des Jochbogens oder Fraktur des Processus pterygoideus (**d**–**e** vergleichbar dem Schema nach Le Fort I).

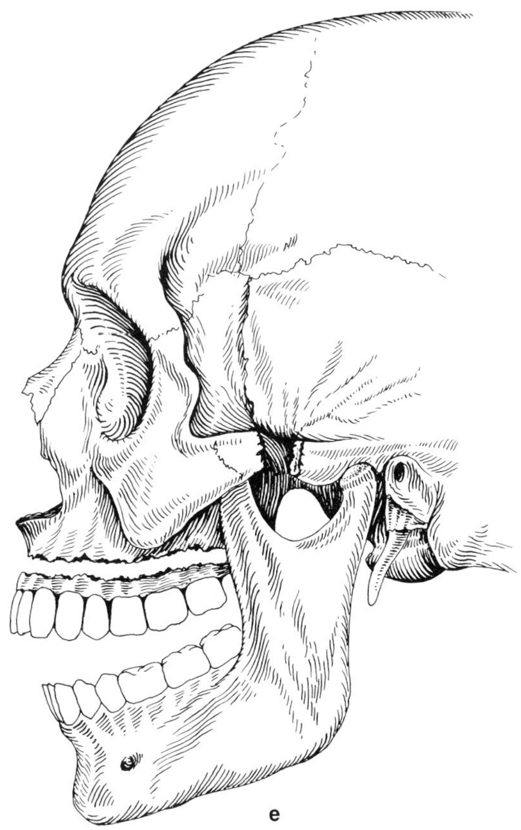
e

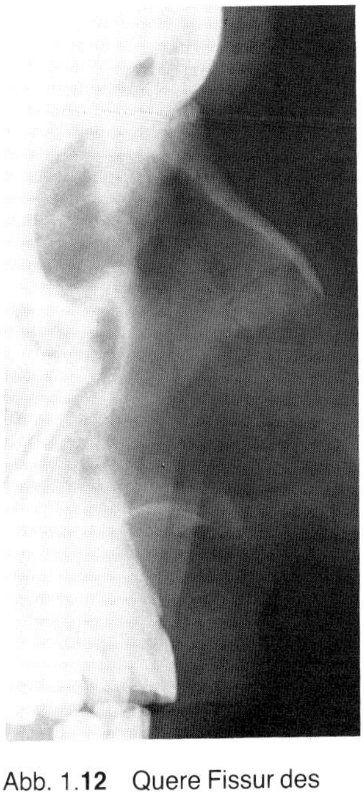
Abb. 1.**12** Quere Fissur des Nasenbeins.

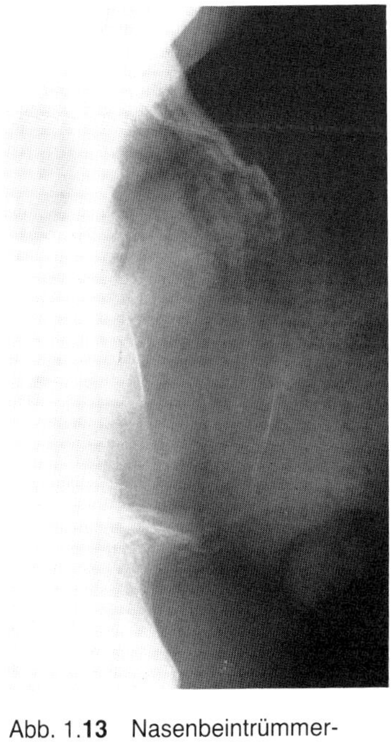
Abb. 1.**13** Nasenbeintrümmerfraktur.

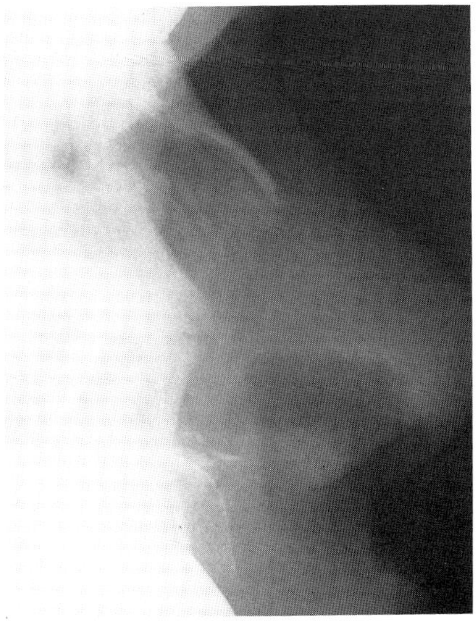
Abb. 1.**14** Isolierte Fraktur der Spina nasalis anterior.

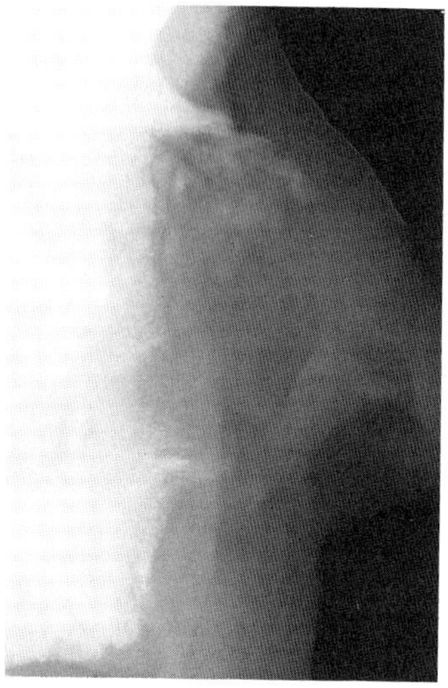

Abb. 1.**15** Fraktur der Spina nasalis anterior an der Basis und Trümmerfraktur des Nasenbeins.

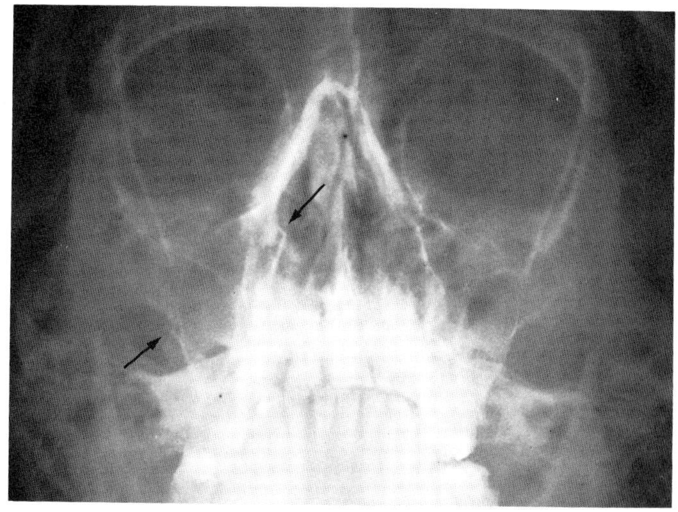

Abb. 1.**16** 28jähriger Mann, Verkehrsunfall. Nasomaxilläre Fraktur. Beteiligung beider Kieferhöhlen. Frakturverlauf rechts deutlicher.

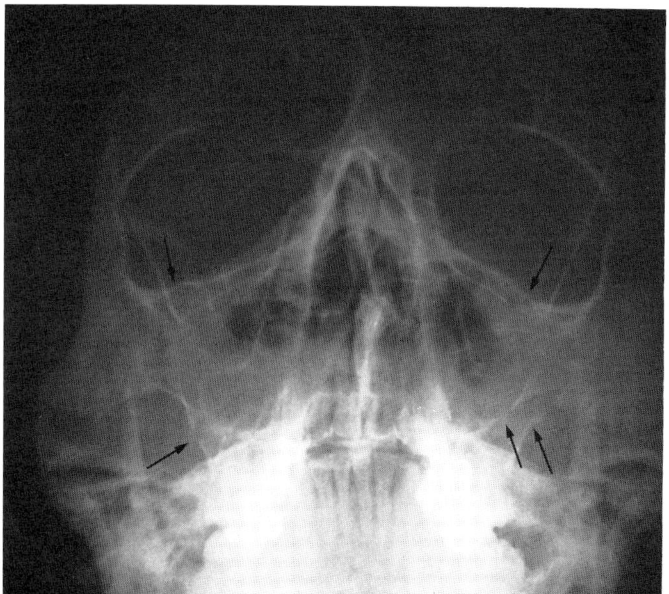

Abb. 1.**17** 21jähriger Mann, Verkehrsunfall. Doppelseitige zygomatikomaxilläre Fraktur. Beteiligung beider Kieferhöhlen.

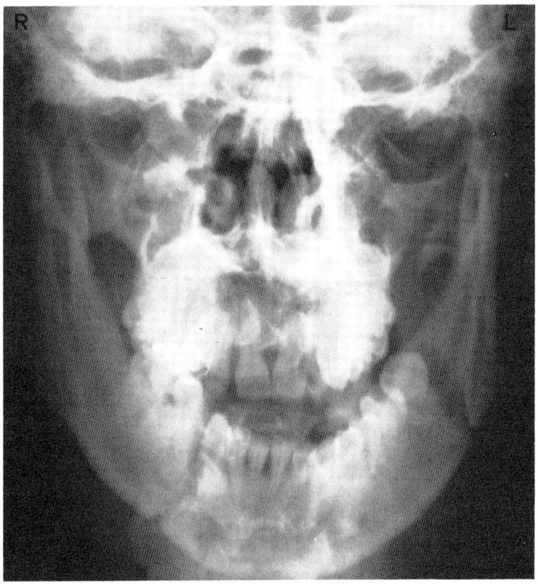

a

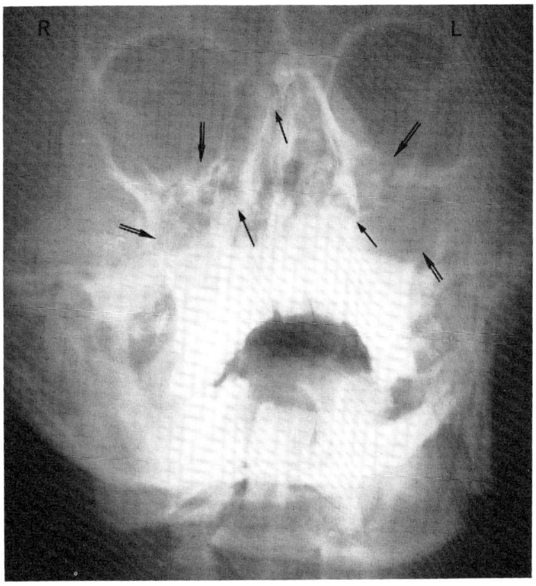

b

Abb. 1.**18a–b** 24jähriger Mann, Verkehrsunfall. Kombinierte Gesichtsschädelfraktur. Im einzelnen: nasomaxilläre Fraktur (Pfeil), doppelseitige zygomatikomaxilläre Fraktur (Doppelpfeil), Beteiligung beider Kieferhöhlen. Unterkieferstückfraktur rechts durch die Eckzahnalveole, links durch die Weisheitszahnalveole. Fraktur der Basis des Processus condylaris rechts.

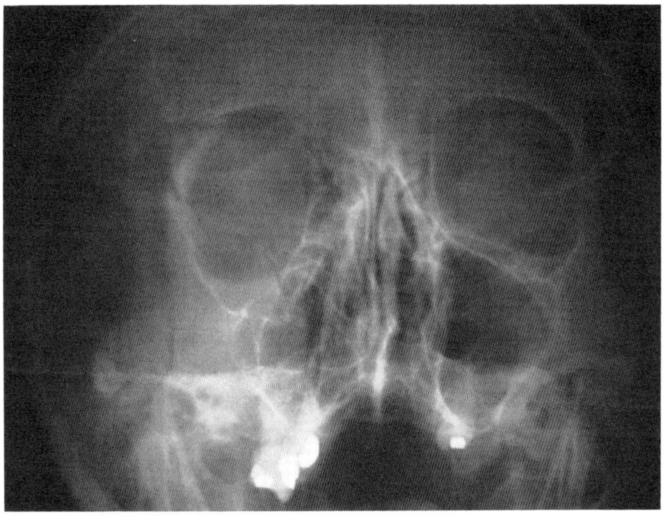

a

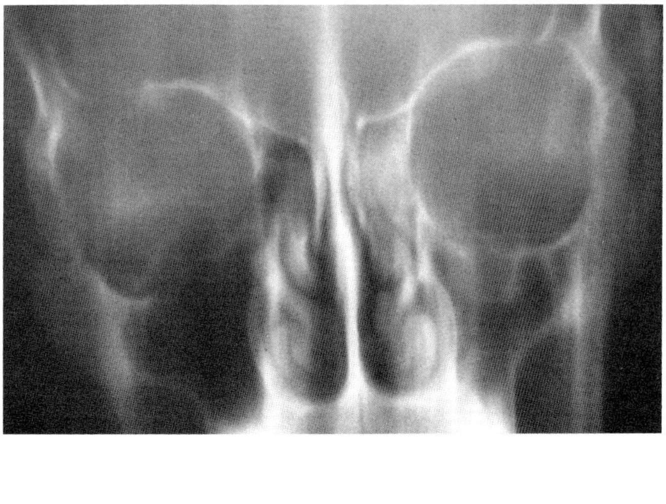

b

Abb. 1.**19a** 83jährige Frau, von Auto überfahren. Depressionsfraktur des Orbitabodens rechts (Blow-out-fracture). „Hängemattenartige" Dislokation des Orbitabodens in die rechte Kieferhöhle. Außerdem zygomatikomaxilläre und frontoorbitale Fraktur.

b Schichtaufnahme der Orbitae: Fraktur des Orbitabodens links mit kleinem Weichteilprolaps in die linke Kieferhöhle. 19jähriger Mann.

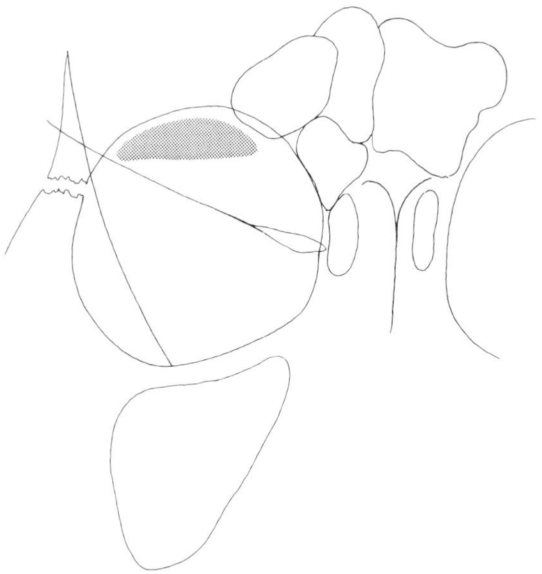

Abb. 1.**20** Emphysem der Orbita bei Fraktur der medialen Orbitawand (nach *Lloyd*).

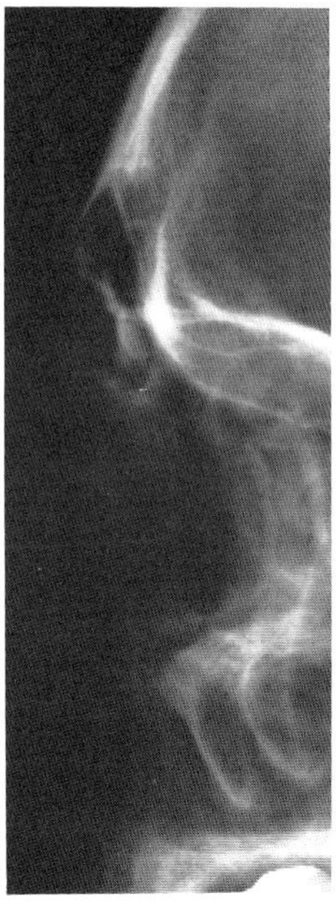

Abb. 1.**21**

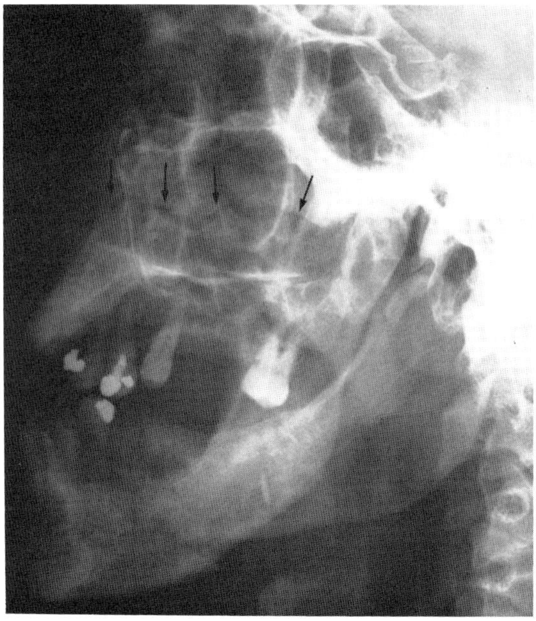

Abb. 1.**22**

Abb. 1.**21** Impressionsfraktur der Stirnhöhlenvorderwand.

Abb. 1.**22** 58jähriger Mann. Palatoalveoläre Fraktur (und nasomaxilläre Fraktur und Unterkieferfraktur).

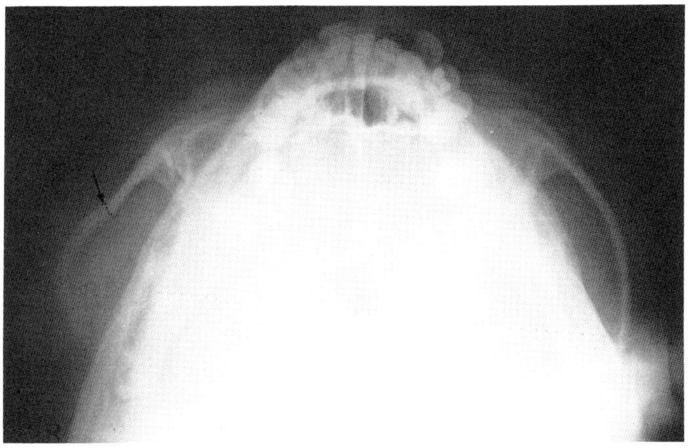

Abb. 1.**23** 40jährige Frau. Fraktur des rechten Jochbogens ohne wesentliche Dislokation. Tangentialaufnahme.

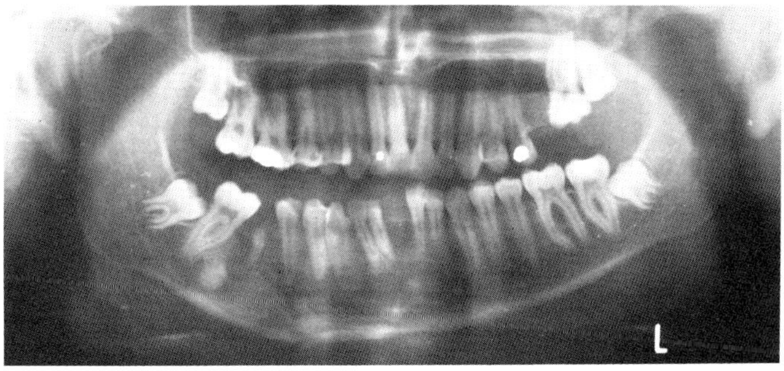

Abb. 1.**24** Panoramaschichtaufnahme bei einem 15jährigen. Trümmerfraktur im mittleren und rechten Teil des Corpus mandibulae. Traumatische Distanz der Schneidezähne (Diastema). Alveolarfortsatzfraktur, tiefe Kiefergelenkfortsatzfraktur links, hohe Kiefergelenkfortsatzfraktur rechts. Nebenbefund: Wurzelrest mit radikulärer Zyste bei 6 rechts unten, retinierte Weisheitszähne.
(Freundliche Überlassung von Dr. *H. Berger,* Ludwigshafen).

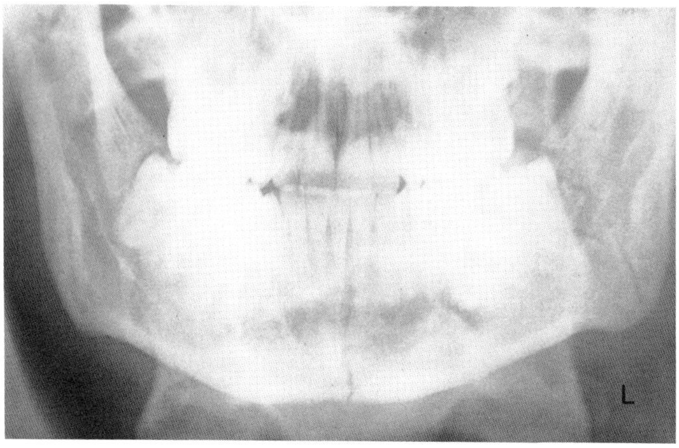

a

Abb. 1.**25** 22jähriger Mann, Autounfall (Fall Dr. *Zappe,* Müllheim). Multiple Unterkieferfrakturen.

a–b Fraktur des Corpus mandibulae in der Mittellinie: **a** Übersichtsbild, **b** Aufbißaufnahme.

c Fraktur des linken Angulus mandibulae zur Weisheitszahnalveole.

d Fraktur des rechten Processus condylaris an der Basis (Pfeilköpfe). Sutura zygomaticotemporalis mit Pfeil markiert (keine Fraktur!).

e–f Enorale Aufnahmen des Frakturverlaufes im Processus alveolaris: **e** vor und **f** nach Schienung.

b

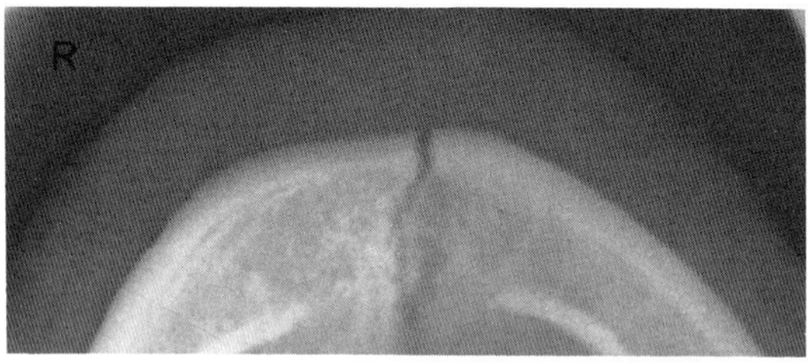

c

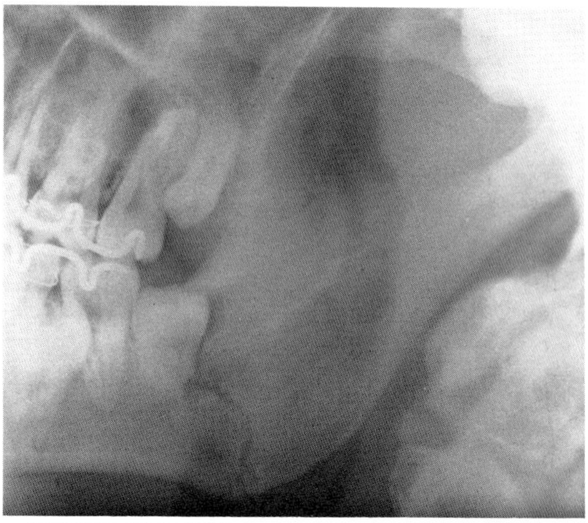

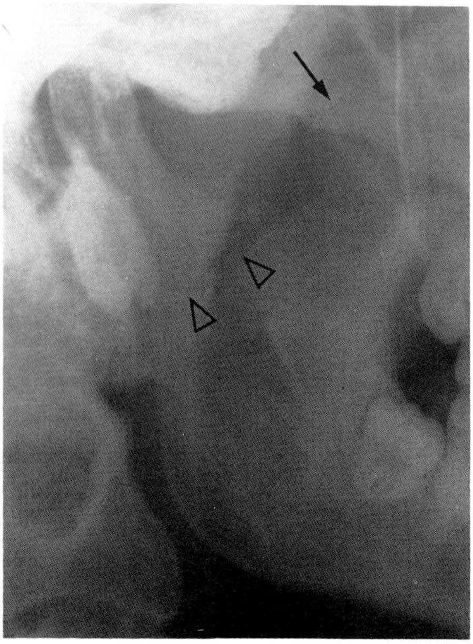

d

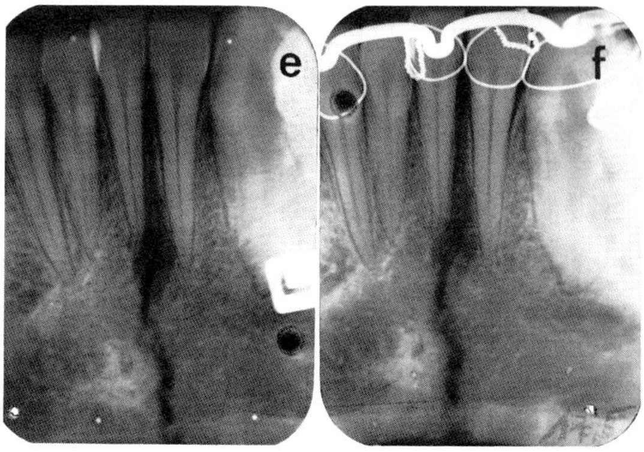

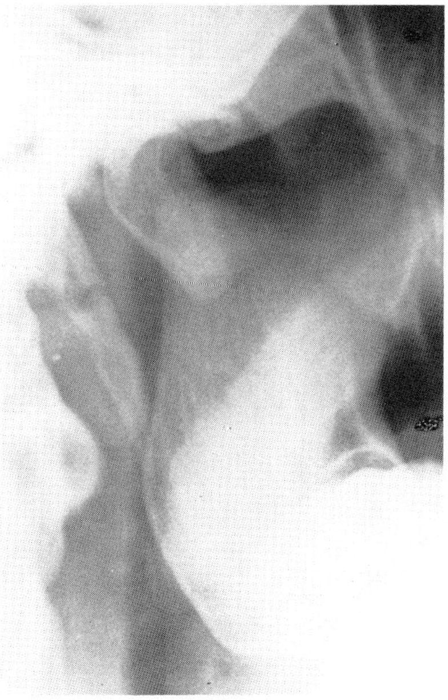

Abb. 1.**26** 21jähriger Mann, Verkehrsunfall. Fraktur des Processus condylaris (Kontaktaufnahme).

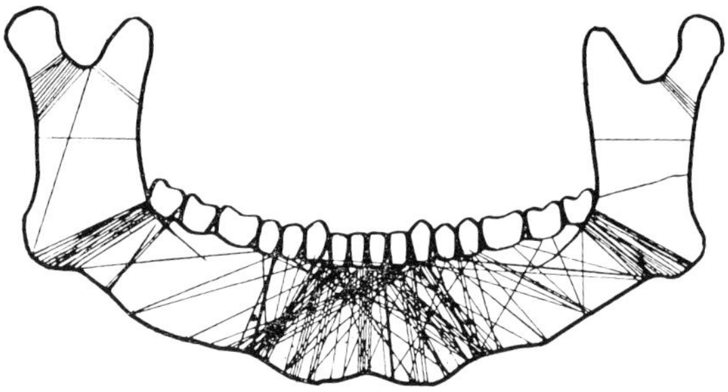

Abb. 1.**27** Verteilung der Unterkieferbruchlinien nach Ueno (aus: *E. Sonnabend:* Traumatische Zahnschäden, Frakturen des Alveolarfortsatzes und des Unterkiefers. In: Deutscher Röntgenkongreß 1965, Teil A. Thieme, Stuttgart 1966).

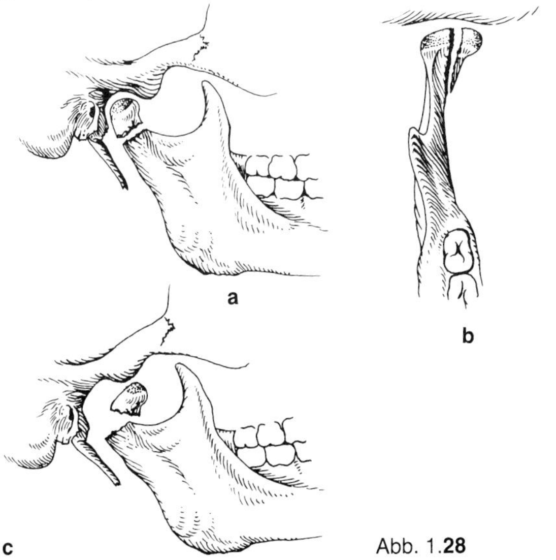

a **b** **c** Abb. 1.**28**

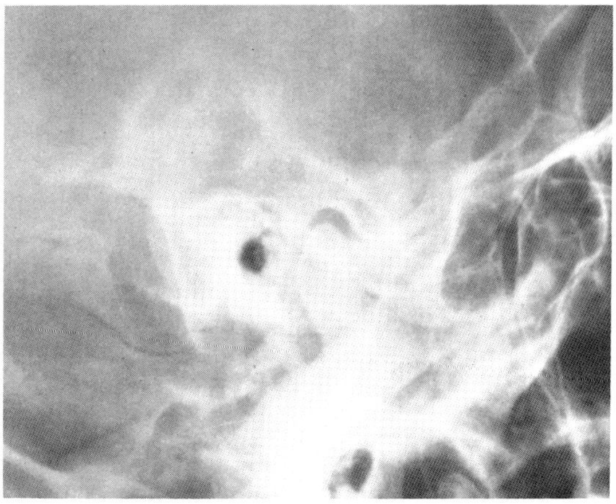

Abb. 1.**28 d**

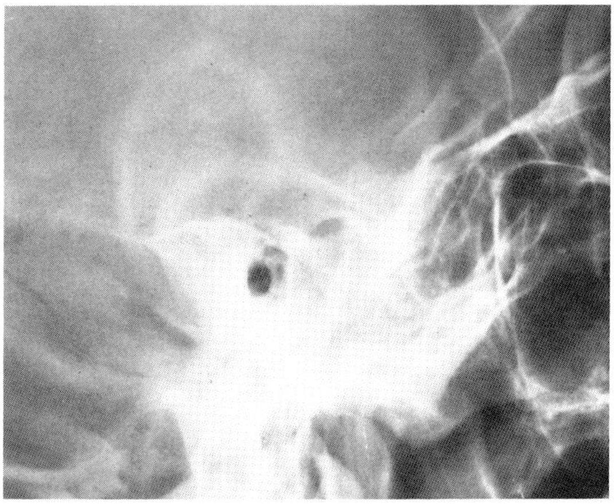

Abb. 1.**28 e**

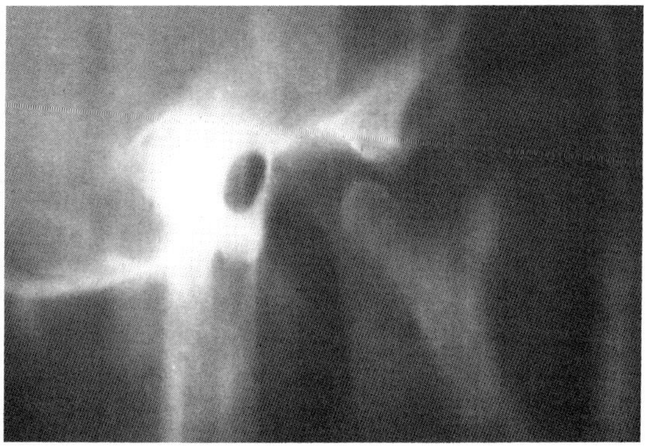

Abb. 1.**28 f**

Abb. 1.**28 a–c** Frakturen des Processus condylaris.
a Kollumfraktur (seitliche Ansicht), **b** Kapitulumfraktur (p.-a. Ansicht), **c** Luxationsfraktur (seitliche Ansicht).

Abb. 1.**28 d–f** Luxationsfraktur des linken Kieferköpfchens bei 26jähriger Frau.
d Aufnahme nach Schüller rechts: Artikulation intakt,
e Aufnahme nach Schüller links: Gelenkpfanne leer,
f Schichtaufnahme links: Kieferköpfchen nach vorne unten luxiert (Luxationsfraktur).

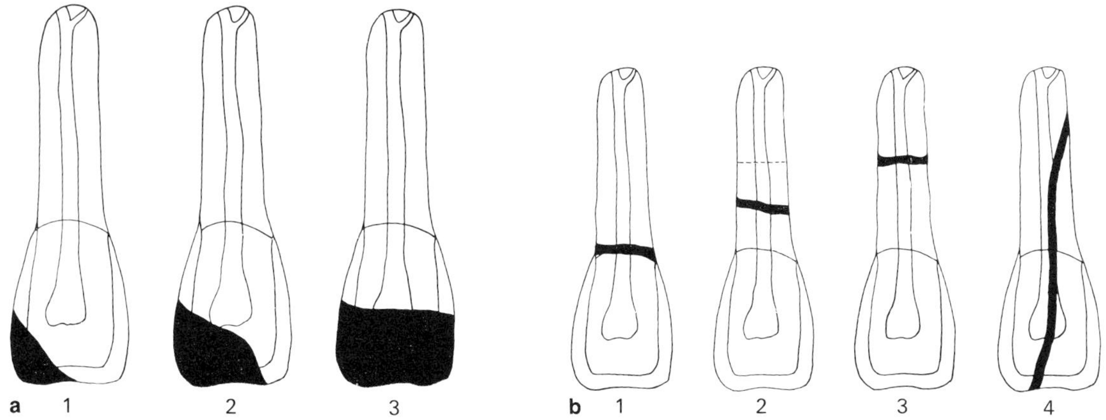

Abb. 1.**29** **a** Einteilung der Zahnkronenfrakturen: 1 Schmelzdentinfraktur, 2 Dentinpulpafraktur, 3 Kronenmittel- oder Querfraktur.
b Einteilung der Zahnwurzelfrakturen: 1 Fraktur am Übergang der Krone zur Wurzel, 2 Fraktur zwischen Zahnhals und Wurzelmitte, 3 Fraktur zwischen Wurzelmitte und Wuzelspitze, 4 Zahnwurzellängsfraktur (Quelle: s. Abb. 1.**27**).

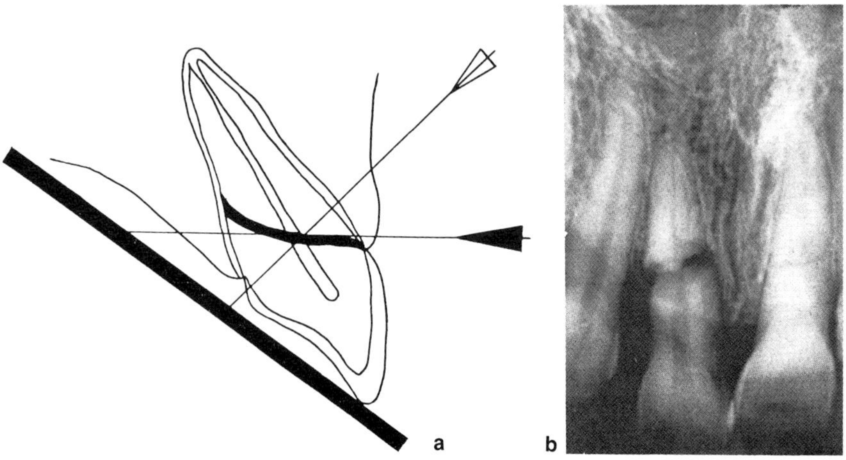

Abb. 1.**30** **a** Bevorzugte Projektionsrichtungen bei Zahnwurzelfrakturen. **b** Zahnwurzelfraktur der beiden mittleren oberen Schneidezähne (Quelle: s. Abb. 1.**27**).

Schädelbasisfrakturen

Frakturen der Schädelbasis sind am schwierigsten röntgenologisch zu sichern. Zum einen ist die Einstellung der speziellen Projektion beim Verletzten schwierig und inkonstant, in vielen Fällen überhaupt unmöglich, zum andern sind feine Frakturlinien bei geringer Dislokation und bei Überlagerung durch dichten Knochen schwer zu erkennen. Obwohl die klinische Diagnose z. B. bei Liquoraustritt aus Nase und Gehörgang sicher ist (ein Brillenhämatom allein ist nicht beweisend für eine Schädelbasisfraktur), gelingt es trotzdem oft nicht, die Fraktur nachzuweisen oder genauer zu lokalisieren. Neben einer Schädelbasisfraktur besteht oft gleichzeitig eine Fraktur der entsprechenden Partie der Schädelkalotte.

Frakturen, bei denen Stirnbein, Siebbein und vordere Schädelbasis beteiligt sind, werden als „frontobasale Frakturen" bezeichnet (Abb. 1.**31**). Blutungen in den Nasen-Rachen-Raum (Abb. 1.**32**) und Erbrechen bedingen hierbei eine erhöhte Aspirationsgefahr. Durch Einriß der Dura kann Luft (und infektiöses Material) aus den beteiligten Nebenhöhlen intrakraniell eindringen und zu einer spontanen Luftfüllung der äußeren Liquorräume führen. Bei Frakturen im Bereich der Stirnhöhle und des oberen Gesichtsschädels ist immer zu prüfen, ob nicht auch eine Fraktur der hinteren Stirnhöhlenwand oder der Basis der vorderen Schädelgrube besteht (Abb. 1.**33**). Frakturen des Siebbeindaches kommen meist erst im Tomogramm mit sagittalem Strahlengang zur Ansicht (Abb. 1.**34**).

Etwa drei Viertel aller Basisfrakturen sind in der mittleren Schädelgrube lokalisiert. Auch wenn keine Fraktur nachweisbar ist, weist das Phänomen einer Ergußbildung (Blut, Liquor) in der Keilbeinhöhle indirekt auf eine Basisfraktur, zumindest auf ein schweres Schädel-Hirn-Trauma hin mit der Gefahr des Exitus letalis oder bleibender neurologischer Ausfälle in etwa 50% der Fälle (Robinson u. Mitarb. 1967), (Abb. 1.**35**). Bei etwa einem Drittel der chirurgisch oder autoptisch kontrollierten Fälle mit Sphenoiderguß findet man auch Sphenoidfrakturen. In den anderen Fällen entsteht die Ergußbildung in der Keilbeinhöhle durch Schleimhautläsion oder durch Eindringen von Blut oder Liquor aus dem Nasen-Rachen-Raum, wie von Etter (1963) mittels Kontrastmittelfüllung nachgewiesen wurde. Eine Spiegelbildung findet sich jedoch nur bei flüssigem Blut oder bei Liquor, nicht dagegen bei geronnenem Blut.

Am Felsenbein werden Quer- und Längsfrakturen beobachtet. Häufig sind Mittelohr, Innenohr, Labyrinth und N. facialis beteiligt. Bei Austritt von Liquor oder Hirnsubstanz in den Gehörgang muß eine Felsenbeinfraktur bestehen. Selten ist diese schon im Übersichtsbild sicher nachweisbar (Abb. 1.**36**).

An Spezialeinstellungen sind die Aufnahme nach Stenvers, die Tomographie a.-p. oder in Stenvers-Projektion am besten geeignet. Eine Blutung aus dem Ohr kann allein durch Fraktur des Schläfenbeins mit Beteiligung des äußeren Gehörganges zustande kommen (Abb. 1.**37**). Man darf immer eine größere Ausdehnung der Fraktur annehmen als im Röntgenbild erkennbar ist.

Gelegentlich kommt es durch direkte Traumaeinwirkung zu einer isolierten Fraktur eines Warzenfortsatzes.

Frakturen des Keilbeinkörpers sind am ehesten an einer Konturunterbrechnung und Stufenbildung in der Sella turcica oder am Planum sphenoideum zu erkennen (Abb. 1.**38**).

Im Bereich der hinteren Schädelgrube handelt es sich meistens um Längsfrakturen in Richtung auf das Foramen magnum oder das Foramen jugulare. Wenn die Übersichtsaufnahme keine sichere Aussage erlaubt, ist die halbaxiale Projektion auf das Foramen magnum am vorteilhaftesten (Abb. 1.**39**).

Die durch indirekte Gewalteinwirkung in horizontaler oder axialer Richtung entstehende Ringfraktur der Schädelbasis ist extrem selten.

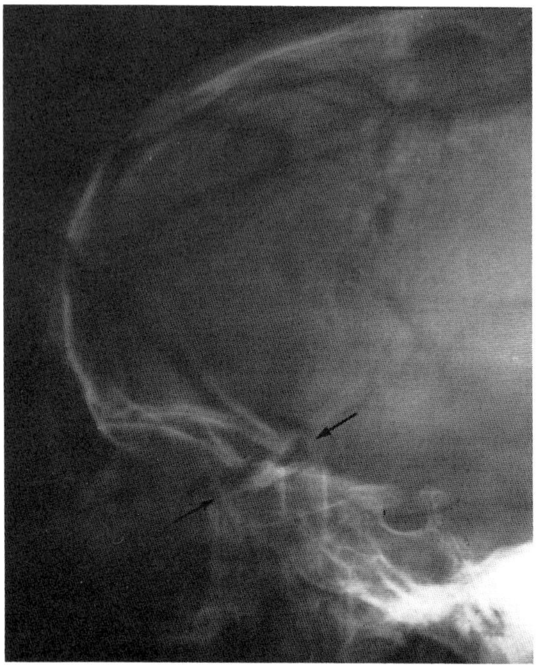

a

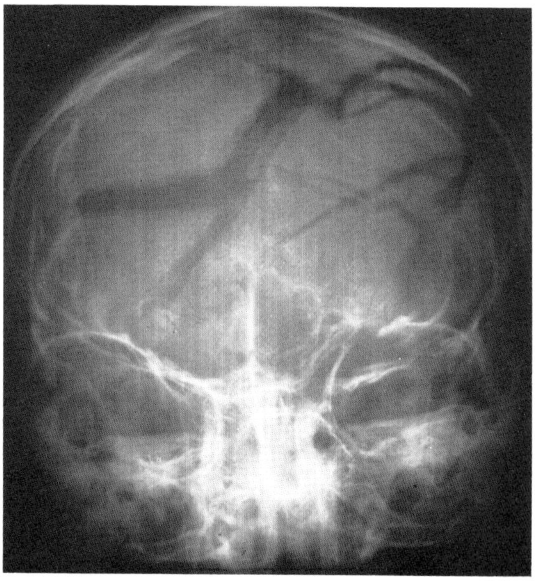

b

Abb. 1.**31 a–b** 16jähriger, mit Moped frontal gegen Telephonmast gefahren. 1 Tag nach dem Unfall Exitus letalis. Massive frontobasale Fraktur. Breiter Frakturspalt und Stufenbildung in der Basis der vorderen Schädelgrube. Trümmerfraktur des Stirnbeins und Scheitelbeins. Orbitafraktur links. Gesichtsschädelfrakturen. Brillenhämatom, Blutung aus Mund und Nase.

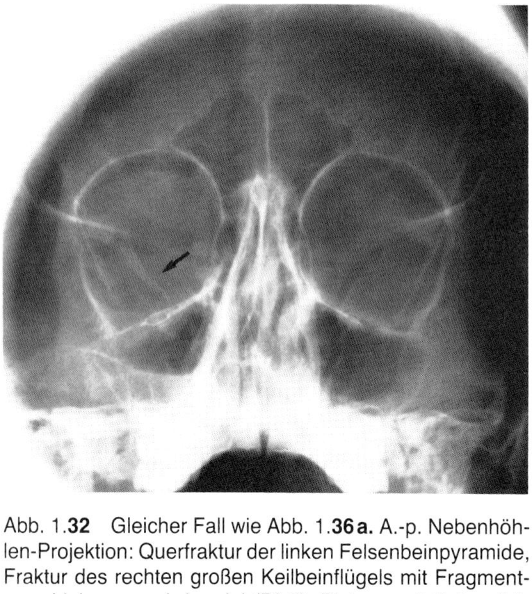

Abb. 1.**32** Gleicher Fall wie Abb. 1.**36 a.** A.-p. Nebenhöhlen-Projektion: Querfraktur der linken Felsenbeinpyramide, Fraktur des rechten großen Keilbeinflügels mit Fragmentverschiebung nach kaudal (Pfeil). Blutung mit Spiegelbildung in der rechten Kieferhöhle.

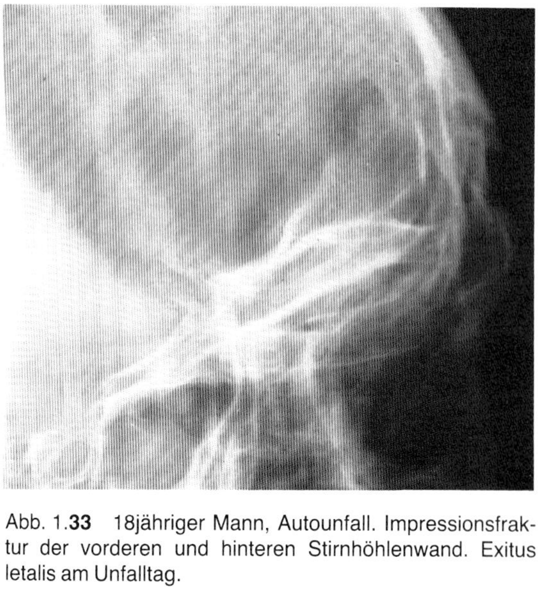

Abb. 1.**33** 18jähriger Mann, Autounfall. Impressionsfraktur der vorderen und hinteren Stirnhöhlenwand. Exitus letalis am Unfalltag.

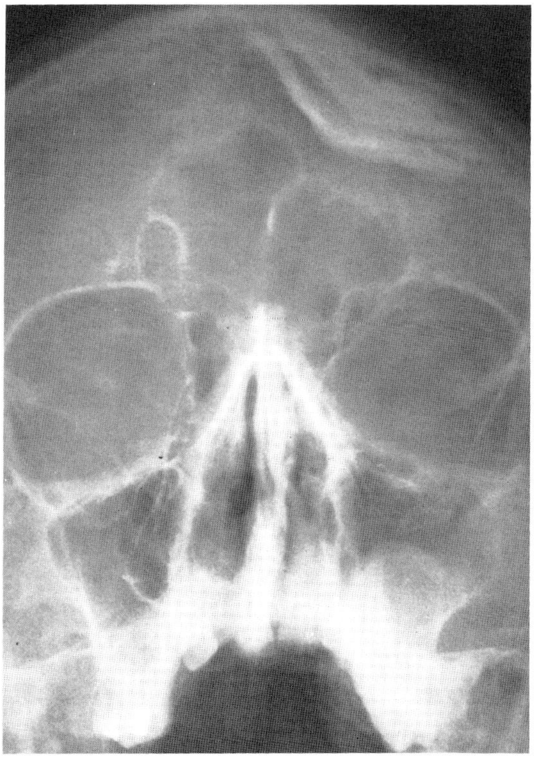

a

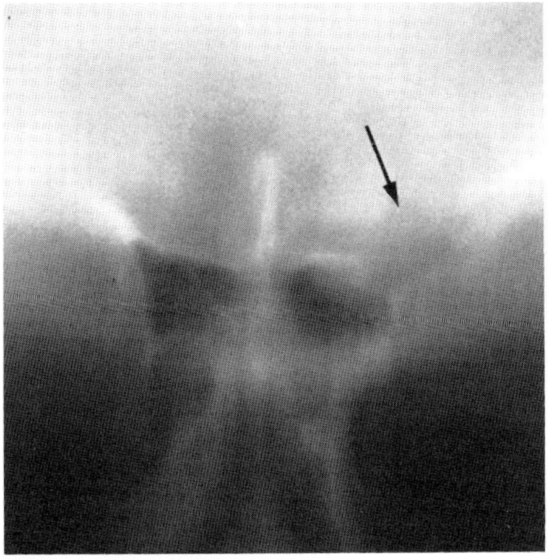

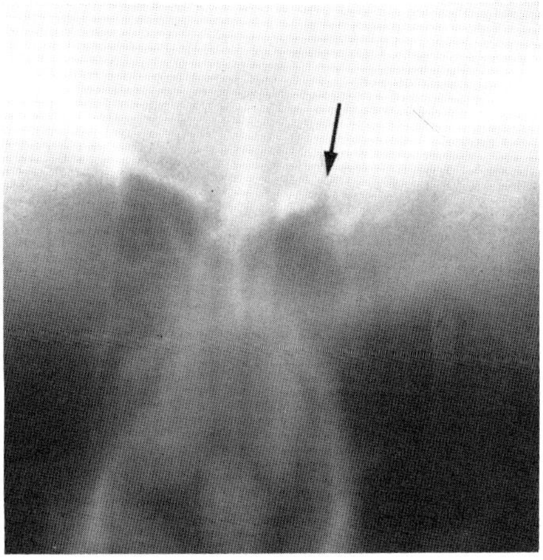

b c

Abb. 1.**34** 32jähriger Mann, Rhinoliquorrhö seit dem Unfall. Fraktur des Siebbeindaches in Höhe der Crista galli. Alte Impressionsfraktur des Stirnbeins (nicht operative gehoben!). **a** Gesichtsschädelprojektion ohne sicheren Frakturnachweis am Siebbein. **b–c** Tomogramm: Fraktur des Siebbeindaches links der Crista galli.

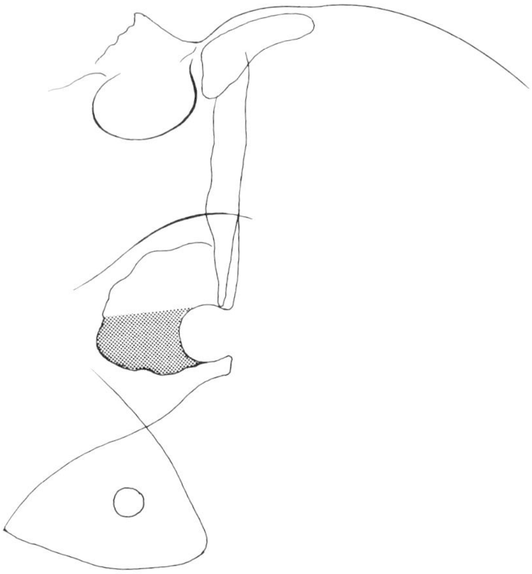

Abb. 1.**35** Traumatischer Bluterguß in der Keilbeinhöhle nach Autounfall. Keine Fraktur. Autopsie; seitliche Darstellung in Rückenlage (nach *Robinson* u. Mitarb. 1967).

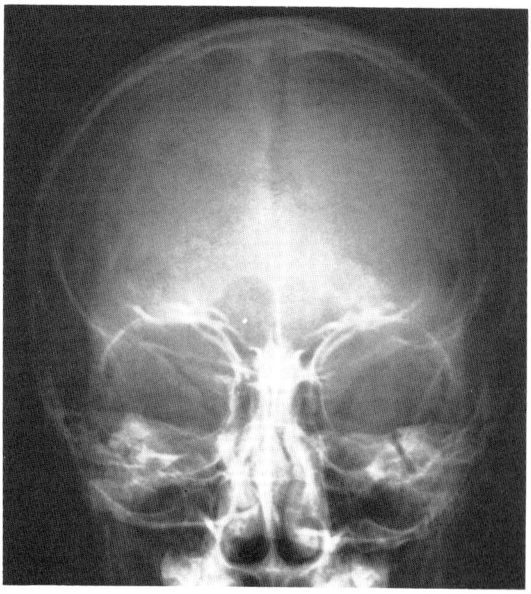

Abb. 1.**36 a**

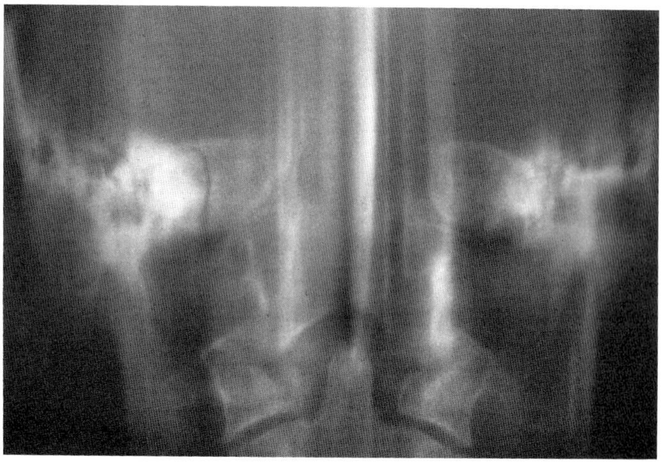

Abb. 1.**36 b**

Abb. 1.**36 a** 10jähriger Junge, von Auto angefahren, sofortige Bewußtlosigkeit, Blutung aus linkem Ohr. Übersicht: Querfraktur der linken Felsenbeinpyramide, Verdacht auf Fraktur des großen Keilbeinflügels rechts.

b a.-p. Tomogramm der Felsenbeine: Vertikalfraktur der rechten Pyramide. 59jähriger Mann.

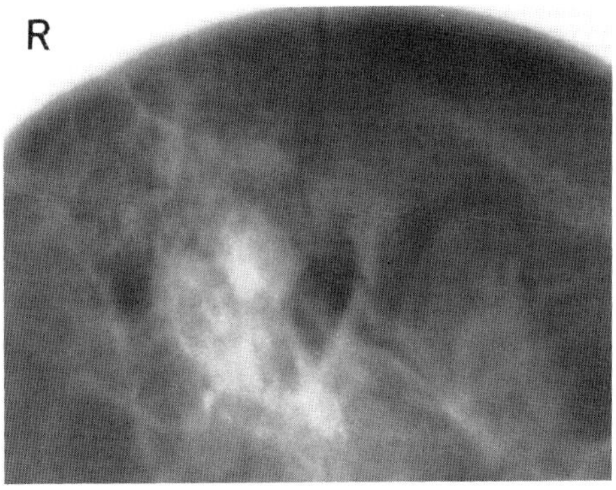

Abb. 1.**37** 31jähriger Mann, Verkehrsunfall, Blutung aus dem rechten Ohr. Fraktur des Schläfenbeins durch den äußeren Gehörgang.

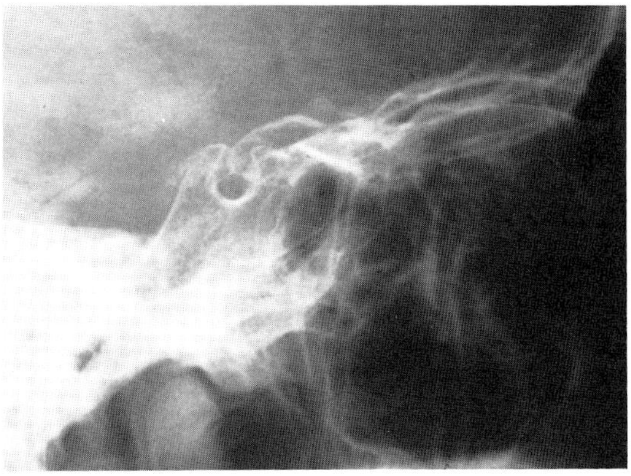

Abb. 1.**38** 17jähriger als Fußgänger von Auto angefahren. Fraktur des Planum sphenoideum. Dislokation im Bereich der Processus alae parvae. Verschattung der Keilbeinhöhle ohne Spiegelbildung (unvollständig pneumatisiert?).

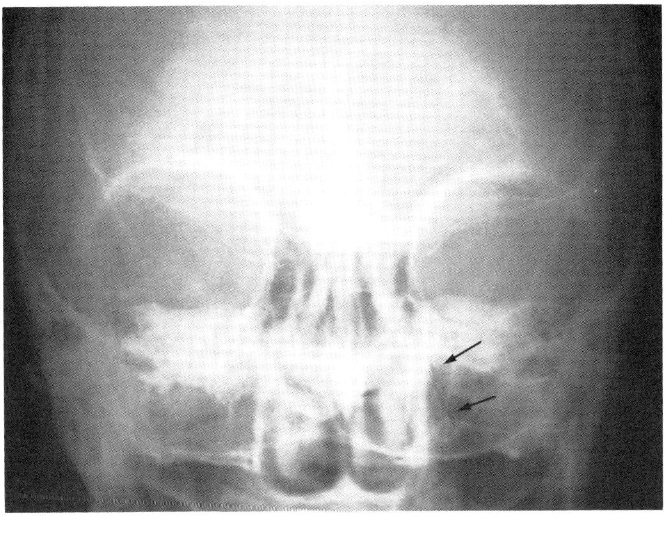

Abb. 1.**39** 49jähriger Mann, bei Autokollision aus dem Wagen geschleudert. Fraktur der hinteren Schädelgrube in Richtung auf das Foramen jugulare. **a** Routineprojektion des Gehirnschädels.

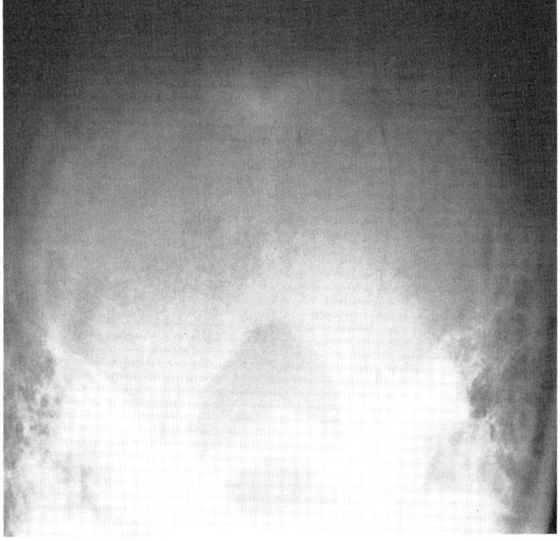

b Spezialprojektion des Os occipitale, a.-p. halbaxial.

2 Wirbelsäule

Etwa die Hälfte aller Wirbelsäulenverletzungen wird durch Verkehrsunfälle verursacht. Einen großen Anteil haben mit 40% ferner die Arbeitsunfälle, besonders im Bergbau, in der Landwirtschaft und Metallindustrie. Häusliche Unfälle und Sportverletzungen sind mit etwa 10% beteiligt.

Die meisten Wirbelsäulenverletzungen entstehen durch indirekte Gewalteinwirkung als Stauchung, Beugung, Überstreckung oder Überdrehung. Direkte Gewalteinwirkung liegt bei Schlag, Fall oder beim Überfahren vor. Dem Unfallmechanismus entsprechen keine eindeutig unterschiedlichen Bruchformen, jedoch kommen atypische Frakturen oft durch unmittelbare Gewalteinwirkung zustande.

Für die Praxis unterscheidet man Wirbelsäulenzerrung, Prellung, Fraktur, Luxation, Subluxation und Luxationsfraktur. Da aufgrund der Vorgeschichte und der manuellen Untersuchung eine Abgrenzung zwischen Zerrung oder Prellung und Fraktur nicht möglich ist, besteht in jedem Falle die Indikation zur Röntgenuntersuchung. Es ist wichtig zu wissen, daß bei umschriebenen traumatischen Wirbelsäulenschäden der Schmerz vom Patienten immer tiefer (d. h. weiter fußwärts) lokalisiert wird. Das Röntgenbild muß also einen ausreichend großen Wirbelsäulenabschnitt erfassen. Im Hinblick auf die pathologisch-anatomischen Veränderungen hat Lob (1941) die Wirbelsäulenverletzungen folgendermaßen eingeteilt:

- isolierte Bandscheibenverletzung
- isolierter Wirbelkörperbruch
- Wirbelkörperbruch mit Bandscheibenverletzung
- voll ausgebildete Wirbelsäulenverletzung (Fraktur des Wirbels mit Bogen und Fortsätzen, Läsion der Bandscheibe, der Bänder und Muskulatur, Wirbelverschiebung mit Frakturen),
- echte Wirbelverrenkung
- isolierter Bogen- oder Fortsatzbruch.
  Aus neuerer Sicht empfiehlt sich aus Gründen der Behandlung, der Prognose und der Vergleichbarkeit von Behandlungsergebnissen eine Einteilung in
- stabile Verletzungen
- bedingt stabile Verletzungen und
- instabile Verletzungen (Magerl u. Wörsdörfer 1980).

Stabile Verletzungen sind isolierte Frakturen der Querfortsätze und Dornfortsätze, traumatischer Schlußplatteneinbruch, Kompressionsfraktur mit geringer bis mäßiger Keilwirbelbildung und die Berstungs- bzw. Spaltungsfraktur.

Bedingt stabile Verletzungen sind die Bandscheibenläsion (rein diskoligamentäre Verletzung) mit Subluxation, die Hyperextentionsverletzung (Ausnahme obere HWS) und die Kompressionsfraktur mit starker keilförmiger Deformierung

Instabile Verletzungen sind die Luxation, Luxation mit Bruch der Gelenkfortsätze oder der Interartikularportion oder der Wirbelbögen, ferner Querfrakturen (Rotationsfrakturen mit Gelenkbeteiligung sowie die Berstungsfraktur des Atlas, die Fraktur des Dens oder der Bogenwurzeln des 2. HWK.

Die Bennung nach dem röntgenologischen Erscheinungsbild läßt sich damit zwanglos vereinbaren. Die diagnostischen Probleme der Wirbelsäulenverletzungen haben mancherlei Gründe:

- Wegen der im Vergleich zu Extremitätenfrakturen manchmal geringen unmittelbaren Folgen und Beschwerden wird keine Wirbelfraktur vermutet und eine Röntgenuntersuchung unterlassen.
- Qualitativ hochwertige Röntgenaufnahmen der Wirbelsäule sind schwierig und aufwendig.
- Die Beurteilung von Röntgenbildern der Wirbelsäule erfordert eine größere Erfah-

rung und mehr Zeitaufwand, als dies bei anderen Frakturen der Fall ist.

- Alte traumatische oder anderweitige Veränderungen können täuschen.
- Andere Verletzungen stehen im Vordergrund. Insgesamt ist die diagnostische Sicherheit bezüglich einer Knochenverletzung im Bereich der Wirbelsäule bedeutend geringer als bei Frakturen anderer Skelettabschnitte. Nach Brocher (1944) werden mehr als die Hälfte der Wirbelbrüche nicht sofort erkannt.

Grundlage der Röntgendiagnostik sind die Übersichtsaufnahmen des betroffenen Wirbelsäulenabschnittes in zwei Ebenen mit genauer Einstellung und Belichtung (mittelharte Strahlenqualität entsprechend 70–80 kV). Dazu sind als Ergänzung oft eng eingeblendete Ausschnittsaufnahmen und – vorwiegend an der Halswirbelsäule – Schrägaufnahmen erforderlich. Bei ungenügender Qualität der Standardaufnahmen ist es sinnvoller, diese zu wiederholen als auf Spezialaufnahmen überzugehen. Man ist immer wieder überrascht, wie oft Wirbelfrakturen auf Zweitaufnahmen mit etwas anderer Projektion plötzlich sichtbar werden. Schwierig ist die Herstellung guter, vor allem seitlicher Aufnahmen der Übergänge Hals-Brust-Wirbelsäule, Brust-Lenden-Wirbelsäule und Lendenwirbelsäule-Kreuzbein. Die exakte seitliche Darstellung des Halswirbel-Brustwirbel-Überganges ist bis heute ungelöst, und diagnostisch gut verwertbare Bilder sind nur bei einigermaßen beweglichen Patienten zu erhalten. Von Schichtaufnahmen ist hier wie auch an der oberen Halswirbelsäule oft ein entscheidendes Ergebnis zu erwarten. Zur Beurteilung der Stabilität von Wirbelverletzungen sowie eventueller Fragmentdislokation in den Wirbelkanal kann die Computertomographie einen wertvollen Beitrag leisten (Boijsen u. Ekelund 1983). Die Darstellbarkeit von Fragmenten und Hämatomen im Wirbelkanal erübrigt nach Treisch u. Claussen (1983) die Myelographie (Abb. 2.**26**).

Bei allen schwereren Wirbelverletzungen, insbesondere mit neurologischen Symptomen, können die Röntgenbilder nur am Liegenden und ohne Umlagerung angefertigt werden, was am besten auf einem Röntgenfahrwagen mit Untertisch- und seitlich aufstellbarer Rasterkassette geschieht.

Infolge der Unterschiede in Bau und Funktion hat jeder Wirbelsäulenabschnitt bevorzugte Verletzungsformen. Auch ist die Belastungsfähigkeit der Wirbel und Bandscheiben auf Druck, Zug und Drehung für Halswirbelsäule, Brustwirbelsäule und Lendenwirbelsäule sehr verschieden (Sonoda, zit. nach Schmorl u. Junghanns 1968).

Halswirbelsäule

An der Halswirbelsäule sind im Zusammenhang mit der starken Beweglichkeit und der hier auffallend niedrigen Zugbelastungsfähigkeit der Bandscheiben Luxation, Subluxation und Bandscheibenläsionen ohne größere Dislokation häufig. Am bekanntesten sind die Halswirbelsäulenverletzungen durch Kopfsprung in zu flaches Wasser (Abb. 2.**1**) und durch Schleudermechanismus (Peitschenschlagphänomen) (Abb. 2.**2a**). Die röntgenologischen Veränderungen bestehen oft nur in einer Haltungsdeformität und sogenannter Gelenkblockierung durch Subluxation (Abb. 2.**3a**). Sind zusätzlich Frakturen, insbesondere dorsaler Elemente, nachweisbar, handelt es sich um eine instabile Wirbelsäulenverletzung (Abb. 2.**2b** und 2.**3b**). Eine Subluxation kann auch durch forcierte Drehung eintreten (Rotationssubluxation).

Wenn die Lokalisation einer traumatischen Bandscheibenschädigung nach den Standardaufnahmen nicht möglich ist, gelingt diese eventuell mit Funktionsaufnahmen (Buetti-Bäuml 1955). Die röntgenologische Funktionsdiagnostik der Halswirbelsäule wird jedoch oft gescheut, weil sie 6 zusätzliche Aufnahmen erfordert (Beugung, Streckung, Neigung nach links und rechts, Drehung nach links und rechts), die in Anbetracht der schmerzhaften Bewegungseinschränkung gar nicht immer realisierbar sind. Schon bei jungen Menschen kann eine Überlagerung durch degenerativ bedingte Befunde vorliegen. Eine Unfallschädigung ist dann erst am Verlauf beurteilbar (Rückbildung der Fehlhaltung, Ausbildung umschriebener reaktiver Veränderungen und Bandscheibenerniedrigung innerhalb einiger Monate).

Die häufigste Fraktur des Atlas ist die des hinteren Bogens (Abb. 2.**4a–c**). Differentialdiagnostisch kommt die angeborene Spaltbildung in Betracht, die aber überwiegend median liegt, während Frakturen einseitig oder beidseitig seitlich lokalisiert sind und oft gezackte, ineinander passende Bruchränder aufweisen. Die seltenste Fraktur ist wahrscheinlich die Horizontalfraktur des vorderen Atlasbogens (Abb. 2.**4d**). Durch Sturz auf den Kopf oder

Fall eines schweren Gegenstandes auf den Kopf kann es zur Atlasringfraktur bzw. Berstungsfraktur nach Jefferson kommen (Abb. 2.**5**). Zur vollständigen Abklärung der Fragmentierung sind die Schichtaufnahmen wertvoll (Günter Müller).

Luxationen des Atlas kommen in Verbindung mit Frakturen des Dens und des Atlas vor (Abb. 2.**6.** u. 2.**7**).

Obwohl die Fraktur des Dens relativ häufig ist (ca. 10% aller Halswirbelsäulen-Frakturen und 1–2% aller Wirbelfrakturen), wird sie oft übersehen. Bei Dislokation des Dens nach vorn (Hyperflexionsfraktur) oder nach hinten (Hyperextensionsfraktur) gibt das seitliche Bild eindeutig Auskunft (Abb. 2.**6** u. 2.**7**). In unklaren Fällen, auch bei Röntgenkontrollen mit der Frage nach knöcherner Konsolidierung oder Denspseudarthrose oder Einengung des Spinalkanals muß man zusätzlich die Schichtaufnahmetechnik meist mit seitlicher Darstellung anwenden (Abb. 2.**8**). Densfrakturen kommen sowohl isoliert als auch mit begleitender Fraktur des hinteren Atlasbogens vor. Schließlich kann sich eine Densfraktur in den 2. HWK hinein fortsetzen. Differentialdiagnostisch ist das sehr seltene, entwicklungsbedingte Os odontoideum gegenüber der Denspseudarthrose zu unterscheiden.

Eine Luxation oder Subluxation zwischen Dens und Atlas ist an dem verbreiterten Zwischenraum zwischen vorderem Atlasbogen und Dens kenntlich. Die Subluxation setzt eine Bandläsion voraus, die Luxation hat meist eine Densdysplasie zur Mitursache (habituelle Luxation) (Abb. 2.**9**). Als rein traumatische Luxation soll sie immer tödlich sein.

Trotz der starken Konstruktion des 2. Halswirbelbogens sind Frakturen desselben gar nicht so selten. Es handelt sich meistens um Frakturen der Bogenwurzeln nach Autounfällen mit Überschlagen des Fahrzeugs (Abb. 2.**10**). Nach Schneider u. Mitarb. (1965) ist die Bogenwurzelfraktur des 2. Halswirbels typisch beim Erhängen mit vorderem Knoten (Hangmans fracture). Die im übrigen Halswirbelsäulen-Bereich am häufigsten bei HW 5 und 6 lokalisierten Subluxationen und Luxationen sind oft mit Abrißfrakturen kombiniert (Abb. 2.**11** u. 2.**12**). Der durch axiale Gewalteinwirkung zustande kommende Spaltungs- oder Berstungsbruch ist an der HWS selten (Abb. 2.**13**). Frakturen von Dornfortsätzen, früher als „Schipperfrakturen" geläufig, kommen heutzutage viel häufiger durch Verkehrsunfälle zustande (Abb. 2.**14**).

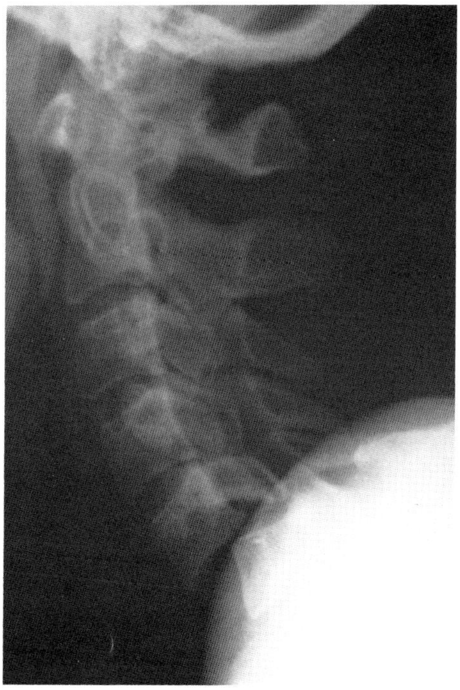

Abb. 2.**1** 21jähriger Mann, im Schwimmbad mit Kopfsprung auf einen anderen Schwimmer gesprungen. Luxation bei HW 5/6, Querschnittslähmung (instabile Verletzung).

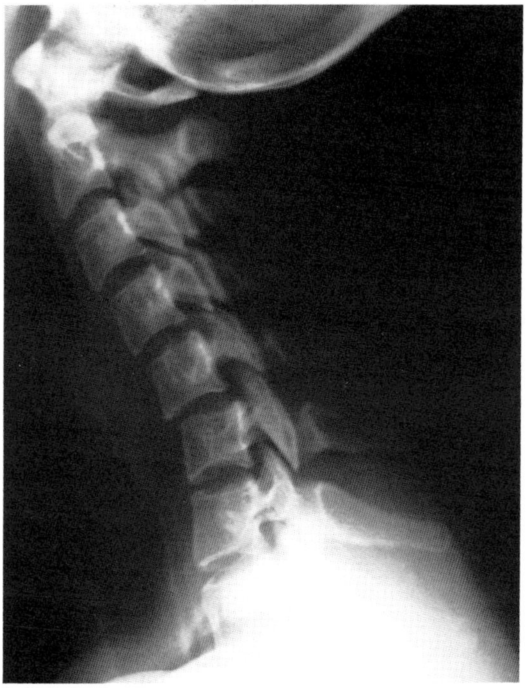

Abb. 2.**2a** 21jährige Frau. Subluxation HW 5/6 mit kyphotischer Fehlhaltung nach Schleudertrauma der Halswirbelsäule (bedingt stabile Verletzung).

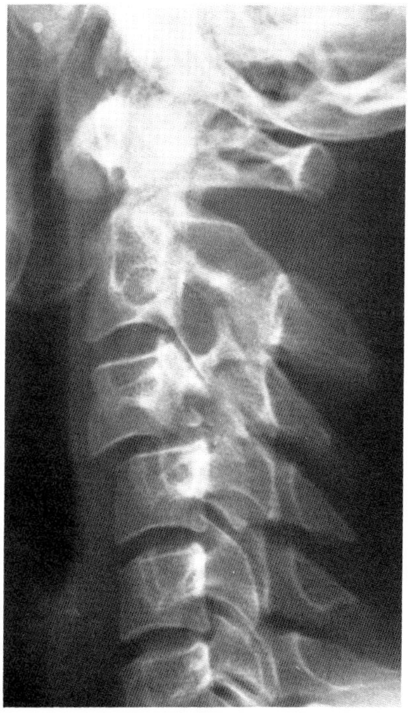

Abb. 2.**2b**

b Subluxation HW 3/4 mit Bruch dorsaler Elemente (Bogenwurzel, Gelenkfortsätze) und der dorsalen basalen Wirbelkante HW 3 (instabile Verletzung).

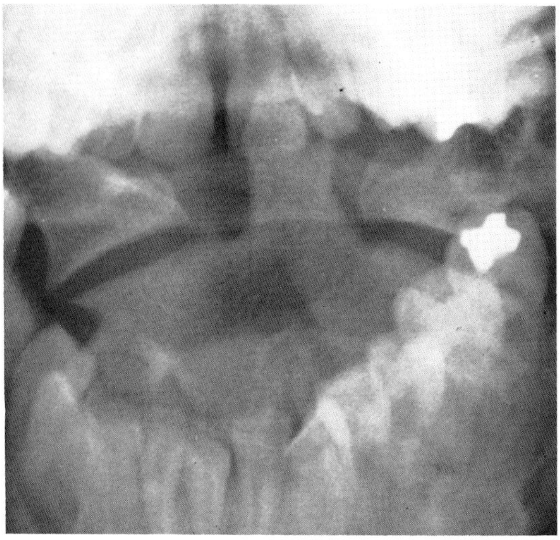

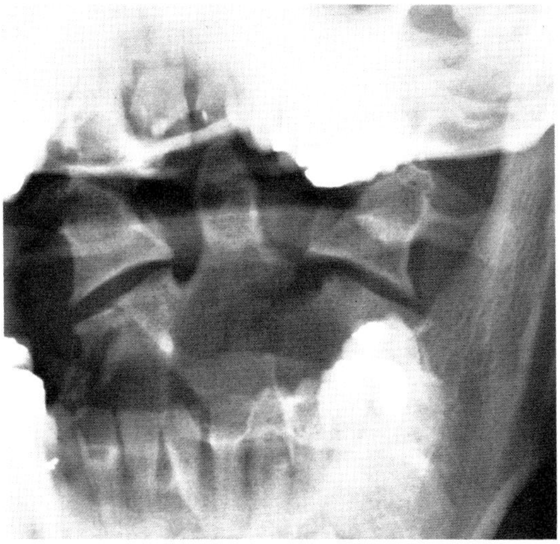

Abb. 2.**3a** 17jähriger Jüngling. Mopedunfall. Atlasblokkierung durch Subluxation.

b 20jähriger. Subluxation im Gelenk HW 1/2. Fraktur des 2. Halswirbels (Wurzel des Dens von links und Gelenkfortsatz 2 rechts).

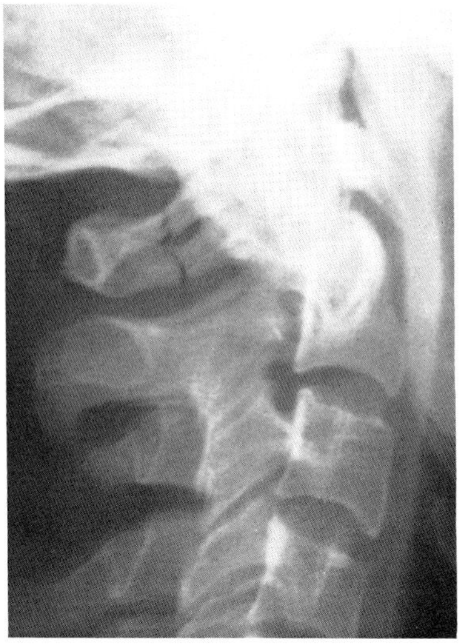

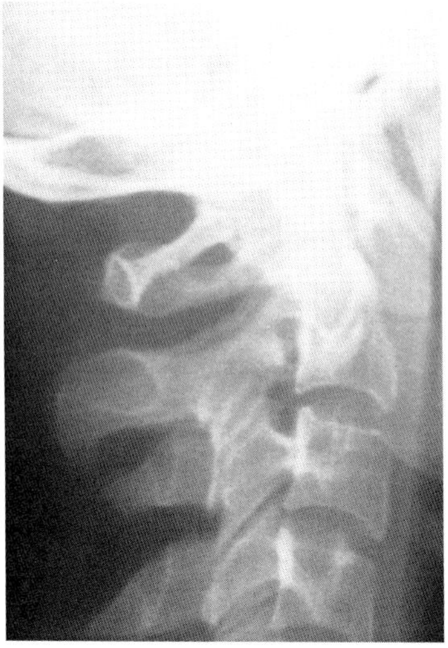

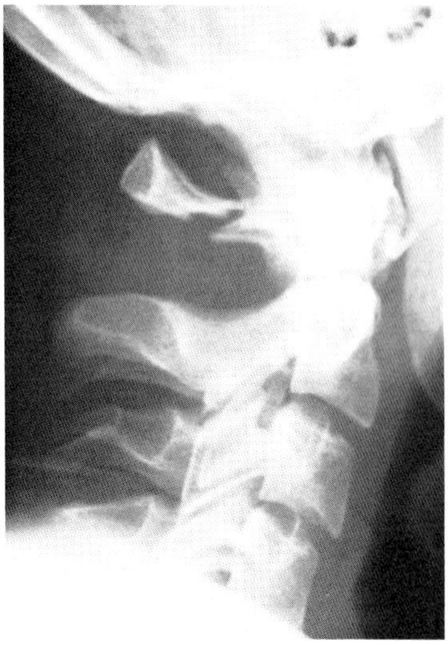

Abb. 2.**4** **a** 21jähriger Mann. Fraktur des hinteren Atlasbogens ohne wesentliche Dislokation (und Densfraktur).

b Nach einem halben Jahr beide Frakturen ohne erkennbare Residuen knöchern konsolidiert.

c 20jähriger Mann, Autounfall, Fraktur des hinteren Atlasbogens mit stärkerer Dislokation.

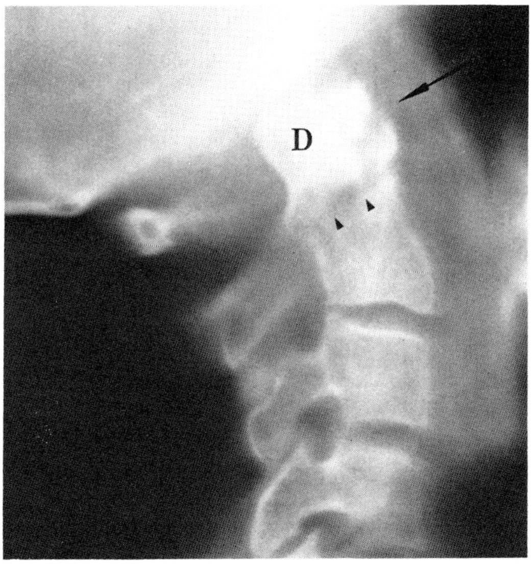

Abb. 2.**4d**

d 55jähriger Mann, Autounfall. Horizontalfraktur des vorderen Atlasbogens und Densfraktur (nach *Schild* u. Mitarb. 1982).

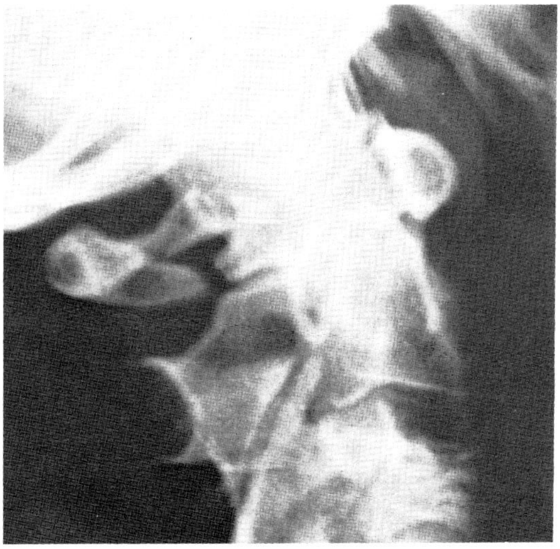

Abb. 2.**5a**

Abb. 2.**5a–b** Atlasberstungsfraktur (Jefferson-Fraktur). Seitliche Dislokation der Atlashälften durch Sprengung des Atlasringes (aus: *G. Schmorl, H. Junghanns:* Die gesunde und die kranke Wirbelsäule in Röntgenbild und Klinik, 5. Aufl. Thieme, Stuttgart 1968).

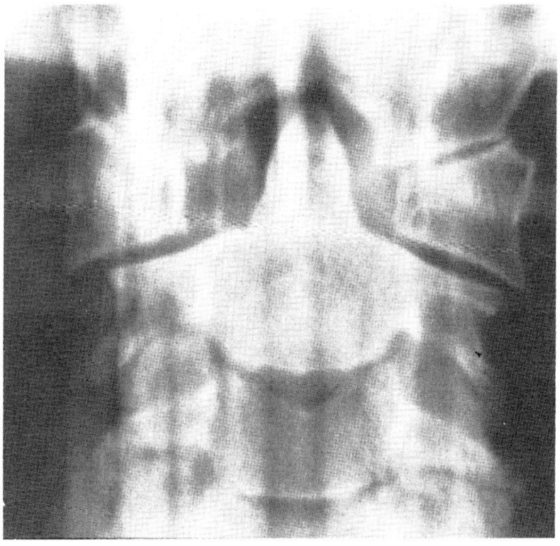

Abb. 2.**5b**

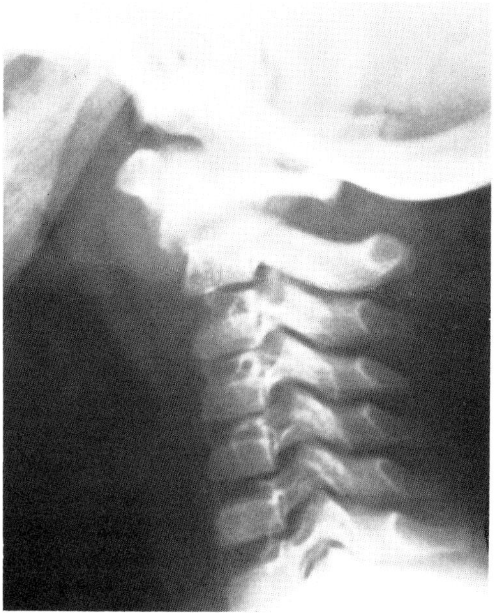

Abb. 2.**6** 3jähriges Kind. Hyperflexionsfraktur des Dens.

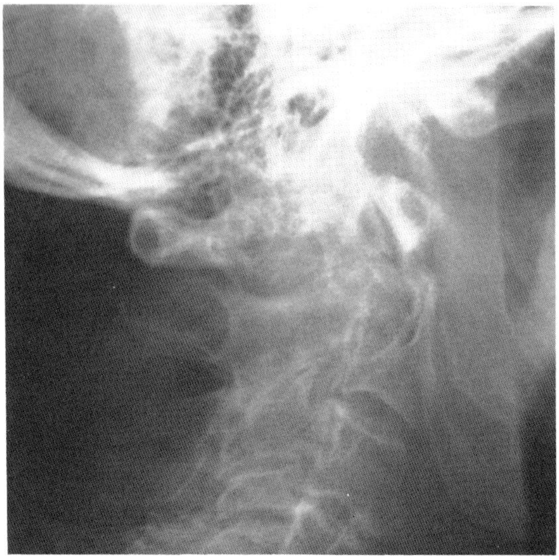

Abb. 2.**7** 61jähriger Landwirt, Unfall nicht erinnerlich (Alkoholdelirium). Hyperextensionsfraktur des Dens mit Atlasluxation nach hinten. Fortsetzung der Fraktur in den 2. HWK.

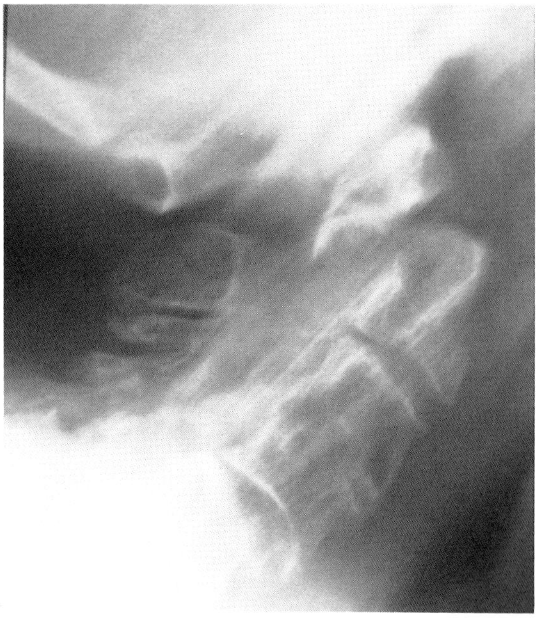

Abb. 2.**8** Hyperextensionsfraktur des Dens bei 83jähriger Frau. Dislokation des spitzen Densfragmentes in den Rükkenmarkkanal, erst im Tomogramm erkennbar. Exitus letalis.

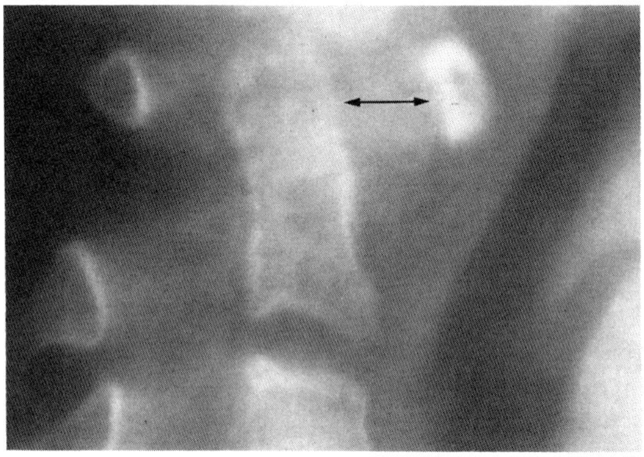

Abb. 2.**9** 16jähriger Junge, schon wiederholt „Ausrenkung" des Genicks bei ungeschickter Kopfbewegung. Luxation zwischen Atlas und Dens aus dem Lig. transversum (Tomogramm). Abstand zwischen Dens und vorderem Atlasbogen stark verbreitert.

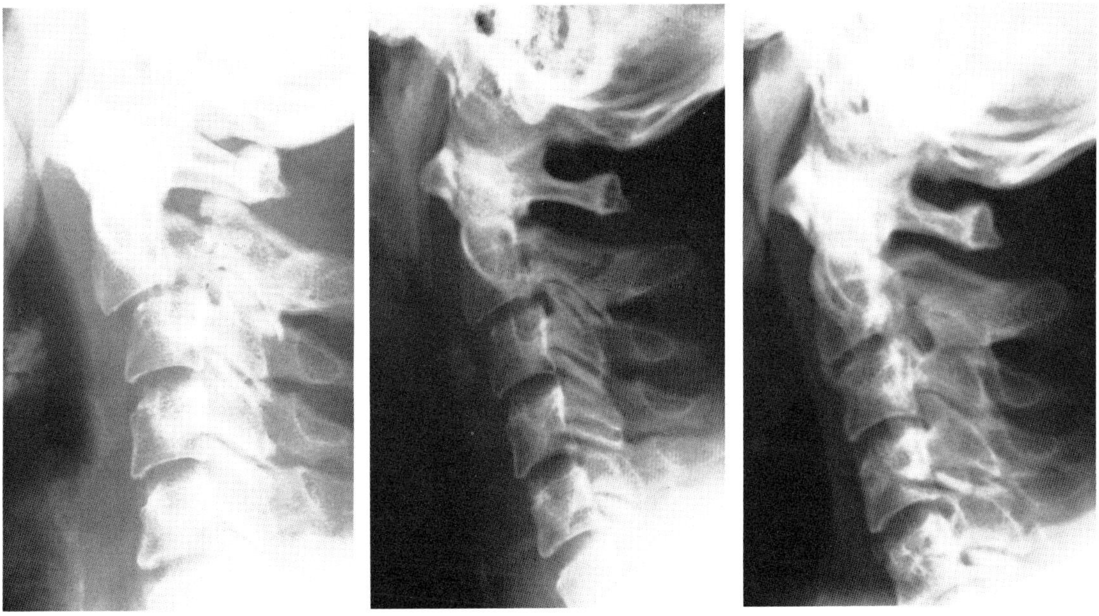

a b c

Abb. 2.**10** 17jähriges Mädchen, Autounfall. Fraktur der Bogenwurzel des 2. Halswirbels, Ventralverschiebung C 2/3. **a** Unfallbild, **b** nach Reposition, **c** Endzustand nach 2 Jahren.

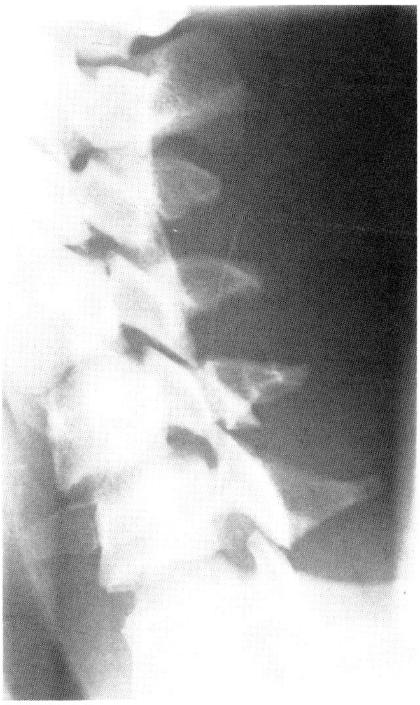

Abb. 2.**11** 15jähriges Mädchen, Verkehrsunfall. Rechtsseitige Luxation bei HW 5/6 mit Fraktur der unteren Spitze des Gelenkfortsatzes 5.

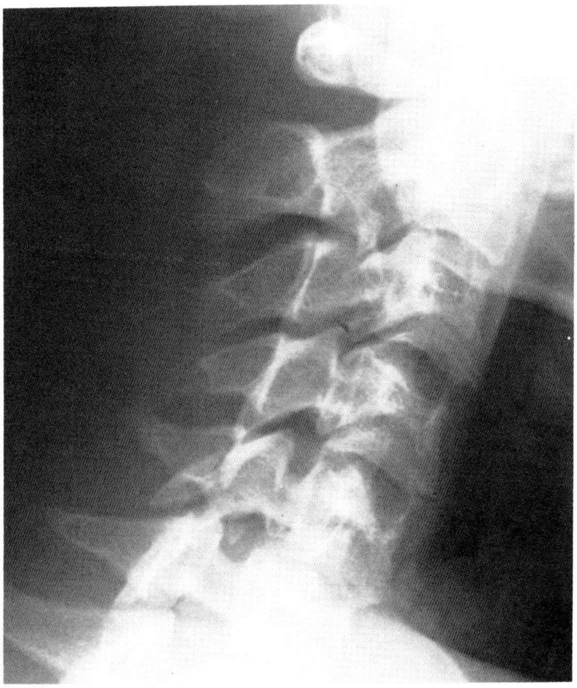

Abb. 2.**12** 19jährige Frau, Verkehrsunfall. Subluxation HW 5/6 mit Abrißfrakturen an den Gelenkfortsätzen 5 und 6. Schrägaufnahme.

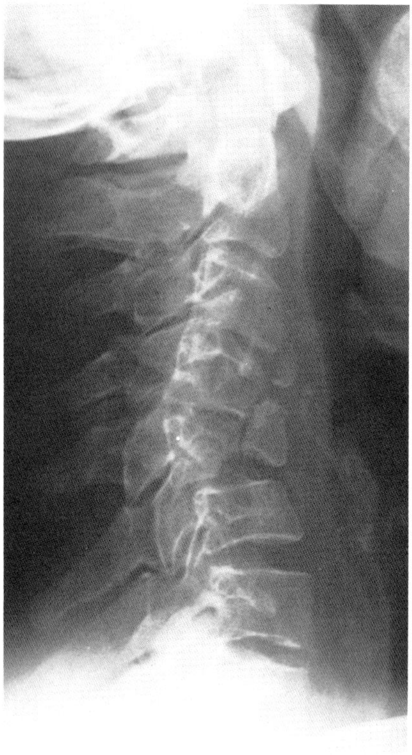

Abb. 2.**13** 42jähriger Mann, von einem Baum gestürzt. Spaltungs- bzw. Berstungsfraktur des 5. HWK. Fraktur dorsaler Elemente bei HW 4 und 5. Subluxation.

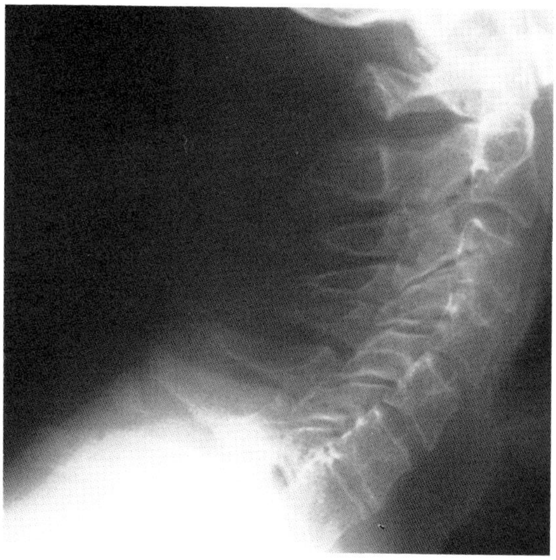

Abb. 2.**14** 58jähriger Mann, Überschlag mit dem Auto. Fraktur der Dornfortsätze HW 7 und BW 1.

Brustwirbelsäule und Lendenwirbelsäule

Im Bereich der Brustwirbelsäule und der Lendenwirbelsäule sind Luxationen und Luxationsfrakturen selten und setzen immer ein sehr schweres Trauma voraus. Der Befund ist auch auf notfallmäßig angefertigten Röntgenbildern auffallend (Abb. 2.**15**). Bei allen Wirbelkörperdislokationen besteht zwangsläufig eine Mitverrenkung der Wirbelgelenke oder eine Fraktur im Bogen-Gelenkfortsatz-Bereich. An der Brust- und Lendenwirbelsäule sind alle Formen von Wirbelfrakturen, insbesondere Kantenabbrüche und Kompressionsfrakturen, zu finden. Die thorakolumbale Übergangsregion ist mit über 50% aller Wirbelkörperbrüche am häufigsten betroffen (Abb. 2.**16** u. 2.**17**).
Im mittleren und unteren Brustwirbelsäulen-Drittel ist ein großer Teil der Frakturen mit Bruch mehrerer Wirbelkörper lokalisiert. Als typisches Röntgensymptom ist bei leichten Kompressionsfrakturen eine Gibbusbildung, keilförmige Erniedrigung des frakturierten Wirbels nach vorn (gelegentlich auch nach seitlich) zu sehen. Dazu kommen oft eine Verschiebung der vorderen oberen Wirbelpartie nach vorn mit Stufenbildung in der vorderen Wirbelkontur sowie eine bandförmige Verdichtung des oberen Wirbelkörperbereiches, bedingt durch die Einstauchung und die Überlagerung der Strukturen (Abb. 2.**17**).

Manchmal ist eine Konturunterbrechung nur an einer Seite oder in einer Schlußplatte, dann meistens in der Deckplatte, sichtbar. Bei vorbestehender spondylotischer Deformierung muß man besonders auf Konturunterbrechungen und Stufenbildung achten (Abb. 2.**18**). Vom traumatischen Schlußplatteneinbruch und der Wirbelkantenfraktur sind besonders an der Lendenwirbelsäule das Schmorlsche Knötchen und die anlagebedingte isolierte Wirbelkante zu unterscheiden (Abb. 2.**19**). Allerdings kann sich im Gefolge einer Wirbelkörperfraktur ein sogenanntes traumatisches Schmorl-Knötchen ausbilden (Schmorl u. Junghanns 1968), (Abb. 2.**20**).

Die anlagebedingte Keil-Halbwirbel-Bildung wird eher mit dem Folgezustand einer Wirbelfraktur als mit einer frischen traumatischen Veränderung verwechselt (Abb. 2.**21**). Spondylolisthesis kann gelegentlich eine Fraktur des Gelenkfortsatzes vortäuschen. Ein paravertebrales Hämatom gilt als Zeichen einer frischen traumatischen Läsion (Abb. 2.**16b**).

Ein häufiges Ereignis an der Lendenwirbelsäule sind Querfortsatzfrakturen, wobei oft mehrere Querfortsätze ein- oder beidseitig abgerissen sind (vgl. Abb. 2.**22a**). Nicht immer besteht eine deutliche Dislokation der Fragmente (Abb. 2.**22b**). Durch Überlagerung von Weichteilen und Darm und die die Querfortsätze kreuzende Psoasrandlinie kann eine Fraktur vorgetäuscht werden. Am 1. LWK ist eine Verwechslung mit den Gelenken sogenannter Lendenrippchen möglich, vor allem bei einseitiger Gelenkanlage.

Frakturen der Wirbelbögen oder der Gelenkfortsätze kommen an Brust- und Lendenwirbelsäule, im Gegensatz zur Halswirbelsäule, fast nie isoliert vor, sondern begleiten meistens schwere Wirbelkörperfrakturen oder Luxationsfrakturen (Abb. 2.**23**).

Nebenverletzungen

Die wichtigste Nebenverletzung bei Wirbelfrakturen ist die Schädigung des Rückenmarks, insbesondere die Querschnittslähmung. Angaben über die Häufigkeit schwanken zwischen 5% und 50% (Junghanns). Nahezu die Hälfte aller traumatischen Rückenmarksschäden sind in Höhe von BWK 12/LWK 1 lokalisiert.

Halsmarkverletzungen sind mit ca. 20% beteiligt. Arbeitsunfälle und häusliche Unfälle überwiegen, aber erstaunlich ist, daß sich Schwimmunfälle und Verkehrsunfälle die Waage halten. Bei Verkehrsunfällen kann, allerdings relativ selten, auch das Schleudertrauma der Halswirbelsäule mit oder ohne Fraktur eine Halsmarkverletzung verursachen (Meinecke 1970). Abgesehen von der direkten Läsion, vermag auch ein Hämatom oder Ödem oder eine sekundäre Wulst- bzw. Zackenbildung (Abb. 2.**24**) eine Rückenmarkschädigung herbeizuführen.

Über die konservative oder operative Behandlung der traumatischen Querschnittslähmung besteht noch keine einheitliche Meinung. Durch die Berufsgenossenschaften werden spezielle Abteilungen für die Behandlung Querschnittsgelähmter unterhalten.

Als unmittelbare Nebenverletzung ist das paravertebrale Hämatom anzusehen, das besonders beim Bruch mehrerer Wirbel sehr ausgedehnt sein kann und als Ursache einer Atonie des Magen-Darm-Traktes und ileusartiger Erscheinungen gilt. Unter den selteneren offenen Verletzungen spielen Schußverletzungen die Hauptrolle, wobei wieder die Rückenmarkverletzung im Vordergrund steht. Geschosse oder Metallsplitter können viele Jahre lang symptomlos in einem Wirbelkörper eingebettet sein und sich dann durch entzündliche Aktivierung oder mechanische Reizung wieder bemerkbar machen (Abb. 2.**25**).

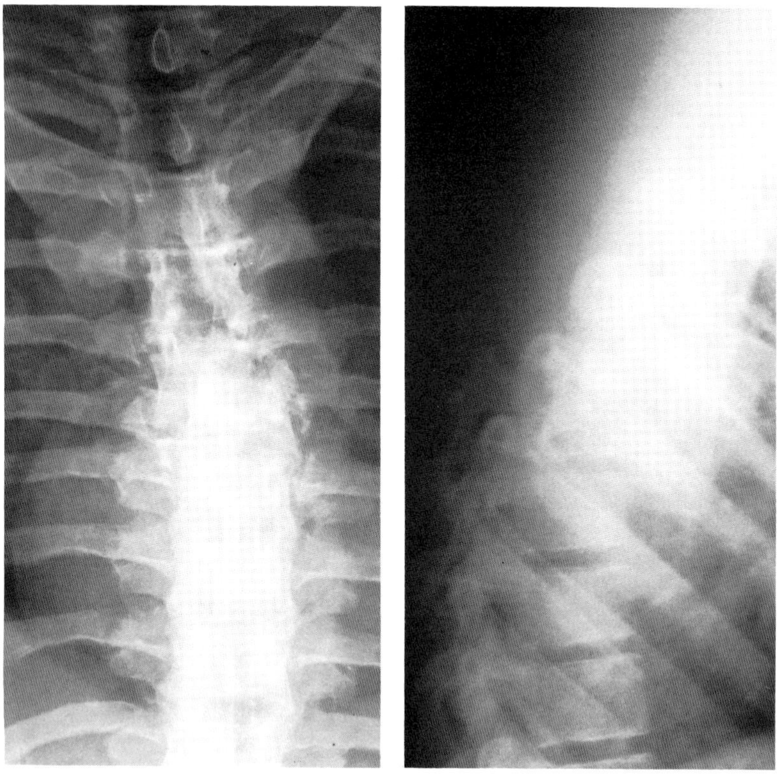

a b

Abb. 2.**15a–b** 17jähriger Hilfsarbeiter, Motorradunfall. Luxationsfraktur BW 5/6. Querschnittslähmung.

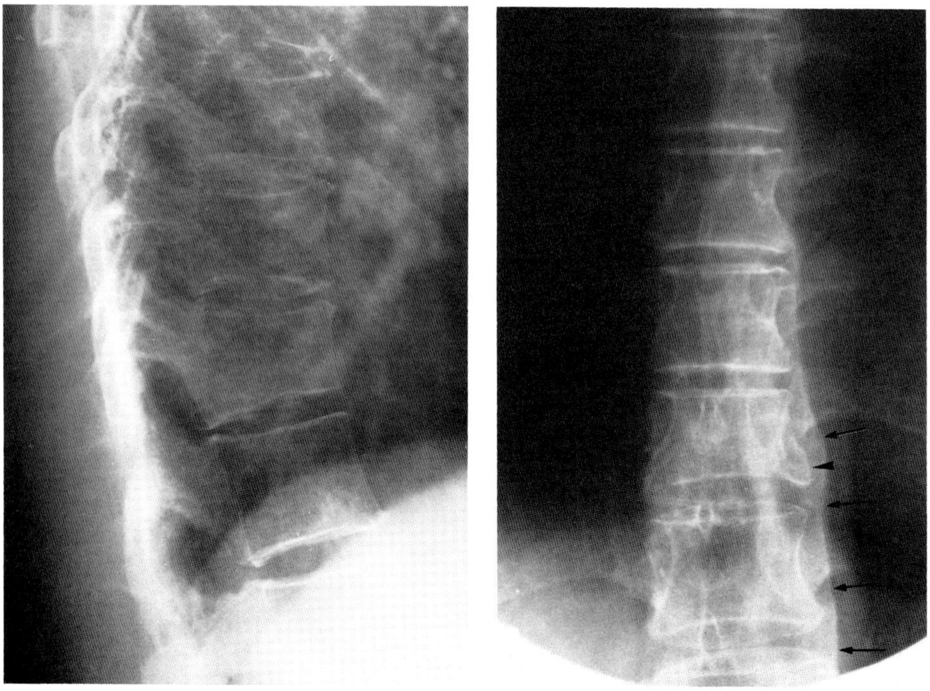

a b

Abb. 2.**16a–b** Atypische Kompressionsfraktur des 10. BWK. Einbruch der Grundplatte und Dislokation der linken, vorderen unteren Ecke (Pfeilkopf). Ausgedehntes paravertebrales Hämatom (Pfeile).

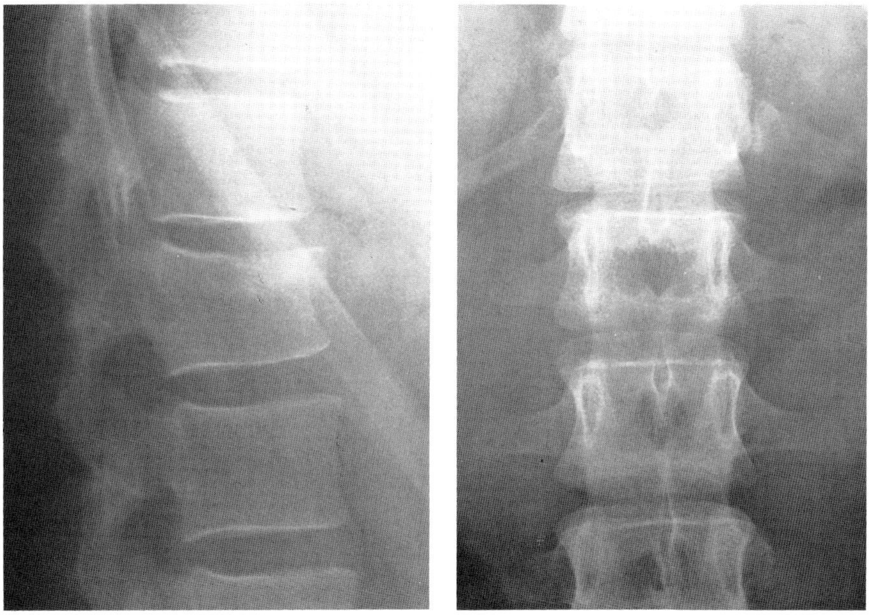

a b

Abb. 2.**17 a–b** 28jähriger Mann, Autounfall durch Auffahren. Typische Kompressionsfraktur des 1. LWK. Leichter Gibbus, Keilform des Wirbels nach vorn, Verschiebung der vorderen oberen Wirbelkante mit Stufenbildung in der vorderen Kontur. Bandförmige Verdichtung durch die Einstauchung.

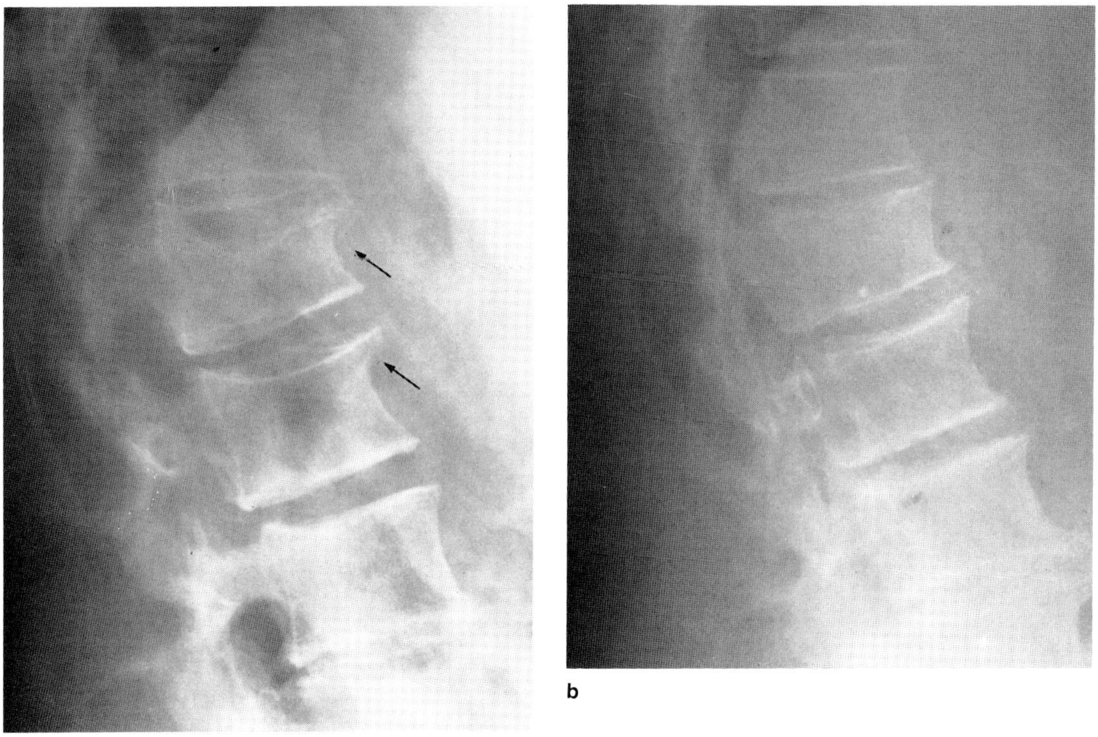

b

a

Abb. 2.**18** Kompressionsfraktur des 1. und 2. LWK. **a** Konturunterbrechung und Stufenbildung sichern die Diagnose. **b** Nach 15 Monaten Residuen der Fraktur nicht mehr von den degenerativen Veränderungen zu unterscheiden.

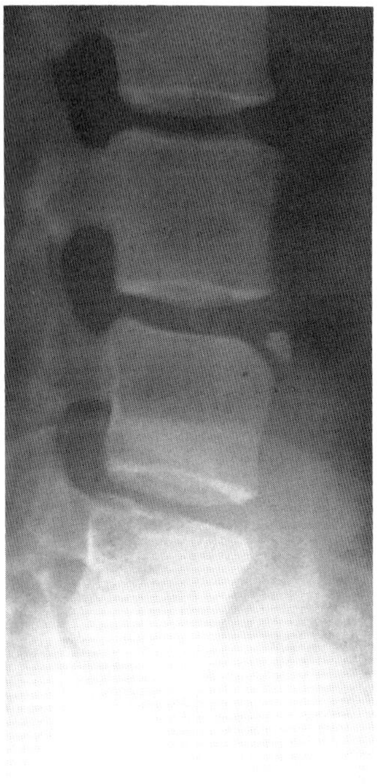

Abb. 2.**19** Anlagebedingte isolierte Vorderkante, keine Fraktur.

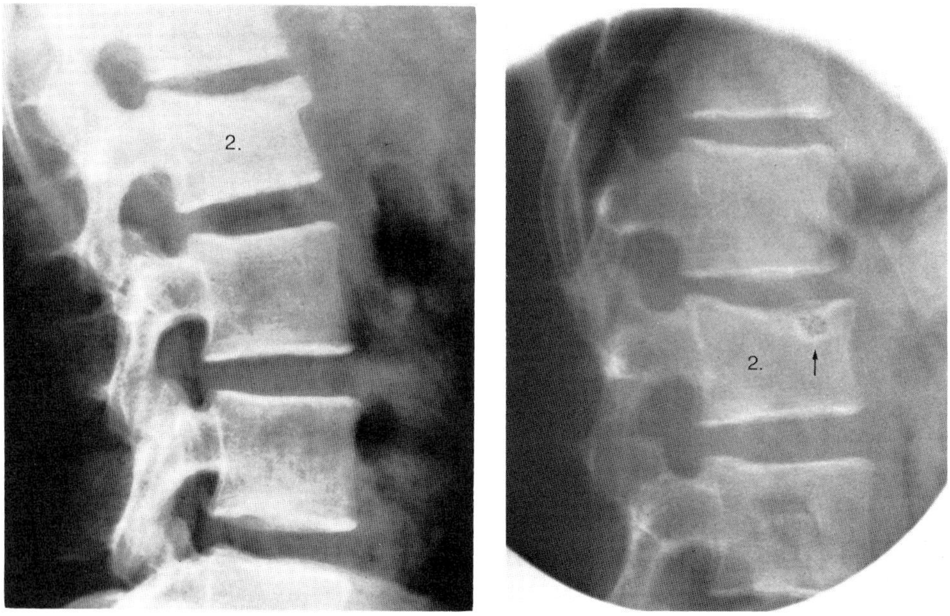

a b

Abb. 2.**20** 20jähriger Mann. Posttraumatisches Schmorl-Knötchen nach Fraktur des 2. LWK. **a** Unfallbild, **b** nach 16 Monaten.

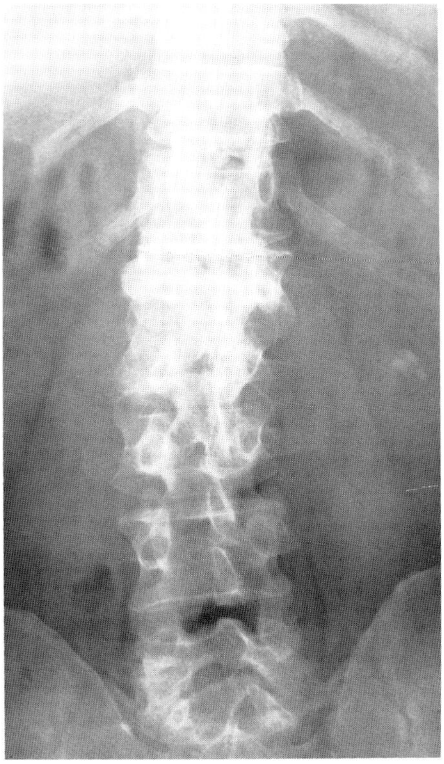

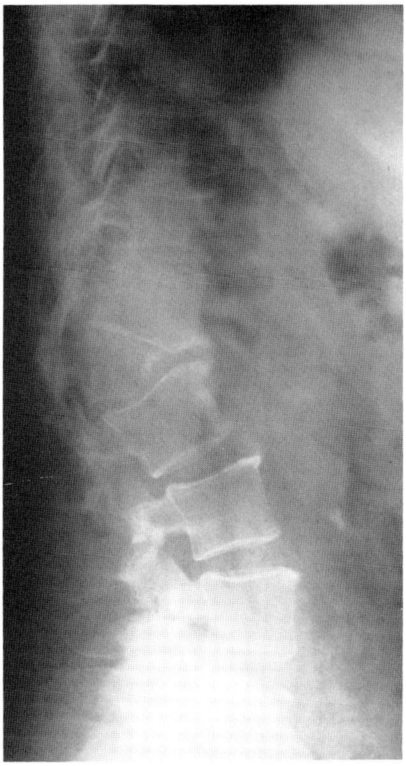

a b

Abb. 2.**21** 53jähriger Mann. Anlagebedingter Keilwirbel L 1. **a** Im a.-p. Bild besteht der Eindruck einer frakturbedingten Deformierung des 1. LWK. **b** Das seitliche Bild zeigt den dorsalen Halbwirbel und die angleichende Deformierung der benachbarten Wirbel.

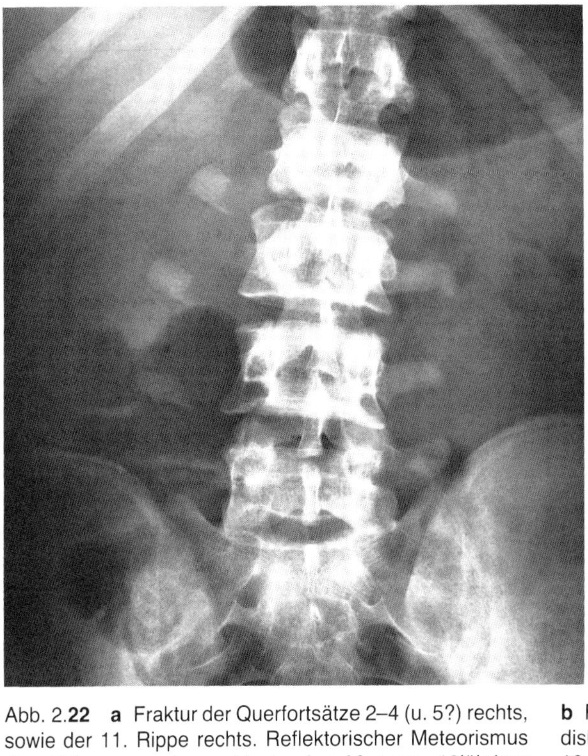

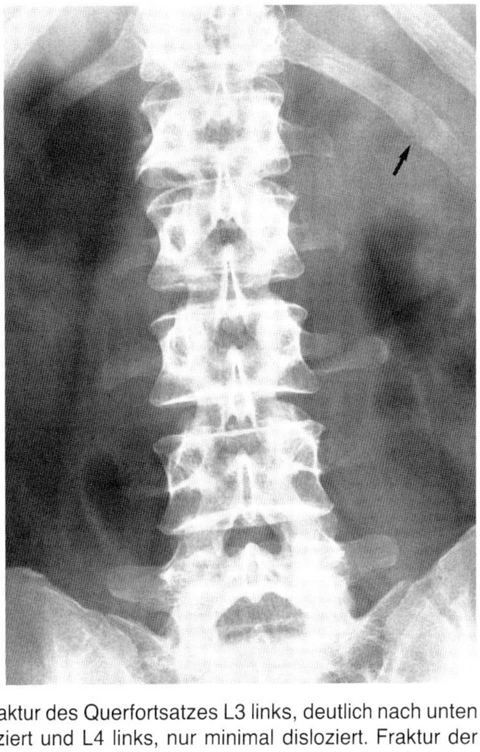

Abb. 2.**22** **a** Fraktur der Querfortsätze 2–4 (u. 5?) rechts, sowie der 11. Rippe rechts. Reflektorischer Meteorismus des Colon ascendens, Atonie des Magens. 19jähriger Mann, Sturz mit Motorrad. **b** Fraktur des Querfortsatzes L3 links, deutlich nach unten disloziert und L4 links, nur minimal disloziert. Fraktur der 12. Rippe links. 40jährige Frau, aus anfahrendem Lastwagen gefallen.

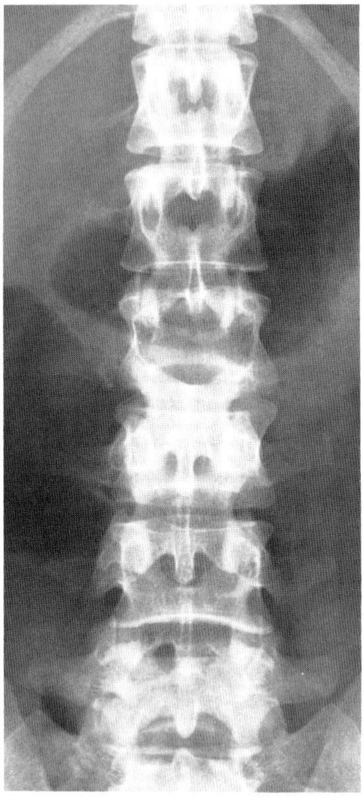

a

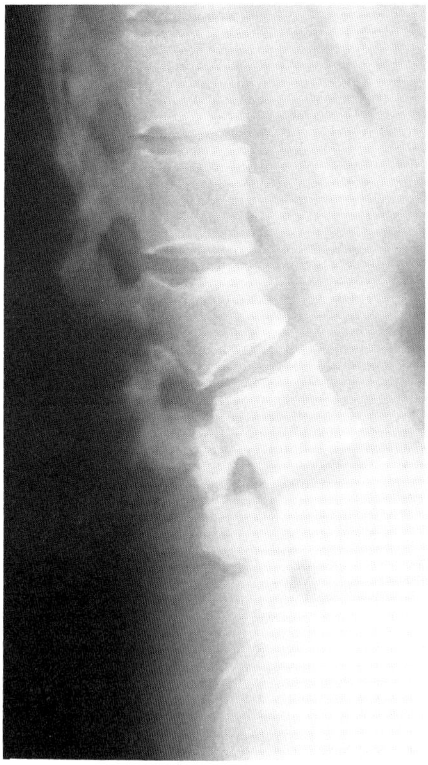

b

Abb. 2.**23a–b** 21jährige Frau, wurde vom eigenen Auto überrollt, weil das dreijährige Kind die Handbremse löste. Fraktur des Wirbelbogens und der Gelenkfortsätze bei schwerer Kompressionsfraktur LW 2, leichterer Kompressionsfraktur von LW 3 und 4, Fraktur der Querfortsätze 2 und 3 auf beiden Seiten. Am 12. BWK Querfortsätze mit Gelenkbildung (Übergangswirbel).

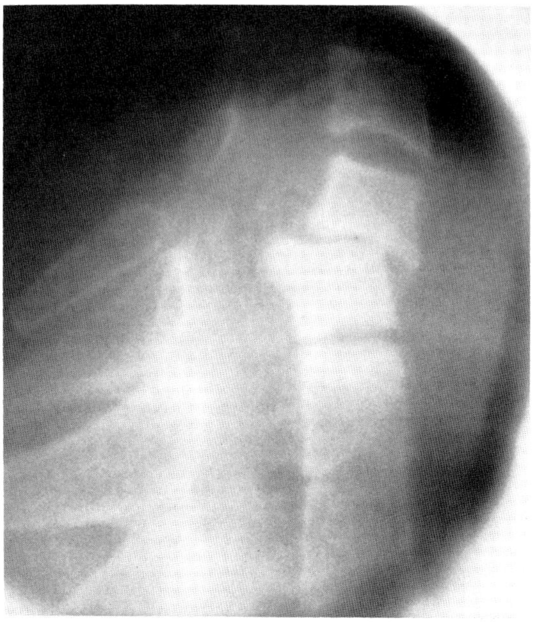

Abb. 2.**24** 38jähriger Mann, kopfüber von einem Baum gestürzt. Sekundäre Wulstbildung an der hinteren Oberkante des 7. HWK 10 Wochen nach Luxationsfraktur. Rückenmarkkompression mit neurologischen Symptomen (Tomogramm).

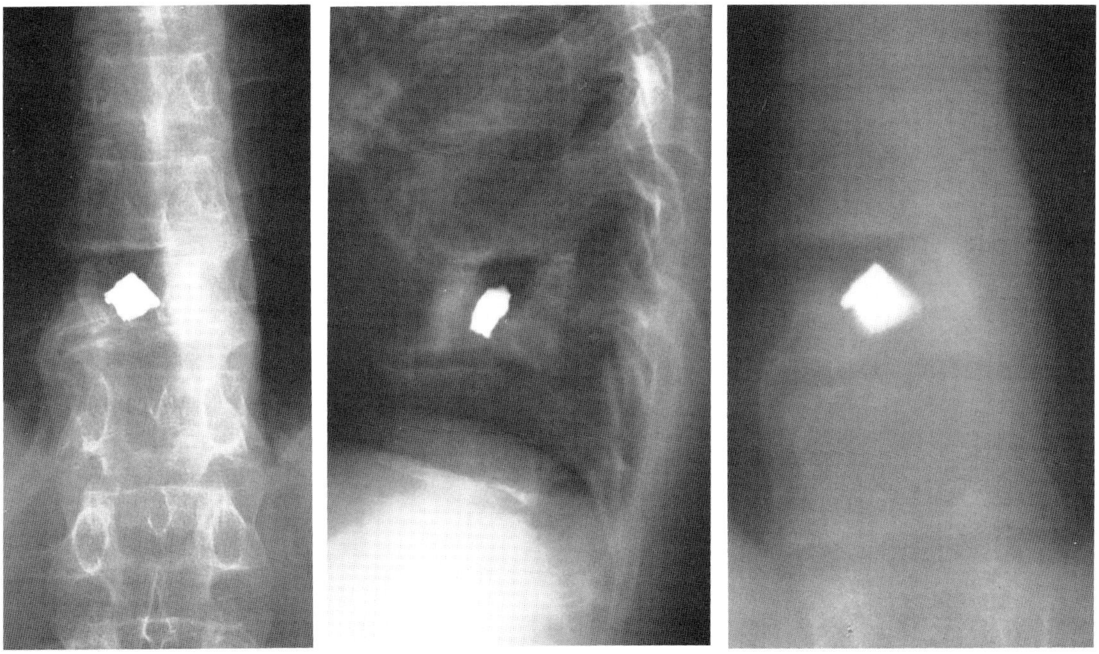

a **b** **c**

Abb. 2.**25** 46jähriger Mann, seit Kriegsende ohne Beschwerden, jetzt beim Traktorfahren unerträgliche Rückenschmerzen. Seit 26 Jahren im 11. BWK liegender Granatsplitter. **a–b** Übersichten. **c** Tomogramm: Resorptionshof um den Splitter, weitgehender Verlust der Bandscheibe, Defekt an der rechten oberen Wirbelpartie.

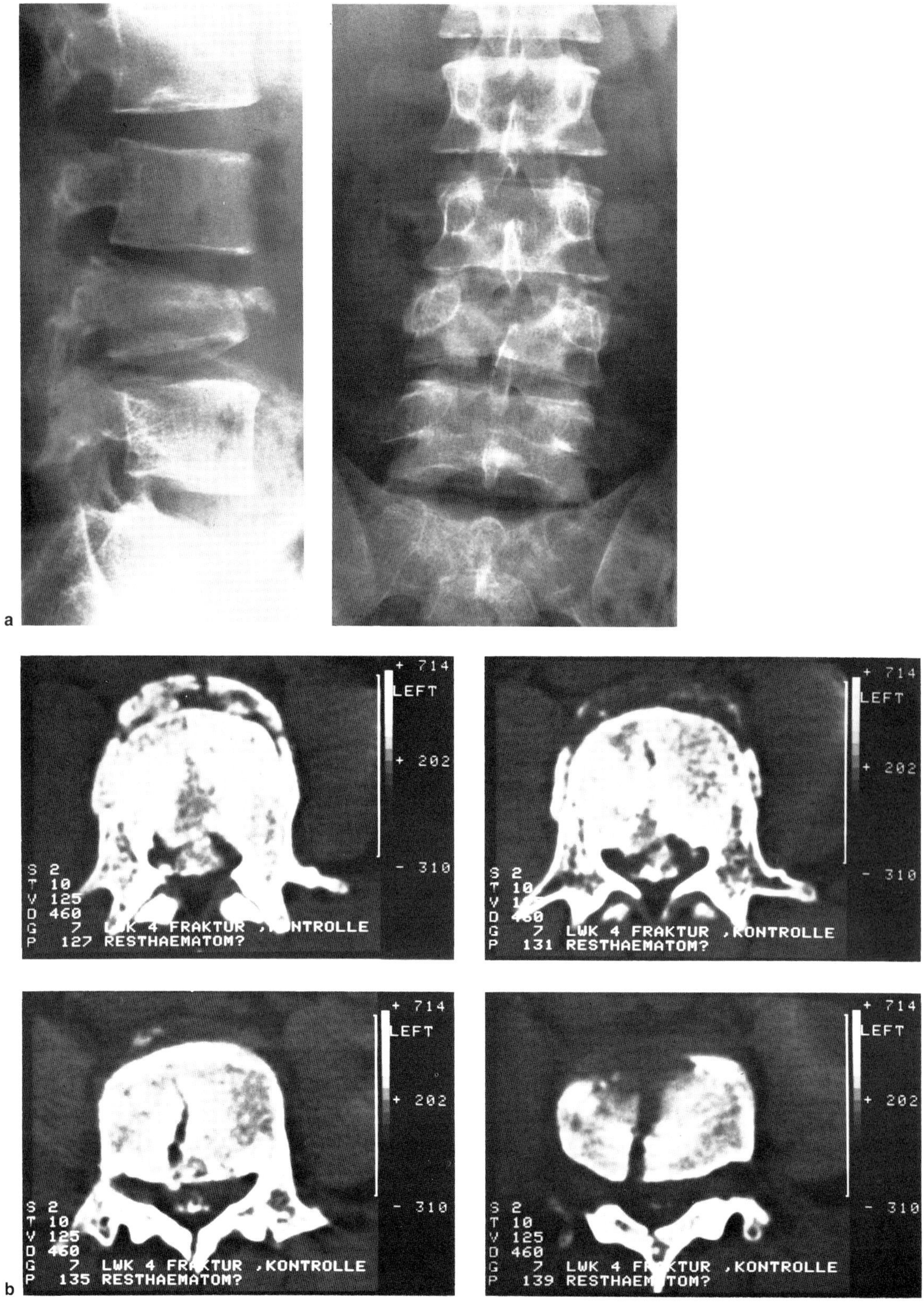

Abb. 2.**26** 20jähriger Mann, Motorradunfall vor 24 Tagen, Querschnittslähmung. **a** LWS in 2 Ebenen: Kompressionsfraktur des 4. LWK. Relativ mäßige Keilform, geringe Dorsalverschiebung unter Mitnahme der hinteren oberen Kante von LWK 5. **b** Computertomographie des 4. LWK: Fragmentdislokation in den Wirbelkanal mit zumindest starker Kompression des Rückenmarkes. Breiter, vertikal-sagittaler Frakturspalt (Berstungs- bzw. Spaltungsfraktur). (Freundliche Überlassung von H. Prof. Dr. *Wenz,* Freiburg).

3 Neuroradiologische Spezialdiagnostik nach Schädel-Hirn-Trauma und Wirbelsäulenverletzungen*

Computertomographie (CT) beim Schädel-Hirn-Trauma

Sofortmaßnahmen: Die Akutdiagnostik bei Schädel-Hirn-Traumen und Polytraumen mit Kopfbeteiligung hat sich im Zeitalter der Computertomographie grundlegend gewandelt. In Gegenden mit flächendeckender Geräteausstattung und gut organisiertem Krankentransport (Hubschrauber, Notarztwagen) wurde die früher oft lebensentscheidende Angiographie der Hirngefäße durch die neue Methode fast völlig verdrängt. Die Indikation zur Gefäßdarstellung wird jedoch bestehen bleiben, wenn ein Computertomograph nicht oder nur mit unvertretbarer zeitlicher Verzögerung zu erreichen ist, der Zustand des Patienten bei intrakranieller raumfordernder Blutung jedoch die sofortige Diagnose und Operation im nächstgelegenen Krankenhaus erzwingt.

Ist ein Computertomograph verfügbar, steht in jedem Fall die CT-Untersuchung an erster Stelle der diagnostischen Maßnahmen, noch vor einer konventionellen Röntgenuntersuchung des Schädels, deren diagnostischer Wert vom Zeitverlust weit übertroffen wird. Neben der Erstversorgung bedrohlicher Blutungen und der Schockbekämpfung sollten bewußtlose und unruhige Patienten vor der CT-Untersuchung intubiert und gegebenenfalls auch sediert werden. Abgesehen von dieser notwendigen Ruhigstellung erfordert die CT keinen Eingriff, erlaubt während ihres Ablaufes die Intensivbetreuung (Atmung, Kreislauf) und gibt sofort Auskunft über ein weites Spektrum von pathologischen Befunden. In erster Linie interessieren lebensbedrohliche raumfordernde intrakranielle Blutungen, gleichgültig ob intrazerebral, subdural und epidural, die ein sofortiges neurochirurgisches Eingreifen erfordern. Weiter erlaubt die CT Aussagen über zusätzliche Befunde wie Kontusionsherde, Ventrikeltamponade, Hirnödem und Zisternenkompression. Extra- und intrakranielle Fremdkörper sind ebenso nachweisbar wie Gesichtsschädelfrakturen oder intrakranielle Luftblasen bei Frakturen der Basis oder der Nebenhöhlen.

Intrakranielle Blutungen: Frisch koaguliertes Blut ist aufgrund seiner hohen Dichte von 40–60 Hounsfield-Einheiten (HE) im computertomographischen Bild gut zu erkennen. Vor Eintritt der Blutgerinnung sowie später im Verlaufe der Hämatomresorption entspricht die Dichte zeitweilig jedoch der des Hirngewebes, und dann kann die Abgrenzung der Hämatome Schwierigkeiten bereiten. Im chronischen Stadium tritt dann eine weitere Dichteerniedrigung bis zu liquorähnlichen Werten ein. Ausdehnung und Lokalisation der Hämatome lassen sich aus dem Computertomogramm ohne weiteres bestimmen. Diese Befunde sind eine wichtige Entscheidungshilfe für die Planung oder Unterlassung einer Operation und außerdem von prognostischem Wert. Während epi- und subdurale Blutungen, die zu einer Bewußtseinsstörung oder neurologischen Symptomen führen, operiert werden, kann man bei kleineren intrazerebralen Blutungen die spontane Resorption abwarten. Bei größeren Blutungen besteht wegen der häufig zusätzlich auftretenden Hirnschwellung dagegen die Gefahr der Einklemmung, die meist eine sofortige Operation erfordert.

Epidurale Hämatome: Die zwischen Kalotte und Dura mater gelegenen Blutungen entstehen durch Verletzungen der meningealen Arterien oder auch von venösen Blutleitern der Schädeldecke. Im CT stellt sich das epidurale Hämatom meist unterhalb einer Prellungsmarke der Kopfschwarte und unterhalb der Kalotte als homogene, zur Hirnoberfläche hin konvexe und

---

* Unter Mitarb. von Priv.-Doz. Dr. med. Peter Stoeter, Oberarzt der Neuroradiologischen Abteilung des St.-Elisabethen-Krankenhauses, Ravensburg.

glatt begrenzte Verdichtung dar (Abb. 3.**1**), die in ihrer Ausdehnung umschrieben ist und an den Anheftungsstellen der Dura mater am Knochen endet. Die häufig begleitenden Kalottenfrakturen sind aber im Schädelröntgenbild wesentlich besser zu erkennen. Die Unterscheidung gegenüber frischen subdural gelegenen Blutungen kann schwierig sein, bleibt glücklicherweise aber ohne therapeutische Konsequenz. Epiduralhämatome werden häufig von erheblichen Schwellungen der betroffenen Hirnhälfte begleitet mit einer über das Ausmaß des Hämatomes weit hinausgehenden raumfordernden Wirkung, die sich in einer Kompression und Verlagerung der Seitenventrikel und der Zisternen äußert. Diese Schwellung kann nach der Hämatomoperation noch zunehmen. Chronische Epiduralhämatome mit hypodensem Inhalt sind selten und können eine verkalkte Kapsel besitzen.

Subduralhämatome: Im Vergleich mit den epiduralen Blutungen sind subdurale Hämatome ausgedehnter und erstrecken sich häufig über die gesamte Hemisphäre (Abb. 3.**2**). Ihre Form ist zumindest im akuten Stadium sichelförmig bis allenfalls plankonvex und der Innenrand kann „sägezahnartig" in die Windungsfurchen hineinreichen. Gelegentlich erstrecken sich die subduralen Hämatome bis in den Interhemisphärenspalt oder über das Tentorium. Sie entstehen häufig auf der kontralateralen Seite der Gewalteinwirkung (Contrecoup) durch Verletzungen oberflächlicher Hirngefäße, von Brükkenvenen oder Gefäßen der Pacchioni-Granulationen. Sie treten daher oft zusammen mit hämorrhagischen Rindenprellungsherden auf. Wie beim epiduralen Hämatom kann die begleitende Hemisphärenschwellung erheblich sein. Diagnostische Fehlerquellen gibt es bei hochparietal gelegenen Subduralhämatomen (Abb. 3.**3**), wenn keine entsprechend höhenaxialen oder koronaren Schichten angefertigt werden.

Mit zunehmender Resorption verlieren die Subduralhämatome an Dichte und nehmen eine mehr plan- bis bikonvexe Form an. Im isodensen Stadium – etwa 2 Wochen nach dem Trauma – sind sie nur schwer vom Hirngewebe abgrenzbar (Abb. 3.**4**). Besonders bei bilateralen, gleich großen subduralen Blutungen kann die Blutung nur aus dem Verlust der Rindenzeichnung, der Kompression der Ventrikel mit Medialverlagerung der Vorderhörner = „Hasenohrzeichen" (Abb. 3.**5**) und – selten – aus einer verzögerten Kontrastmittelaufnahme des Hämatomes nach mehreren Stunden (Messina u. Mitarb. 1976) erkannt werden. In diesen Fällen ist eine Angiographie unumgänglich. Später – im hypodensen Stadium – können sekundäre Einblutungen die Dichte wieder anheben, zum Teil auch mit Sedimentation der Koagel, so daß eine exakte Altersbestimmung oft nicht möglich ist. Eine Kapselbildung und Kammerung der Hämatome ist im CT erkennbar (Abb. 3.**6**). Die Differenzierung von dem ebenfalls hypodensen subduralen Empyem ist aber oft nur nach klinischen Gesichtspunkten möglich. Bei Liquordichte des Inhaltes kann es sich auch um subdurale Ergüsse (Abb. 3.**7**) handeln, wie sie relativ häufig bei Kindern und älteren Leuten auftreten. Bei ihnen ist die Operation von der Größe der Raumforderung abhängig (Yamada u. Mitarb. 1980). Beim postoperativen Hämatomrezidiv entscheidet ebenfalls in erster Linie die Klinik und nicht die im Computertomogramm erkennbare Hämatomausdehnung über eine Zweitoperation, wobei allerdings kurzfristige Kontrollen des CT-Befundes erforderlich sind.

Blutung in die Liquorräume: Traumatische Subarachnoidalblutungen entstehen zum Teil aus kortikalen Kontusionsherden und stellen sich als Dichteerhöhungen unterschiedlichen Ausmaßes in den basalen und/oder den über der Konvexität gelegenen Zisternen dar. Prognostisch ungünstiger sind begleitende subarachnoidale Blutungen bei diffusen zentralen Schädigungen der weißen Substanz sowie intraventrikuläre Blutungen, die aus eingebrochenen Marklager- oder Stammganglienhämatomen entstehen und bis zur vollständigen Ventrikeltamponade führen können (Abb. 3.**8**). Bei einer resultierenden Blockade der Liquorabflußwege (Hydrocephalus occlusus) muß dann eine Ventrikeldrainage angelegt werden. Intraventrikuläre Blutungen bei Kindern sollen dagegen eine relativ gute Prognose haben (Nadjmi u. Mitarb. 1977).

Intrazerebrale Blutungen: Traumatisch bedingte Blutungen in die Hirnsubstanz treten vor allem in rindennahen Kontusionsherden auf, sowohl unter einer Impressionsfraktur als auch an besonders disponierten Hirnteilen wie den Frontal- und Temporalpolen (Abb. 3.**9**). Sie können als Coup- oder als Contrecoup-Herde vorkommen und stellen sich als kleinere herdförmige oder auch größere konfluierende Verdichtungszonen innerhalb der dichtegeminderten Kontusionszonen dar. Ihre raumfordernde Wirkung wird durch das Begleitödem verstärkt (Abb. 3.**10**). Eine Zunahme oder auch das verzögerte Auftreten (aus infarktgeschädigten Gefäßen ?) wird vor allem bei frontalen Blutungen in den ersten 24 Stunden nach dem Trauma beobachtet und ist durch eine rechtzeitige CT-Kontrolle bei klinischer Verschlechterung des Patienten gut zu erfassen. Die Operationsindikation richtet sich – neben dem klinischen Zustand des Patienten – nach der Blutungsgröße (Operation ab 40 ml Größe indiziert nach Steudel u. Mitarb. 1982) sowie nach dem Verhalten des Liquordruckes.

Reine dichtegeminderte Rindenprellungsherde des Stadiums I (Lanksch u. Mitarb. 1976), bei denen meist auch nur eine geringe Massenverlagerung besteht, sind prognostisch wesentlich günstiger einzustufen als eine Kontusionszone mit einem oder mehreren Blutungsherden des Stadiums II (Letalität 41%) sowie die multiplen Kontusionsherde des Stadiums III (Letalität 70%). Reine Marklagerblutungen, vor allem im periventrikulären Bereich, Balken und Hirnstamm (Abb. 3.**11**), sind prognostisch infaust und weisen auf eine diffuse Marklagerschädigung hin (Zimmermann u. Bilaniuk 1979). Kleinere Hirnstammblutungen sind aber wegen des geringen Auflösungsvermögens der Geräte häufig nicht nachweisbar. Bei den zentrotemporalen Hirnsubstanzblutungen (Abb. 3.**12**), den subarachnoidalen und intraventrikulären Blutungen muß stets auch an eine rupturierte Gefäßmißbildung oder gelegentlich auch eine Tumorblutung (apoplektiformes Glioblastrom) gedacht werden, vor allem, wenn kein adäquates Trauma vorangegangen ist. In diesen Fällen ist eine baldige Angiographie unumgänglich (gar nicht so selten führt eine derartige Blutung zu einer Bewußtseinsstörung mit der Folge eines Unfalles!).

Hirnschwellung und Ödem

Lokales Begleitödem: Kontusionsherde und intrazerebrale Kontusionsblutungen sind in der Regel von einem dichtegeminderten, mehr oder weniger raumfordernd wirkenden Randstreifen umgeben (Abb. 3.**10**), der sowohl durch die direkte Kontusionsschädigung des Gewebes als auch durch die Ausbildung eines vasogenen Begleitödems und möglicherweise auch durch zusätzliche Infarzierung des Gewebes entsteht (Miller u. Corales 1981). Aus dieser multifaktoriellen Genese ist auch die rasche Entwicklung der „Ödemzone" und das im Gegensatz zu Tumoren geringere Ansprechen auf Kortikoidbehandlung zu erklären (Miller u. Mitarb. 1980).

Allgemeine Hirnschwellung und Ödem: Besonders bei Kindern und Jugendlichen kann es bald nach einem Schädel-Hirn-Trauma zu einer allgemeinen Hirnschwellung mit schwerer Kompression und zum Teil völliger Verlegung der Ventrikel und Basalzisternen kommen (Abb. 3.**13**). Da die Dichte im Marklager nicht erniedrigt, teilweise sogar leicht erhöht ist, kommt als Ursache eher eine Zunahme des Blutflusses (durch Vasoparalyse?), die in einigen Fällen auch nachgewiesen werden konnte, als eine postkontusionelles Ödem in Frage. Eine sofortige aggressive Therapie mit Hyperventilation und Barbituratgabe sowie Entwässerung verbessert die Prognose entscheidend (Zimmermann u. Bilaniuk 1977). Manche leichte Schwellungszustände können erst im späteren Verlauf nach Normalisierung der Ventrikelweite erkannt werden.

Ein allgemeines Hirnödem im engeren Sinne mit Dichteminderung vor allem der weißen Substanz kommt bei diffusen Marklagerschädigungen vor (Abb. 3.**14**), zum Beispiel als Begleitödem multipler und konfluierender petechialer Blutungen, die vom CT teilweise nicht erfaßt werden. Mit zunehmender Hirnschwellung und Verlegung der Basalzisternen tritt dann eine tentorielle Einklemmung ein mit resultierenden Posteriorinfarkten und schließlich ein intrazerebraler Kreislaufstillstand. Im CT sieht man zu diesem Zeitpunkt ein massives Ödem mit Dichteminderung und Verlust der Abgrenzbarkeit von Mark und Rinde. Zur diagnostischen Sicherung des Hirntodes ist aber in jedem Fall eine Angiographie erforderlich.

Frakturen und offene Schädel-Hirn-Verletzungen: Offene Schädel-Hirn-Verletzungen entstehen bei Verletzung der knöchernen Schädelkapsel (Fraktur) mit Zerreißung der Dura mater. Wegen des geringen Auflösungsvermögens des CT für kleine Strukturen bei hohen Dichteunterschieden stellen sich Fissuren und Frakturen im Röntgenbild und vor allem in der konventionellen Tomographie weiterhin wesentlich besser dar und sind im CT nur bei ausreichender Breite und Einstellung eines Knochenfensters erkennbar (Abb. 3.**13 d**). Bei einigen speziellen Fragestellungen kann die Computertomographie aber durchaus wichtige diagnostische Hinweise bieten.

Impressionsfrakturen: Dabei lassen sich sowohl das Ausmaß der Fragmentverlagerung nach intrakraniell (Abb. 3.**15**) als auch die Beteiligung des daruntergelegenen Hirngewebes sowie extra- und intrakranielle Blutungen einfach nachweisen. Vor allem temporale Impressionen mit Eindellungen des großen Keilbeinflügels (Abb. 3.**16**) können übersichtlicher dargestellt werden als im konventionellen Röntgenbild.

Gesichtsschädel- und Basisfrakturen: Bei den oft komplex verlaufenden Gesichtsschädelfrakturen ist die Übersichtsaufnahme in der Beurteilung der Frakturverläufe meist überlegen. Vom CT sind aber exakte Darstellungen begleitender Weichteilverletzungen und Hämatome sowie Verlagerungen von Knochenfragmenten zu erwarten (Abb. 3.**17**). Eine besondere Bedeutung hat das CT-Bild bei der Orbitabodenfraktur (Nachweis einer Muskeleinklemmung) erlangt. Bei frontobasalen Frakturen ist eine exakte Darstellung der Lamina cribrosa möglich, die wegen ihres schrägen Verlaufes im konventionellen Tomogramm häufig unscharf dargestellt wird. Begleitende Verschattungen der Stirnhöhlen und Ethmoidalzellen sowie der Keilbeinhöhle können bei der Lokalisation einer Liquorfistel helfen, deren Nachweis bleibt jedoch der Rihsa-Zisternographie vorbehalten (Abb. 3.**18**). Als Hinweis für eine Durazerreißung, aus der eine Fistel resultieren kann, gelten auch intrakranielle Luftblasen (Abb. 3.**19**). Dazu ist allerdings in den meisten Fällen neben axialen Schichten eine koronare Rekonstruktion oder besser eine direkte Untersuchung im koronaren Strahlengang erforderlich, bei der der Patient wie bei der konventionellen Tomographie völlig ruhig liegen muß (STOETER u. Mitarb. 1982). Auch Frakturen im Boden der mittleren Schädelgrube und des Felsenbeines sind gelegentlich mit spezieller Knocheneinstellung nachweisbar (Abb. 3.**20**).

Schußverletzungen: Bei Schußverletzungen sind neben den Kalottendefekten der Schußkanal als hämorrhagischer, von einem Ödem umgebener Streifen sowie evtl. zusätzliche extra- und intrazerebrale oder intraventrikuläre Blutungen und eingestreute Knochensplitter und Projektilteile erkennbar (Abb. 3.**21**). Vor allem die topographische Zuordnung multipler Splitter und Geschoßfragmente zu den Hirnstrukturen ist für die Operationsplanung wichtig und gelingt in der axialen Schnittebene wesentlich besser als im (stereoskopischen) Röntgenbild.

Komplikationen (Liquorfistel, Pneumatozephalus, Abszeß): Nach der Akutphase können auch die Komplikationen beim offenen Schädel-Hirn-Trauma wie Liquorfisteln, Entzündungen und Liquorabflußstörungen unschwer erfaßt werden. Liquorfisteln lassen sich lokalisieren aufgrund begleitender Nebenhöhlenverschattungen (s. o.) sowie intrakranieller Luftansammlungen (Abb. 3.**22**), die bis zum lebensbedrohlichen Spannungspneumatozephalus führen können. Abszesse stellen sich als rundliche Dichteminderungen mit einem regelmäßigen, kontrastmittelaufnehmenden Randsaum und einem Begleitödem dar (Abb. 3.**23**). Wegen der Liquorabflußstörung können bei Läsionen der Pacchioni-Granulationen ein Hydrocephalus communicans sowie vorübergehende subdurale Ergüsse auftreten. Letztere sind als liquordichte Zonen zwischen Hirn und Kalotte ohne Randsaum einfach nachweisbar (Abb. 3.**7**). Beim kommunizierenden Hydrozephalus sind die Ventrikel und die basalen Zisternen erweitert und die Rindenzeichnung über der Konvexität verstrichen. Eine periventrikuläre Dichteminderung (Ödem) weist auf eine transependymale Liquorresorption und damit auf eine deutliche intrakranielle Drucksteigerung hin.

Folgezustände nach Schädel-Hirn-Traumen: Auch wenn spätere Kontrolluntersuchungen nach Hirnkontusion oder intrakraniellen Blutungen völlig unauffällige computertomographische Befunde liefern können, sind nach schwerwiegenden Hirnsubstanzverletzungen doch in der Regel bleibende Veränderungen nachweisbar. Allerdings besteht keine strenge Korrelation zwischen dem Ausmaß der computertomographisch nachweisbaren Defekte und dem Grad der klinischen Behinderung, die bei einer Begutachtung entscheidend ist. Intrazerebrale Blutungen, die unter stetiger Dichteabnahme nach 7 Wochen im CT nicht mehr hyperdens erscheinen, können ebenso wie Kontusionsherde ohne Blutungen später als gliöse Narben hypodens (Abb. 3.**24**) oder als liquorhaltiger Defekt liquordicht imponieren. Wenn ein liquorhaltiger Defekt mit einem Ventrikel oder dem Subarachnoidalraum kommuniziert, handelt es sich um einen Porus. Begleitende Schädigungszeichen zeigen sich häufig in Form einer umschriebenen Vergröberung der Rindenzeichnung und einer Ventrikelerweiterung (Abb. 3.**25**).

Bei ausgedehnteren Hemisphärenschädigungen, z. B. nach extrazerebralen Hämatomen oder einer allgemeinen Hirnschwellung, stellt sich als Restzustand oft eine ausgedehnte oder allgemeine Rindenfurchenvergröberung, verbunden mit Dichteminderung im Marklager und Ventrikelausweitung dar, ähnlich wie nach entzündlichen oder arteriosklerotischen Erkrankungen sowie bei genuinen Atrophien. Diese Defektzustände sind von dem oben er-

wähnten Hydrocephalus communicans und den subduralen Hygromen an der Vergröberung des Rindenreliefs gut zu unterscheiden und durch Anlage eines Shunts naturgemäß therapeutisch nicht zu beeinflussen (Abb. 3.**26**).
Insgesamt muß die computertomographische Untersuchung daher als ein Instrument angesehen werden, das eine traumatisch bedingte Hirnschädigung zwar nicht ausschließen, bei einem pathologischen Befund aber wahrscheinlich machen kann. Durch im CT sichtbare Defekte erhält die Begutachtung der klinisch nachweisbaren Folgen eine zusätzliche Absicherung. Auf die für den Patienten unangenehme Pneumenzephalographie kann heutzutage fast ausnahmslos verzichtet werden.

Angiographie beim Schädel-Hirn-Trauma

Durch die beeindruckenden Möglichkeiten der Computertomographie verliert die Angiographie bei der Untersuchung schädelhirnverletzter Patienten als diagnostisches Verfahren mehr und mehr an Bedeutung. Bei einigen speziellen Indikationen ist sie jedoch nach wie vor unentbehrlich und behält auch dann eine dominierende Rolle, wenn, wie oben erwähnt, ein CT nicht in angemessener Zeit zu erreichen ist.
Notfalldiagnostik: Bei der Notfalldiagnostik wird man sich weiterhin vornehmlich zu der rasch durchzuführenden Direktpunktion der Karotiden am Hals entscheiden, während bei einer komplizierteren Fragestellung, bei der mehrere Gefäße dargestellt werden müssen, die Femoralis-Katheteruntersuchung vorzuziehen ist. Bei entsprechender technischer Erfahrung des Untersuchers und der Verwendung niederosmolarer, nicht ionischer Kontrastmittel liegt das Risiko ernster Komplikationen jetzt bei unter 1%. Es ist gegenüber einer durch verzögerte Diagnosestellung eintretenden Schädigung zu vertreten. Die zu angiographierende Seite wird bestimmt vom klinischen Bild, wobei kontralaterale Paresen oder Sprachstörungen verläßlichere Seitenhinweise sind als die ipsilaterale Pupillenerweiterung. Außerdem ist eine Angiographie häufig in den Fällen erforderlich, bei denen eine Blutung das primäre Ereignis darstellt, wie z. B. ein rupturiertes Aneurysma oder Angiom, ein roter Infarkt nach Sinusthrombose oder eine akute Blutung in einen Tumor wie beim apoplektiformen Glioblastom.
Blutungsnachweis im Angiogramm: Das erste Kriterium des Angiogramms zum Nachweis einer raumfordernd wirkenden Blutung oder einer Hirnschwellung (Ödem, Kontusionsherd) ist die Seitverlagerung der A. cerebri anterior. Bei frontalen Prozessen erscheint der Verlauf bogenförmig zur Gegenseite ausgespannt (Nahzeichen), während andere Lokalisationen der Raumforderung zu einer Hirnverlagerung unter der relativ feststehenden Falx führen. Dabei wird das freie Anteriorsegment bis unmittelbar über dem Balken zur Gegenseite verschoben, während die an der Innenseite der Hemisphären neben der Falx gelegenen Gefäße weitgehend mittelständig bleiben = Fernzeichen mit Knickbildung unter der Falx (Abb. 3.**27**).

Epidural und subdural gelegene Hämatome stellen sich darüber hinaus als ein gefäßfreier Bezirk, nach innen konvex bzw. sichelförmig begrenzt, zwischen Kalotte und dem abgedrängten Hirn dar. Wenn die A. meningea media mitgefüllt ist, kann aus ihrer Abdrängung von der Kalotte die Differentialdiagnose einer epidural gelegenen Blutung zu einem subduralen Hämatom gestellt werden (Abb. 3.**28**). Selten sind Kontrastmittelaustritte im Angiogramm sichtbar. Bei temporobasalen Hämatomen handelt es sich vorwiegend um epidurale Blutungen mit Anhebung des Mediahauptstammes und der Sylvius-Gefäßgruppe sowie bogenförmiger Verlagerung der A. meningea media. Gelegentlich ist die Gefäßabdrängung bei weit frontal oder okzipital gelegenen Hämatomen im a.-p. Bild nicht eindeutig sichtbar. Sie stellt sich aber auf schrägen Aufnahmen mit Freiprojektion der vorderen bzw. hinteren Hirnanteile dar (bei frontaler Lage muß der Kopf zur Injektionsseite gedreht werden) (Abb. 3.**29**). Bei positivem Hämatomnachweis, aber fehlender Mittellinienverlagerung, ist auch eine Angiographie der Gegenseite durchzuführen, da meistens beidseitige Blutungen vorliegen (Abb. 3.**30**).
Intrazerebrale Hämatome sind im Gegensatz zu den extrazerebralen an der Gefäßverlagerung zur Kalotte hin zu erkennen. Neben der Verschiebung der Mittellinie führen sie durch das Auseinanderdrängen der Hirngefäße zu einem gefäßfreien Raum über der Blutung (Abb. 3.**31**) oder bewirken bei einer Lokalisation im Marklager eine Verschiebung und Ausspannung der inneren Hirnvenen. Die Lokalisation multipler intrazerebraler Blutungen und die Abgrenzung gegenüber ebenfalls raumfordernd wirkenden Kontusionsherden und Ödemzonen ist nach dem Angiogramm im Gegensatz zum CT oft nicht exakt möglich. Bei schwerer allgemeiner

Traumatisierung mit multiplen Blutungen sind angiographisch Gefäßspasmen wie nach Aneurysmarupturen nachweisbar und selten auch ein Kontrastmittelaustritt aus den Hirngefäßen selbst (Abb. 3.**32**).

Nachweis des zerebralen Kreislaufstillstandes: Bei weiter zunehmender Hirnschwellung kommt es dann infolge der intrakraniellen Drucksteigerung zu einem zerebralen Kreislaufstillstand. Im Rahmen der Hirntod-Diagnostik gilt neben einer entsprechenden Klinik (Fehlen von Atmung und Hirnstammreflexen), Dopplersonographie (Pendelfluß in den Karotiden und den Vertebralarterien) und EEG (Nulllinie) der angiographische Befund eines Füllungsabbruches der Karotiden und Vertebralarterien an der Basis als entscheidendes Kriterium der Todeszeitbestimmung auch zur Frage einer Organentnahme für eine Transplantation. Zwar ist die Angiographie zur Fragestellung des Hirntodes nicht zwingend vorgeschrieben. Um ein verwertbares Ergebnis zu erhalten, sollte nach den Richtlinien des wissenschaftlichen Beirates der Bundesärztekammer (Wolff 1982) eine Aortenbogenangiographie mit Darstellung der vier hirnversorgenden Arterien durch eine ultralange Serie über 20 Sekunden durchgeführt werden. Als Beweis einer ausreichenden Kontrastmittelinjektion gilt eine normale Durchströmung des Externagebietes bei gleichzeitigem Internaabbruch im Bereich der Schädelbasis. Durch direkte Injektion des Kontrastmittels in die einzelnen Hirnarterien nach Direktpunktion oder über einen Katheter kann das Kontrastmittel in den bereits teilthrombosierten Arterien „hochgespritzt" werden, so daß sich basale Hirngefäße noch füllen, aber nicht mehr entleeren (Abb. 3.**33**).

Fistelnachweis: Wenn unmittelbar nach einem schweren Schädel-Hirn-Trauma oder kurze Zeit später ein Gefäßgeräusch auftritt, zu dem sich mit einiger Latenz noch ein pulsierender Exophthalmus, eine Stauung und Arterialisierung der Venen des Augenhintergrundes gesellen, so liegt mit großer Wahrscheinlichkeit eine arteriovenöse Fistel zwischen A. carotis interna und Sinus cavernosus vor. Angiographisch erkennt man den Kurzschluß dadurch, daß schon während der Injektion des Kontrastmittels gleichzeitig die A. carotis interna und der meist stark erweiterte Sinus cavernosus samt Sinus petrosus und V. jugularis interna mit Kontrast gefüllt sind (Abb. 3.**34**). Häufig finden sich noch in der arteriellen Phase große, zur Orbita nach frontal, parietal und okzipital abführende Venen und eine Beteiligung der Venen des Externakreislaufes. Um das ganze Ausmaß der Gefäßbeteiligung sichtbar zu machen, ist die rasche Serienangiographie mit mindestens 2–3 Bildern pro Sekunde notwendig. Die Fälle von extrakraniellen traumatischen arteriovenösen Fistelbildungen zwischen A. carotis und V. jugularis interna nach Halsverletzungen (extrem selten A. vertebralis/ A. jugularis) (Abb. 3.**35**) gingen früher meist auf Messerstechereien zurück, häufen sich jetzt aber auch mit der Zunahme der Verkehrsunfälle. Sie fallen durch das klassische pulssynchrone Lokomotivgeräusch auf und sollten durch baldige Angiographie des Aortenbogens mit Darstellung aller Halsgefäße sichtbar gemacht werden, bevor der Kurzschluß in der Strombahn und die Minderversorgung der Hirngefäße zu irreparablen Hirnschäden oder zum Herzversagen geführt haben.

Traumatische Aneurysmen und Gefäßverschlüsse: Sehr selten sind die traumatischen sackförmigen Aneurysmen der Hirngefäße, kaum weniger selten solche der A. meningea media. Die Diagnose eines traumatischen Gefäßverschlusses, sei es eine Okklusion der A. carotis interna nach Halstrauma, sei es ein Mediaverschluß nach Schädel-Hirn-Trauma, sollte mit größter Zurückhaltung gestellt werden (Abb. 3.**36**). Oft bestehen in solchen Fällen schon vor dem Trauma Gefäßveränderungen, und das Trauma hat durch seine Begleitumstände (Schock, Kreislaufstörung, Hirnödem, Gerinnungsstörung) den letzten Ausschlag gegeben. Manche Traumen – und nicht nur Stürze, sondern auch Verkehrsunfälle! – sind nicht Ursache, sondern Folge eines akuten Gefäßverschlusses mit der dabei häufigen kurzzeitigen Bewußtlosigkeit.

Die Fettembolie zerebraler Gefäße nach extrakraniellen Frakturen stellt sich im Angiogramm als Verschluß kleinerer Äste dar und ist röntgenologisch von Embolien anderer Genese nicht zu unterscheiden.

Pneumenzephalographie nach Schädel-Hirn-Trauma

Das diagnostisch wesentlich ergiebigere Computertomogramm hat die Pneumenzephalographie als Untersuchungsmethode von posttraumatischen Spätfolgen nahezu vollständig verdrängt. Da aber häufig ein Vergleich mit älteren Befunden erforderlich ist, sollen die Ergebnisse dieser Untersuchungsmethode kurz erwähnt werden. Im Pneumenzephalogramm zeigen sich nach allgemeinem Hirnödem und tage- oder wochenlang anhaltender Bewußtlosigkeit plumpe, mehr oder weniger stark erweiterte Hirnkammern als Ausdruck des Parenchymverlustes. Bei halbseitiger Schädigung findet man manchmal eine einseitige starke Erweiterung des Seitenventrikels mit Verziehung des Ventrikelsystems auf die Seite der Schädigung (Abb. 3.**37**). Lokale Deformierungen der Seitenventrikel mit umschriebener Ausbuchtung gehen meist auf ein örtliches Trauma (kaum ohne offene Schädelverletzung oder Impressionsfraktur!) zurück. Zipfelige Ausziehungen der Hirnkammern zeigen eine bis an deren Wand reichende Hirnnarbe an.

Nach Kontusionsherden finden sich in der Zeichnung des Subarachoidalraumes grobe, breite Furchen oder grobflächige Gasansammlungen. Dabei ist jedoch zu bedenken, daß organisierte Rindenblutungen und Narbengewebe das zugrunde gegangene Rindenareal auffüllen können und so den Defekt der Diagnostik entziehen, der sich im CT ohne weiteres darstellt.

Myelographie bei Wirbelsäulen-Rückenmarks-Traumen

Vorgehen: Treten im Verlauf von Stunden oder Tagen nach einem Wirbelsäulentrauma ausgeprägte neurologische Störungen auf – auch ohne röntgenologische Zeichen von Wirbelverletzungen oder Dislokationen –, so sollte eine Myelographie durchgeführt werden. Wenn ein traumatisches Querschnittssyndrom bereits unmittelbar im Anschluß an das Trauma vorliegt, ist eine Kontrastuntersuchung dagegen nicht indiziert. Die Erfahrung von vielen neurochirurgischen Operationen hat nämlich gezeigt, daß in solchen Fällen meist entweder eine totale Markdurchtrennung oder eine massive Hämatomyelie mit ausgeprägtem Marködem vorliegt. Die Erfolgschance des operativen Eingriffs ist im zweiten Fall infolge der zusätzlichen Traumatisierung durch die Operation geringer als die der abwartenden konservativen Therapie. Bei den Fällen mit freiem Intervall dagegen ist meist eine epi- oder subdurale Blutung die Ursache der Markkompression, wesentlich seltener eine Hämatomyelie, also eine Blutung in das Rükkenmark selbst.

In der Diagnostik traumatischer Rückenmarksschädigungen steht an erster Stelle die Myelographie mit positiven, jodhaltigen Kontrastmitteln, an zweiter Stelle die Gasmyelographie oder – um bei einem Totalstopp sowohl die obere als auch die untere Grenze des raumfordernden Prozesses festzustellen – die Kombination beider Methoden.

Die Verwendung öliger, nicht resorbierbarer Kontrastmittel verlangt deren möglichst vollständige Entfernung nach der Myelographie, da Arachnoitiden als Spätschäden auftreten können. Seit der Entwicklung nichtionischer, wasserlöslicher, wenig neurotoxischer Kontrastmittel wie Iopamidol oder Metrizamid gelten diese als Mittel der Wahl und haben die Gas- und die Öl-Myelographie weitgehend verdrängt. Wenn sie auch innerhalb weniger Stunden resorbiert werden, ist dennoch darauf zu achten, daß im Verlauf der Untersuchung durch geeignete Lagerung möglichst wenig Kontrastmittel in den Schädelinnenraum gelangt. Postmyelographische Beschwerden wie Übelkeit und Kopfschmerzen treten etwa bei der Hälfte der Patienten auf und sind großenteils als sogenanntes „Unterdrucksyndrom“ Folge der Punktion mit Liquorabfluß durch Stichlochdrainage. Bei sorgfältige Exploration kann man in 10–20% der Fälle kurzdauernde Bewußtseinsstörungen und EEG-Veränderungen beobachten, da wasserlösliches hyperbares Kontrastmittel durch Liquorbewegungen auch ohne Kopftieflagerung in den zerebralen Subarachnoidalraum aufsteigen kann. Bleibende Störungen wie Querschnittssyndrome oder zerebrale Schädigungen sowie Anfälle sind glücklicherweise äußerst selten. Die Wahl des Punktionsortes (subokzipital oder lumbal) richtet sich nach dem Befund und Zustand des Patienten. Bei der rein zervikalen Myelographie empfiehlt sich die laterale Punktion zwischen den Bögen des 1. und 2. Halswirbels in Bauchlage des Patienten.

Intraspinale Blutung und Wirbelfrakturen: Beim Vorliegen eines epiduralen oder subduralen Hämatomes stellt sich das Passagehindernis im Myelogramm in der Regel durch Unterbrechung oder spitzauslaufende Verschmälerung des negativen oder positiven Kontrastschattens dar. Oft läßt sich auch die Verlagerung des Rückenmarks und seine Anpressung an die der Blutung gegenüberliegende Wand des Spinalkanals deutlich erkennen. Multiple Blutungen zeigen sich durch sanduhrförmige Verschmälerungen des Kontrastschattens (Abb. 3.**38**). Bei der Hämatomyelie findet man dagegen eine Auftreibung der Markkontur mit mehr oder weniger vollständigem Abbruch der Kontrastsäule (Abb. 3.**39**). Auch durch Wirbelfraktur mit Dislokation der Fragmente kann der Subarachnoidalraum eingeengt und das Rückenmark komprimiert werden (Abb. 3.**40**).

Traumatischer Bandscheibenvorfall: Von Bedeutung für die neuroradiologische Kontrastdiagnostik ist ferner der traumatische Bandscheibenvorfall, insbesondere beim Schleudertrauma der Halswirbelsäule. Hier kann es durch Überbeanspruchung der Längsbänder und Austritt von Bandscheibengewebe nicht nur zur neurologisch meist exakt bestimmbaren Wurzelläsion, sondern auch zur Markkompression kommen (Abb. 3.**41**). Dabei korreliert die Höhenlokalisation oft nicht mit dem myelographischen Befund. Die Läsion zeigt sich meist 2–3 Segmente höher als die neurologisch festgestellte Obergrenze. Bei unklarem myelographischem Befund wird gelegentlich die direkte Einspritzung des Kontrastmittels in die Zwischenwirbelscheibe (Diskographie) angewandt. Der Austritt von Kontrastmittel aus dem Faserring des Diskus beweist die Läsion der Bandscheibe. Man kann damit außerdem die Verlagerung von Bandscheibengewebe in Wirbelbruchspalten oder in den spinalen Epiduralraum sichtbar machen. Die routinemäßige Anwendung ist umstritten.

Wurzelausriß: Unbedingt erforderlich ist die Myelographie zur Differentialdiagnose des Wurzelausrisses: Plexusschädigung im Bereich der unteren Halswirbelsäule, vor allem bei Motorrad- und Mopedunfällen. Thorakale und lumbale Wurzelausrisse kommen dagegen fast nie vor. Man kann myelographisch den Ausriß samt Duraverletzung in Form einer sackartigen plumpen Erweiterung der normalerweise kurzen, spitzzipfelig auslaufenden Wurzeltasche im sagittalen Strahlengang sehen (Abb. 3.**42**). Das aus der zerrissenen Tasche austretende Kontrastmittel breitet sich manchmal weit nach laterokaudal zum Halsplexus hin aus. Ein derartiger Kontrastmittelaustritt mit sackartiger Kontur wird als Beweis für einen Wurzelausriß angesehen. Ein negativer Befund schließt diesen jedoch nicht aus. Vermerkt sei noch, daß die fehlende Füllung von Wurzeltaschen einen Anhalt für eine traumatische Wurzelschädigung entweder mit massiver Verquellung oder Blutung in die Tasche gibt. Andrerseits sind Fälle bekannt, in denen die Nervenwurzel selbst nicht ausgerissen ist, sondern ein isolierter Durariß der Tasche zum Kontrastmittelaustritt geführt hat mit der Fehldiagnose „Wurzelausriß".

Spätfolgen: Beim Verdacht auf traumatische Spätfolgen wie Arachnoiditis oder Verklebungen und Verwachsungen nach Blutungen erbringt die Myelographie mit wasserlöslichen Kontrastmitteln ebenfalls die besten Resultate. Sie zeigt eine völlig unregelmäßige Konturierung und Verdünnung des Duralsackes und eine Verplumpung und Verklebung mit fehlender Darstellung der Kontrastaussparungen der Nervenwurzeln. Außerdem stellen sich inkomplette Passagestopps mit oft nur tropfenförmigem weiterem Vordringen des Kontrastmittels dar.

Computertomographie bei Wirbelsäulen-Rückenmarks-Traumen

Bei Wirbelsäulen- und Rückenmarksverletzungen nimmt die Computertomographie bei weitem nicht die dominierende Stellung ein wie in der Diagnostik des Schädel-Hirn-Traumas. Ihre Aussagekraft tritt hinter die der Nativaufnahmen und der Myelographie zurück. Die Ursache liegt in dem trotz moderner Dünnschicht- und Datenaufbereitungstechnik mit Ausschnittsvergrößerung und Verwendung spezieller Faltungskerne immer noch begrenzten Auflösungsvermögen vor allem für den Inhalt des Spinalkanals. Außerdem sind die Wirbelsäule und das Rückenmark longitudinal ausgerichtete Organe und stellen sich daher in den Röntgenstandardprojektionen überschaubarer dar als auf den axialen Bildern der Computertomographie, die sich der Betrachter erst zu einer Säule zusammensetzen muß. Rekonstruktionsschnitte in den gewohnten Ebenen können zwar aus den gewonnenen Rohdaten errechnet werden, sind aber selbst bei Verwendung von 2-mm-Schichten in der Detailauflösung begrenzt. Die früher problematische Höhenlokalisation ist heute durch die Topogrammtechnik gesichert.

Von den Frakturen lassen sich vor allem die Brüche des Wirbelbogens ohne und mit Dislokation sowie Frakturen der Wirbelkörper, die in Längsrichtung verlaufen, gut nachweisen (Sartor 1980). Am kraniozervikalen Übergang ist vor allem die beidseitige Fraktur des Atlasbogens gut darstellbar, die durch ein Einstauchung der Kondylen in den Atlas entsteht und den Bogen auseinandertreibt (Jefferson-Fraktur). Wenn nur eine geringe Dislokation der Fragmente besteht, können solche Brüche, die eine sofortige Extension erfordern, auf Nativaufnahmen übersehen werden (Abb. 3.**43**), besonders wenn der Atlasbogen durch eine Schiefhaltung des Kopfes verdeckt wird. Im CT ist die Diagnose einfach und ohne wesentliche Umlagerung des Patienten zu erzielen. Ebenso verhält es sich mit einer Dislokation zwischen Atlas und Dens, während eine nicht verschobene Densfraktur an der Basis im CT wegen des schichtparallelen Verlaufes des Frakturspaltes leicht zu übersehen ist. Sie kann jedoch mit sagittaler Rekonstruktion aus den axialen Bildern erfaßt werden (Abb. 3.**44**).

Auf ähnliche Weise können Bogenfrakturen (Abb. 3.**45**) und im Rekonstruktionsbild auch Dislokationen der übrigen Halswirbel sowie der Brust- und Lendenwirbel nachgewiesen werden. Bei Kompressionsfrakturen der Wirbelkörper sind vor allem in den Spinalkanal hinein dislozierte Knochen- und Bandscheibenfragmente einfach erkennbar (Abb. 3.**46**). Ebenso verhält es sich mit Fremdkörpern, z. B. mit Projektilen bei Schußverletzungen (Abb. 3.**47**).

Auch der Nachweis intraspinaler Hämatome ist aufgrund der Dichteunterschiede zwischen koaguliertem Blut und Rückenmark bzw. dem Duralsack möglich (Treisch u. Clausen 1983), allerdings nur im oberen und mittleren Zervikal- sowie im Lumbalbereich. In der Thorakalregion und vor allem auch in der auch sonst im Seitbild nur schwer darstellbaren kraniothorakalen Übergangsregion ist die Computertomogramm-Qualität durch Artefakte oft so sehr gestört, daß allenfalls eine Verdachtsdiagnose erhoben werden kann (Abb. 3.**48**). Die Differenzierung zwischen intra- und extramedullärer Lage der Blutung ist bislang nur mit großer Einschränkung möglich.

Eine Verbesserung der diagnostischen Aussagekraft bringt das postmyelographische Computertomogramm, wo sich der sonst hypodense Subarachnoidalraum nach Kontrastfüllung als dichter Ring abzeichnet. Auf diese Weise kann sich bisweilen zusätzlich zum Unterrand auch die obere Grenze einer Raumforderung darstellen lassen bei vermeintlich totalem Kontrastmittelstopp im Röntgenbild, mit aber noch minimaler Kontrastmittelpassage. Dennoch wird man vom Computertomogramm zur Zeit nur einen begrenzten Beitrag zur Beurteilung traumatischer Schäden der Wirbelsäule und des Rückenmarkes erwarten dürfen, vor allem in der Akutphase. Mit der Fortentwicklung der Technik ist zu hoffen, daß sich die Ergebnisse noch deutlich verbessern. Vor allem die einfache Lagerung des Patienten spricht für das Computertomogramm. Es ist ohne weitere Manipulation durchzuführen, die stets das Risiko einer zusätzlichen Rückenmarkstraumatisierung mit sich bringt (Langer u.Mitarb. 1981).

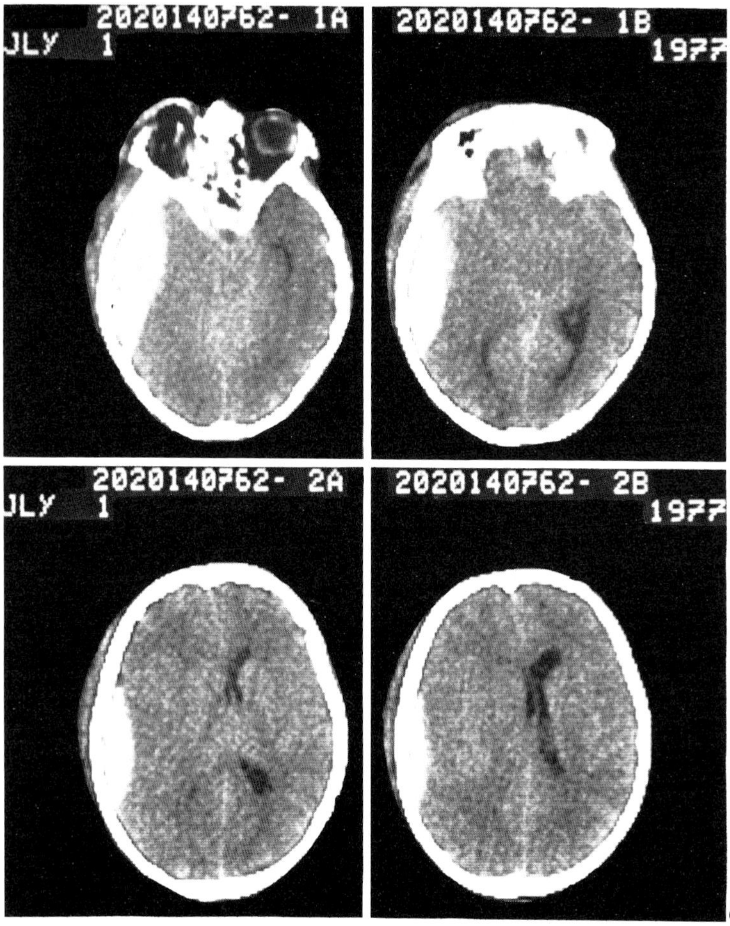

a b c d

Abb. 3.**1 a–d** 15jähriges Kind mit schwerem Schädel-Hirn-Trauma. Großes Epiduralhämatom links temporoparietal, das sich als nach innen glatt und konvexbogig begrenzte Dichteerhöhung darstellt. Begleitende Schwellung der linken Hemisphäre mit Kompression der Zisternen und Seitenventrikel sowie erheblicher Massenverlagerung nach rechts.

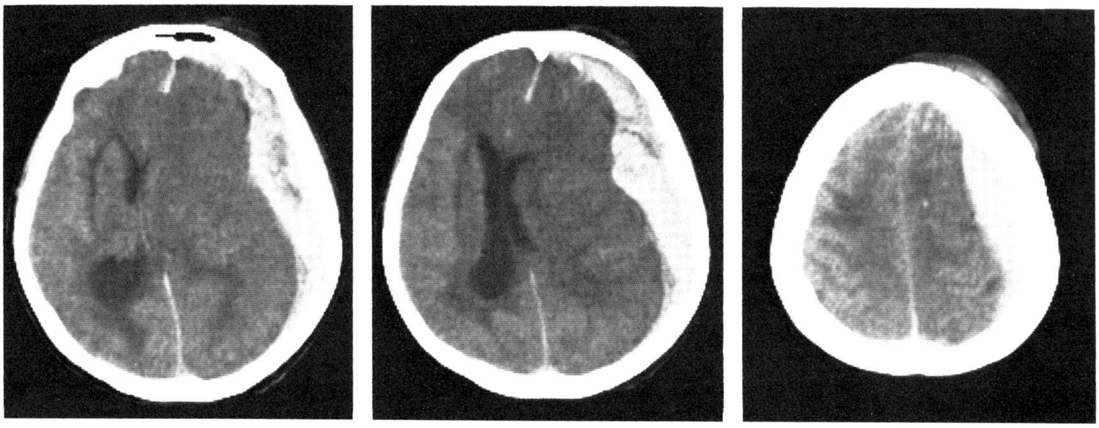

a b c

Abb. 3.**2 a–c** 72jährige Frau im Koma nach einem Sturz mit Schädel-Hirn-Trauma. Sehr großes subdurales Hämatom über der gesamten rechten Hemisphäre (etwas inhomogene Verdichtung mit nach innen teilweise sägezahnartiger Begrenzung). Massive Kompression der Zisternen und Liquorräume sowie Massenverlagerung nach links.

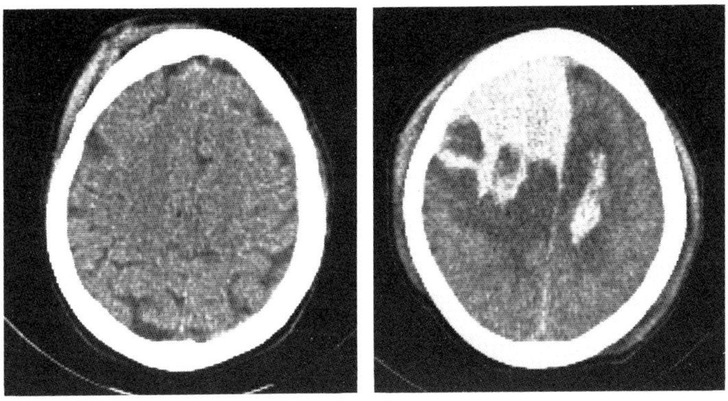

a b

Abb. 3.**3 a–b** 78jährige Frau mit schwerem Schädel-Hirn-Trauma und zunehmender Eintrübung. Bei der Erstuntersuchung links frontale Prellmarke **(a).** Am folgenden Tag großer hämorrhagischer Kontusionsherd vor allem links frontal mit Ventrikeleinbruch und hochfrontales subdurales Hämatom durch Sinuszerreißung **(b).**

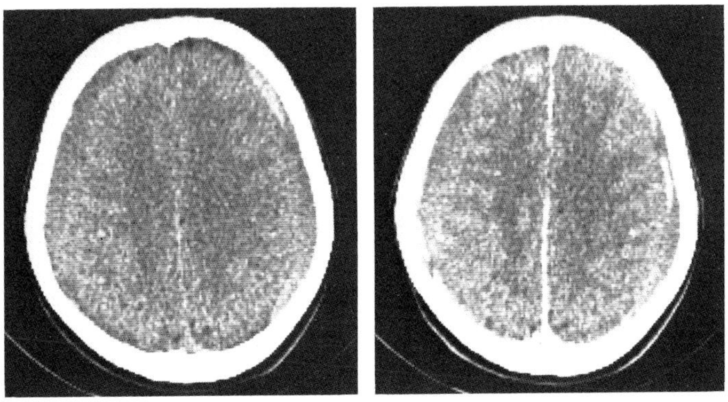

a b

Abb. 3.**4 a–b** 68jährige Frau mit Schädel-Hirn-Trauma vor 4 Wochen und zunehmendem Kopfschmerz. Leicht hypodenses bis isodenses Subduralhämatom auf beiden Seiten mit kleiner Nachblutung (Verdichtungszone) rechts frontal **(a).** Nach Kontrastmittelgabe diskrete Kapselanreicherung, vor allem links **(b).**

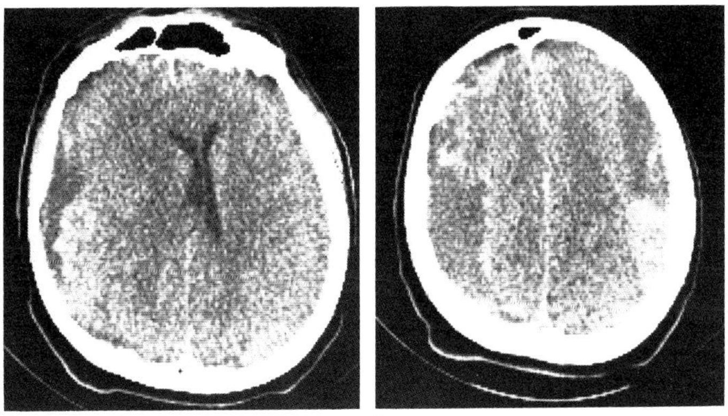

a b

Abb. 3.**5 a–b** 75jähriger Mann mit chronischem Subduralhämatom. Plan- bis bikonvexe Zonen verminderter Dichte über beiden Hemisphären mit sedimentierter Nachblutung rechts parietal. Kompression beider Seitenventrikel mit Medialverlagerung der Vorderhörner (Hasenohrzeichen).

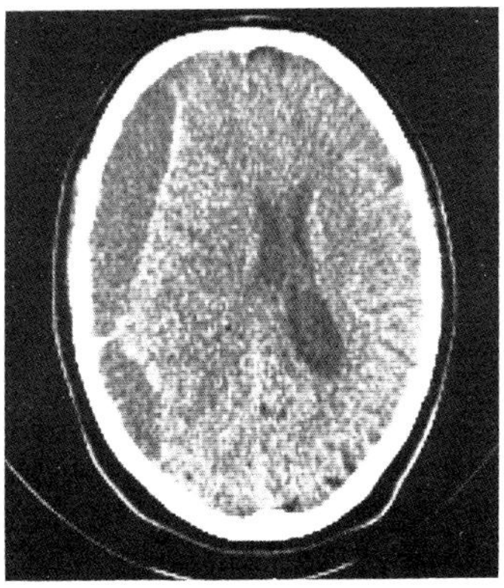

Abb. 3.**6** 59jähriger Mann mit halbseitiger Parese rechts bei chronischem Subduralhämatom. Gekammerte, zum Hirn hin konvexbogig und mit einer verdichteten Membran begrenzte Zone erniedrigter Dichte über der linken Hemisphäre. Erhebliche raumfordernde Wirkung mit Ventrikelkompression und Massenverlagerung.

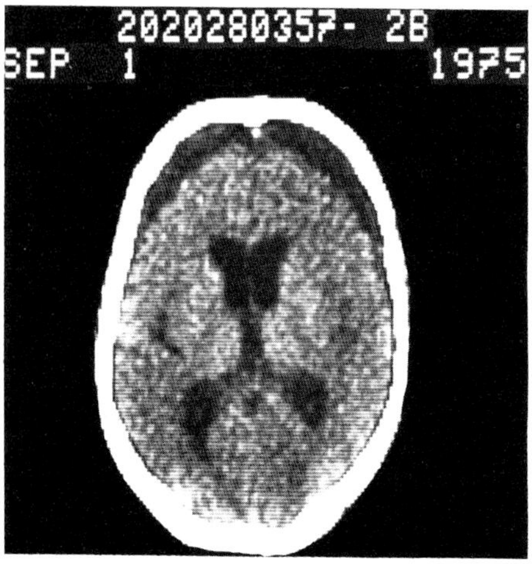

Abb. 3.**7** 18jähriger Patient mit posttraumatischen Hygromen. Beidseitige sichelförmige Zonen von Liquordichte vor den Vorderlappen. Posttraumatischer Hydrocephalus internus geringen Grades.

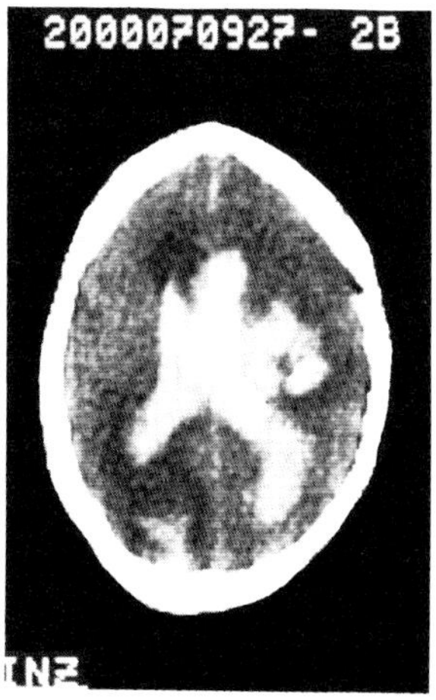

Abb. 3.**8** 50jähriger Patient mit intraventrikulärer Blutung nach Schädel-Hirn-Trauma. Einbruch eines Hämatomes neben der rechten Cella media in den Seitenventrikel und fast totale Ventrikeltamponade.

a b

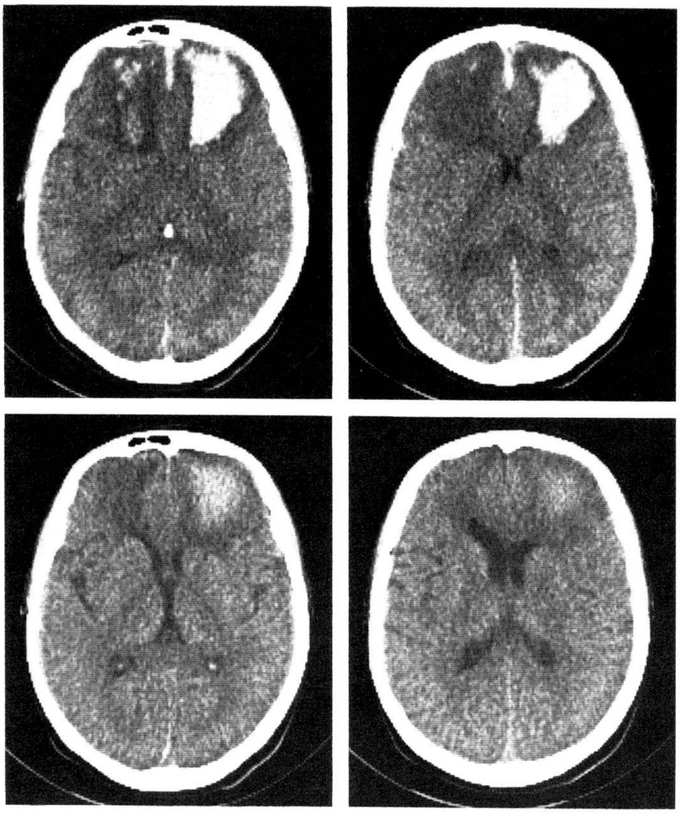

c d

Abb. 3.**9 a–d** 39jährige Frau mit okzipitaler Kalottenfraktur. Bifrontaler Kontusionsherd mit großen intrazerebralen Blutungen und schmalem Ödem- bzw. Resorptionssaum 3 Tage nach dem Trauma **(a–b).** Kleine Blutung auch im vorderen Anteil des Interhemisphärenspaltes und allgemeine Hirnschwellung mit Ventrikelkompression. 4 Wochen nach dem Trauma **(c–d)** weitgehende Resorption der Blutungen. Dichteminderung links frontal und noch flaue Verdichtung rechts frontal mit Resorptionssaum. Entfaltung der Seitenventrikel.

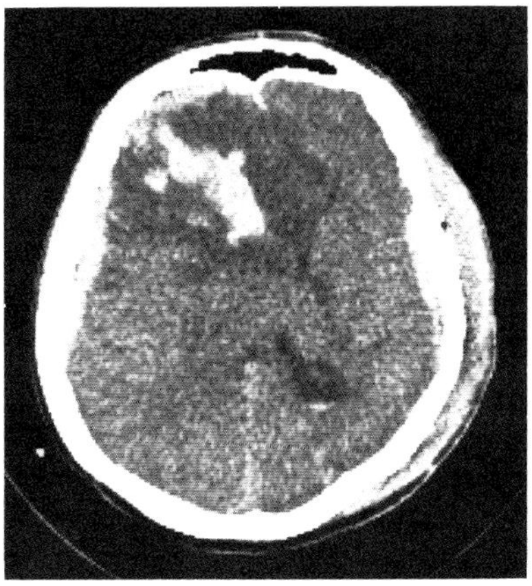

Abb. 3.**10** 45jähriger Patient. Polytrauma. Prellungsmarke rechts über der Kalotte. Großer, links frontaler Kontusionsherd mit Ödem und zentraler Blutung mit massiver raumfordernder Wirkung und Ventrikelkompression. Kleiner Blutspiegel im rechten Hinterhorn. Schmale extrazerebrale Hämatome über beiden Hemisphären.

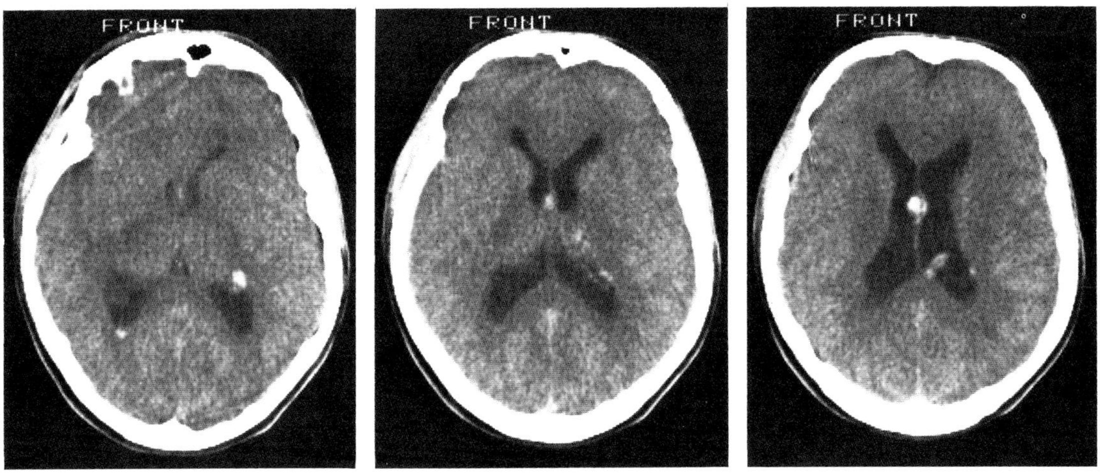

a **b** **c**

Abb. 3.**11 a–c** 13jähriger Patient mit schwerem Schädel-Hirn-Trauma. Prellungsmarke frontotemporal links. Multiple zentrale, vor allem periventrikuläre Kugelblutungen. Ein solcher Befund geht in der Regel mit einer erheblichen Marklagerschädigung einher.

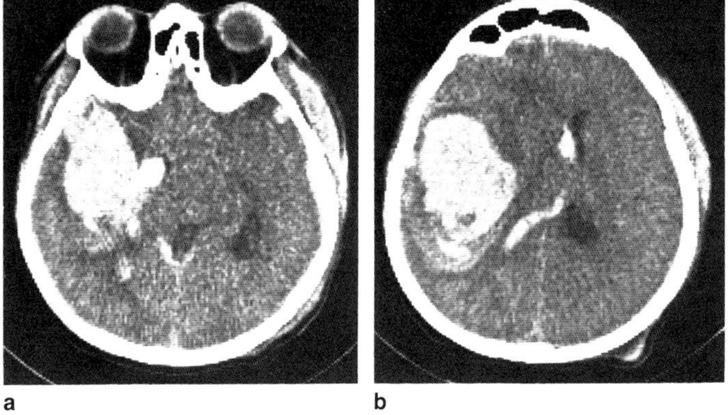

a **b**

Abb. 3.**12 a–b** 40jähriger Mann mit Kalottenfraktur nach Schädel-Hirn-Trauma. Prellungsmarke frontotemporal rechts und darunterliegende kleine epidurale Blutung. Große Contrecoup-Blutung fronto-temporal links mit Ventrikeleinbruch. Eine Blutung dieser Lokalisation kann z. B. auch durch die Ruptur eines Media-aneurysmas entstanden sein.

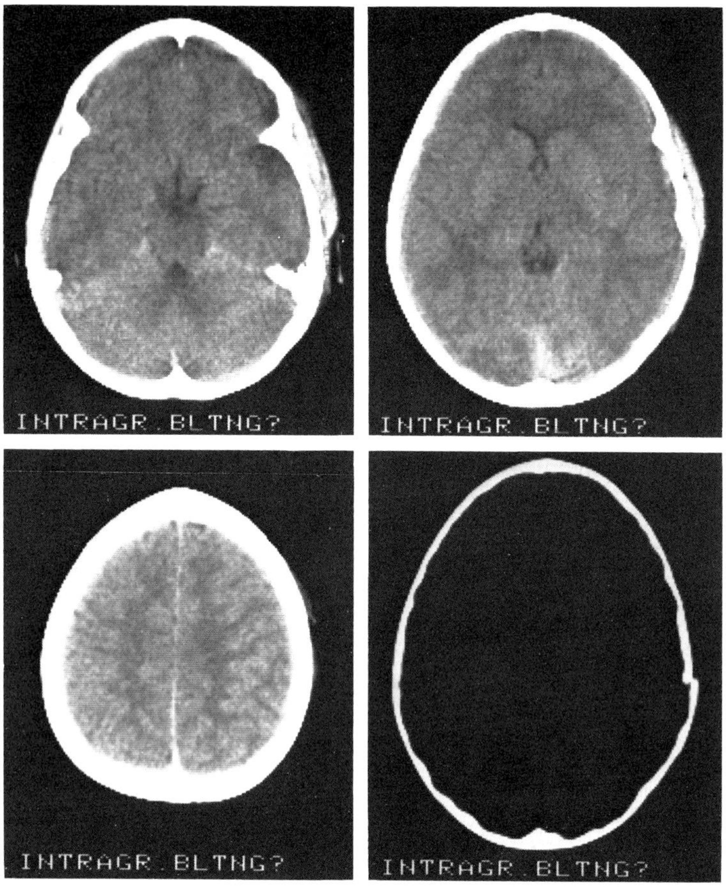

a b c d

Abb. 3.**13a–d** 8jähriges Mädchen mit posttraumatischer Hirnschwellung. Prellungsmarke frontoparietal rechts mit darunterliegender Fraktur, die besonders bei der Knochenfenstereinstellung deutlich wird. Allgemeine Schwellung der Hemisphären mit Kompression der Basalzisternen und der Seitenventrikel, aber keine erhebliche Dichteminderung im Marklager. Die Rindenzeichnung über der Konvexität ist verstrichen.

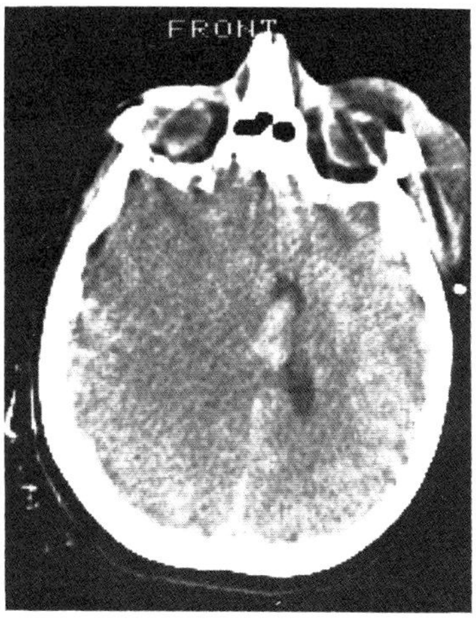

Abb. 3.**14** 63jährige Frau mit schwerem posttraumatischem Hirnödem. Schwellung, Dichteminderung und Verlust der Mark-Rinden-Grenze in der linken Hemisphäre. Mittellinienverlagerung und intraventrikuläre Blutansammlung. Auch die Basalzisternen sind völlig verstrichen. Äußerst ungünstige Prognose.

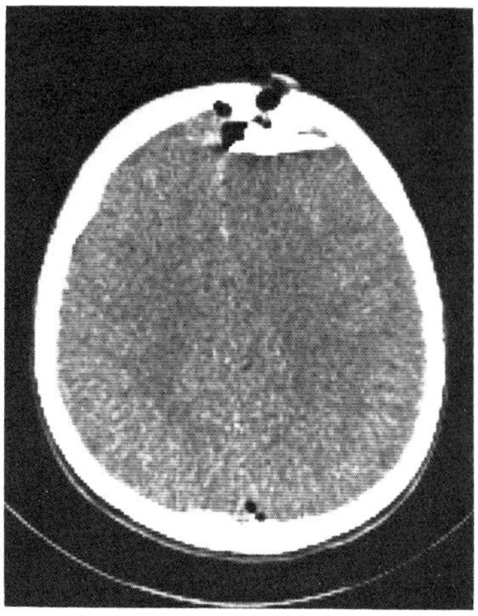

Abb. 3.**15** 15jähriger junger Mann mit frontaler Impressionsfraktur. Das Imprimat ist um mehr als eine Kalottenbreite nach intrakraniell verschoben. Die begleitenden Luftblasen weisen ebenfalls auf die Durazerreißung hin. Keine größere Blutung.

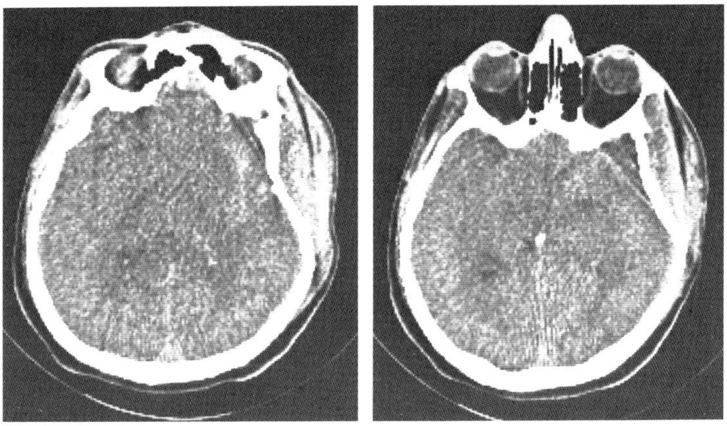

Abb. 3.**16** 30jähriger Mann mit schwerer Impressionsfraktur rechts frontotemporal. Unter der Prellungsmarke sind die Fragmente um mehr als Kalottenbreite nach intrakraniell verlagert **(a)**. Hirnschwellung mit Dichteminderung, Ventrikelkompression und Massenverlagerung. Die Dichteerhöhung in der rechten Fissura Sylvii entsteht durch eine begleitende subarachnoidale Blutung **(b)**.

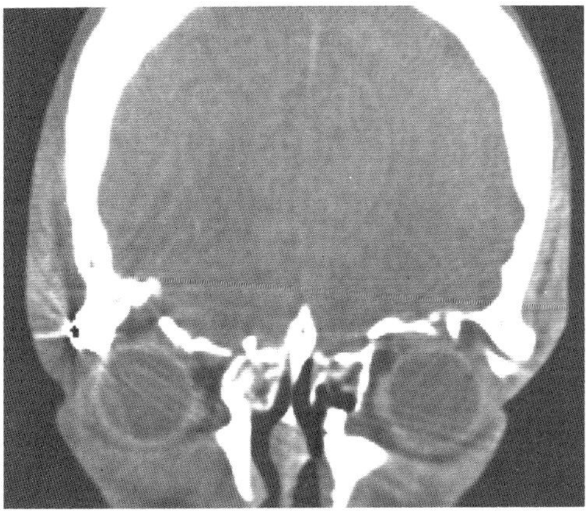

Abb. 3.**17** 21jähriger Mann mit frontobasaler Trümmerfraktur (Le Fort III). Zertrümmerung beider Orbitadächer und der Lamina cribrosa mit deutlicher Dislokation der Fragmente. Begleitende Verschattung der Ethmoidalzellen.

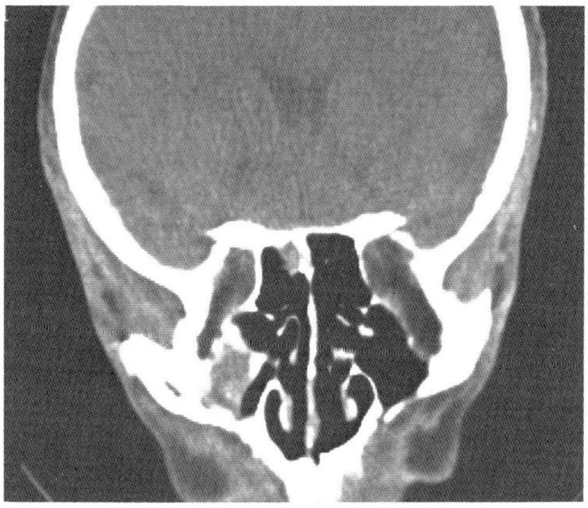

Abb. 3.**18** 45jähriger Mann mit posttraumatischer, im Rihsazisternogramm gesicherter Liquorfistel. Der schmale Frakturspalt rechts paramedian im Planum sphenoidale und vor allem die begleitende Verschattung unter dem Dach der Keilbeinhöhle zeigen die Lokalisation der Fistel.

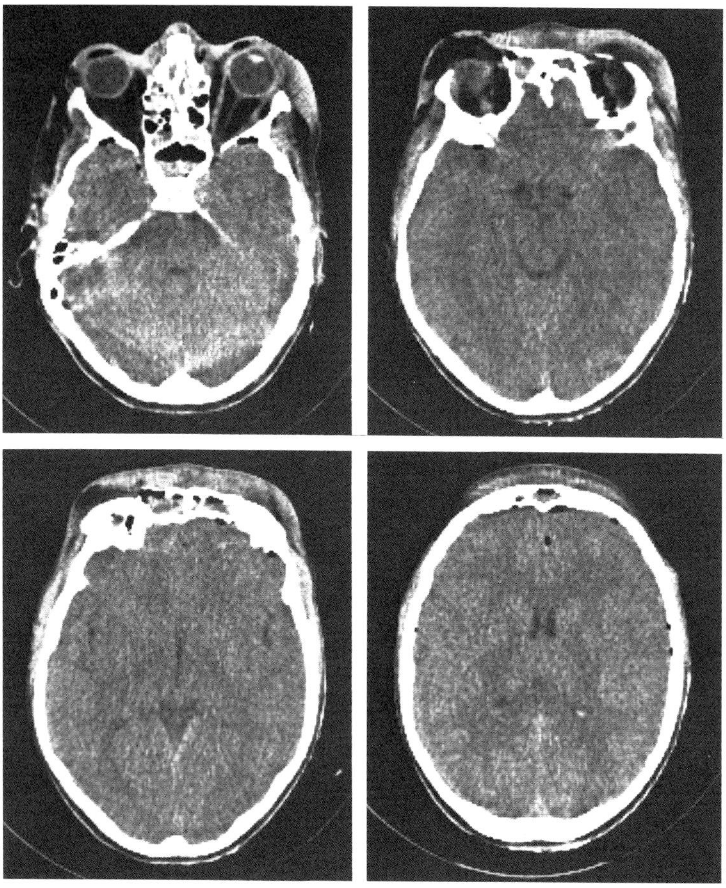

a b c d

Abb. 3.**19a–d** 14jähriger Junge mit frontobasaler Fraktur. Zertrümmerung der Stirnhöhlenvorderwand und Fraktur der Lamina cribrosa mit begleitenden Blutungen in den Nebenhöhlen. Intrakranielle Luftblasen als Zeichen einer Durazerreißung. Allgemeine Hirnschwellung mit Ventrikelkompression.

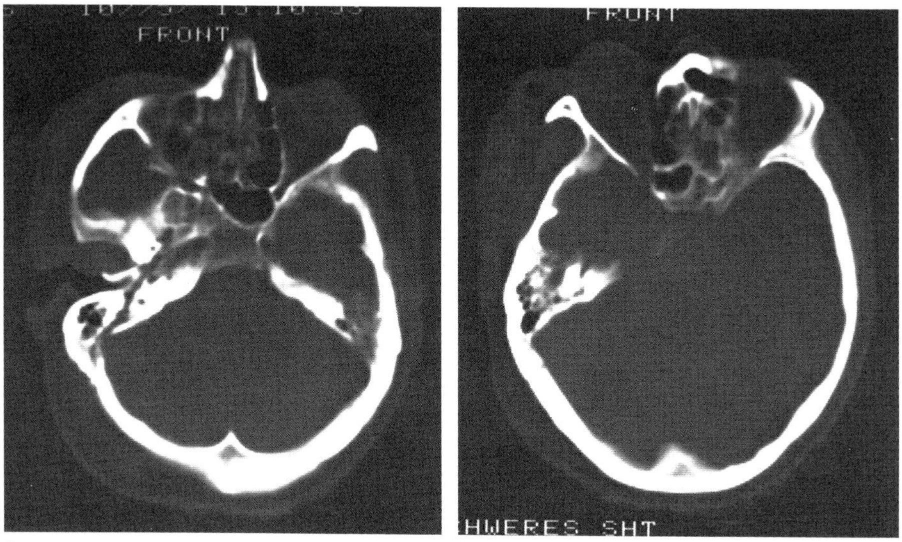

a b

Abb. 3.**20a–b** 29jähriger Mann mit links okzipitaler Kalottenfraktur. Der Frakturspalt reicht schräg durch die linke Pyramide verlaufend, bis in den Boden der mittleren Schädelgrube. Ausgedehntes Weichteilhämatom und Protrusio bulbi links.

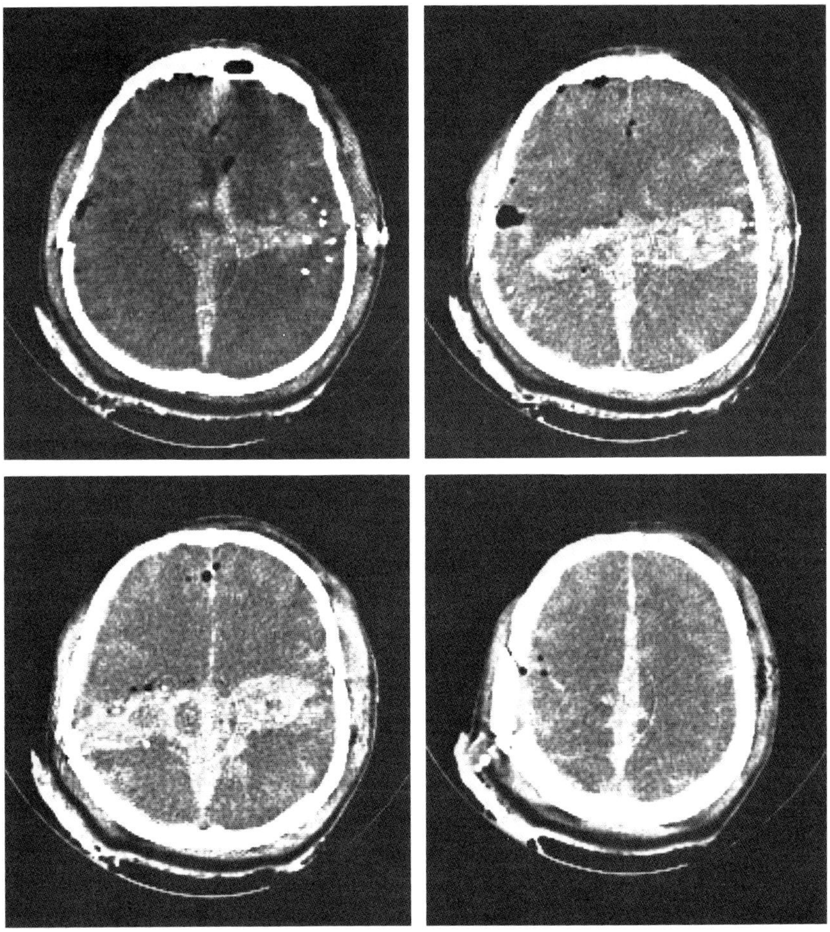

a b c d

Abb. 3.**21 a–d** 37jähriger Mann mit Durchschußverletzung des Kopfes. Zwischen den parietalen Ein- und Ausschußverletzungen der Kalotte erstreckt sich der mit Blut gefüllte Schußkanal, der auch Knochen- und Metallsplitter enthält. Er zieht durch den Balken und die hinteren Teile der Seitenventrikel sowie den Interhemisphärenspalt mit resultierenden Einblutungen. Allgemeines schweres Hirnödem. Intrakranielle Luftblasen als Hinweis für Durazerreißung.

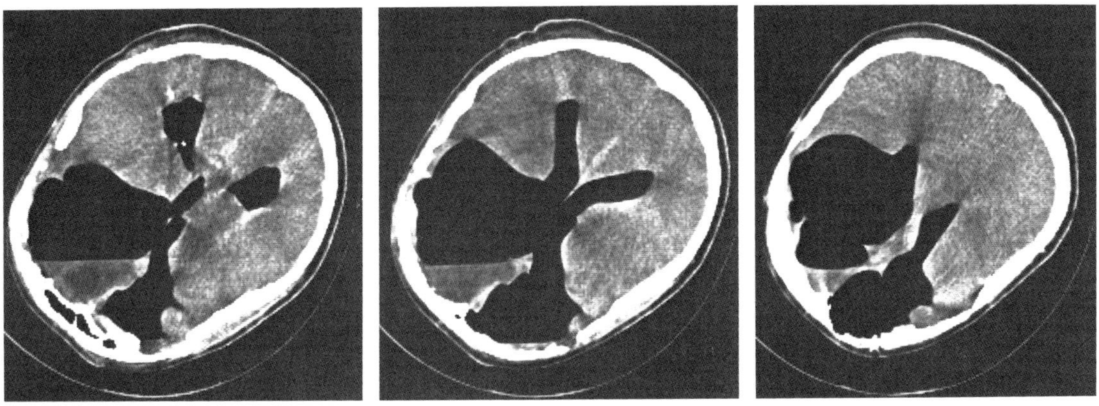

a b c

Abb. 3.**22 a–c** 15jähriger Junge mit schwerem Schädel-Hirn-Trauma vor 3 Jahren. Posttraumatische Liquorfistel und großer bifrontaler Substanzdefekt. Die über die Fistel eindringende Luft führt zu einem massiven Pneumatozephalus (Stirn schräg aufliegend).

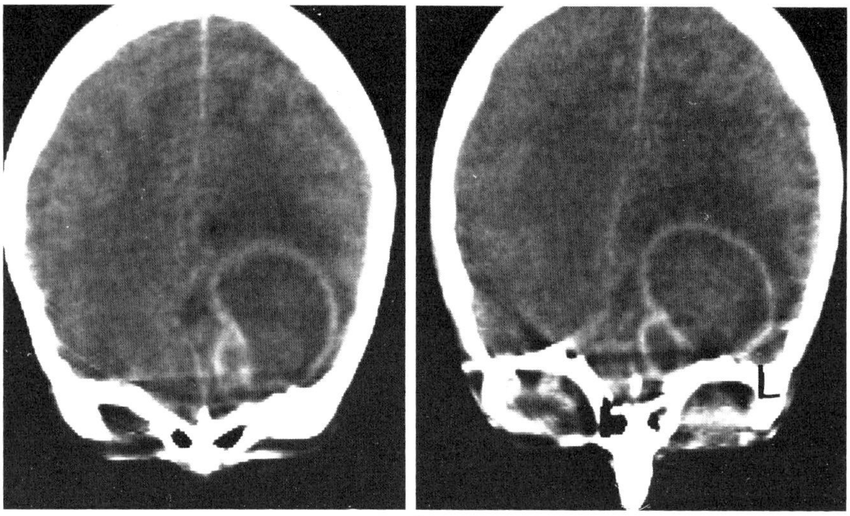

a b

Abb. 3.**23a–b** 7jähriges Kind mit posttraumatischer frontobasaler Liquorfistel und Abszeß. Nach Kontrastmittelgabe Anfärbung einer typischen Abszeßmembran rechts über der Frontobasis. Erhebliches Begleitödem.

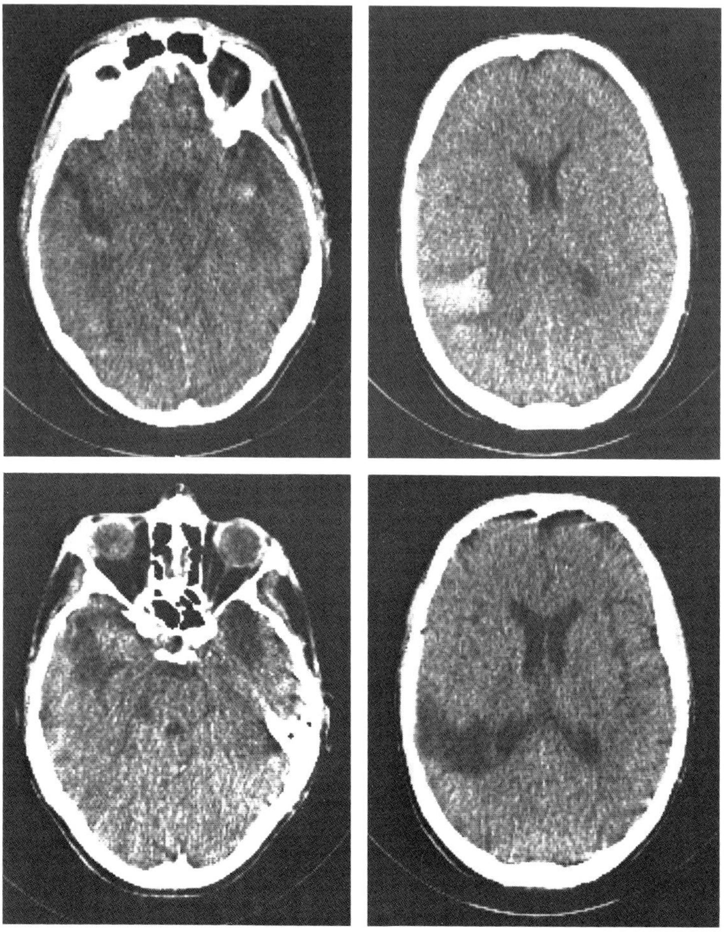

a b c d

Abb. 3.**24a–d** 22jähriger Mann mit hämorrhagischen Kontusionsherden auf beiden Seiten temporal, links bis okzipital reichend **(a–b).** Die unscharf begrenzten Verdichtungszonen sind von Ödemsäumen umgeben. Nach 4 Wochen **(c–d)** Resorption der Blutungen und Ausbildung von dichtegeminderten, aber nicht liquordichten Glianarben.

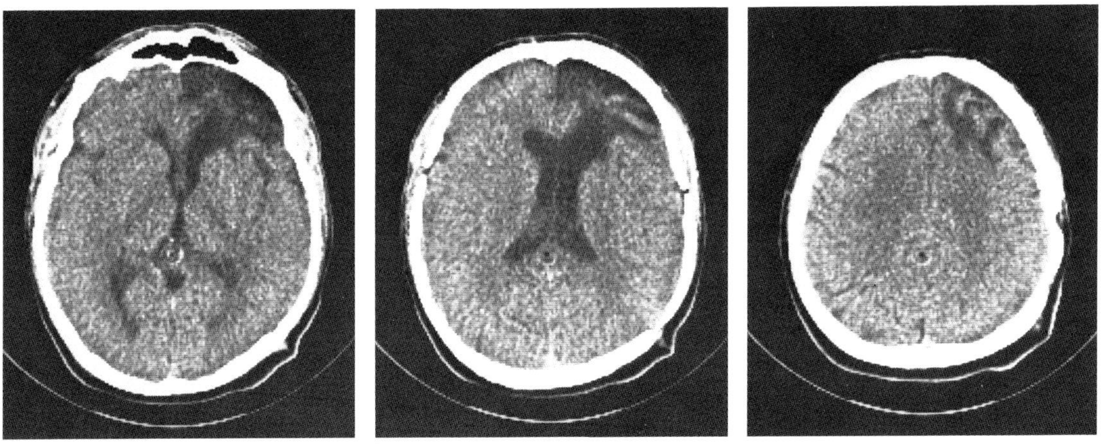

a b c

Abb. 3.**25 a–c** 22jähriger Mann mit posttraumatischer Epilepsie nach Schädel-Hirn-Trauma vor 5 Jahren. Großer rechtsfrontaler Hirnsubstanzdefekt mit begleitender Ventrikelerweiterung und Vergröberung des Rindenreliefs.

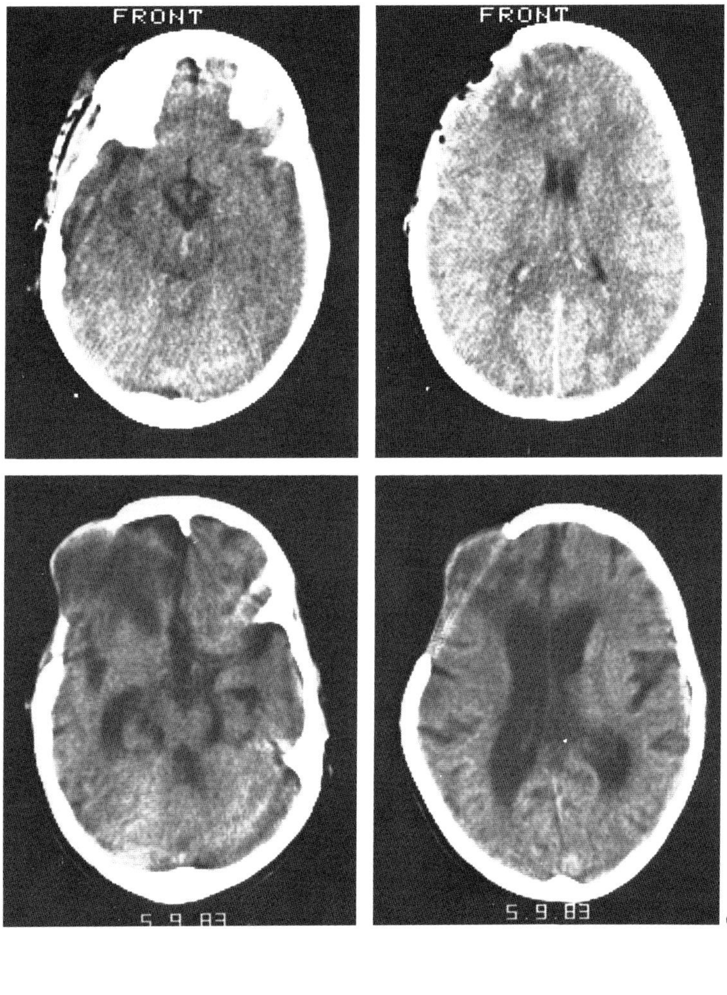

a b c d

Abb. 3.**26 a–d** 7jähriges Mädchen, komatös nach Schädel-Hirn-Trauma. Nach Operation einer linksfrontalen Hirnsubstanzblutung **(a)** ausgedehnte Zone verminderter Dichte mit kleinen Blutungsresten unter dem Kalottendefekt. Allgemeine Hirnschwellung mit Ventrikelkompression. Hirnstammblutung im Mittelhirn. Basalzisternen verquollen. 4 Monate nach dem Unfall **(c–d)** schwere allgemeine Atrophie sowohl der Hemisphären als auch des Hirnstamms mit Ventrikelerweiterung und erweiterten Zisternen. Zusätzlicher Substanzdefekt links frontal.

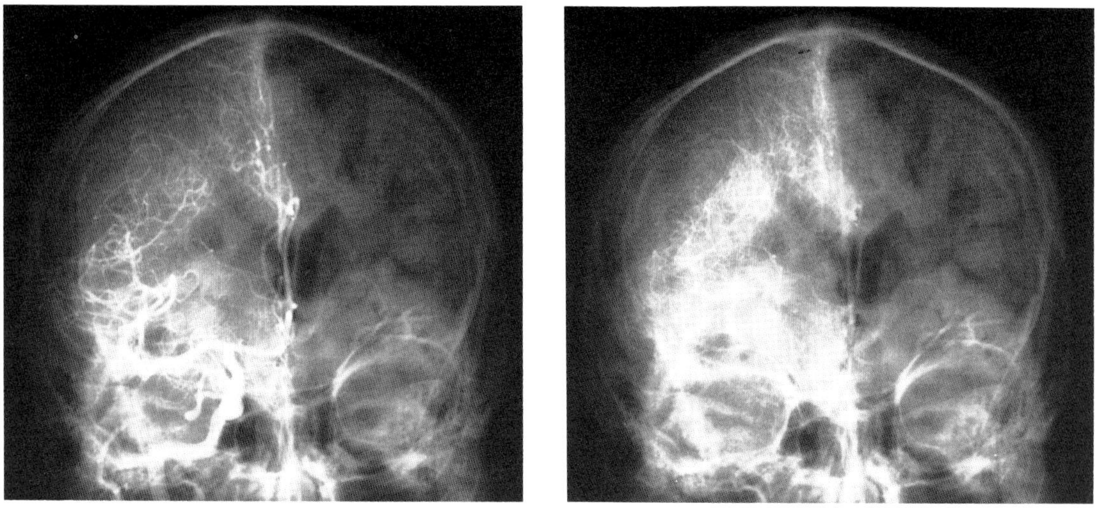

a b

Abb. 3.**27 a–b** Vor 6 Wochen im Stall mit Kopf auf Treppe aufgeschlagen. Keine Bewußtlosigkeit. Leichte Halbseitenschwäche. 3 Tage vor Klinikaufnahme linksbetonter Krampfanfall, deshalb Pneumenzephalographie. Dabei Seitverlagerung des Ventrikelsystems festgestellt, daraufhin Angiographie. Pneumenzephalographie und Angiographie der rechten A. carotis interna. **a** Aufnahme während der Injektion. Parallelverschiebung der A. cerebri anterior. Zusammenstauchung der Mediagruppe nach unten. Bogenförmiges Randgefäß der Media. **b** Aufnahme 3 Sekunden nach Injektionsende: bikonvexer gefäßfreier Raum rechts parietal.

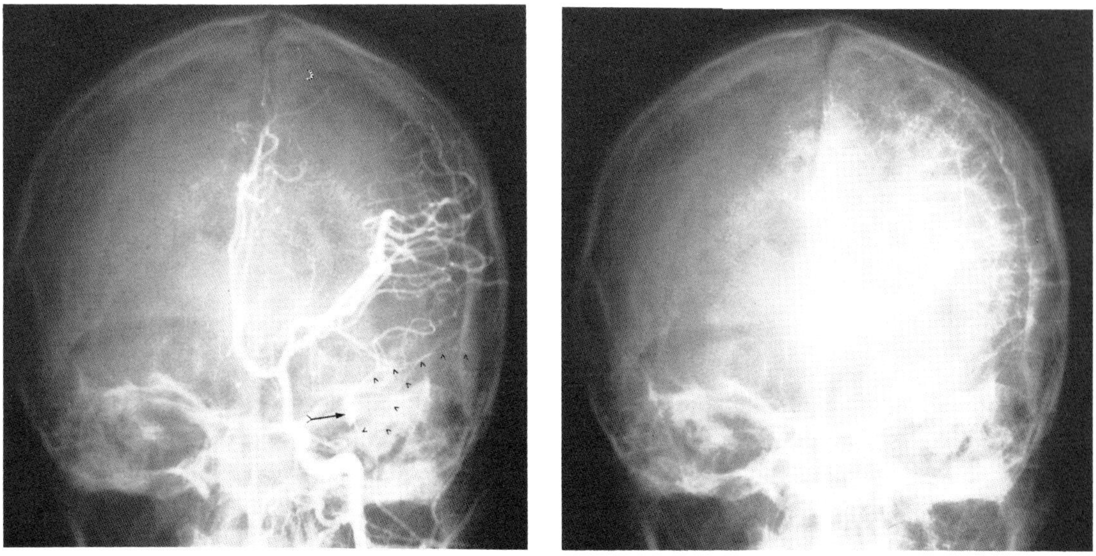

a b

Abb. 3.**28 a–c** Carotis-communis-Angiographie links 2 Stunden nach Verkehrsunfall mit schwerem Schädel-Hirn-Trauma und sofortiger Bewußtlosigkeit. Weite, reaktionslose Pupille links.

a A.-p. Aufnahme während der Injektion: Seitverlagerung der A. cerebri anterior nach rechts. Hochdrängung der Hauptstämme der A. cerebri media. Aufhebung und bogenförmige Verlagerung der A. meningea media nach medial (Λ). Kontrastmittelaustritt aus der A. meningea media. Gefäßarmer Raum temporobasal (↣).

b A.-p. Aufnahme 4 Sekunden nach Injektion: Extravasat in Projektion auf oberes Orbitadrittel. Äste der A. meningea media noch kontrastgefüllt.

c Seitliche Aufnahme während der Injektion: Aufbiegung des Karotissiphons. Bogenförmige Hochdrängung der Mediagruppe. Extravasat (↓). Starke Kalibereinengung der Äste der A. meningea media (↑↑).

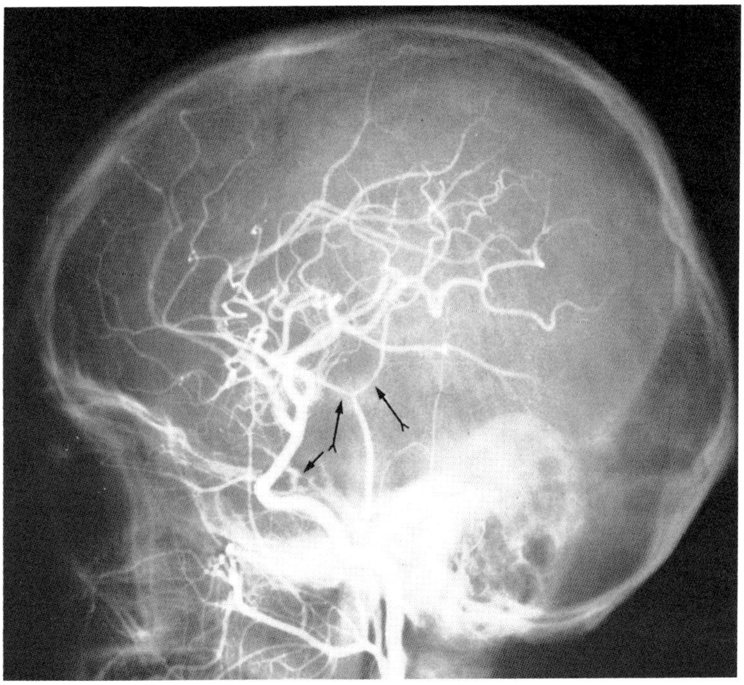

Abb. 3.**28c**

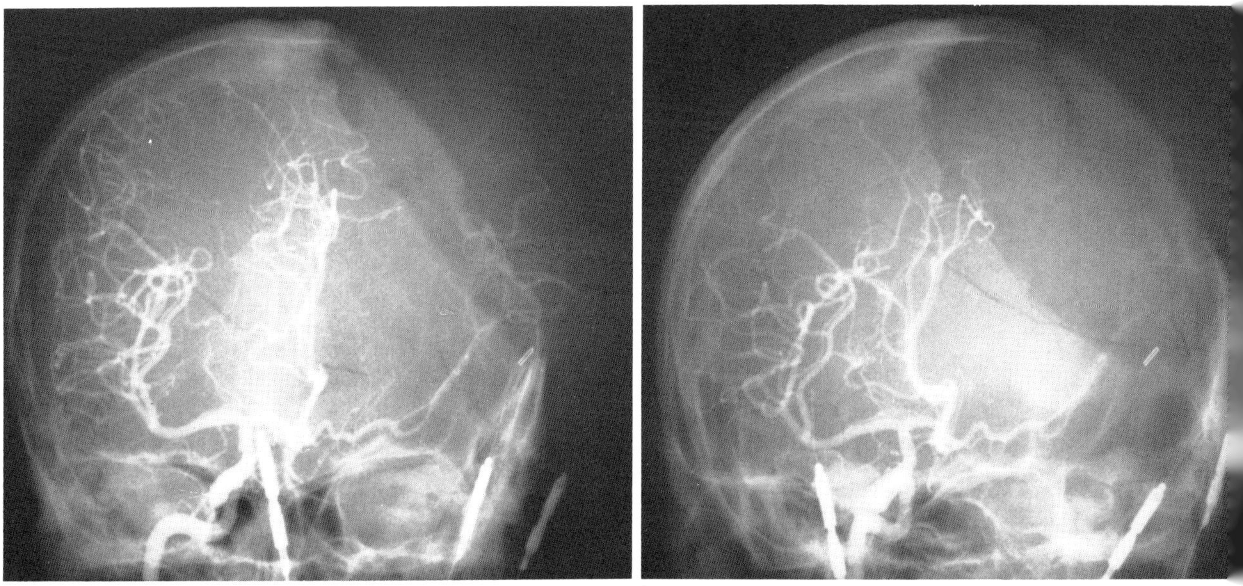

a **b**

Abb. 3.**29a–b** Carotis-interna-Angiographie rechts bei vorwiegend okzipital gelegenem epiduralem Hämatom. Schädelringfraktur von rechts temporal über parietal bis nach links okzipital reichend. Zustand nach ausgedehnter Kraniotomie links frontoparietal mit Ausräumung eines subduralen Hämatoms am Vortag.

a Großer Hirnprolaps aus dem Knochendefekt mit Ausziehung der mitgefüllten linken Mediagruppe. Mäßige Parallelverschiebung der Aa. cerebri anteriores. Schmaler gefäßfreier Raum rechts temporoparietal.

b Aufnahme 20° nach rechts gedreht (Darstellung der frontalen Randpartien): Die Äste der A. cerebri media rechts erreichen überall den Kalottenrand.

c Aufnahme 20° nach links gedreht (Darstellung der parietookzipitalen Randpartien): 25 mm breiter gefäßfreier Raum rechts parietookzipital: sehr großes epidurales Hämatom, wahrscheinlich erst nach operativer Entlastung links frontal ausgedehnt.

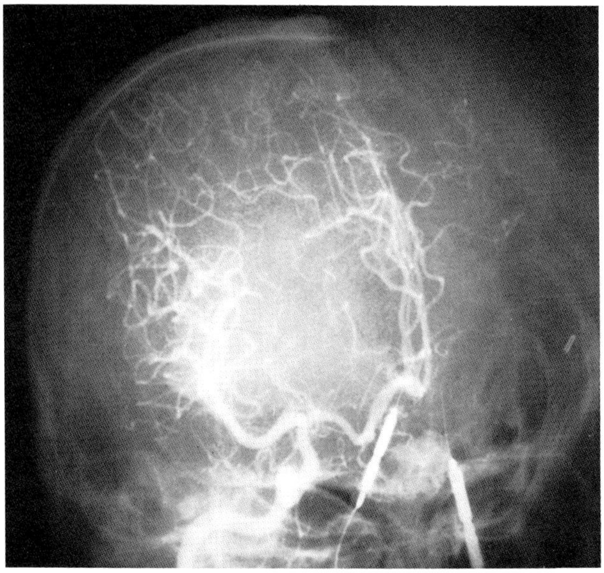

Abb. 3.**29c**

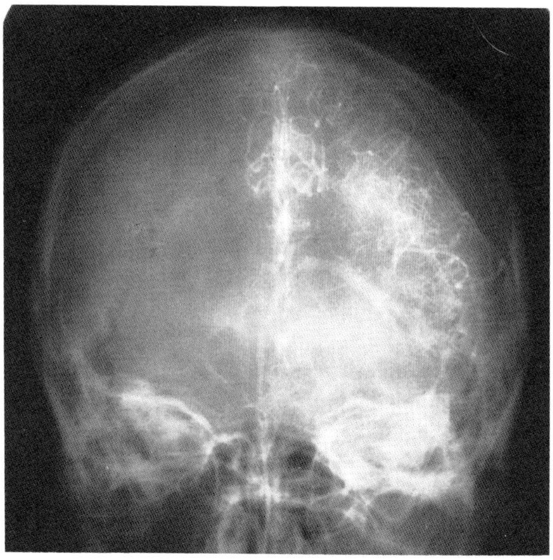

a

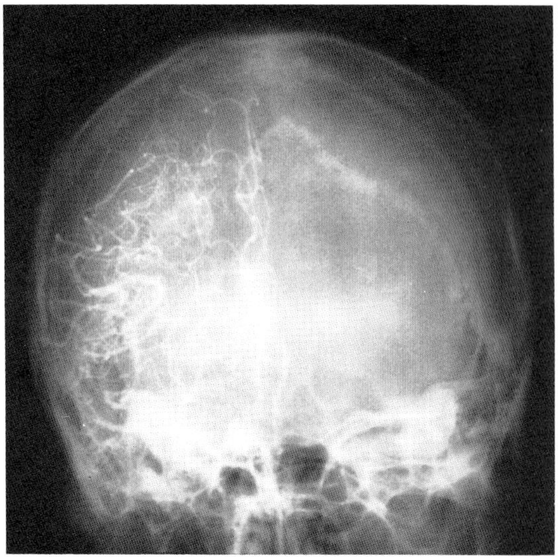

b

Abb. 3.**30a–b** Beiderseitige Karotisangiographie bei subduralem Hämatom rechts und links parietal.
a Aufnahme 3 Sekunden nach Injektionsende: mittelständige A. cerebri anterior mit arteriosklerotischer Schlängelung. Bikonvexer gefäßfreier Raum links parietal.

b Aufnahme 3 Sekunden nach Injektionsende: mittelständige A. cerebri anterior. Flach begrenzte Abdrängung der Mediaäste rechts parietal mit gefäßfreiem Raum.

Abb. 3.**31 a–c** Carotis-interna-Angiographie links einen Tag nach schwerem gedecktem Schädel-Hirn-Trauma mit anhaltender Bewußtlosigkeit. Großes intrazerebrales Hämatom links frontal.
a A.-p. Aufnahme während der Injektion: hochgradige bogenförmige Seitverlagerung der freien Abschnitte der A. cerebri anterior. Allgemeine Engstellung der zerebralen Arterien.
b Seitliche Aufnahme während der Injektion: Zusammendrängung der Mediaäste nach hinten unten. Gefäßarmer Bezirk frontobasal.
c Seitliche Aufnahme 7 Sekunden nach Injektion: gefäßloser Bezirk frontobasal. Hochgradige Stauchung der inneren Hirnvenen nach hinten (→).

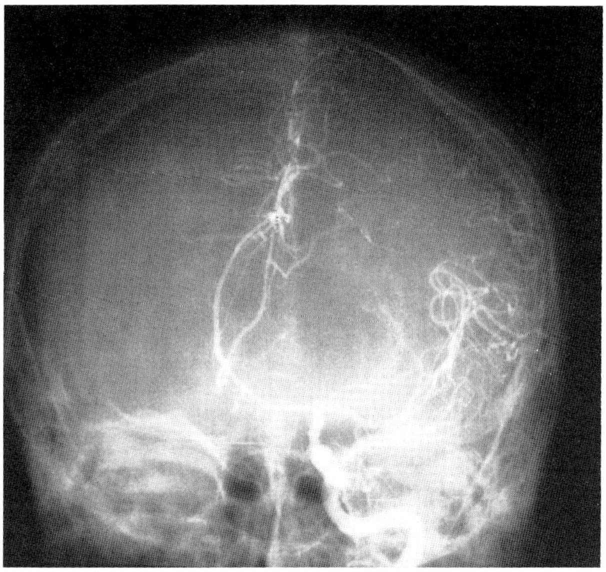

a

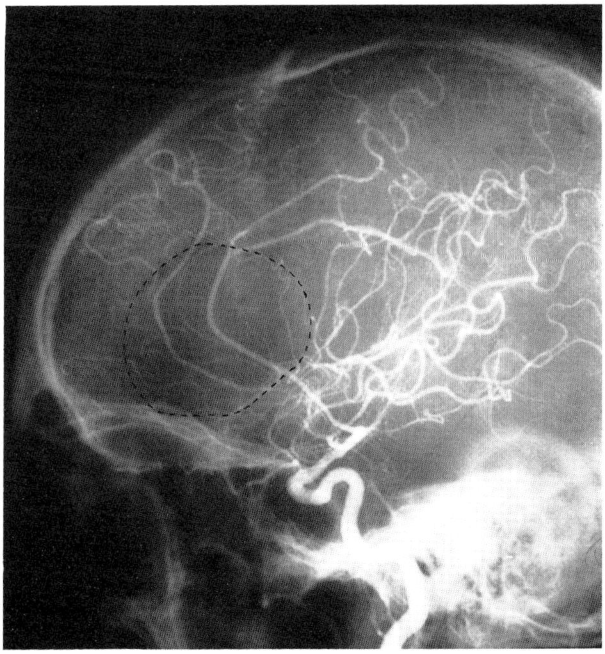

b

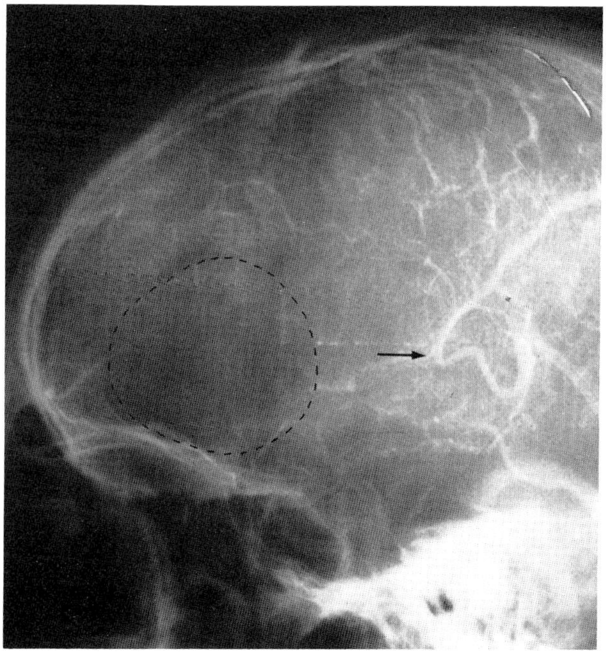

c

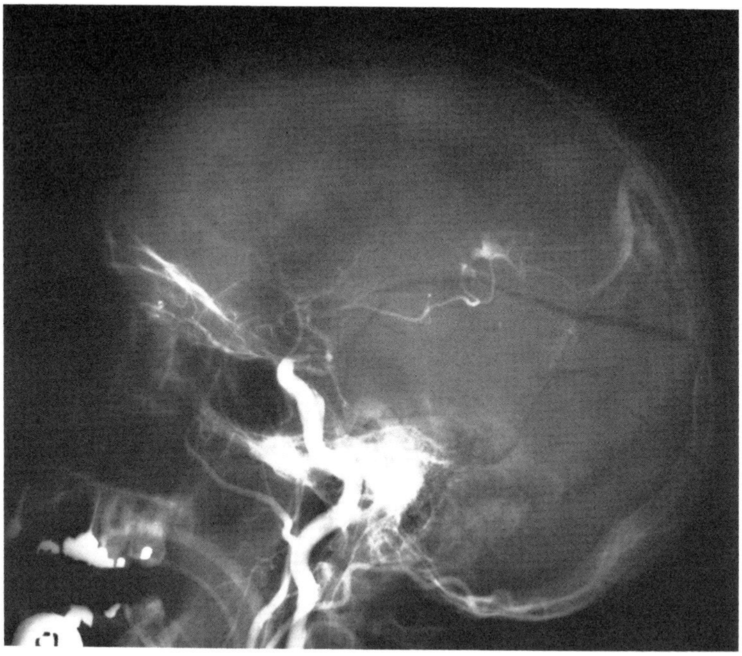

Abb. 3.**32** 50jähriger Mann. Angiogramm der A. carotis communis rechts nach schwerem Schädel-Hirn-Trauma mit Trümmerfraktur des Schädels: Schwerer Spasmus der intrakraniellen Gefäße, bereits am oberen Siphonschenkel beginnend. Kontrastmittelaustritt aus einem zerrissenen Mediaast (A. gyri angularis). Die übrigen Mediaäste stellen sich kaum, die A. cerebri anterior gar nicht dar. Vorstadium eines zerebralen Kreislaufstillstandes.

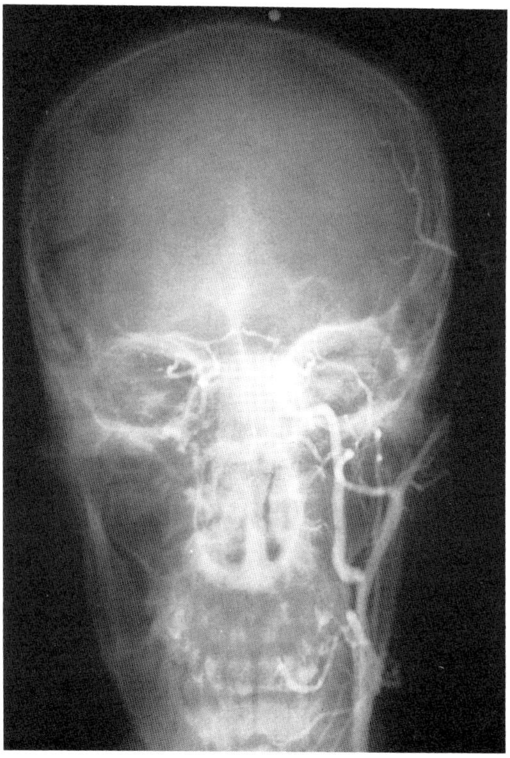

Abb. 3.**33** 17jähriger Junge. Zustand nach Verkehrsunfall mit Schädel-Hirn-Trauma. Trotz Entlastungstrepanation links seit 10 Tagen bewußtlos. Transfemorale Karotisangiographie: überwiegender Kontrastabfluß in A. carotis externa. Intrakraniell nur Füllung des Karotissiphons auf beiden Seiten, der Pars circularis der A. cerebri anterior auf beiden Seiten und der A. ophthalmica auf beiden Seiten. Keinerlei Kontrastfüllung im Versorgungsgebiet der Aa. cerebri anteriores und mediae. Totaler Stillstand der zerebralen Durchblutung.

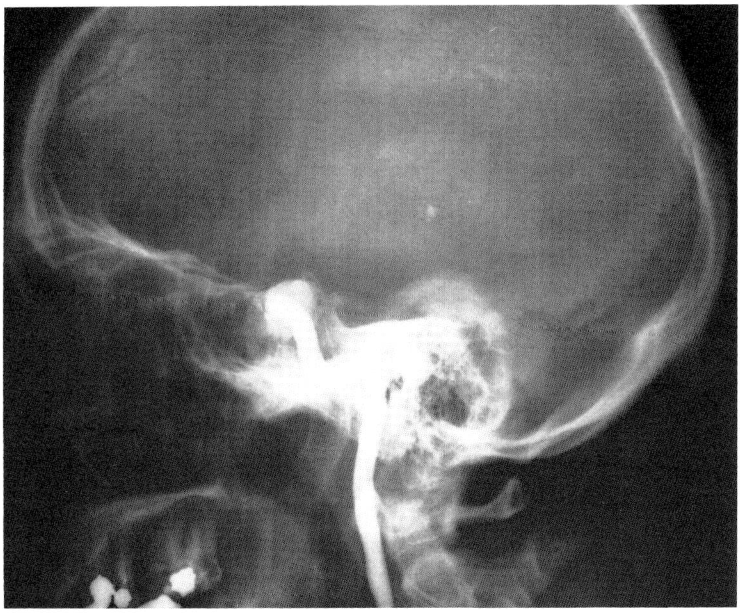

a

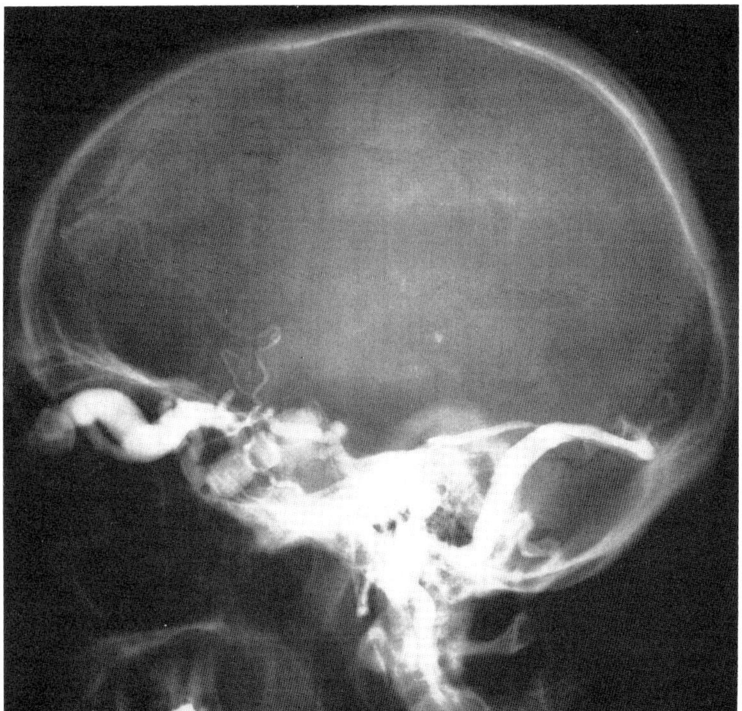

b

Abb. 3.**34a–b** Arteriovenöse Fistel zwischen A. carotis interna links und Sinus cavernosus. Vor 10 Tagen Verkehrsunfall mit multiplen Schädelfrakturen. Deutliches, pulssynchrones Lokomotivgeräusch mit Maximum linke Schläfe. Pulsierender Exophthalmus links.
a Carotis-interna-Angiographie links. Aufnahme während der Injektion: sackförmige Gefäßerweiterung in Gegend des Sinus cavernosus.

b Aufnahme 1 Sekunde nach Injektionsende: riesige vom Sinus cavernosus abführende, arterialisierte Vene zur linken Orbita ziehend, zum Sinus petrosus superior und inferior, zum Sinus transversus und zu externen Venen.

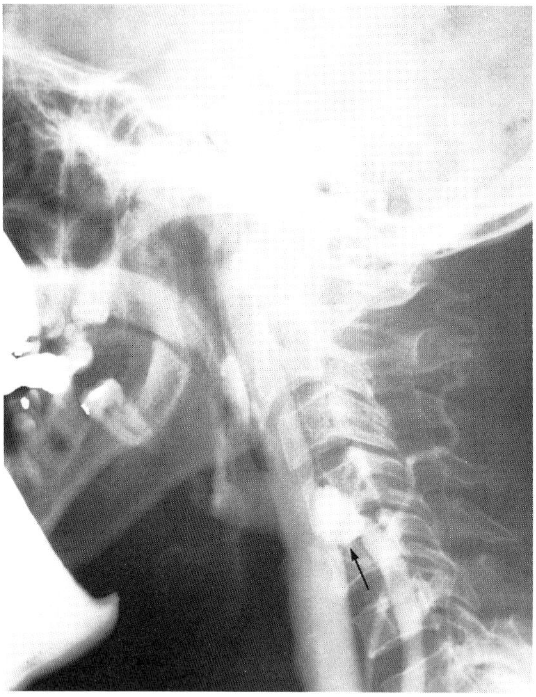
a

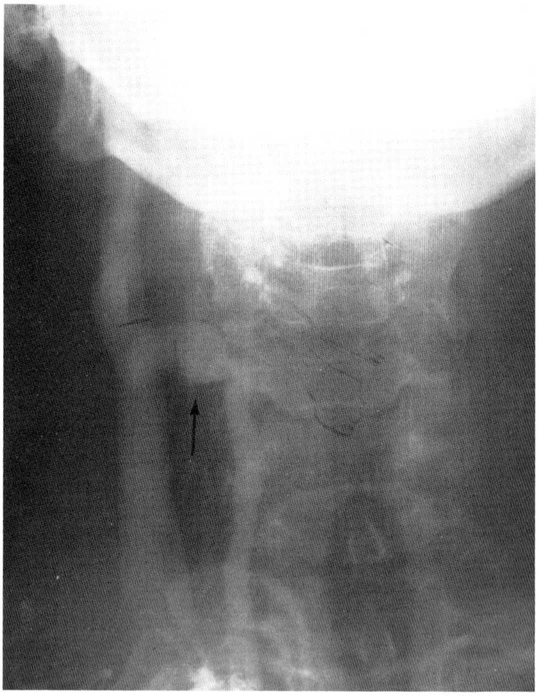
b

Abb. 3.**35 a–b** Arteriovenöse Fistel zwischen A. vertebralis und V. jugularis interna, 8 Tage nach Messerstichverletzung am Hals in Höhe C 3/4 mit Wurzelschädigung, zunehmendes pulssynchrones Ohrrauschen, erst rechts, dann links.
a Seitliche Aufnahme während der Injektion in die rechte A. vertebralis: rechte A. vertebralis kontrastgefüllt bis in Höhe des 4. Halswirbels. Hier sackförmige Erweiterung mit Übertritt des Kontrastmittels in die V. jugularis interna, die bis zur Schädelbasis arterialisiert ist.
b A.-p. Aufnahme während der Injektion in die rechte A. vertebralis: Füllung der rechten A. vertebralis bis zum 4. HW, dort quere Fistel zur V. jugularis interna. Über die arterialisierten Venen des Unterkiefers auch Übertritt von Kontrastmittel in die linke V. jugularis interna.

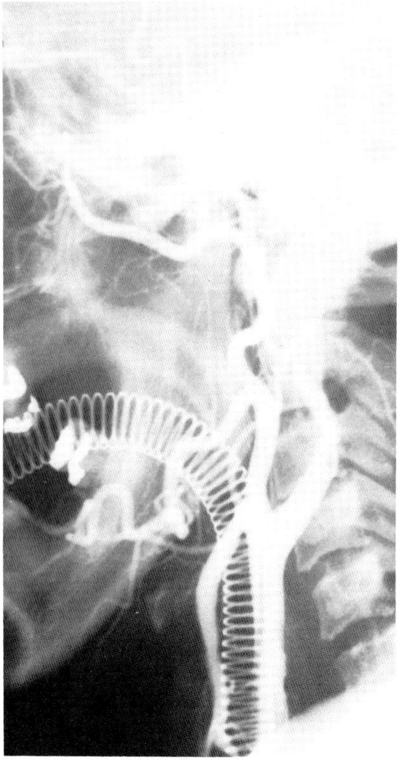
a

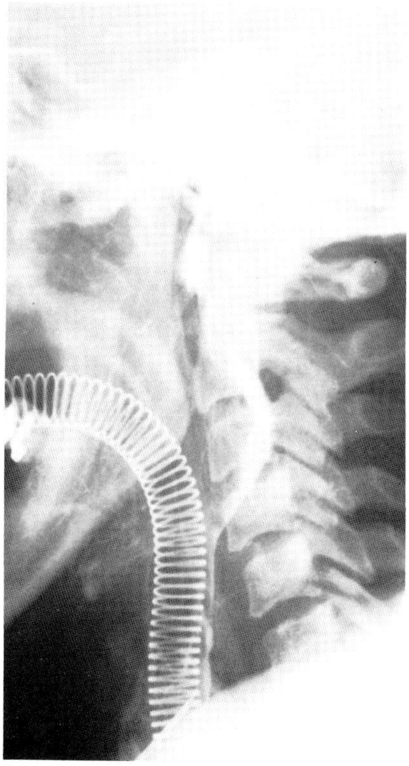
b

Abb. 3.**36 a–c** Carotis-communis-Angiographie rechts 2 Tage nach Gehirnerschütterung und stumpfem Halstrauma bei Verkehrsunfall. 24 Stunden nach Unfall Halbseitenlähmung links durch Karotisthrombose.
a Seitliche Aufnahme während der Injektion: Vollfüllung der Externaäste. Unregelmäßige Lumeneinengung der A. carotis interna in Höhe des 3. Halswirbels. In Höhe des 2. HWK Kontrastaussparung im Lumen der A. carotis interna.
b Aufnahme 4 Sekunden nach Injektionsende: Beschlagfüllung der A. carotis interna mit großem Kontrastdefekt. Schwache Füllung bis zur Schädelbasis.

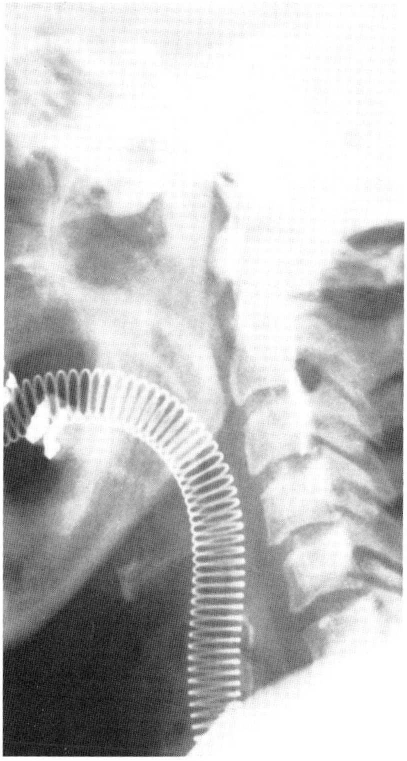

Abb. 3.36c Kontrastdepot in Höhe C2/3. Ganz langsame Entleerung des Kontrastmittels nach oben mit Füllung der A. carotis interna bis zum Siphon (Pseudookklusion).

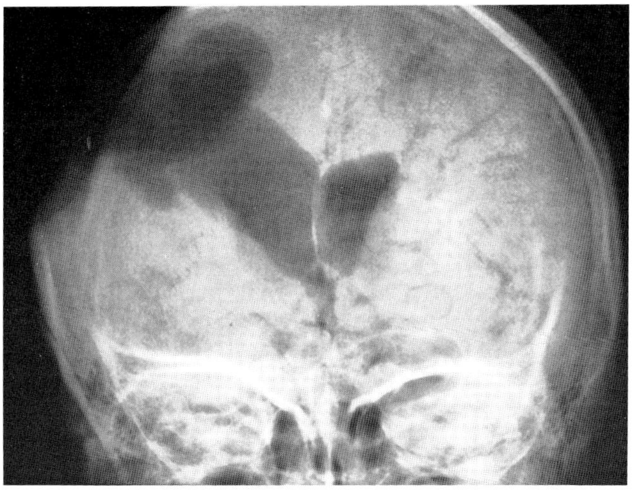

Abb. 3.**37a**

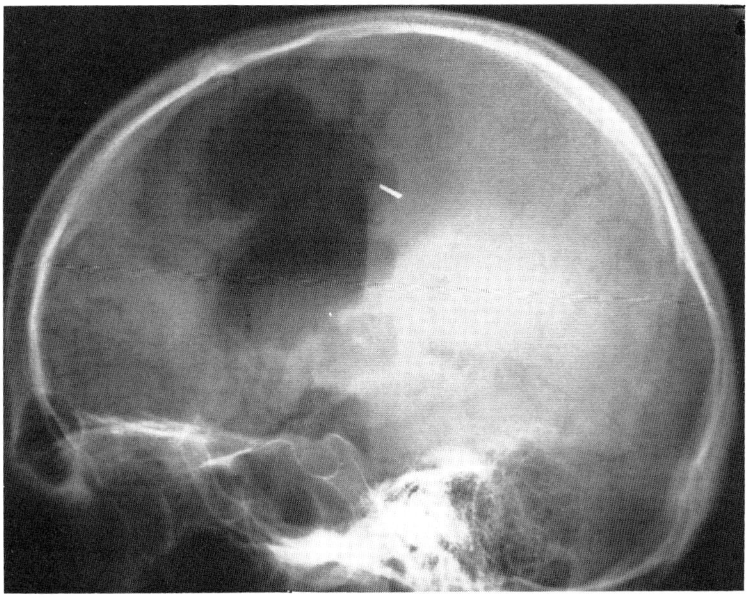

b

Abb. 3.**37a–b** 1960 penetrierendes Schädel-Hirn-Trauma rechts parietal. Seit 1962 fokale Krampfanfälle der linken Körperhälfte. 1964 akutes hochfieberhaftes meningitisches Bild mit nachfolgender Hirnoperation und Abszeßentleerung. Pneumenzephalographie 1966: posttraumatische Erweiterung des rechten Seitenventrikels. Mit dem rechten Seitenventrikel kommunizierende, operativ entleerte Abszeßhöhle rechts frontoparietal.

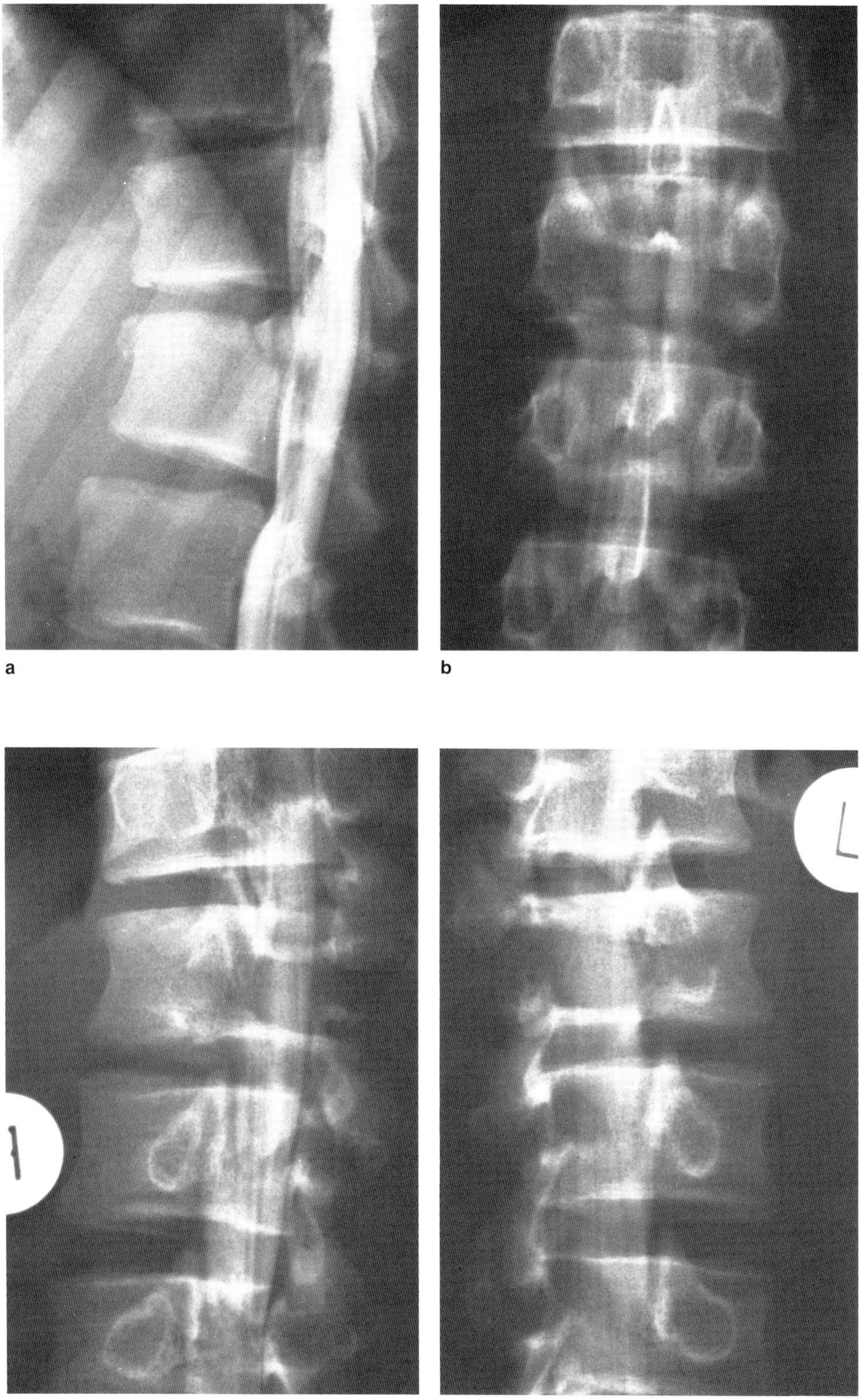

a b

c d

Abb. 3.**38 a–d** 16jähriger junger Mann mit Fraktur des 1. Lendenwirbels (vertikale Fraktur des Wirbelkörpers, auf beiden Seiten horizontale Fraktur der Bogenwurzel und Gelenkfortsatzfraktur). Solutrast-Myelographie: Regelrechte Verhältnisse im unteren Lumbalbereich **(a).** Sanduhrförmige Einengung des Kontrastbandes in Höhe L 1/2 durch ein beidseitiges epidurales Hämatom **(b–d).** Die Schrägaufnahmen zeigen zusätzlich die Bogenfrakturen **(c–d).**

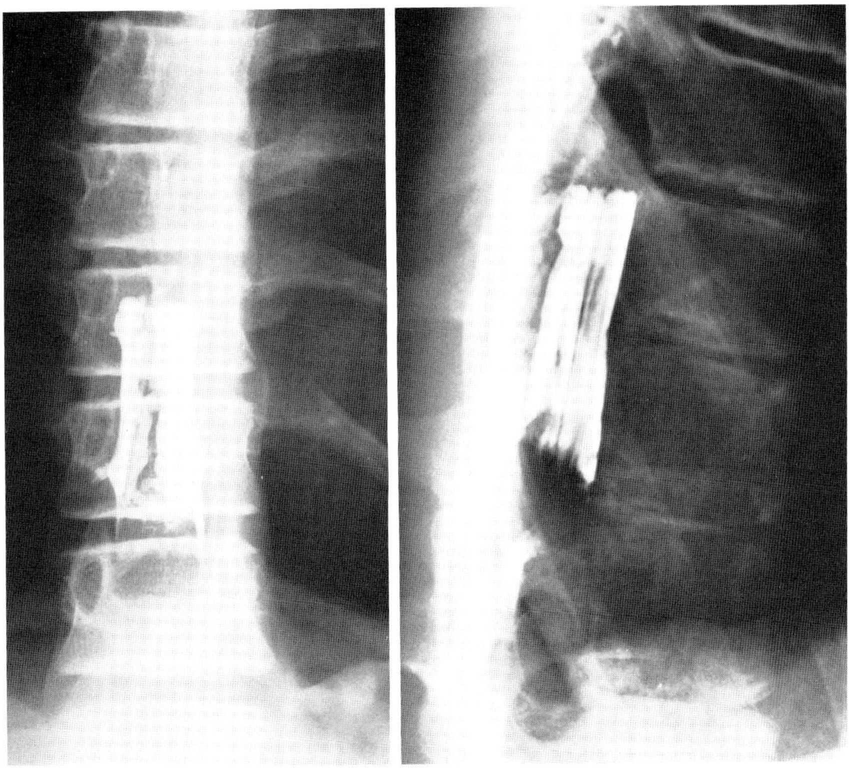

a b

Abb. 3.**39 a–b** Kurz nach Trauma zunehmendes Querschnittsbild, nach 2 Tagen voll ausgeprägt. Operation 3 Tage nach dem Trauma mit nur geringer Restitution. Pantopaque-Myelogramm: Totalstopp in Höhe des 11./12. BWK mit Verlagerung des Rückenmarks nach rechts und Auftreibung der Markkontur durch Hämatomyelie Th 11–L 2 nach Überstreckungstrauma.

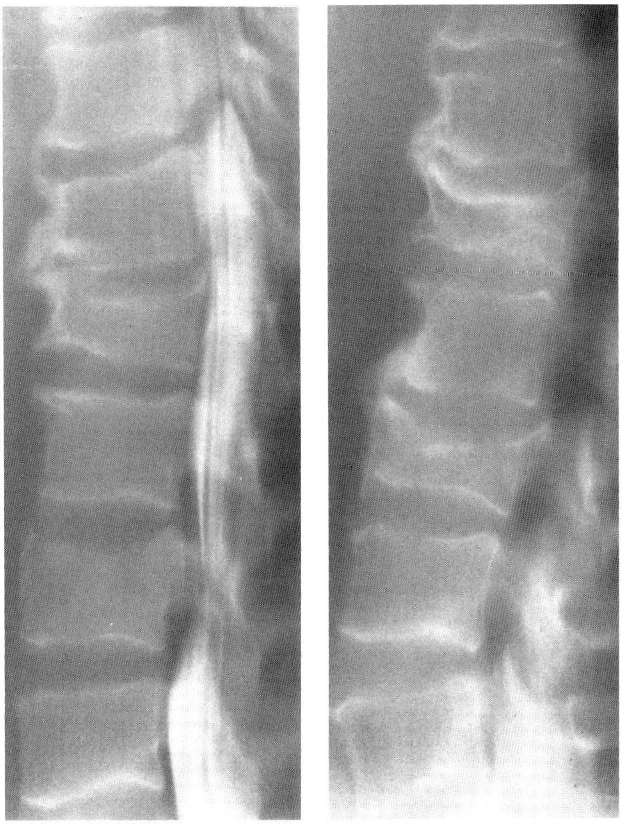

a b

Abb. 3.**40 a–b** 39jähriger Mann mit Kompressionsfraktur von LWK 3. Lumbale Myelographie und seitliches Tomogramm 3 Tage nach dem Unfall **(a):** Abbruch der vorderen und der hinteren Randkanten von LWK 3 mit Fragmentverschiebung in den Wirbelkanal hinein. Dadurch und durch eine zusätzliche epidurale Blutung wird die Kontrastmittelsäule hinter dem frakturierten Wirbel komprimiert. Außerdem alte Kompressionsfraktur von LWK 1 mit Höhenminderung des Wirbels, Fehlhaltung und ventraler spondylotischer Abstützreaktion. Seitliches Kontrolltomogramm 1 Jahr nach dem Zweittrauma **(b).** Weitere Höhenminderung des Wirbels mit Einbruch der Deckplatte und stärkere Dislokation der Fragmente als bei der Voraufnahme. Inzwischen eingetretene ventrale Abstützreaktion jetzt auch bei L 2/3.

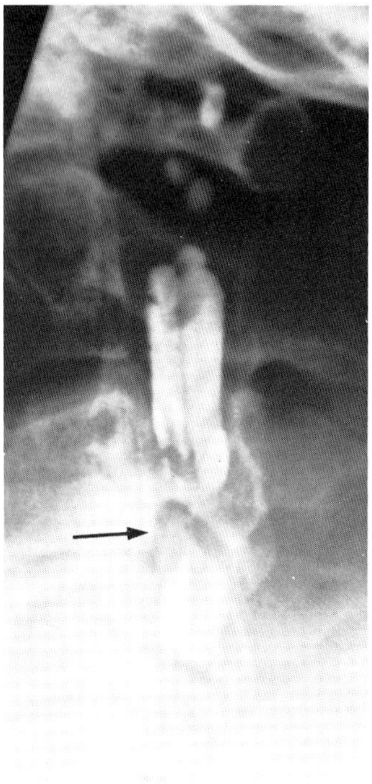

Abb. 3.**41** Nach Fall auf Kopf mit extremer Reklination der Halswirbelsäule Querschnittsbild ab C 5. Myelographie am Unfalltag. Subokzipitale Pantopaque-Myelographie: Kontrastdefekt in Höhe des Zwischenwirbelraumes C 3/4 durch frei in den Spinalkanal perforiertes Bandscheibengewebe.

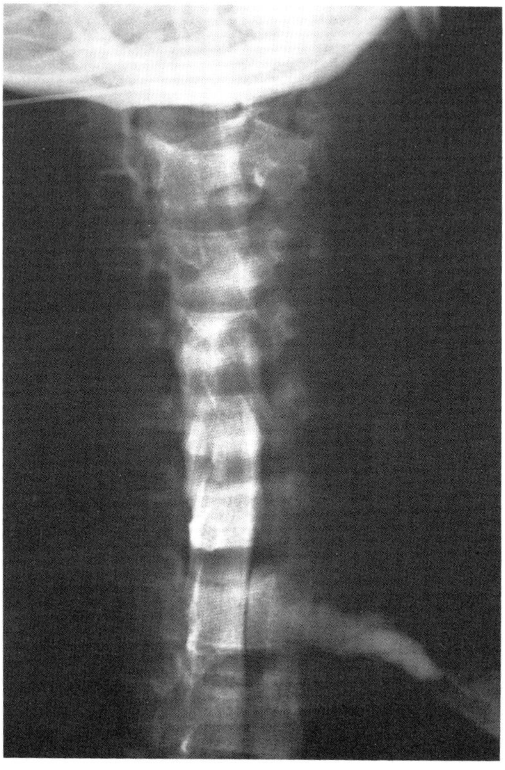

Abb. 3.**42** 17jähriger Mann mit Plexusschädigung und Wurzelausriß nach Motorradunfall. Darstellung einer fingerförmigen Kontrastmittelansammlung nach Einriß der Wurzeltasche D 1. Die zystenartige Struktur erstreckt sich sowohl epidural mit Verlagerung des Markschattens als auch durch das Zwischenwirbelloch weit nach lateral. Darüber Verkürzung der Wurzeltasche C 8, vermutlich infolge Vernarbung. Außerdem fehlen die Aussparungen der Wurzeln C 8 und D 1 im subarachnoidalen Kontrastmittelstreifen als Folge des Wurzelausrisses aus dem Rückenmark.

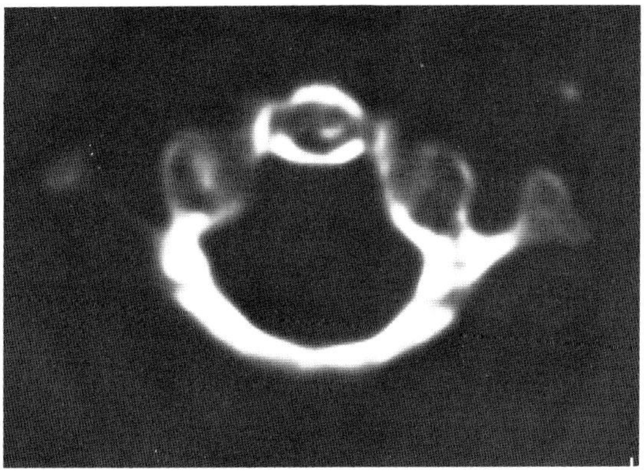

a

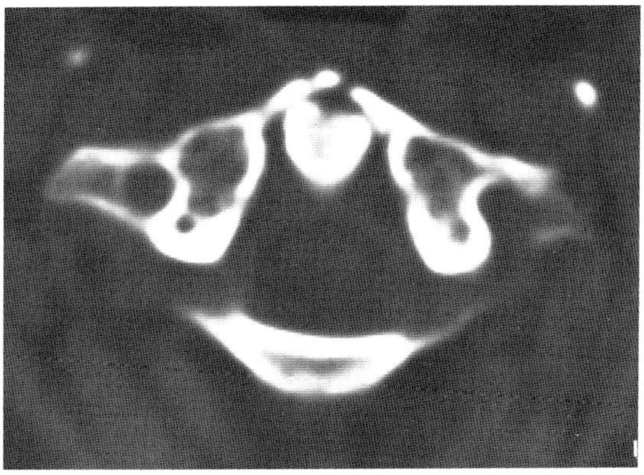

b

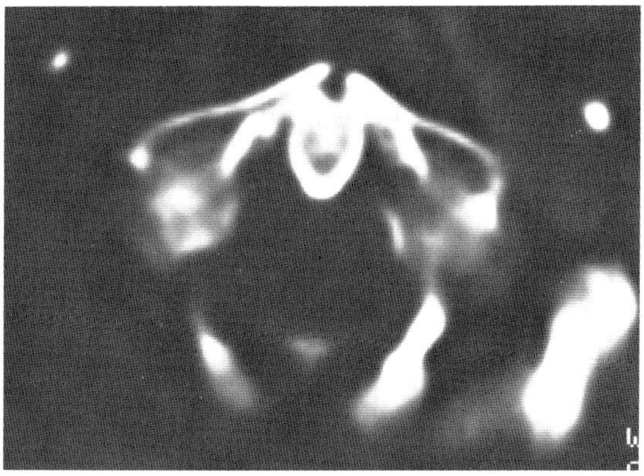

c

Abb. 3.**43 a–c** 72jährige Frau mit Fraktur des vorderen und hinteren Atlasbogens (Jefferson-Fraktur). Die Frakturlinien im vorderen und hinteren Atlasbogen sind bei Knocheneinstellung gut zu erkennen. Eine Dislokation ist noch nicht eingetreten. Eine begleitende Densfraktur (Abbruch an der Densbasis) war auf den axialen Schichten nicht zu erkennen.

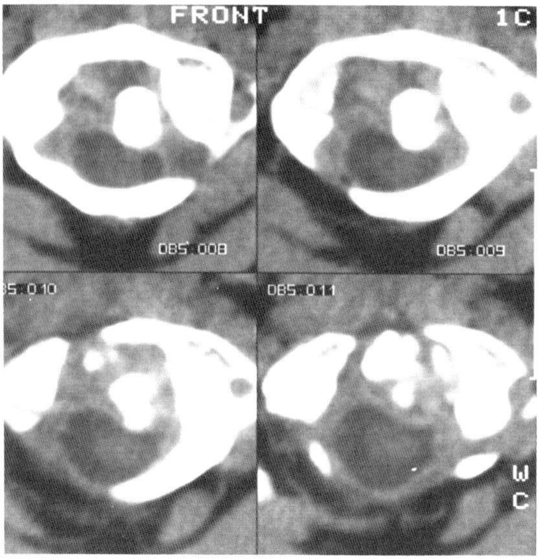

a

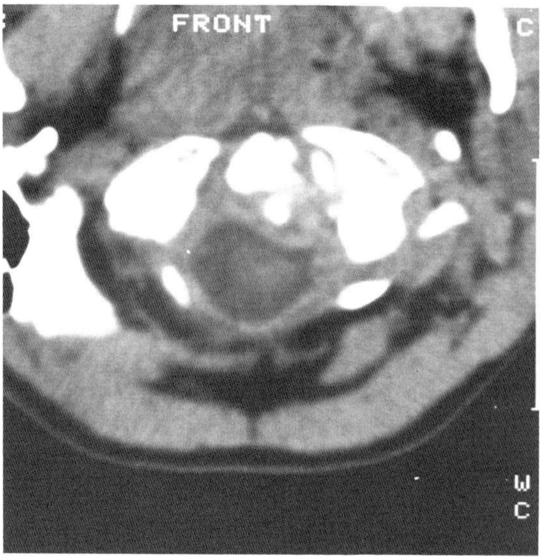

b

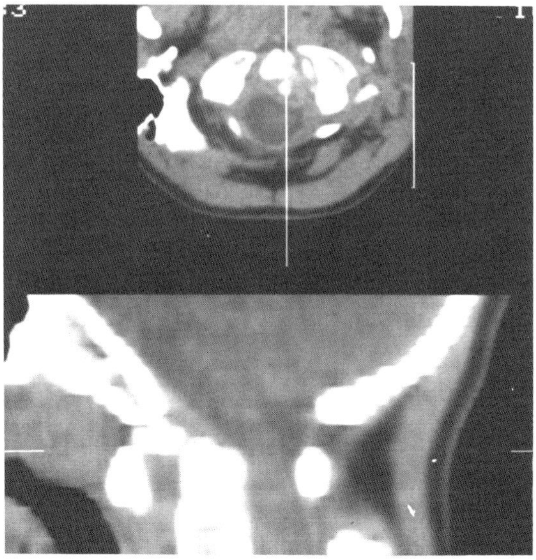

c

Abb. 3.**44 a–c** 14jähriger Junge nach Schädel-Hirn-Trauma. Fraktur der Densspitze mit Dislokation nach rechts **(a)**, Dorsalverschiebung der Fragmente und Eindellung des Duralsackes **(b)**, Ventraldislokation der Spitze in der Rekonstruktion **(c)**. Freundlicherweise überlassen vom Strahleninstitut der Universität Tübingen (Direktor Prof. Dr. *Frommhold*).

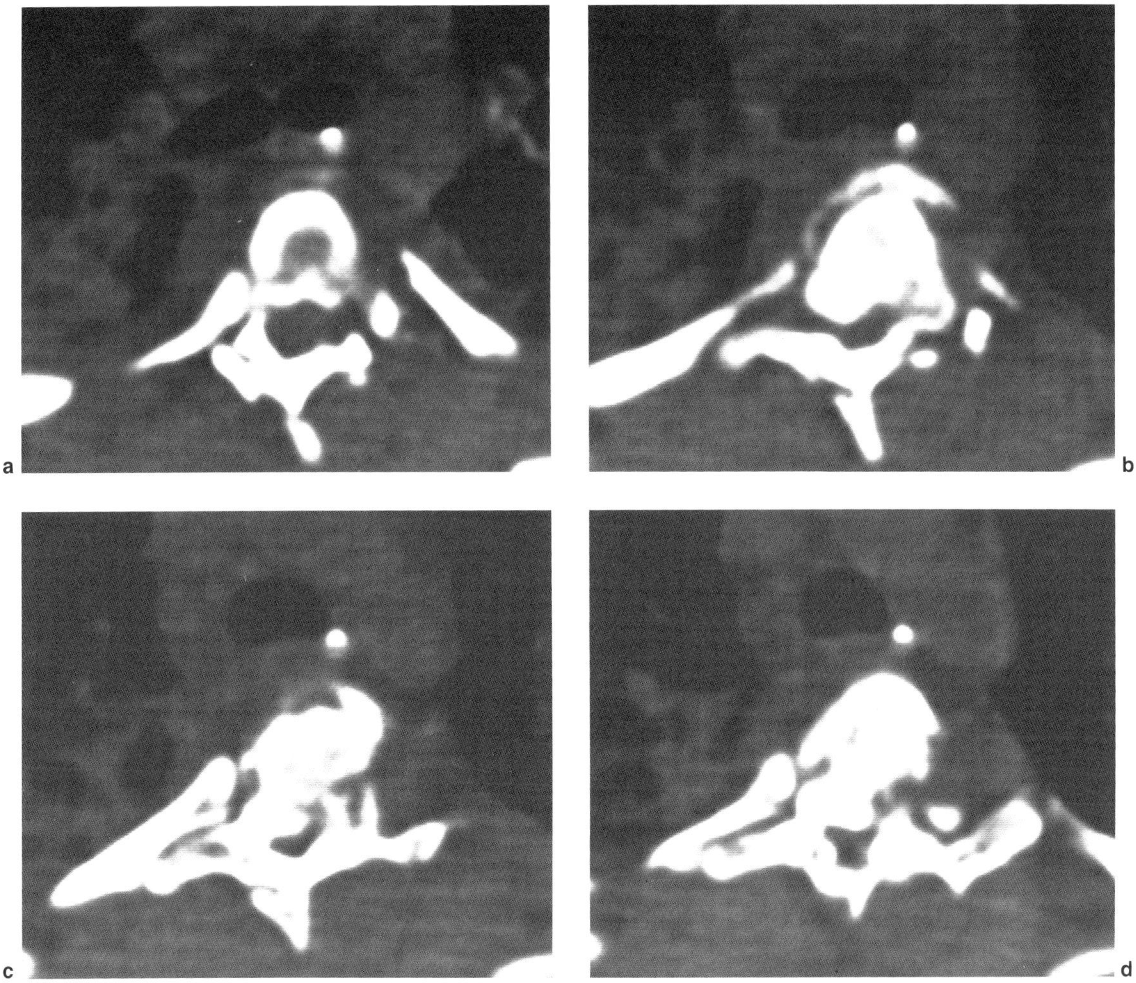

Abb. 3.**45a–d** 18jähriger Mann mit Fraktur des Wirbels D 6. Fraktur sowohl des Wirbelkörpers mit erkennbaren Frakturlinien als auch vor allem des Bogens mit Abbruch der Quer- und Dornfortsätze und erheblicher Dislokation. Nachweis von Knochenfragmenten im Wirbelkanal.

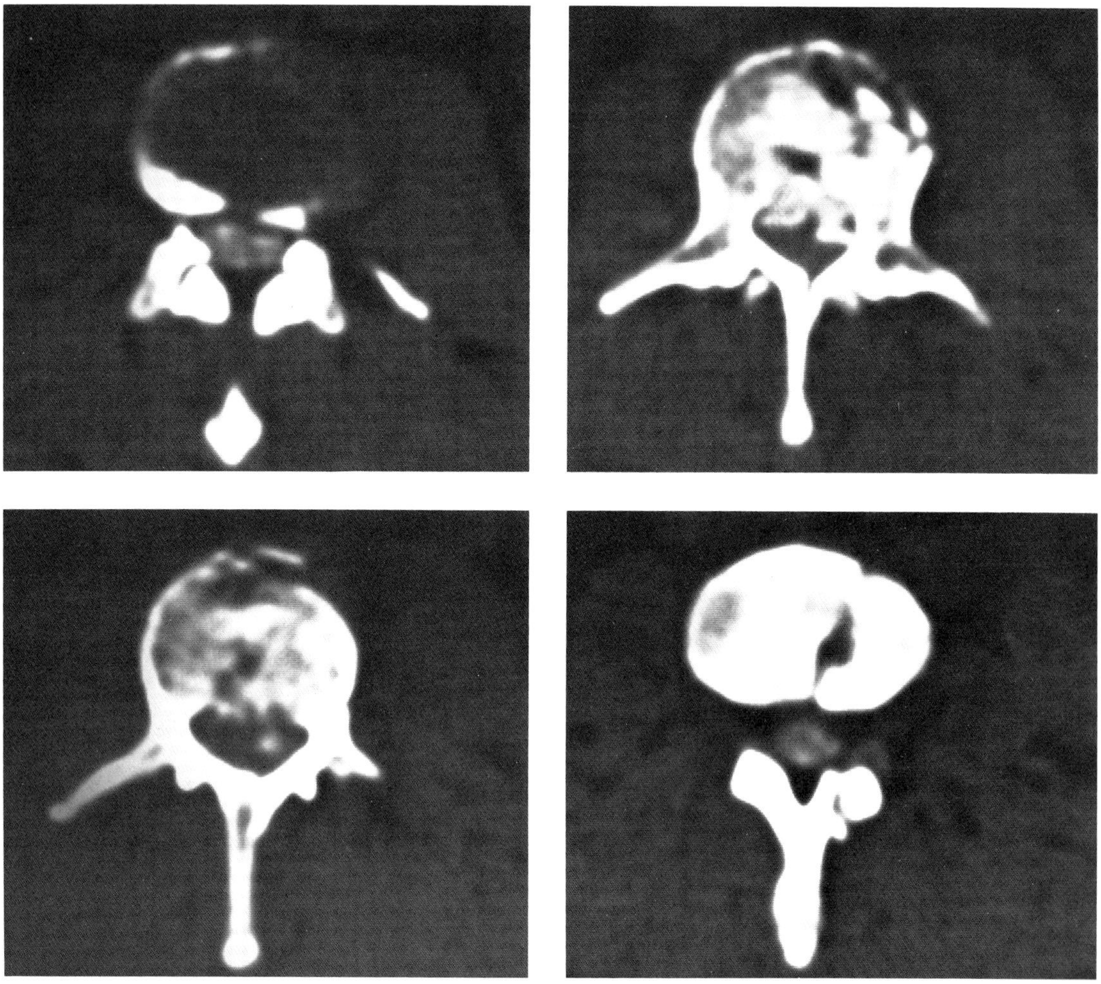

a b c d

Abb. 3.**46a–d** 39jähriger Mann mit frischer Trümmerfraktur des 3. LWK (Patient von Abb. **40**). CT nach Myelographie. Vorwiegend sagittal verlaufende Frakturlinien im Wirbelkörper **(b–c).** Die in den Wirbelkanal hinein dislozierten Knochenfragmente komprimieren den Duralsack, so daß nur oberhalb **(a)** und unterhalb **(d)** davon Kontrastmittel im Wirbelkanal erkennbar ist.

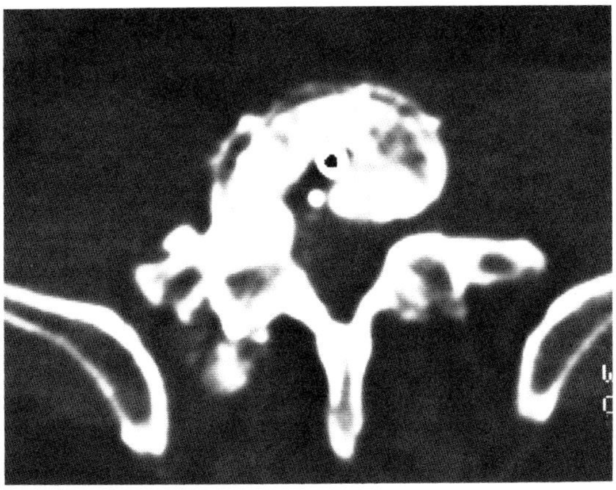

a

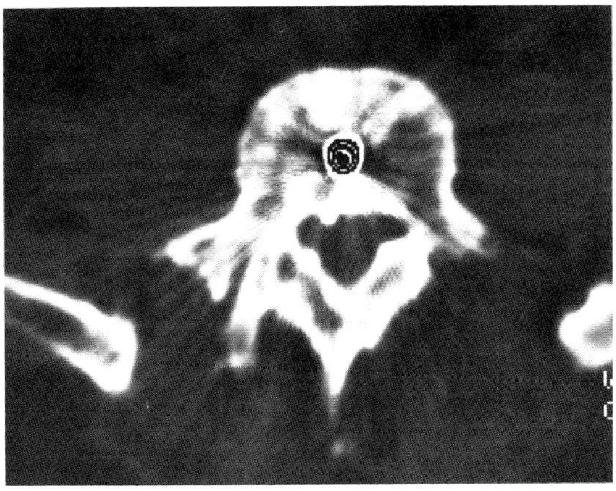

b

Abb. 3.**47 a–b** 64jähriger Patient mit Schußverletzung des 5. LWK (Kriegsverletzung). Das Geschoß ist durch den Bogenzwischenraum von dorsolateral in den 5. LWK eingedrungen und der Schußkanal noch nachweisbar. Bislang keine Abszeßbildung.

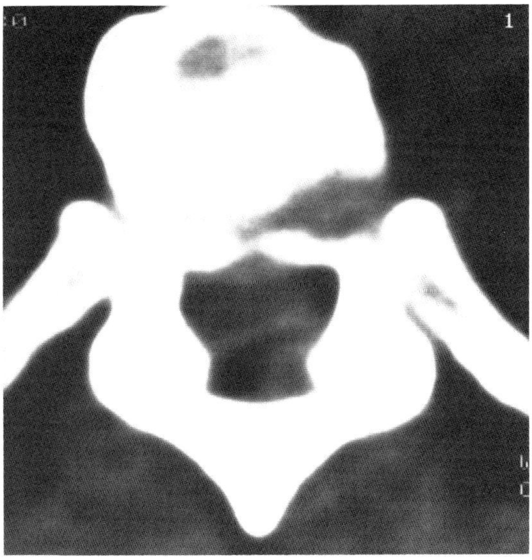

Abb. 3.**48** 60jähriger Mann mit retromedullärem Hämatom. Im CT ist lediglich die kleine Verdichtung dorsolateral links vor dem Wirbelbogen D 8 erkennbar sowie eine Ventralverlagerung des Duralsackes (Verdachtsdiagnose, kein Beweis!).

4 Becken

Beckenfrakturen kommen überwiegend durch Sturz oder Zusammenstoß, seltener durch andere Unfallmechanismen wie Abriß, Absprengung oder Schußverletzung zustande. Die Altersverteilung zeigt einen schnellen Anstieg im 2. Lebensjahrzehnt, entsprechend der zunehmenden Gefährdung durch Beruf, Sport und Verkehr. Ein weiterer Anstieg findet sich in der Altersgruppe über 60 Jahre, was die erhöhte Unfallgefährdung durch Minderung der Reaktionsfähigkeit wiederspiegelt. In allen Altersgruppen sind Fußgänger am meisten gefährdet. Sie sind in 70% der Beckenfrakturen die Betroffenen (Gilchrist u. Peterson 1967).

Die Definition der in der Praxis sehr vielgestaltigen traumatischen Schäden am Beckenskelett soll zunächst durch eine skizzenhafte Synopsis erleichtert werden (Abb. 4.**1**).

Da mehrfache Frakturen am Becken häufig sind, empfiehlt es sich festzustellen, ob eine isolierte Fraktur oder eine kombinierte Fraktur bzw. Verletzung vorliegt. Dementsprechend ist die Standardaufnahme die Beckenübersicht. Dazu kommen Beckenteilaufnahmen in verschiedenen Projektionsrichtungen, z. B. zur Darstellung der Sitz- und Schambeine mit 15° bis 20° von kranial oder von kaudal her gerichtetem Zentralstrahl.

Zur Analyse des Kreuzbeines und der Iliosakralgelenkregion sind Schichtaufnahmen vorteilhaft. Auch eine seitliche Beckenaufnahme ist mit einer leistungsfähigen Apparatur möglich. Sie erlaubt eine exakte Beurteilung der Artikulation in den Hüftgelenken und der Dislokation von größeren Pfannenrandfragmenten. Letztere lassen sich aber meist auch durch eine um 30° angehobene Teilaufnahme lokalisieren, was wegen der hierbei bedeutend geringeren Strahlenbelastung der Gonaden vorzuziehen ist.

Die Stellung von Pfannenrandfragmenten ist besonders gut computertomographisch zu beurteilen, ebenso die Sprengung eines Iliosakralgelenkes oder die Dislokation des gesamten Kreuzbeines (Abb. 4.**2**). Der Wert der CT beim Beckentrauma wird ferner durch die Mitdarstellung von Organläsionen und Hämatomen, dem Nachweis zusätzlicher knöcherner Verletzungen und durch die Darstellung in der 3. Ebene bestimmt.

Unter den isolierten Frakturen ist weitaus am häufigsten die Schambeinfraktur (Abb. 4.**3a**), gefolgt von den Azetabulumfrakturen (**b**). Auch Frakturen der Beckenschaufel, besonders die Abrißfraktur der Spina iliaca anterior superior (**c**) sind oft solitär. Seltener ist die isolierte Sitzbeinfraktur (**d**).

Die Frakturen des Beckenringes werden unterteilt in einfache (einseitige) vordere Beckenringfraktur (Abb. 4.**4**) und die doppelseitige Beckenringfraktur, die oft mit weiteren knöchernen Läsionen kombiniert ist (Abb. 4.**5**). Ein besonderer Frakturtyp ist der Bruch des vorderen und hinteren Beckenringes (Malgaigne-Fraktur) (Abb. 4.**6**).

Hüftgelenkluxationen werden oft von Brüchen der Gelenkpfanne begleitet (Abb. 4.**7**). Die Luxation des Oberschenkelkopfes in Verbindung mit einer Schenkelhalsfraktur ist relativ selten (Abb. 4.**8**). Eine Sonderform der Luxationsfraktur ist die „zentrale Hüftluxation", wobei der Femurkopf unter Bruch des Pfannengrundes ins kleine Becken disloziert (Abb. 4.**9**). Bei entsprechender Gewalteinwirkung kann es auch zur doppelseitigen Hüftluxation mit begleitenden Brüchen kommen (Abb. 4.**10**). Die vordere obere oder hintere obere Hüftluxation kann im a.-p. Bild nicht immer eindeutig unterschieden werden. Zur Klärung ist eine angenähert seitliche Aufnahme geeignet (Abb. 4.**11**). Sogenannte Spontanluxationen sind heutzutage nach Femurkopfendoprothesen oder Hüftgelenkstotalprothesen zu beobachten (Abb. 4.**12**).

Die Symphysenruptur ist fast immer mit einer Sprengung der Iliosakralfuge (einseitig oder doppelseitig) verbunden (Abb. 4.**13**).

Beckenfrakturen gehen in einem hohen Prozentsatz mit Verletzungen der Becken- und Abdominalorgane einher. Die Komplikationen sind in der Reihenfolge ihrer Häufigkeit (nach Zatzkin 1965): Ruptur der Blase, der Harnröhre oder beider zusammen, retroperitoneales Hämatom, Zwerchfellruptur, Darmverletzung, Milzruptur, Einrisse im Dünndarmmesenterium, Nervenschädigung, Gefäßzerreißungen, Vaginaeinrisse. Nicht selten finden sich mehrere dieser Komplikationen gleichzeitig.

Ein Beckentrauma während der Schwangerschaft birgt die Gefahr der Uterusruptur oder der direkten Schädigung der Frucht, wobei auch eine Fraktur des kindlichen Schädels möglich ist (Wallner 1969).

Nach traumatischer Beckendeformierung wird, abhängig von Art und Ausmaß der Dislokation und der Kallusbildung, bei späterer Schwangerschaft mit geburtshilflichen Komplikationen zu rechnen sein.

Die Bildanalyse bei Beckenverletzungen sollte sich immer auch auf die Weichteile erstrecken. Abnorme Weichteilverschattungen oder eine Verlagerung der Blase sind fast immer Ausdruck eines retroperitonealen Hämatoms oder einer extravesikalen Urinansammlung, zumindest muß dann ein derartiger Verdacht geäußert werden, damit weitere diagnostische Maßnahmen wie i. v. Urogramm oder Urethrozystogramm eingesetzt werden. Blasen- oder Harnröhrenverletzungen sind am häufigsten bei Schambeinfrakturen bzw. bei einfachen oder kombinierten Frakturen des vorderen Beckenringes (Abb. 4.**14** u. 4.**15**), selten bei Azetabulumfrakturen und fast nie bei isolierten Darmbeinfrakturen oder Iliosakralgelenkdislokationen zu erwarten. Ausnahmsweise kann eine Blasenruptur auch bei einem Beckentrauma ohne Fraktur vorkommen. Beim Verdacht auf Harnröhrenverletzung sollte vor einer Katheterisierung eine Urethrographie gemacht werden.

Frakturen des Kreuzbeins kommen meist zusammen mit anderen Beckenfrakturen vor, Frakturen des Steißbeins häufig isoliert. Nach Schild u. Mitarb. (1981) werden Kreuzbeinfrakturen bei der Erstuntersuchung in etwa 30% übersehen.

Die röntgenologischen Symptome reichen von der kaum erkennbaren Frakturlinie ohne wesentliche Dislokation bis zum völligen Abriß mit mehr oder weniger starker Verschiebung des Fragmentes ins Beckeninnere (Abb. 4.**16** u. 4.**17**). Die anlagebedingten Formverschiedenheiten des Steißbeins können dem Anfänger erhebliche Schwierigkeiten bereiten. Gewöhnlich werden Kreuz-Steißbein-Frakturen am besten in seitlicher Projektion dargestellt (Abb. 4.**18**). Der Wert des a.-p. Bildes kann bei Überlagerung von Darminhalt durch einen vorhergehenden kleinen rektalen Reinigungseinlauf oder durch den Einsatz spezieller Techniken wie Zonographie oder Tomographie verbessert werden.

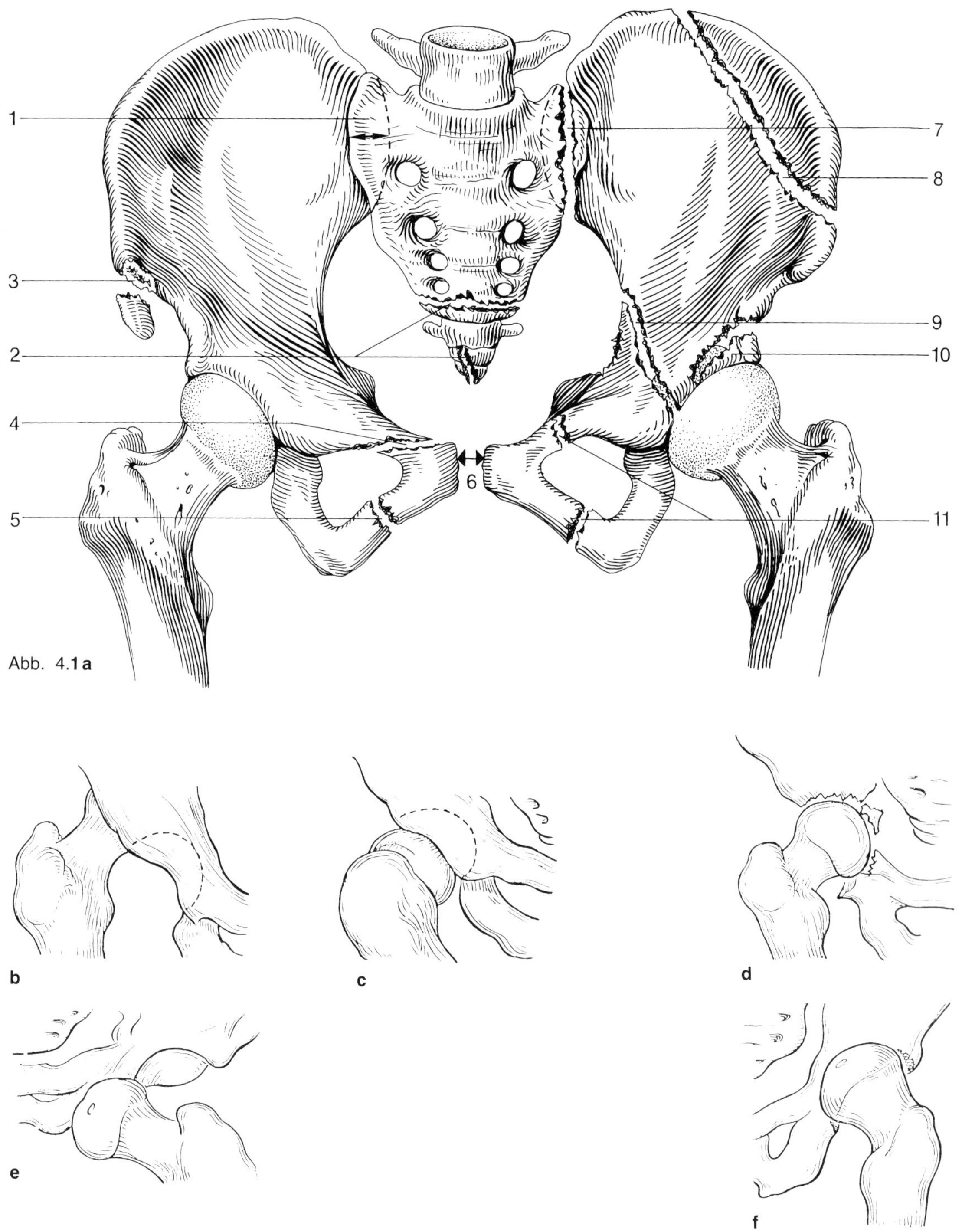

Abb. 4.**1** Übersicht über die Beckenfrakturen und Hüftgelenkluxationen: **a** Lokalisation der Beckenfrakturen: 1 iliosakrale Gelenksprengung, 2 Kreuzbein- oder Steißbeinfraktur, 3 Abrißfraktur der Spina iliaca anterior superior, 4 Schambeinfraktur, 5 Sitzbeinfraktur, 6 Symphysensprengung, 7 hintere Beckenringfraktur, 8 Darmbeinfraktur, 9 Pfannengrundfraktur, 10 Pfannenrandfraktur, 11 vordere Beckenringfraktur, 7 und 11 zusammen: doppelter einseitiger Beckenringbruch (nach Malgaigne); **b** hintere obere Luxation (iliakale Luxation); **c** hintere untere Luxation (ischiale Luxation); **d** zentrale Hüftluxation; **e** vordere untere Luxation (infrapubische Luxation); **f** vordere obere Luxation (suprapubische Luxation)
(Abb. **b–f** aus: *H. R. Zatzkin:* The Roentgen Diagnosis of Trauma. Yearbook Medical Publishers, Inc., Chicago 1965, Used by permission).

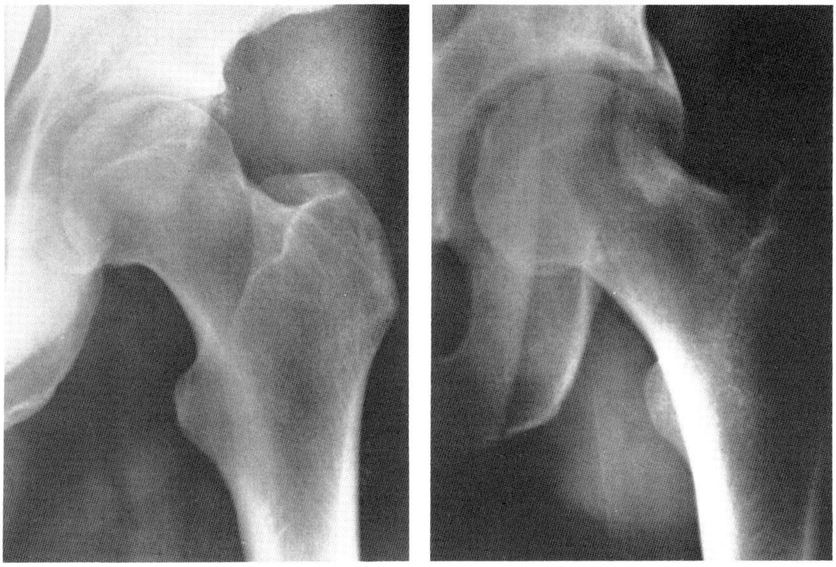

▲
Abb. 4.2a ▶

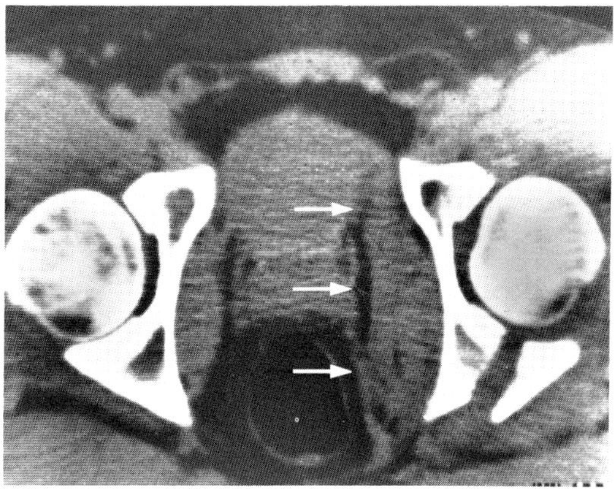

Abb. 4.2 Computertomographie beim Beckentrauma:
a Fraktur des hinteren Pfannenrandes in der konventionellen a.-p. und Schrägaufnahme und im CT-Bild. Verdikkung der Beckenwandweichteile durch Hämatome (nach Dihlmann).
b Iliosakralgelenksläsionen im CT-Bild. Obere Hälfte: Ruptur des linken Iliosakralgelenkes. Untere Hälfte: Dislokation des ganzen Kreuzbeines nach ventral (nach Heller u. Mitarb.).

Abb. 4.2b ▶

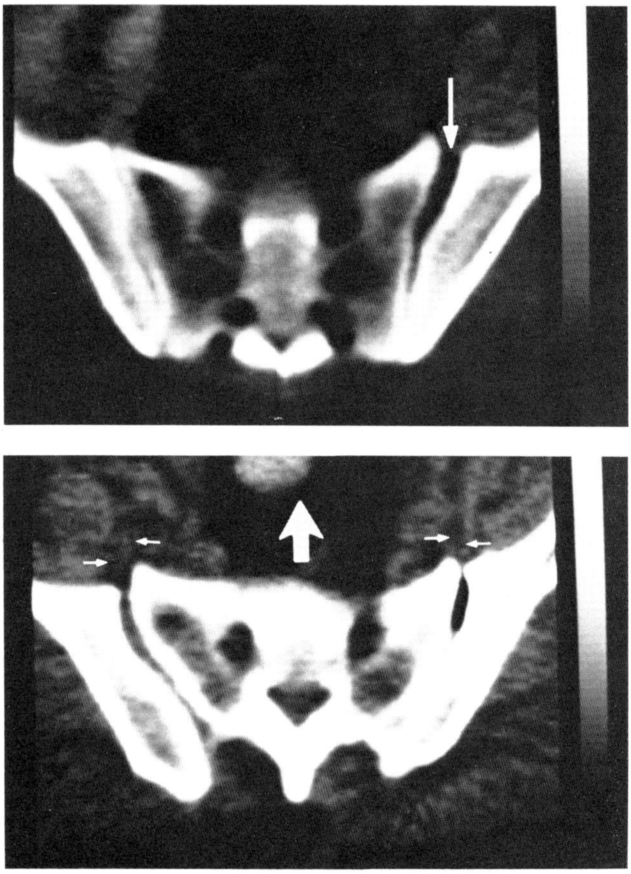

Abb. 4.**2b**

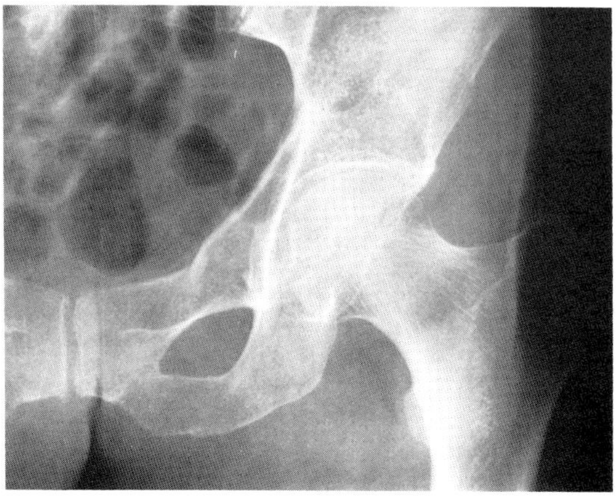

Abb. 4.**3a** 71jährige Frau. Isolierte Schambeinfraktur links.

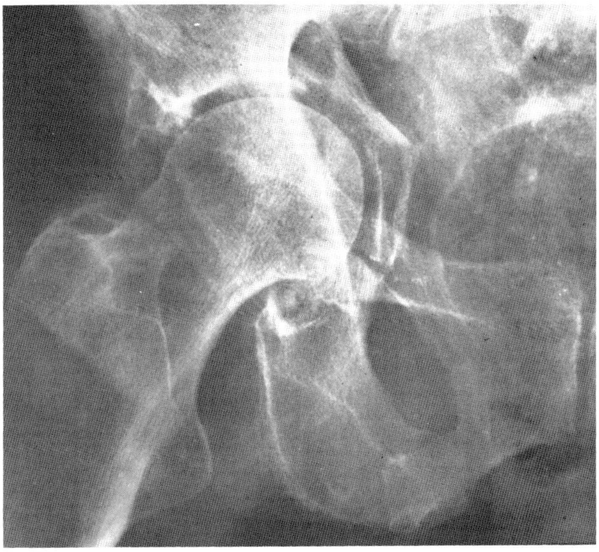

Abb. 4.**3b** 80jährige Frau. Pfannengrundfraktur.

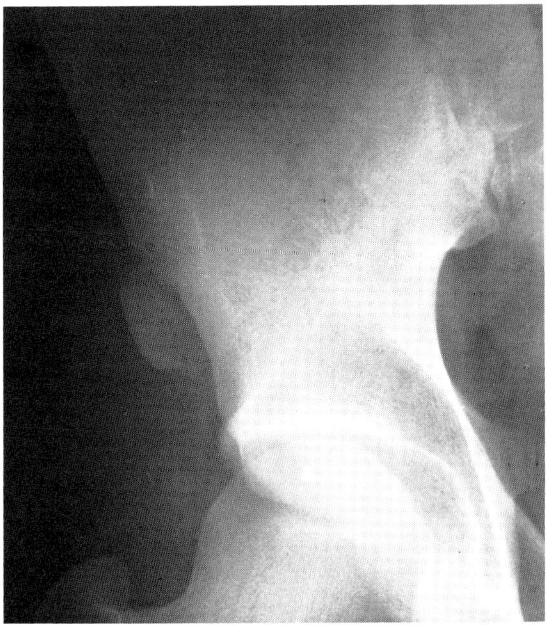

c 17jähriger Junge, von Auto angefahren. Abrißfraktur der Spina iliaca anterior superior rechts. Knöcherne Konsolidierung unter mäßiger Abwärtsverlagerung der Spina.

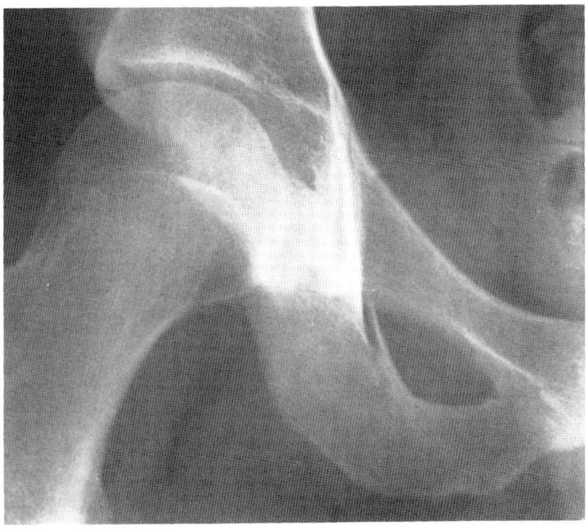

d 27jähriger Mann, mit Auto gegen Telefonhäuschen gefahren. Isolierte Sitzbeinfraktur rechts.

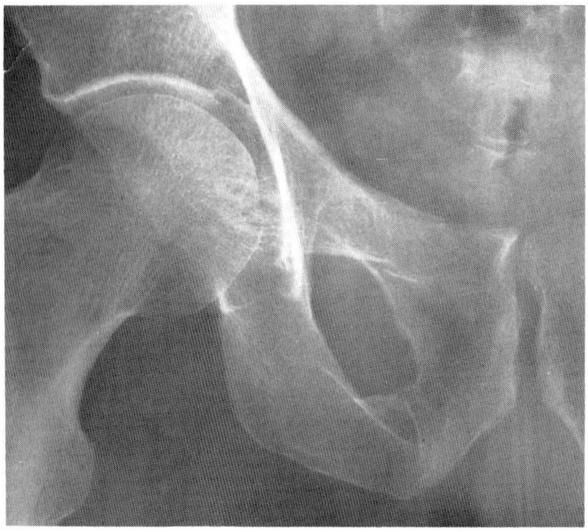

Abb. 4.**4** 51jähriger Mann, Prellung der rechten Gesäßhälfte. Vordere Beckenringfraktur rechts, erst auf dem Kontrollbild drei Wochen nach dem Unfall erkannt.

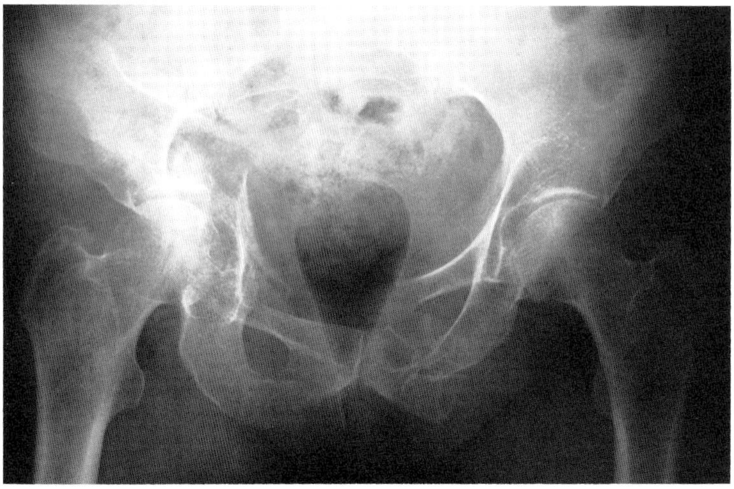

Abb. 4.**5** 77jährige Frau, Verkehrsunfall. Kombinierte vordere Beckenringfraktur auf beiden Seiten mit Pfannengrundbruch rechts. Erhebliche Dislokationen. Ausrisse aus dem rechten Trochanter major.

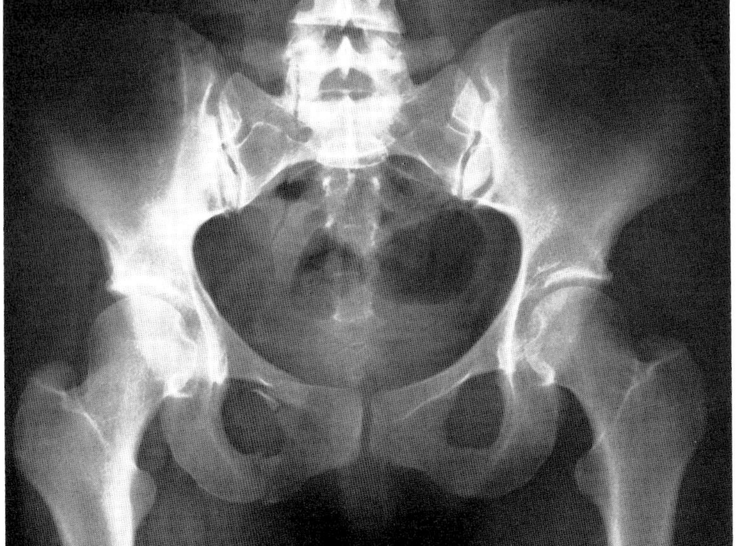

Abb. 4.**6** 35jährige Frau, Autounfall als Mitfahrerin. Vertikalbruch des vorderen und hinteren Beckenringes derselben Seite (Malgaigne-Fraktur).

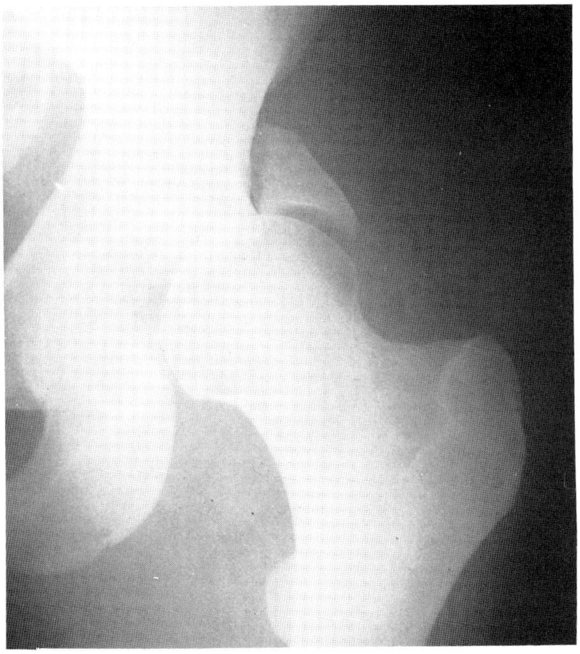

a

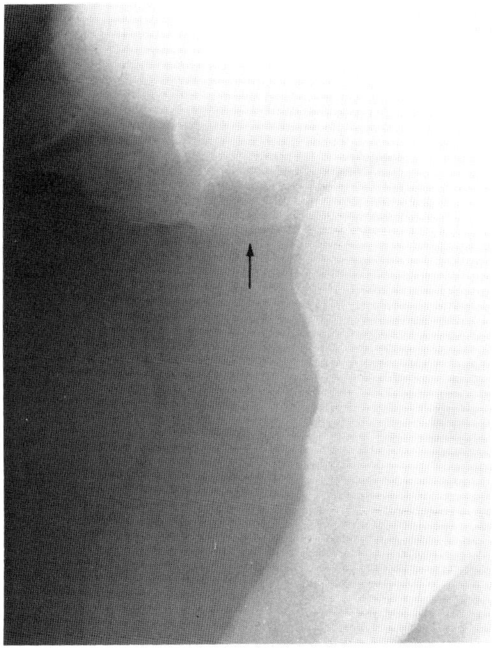

b

Abb. 4.**7a–b** 24jähriger Mann, Auto-Frontalzusammenstoß. Iliakale Hüftgelenkluxation links mit Pfannenrandfraktur. Man beachte im axialen Bild die leerstehende Gelenkpfanne (Pfeil).

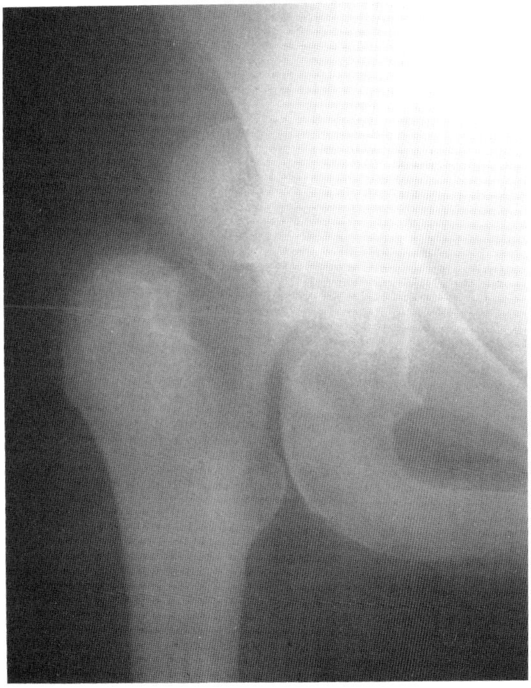

Abb. 4.**8** 60jährige Frau. Luxation des Oberschenkelkopfes bei medialer Schenkelhalsfraktur.

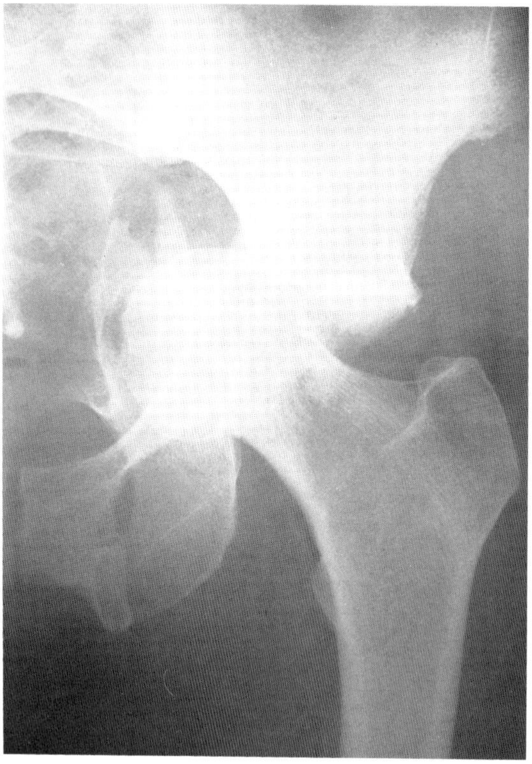

a

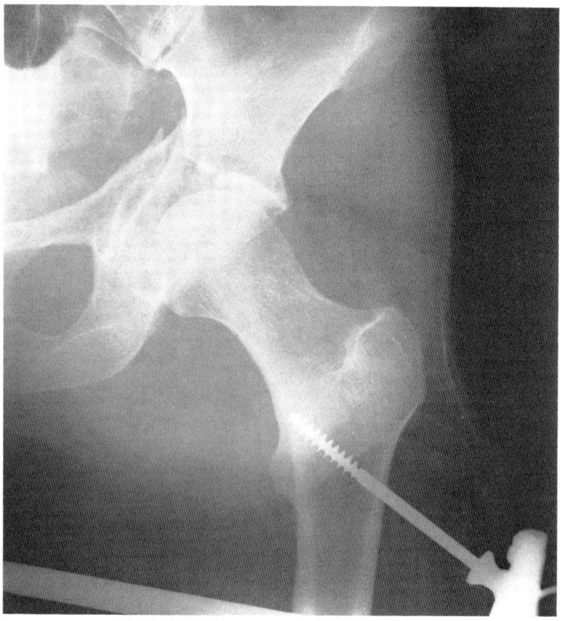

b

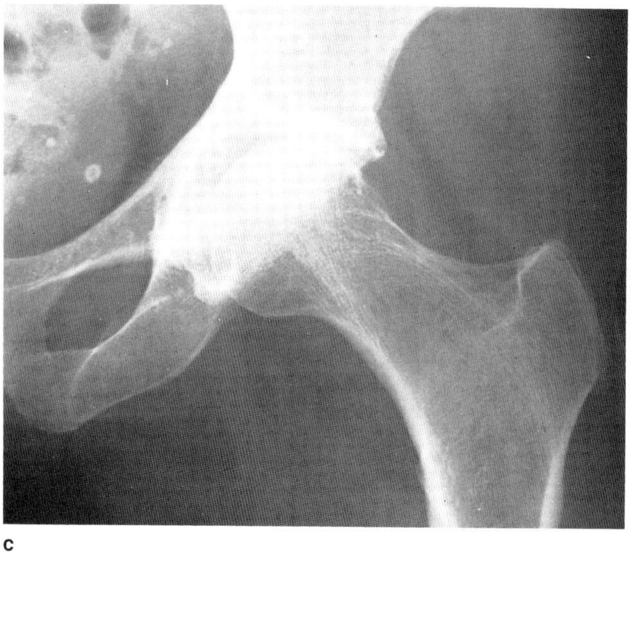

c

Abb. 4.**9** 56jährige Frau, von PKW an der linken Hüfte angefahren. **a** Zentrale Hüftluxation links mit Pfannengrundfraktur und Schambeinfraktur. **b** Reposition durch seitlichen Zug über Spongiosaschraube. **c** Zustand nach ca. 2 Jahren.

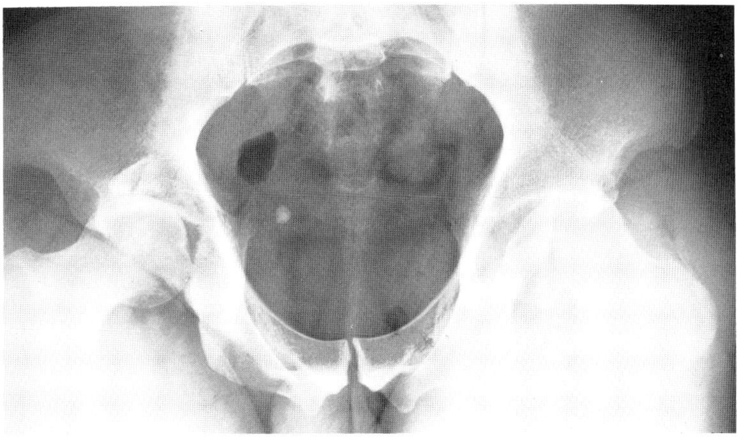

Abb. 4.**10** 29jähriger Mann, Autounfall. Kombinierte Beckenverletzung. Im einzelnen: Doppelseitige Hüftgelenkluxation. Pfannengrund- und Pfannenrandfraktur rechts. Abscherungsfraktur des linken Oberschenkelkopfes.

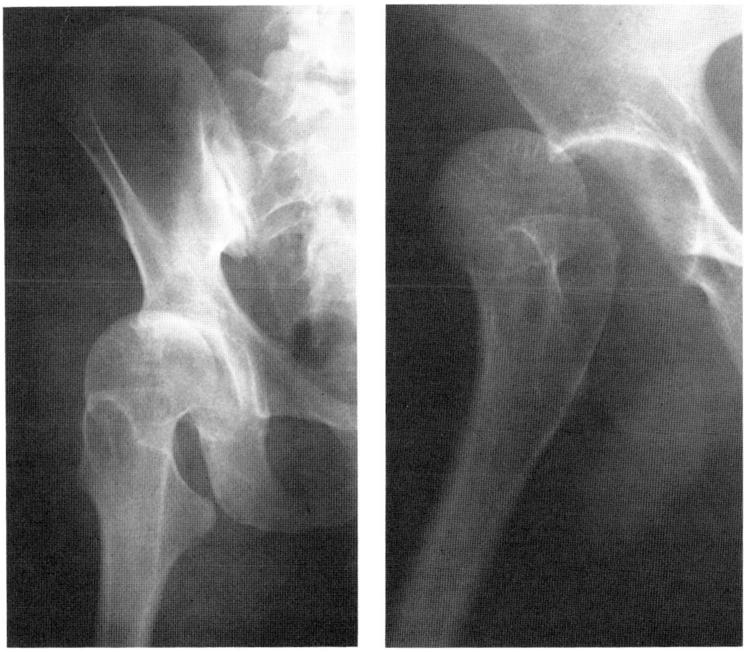

a b

Abb. 4.**11** 50jähriger Mann. Beim Versuch, auf einen Schrank zu steigen, vom Stuhl gestürzt. Vordere, obere Hüftgelenksluxation. a) a.-p. Aufnahme, Ausschnitt aus Beckenübersicht. b) angenähert seitliche Aufnahme.

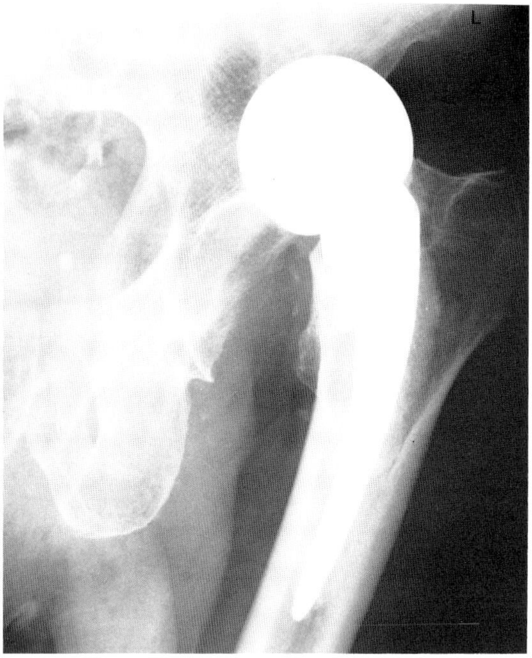

Abb. 4.**12** 93jähriger Mann. Hüftluxation bei Thompson-Endoprothese.

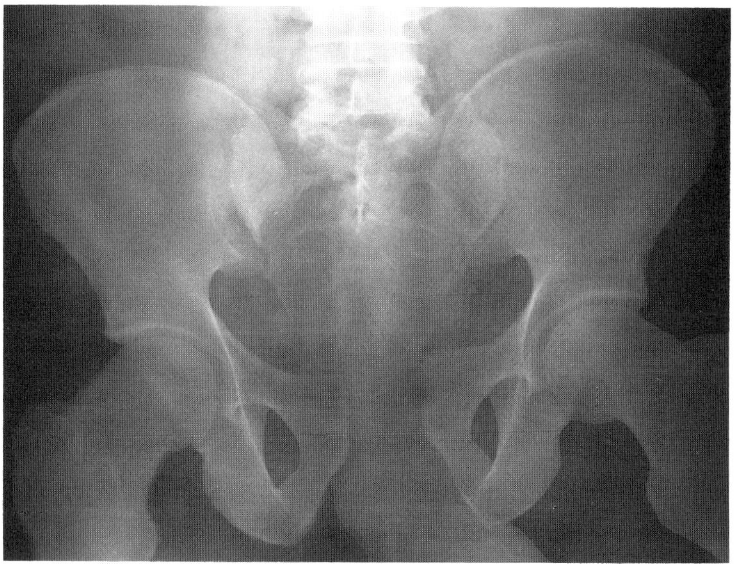

Abb. 4.**13** Symphysenruptur, Sprengung des rechten Iliosakralgelenkes.

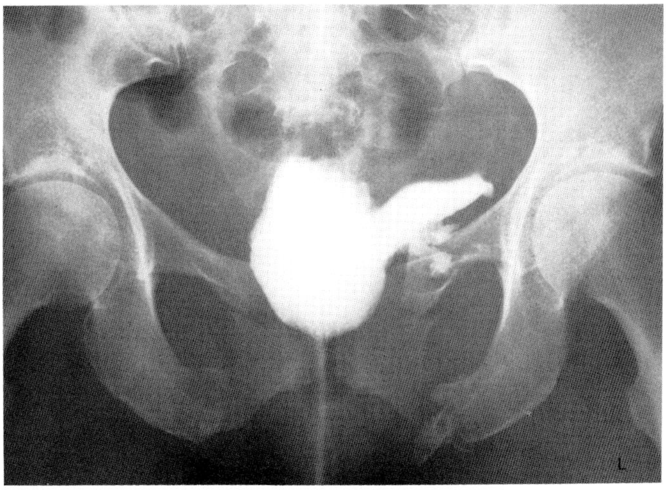

Abb. 4.**14** 60jährige Frau, beim Überqueren der Straße von PKW angefahren. Vordere Beckenringfraktur auf beiden Seiten. Extraperitoneale Blasenruptur. Nebenverletzungen: Commotio cerebri, Unterschenkelfraktur links, Zwerchfellruptur links.

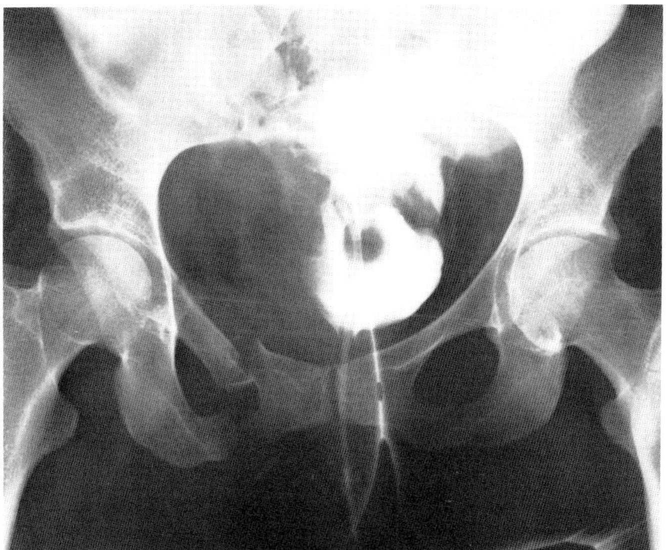

Abb. 4.**15** 29jährige Frau, Autounfall als Beifahrerin. Intraperitoneale Blasenruptur bei vorderer Beckenringfraktur. Zystogramm über Blasenkatheter: Kontrastmittelfüllung weit in die Bauchhöhle hinaufreichend. Verlagerung der Blase.

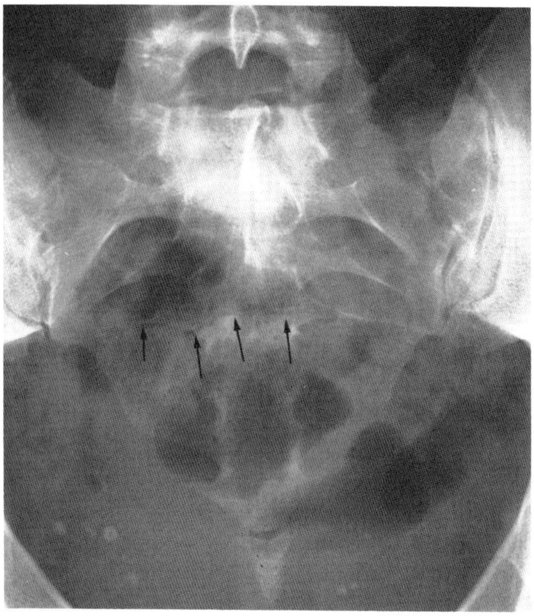

a

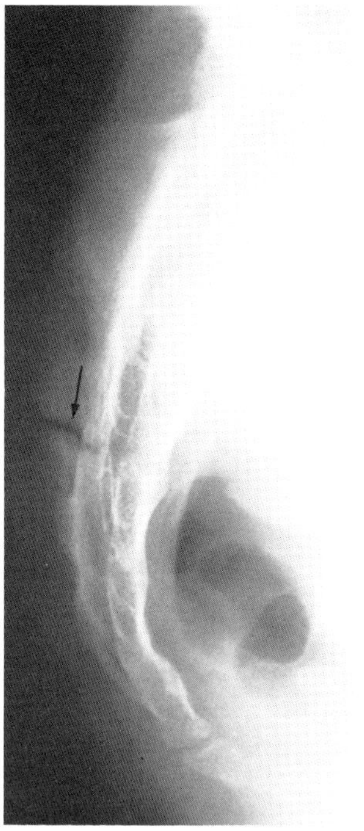

b

Abb. 4.**16 a–b** 27jährige Frau, beim Schlittschuhlaufen gestürzt. Kreuzbeinfraktur ohne größere Dislokation. Frakturspalt in beiden Ebenen sichtbar (Pfeile).

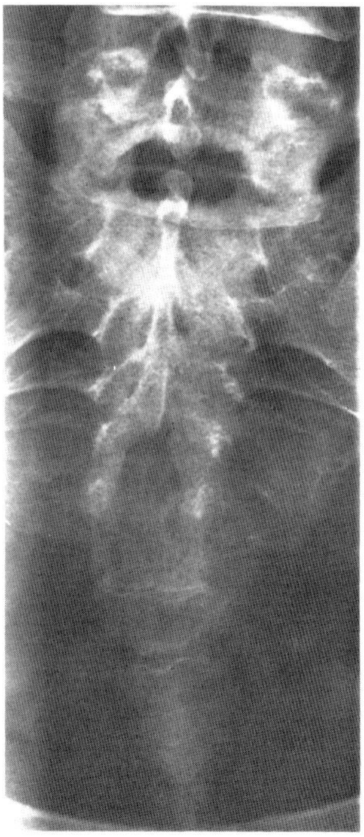

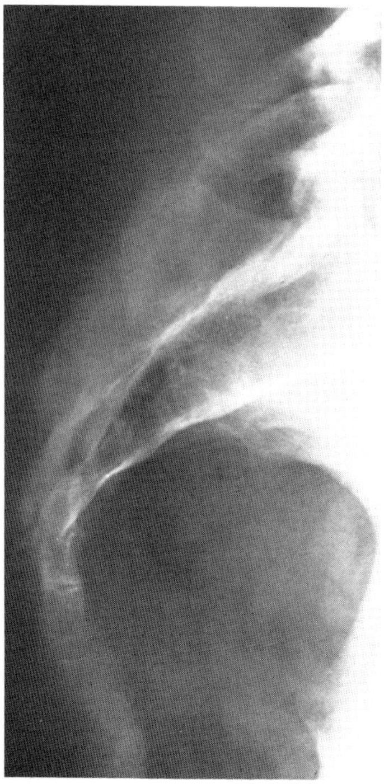

a b

Abb. 4.**17 a–b** 41jährige Frau. Beim Kartoffelaufladen vom Wagen gestürzt. Tiefe Kreuzbeinfraktur mit deutlicher Verschiebung nach vorne.

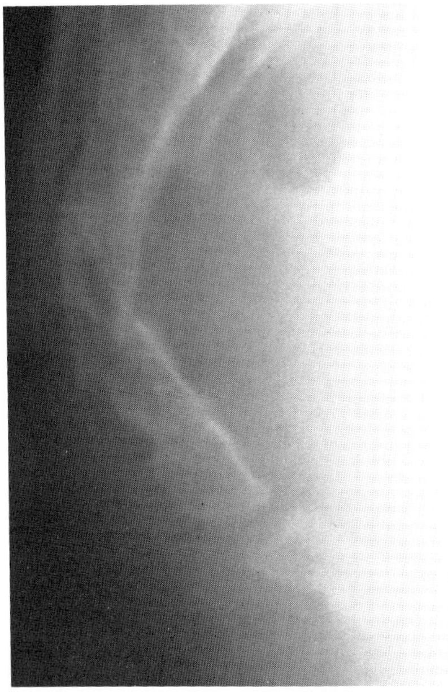

a

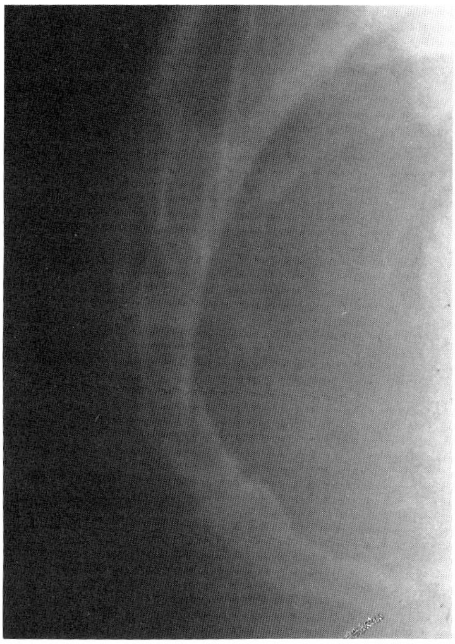

b

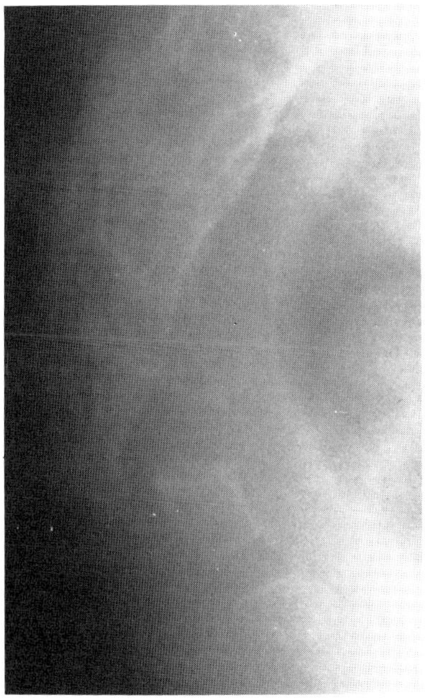

c

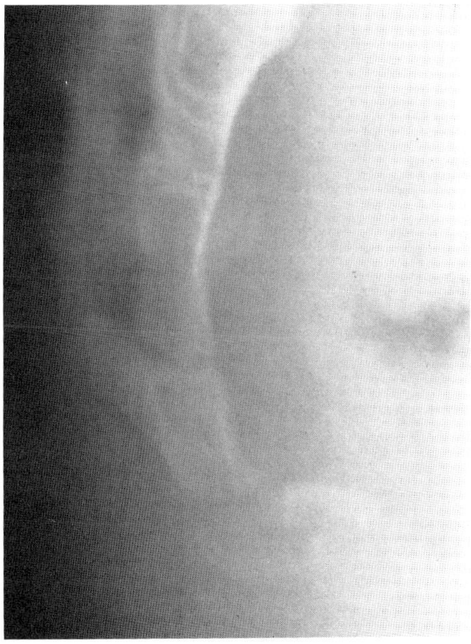

d

Abb. 4.**18** Isolierte Steißbeinfrakturen: **a–b** mit geringer Dislokation (häufigste Art), **c** mit starker Dislokation beckenwärts, **d** Trümmerfraktur. Alle diese Frakturen trotz guter a.-p. Aufnahmen nur im seitlichen Bild sichtbar.

5 Obere Extremität

Von traumatischen Luxationen ist das Schultergelenk am häufigsten betroffen (Sturz auf Hand oder Ellbogen, hängenbleiben des Armes, Stoß von vorn). Unter den verschiedenen möglichen Verrenkungen (Abb. 5.**1**) ist die Luxatio subcoracoidea die häufigste, die Luxatio posterior und die Luxatio erecta sind hingegegen sehr selten.

Die typische Haltung des Armes und die Bewegungseinschränkung gestatten meistens nur eine a.-p. Aufnahme. Eine axiale Aufnahme darf nicht erzwungen werden, ist jedoch im Zweifelsfalle zum Nachweis einer Luxatio posterior, die sehr oft übersehen wird, von Bedeutung (Abb. 5.**2**). Das Zeichen einer solchen hinteren Luxation im a.-p. Bild ist ein Zwischenraum zwischen der Gelenkkontur des Oberarmkopfes und dem lateralen Rand der Gelenkpfanne. Des öfteren werden Schulterluxationen von knöchernen Abrissen begleitet. Abrisse am Tuberculum majus sind aber auch ohne Luxation ein relativ häufiges Ereignis (Abb. 5.**3**). Die habituelle Schulterluxation ist röntgenologisch an der Hermodsson-Deformierung des Kopfes kenntlich (vgl. Abb. 14.**30**).

Eine Röntgenaufnahme nach Reposition einer Schulterluxation sollte nie versäumt werden. Die Kontrolle mittels Durchleuchtung ist völlig ungenügend. Problematisch ist, daß nach Reposition und Fixierung des Armes am Körper keine axiale Aufnahme möglich ist. Bei zweifelhafter Reposition sollte noch eine transthorakale seitliche Schulteraufnahme gemacht werden.

Keine Schwierigkeiten bereitet die Diagnostik der Luxation des Akromioklavikulargelenkes (Abb. 5.**4a**). Lediglich Subluxationen stellen sich manchmal besser dar, wenn man zur Röntgenaufnahme den Arm abduzieren läßt oder das Gelenk durch Halten ein ca. 10 kg schweren Gewichtes belastet. Die therapeutisch bedeutsame Einteilung nach Tossy bezeichnet den Schweregrad der Verletzung des Schultereckgelenkes (Finkbeiner 1976). Die Luxation des Sternoklavikulargelenkes ist röntgenologisch schwieriger darzustellen. Am sichersten geschieht das noch mit Schichtaufnahmen (Abb. 5.**4b**).

Die Luxationsfraktur im Bereich der Schulter ist eine schwere und schwierig zu behandelnde Verletzung (Abb. 5.**5**); Abb. 5.**6** zeigt die Varianten.

Unter den schultergelenknahen Oberarmbrüchen (Abb. 5.**7**) überwiegen die Frakturen im chirurgischen Hals, während Frakturen im anatomischen Hals sehr selten sind. Häufig besteht eine mehr oder weniger starke Einstauchung. Die Abduktion kommt wesentlich häufiger vor als die Adduktion (Abb. 5.**8**). Oft besteht eine Dorsalabwinkelung des Schaftes. Diese ist nur im axialen Bild zu erkennen, ebenso eine Läsion des Tuberculum minus.

Der Schlüsselbeinbruch ist im inneren Drittel infolge der Überlagerung mit Rippen und Wirbelfortsätzen schwer zu sehen (Abb. 5.**9**). Das gleiche gilt für Frakturen des Schulterblattes mit Ausnahme der Frakturen des Skapulahalses, des kranialen und lateralen Randes (Abb. 5.**10 a–d**). Die anlagebedingte spangenförmige Margo cranialis darf nicht mit einer Fraktur verwechselt werden (Abb. 5.**10 e**). Klavikulafrakturen sind gelegentlich von Frakturen der oberen Rippen begleitet, die leicht übersehen werden (Abb. 5.**11**). Am Oberarmschaft kommen durch Sturz oder andere direkte Gewalteinwirkung alle möglichen Bruchformen vor (Abb. 5.**12**). Eine spezielle Benennung erfordern die Frakturen des distalen Oberarmbereiches (Abb. 5.**13**), die beim Erwachsenen häufig als Trümmerfraktur auftreten oder als transkondyläre Fraktur (Abb. 5.**14**). Bei kondylären Frakturen ist meistens das Capitulum humeri betroffen (Abb. 5.**15**).

Bei allen Luxationen und Frakturen im Bereich der Schulter, des Oberarmes und des Ellbogens sind Gefäß- und Nervenschädigungen gefürchtete Komplikationen, so daß es wichtig ist, schon bei der Erstuntersuchung auch nach weniger schweren Verletzungen die Durchblutung der Hand und Beweglichkeit der Finger (Innervation durch Nn. radialis, medianus und ulnaris) zu prüfen (Abb. 5.**16**).

Luxationen des Ellbogengelenkes (Abb. 5.**17**) zeigen meistens eine Dislokation der gelenkbildenden Unterarmknochen nach hinten (Abb. 5.**18**). Die Luxatio anterior ist sehr selten. Röntgenologisch ist auf gleichzeitige Knochenabrisse zu achten, besonders auf Abscherung des Processus coronoideus oder eines beugeseitigen Fragmentes aus dem Radiusköpfchen (Abb. 5.**19**). Eine starke Dislokation kann zur Durchtrennung der Weichteile und damit zur offenen Luxation führen. (Abb. 5.**20**).

Dazu kommen im Kindesalter Epiphysenlösungen und Dislokation oder Fraktur von Knochenkernen (s. Kap. 12). Eine Sonderform der Luxationsfraktur stellt die Monteggia-Fraktur dar, eine Fraktur der Ulna mit Luxation des Radius meist nach der Beugeseite (vordere Monteggia-Fraktur). Dabei wird die Luxation des Radius leicht übersehen, vor allem, wenn die Dislokation gering und die Aufnahmeprojektion ungünstig sind (Abb. 5.**21** u. 5.**22**). Seltener ist die hintere Monteggia-Fraktur (Abb. 5.**23**).

Olekranonfrakturen (Abb. 5.**24**) zeigen meist eine Dislokation des proximalen Fragmentes nach dorsal. Fast immer handelt es sich um Brüche mit Gelenkbeteiligung (Abb. 5.**25**). Durch direkte Traumaeinwirkung kommt es gelegentlich zur Fraktur eines Olekranonspornes (Abb. 5.**26**). Spaltbildungen in Spornen (Olekranon, Kalkaneus) sind aber oft idiopathischer Art.

Bei den Frakturen des Radiusköpfchens unterscheidet man Meißelfrakturen und Halsfrakturen (Abb. 5.**27**). Im Falle geringer Dislokation ist es oft bei beiden Formen schwer, die Fraktur mit Sicherheit festzustellen (Abb. 5.**28**). Nach Trümmerfrakturen oder bei starker Dislokation wird das Radiusköpfchen heutzutage oft chirurgisch entfernt (Abb. 5.**29**). Einen nützlichen Hinweis gibt manchmal der Ellenbogenfettkörper, wenn er sich als dreieckige bandförmige oder sichelförmige Aufhellung vor allem dorsal des Humerus abhebt. Dieses Zeichen wird durch Gelenkerguß oder Hämarthros verursacht und signalisiert starken Frakturverdacht (Abb. 12.**33**) (Buchwald u. Severin 1968).

An den Unterarmknochen kommen isolierte Brüche des Radius oder der Ulna vor. Hinsichtlich des Entstehungsmechanismus ist die „Parierfraktur" der Ulna bekannt. Die Unterarmfrakturen mit Bruch beider Knochen zeigen meist eine ausgeprägte Dislokation (Abb. 5.**30**), deren Richtung durch die Gewalteinwirkung oder durch Muskelzug bestimmt wird. Infolge der ungünstigen anatomischen Voraussetzungen für eine äußere Fixierung sind Unterarmfrakturen besonders durch die Komplikationen einer Pseudarthrose bedroht, und die Fragmentstellung muß oft kontrolliert werden. Als Pendant zur Monteggia-Fraktur gibt es am distalen Unterarm die Fraktur nach Galeazzi (Abb. 5.**31**).

Die häufigste Fraktur überhaupt ist die Radiusfraktur an typischer Stelle, d. h. kurz vor dem distalen Ende. In etwa der Hälfte dieser Brüche besteht gleichzeitig ein Abriß des Processus styloideus ulnae, seltener ein Ausriß aus der Dorsalseite des Os triquetrum (Abb. 5.**32** u. 5.**33**). Das Röntgenbild zeigt meistens eine mehr oder weniger starke Dorsalabwinkelung und -verschiebung der distalen Radiusgelenkfläche sowie Radialabwinkelung und -verschiebung. Bei fast allen distalen Radiusfrakturen besteht Gelenkbeteiligung (Abb. 5.**34**–5.**36**). Nach Ausbruch eines größeren dorsalen Biegungskeiles, bei Trümmerfraktur und Gelenkbeteiligung sind häufige Röntgenkontrollen nötig, um ein Abrutschen rechtzeitig zu bemerken. Die isolierte Fraktur des Processus styloideus ulnae ist selten (Abb. 5.**37**).

Im Kindesalter sind Grünholzfrakturen und Epiphysenlösungen häufig (s. Kap. 12). Der Röntgenbefund nach Reposition sollte immer zum Winkel der Gelenkfläche sowie auch zu einer eventuellen Subluxation im distalen Radioulnargelenk, die durch Verkürzung des Radius enstehen kann, Stellung nehmen (Abb. 5.**38**). Im Bereich der Handwurzel gebührt der gar nicht so seltenen, oft übersehenen Lunatumluxation (Abb. 5.**39**) und der perilunären Luxation (Abb. 5.**40**) besondere Beachtung (vgl. Abb. 5.**35**).

Wenn gleichzeitig eine Fraktur des Navikulare besteht, wobei das proximale Fragment mit dem Lunatum luxiert ist, handelt es sich um die De-Quervain-Luxationsfraktur (Abb. 5.**41**). Auch die Navikularefraktur ist oft schwer zu erkennen (Abb. 5.**42**). Ein Gefäßkanal und die anlagebedingte Doppelbildung müssen als Rarität berücksichtigt werden. Bei Verdacht auf Navikularefraktur sollte man immer von der Aufnahme in Schreibhaltung der Hand Gebrauch machen (Abb. 5.**43**). Wenn die übliche Aufnahmetechnik versagt, kann ein Tomogramm noch zum Ziel führen (Abb. 5.**44**), zumindest sind noch zusätzliche Aufnahmen in etwas veränderter Projektionsrichtung zu empfehlen. Das Fehlen des sog. Navikularefettstreifens (Aufhellungsstreifen in den Weichteilen radial des Kahnbeines) sollte immer zu besonders intensiver Suche nach einer Kahnbeinfraktur (oder anderer radialseitiger Fraktur vom Processus styloideus radii bis zum Metakarpale I) Anlaß geben (Lorenz u. Fiedler 1982).

Der Abriß des Tuberkulum navicularis oder ein Ausriß in Höhe des Tuberkulums kann öfters beobachtet werden. Häufiger sind aber Ausrisse aus dem Os triquetrum, welche fast immer im seitlichen Bild besser sichtbar sind (Abb. 5.**45**). Im Gefolge einer Navikularefraktur kommt es manchmal zu einer resorptiven, zystischen Defektbildung, zur Nekrose des proximalen Fragmentes oder zu beiden gleichzeitig (vgl. Abb. 5.**42**). Die Nekrose wird durch Verdichtung des Knochens offenbar. Navikularepseudarthrosen sind häufig und werden öfter auch als Nebenbefund festgestellt, d. h., die Fraktur anläßlich eines früheren Traumas wurde nicht diagnostiziert und auch nicht behandelt.

Brüche oder Luxationen der übrigen Handwurzelknochen sind seltener. Falls solche vermutet werden und im Übersichtsbild in zwei Ebenen nicht nachweisbar sind, sollte man noch Aufnahmen in Zwischenprojektionen anfertigen (Abb. 5.**46**–5.**49**).

Von den Frakturen der Mittelhandknochen ist die Bennett-Fraktur am bekanntesten. Es handelt sich um einen Bruch der basal-ulnaren Ecke des Metakarpale I mit Gelenkbeteiligung und Luxation oder Subluxation des Metakarpale I, während die Gelenkverbindung des Fragmentes erhalten bleibt (Abb. 5.**50**).
Die Luxation mehrerer Metakarpalia ergibt eine eigenartige Schiefhaltung der Mittelhand (Abb. 5.**51**). Frakturen der Metakarpalköpfchen sind meist deutlich nach palmar abgewinkelt (Abb. 5.**52**) und daran auch bei geringer Dislokation zu erkennen. Traumatische Läsionen der Finger sind außerordentlich zahlreich und vielgestaltig, bedingt durch die vielerlei Verletzungsmöglichkeiten im Berufsleben, beim Sport und im Alltag (Abb. 5.**53**–5.**59**). Der sog. knöcherne Strecksehnenausriß stellt wegen der therapeutischen Konsequenz eine Sonderform dar (Abb. 5.**56b**). Beim Strecksehnenabriß ohne Knochenbeteiligung findet sich eine abnorme Beugestellung im Gelenk (Abb. 5.**56c**).
Gelenkbeteiligungen sollten im Befund immer erwähnt werden. Auf der Suche nach kleinen traumatischen Veränderungen empfiehlt es sich, alle Fingerkonturen, ganz besonders die Gelenkränder, in beiden Ebenen abzuleuchten. Bei Arbeitsunfällen und „Heimwerkerverletzungen" sind offene Frakturen sehr häufig, wovon besonders die randständigen Finger, also Daumen, Kleinfinger und Zeigefinger, betroffen werden (Abb. 5.**60**–5.**62**). Ohne Zweifel sind die Hände beim Umgang mit Maschinen ganz besonders durch schwere Verletzungen gefährdet (Abb. 5.**63**). Ähnliche Opfer fordert das leichtsinnige Spiel mit Sprengkörpern (Abb. 5.**64**).

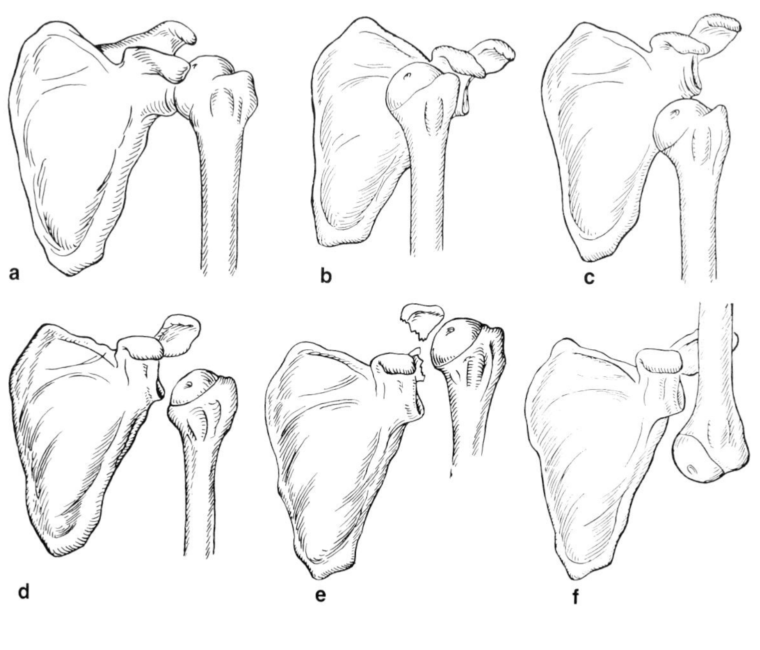

Abb. 5.**1** Schulterluxationen.
a normale Artikulation, **b** vordere Luxation: Luxatio subcoracoidea oder infraclavicularis, **c** vordere Luxation: Luxatio axillaris (subglenoidalis), **d** Luxatio posterior, **e** Luxation nach oben mit Abriß des Akromions, **f** Luxatio erecta (aus *H. R. Zatzkin:* The Roentgen Diagnosis of Trauma. (© by Yearbook Medical Publishers, Inc., Chicago 1965). (Used by permission).

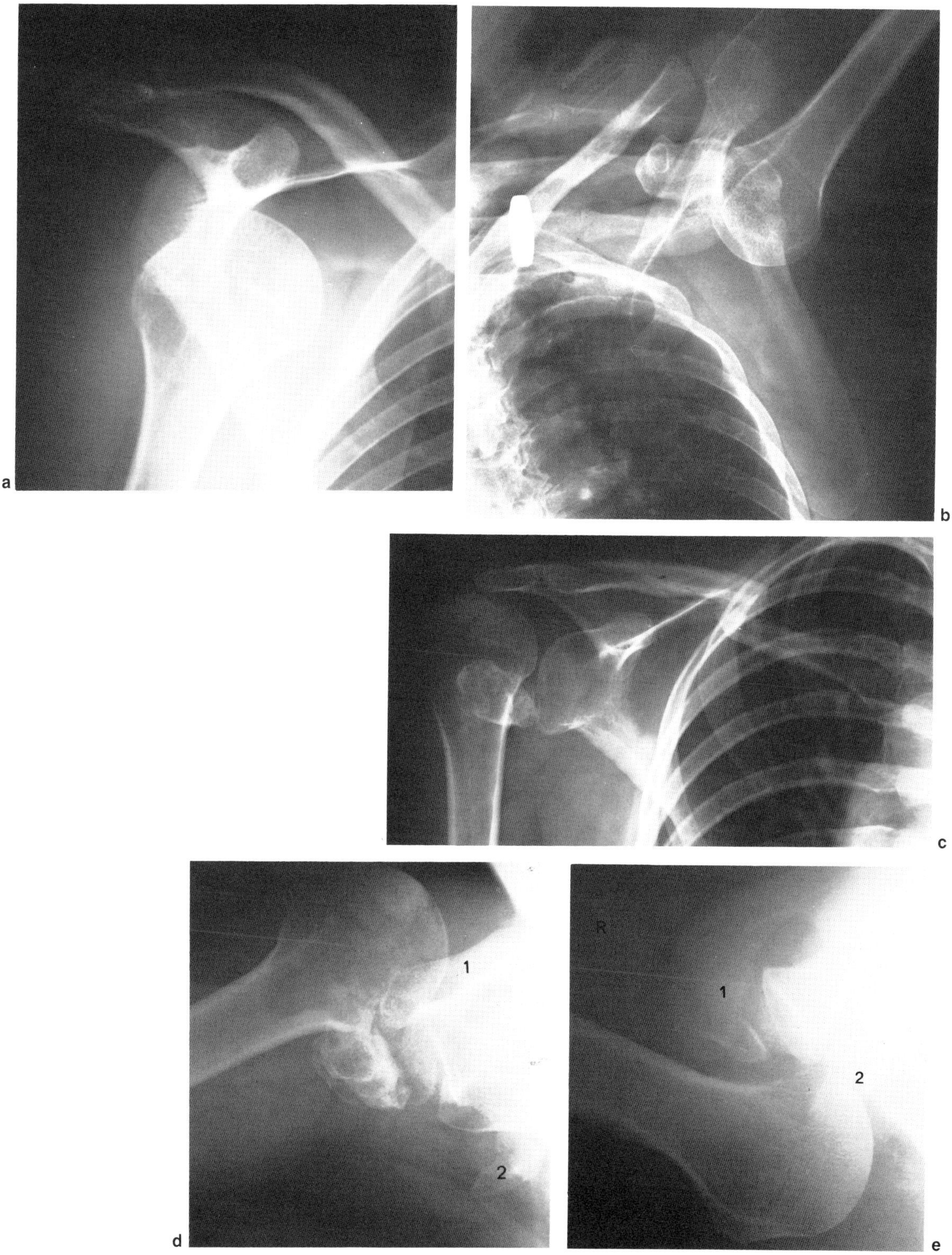

Abb. 5.**2** **a** Luxatio subcoracoidea. **b** Luxatio erecta. **c–d** Nicht behobene Luxatio posterior. Unfall vor 2 Jahren. Weichteilverknöcherung und knöcherner Ausriß vor der leeren Gelenkpfanne. Alte, stark dislozierte Klavikulafraktur. **e** Luxatio subcoracoidea (1 Akromion, 2 Korakoid). **d–e** Axiale Aufnahmen.

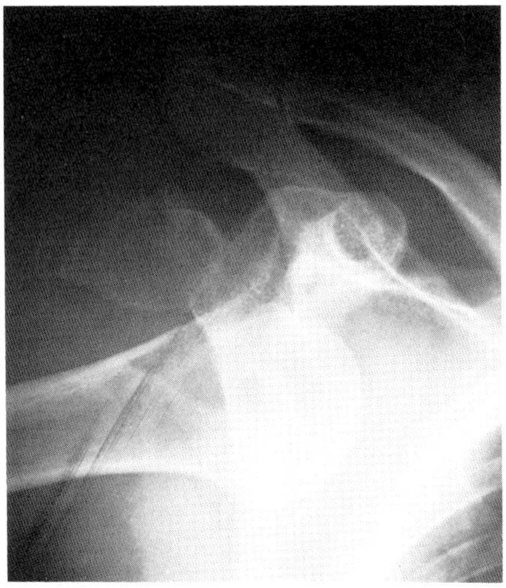

a

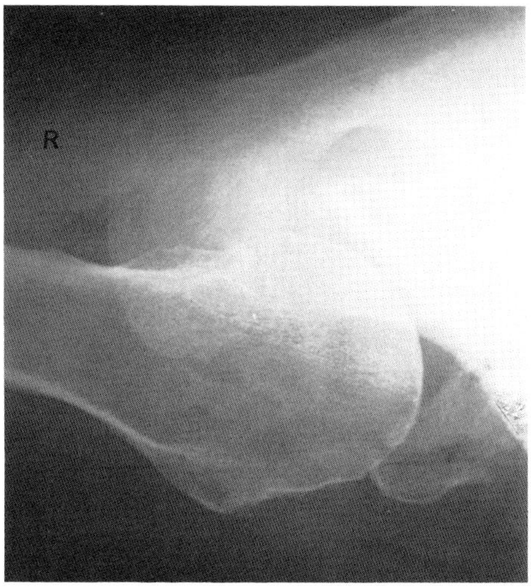

b

Abb. 5.**3** **a** Vordere Schulterluxation (Luxatio axillaris) mit Abriß des Tuberculum majus (häufig). **b** Abriß der Spitze des Processus coracoideus bei Luxatio subcoracoidea (Luxation reponiert). **c** 28jähriger Schifahrer. Abriß am Tuberculum majus.

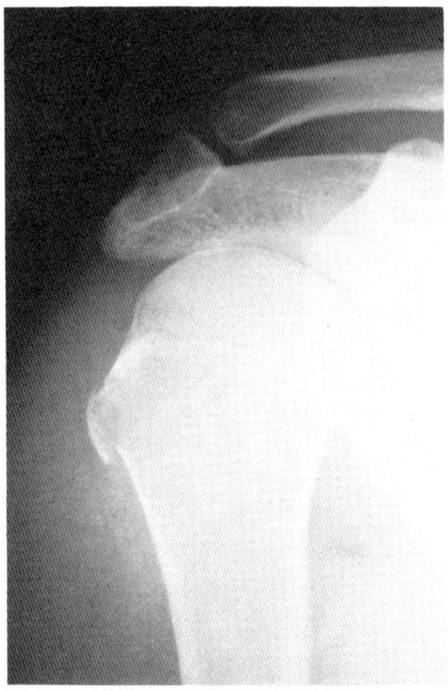

Abb. 5.**3c**

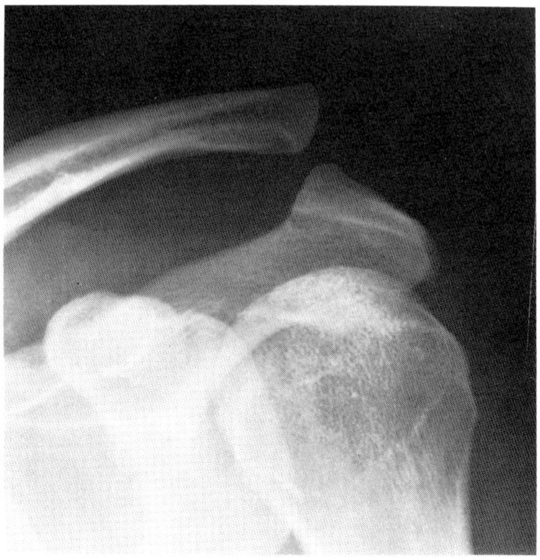

Abb. 5.**4a**

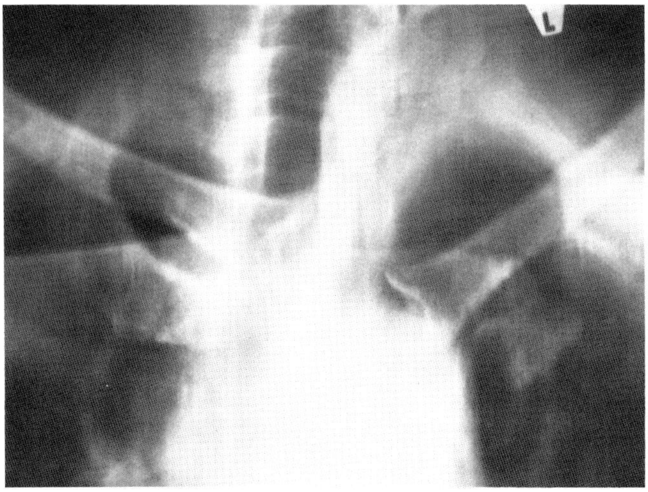

Abb. 5.**4b**

Abb. 5.**4** **a** Luxation des linken Akromioklavikulargelenkes.

b 54jähriger Mann, mit Mofa auf vereister Straße gestürzt. Luxation der linken Klavikula aus dem Sternoklavikulargelenk nach unten. Zonogramm.

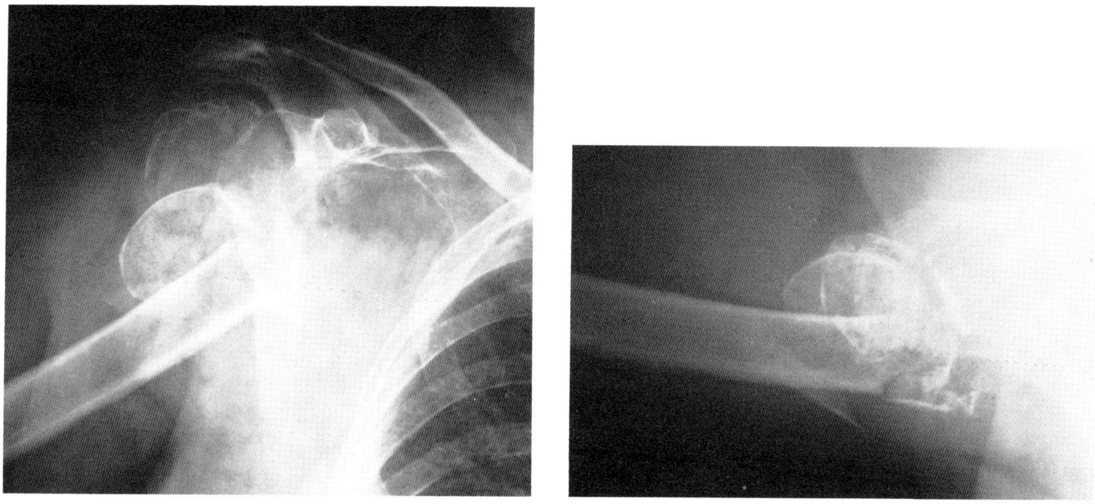

Abb. 5.**5a–b** 78jährige Frau, bei Ohnmachtsanfall im WC gestürzt. Abduktionsfraktur mit Luxation des Oberarmkopfes nach hinten unten.

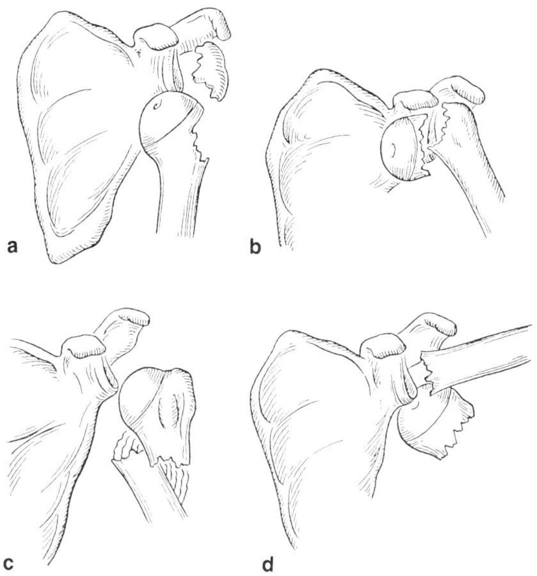

Abb. 5.**6** Luxationsfrakturen der Schulter. **a** Luxation nach vorn unten mit Abrißfraktur, **b** Luxation nach vorn mit Adduktionsfraktur, **c** alte Fraktur mit Pseudoluxation (Muskelatrophie), **d** Luxation nach hinten mit Abduktionsfraktur (aus: *H. R. Zatzkin:* The Roentgen Diagnosis of Trauma. © by Yearbook Medical Publishers, Inc., Chicago 1965. Used by permission).

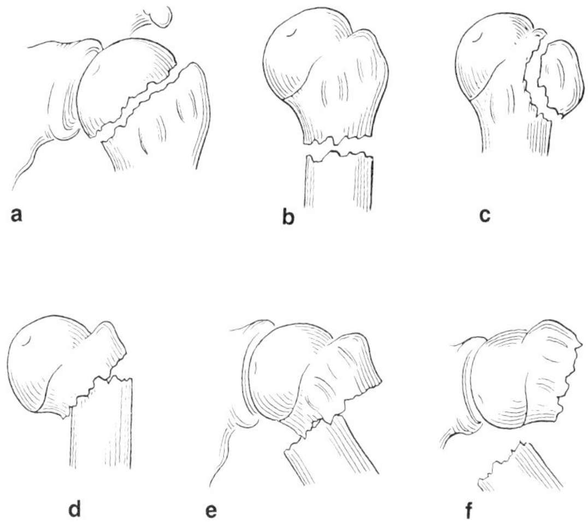

Abb. 5.**7** Schultergelenknahe Oberarmfrakturen. **a** Fraktur des anatomischen Halses, **b** Fraktur des chirurgischen Halses, **c** Abrißfraktur des Tuberculum majus, **d** Adduktionsfraktur mit Einstauchung, **e** Abduktionsfraktur mit Einstauchung, **f** Abduktionsfraktur (aus *H. R. Zatzkin:* The Roentgen Diagnosis of Trauma. © by Yearbook Medical Publishers, Inc., Chicago 1965. Used by permission).

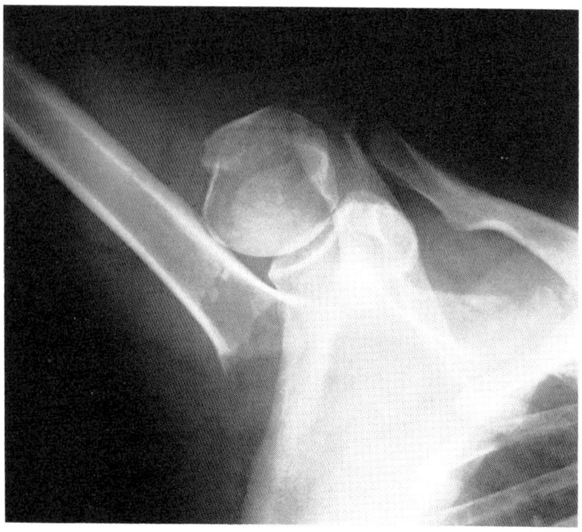

Abb. 5.**8** 40jähriger Mann, von Traktor überrollt. Oberarmhalsfraktur mit Abduktion. Oberarmschaft völlig unter den rotierten Kopf verschoben. Starke Verkürzung.

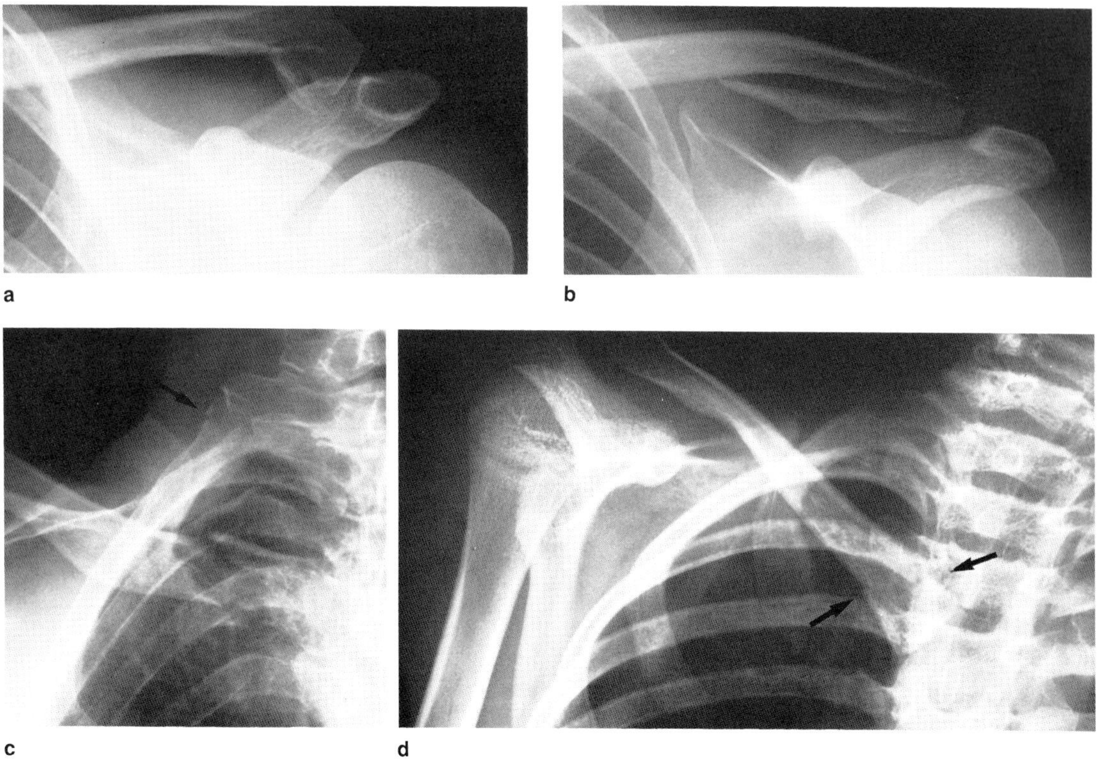

a b

c d

Abb. 5.**9** Verschiedene Formen von Klavikularfrakturen. **a** Laterale Klavikulafraktur mit Beteiligung des Akromioklavikulargelenkes. **b** Splitterfraktur der Klavikula im äußeren Drittel. **c** Klavikulafraktur im inneren Drittel (Fraktur der 1. Rippe). **d** Klavikulafraktur im inneren Drittel.

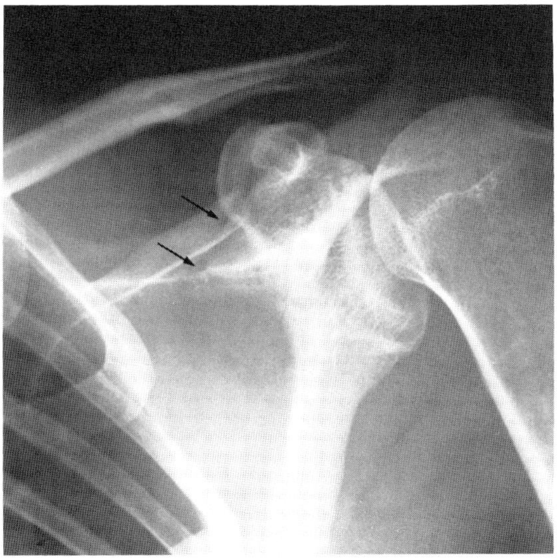

a

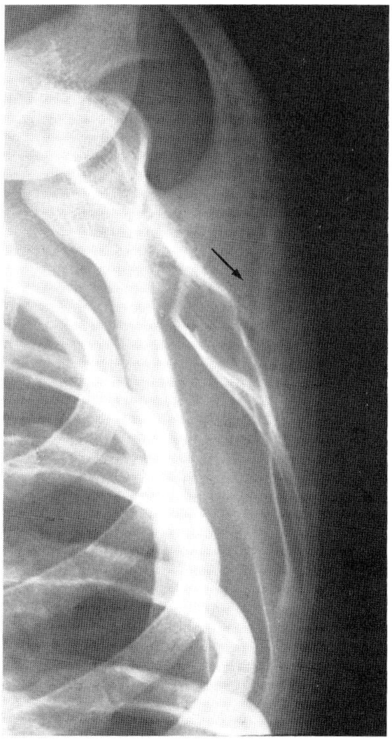

b

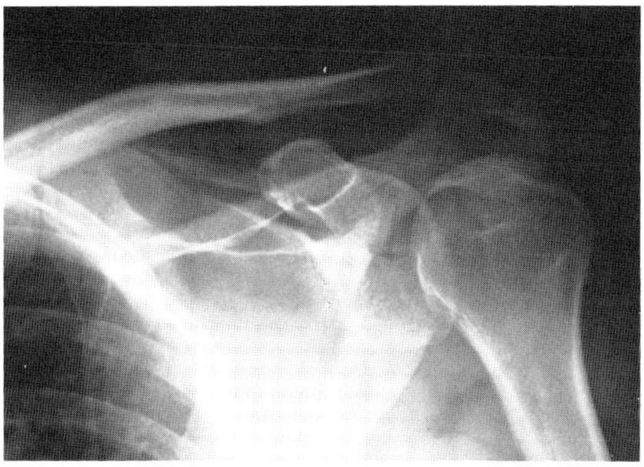

c

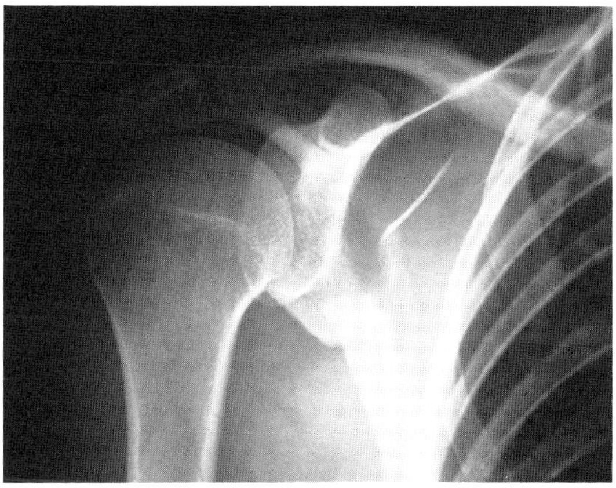

d

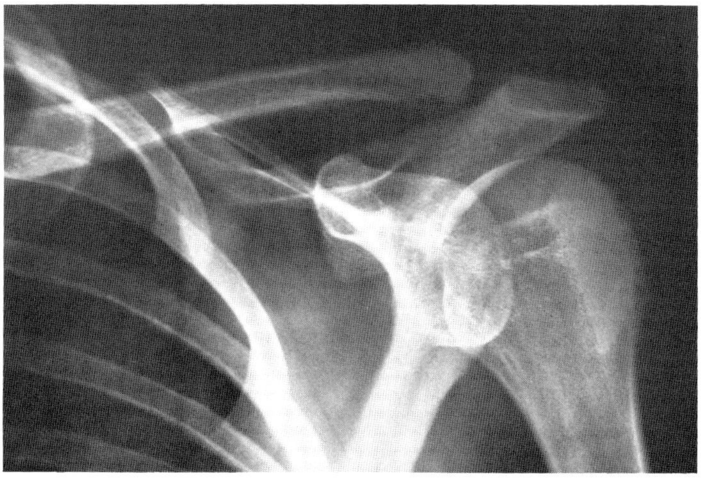

e

Abb. 5.**10 a–b** 28jähriger Mann, Verkehrsunfall. Fraktur der Spina scapulae. **c** Fraktur des oberen Schulterblattrandes, ins Gelenk hineinreichend. **d** 26jährige Bäuerin, von Kuh angegriffen. Fraktur des Skapulahalses und des lateralen Randes. **e** 20jähriger Mann. Spangenförmige Margo cranialis scapulae. Keine Fraktur!

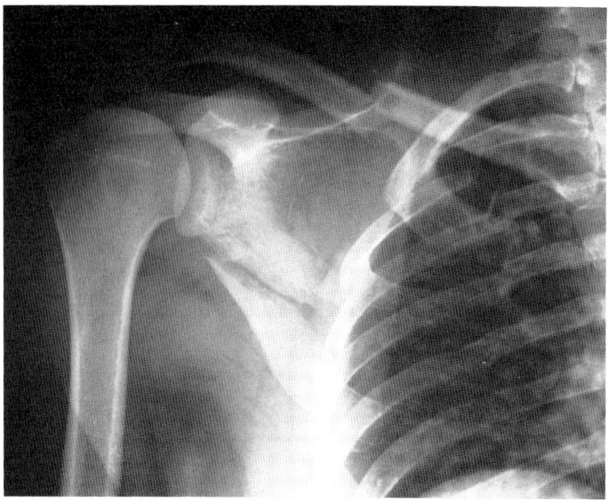

Abb. 5.**11** 33jähriger Mann, Autounfall, Klavikulaquerfraktur im mittleren Drittel. Skapulafraktur, Fraktur der 2.–5. Rippe rechts.

Abb. 5.**12** 18jähriger Mann. Oberarmquerfraktur bei Verkehrsunfall mit Stammhirnkontusion vor 5 Wochen. Keine Fixierung. ▶

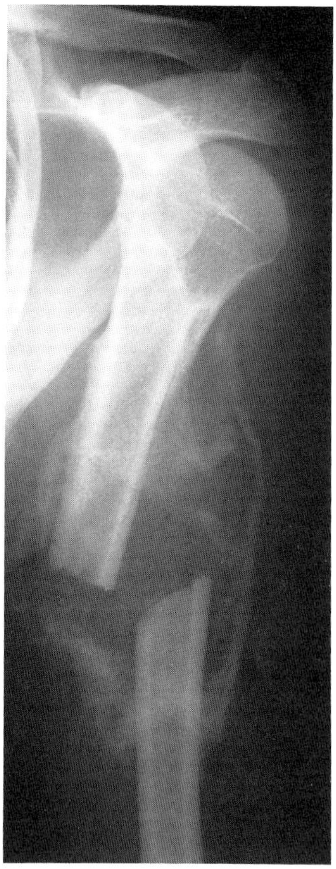

Abb. 5.**12**

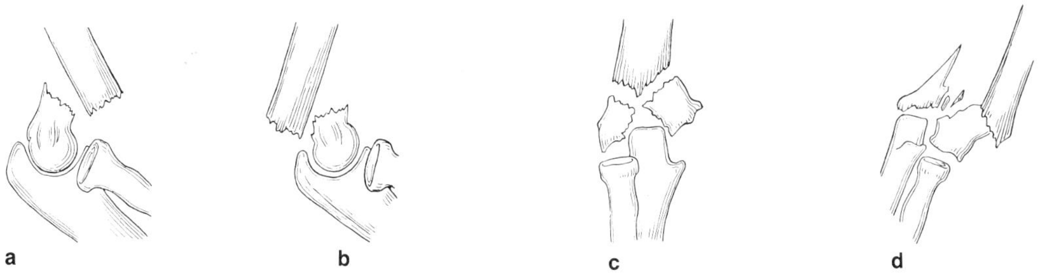

Abb. 5.**13** Frakturen des distalen Oberarmbereiches. **a** Suprakondylärer Überstreckungsbruch (Verschiebung und Abwinklung nach hinten), **b** suprakondylärer Beugungsbruch (Verschiebung nach vorn), **c** Y-förmige interkondyläre Fraktur mit Einstauchung des Olekranons, **d** Y-förmige Trümmerfraktur mit Seitenverschiebung (aus: *H. R. Zatzkin:* The Roentgen Diagnosis of Trauma. © by Yearbook Medical Publishers, Inc., Chicago 1965. Used by permission).

Abb. 5.**14a–b** 33jähriger Mann. Transkondyläre Oberarmfraktur mit Randausrissen. Im späteren Verlauf Pseudarthrose. ▶

Abb. 5.**15a–b** 66jährige Frau, Mopedunfall. Fraktur des Capitulum humeri. ▶

Abb. 5.**16a–b** 13jähriges Mädchen, häuslicher Unfall. Abrißfraktur an der distalen Kontur des Epicondylus medialis mit Läsion des N. ulnaris (auch Radiusköpfchenfraktur). ▶

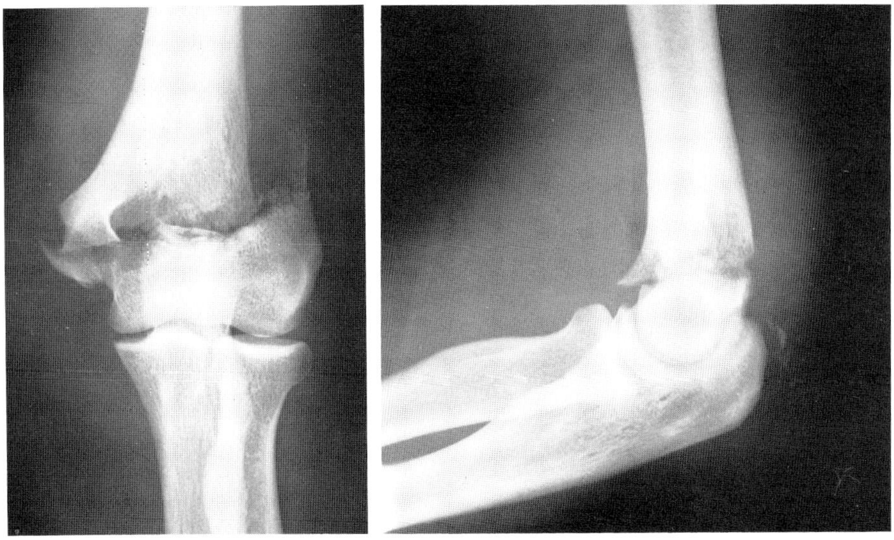

Abb. 5.**14a** b

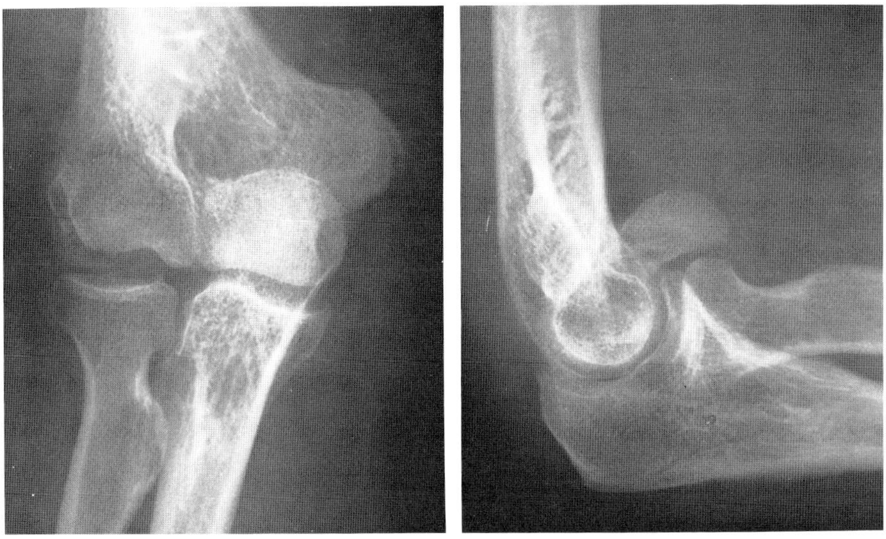

Abb. 5.**15a** b

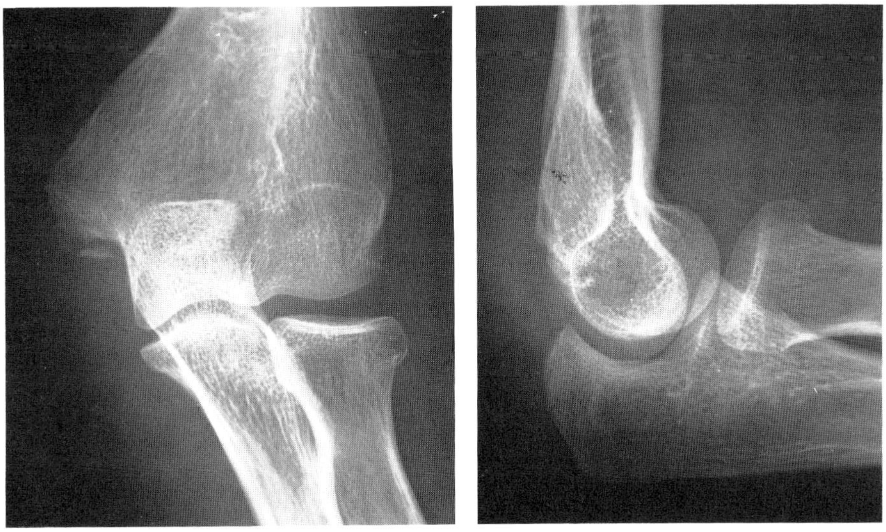

Abb. 5.**16a** b

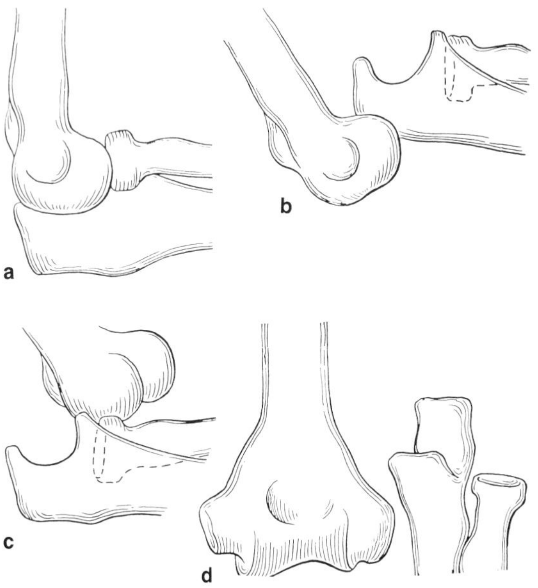

Abb. 5.**17** Luxationen des Ellbogengelenks. **a** Normale Artikulation, **b** Luxation nach vorn, **c** Luxation nach hinten, **d** Luxation nach radial (aus *H. R. Zatzkin:* The Roentgen Diagnosis of Trauma. © by Yearbook Medical Publishers, Inc., Chicago 1965. Used by permission).

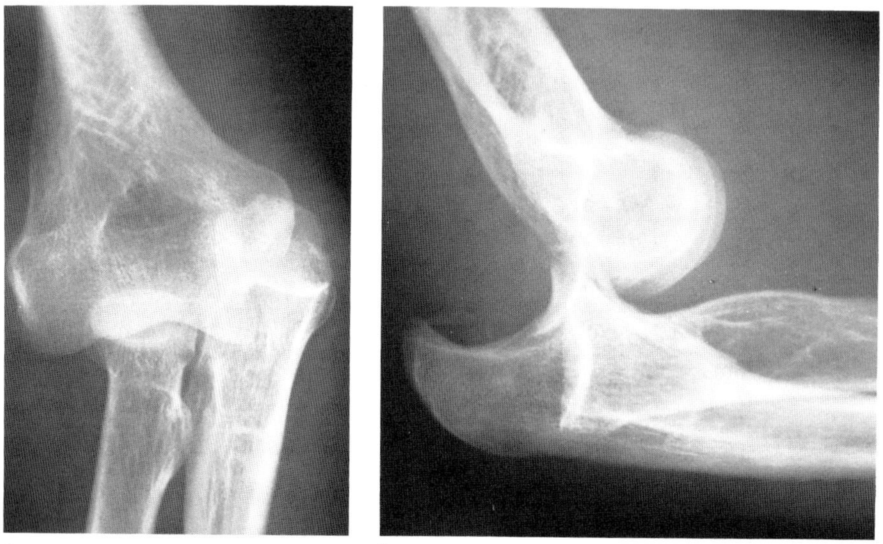

a b

Abb. 5.**18 a–b** Häufigste Art der Ellbogenluxation. Kleine knöcherne Randausrisse in der leeren Gelenkpartie des Olekranons.

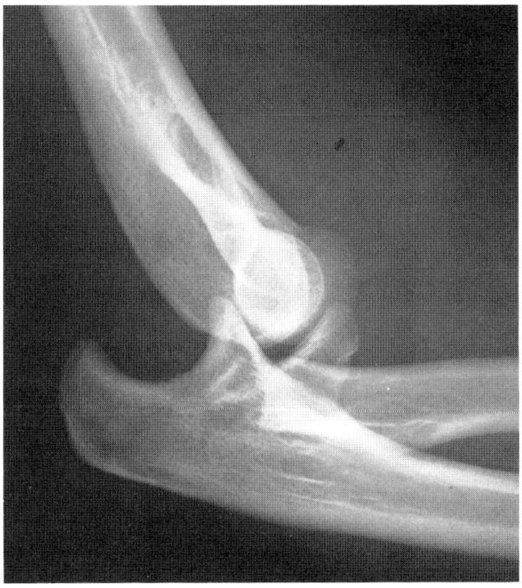
a

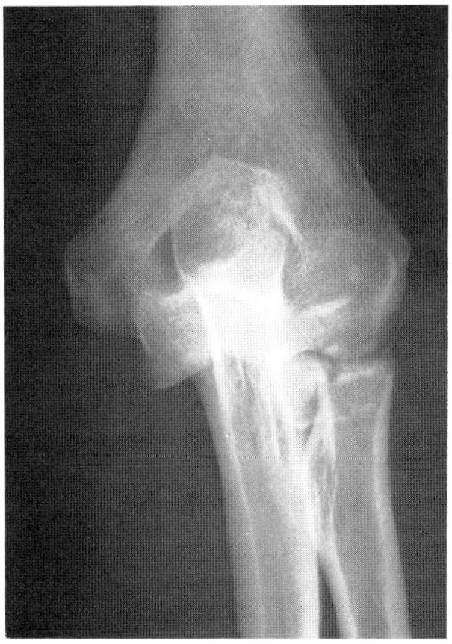
b

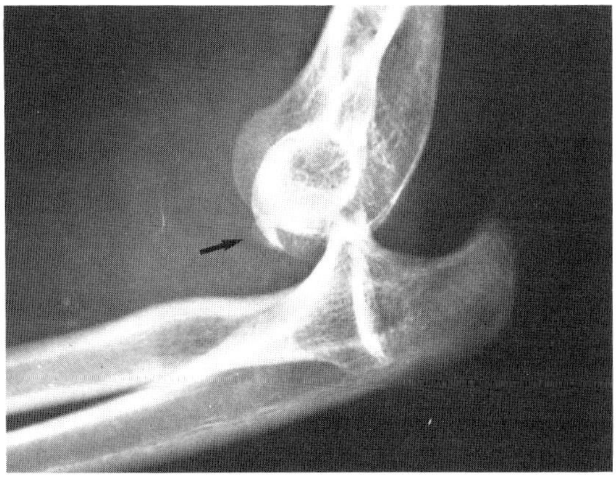
c

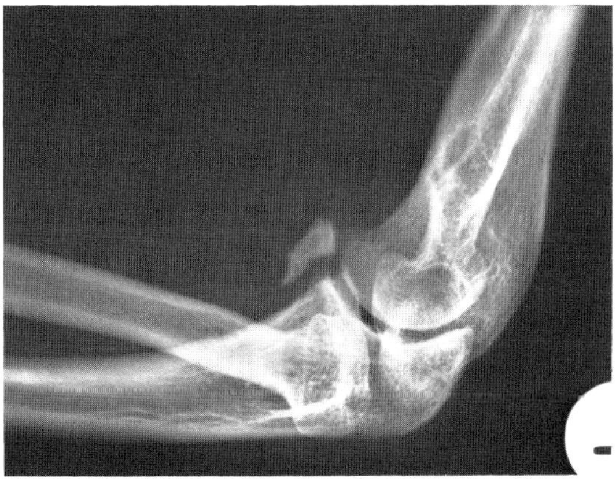
d

Abb. 5.**19a–d** 28jähriger Medizinstudent, betrunken aus dem Auto gefallen. Ellbogenluxation nach hinten mit beugeseitiger Abscherung des Radiusköpfchens. **c** 33jährige Frau. Abriß des Processus coronoideus bei Luxation nach dorsal. **d** 27jährige Frau. Abriß des Processus coronoideus ohne Luxation.

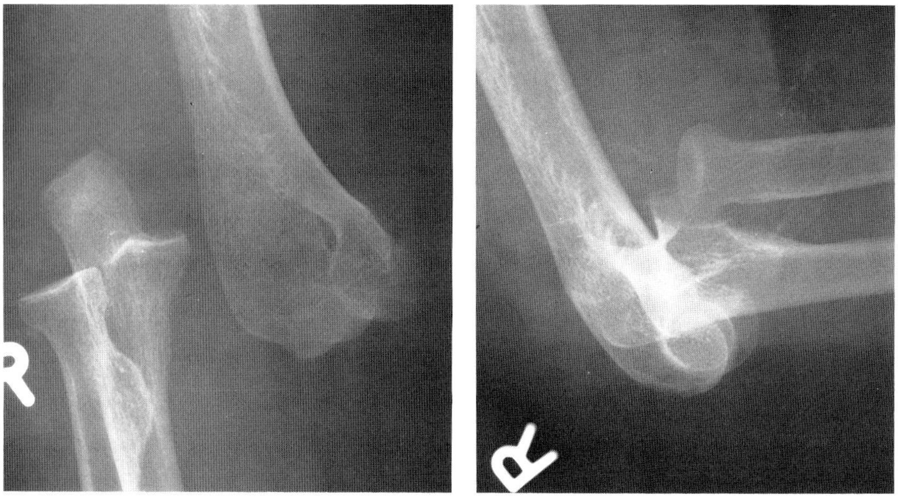

a b

Abb. 5.**20 a–b** 81jährige Frau, zu Hause vom Stuhl gestürzt. Offene seitliche Ellbogenluxation.

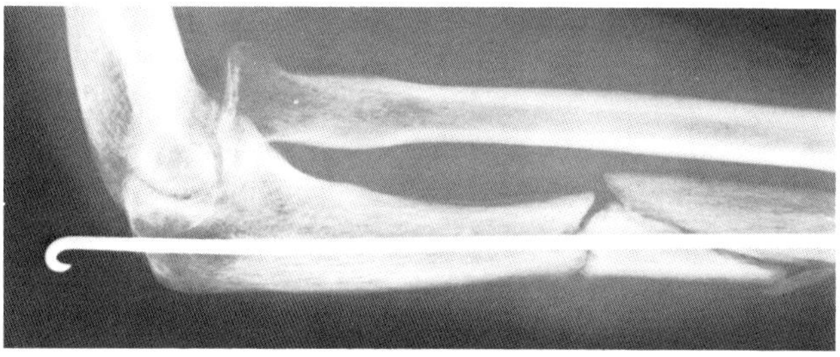

Abb. 5.**21** 41jähriger Mann. Monteggia-Fraktur. Nach Gipsabnahme (und richtiger seitlicher Projektion) Darstellung der Monteggia-Fraktur, d. h. der vorher nicht erkannten Luxation des Radius (ungenügende Reposition und instabile Osteosynthese).

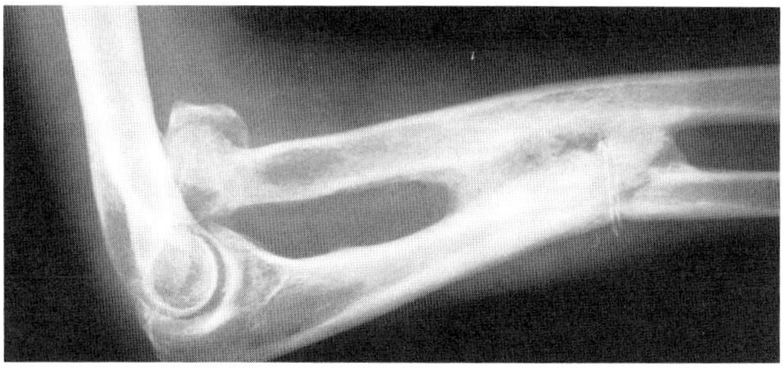

Abb. 5.**22** 65jähriger Mann. Zustand nach Monteggia-Fraktur vor ca. 8 Monaten. Nicht behobene Luxation des Radiusköpfchens. Fehlstellung der Ulna mit folglich ausgedehnter Brückenkallusbildung (ungenügende Fixierung).

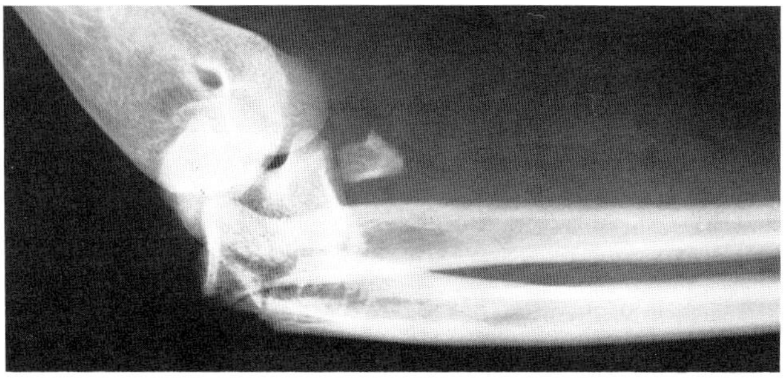

Abb. 5.**23** 38jähriger Mann, auf dem Bürgersteig von Auto angefahren. Hintere Monteggia-Fraktur.

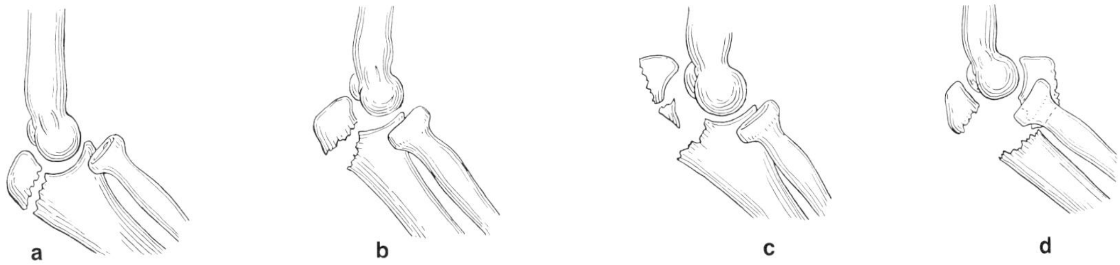

Abb. 5.**24** Olekranonfrakturen. **a** einfache Olekranonfraktur ohne wesentliche Dislokation, **b** Olekranonfraktur mit typischer Dislokation, **c–d** Trümmerfrakturen. (aus: *H. R. Zatzkin:* The Roentgen Diagnosis of Trauma. © by Yearbook Medical Publishers, Inc., Chicago 1965. Used by permission).

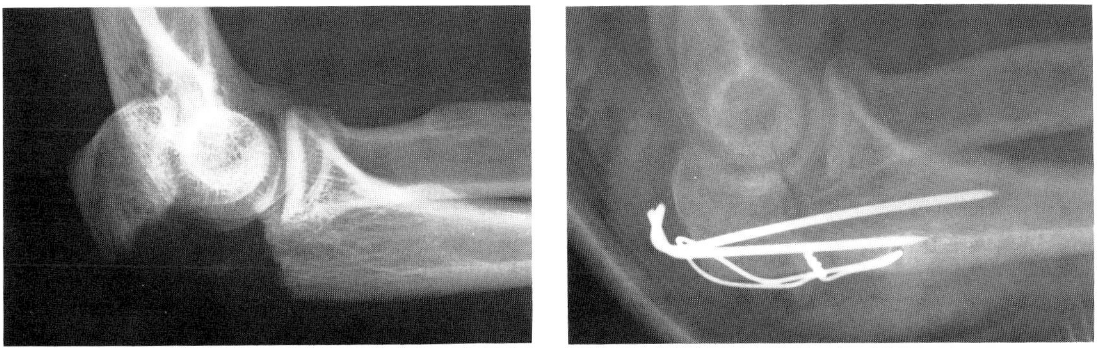

a b

Abb. 5.**25** 28jähriger Mann. **a** Autofahrerfraktur des Olekranons und Gelenkeröffnung. **b** Kontrolle nach Zuggurtung zeigt anatomisch richtige Stellung.

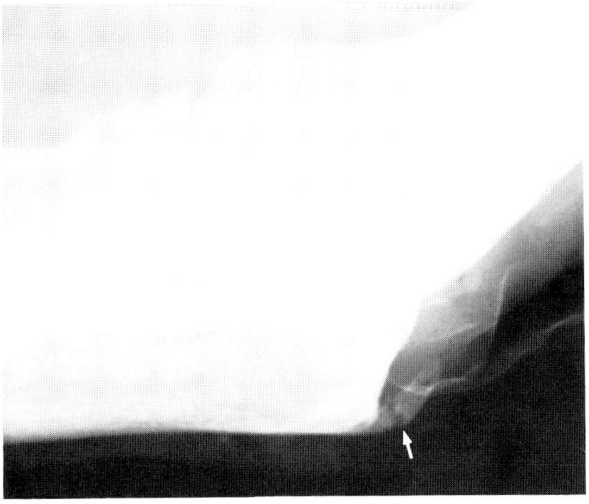

Abb. 5.**26** 75jähriger Mann. Fraktur eines Olekranonspornes.

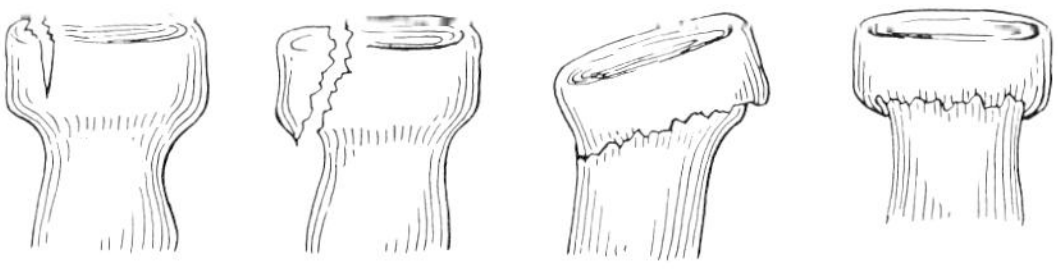

Abb. 5.**27** Frakturen des Radiusköpfchens. **a** u. **b** Meißelfrakturen des Radiusköpfchens, **c** Fraktur des Radiusköpfchens im Halsbereich mit Abwinklung, **d** Fraktur des Radiusköpfchens im Halsbereich mit Einstauchung (aus: *H. R. Zatzkin:* The Roentgen Diagnosis of Trauma. © by Yearbook Medical Publishers, Inc., Chicago 1965. Used by permission).

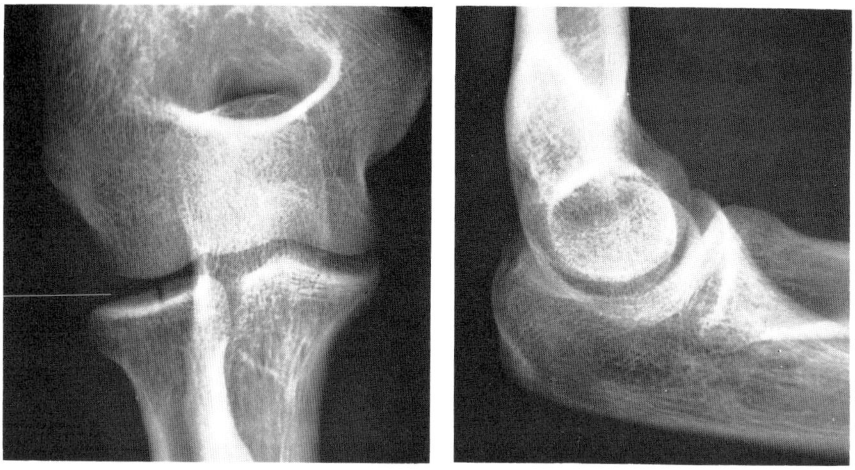

a b

Abb. 5.**28a–b** Meißelfraktur des Radiusköpfchens.

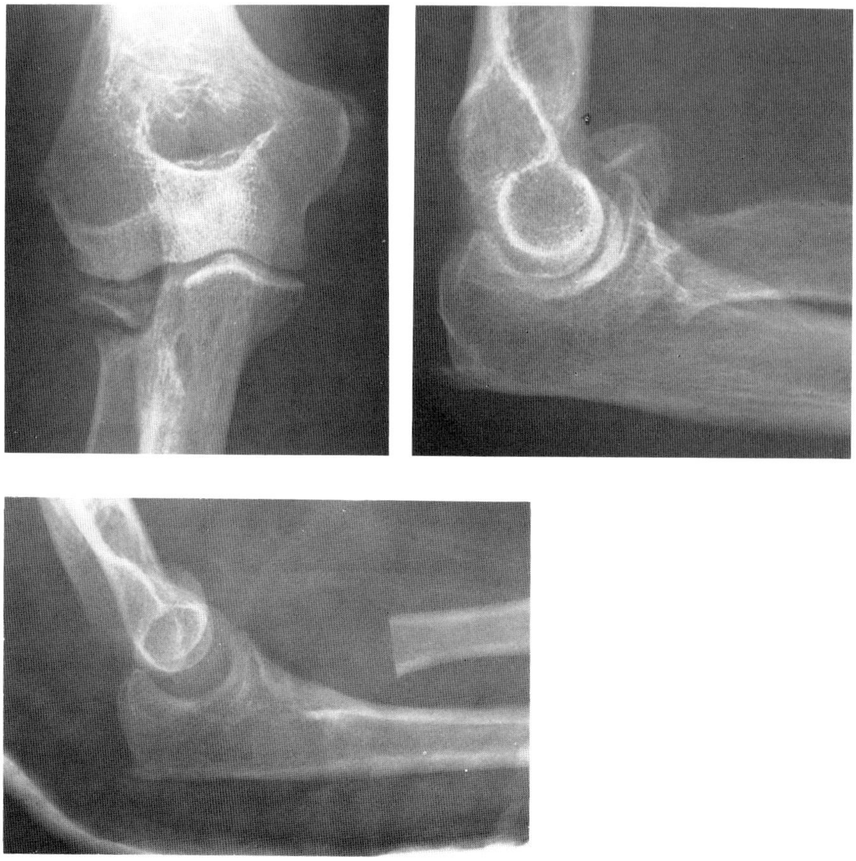

a b c

Abb. 5.**29a–b** Fraktur des Radiushalses mit Drehung des Köpfchens um 180°. **c** Zustand nach Resektion des Radiusköpfchens.

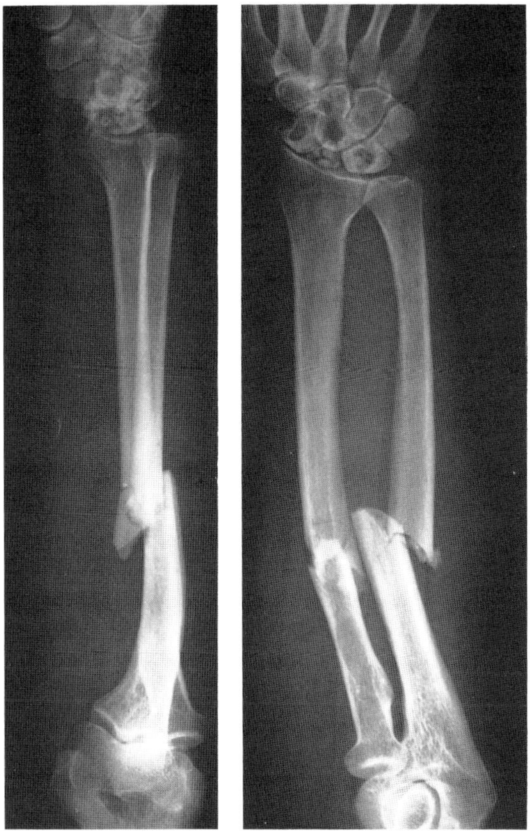

a b

Abb. 5.**30 a–b** 62jähriger Mann. Beim Anwerfen eines Motors Rückschlag der Handkurbel. Unterarmfraktur in der proximalen Hälfte. Nebenbefund: Kahnbeinpseudarthrose. Malazische Prozesse und Zysten im Navikulare, Lunatum und Kapitatum.

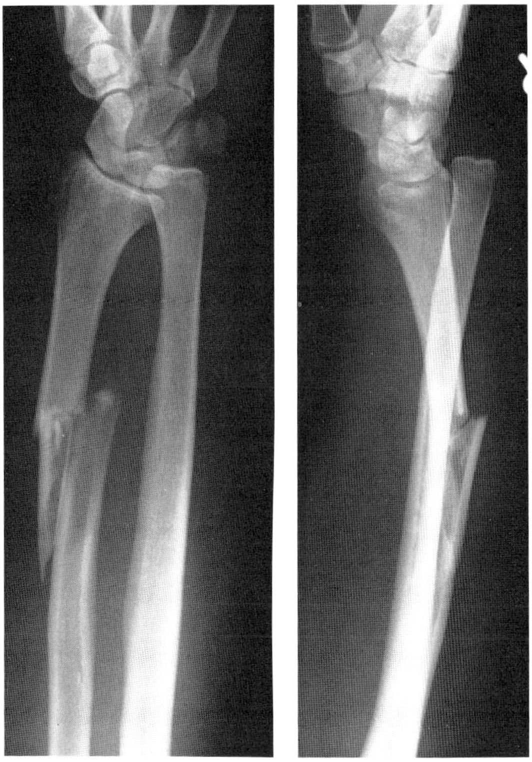

a b

Abb. 5.**31 a–b** 47jähriger Mann, auf Moped mit Auto kollidiert. Fraktur des Radius und Luxation der Ulna aus dem distalen Radioulnargelenk (Galeazzi-Fraktur).

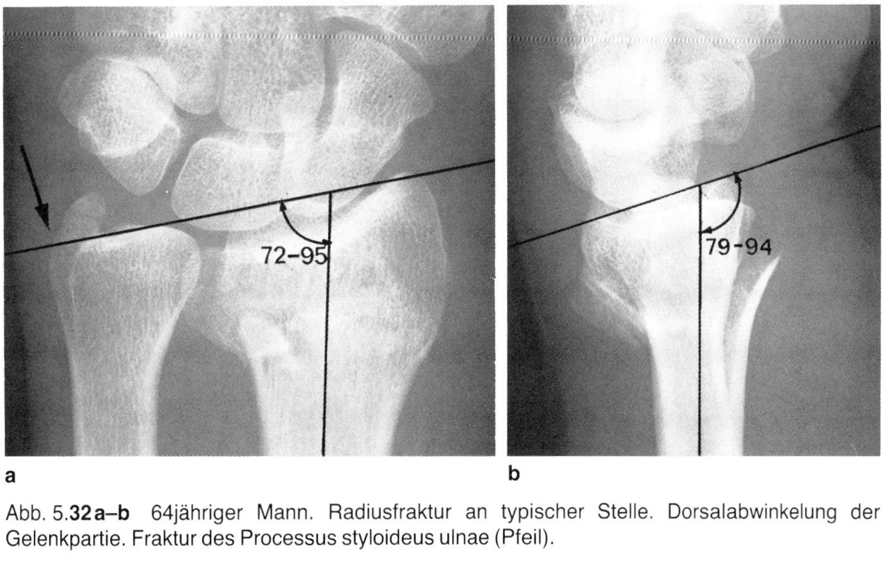

a b

Abb. 5.**32 a–b** 64jähriger Mann. Radiusfraktur an typischer Stelle. Dorsalabwinkelung der Gelenkpartie. Fraktur des Processus styloideus ulnae (Pfeil).

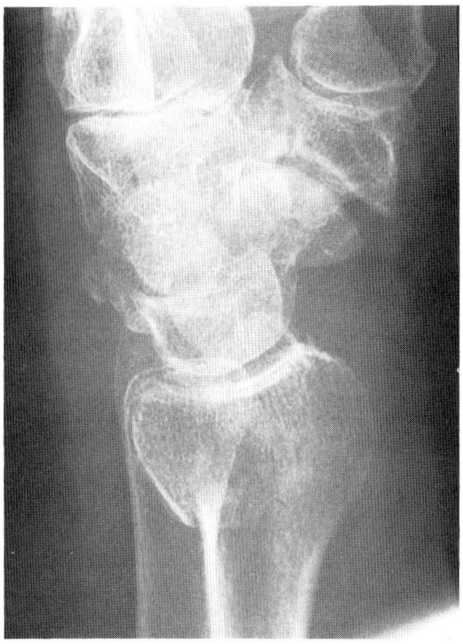

Abb. 5.**33** 68jährige Frau. Ausriß aus der Dorsalseite des Triquetrums bei Radiusfraktur.

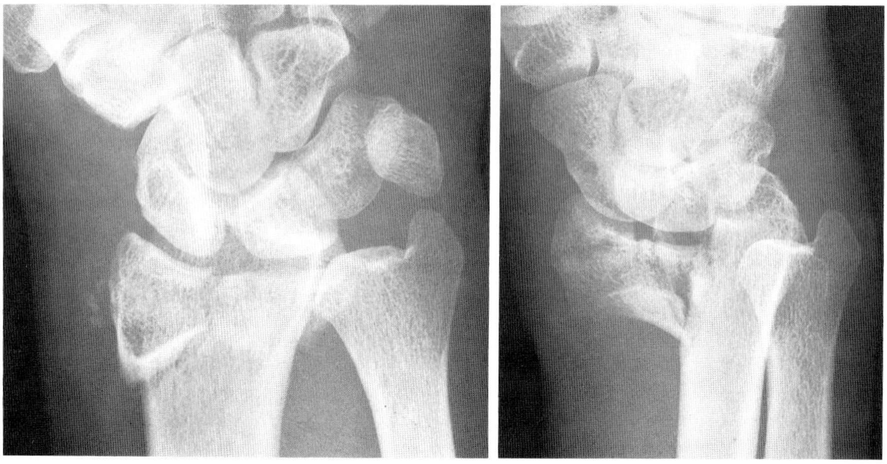

a b

Abb. 5.**34a–b** 41jähriger Mann, mit Moped gegen Auto gefahren. Atypische Radiusfraktur mit Gelenkbeteiligung. Abwinkelung nach palmar und radial.

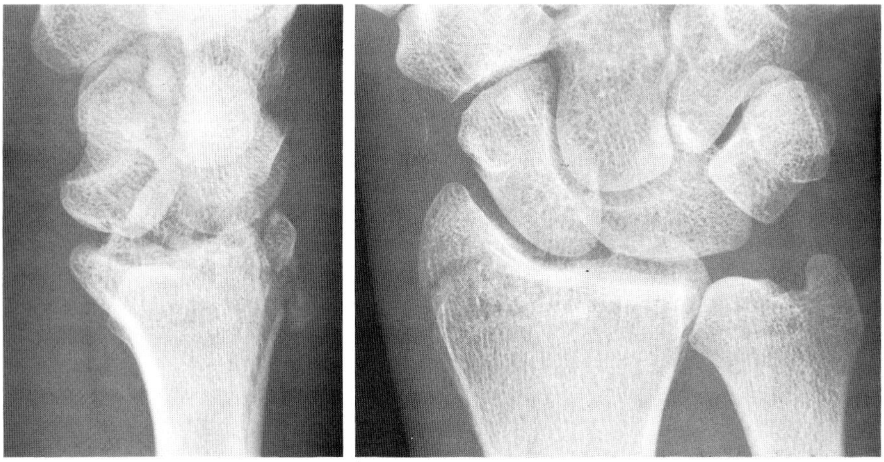

a b

Abb. 5.**35a–b** 38jähriger Mann, von einer Leiter gestürzt. Fraktur des Processus styloideus radii und der dorsalen Radiuskante mit Gelenkbeteiligung.

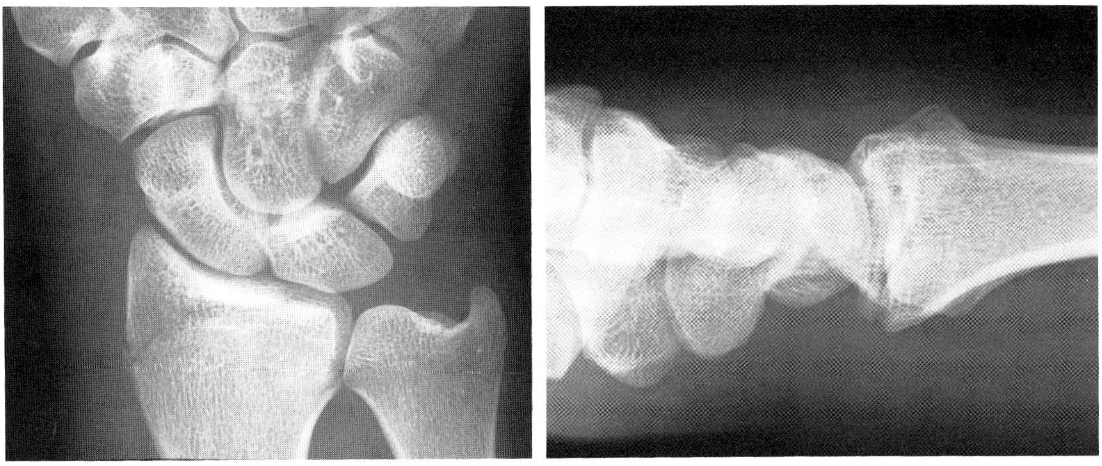

a b

Abb. 5.**36 a–b** Radiusfraktur mit Gelenkbeteiligung. Im a.-p. Bild wird ein Rest der Epiphysenfuge vorgetäuscht. Dorsale Wulstbildung.

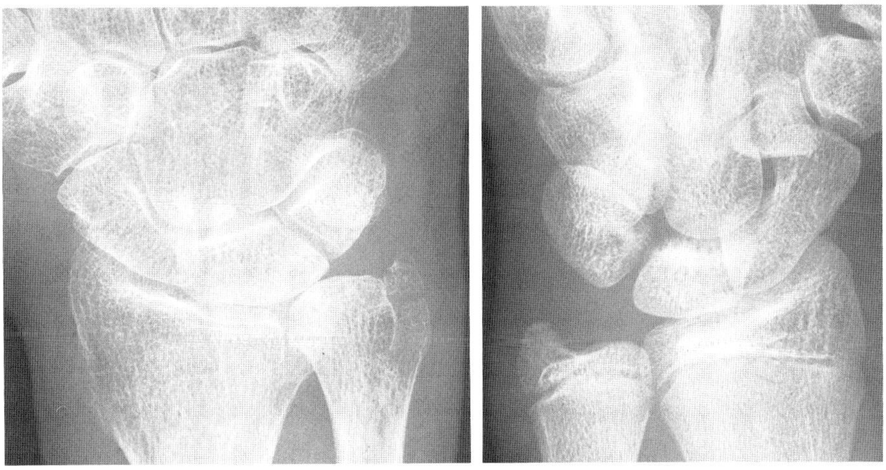

a b

Abb. 5.**37** 62jährige Frau. **a** Isolierte Fraktur des Processus styloideus ulnae an der Basis. **b** 17jähriges Mädchen, Fahrradunfall. Isolierte Fraktur der Spitze des Processus styloideus ulnae.

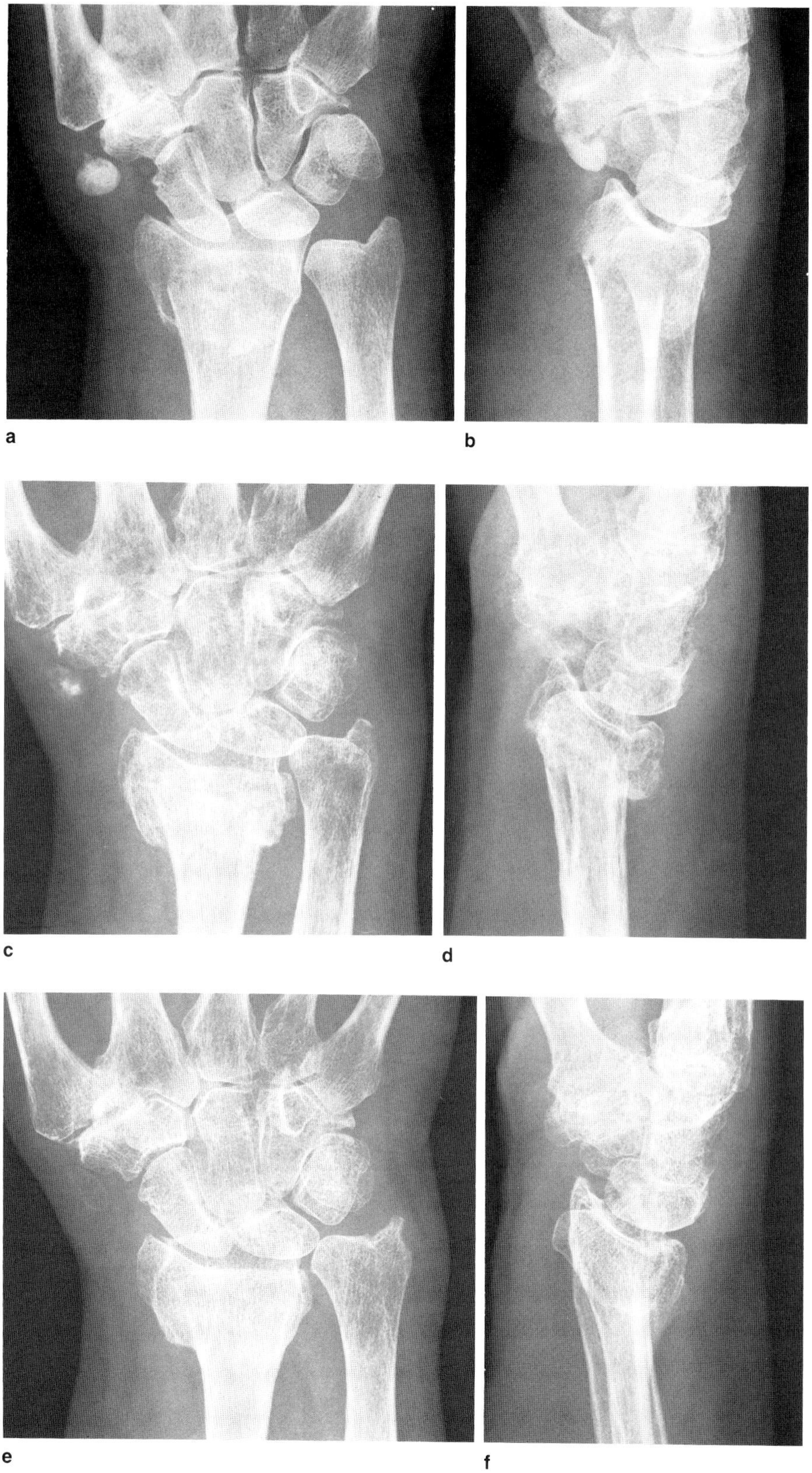

Abb. 5.**38** 61jährige Frau. **a–b** Radiusfraktur an typischer Stelle mit Gelenkbeteiligung. **c–f** Kontrollen nach 2 und 8 Monaten: Zunahme der Dorsal-radial-Abwinkelung und der Fehlstellung im distalen Radioulnargelenk (sog. Ulnavorschub). Nebenbefund: auffällige Beteiligung der alten Weichteilverknöcherung an der posttraumatischen Knochenatrophie. Resorptive, posttraumatische Defektbildung am Processus styloideus ulnae.

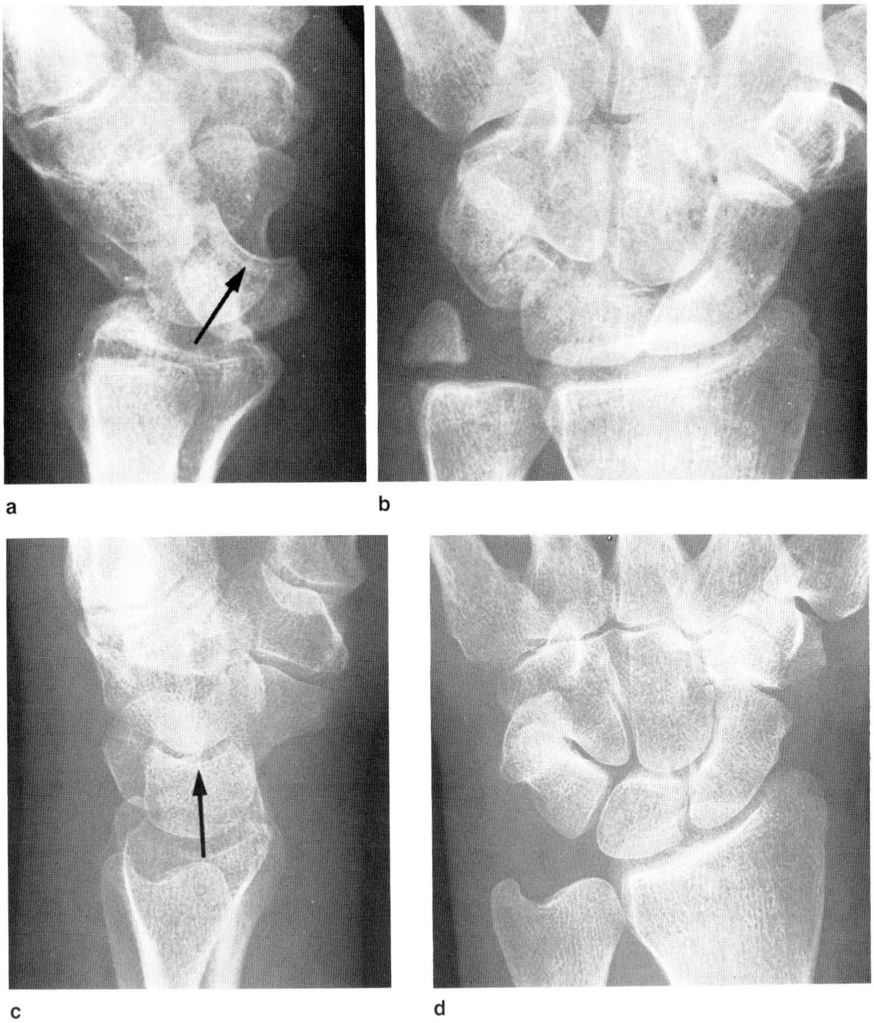

Abb. 5.**39 a–b** Einfache Lunatumluxation (Pseudarthrose des Processus styloideus ulnae). **c–d** Normale Artikulation zum Vergleich. Achse des Lunatum durch Pfeil markiert.

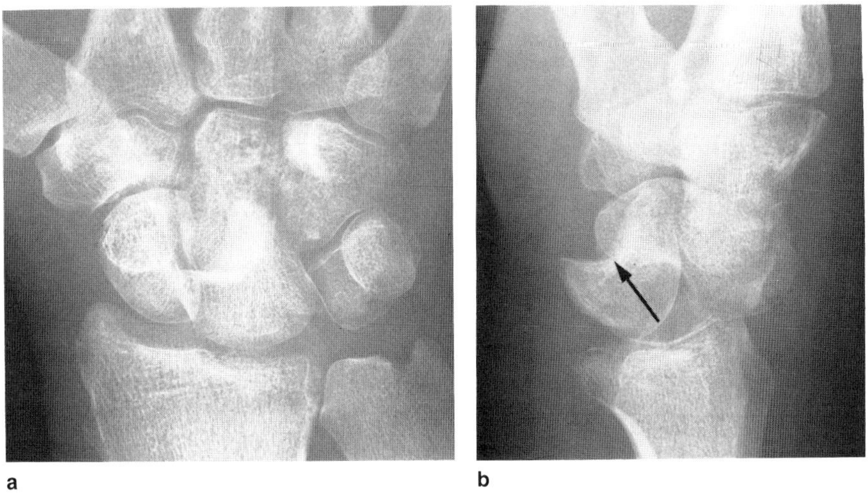

Abb. 5.**40 a–b** 64jähriger Mann. Perilunäre Luxation. Lunatum nach palmar verschoben und gekippt. Übrige Handwurzelknochen aus der Radiusachse nach dorsal verschoben.

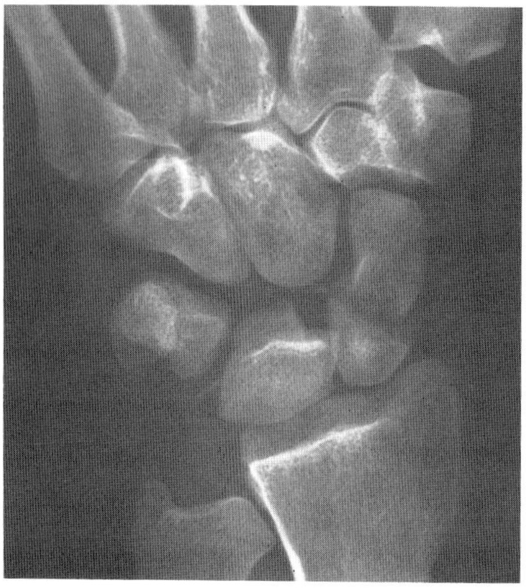
a

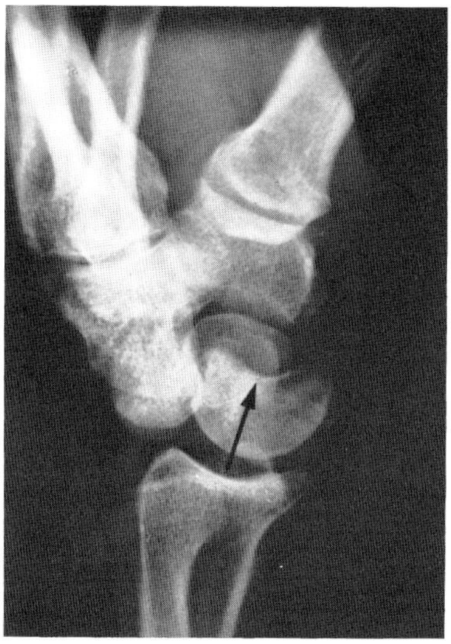
b

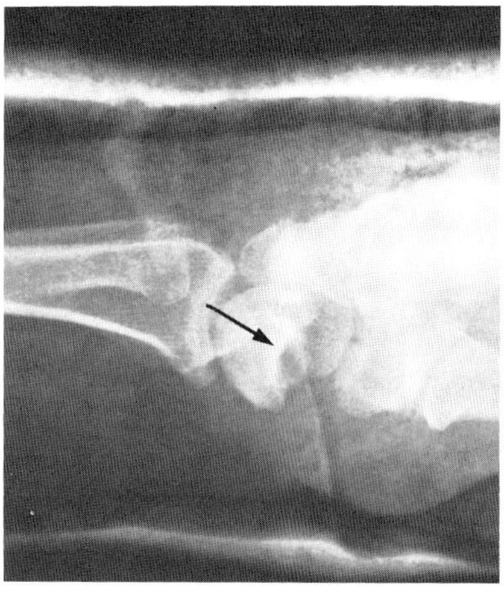
c

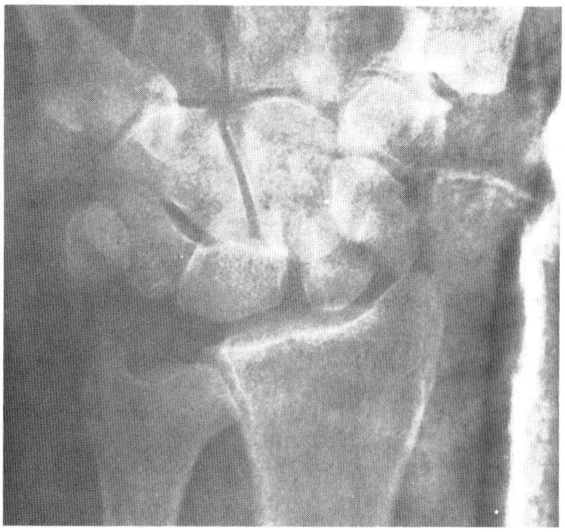
d

Abb. 5.**41** 50jährige Frau, beim Einsetzen eines Ofenrohrs vom Stuhl auf die linke Hand gestürzt. **a–b** Luxationsfraktur nach de Quervain (Navikularefraktur, Lunatumluxation mit dem proximalen Fragment des Navikulare). **c–d** Kontrolle in Gips zeigt die Luxation unverändert.

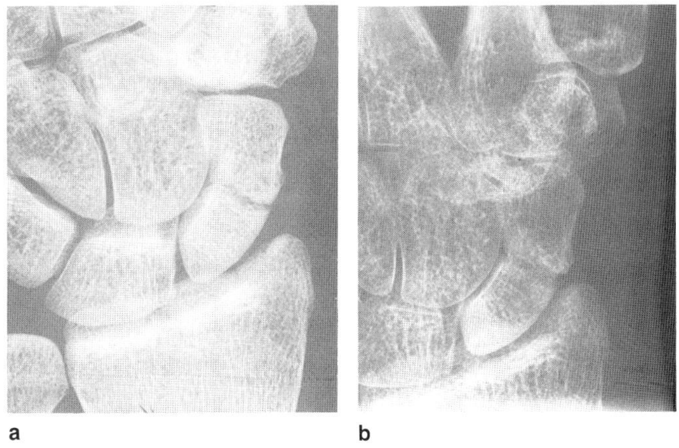

Abb. 5.**42** 25jährige Frau, auf die linke Hand gestürzt. **a** Frische Navikularefraktur. **b** Nach 3 Monaten beginnende Zystenbildung in beiden Fragmenten und Nekrose in der proximalen Ecke.

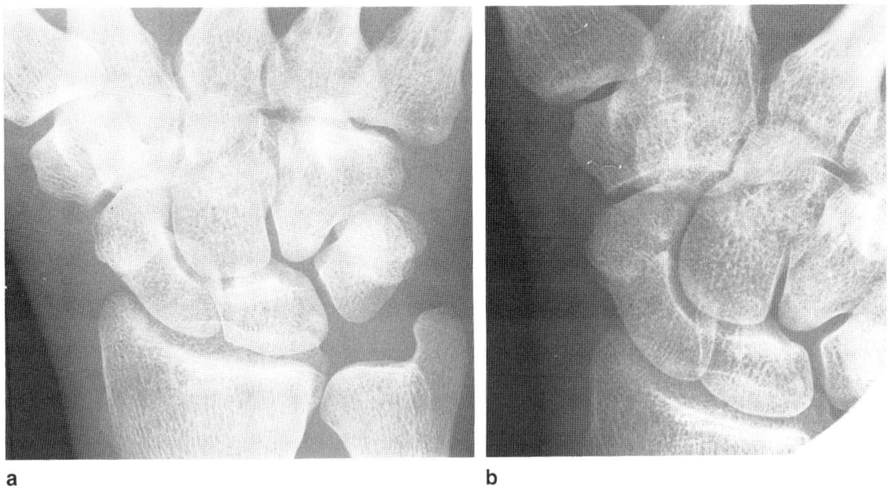

Abb. 5.**43** **a** Übliche Aufnahme des Handgelenkes. Fraktur nicht sicher nachweisbar. **b** Aufnahme in Schreibhaltung der Hand: Sichere Navikularefraktur.

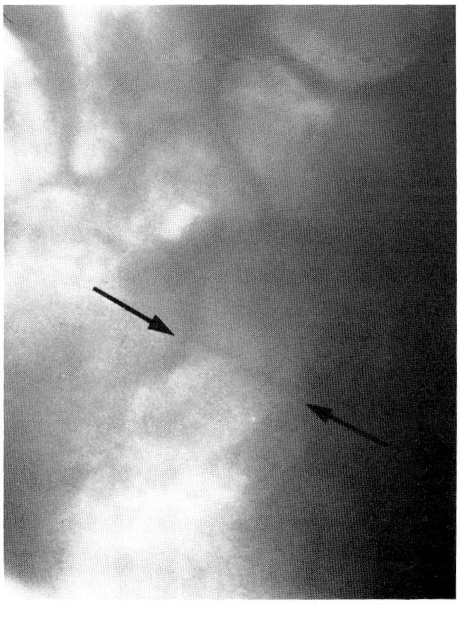

Abb. 5.**44** 29jähriger Mann, vor einem Monat auf die linke Hand gestürzt. Navikularefraktur im Tomogramm. Auf 6 verschiedenen Projektionen war die Fraktur vorher nicht nachweisbar.

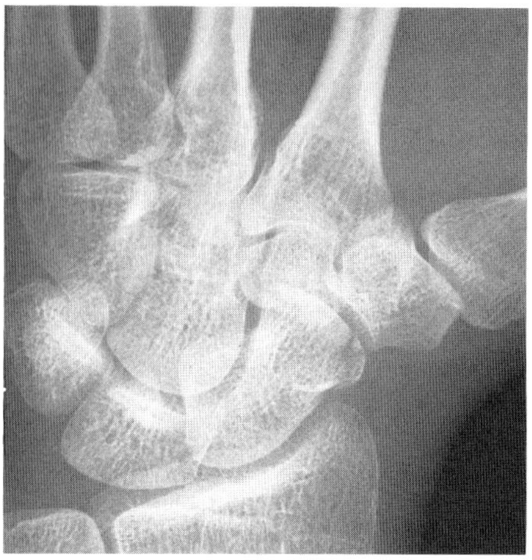

a

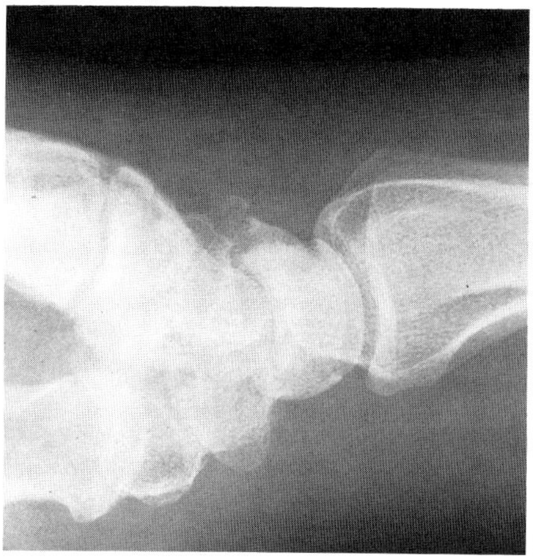

b

Abb. 5.**45** **a** 26jährige Frau. Abriß des Tuberculum ossis navicularis durch Sturz auf die Hand. **b** 48jähriger Mann, Sturz auf die Hand. Ausriß aus der Handrückenseite des Os triquetrum.

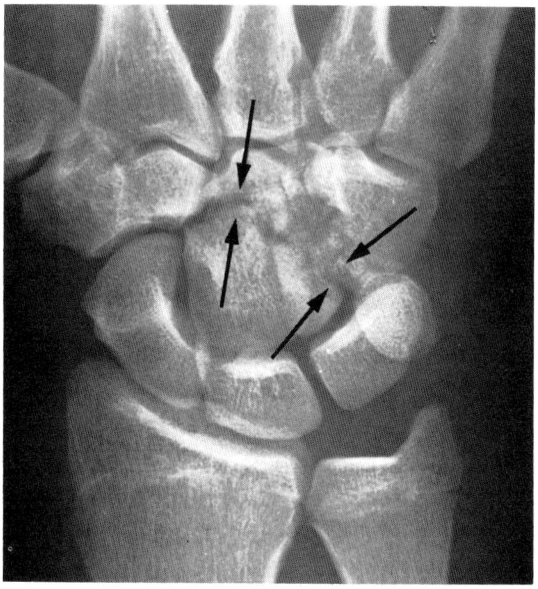

Abb. 5.**46** 17jähriger Steinmetz, Grabstein auf die Hand gefallen. Fraktur des Kapitatum und Hamatum.

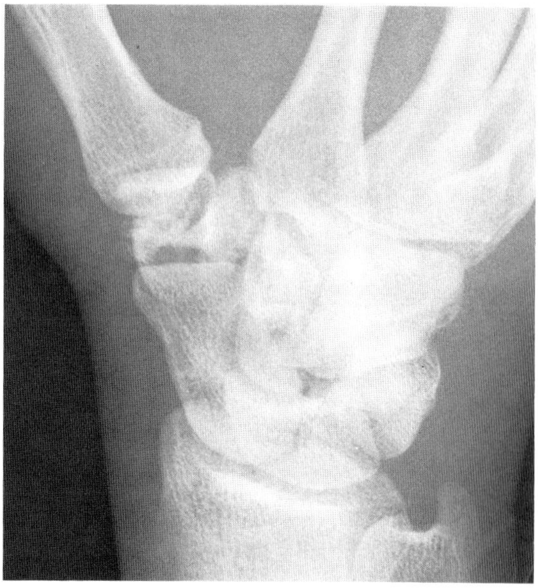

Abb. 5.**47** 18jähriger Mann, Autounfall als Beifahrer. Fraktur des Os multangulum majus.

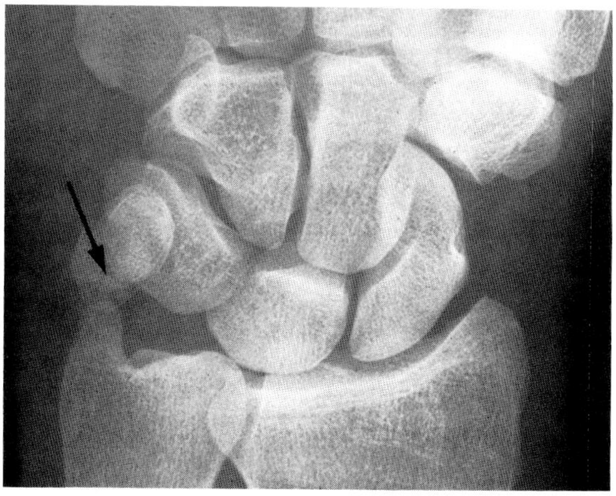

a

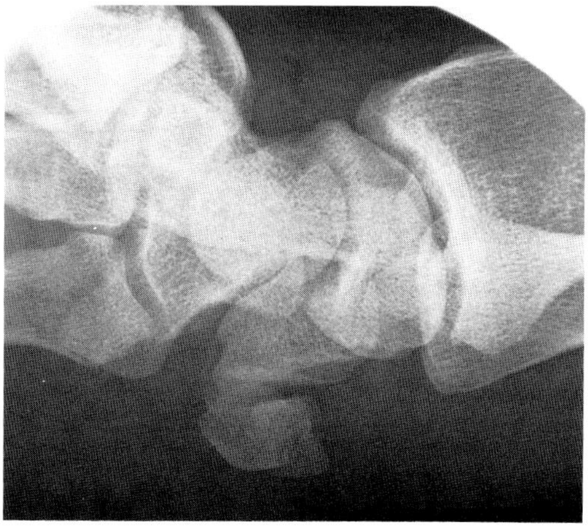

b

Abb. 5.**48** Fraktur des Os pisiforme. **a** a.-p. Bild. **b** Spezialaufnahme.

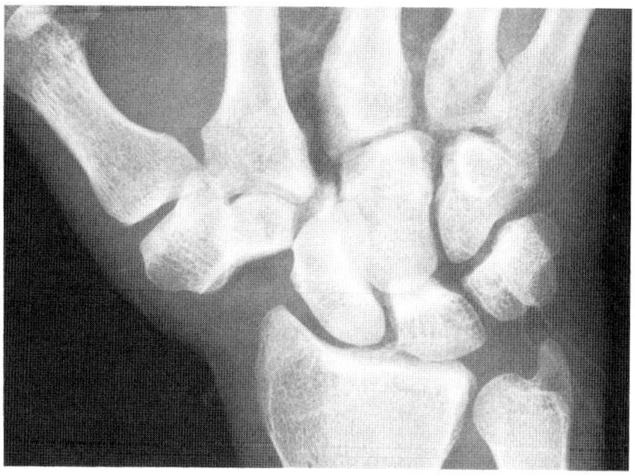

Abb. 5.**49** Luxation des Interkarpalgelenkes mit Ausriß aus dem Os capitatum. Ligamentriß zwischen der Basis der Metakarpalia II und III.

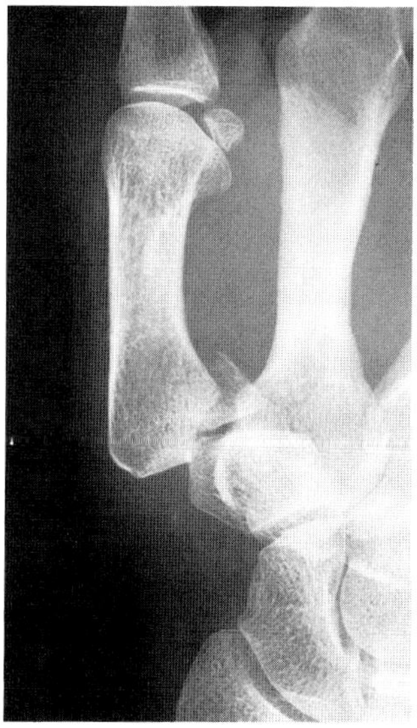

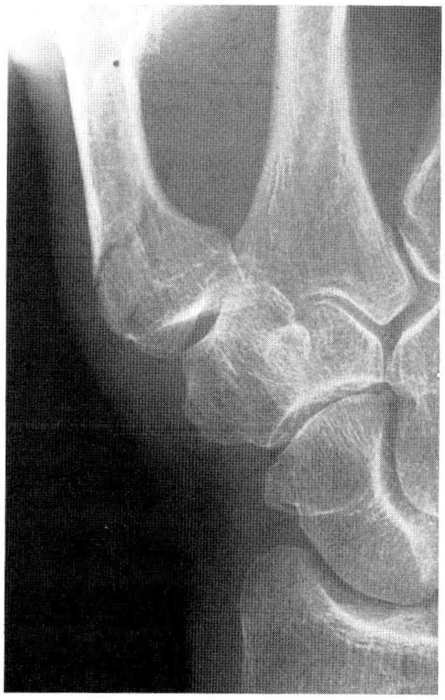

a b

Abb. 5.**50** **a** Bennett-Fraktur.
b Fraktur des Metakarpale I nahe der Basis.

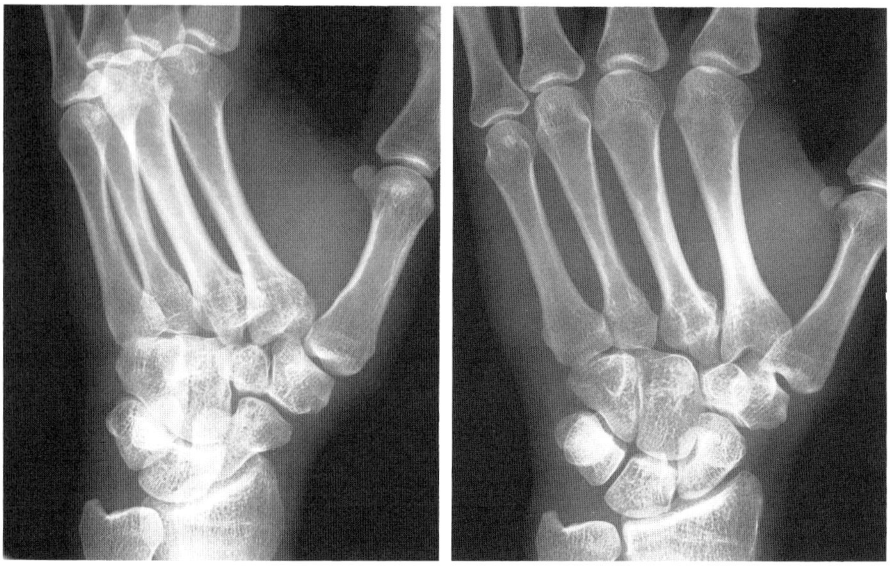

a b

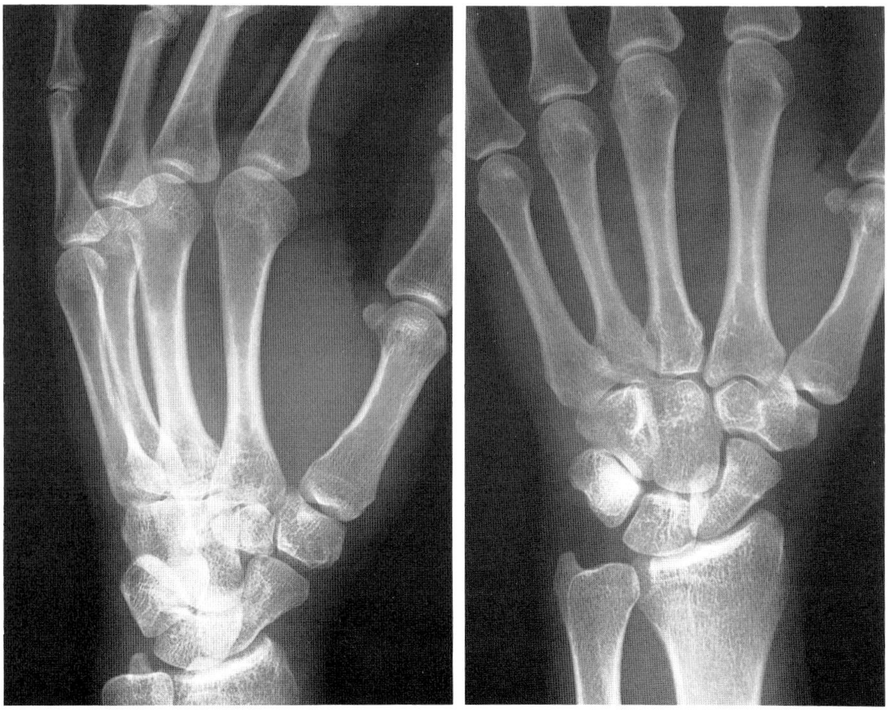

c d

Abb. 5.**51** **a–b** Luxation der Metakarpalia II-IV. **c–d** Kontrolle nach Reposition.

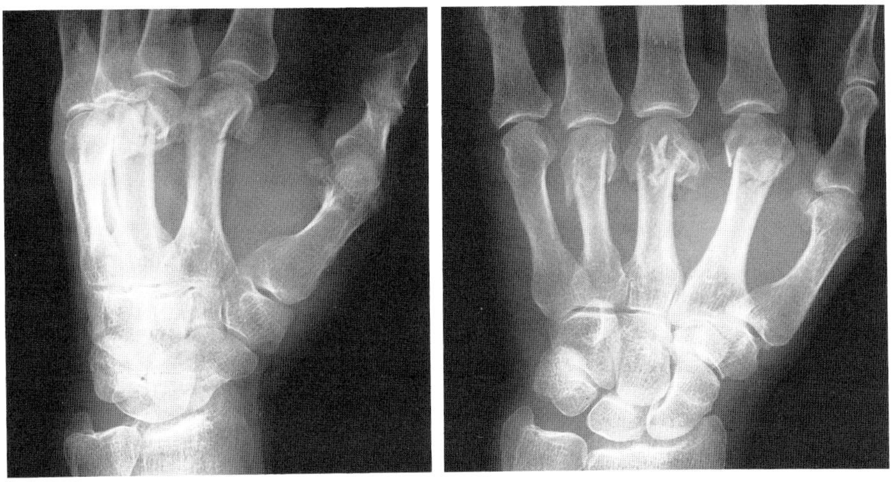

a b

Abb. 5.**52a–b** 62jähriger Mann, mit Moped gegen LKW gefahren. Frakturen der Metakarpalköpfchen II–IV. Palmarabwinkelung und Einstauchung.

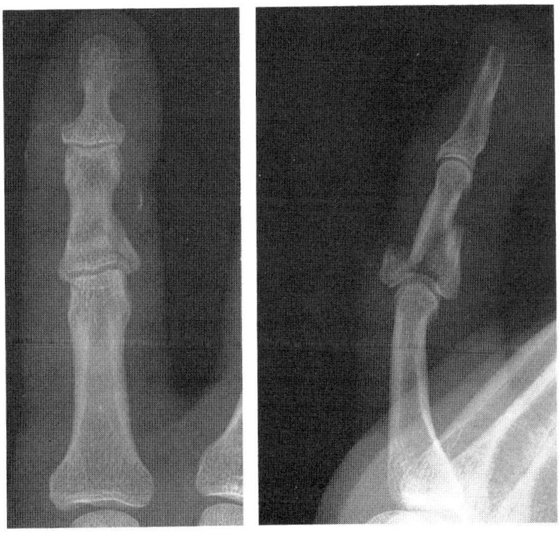

a b

Abb. 5.**53a–b** 58jähriger Mann, Arbeitsunfall. Fraktur des Kleinfingermittelgliedes mit Beteiligung des Mittelgelenkes.

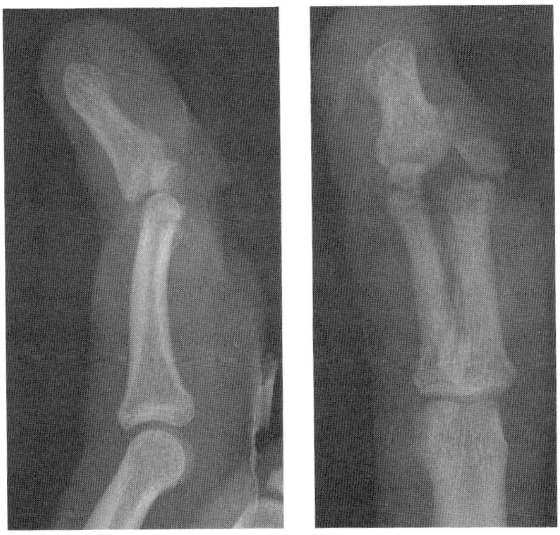

a b

Abb. 5.**54a–b** 16jähriger Speditionsgehilfe, Finger zwischen zwei Stangen gequetscht. Längsfraktur des Mittelfingermittelgliedes mit Beteiligung des Endgelenkes (offene Fraktur).

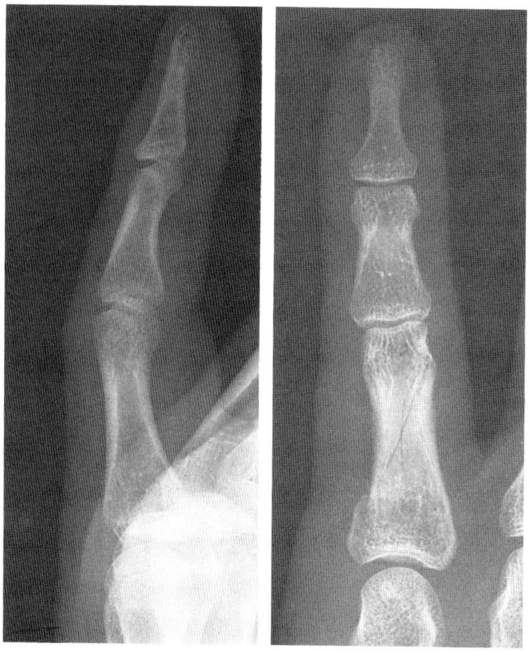

a b

Abb. 5.**55 a–b** 25jähriger Fußballtorwart. Fraktur des Kleinfingergrundgliedes nahe der Basis und Längsfissur.

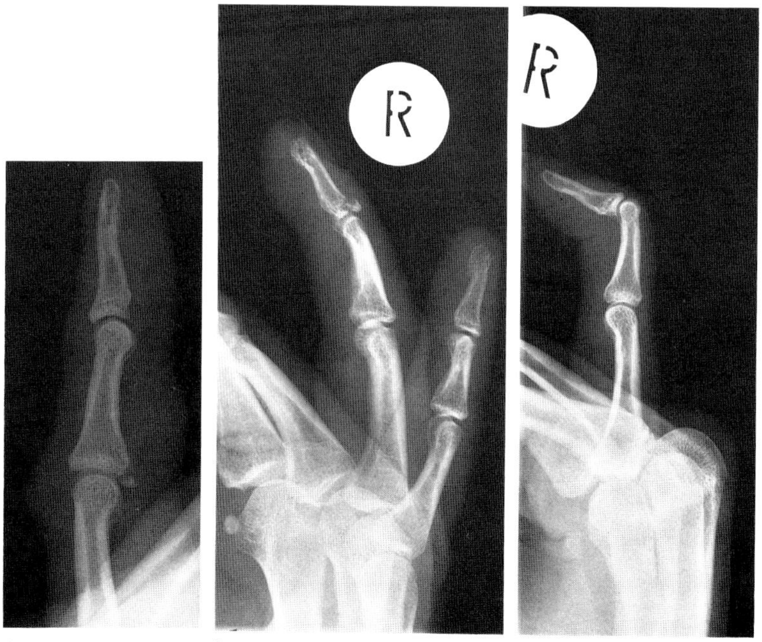

a b c

Abb. 5.**56** **a** 26jähriger Handballspieler. Kleiner Ausriß aus der palmar-basalen Kante des Kleinfingermittelgliedes. **b** 38jähriger Sanitäter. Finger in der Tür des Rettungswagens gequetscht. Knöcherner Strecksehnenausriß am Ringfingerendglied. **c** Strecksehnenabriß ohne Fraktur am rechten Kleinfinger.

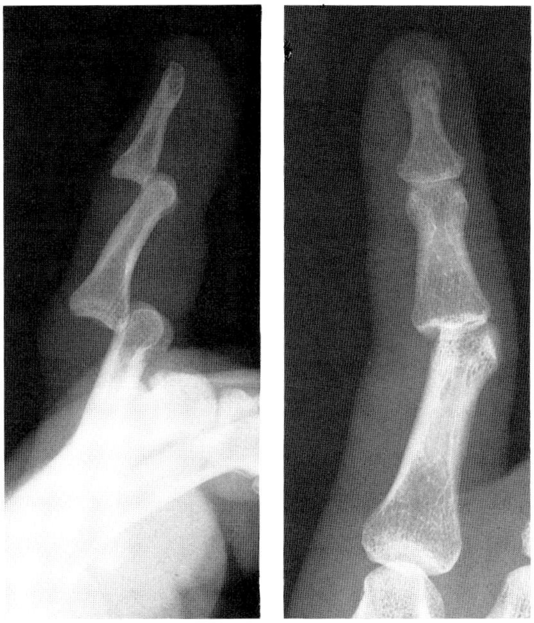

a b

Abb. 5.**57a–b** 28jähriger Mann, Sportunfall. Treppenförmige Luxation des Kleinfingers.

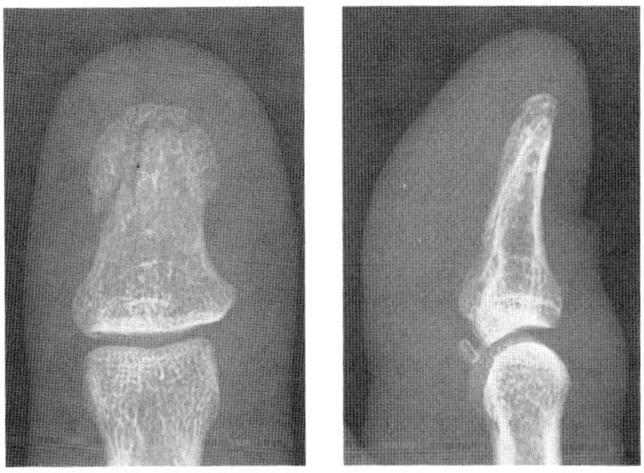

a b

Abb. 5.**58a–b** 22jähriger Mann, Daumen in Omnibustür eingeklemmt. Abscherungsfraktur der Tuberositas phalangis distalis des Daumens.

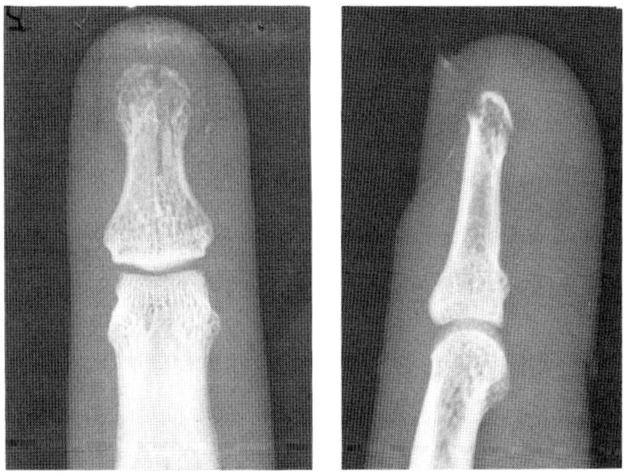

a b

Abb. 5.**59a–b** 18jähriger Mann, Arbeitsunfall. Fraktur des Nagelfortsatzes und Längsfissur des Mittelfingerendgliedes.

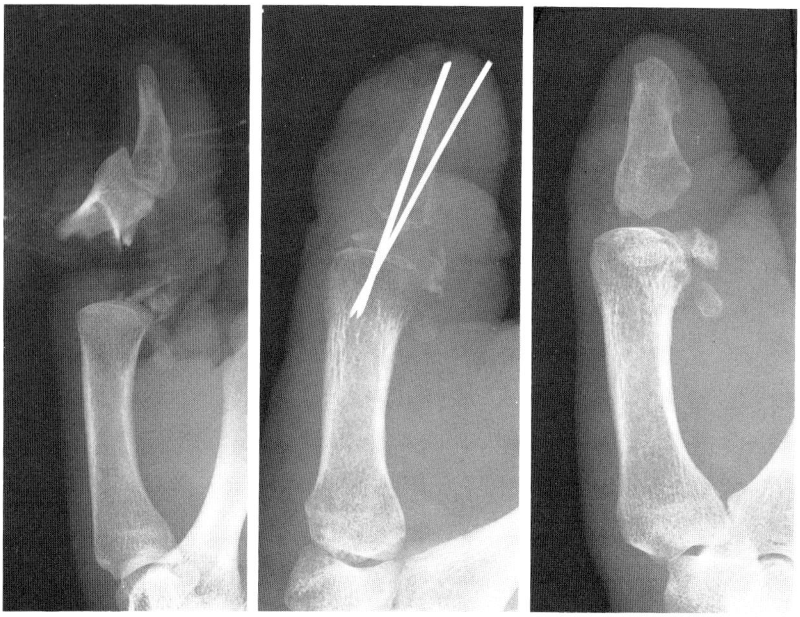

a b c

Abb. 5.**60** **a** Kreissägeverletzung des rechten Daumens. **b** Nach Entfernung der Grundgliedreste und Fixierung des Endgliedes am Metakarpale I. **c** Zustand 3½ Jahre nach dem Trauma.

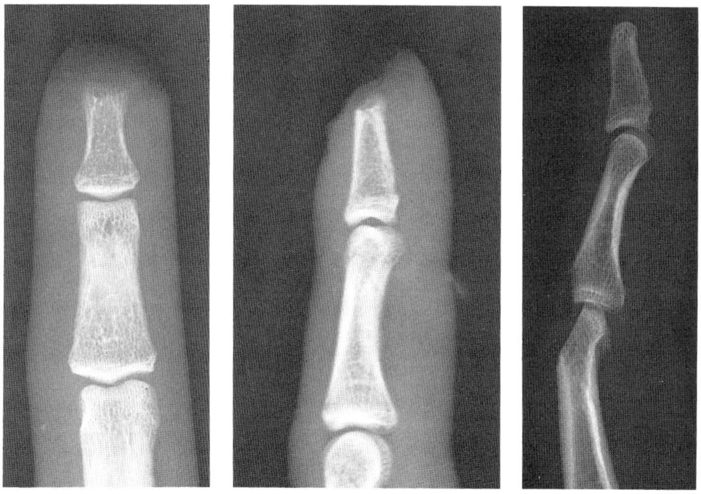

a b c

Abb. 5.**61** 18- bzw. 21jähriger Schreiner, Finger in die Hobelmaschine gebracht. **a–b** Hobelverletzung des rechten Zeigefingerendgliedes. **c** 3 Jahre später Hobelverletzung des rechten Zeigefingergrundgliedes mit Strecksehnendurchtrennung und Gelenkeröffnung.

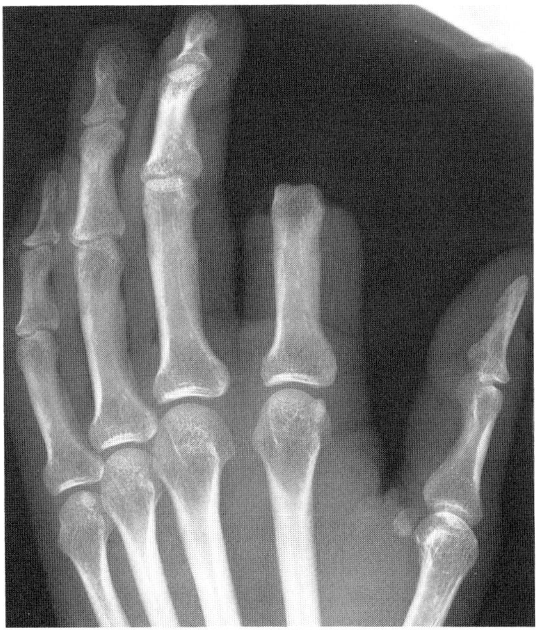

Abb. 5.**62** 40jährige Frau, den Finger in eine Maschine gebracht. Abriß des linken Zeigefingers im Mittelgelenk.

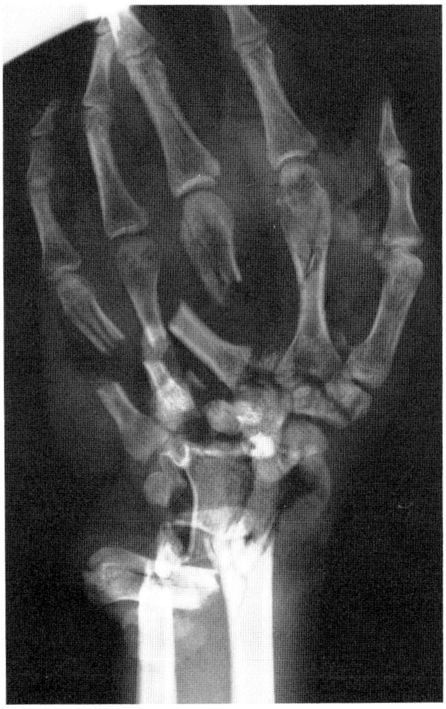

Abb. 5.**63** 20jähriger Metallarbeiter, mit der Hand in eine Blechpresse gekommen. Amputationsverletzung der linken Hand.

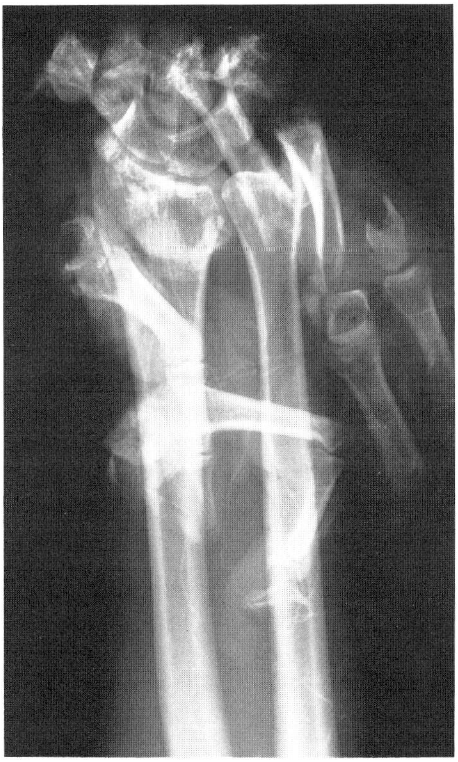

Abb. 5.**64** 23jähriger Medizinstudent, vorzeitige Explosion der Ladung beim Spiel mit einem alten Vorderlader. Amputationsverletzung der rechten Hand.

6 Untere Extremität

Die im höheren Lebensalter gefürchteten Schenkelhalsbrüche entstehen durch Sturz auf die Hüfte. Nach Abt u. Jäger ereignen sich die meisten Schenkelhalsbrüche in Krankenzimmern und ähnlichen Räumen des Gesundheitsdienstes! Frauen sind wesentlich häufiger betroffen als Männer. Je nach der Richtung der Gewalteinwirkung ergeben sich unterschiedliche Bruchformen (Abb. 6.**1**). Der Abduktionstyp der medialen Schenkelhalsfraktur zeigt meist eine Einkeilung, während die anderen Schenkelhalsfrakturen einschließlich der pertrochanteren Fraktur eine Außenrotation von 45–90° aufweisen (Abb. 6.**2**). Zwischen der lateralen Schenkelhalsfraktur, der pertrochanteren und subtrochanteren Fraktur ist nicht immer eine eindeutige Trennung möglich. Eingestauchte und wenig dislozierte Schenkelhalsfrakturen sind oft sehr schwer zu erkennen. Die Fraktur des Oberschenkelkopfes ist eine Seltenheit (Abb. 6.**3**).

Durch die heute übliche operative Behandlung durch Osteosynthese oder mittels Hüftgelenkstotalendoprothese werden die bei älteren Menschen früher meist tödlichen Komplikationen vermieden und die Letalität ist bis auf 2% abgesunken. Gerade für derartige Eingriffe brachte die Entwicklung der Bildverstärker-Fernsehkette große Vorteile.

Am Oberschenkelschaft kommen alle Bruchformen in oft klassischer Weise vor. Die aus der Ära der konservativen Frakturbehandlung geläufigen, überaus zahlreichen röntgenologischen Stellungskontrollen sind durch die überlegene Marknagelung nach Küntscher mit stabiler Osteosynthese bis auf wenige Ausnahmen überflüssig geworden. Typische Frakturen des distalen Oberschenkelbereiches sind die suprakondyläre Fraktur, Kondylusabscherung oder -abriß und die Y-förmige interkondyläre Fraktur, die beiden letzten mit Gelenkbeteiligung (Abb. 6.**4**). Durch die Kippung des kurzen distalen Fragmentes (Zug des M. gastrocnemius) besteht bei der suprakondylären Fraktur die Gefahr einer Gefäß-Nerven-Schädigung (Abb. 6.**5**). Ein leichteres Trauma kann zu einer interkondylären Fraktur ohne wesentliche Dislokation führen (Abb. 6.**6**).

Sowohl bei der Kniegelenkluxation als auch bei der Patellaluxation dient die Röntgenaufnahme lediglich zur Dokumentation und zur Abklärung eventueller knöcherner Verletzungen (Abb. 6.**7** u. 6.**8**). Ein Kniegelenkerguß bzw. Hämarthros ist im Röntgenbild an der Verschattung des oberen Rezessus zu erkennen (Abb. 6.**9**). Die offene Gelenkverletzung läßt sich manchmal leichter und schneller röntgenologisch nachweisen, da sie sonst oft erst bei der operativen Wundversorgung sichtbar wird (Abb. 6.**10**).

Der Abriß eines Kreuzbandes oder Seitenbandes läßt sich durch vermehrte Verschiebbarkeit in sagittaler Richtung (Schubladenphänomen) oder Aufklappbarkeit des Gelenkspaltes durch sog. gehaltene Aufnahmen auch röntgenologisch belegen (Abb. 6.**11** u. 6.**12**). Zur Darstellung von Kreuzbandläsionen kann nach Reiser u. Mitarb. 1982). die Computertomographie einen wesentlichen Beitrag leisten. Die Durchführbarkeit ist jedoch beim Frischverletzten problematisch, besonders, wenn noch andere Verletzungen bestehen, und kommt zunächst hauptsächlich zur Abklärung veralteter Fälle in Betracht. Mit Bandläsionen sind oft Abrißfrakturen der Eminentia intercondylaris, des medialen Höckers derselben oder aus der lateralen Tibiakopfecke und dem Fibulaköpfchen verbunden (Abb. 6.**13** u. 6.**14**). Der Ausriß der Tuberositas tibiae kommt durch Zug des Lig. patellae zustande (Abb. 6.**15**). Frische Meniskusverletzungen sind im Nativbild nicht erkennbar.

Für die Diagnostik traumatischer Kniegelenksbinnenschäden, besonders der röntgenologisch

nicht nachweisbaren Knorpelschäden gewinnt die Arthroskopie zunehmend an Bedeutung (Blauth u. Donner 1979).
Bei den Brüchen der Kniescheibe unterscheidet man Rißfrakturen (Querfrakturen), Sternfrakturen und Trümmerfrakturen (Abb. 6.**16**). Differentialdiagnostisch ist an die Patella partita zu denken, vor allem, wenn kein adäquates Trauma stattgefunden hat. Eine zusätzliche axiale Aufnahme bringt fast immer eine sichere Klärung. Verlagerungen der Patella nach distal bzw. nach proximal zeigen einen Abriß der Strecksehne bzw. des Lig. patellae an (Abb. 6.**17**).
Am Tibiakopf kommt es durch Biegung und Stauchung zur Impressions- oder Depressionsfraktur meist eines Gelenkhöckers, besonders des lateralen, oder zur Spaltungsfraktur, bei schwerer Gewalteinwirkung (Sturz aus großer Höhe oder Verkehrsunfälle) auch zum Trümmerbruch (Abb. 6.**18**). Die Erweiterung des Gelenkspaltes auf der nicht frakturierten Seite weist auf einen Riß dieses Seitenbandes hin (Abb. 6.**19**). Zwischen der reinen Tibiakopffraktur und der subkapitalen Tibiafraktur gibt es Übergangsformen (Abb. 6.**20**). Ein Gelenkerguß fehlt bei Tibiakopffrakturen selten. Von Schild u. Mitarb. (1983) wird zur besseren Beurteilbarkeit von Tibiakopffrakturen die zusätzliche CT-Darstellung empfohlen. Therapeutisch relevante Depressionen und Fragmentdislokationen sind hierbei gut erkennbar. Auch bei Frakturen der Femurkondylen ergeben sich durch CT-Darstellung zusätzliche, für die Operationsindikation wichtige Informationen. Die Untersuchung kann im Gipsverband erfolgen.
Am Unterschenkel sind isolierte Brüche des Schienbeins oder Wadenbeins seltener als die Unterschenkelfraktur, die zu den häufigsten Knochenbrüchen gehört. Auch bei Verkehrsunfällen sind die Unterschenkel stark gefährdet (Abb. 6.**21**). Demgegenüber zeigt die Ermüdungsfraktur der Tibia einen Minimalbefund (Abb. 6.**22**). In den letzten Jahren ist durch den Schisport (hohe, engsitzende Schistiefel) eine gewissermaßen neue Frakturform des distalen Unterschenkeldrittels entstanden, der sogenannte Schuhrandbruch (Abb. 6.**23**). Jedenfalls wird diese Fraktur beim Schisport immer öfter anstelle der Knöchelfraktur beobachtet.

Die nach ihrem Erscheinungsbild sehr vielgestaltigen Knöchelbrüche mit oder ohne Luxation bzw. Subluxation gehören zu den häufigsten Verletzungen der unteren Extremität (Abb. 6.**24** u. 6.**25**). Auch Distorsionen mit Bandriß und Subluxation oder Luxation (meist Luxation des Talus nach dorsal) sind möglich (Abb. 6.**26**). Malleolarfrakturen machen etwa 10% aller Frakturen aus. Die früher übliche Einteilung nach dem Entstehungsmechanismus (Pronationsfraktur, Supinationsfraktur) ist inzwischen durch die Einteilung nach pathologisch-anatomischen Gesichtspunkten ersetzt worden (Willenegger u. Weber, zit. nach Kuner 1980). Danach ergeben sich folgende drei Typen (nach Weber 1967):

Typ A: Malleolarfrakturen mit Bruch der Fibula unterhalb der Syndesmose (Abb. 6.**27**).
Typ B: Malleolarfrakturen mit Bruch der Fibula auf Höhe der Syndesmose (häufigster Typ) (Abb. 6.**28**).
Typ C: Malleolarfrakturen mit Bruch der Fibula oberhalb der Syndesmose (Abb. 6.**29**).

Für jeden Typ gibt es eine Vielzahl von Varianten.
Die isolierte Fraktur des medialen Knöchels (Abb. 6.**30**) wird bei begleitender Außenbandläsion oder Syndesmosenruptur dem Typ A oder C zugeordnet.
Malleolarfrakturen sind häufig mit Knorpelschäden am Talus verbunden, evtl. mit Ausbildung freier Gelenkkörper.
An Röntgenaufnahmen sind im allgemeinen die Standardaufnahmen in zwei Ebenen ausreichend, wobei die a.-p. Aufnahme in 15–20° Innenrotation des Unterschenkels eingestellt wird. Bei Verdacht auf Fraktur des Fibulaköpfchens sind Aufnahmen des ganzen Unterschenkels erforderlich. Die als „Maisonneuve-Fraktur" bekannte Sprengung der Malleolengabel mit ligamentärer oder ossärer Läsion am Innenknöchel und hoher Fibulafraktur kann sonst leicht übersehen werden. Zum Nachweis einer Ruptur des Außenbandapparates, der für die Stabilität des oberen Sprunggelenkes von überragender Bedeutung ist, sind „gehaltene Aufnahmen" zur Prüfung des Schubladenphänomens oder des Aufklappwinkels geeignet (Abb. 6.**31**).
Als technische Hilfen für eine exakte Messung der pathologischen Gelenkbeweglichkeit werden verschiedene Halte-Vorrichtungen angeboten. Das Gerät nach Prof. Dr. Scheuba (Firma Telos, 6103 Griesheim, Friedrich-Ebert-Straße 25) gestattet gehaltene Aufnahmen des Kniegelenkes und des Sprunggelenkes. Ein speziell für das obere Sprunggelenk konstruiertes Gerät

wird von FRÖHLICH u. GOTZEN 1977 beschrieben. SEILER u. HOLZRICHTER (zit. n. MEEDER u. Mitarb. 1980) geben ein einfaches Lagerungsgerät zum Nachweis der Instabilität des Außenbandapparates am Sprunggelenk unter Nutzung des Schubladenphänomens an. Die Methode des Haltens von Hand hat aber nach wie vor ihre Anhänger.

Bei nicht erkannten Bandrissen ist der spätere Nachweis oft nur arthrographisch möglich (vgl. Kap. Traumafolgen).

Knöchelfrakturen weisen oft nur geringer röntgenologische Symptome auf. Im seitlichen Bild ist eine leichte Verschiebung des lateralen Knöchels und Volkmann-Dreieckes meist besser zu erkennen. Manchmal ist ein Ausriß des Volkmann-Dreieckes aber nur im a.-p. Bild sichtbar (Abb. 6.**32** u. 6.**33**).

Nach JEND u. Mitarb. (1983) können mit „gehaltenen" bzw. „gedrückten" Aufnahmen im seitlichen Strahlengang und Vergleichsaufnahmen des nicht verletzten Gelenkes (bei einer Differenz von über 5 mm liegt eine Ruptur vor) 85% aller Bandverletzungen richtig diagnostiziert werden. Die restlichen 15% sollen durch rechtzeitige Arthrographie abgeklärt werden.

Weitere detaillierte Mitteilungen zum diagnostischen und therapeutischen Problem der frischen Bandverletzungen und der chronischen Instabilität am oberen Sprunggelenk sind 1983 von ZWIPP u. Mitarb., sowie von BURRI u. NEUGEBAUER erschienen.

Da das Behandlungsziel in einer anatomiegerechten Reposition und Fixierung besteht, soll bei den röntgenologischen Verlaufskontrollen oder postoperativen Aufnahmen auch auf kleine Abweichungen der Stellung geachtet werden. Bei Aufnahmen im Gipsverband ist eine exakte Einstellung schwierig. Art und Anzahl metallischer Osteosynthesemittel sind vielfältig (vgl. Kapitel Osteosynthese).

Im Bereich der Fußwurzel sind Luxationen zwischen Talus und Kalkaneus sowie zwischen Kalkaneus und Fußwurzel auch ohne Fraktur möglich. Die Fraktur des Talus, meist im Talushals, kann leicht übersehen werden. (Abb. 6.**34**). Auch Kalkaneusfrakturen sind nicht immer leicht zu erkennen. Die Kompressionsfraktur, überwiegend durch Sturz auf die Ferse verursacht, bedingt häufig eine Verminderung oder Aufhebung des Tubergelenkwinkels und damit einen traumatischen Senkfuß (Abb. 6.**35**).

Die axiale Aufnahme zeigt oft eine Verbreiterung des frakturierten Kalkaneus. Man unterscheidet Brüche mit Gelenkbeteiligung und extraartikuläre Brüche (Abb. 6.**35** u. 6.**36**). Abriß- oder Abscherfrakturen sind am Talus und Kalkaneus seltener (vgl. Abb. 6.**34**, Abb. 6.**37**). Frakturen oder Luxationen der übrigen Fußwurzelknochen werden weniger beobachtet. Zu den Standardaufnahmen in zwei Ebenen sollte man im Verdachtsfalle noch die halbseitliche Aufnahme in Mittelfußprojektion anfertigen; sie bringt die Tarsalknochen am übersichtlichsten zur Abbildung (Abb. 6.**38**).

Am Mittelfuß sind Dislokationen in den Grundgelenken und Abrisse nahe der Basis oft schwierig zu diagnostizieren (Abb. 6.**39**). Akzessorische Knöchlein müssen von knöchernen Absprengungen unterschieden werden (Abb. 6.**40**). Die vollständige Verrenkung im Chopart- oder Lisfranc-Gelenk kommt selten vor (Abb. 6.**41**). Frakturen der Metatarsalia oder der Zehen, wie sie durch Darauffallen schwerer Gegenstände oder Darüberfahren eines Rades entstehen, sind diagnostisch unproblematisch. Die Gelenkbeteiligung einer Fraktur sollte immer im Befund betont werden (Abb. 6.**42**), ebenso die Läsion von Ligamenten (Abb. 6.**43**). Die von der sogenannten Marschfraktur verursachte Reaktion am Metatarsale II wird, da ein akutes Traumaereignis fehlt, eher als entzündlicher Prozeß oder beginnende Tumorbildung fehlgedeutet (vgl. Abb. 7.**2**). Der Bruch eines Sesambeines, besonders an der Großzehe, ist möglich, aber in den meisten verdächtigen Fällen handelt es sich um ein anlagebedingt zweigeteiltes Sesambein.

Luxationen von Zehen sind oft mit kleinen knöchernen Randausrissen verbunden. Zu deren Nachweis und um Subluxationsstellungen nicht zu übersehen, ist die seitliche Aufnahme der betreffenden Zehe auf kleinem Einzelpakkungsfilm oder Zahnfilm geeignet. Eine Rarität stellt zweifellos eine Fraktur an der Stelle dar, an der normalerweise ein Gelenkspalt liegt (Abb. 6.**44**).

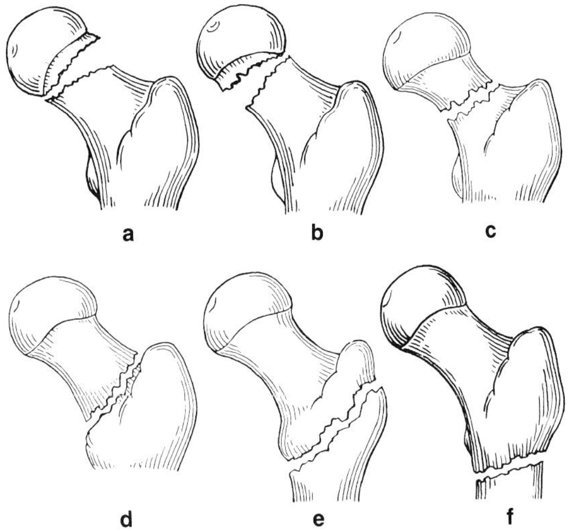

Abb. 6.**1** Frakturen des proximalen Oberschenkelbereichs:
a subkapitale oder mediale Schenkelhalsfraktur, Adduktionstyp (Varusstellung),
b subkapitale oder mediale Schenkelhalsfraktur, Abduktionstyp (Valgusstellung),
c transzervikale Schenkelhalsfraktur,
d laterale Schenkelhalsfraktur,
e pertrochantäre Oberschenkelfraktur,
f subtrochantäre Oberschenkelfraktur
(aus: *H. R. Zatzkin:* The Roentgen Diagnosis of Trauma. © by Yearbook Medical Publishers, Inc., Chicago 1965. Used by permission).

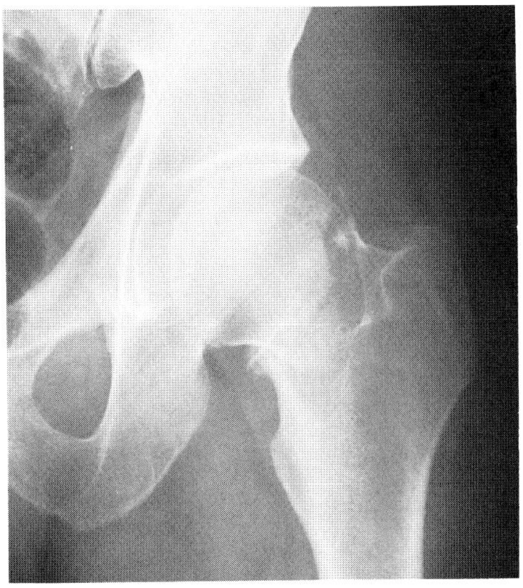

Abb. 6.**2** Eingekeilte mediale Schenkelhalsfraktur vom Adduktionstyp.

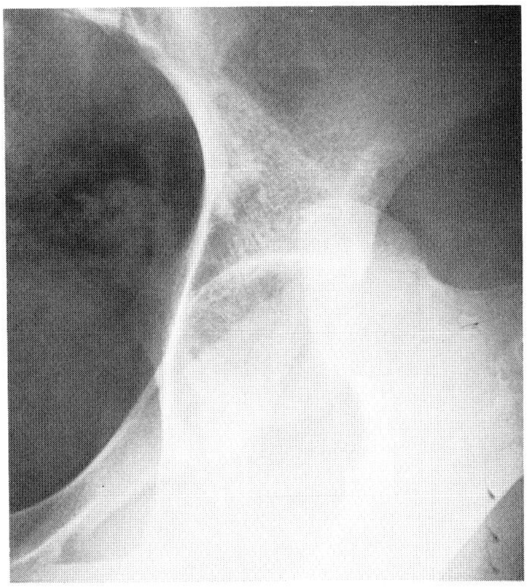

Abb. 6.**3** 22jähriger Mann, betrunken mit dem Auto gegen eine Mauer gefahren. Abscherungsfraktur des Oberschenkelkopfes.

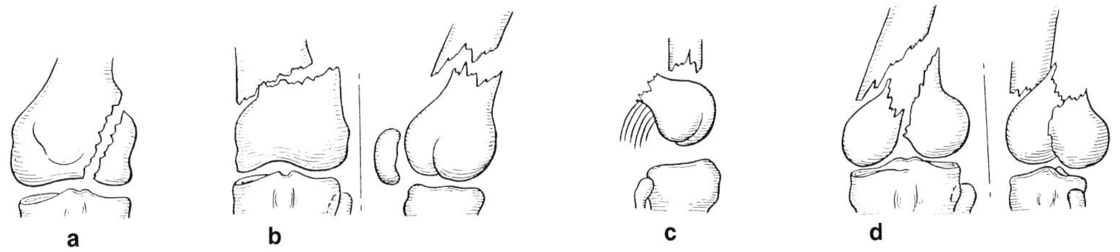

Abb. 6.**4** Frakturen des distalen Oberschenkelbereichs: **a** Fraktur des lateralen Kondylus, **b–c** suprakondyläre Femurfraktur mit typischer Abkippung des distalen Fragments, **d** Y-förmige interkondyläre Fraktur. (aus: *H. R. Zatzkin:* The Roentgen Diagnosis of Trauma. © by Yearbook Medical Publishers, Inc., Chicago 1965. Used by permission).

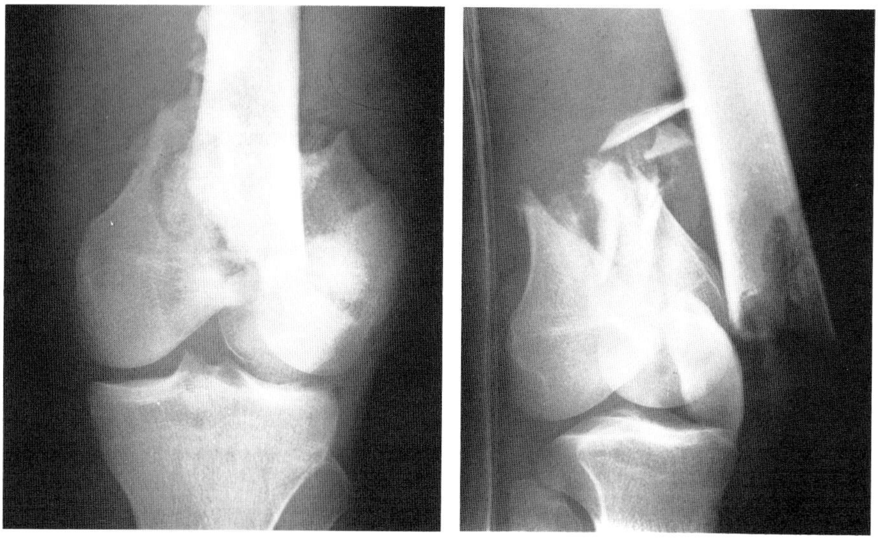

a b

Abb. 6.**5 a–b** 23jähriger Mann. Offene interkondyläre Oberschenkelfraktur mit typischer Dislokation.

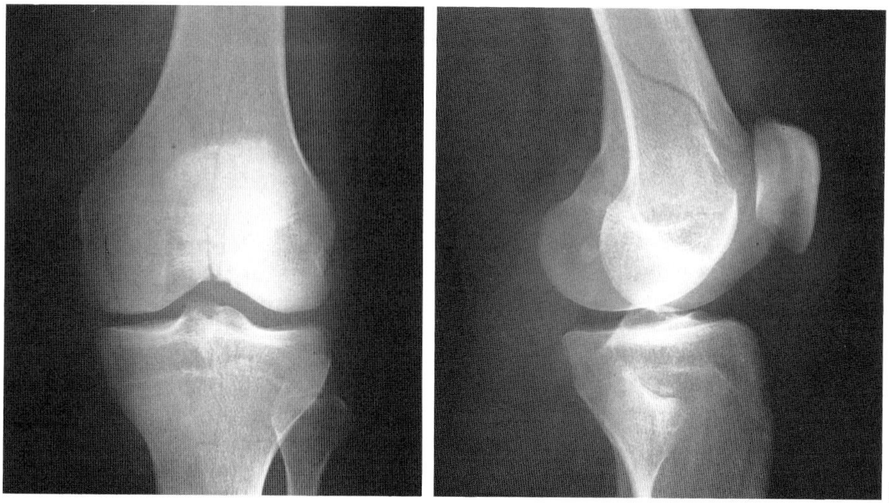

a b

Abb. 6.**6 a–b** 28jähriger Mann, Sturz auf das linke Knie. Als Patellafraktur eingewiesen. Interkondyläre Fraktur ohne wesentliche Dislokation.

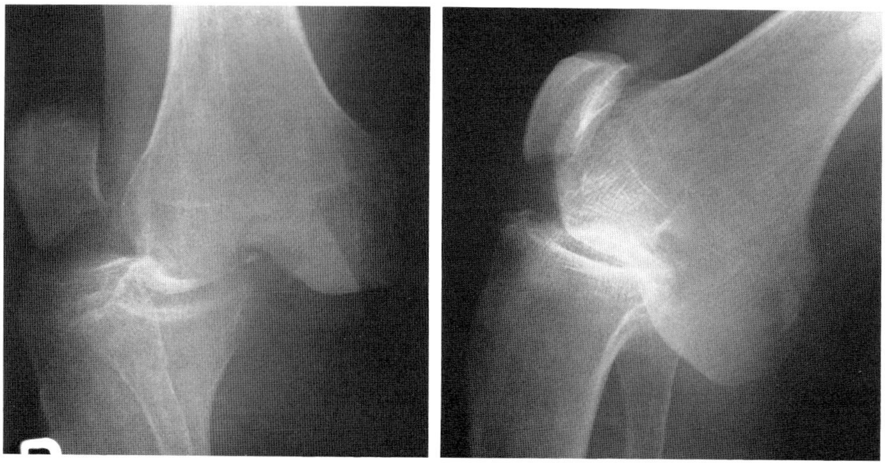

a b

Abb. 6.**7 a–b** 52jähriger Mann, als Fußgänger von Auto angefahren. Kniegelenksluxation mit kleinen Knochenausrissen.

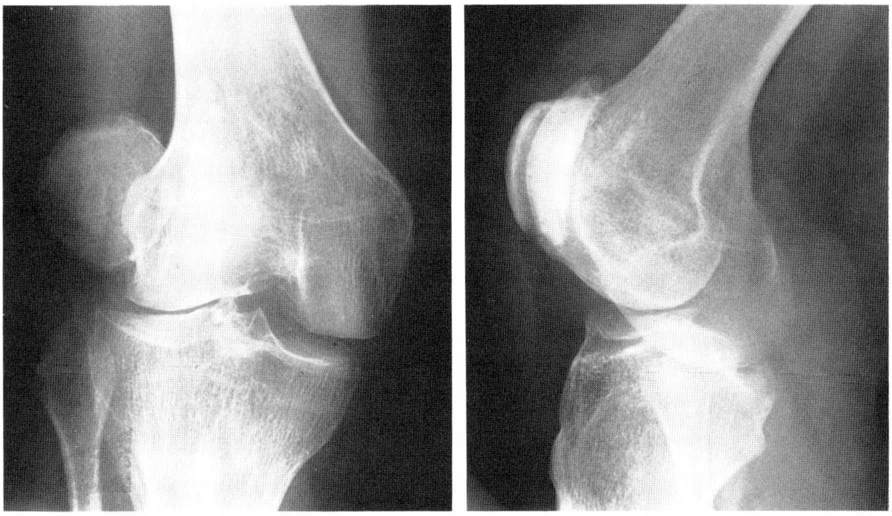

a b

Abb. 6.**8 a–b** 64jährige Frau, beim Hinabsteigen einer Treppe gestürzt. Patellaluxation.

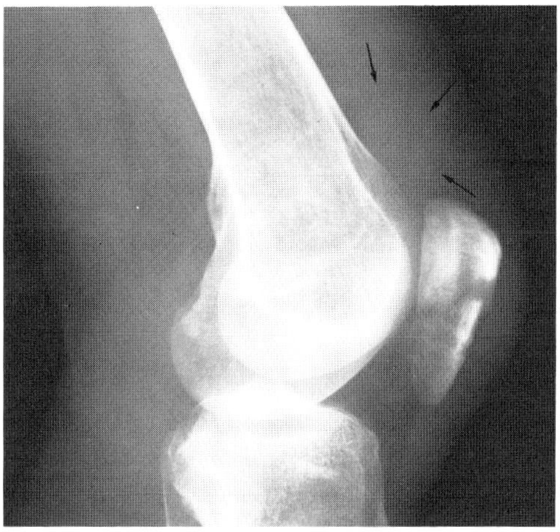

Abb. 6.**9** 53jähriger Mann. Verschattung im oberen Rezessus durch Hämarthros (Pfeil) bei Patellafraktur.

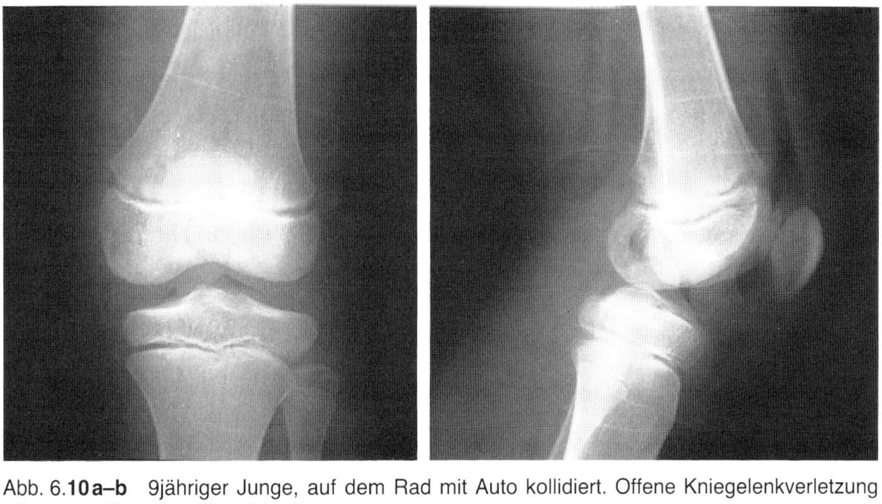

a b

Abb. 6.**10 a–b** 9jähriger Junge, auf dem Rad mit Auto kollidiert. Offene Kniegelenkverletzung mit Luft im Gelenkspalt und im Rezessus.

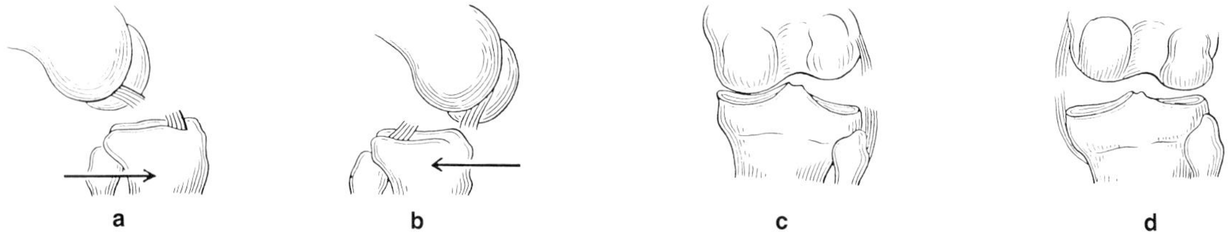

Abb. 6.**11** Symptome der Bänderrisse am Kniegelenk: **a** Schubladenzeichen bei Riß des vorderen Kreuzbandes, **b** Schubladenzeichen bei Riß des hinteren Kreuzbandes, **c–d** Aufklappbarkeit des Gelenkspaltes bei Riß des medialen oder des lateralen Seitenbandes (aus: *H. R. Zatzkin:* The Roentgen Diagnosis of Trauma. © by Yearbook Medical Publishers, Inc., Chicago 1965. Used by permission).

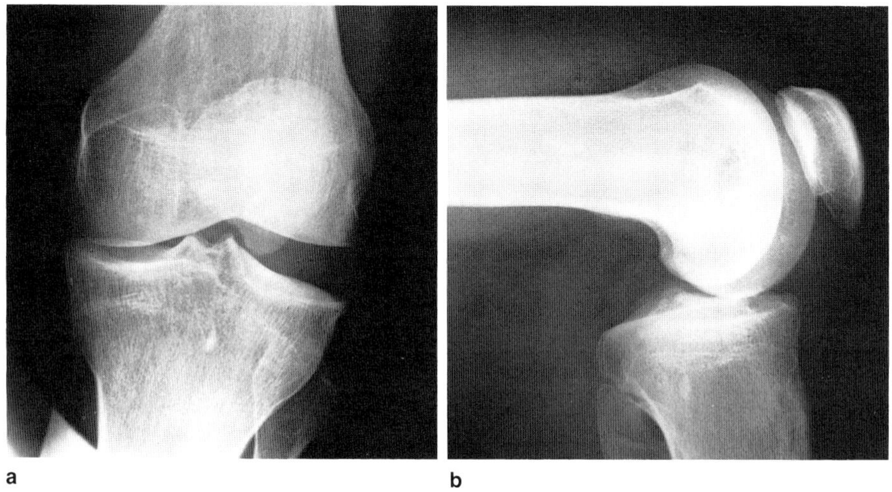

Abb. 6.**12** 29jähriger Mann. **a** Aufklappbarkeit des Gelenkspaltes lateral bei in Adduktion gehaltener Aufnahme = Riß des lateralen Seitenbandes. **b** Schubladenphänomen nach dorsal = Riß des hinteren Kreuzbandes.

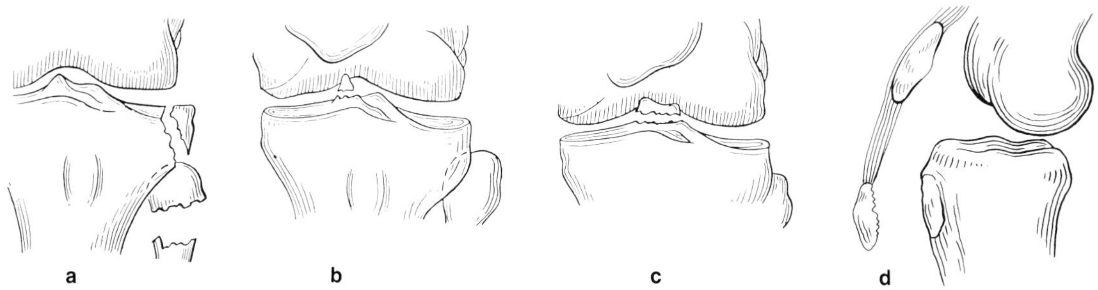

Abb. 6.**13** Abrißfrakturen am Kniegelenk: **a** Abrißfraktur am Tibiakopf lateral und am Fibulaköpfchen, **b** Abriß des medialen Höckers der Eminentia intercondylaris, **c** Abriß der Eminentia intercondylaris, **d** Ausriß der Tuberositas tibiae (Abb. **a–c** aus: *H. R. Zatzkin:* The Roentgen Diagnosis of Trauma. © by Yearbook Medical Publishers, Inc., Chicago 1965. Used by permission).

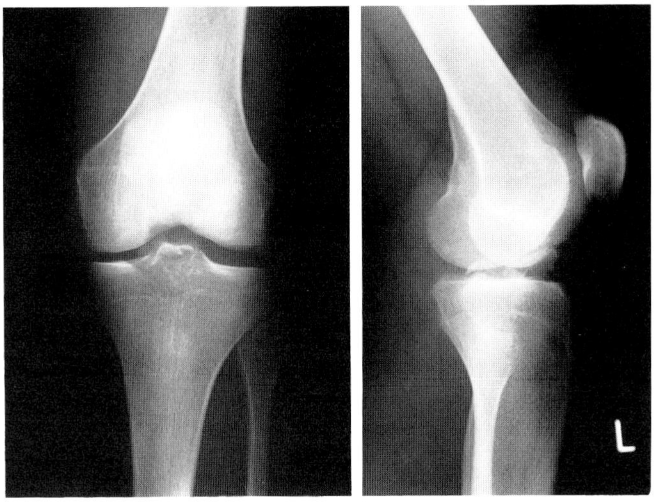

a b

Abb. 6.**14 a–b** Ausrißfraktur der Eminentia intercondylaris. Hämarthros.

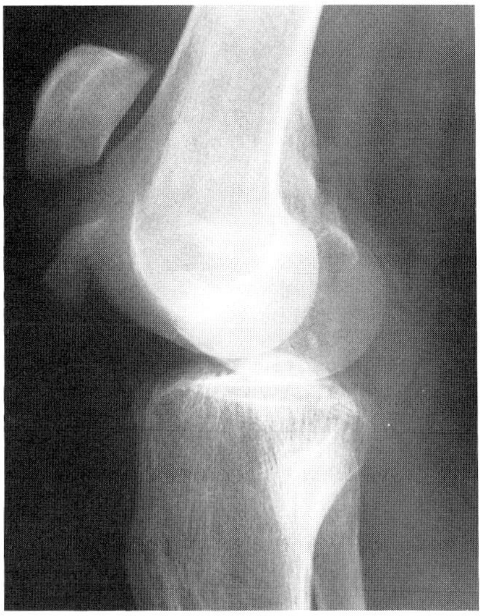

Abb. 6.**15** 73jähriger Mann, bei der Gartenarbeit gestürzt. Ausriß ▶ des Lig.-patellae-Ansatzes aus der Tuberositas tibiae.

Abb. 6.**16** Patellafrakturen. **a** Rißfraktur ohne wesentliche Dislokation. **b** Rißfraktur mit starker Dislokation. **c** Sternfraktur = Trümmerfraktur ohne größere Dislokation.
▼

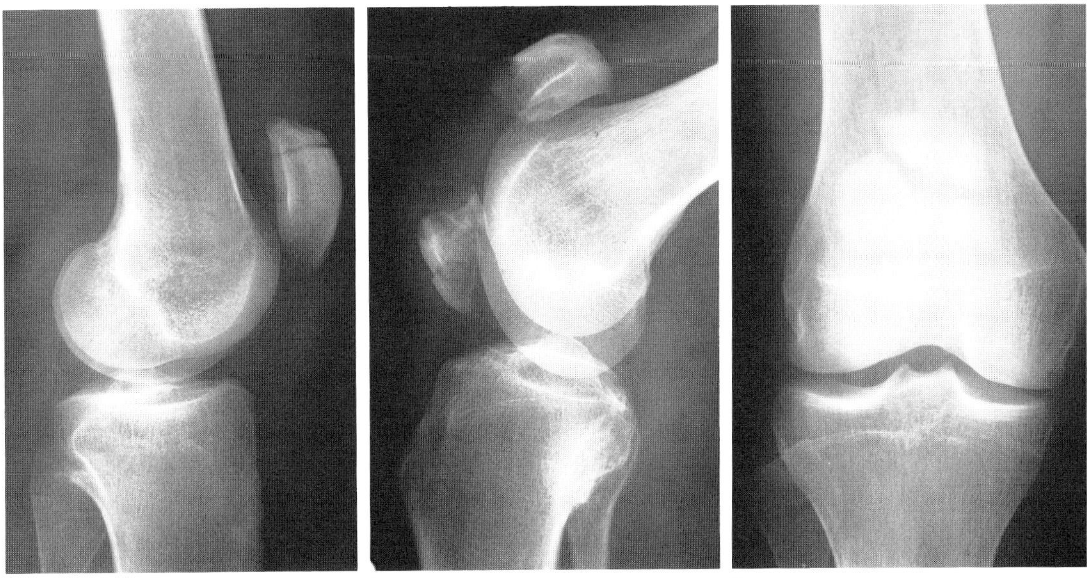

a b c

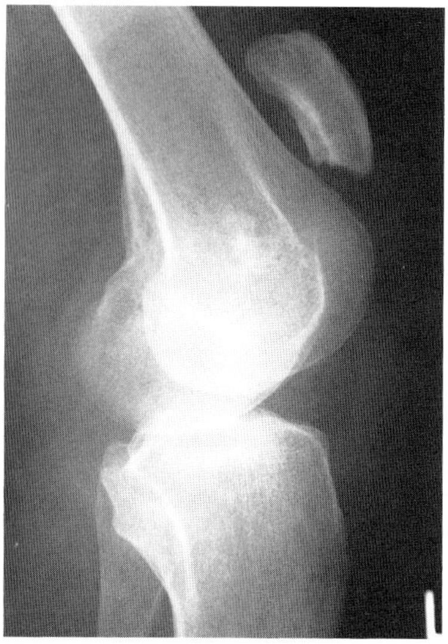

Abb. 6.**17** 57jähriger Mann. Abriß des Lig. patellae mit Dislokation der Patella nach oben.

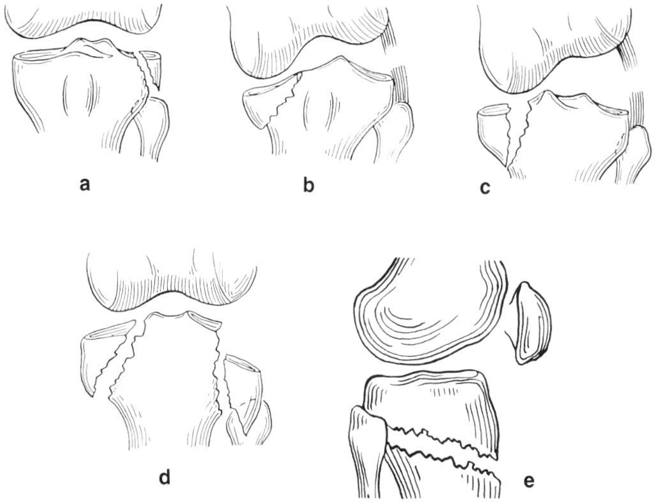

Abb. 6.**18** Tibiakopffrakturen:
a Fraktur der lateralen Tibiakopfecke,
b Impressions- oder Depressionsfraktur mit Riß des gegenüberliegenden Seitenbandes,
c Spaltfraktur des medialen Tibiakopfanteils mit Riß des Gegenbandes,
d Trümmerfraktur,
e intrakondyläre Tibiafraktur
(aus: *H. R. Zatzkin:* The Roentgen Diagnosis of Trauma. © by Yearbook Medical Publishers, Inc., Chicago 1965. Used by permission).

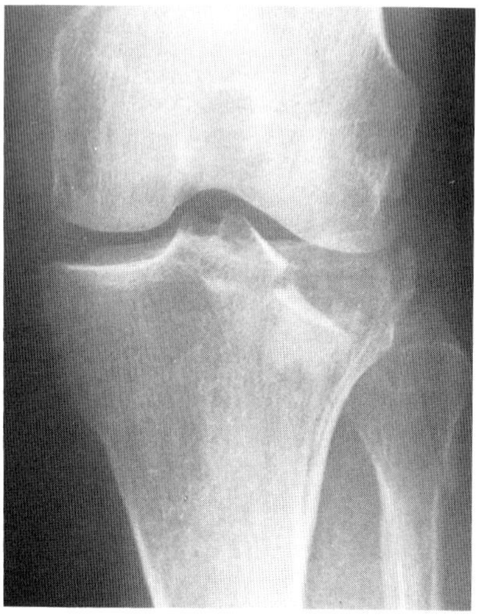

Abb. 6.**19** 68jähriger Mann, auf der Straße im linken Knie umgeknickt. Depressionsfraktur des lateralen Tibiakopfanteils und Abscherfraktur des Fibulaköpfchens. Riß des medialen Seitenbandes.

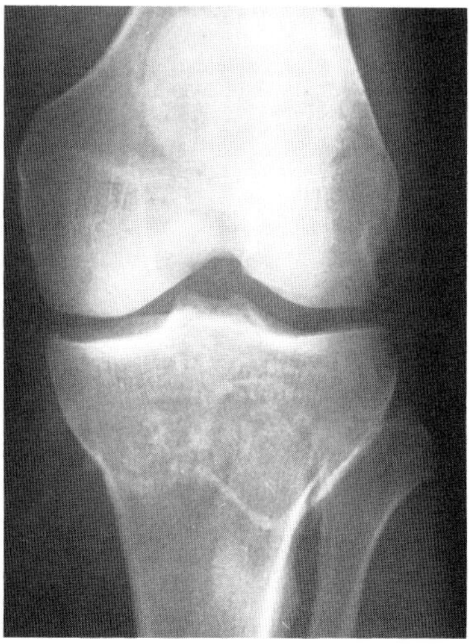

a

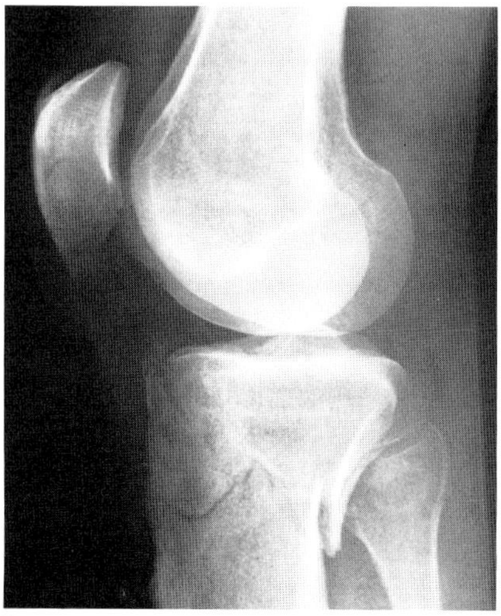

b

Abb. 6.**20 a–b** Übergangsform zwischen Tibiakopffraktur und subkapitaler Tibiafraktur (Patellafraktur und kleiner Gelenkerguß).

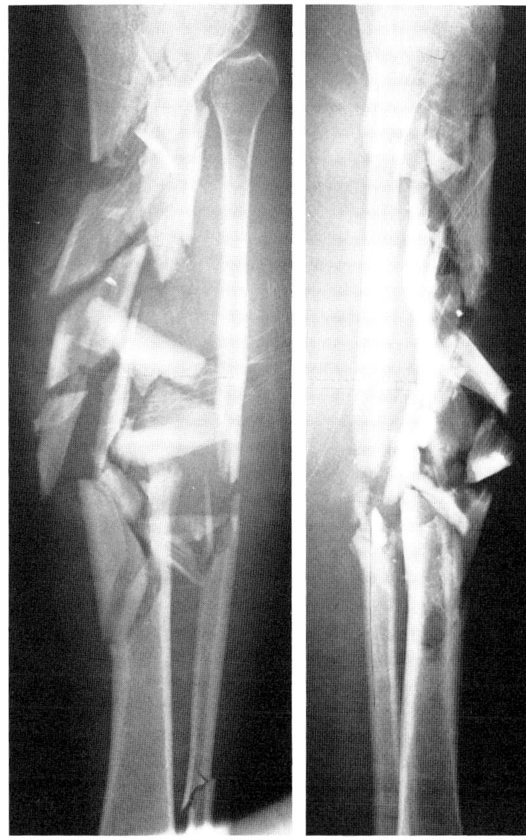

a b

Abb. 6.**21 a–b** 39jähriger Mann, Autounfall als Beifahrer. Trümmerfraktur des linken Unterschenkels. Weitere Frakturen am rechten und linken Oberschenkel und Becken.

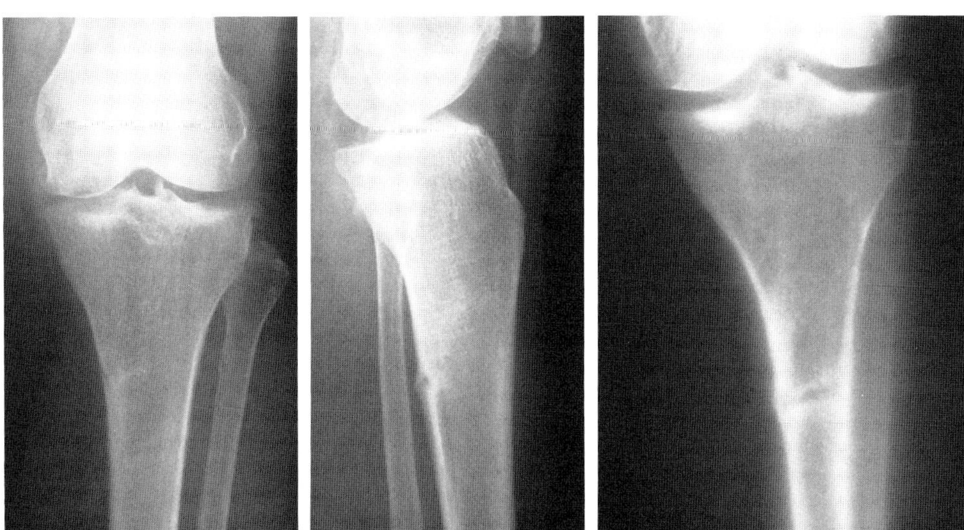

a b c

Abb. 6.**22** 68jährige Frau. Ermüdungsfraktur der linken Tibia. **a–b** Übersichten, **c** Tomogramm. Kontrolle nach 6 Wochen: keine Residuen.

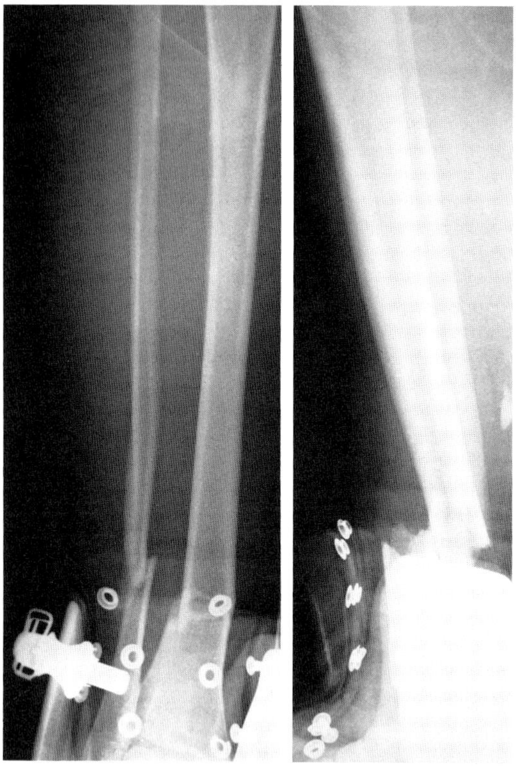

a b

Abb. 6.**23 a–b** 18jähriger Schifahrer. Schuhrandbruch des rechten Unterschenkels. Röntgenaufnahme im Schuh.

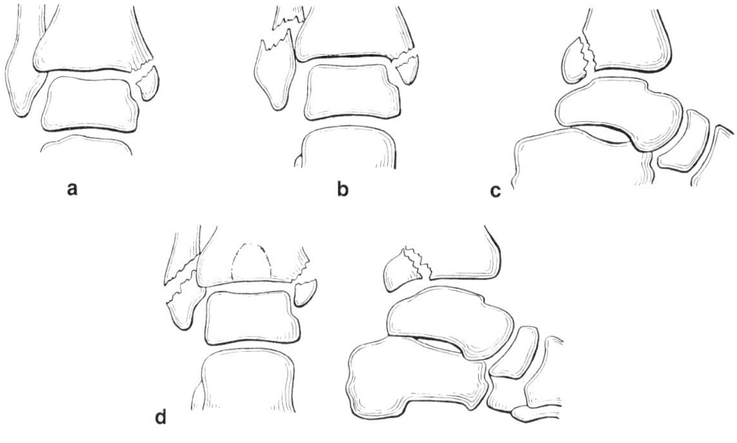

Abb. 6.**24** Knöchelfrakturen: **a** isolierte Fraktur des medialen (oder lateralen) Knöchels; Verschiebung des Talus nach der Fragmentseite zeigt einen Riß des Gegenbandes an, **b** bimalleoläre Fraktur, **c** isolierte Fraktur der hinteren unteren Tibiakante (Volkmann-Dreieck), **d** Fraktur des medialen und des lateralen Knöchels und des Volkmann-Dreiecks, auch trimalleoläre Fraktur genannt (aus: *H. R. Zatzkin:* The Roentgen Diagnosis of Trauma. © by Yearbook Medical Publishers, Inc., Chicago 1965. Used by permission).

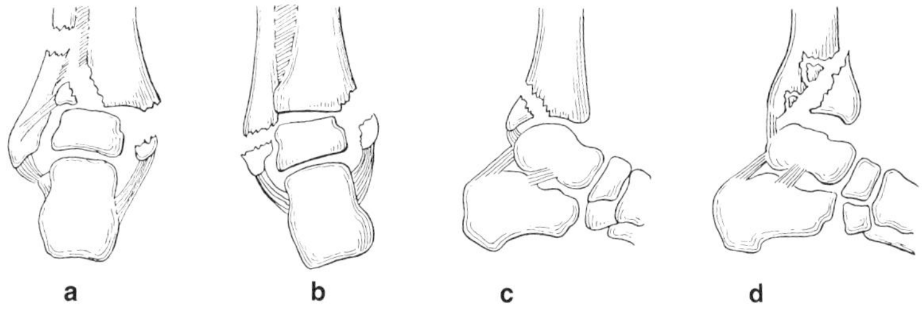

Abb. 6.**25** Knöchelfrakturen mit Subluxation und Bandläsion: **a** Pronationsfraktur mit Subluxation des Talus nach außen; hohe Fibulafraktur zeigt immer Ruptur der tibiofibulären Syndesmose an, **b** Supinationsfraktur mit Subluxation des Talus nach innen, **c** Fraktur eines hinteren Tibiakeiles (und beider Knöchel) mit Dislokation des Talus nach hinten, **d** Fraktur eines vorderen Tibiakeiles (und beider Knöchel) mit Dislokation des Talus nach vorn (aus: *H. R. Zatzkin:* The Roentgen Diagnosis of Trauma. © by Yearbook Medical Publishers, Inc., Chicago 1965. Used by permission).

Abb. 6.**26** Bandrisse am oberen Sprunggelenk: **a** Innenbandriß, **b** Außenbandriß, **c** Innenbandriß, Ruptur der tibiofibulären Syndesmose und des Lig. tibiofibulare, Dislokation nach lateral (aus: *H. R. Zatzkin:* The Roentgen Diagnosis of Trauma. © by Yearbook Medical Publishers, Inc., Chicago 1965. Used by permission).

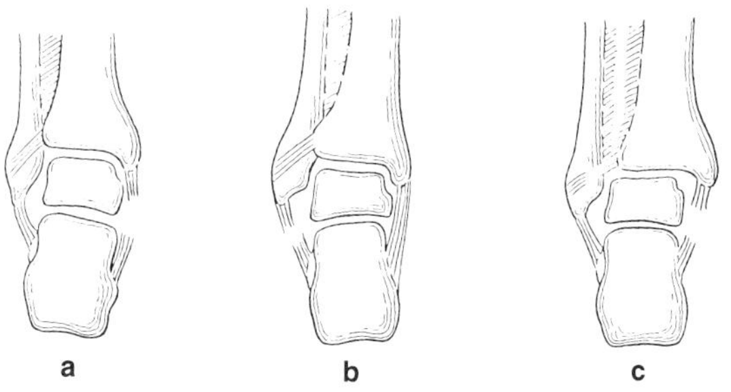

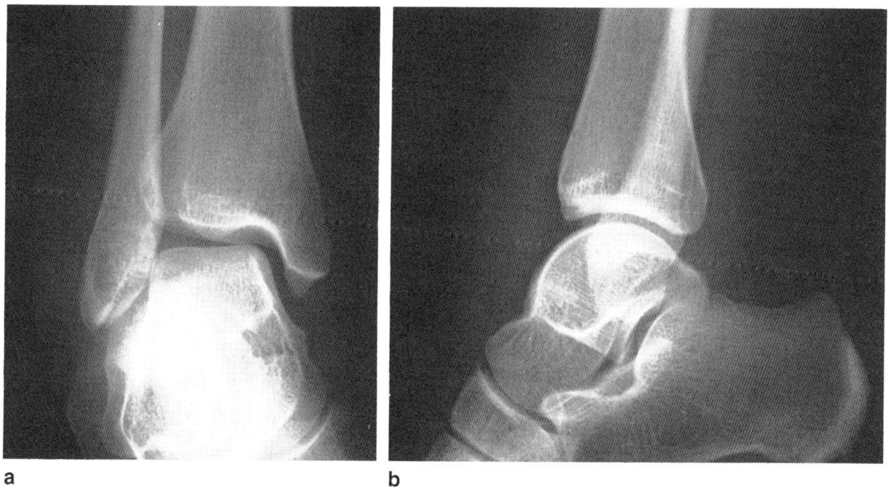

Abb. 6.**27 a–b** 15jähriges Mädchen. Distorsion des rechten Sprunggelenkes mit Riß des lateralen Bandes. Typ A nach Weber, ohne Fraktur.

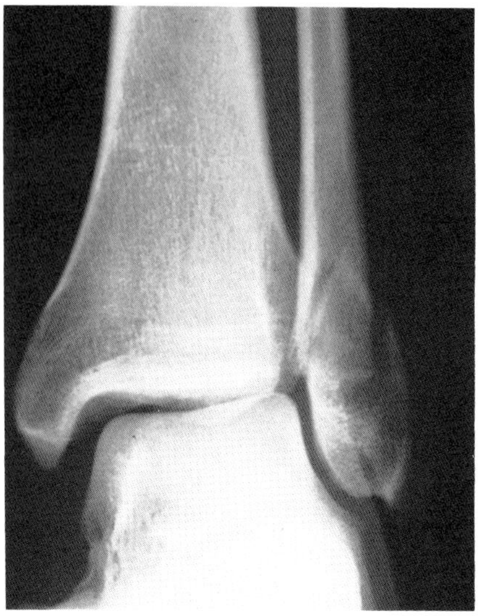

a

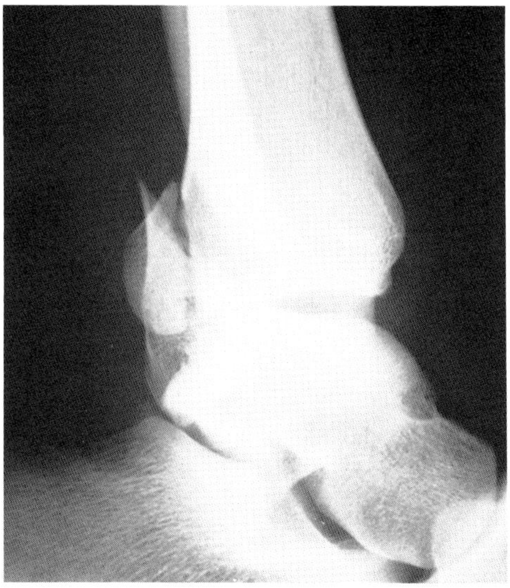

b

Abb. 6.**28a–b** Fraktur des lateralen Knöchels und des Volkmann-Dreieckes, Läsion des medialen Bandes (Erweiterung des medial-vertikalen Gelenkspaltanteiles und der tibiofibulären Syndesmose sowie Dislokation des Talus). Typ B nach Weber. Die Fraktur der dorsolateralen hinteren Tibiakante (Volkmann-Dreieck) zeigt eine Ruptur zumindest der vorderen Syndesmose an.

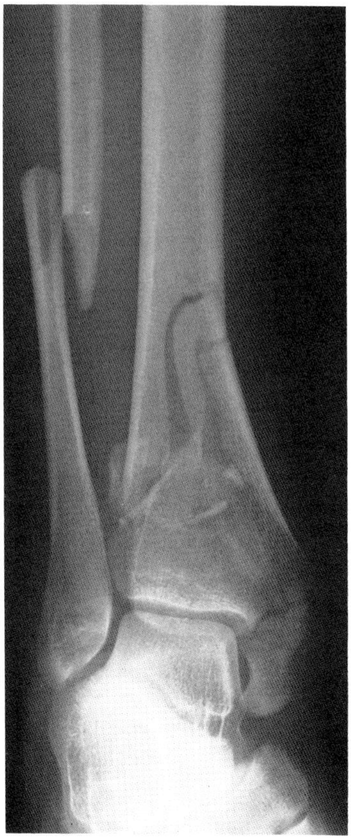

Abb. 6.**29** 37jähriger Mann, Arbeitsunfall. Ruptur der tibiofibulären Syndesmose bei Trümmerfraktur der distalen Tibia, Fraktur des medialen Knöchels und Fibulafraktur im distalen Drittel. Typ C nach Weber.

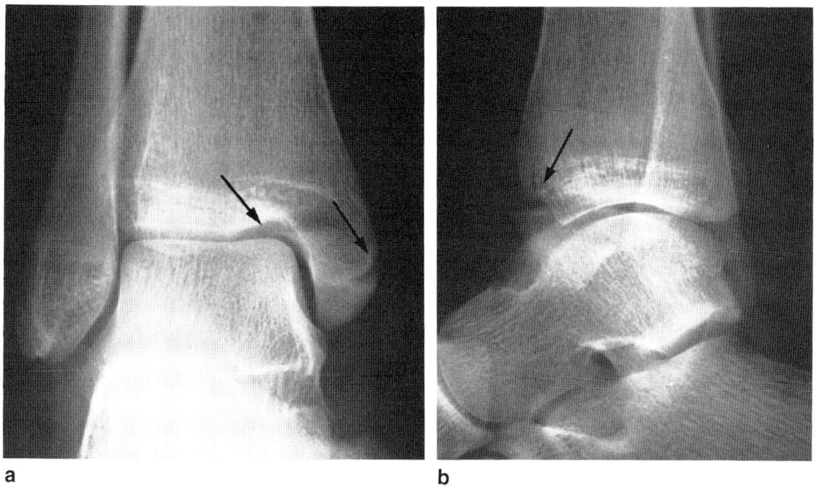

Abb. 6.**30 a–b** 22jährige Frau. Isolierte Fraktur des medialen Knöchels, in beiden Ebenen nur wenig disloziert.

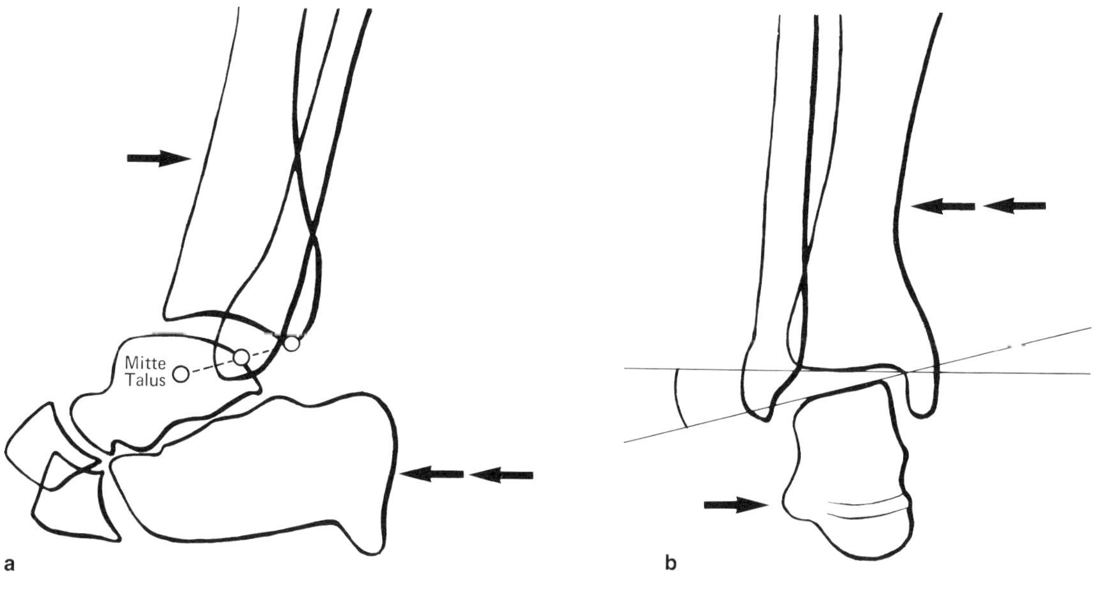

Abb. 6.**31 a–b** Gehaltene Aufnahmen zum Nachweis von Außenbandrupturen am oberen Sprunggelenk.
a Gehaltene Aufnahme seitlich zur Prüfung des Schubladenphänomens: Gelenkspaltbreite bis 5 mm normal, bis 10 mm Ruptur des Lig. talofibulare anterius, bis 16 mm Ruptur des Lig. talofibulare anterius und calcaneofibulare.
b Gehaltene Aufnahme a.-p. in Supination zur Prüfung des Aufklappwinkels. Über 5° Ruptur des Lig. talofibulare anterius, über 10° Ruptur des Lig. talofibulare anterius und calcaneofibulare, über 20–30° Ruptur aller Bänder (nach *Meeder* u. Mitarb. 1980).

Abb. 6.**31 c–f** ▶

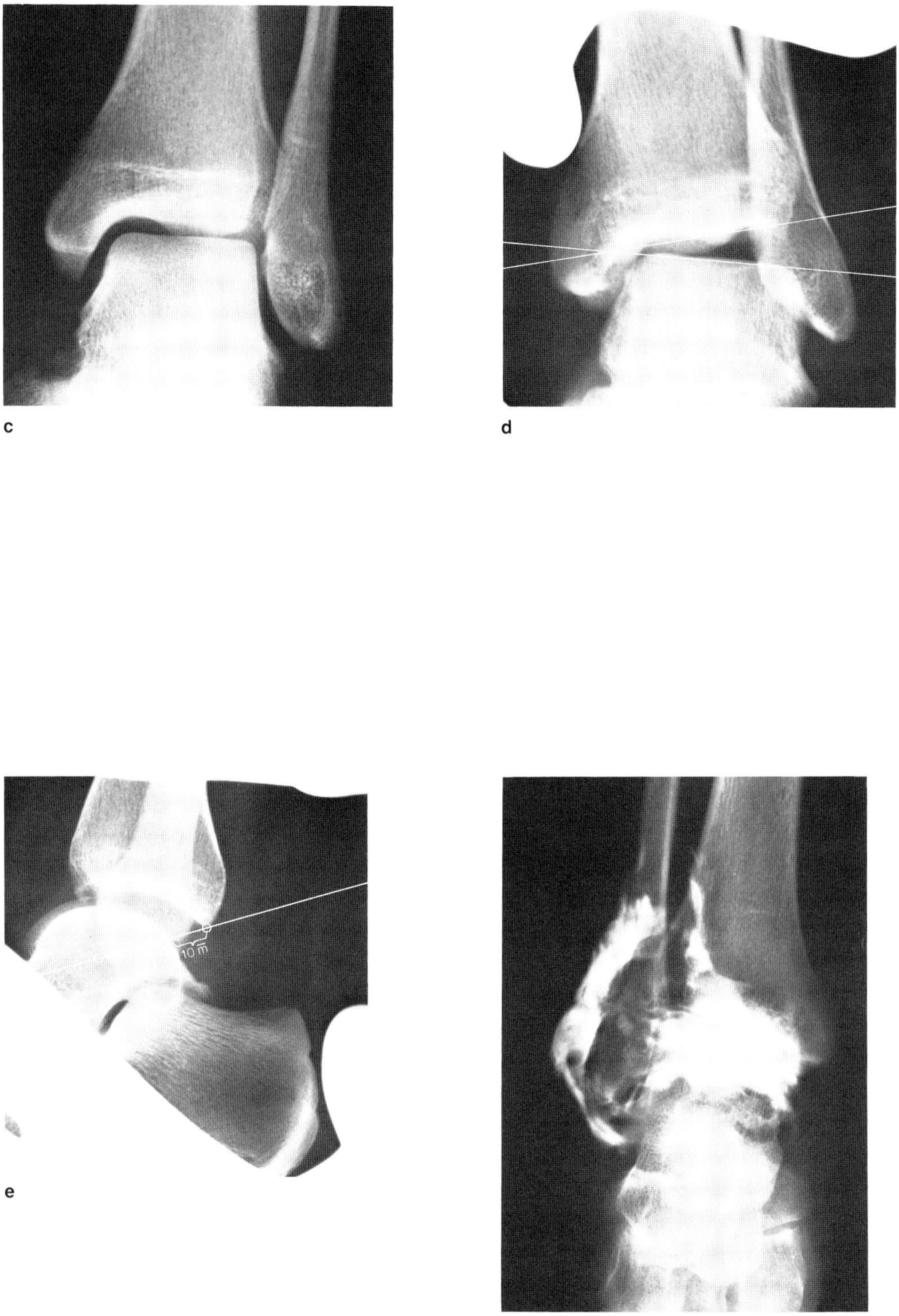

c d e f

Abb. 6.**31**

c–d 18jähriger Mann. Distorsion des linken oberen Sprunggelenkes.

c Standardaufnahme a.-p.: kein sicher pathologischer Befund.

d In Supination gehaltene Aufnahme: Aufklappwinkel 14°. Ruptur des Lig. talofibulare anterius und calcaneofibulare.

e–f 35jährige Frau, beim Sport umgeknickt.

e Gehaltene Aufnahme: deutlich positives Schubladenphänomen.

f Arthrographie: Kontrastmittelaustritt um den lateralen Knöchel beweist die Ruptur des Lig. talofibulare anterius.

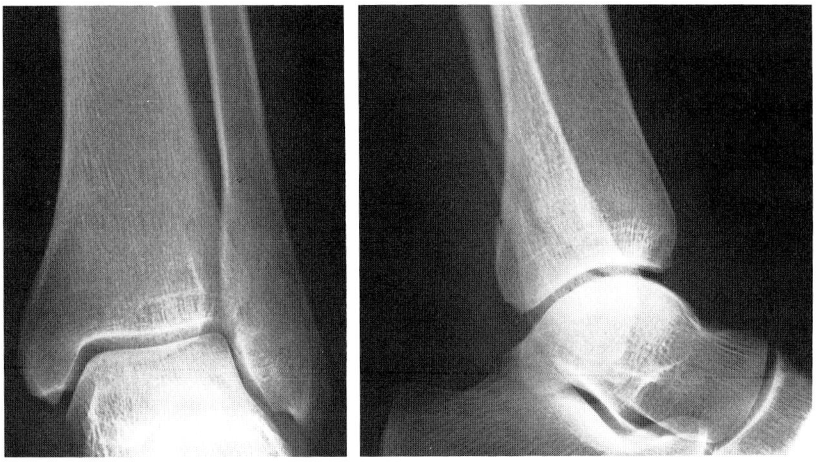

a b

Abb. 6.**32a–b** 37jähriger Mann. Fraktur des lateralen Knöchels und Abriß eines Volkmann-Dreieckes, nur im seitlichen Bild sicher erkennbar.

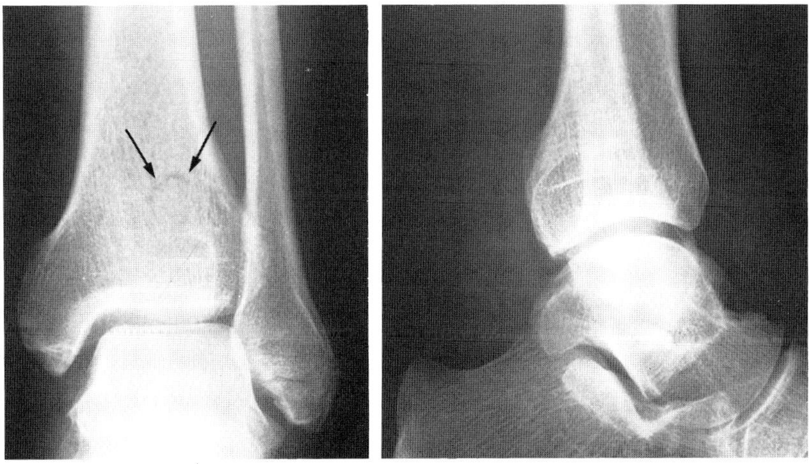

a b

Abb. 6.**33a–b** 65jähriger Mann. Fraktur des lateralen Knöchels und Abriß des Volkmann-Dreieckes (Pfeil).

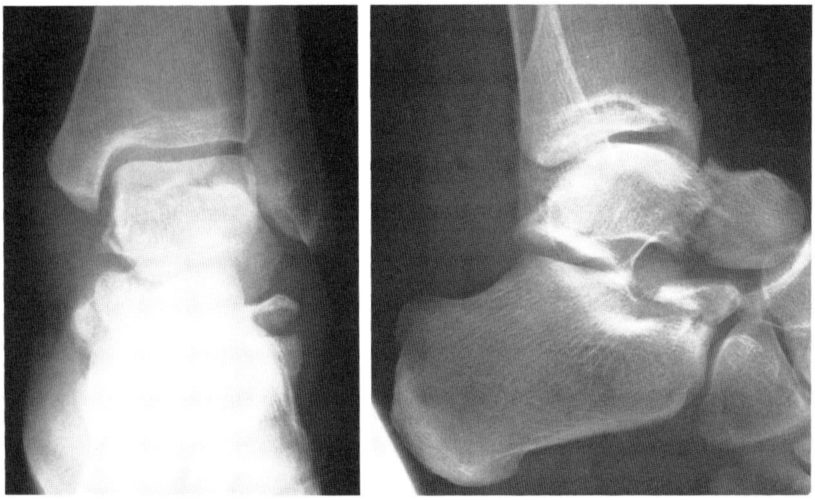

a b

Abb. 6.**34 a–b** 21jährige Frau, Autounfall. Fraktur des Talus und des Processus anterior calcanei. Subluxation im unteren Sprunggelenk.

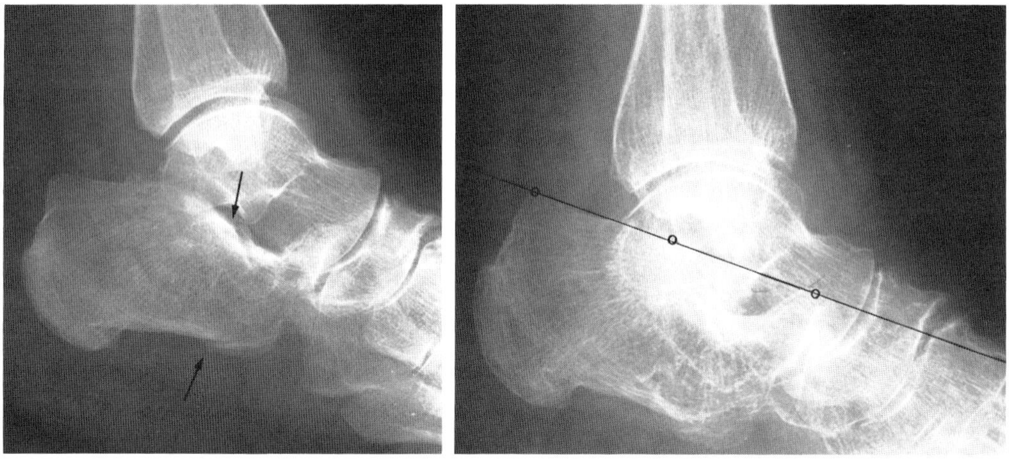

a b

Abb. 6.**35** 58jährige Frau, beim Wäscheabnehmen von Hocker gestürzt. **a** Kompressionsfraktur des Kalkaneus. Verlaufsrichtung ins Gelenk (Pfeil). **b** Nach 9 Monaten Fraktur konsolidiert, Gelenkspalt verschmälert, Tubergelenkwinkel aufgehoben (traumatischer Senkfuß).

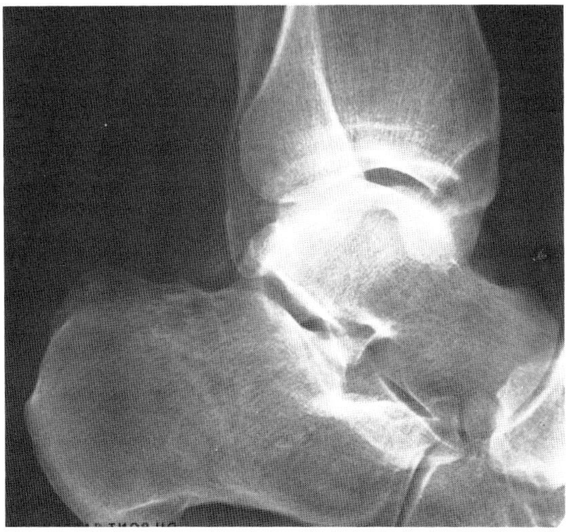

Abb. 6.**36** 60jähriger Maurer. Extraartikuläre Kalkaneusfraktur.

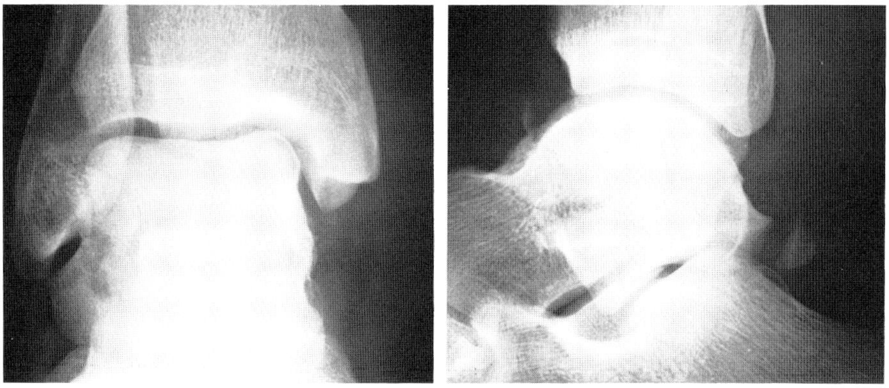

a b

Abb. 6.**37 a–b** 23jähriger Mann, von Leiter abgerutscht. Mehrfache Abrißfraktur am Talus: Processus posterior tali, Processus lateralis tali sowie am medialen und vorderen Gelenkrand.

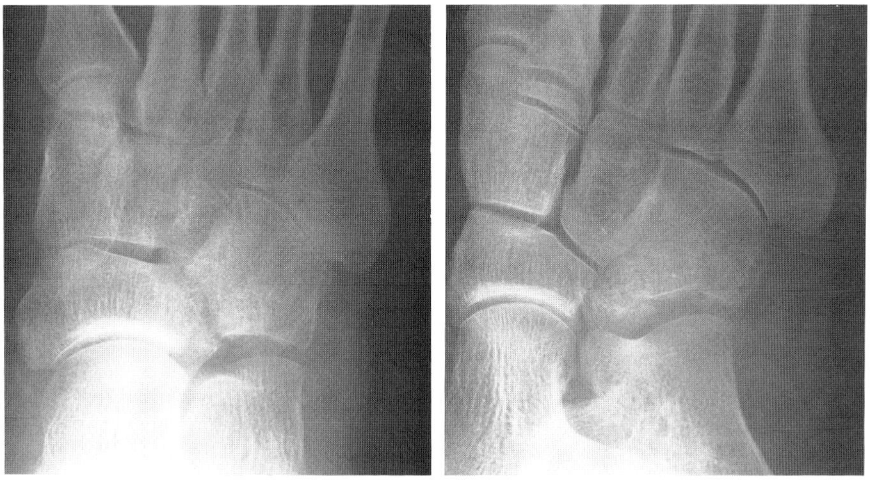

a b

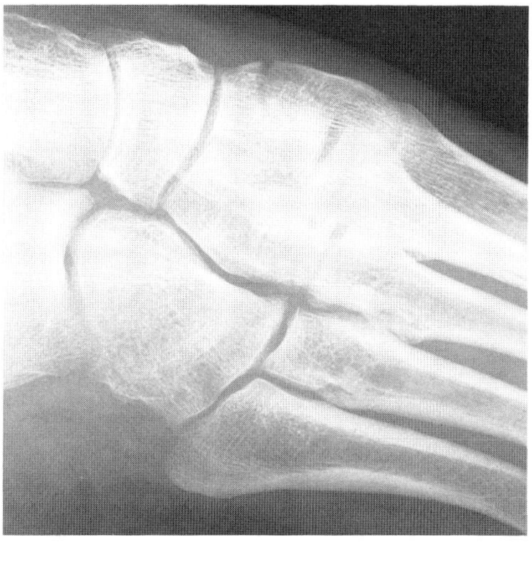

Abb. 6.**38 a–b** 30jährige Frau. Fraktur des Kuboids.
c 30jährige Frau. Fraktur des Kuneiforme I.

c

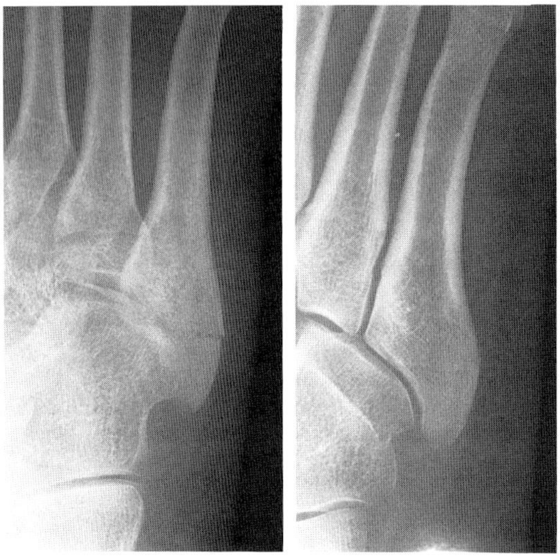

a b

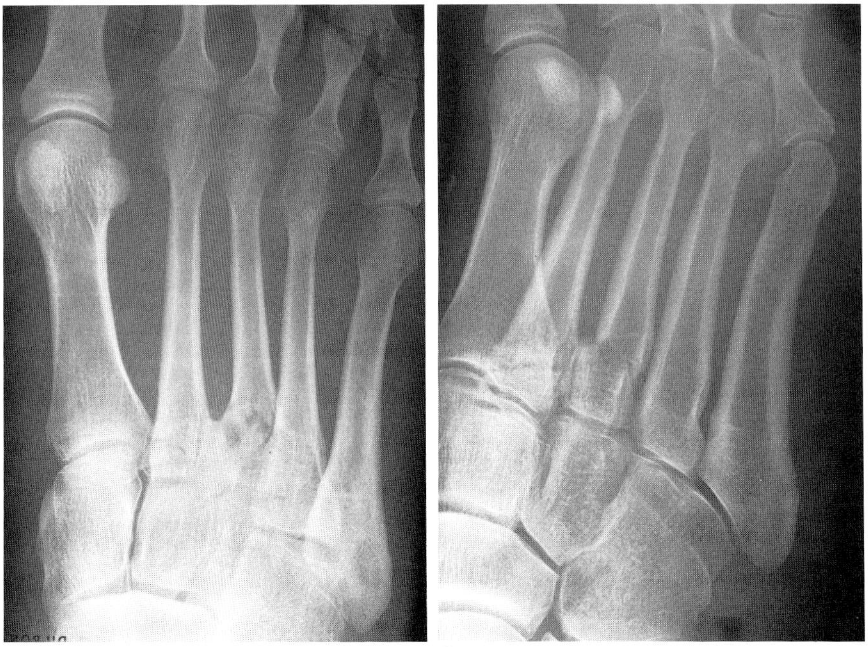

c d

Abb. 6.**39 a–b** 22jährige Frau, häuslicher Unfall. Fraktur der Basis des Metatarsale V. **c–d** 45jährige Frau, häuslicher Unfall. Fraktur der Metatarsalia II und III nahe der Basis.

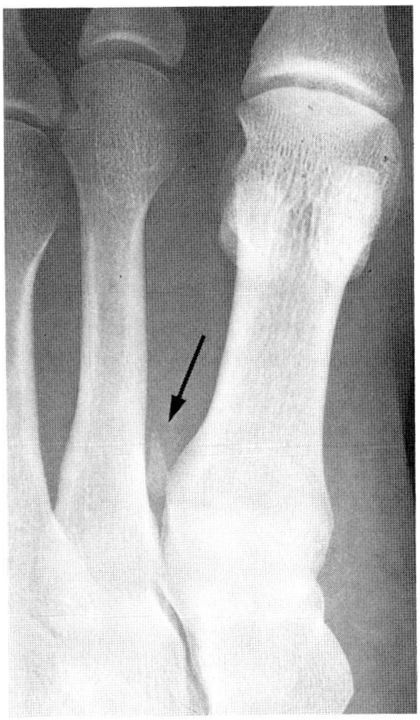

Abb. 6.**40** 23jährige Frau, Mittelfußdistorsion. Os intermetatarsale, kein Ausriß.

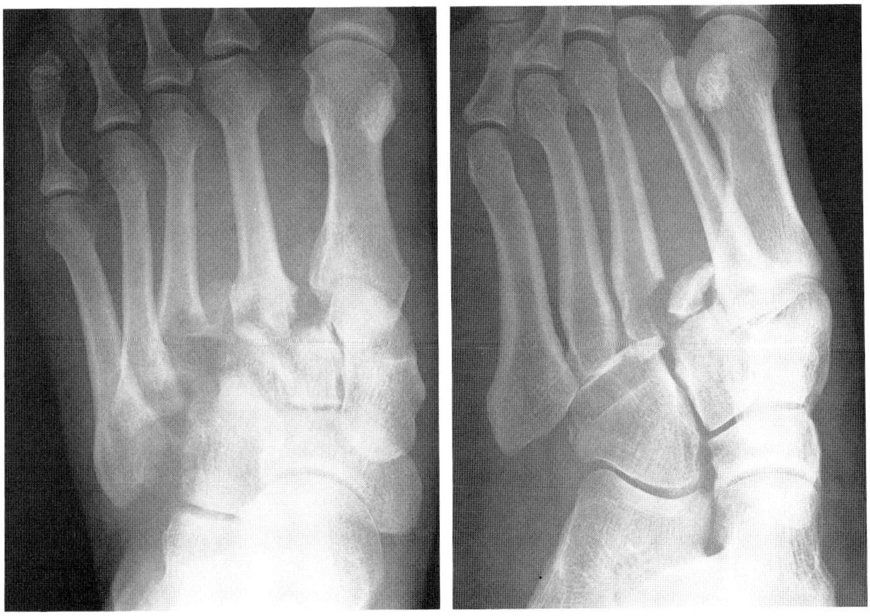

a b

Abb. 6.**41 a–b** 41jähriger Transportarbeiter. Luxation im Lisfranc-Gelenk mit zahlreichen Abrißfrakturen.

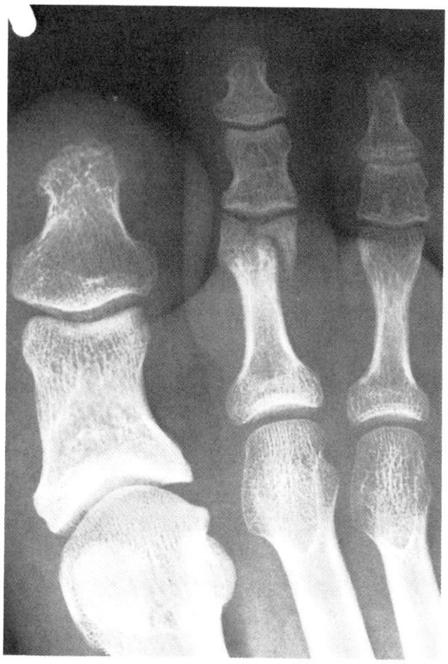

Abb. 6.**42** Fraktur des Grundgliedköpfchens II mit Gelenkbeteiligung.

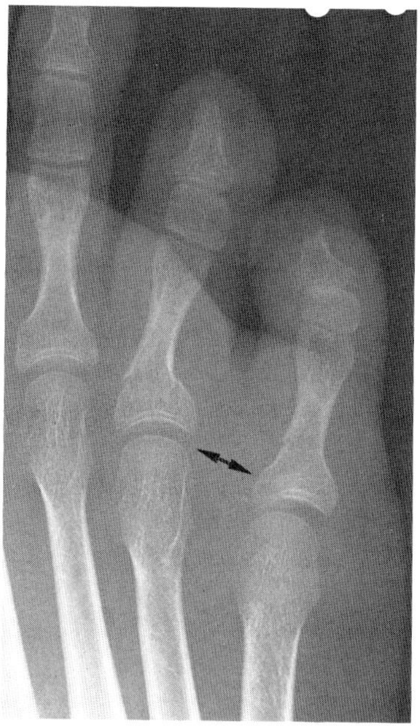

Abb. 6.**43** 18jähriger Mann, mit dem rechten Fuß in ein Geländer gestürzt. Fraktur der Grundglieder IV und V nahe der Basis. Riß des Lig. metatarseum transversum profundum.

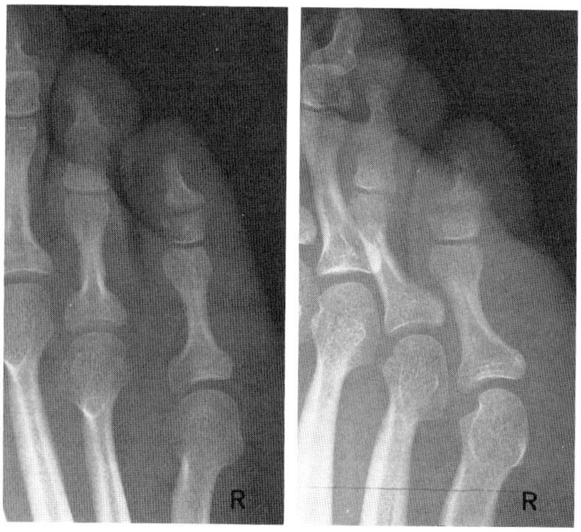

a **b**

Abb. 6.**44 a–b** 26jähriger Mann. Fraktur des anlagebedingt verschmolzenen Kleinzehen-Mittel- und Endgliedes in Höhe des fehlenden Gelenkspaltes. Auch an der 4. Zehe fehlendes Endgelenk.

7 Pathologische Frakturen

Pathologische Frakturen, die auch als sogenannte Spontanfrakturen auftreten können, sind solche, die bereits bei einem leichten Trauma entstehen, welches normalerweise nicht ausreicht, eine Fraktur zu verursachen. Sie entstehen also auf dem Boden einer verminderten Stabilität des Knochens, wie sie durch einen lokalen oder generalisierten pathologischen Prozeß gegeben sein kann. Lediglich bei der sogenannten Marschfraktur (Ermüdungsbruch) kann eine zuvorbestehende pathologische Veränderung fehlen oder zumindest nicht nachweisbar sein.

Die häufigsten Ursachen pathologischer Frakturen sind im Kindes- und Jugendalter Osteogenesis imperfecta und jugendliche Knochenzysten sowie gutartige zystische Knochentumoren und fibröse Dysplasie, beim Erwachsenen Tumormetastasen, Morbus Paget und Osteoporose. Ferner sind Spontanfrakturen beschrieben bei allen möglichen Tumoren, bei Osteomyelitis, Morbus Bechterew, Knochengumma, Speicherkrankheiten und schließlich auch iatrogen nach intensiver Strahlenbelastung eines Skelettabschnittes.

Die Vorgeschichte gibt oft wichtige Hinweise auf das Grundleiden (frühere Frakturen? Stoffwechselleiden? Operationen oder Strahlen-Behandlung?) (Abb. 7.**1**). Manche pathologischen Frakturen zeigen eine typische Lokalisation wie die „Marschfraktur"(Ermüdungsfraktur) des Metatarsale II (Abb. 7.**2**) oder der Tibia und die Dauerfrakturen bei Osteoporose oder Osteomalazie (Abb. 7.**3**).

In der Häufigkeitsverteilung der Ermüdungsfrakturen, neuerdings auch als Streßfrakturen bezeichnet, steht nach neueren Untersuchungen die Lokalisation an der Tibia (Abb. 6.**22**) ganz obenan. Seltener sind Femur, Fibula, Kalkaneus, Schambein und sogar Rippen betroffen (VON RECHENBERG u. Mitarb. 1982, MEURMAN u. Mitarb. 1981).

Pathologische Knochenprozesse werden häufig erst anläßlich einer Fraktur durch ein Bagatelltrauma erkannt, was besonders auf Knochenzysten und gutartige Knochentumoren zutrifft (Abb. 7.**4**–7.**7**). Anhand der Röntgensymptomatologie und Lokalisation ergeben sich Hinweise auf Diagnose und Differentialdiagnose des zugrunde liegenden pathologischen Prozesses. Lokale Knochenatrophie, posttraumatisch oder nach entzündlichen Prozessen, oder fortgeschrittene allgemeine Osteoporose werden als Ursache von Spontanfrakturen oft unterschätzt (Abb. 7.**8** u. 7.**9**).

Ein charakteristisches Bild bietet die pathologische Fraktur bei Morbus Paget, sowohl durch die Deformierung und Umstrukturierung des Knochens als auch durch den „stumpfen" Abbruch (Abb. 7.**10**). Durch Deformierung und Destruktion des Knochens bei Hämophile entsteht manchmal eine ähnliche Bruchform (Abb. 7.**11**).

Entzündliche Knochenprozesse geben sich, abgesehen vom äußeren Befund, durch Defektbildung, reaktive Sklerosierung und Periostreaktion zu erkennen. Bei starker Knochenatrophie sind die reaktiven Veränderungen meist weniger ausgeprägt oder fehlen ganz (Abb. 7.**12**).

Unter den vielen tumorös bedingten Spontanfrakturen sind Metastasen eines Mammakarzinoms, eines Bronchuskarzinoms, eines Nieren- oder Schilddrüsentumors am häufigsten zu erwarten. Eine Artdiagnose ist jedoch aus dem Röntgenbild allein selten möglich (Abb. 7.**13**–7.**15**). Differentialdiagnostisch ist noch die tumoröse Form eines Morbus Recklinghausen zu erwägen (Abb. 7.**16**).

Als iatrogene pathologische Frakturen sind die radiogenen Frakturen, besonders des Schenkelhalses, nach gynäkologischer Strahlenbehandlung bekannt (Abb. 7.**17**). An anderer Stelle, z. B. an der Klavikula und an den Rippen, ist die Abgrenzung gegenüber metastatischen Fraktu-

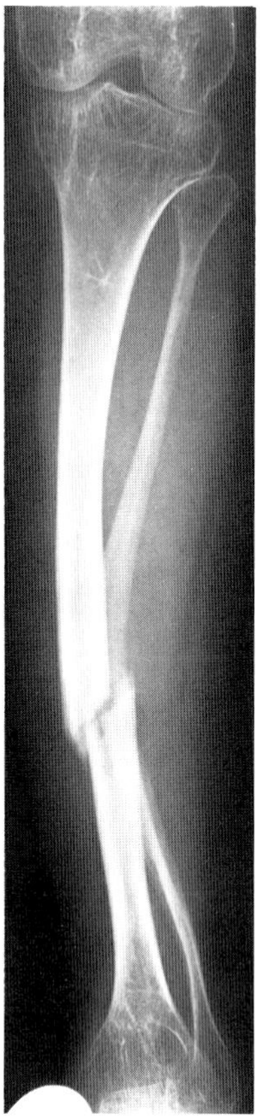

Abb. 7.**1** 17jähriges Mädchen, blaue Skleren, Schwerhörigkeit, im Alter von 3 Jahren Fraktur des rechten Oberschenkels, vor einem Jahr des rechten Unterschenkels. Pathologische Fraktur bei Osteogenesis imperfecta.

ren schwierig und manchmal nur durch Verlaufskontrollen oder Biopsie möglich (Abb. 7.**18**). Die Kenntnis der Bestrahlungsfelder, der Strahlendosis und entsprechender Hautveränderungen bringt wichtige Anhaltspunkte.
Große Rätsel geben schließlich die neurogenen pathologischen Frakturen auf, wie sie nach Poliomyelitis, bei Tabes, Syringomyelie und anderen Neuropathien vorkommen (Abb. 7.**19** u. 7.**20**).

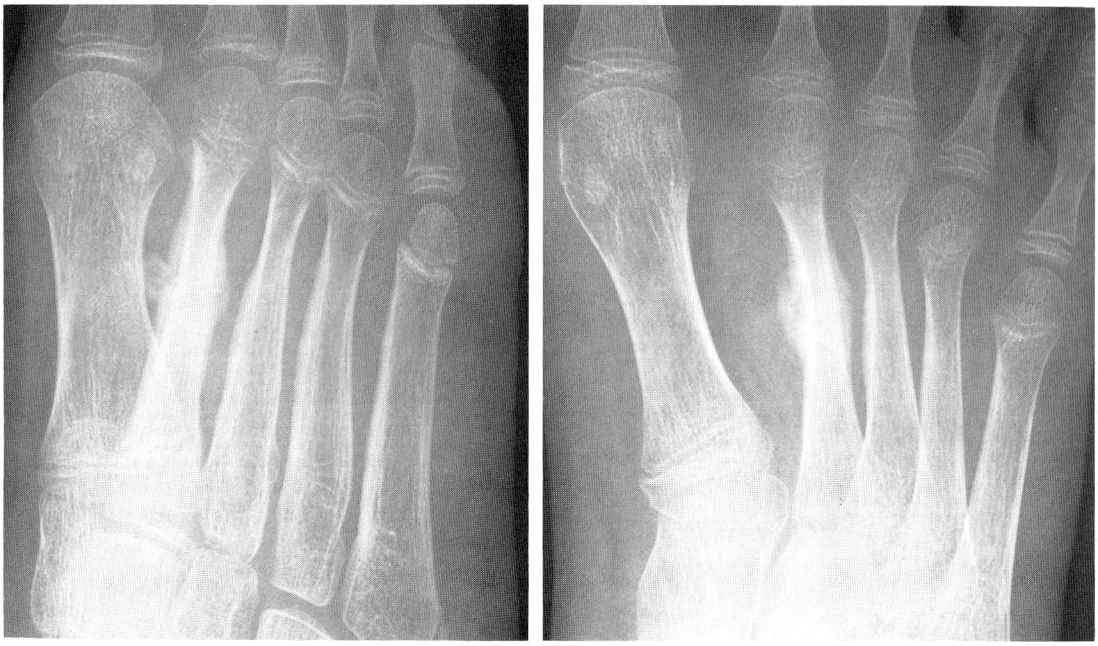

a b

Abb. 7.**2a–b** 10jähriges Mädchen, seit Wochen schmerzhafte Schwellung am rechten Mittelfuß. Ermüdungsbruch des 2. Mittelfußknochens.

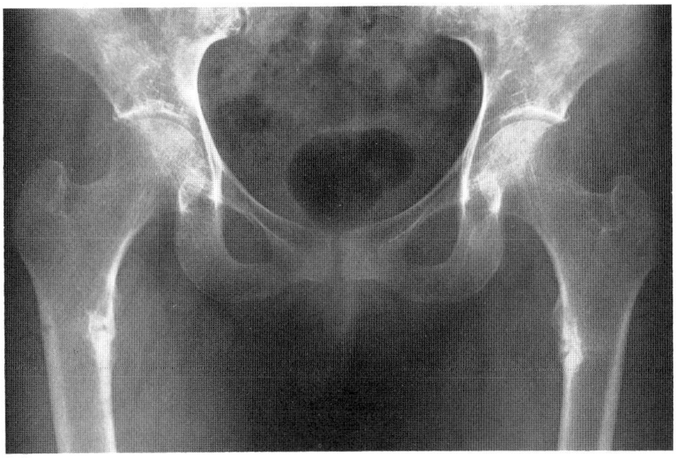

Abb. 7.**3** 57jährige Frau. Symmetrische Dauerfrakturen beider Oberschenkel subtrochantär bei Osteomalazie.

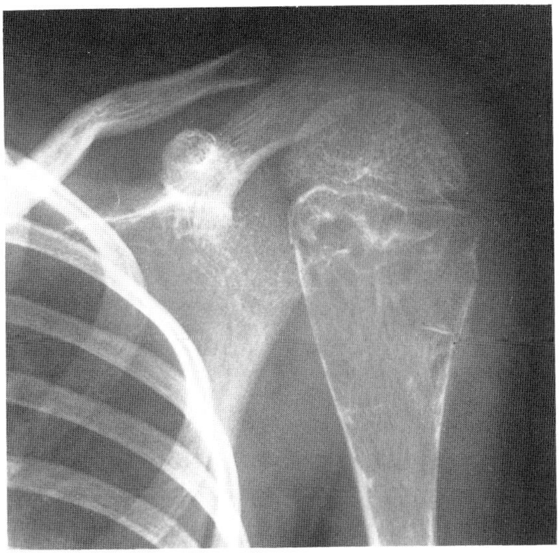

Abb. 7.**4** 8jähriger Junge, vom Rad gestürzt. Pathologische Fraktur bei solitärer, primärer Knochenzyste, die dadurch entdeckt wurde.

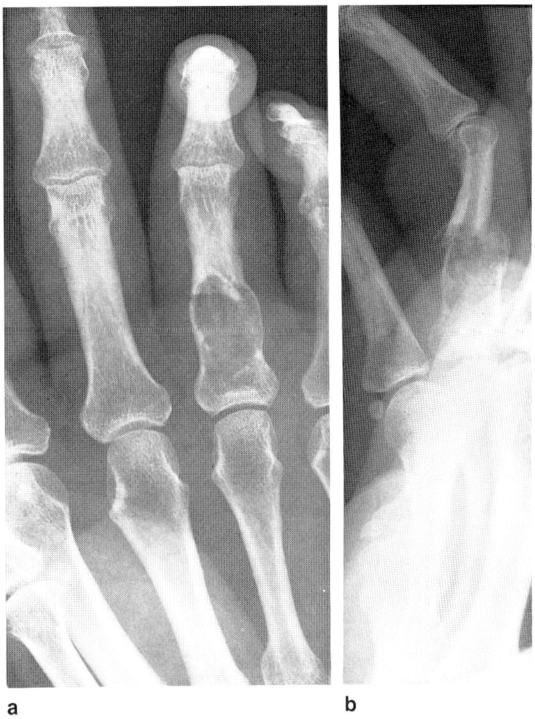

a **b**

Abb. 7.**5 a–b** Spontanfraktur des rechten Ringfingergrundgliedes durch Minimaltrauma bei größerem Enchondrom.

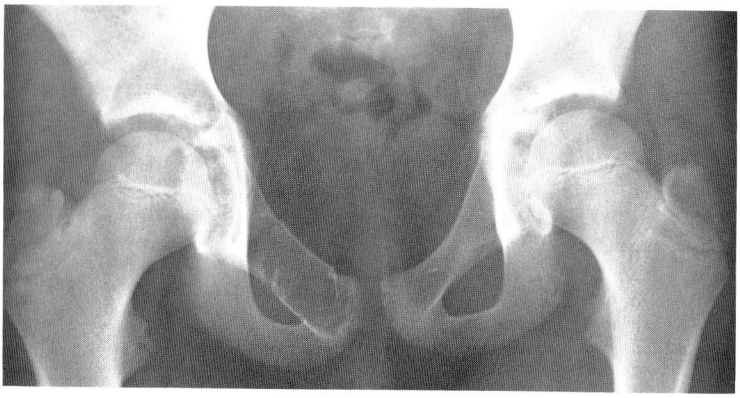

Abb. 7.**6** Spontanfraktur des rechten Schambeines bei Osteoklastom.

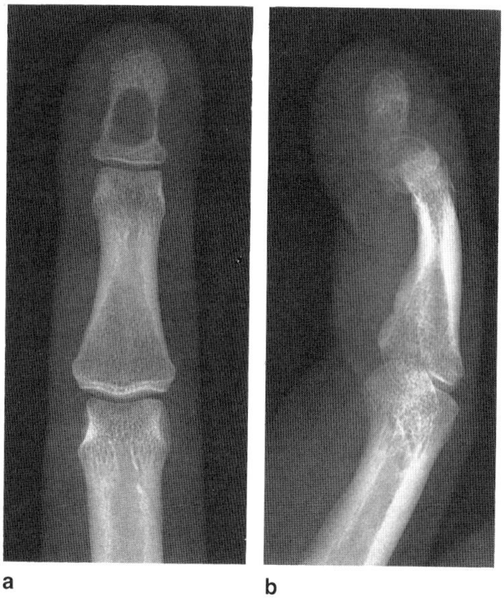

a b

Abb. 7.**7 a–b** 32jährige Frau, Arbeitsunfall mit starker Quetschung des Mittelfingerendgliedes. Pathologische Fraktur bei echtem Trauma. Alte traumatische Epithelzyste des Mittelfingerendgliedes.

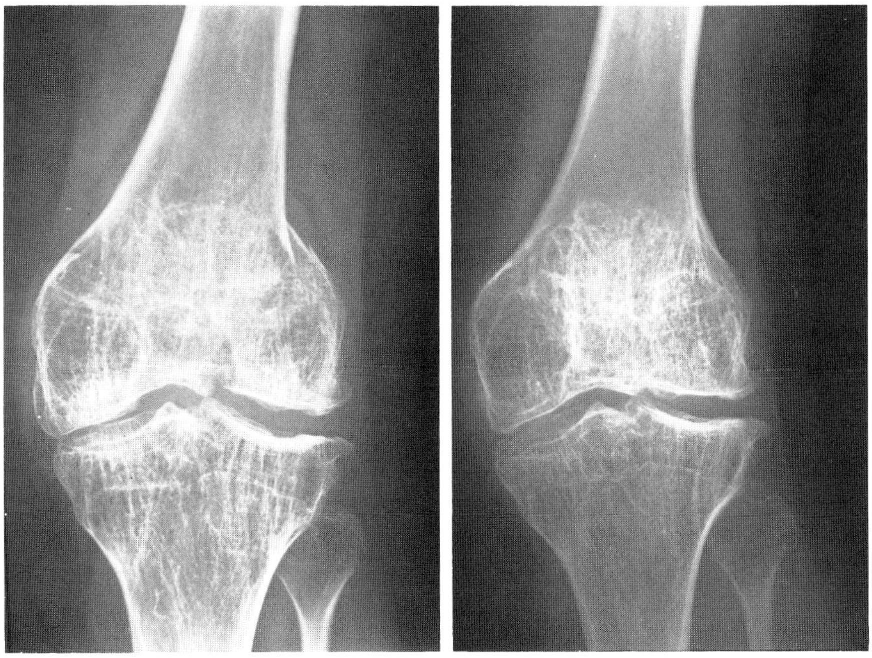

a b

Abb. 7.**8** 25jährige Frau. **a** Fraktur des lateralen Femurkondylus durch Bagatelltrauma bei schwerer Knochenatrophie nach Koxitis. **b** Die Röntgenkontrolle nach 1½ Jahren zeigt eine glatte knöcherne Konsolidierung.

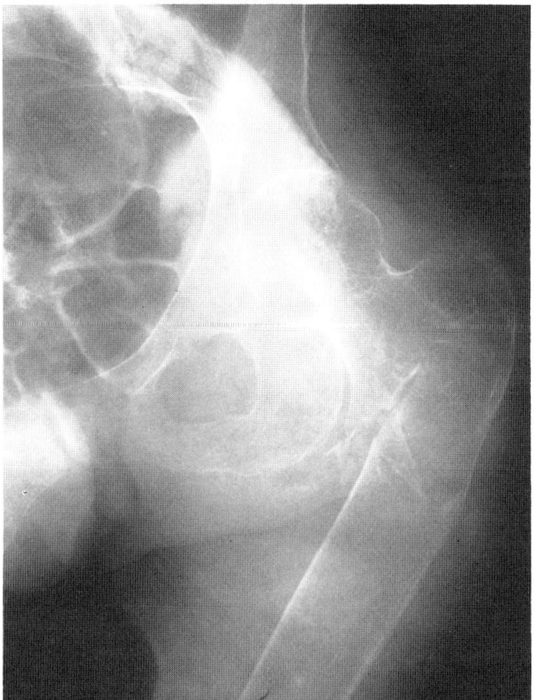

Abb. 7.**9** 63jährige Frau. Spontanfraktur der Hüfte im Bett bei schwerer Osteoporose im Zusammenhang mit multipler Sklerose und jahrelanger Bettlägerigkeit.

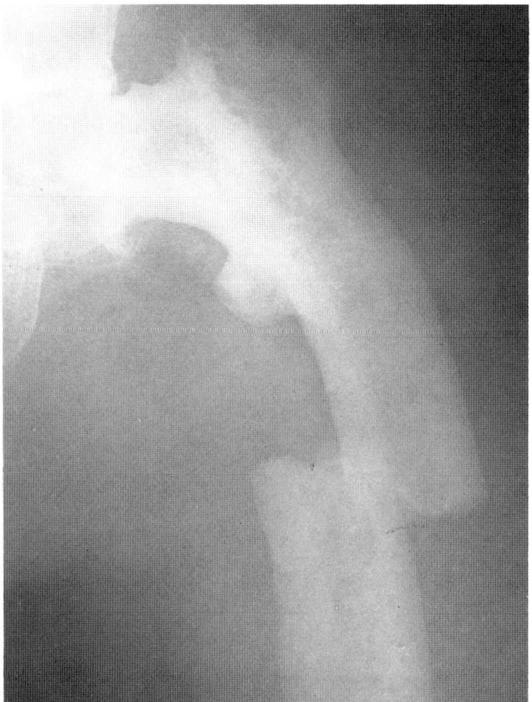

Abb. 7.**10** 73jährige Frau. Spontanfraktur des Oberschenkels bei Morbus Paget. Die deformierende Osteopathie ist unverkennbar, der stumpfte Querbruch typisch.

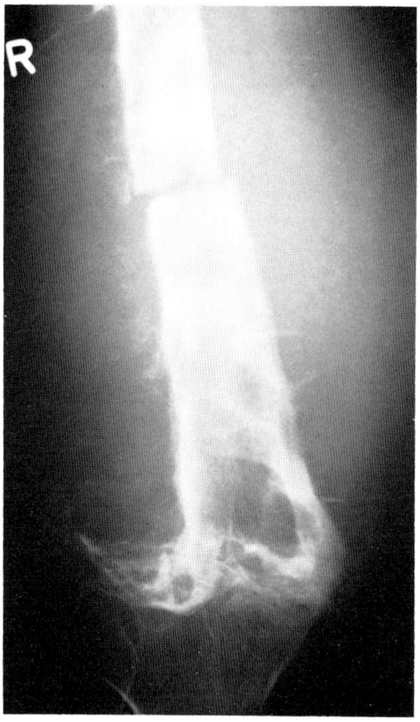

Abb. 7.**11** 33jährige Frau. Pathologische Fraktur des rechten Oberschenkels bei Hämophilie.

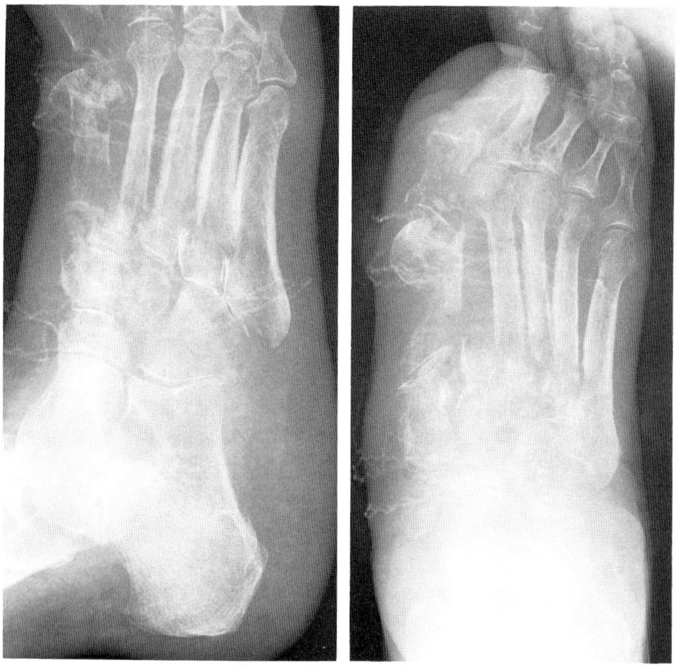

a b

Abb. 7.**12a–b** Pathologische Fraktur der Mittelfußknochen 1–4 bei Phlegmone in Zusammenhang mit Diabetes.

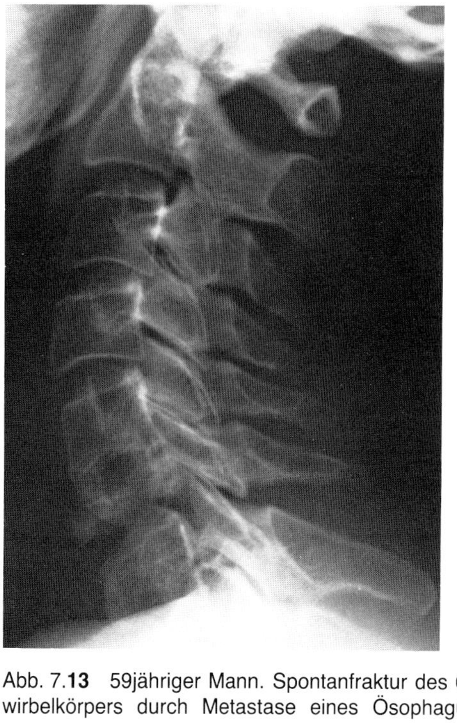

Abb. 7.**13** 59jähriger Mann. Spontanfraktur des 6. Halswirbelkörpers durch Metastase eines Ösophaguskarzinoms.

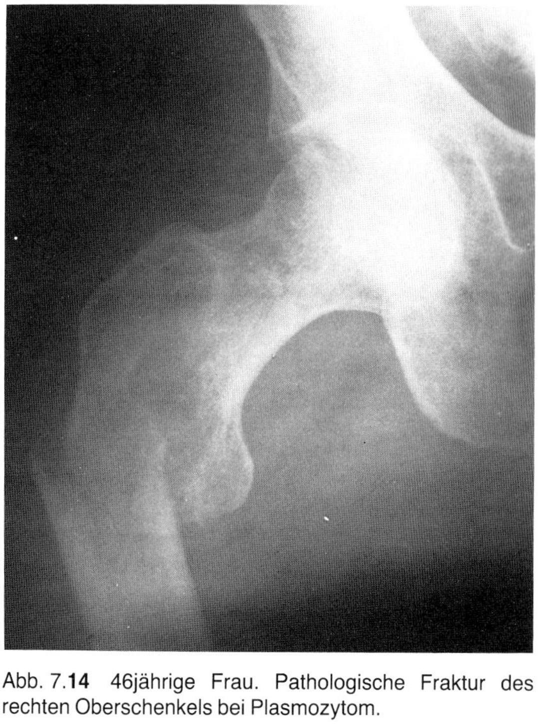

Abb. 7.**14** 46jährige Frau. Pathologische Fraktur des rechten Oberschenkels bei Plasmozytom.

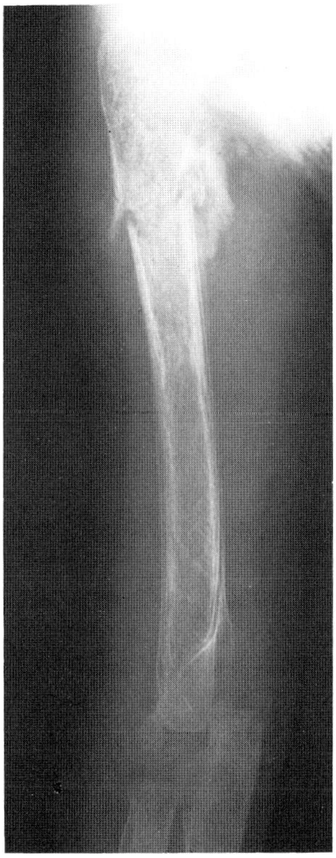

Abb. 7.**15** 3jähriger Junge. Pathologische Fraktur des rechten Oberarmes bei Paramyeloblasten-Leukämie.

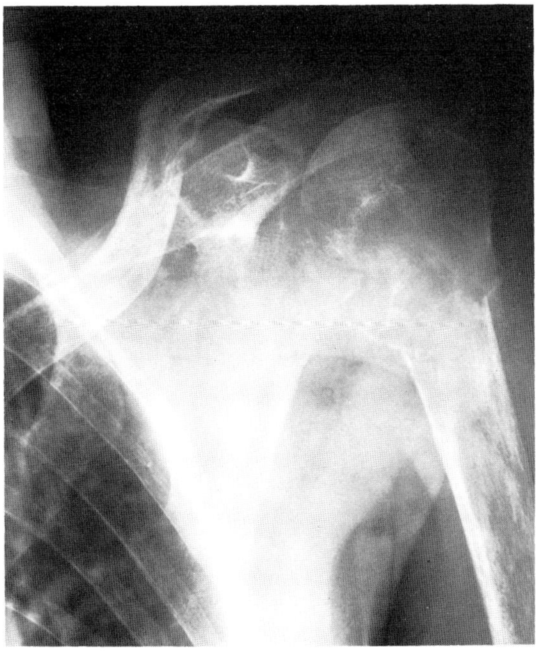

a

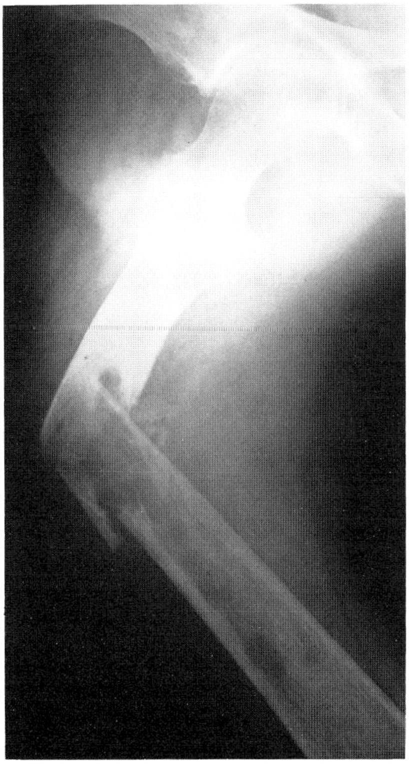

b

Abb. 7.**16** 56jähriger Mann. Pathologische Frakturen bei tumoröser Form eines Morbus Recklinghausen. **a** Fraktur des linken Oberarmhalses, **b** Fraktur des rechten Oberschenkels 2 Jahre später.

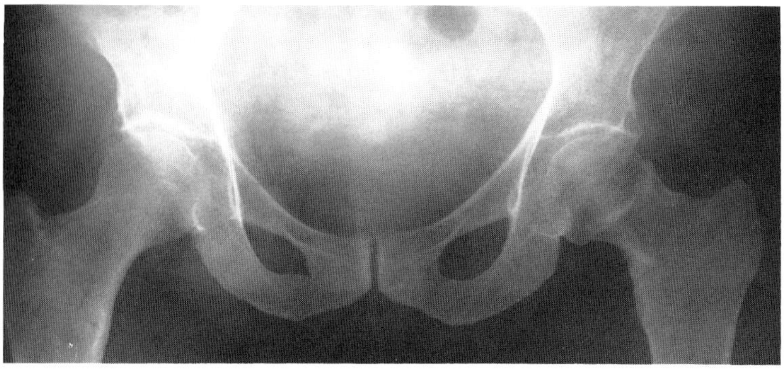

a

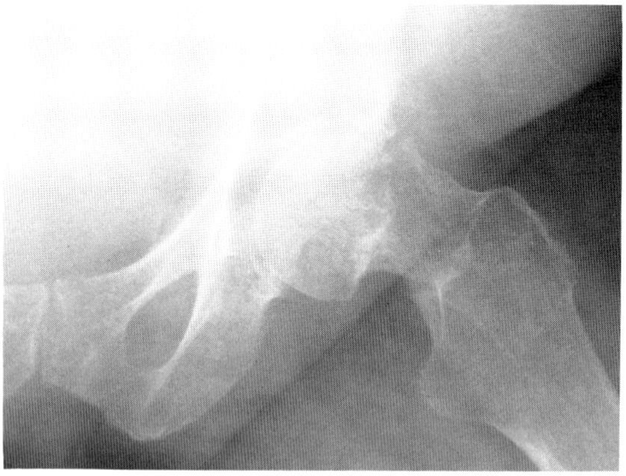

b

Abb. 7.**17** 63jährige Frau. Radiogene Schenkelhalsfraktur 2 Jahre nach 1419 mC/kg (= 5500 R) Herddosis Tele-Kobalt-Bestrahlung und 2000 mgeh Radium-Einlage wegen Kollumkarzinomrezidiv. Seit 1½ Jahren Schmerzen in der linken Hüfte. Röntgenaufnahme ½ Jahr vorher ließ noch keine Fraktur erkennen.
a: Beckenübersicht
b: Aufnahme nach Lauenstein

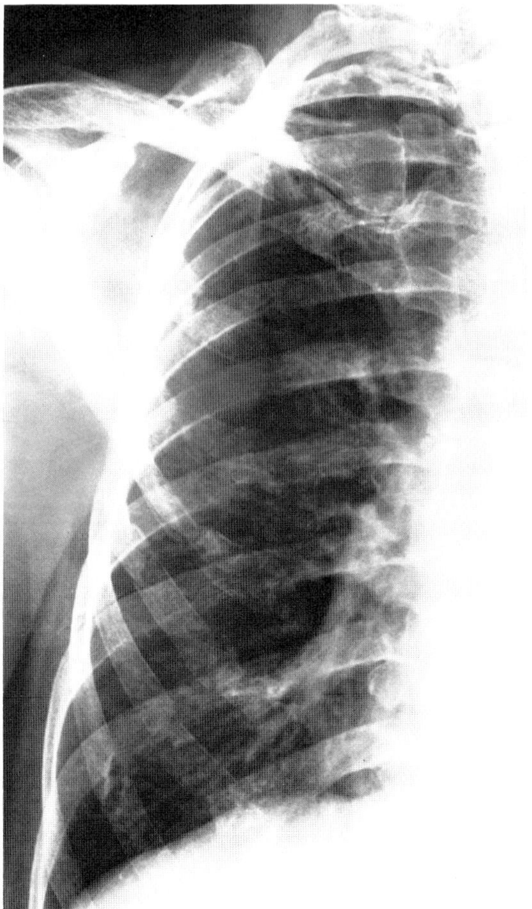

Abb. 7.**18** 52jährige Frau. Frakturen des rechten Schlüsselbeines und der 2.–7. Rippe rechts vorn nach intensiver postoperativer Strahlenbehandlung eines Mammakarzinoms. Fast völliges Fehlen periostaler Kallusbildung.

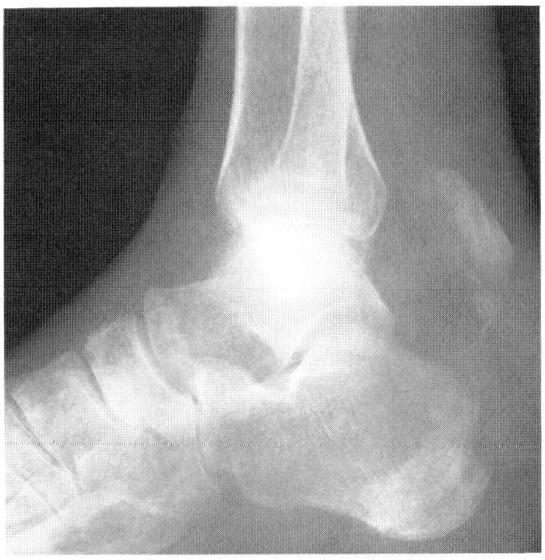

a

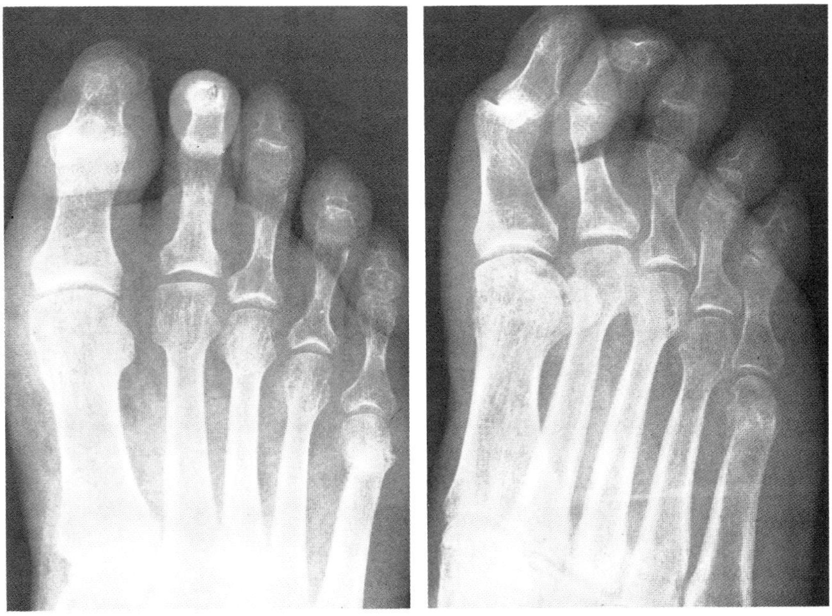

b

Abb. 7.**19** 47jähriger Mann. Pathologische Abrißfraktur des Tuber calcanei **(a)** und Fraktur des Metatarsale V **(b)** bei Sensibilitätsstörungen infolge alkoholischer Neuropathie. Osteoporose.

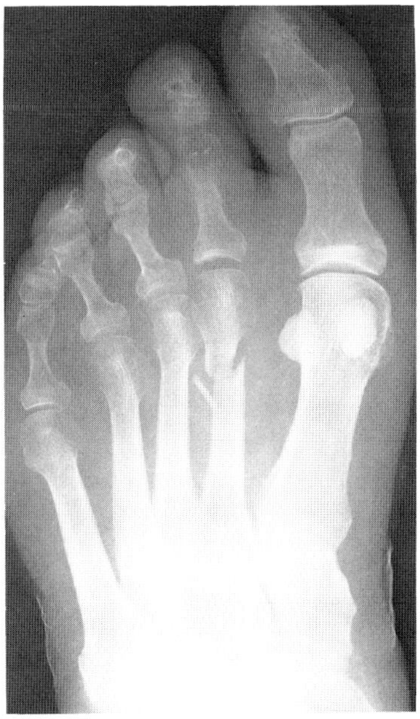

Abb. 7.**20** 57jähriger Mann. Schmerzlose Spontanfraktur des Metatarsale II bei lumbaler Syringomyelie. Trophisches Ulkus an der 2. Zehe mit Knochen-Gelenk-Beteiligung.

8 Thorax

Stumpfe Thoraxverletzungen sind in Friedenszeiten ungleich häufiger als offene. Sie entstehen nach GREMMEL u. VIETEN (1966) in ca. 58% durch Verkehrsunfälle, in 24% durch Arbeitsunfälle, in 12% durch Unfälle des täglichen Lebens; der Rest betrifft vorwiegend Sportunfälle. Man unterscheidet Prellung, Pressung und Quetschung, mit oder auch ohne Verletzung des Thoraxskelettes und der Thoraxorgane. Etwa 5–6% der Thoraxverletzungen sind offene Verletzungen (DICK, zit. nach LORENZ 1966). Solche kommen durch Schuß-, Stich- oder Stoßverletzung zustande.
Alle Thoraxverletzungen mit Ausnahme isolierter Rippenfrakturen sind sehr gefährlich und haben eine hohe Letalität (ANDERS u. Mitarb. 1974, HARTEL 1981). Allein für stumpfe Thoraxverletzungen werden 7% (GREMMEL u. VIETEN 1966) bis 20% (KELLER u. Mitarb. 1967) Letalität angegeben. Häufig sind Thoraxtraumen, auch solche ohne Rippenfrakturen, mit schweren Verletzungen innerer Organe oder mit traumatischer Schädigung anderer Körperteile verbunden. Eine Synopsis der röntgenologischen Symptome bei Thoraxverletzungen gibt Abb. 8.**1**.
Die weitaus häufigsten röntgenologisch zu beobachtenden Veränderungen sind der Pneumothorax mit oder ohne Rippenfrakturen, der Hämatothorax und der Hämatopneumothorax. Der bedrohliche Spannungspneumothorax kann sich aus einem zunächst einfachen Pneumothorax entwickeln (Abb. 8.**2**) oder auch direkt auftreten (Abb. 8.**3**). Auch ein geringes Unfallereignis kann zu einer traumatischen Pleurareaktion führen (Abb. 8.**4**). Multiple und besonders dislozierte Rippenfrakturen werden meistens von einer deutlichen Pleurareaktion begleitet (Abb. 8.**5**). Differentialdiagnostisch kommen dabei zuvor bestehende Pleuraveränderungen in Betracht (Abb. 8.**6a**). Als Außerordentlich seltene traumatische Pleuraläsion wurde von MÜLLER u. Mitarb. (1982) eine Pneumatozele des Lig. pulmonale inferior beschrieben (Abb. 8.**6b**).
Ausgedehnte Rippenserienfrakturen und Brustwandfrakturen (Stückfrakturen mehrerer Rippen) sind häufig mit einem Pneumothorax, einem Hämatothorax und subkutanem oder mediastinalem Emphysem verbunden (Abb. 8.**7** u. 8.**8**). Hämatothorax und Pneumothorax können noch Tage, ja sogar Wochen nach dem Trauma auftreten (Abb. 8.**9**).
Sie können außerdem als Komplikationen der Intensivbehandlung (Kavakatheter über V. subclavia) entstehen. Als weitere diesbezügliche Komplikationen sind arterielle Blutung, Katheterembolie, Infusionshydrothorax und Infusionsperikard (durch Perforation des rechten Vorhofes oder Ventrikels durch den zentralen Venenkatheter) beschrieben (HEITMANN 1976, LANGER u. Mitarb. 1982).
Frakturen des Brustbeines sind überwiegend im Bereich des Corpus sterni lokalisiert und reichen von der Eindellung der äußeren Kortikalis bis zur vollständigen Unterbrechnung des Sternums mit mehr oder weniger starker Dislokation ins Thoraxinnere (Abb. 8.**10**). Retrosternal findet sich ein mehr oder weniger breiter Weichteilschatten, bedingt durch das Frakturhämatom (Abb. 8.**11**). Eine Mitverletzung von Thoraxorganen kann auch bei gering dislozierten Sternumfrakturen vorkommen.
Die meisten Brustbeinfrakturen kommen im seitlichen Bild des Thorax oder Sternums am besten zur Darstellung. Die Spezialaufnahme in Bauchlage unter Anhebung der rechten Seite kann man vernachlässigen und im Zweifelsfalle sofort noch Schichtaufnahmen anfertigen. Wer für Schichtaufnahmen apparativ nicht eingerichtet ist, sollte sich unbedingt die Technik der Kontaktaufnahme (Doppelaufnahme) nach Zimmer aneignen. Oft bedarf es mehrerer Aufnahmen, um zu einem sicheren Befund zu kom-

men. Schichtaufnahmen sind insbesondere zum Nachweis von Luxationen im Sternoklavikulargelenk geeignet und notwendig (Abb. 8.**12**).
Unter den Verletzungen der großen Thoraxorgane ist die Lungenkontusion am häufigsten. Sie findet sich nach SCHMOLLER 1973 in ca. 20% der stumpfen Thoraxverletzungen.
Lungenkontusionen zeigen im Röntgenbild durch die intrapulmonale Blutung mehr oder weniger ausgedehnte Verschattungen (Abb. 8.**13**), manchmal von ovaler oder rundlicher Form (Abb. 8.**14**). Bei der Resorption solcher pulmonaler Hämatome vermögen sich traumatische Lungenzysten zu bilden, die aber auch direkt durch Zerreißung alveolärer Strukturen entstehen können (Abb. 8.**15**).
Ausgedehnte grobfleckige Lungenverschattungen, meist beidseitig, entstehen durch Wasseraspiration beim Ertrinken. Die Randzonen der Lunge bleiben dabei meistens frei (Abb. 8.**16**). Trotz Besserung des Röntgenbefundes kann es noch zu einem letalen Ausgang kommen. Eine massive beidseitige Lungenverschattung durch Lungenödem und Lungenblutung kann, eventuell zusammen mit subkutanem und mediastinalem Emphysem, bei Explosionsverletzungen der Lunge vorkommen (Abb. 8.**17**).
Bei chemischen Intoxikationen sind ähnliche Verschattungen durch interstitielle Infiltrationen zu beobachten (Abb. 8.**18**). Im Erwachsenenalter handelt es sich meist um Suizidversuche mit Schlaf- oder Betäubungsmitteln, bei Kindern um Einnahme im Haushalt verwendeter toxischer Flüssigkeiten wie Petroleum, Fleckenwasser, Möbelpolitur oder Terpentinöl.
Ein interstitielles Lungenödem kann auch nach umfangreicher Verbrennung auftreten. Differentialdiagnostisch kommt, besonders bei älteren Patienten, unabhängig von der Traumaart ein kardial bedingtes und durch den Unfall ausgelöstes Lungenödem in Betracht.
Ödemartige Lungenverschattungen kommen ferner bei Fettembolie vor (Abb. 8.**19**), sowie als Folge des traumatischen Schocks, insbesondere eines prolongierten Schockzustandes (Abb. 14.**44b**). Atelektasen sind an einer Verlagerung des Mediastinums nach der betroffenen Seite hin kenntlich und weisen auf Obturation, Unterbrechnung oder Torsion eines größeren Bronchus hin (Abb. 8.**20**), während kleinere Atelektasen meist uncharakteristische streifige oder bandförmige Schatten geben und allein durch Sekretstauung verursacht sein können.
Rupturen im Bereich der großen Luftwege betreffen sehr selten die Trachea, etwas öfter die Haupt- oder Lappenbronchien. Die röntgenologischen Symptome sind in der Reihenfolge ihrer Häufigkeit: Pneumothorax, subkutanes Emphysem, mediastinales Emphysem, Hämatothorax und Atelektase. Nur in etwa einem Drittel der Fälle wird die Diagnose frühzeitig gestellt. Als Spätveränderung findet man immer eine Atelektase (Abb. 8.**21**). In jedem Falle sollte so früh wie möglich versucht werden, die Kontinuität des Bronchus wiederherzustellen. Bronchusrekonstruktionen in Spätfällen haben gezeigt, daß die atelektatische Lunge selbst nach Jahren ihre Funktion wieder aufnehmen kann (KRAUSS 1956).

Noch seltener als Bronchusrupturen sind Verletzungen des Ductus thoracicus oder eines größeren Nebenastes mit folglichem Chylothorax. Sie können durch Stich- oder Schußverletzung, durch stumpfe Thoraxprellungen sowie iatrogen bei Eingriffen am Thorax entstehen, ferner durch Fremdkörperperforation des Ösophagus im unteren Abschnitt. Ihr röntgenologisches Zeichen ist der Pleuraerguß, dessen Lokation von der Höhe der Verletzungsstelle bestimmt wird. Die Unterscheidung des Chylothorax vom Hämatothorax ist nur durch Pleurapunktion möglich, obwohl der Hämatothorax sich meist viel schneller entwickelt.

Traumatische Rupturen des Ösophagus sind außerordentlich selten und kommen nur nach ganz erheblichen Gewalteinwirkungen vor, z. B. durch Explosionsverletzung. Die bei solchen schweren, stumpfen Thorax- oder Bauchtraumen vorhandenen anderweitigen Verletzungen verschleiern das Bild. Luft und kleine Flüssigkeitsspiegel im hinteren Mediastinum müssen den Verdacht auf eine Ösophagusruptur lenken. Zum Nachweis ist eine Kontrastdarstellung mit einem resorbierbaren Kontrastmittel erforderlich.

Penetrierende Schuß- oder Stichverletzungen sind weniger selten, ebenso iatrogene Perforation anläßlich einer Ösophagoskopie oder Gastroskopie (Abb. 8.**22**).

Den inkompletten Rupturen großer Gefäße wird immer mehr Beachtung geschenkt. Sie werden durch Verkehrsunfall, Liftabsturz und Sturz auf den Rücken verursacht und betreffen überwiegend die Isthmusgegend der Aorta, seltener Aorta ascendens, Aorta descendens und den Aortenbogen, aber auch die aus der Aorta entspringenden großen Äste. Aus der nichtbehandelten inkompletten Ruptur entwickelt sich das falsche Aneurysma mit der steten Gefahr

des Durchbruchs oder das Aneurysma dissecans.
Das Rupturhämatom führt entsprechend seiner Lokalisation und Ausdehnung zu einer Verbreiterung des Gefäßschattens oder des ganzen Mittelschattens und kommt am besten auf einer Hartstrahlaufnahme oder überbelichteten Aufnahme des Mediastinums zur Darstellung (SANBORN u. Mitarb. 1970).
Ein weiteres wichtiges Symptom ist ein schnell zunehmender Haematothorax. Die frühzeitige angiographische Abklärung ist angebracht (KÜMMERLE 1965, FRIEDMANN u. Mitarb. 1974, MATHIAS u. Mitarb. 1976, SCHUMACHER u. Mitarb. 1983). Sie zeigt eine umschriebene Erweiterung der Aorta mit Konturdeformierung, Dissektion (Abb. 8.**23**), zirkuläre Stufenbildung, auch Verschluß des Gefäßes durch Intimaeinrollung. Differentialdiagnostisch ist bei atypischer Lokalisation das luetische, arteriosklerotische, das degenerativ dissezierende Aneurysma und das anlagebedingte Aortendivertikel zu berücksichtigen (MATHIAS u. Mitarb. 1976). Trotz optimaler Diagnose und Therapie ist die Letalität außerordentlich hoch (WALTER 1983). Durch Einsatz der digitalen intravenösen Subtraktionsangiographie kann die röntgenologische Untersuchungszeit verkürzt und das Risiko der mehr invasiven aortalen Katheterisierung vermieden werden (RAUBER u. KOLLATH 1983).
Die traumatischen Zwerchfellhernien und Zwerchfellrupturen stellen eine häufige Begleitverletzung der Thoraxkontusion und des stumpfen Bauchtraumas oder eines kombinierten Thorax-Bauch-Traumas dar. Sie werden vorwiegend linksseitig beobachtet, weil rechts die Leber offenbar als Puffer und als Barriere gegen einen Eingeweideprolaps in den Thoraxraum wirkt. An solchen Prolapsen sind in der Reihenfolge der Häufigkeit Netz, Kolon, Magen, Dünndarm, Milz und Leber beteiligt. Typische Unfallarten sind die Kollision (Verkehrsunfall) und der Sturz aus großer Höhe.
Stumpfe Zwerchfellverletzungen werden oft zufällig und lange Zeit nach dem ursächlichen Trauma entdeckt. Eine gezielte Röntgendiagnostik umfaßt Durchleuchtung unter Lagewechsel, Übersichtsaufnahmen in 2 Ebenen, Kontrastdarstellung des Magen-Darm-Traktes und als letzten, oft entscheidenden Untersuchungsgang das diagnostische Pneumoperitoneum. Die Röntgenuntersuchung soll den Nachweis oder Ausschluß einer Zwerchfellruptur erbringen sowie Art und Umfang der Ruptur und eventuellen Eingeweideprolapses darstellen. An die mögliche Komplikation durch Inkarzeration (z. B. Einklemmung des Magens oder Kolons in der Rupturpforte) und Perforation (durch Ulkus im abgeschnürten und gestauten Teil) sollte stets gedacht werden (Abb. 8.**24**–8.**26**).
Bei penetrierenden Thoraxverletzungen ist die Beteiligung bestimmter Organe und Strukturen röntgenologisch oft nur zu vermuten, besonders wenn der penetrierende Fremdkörper wieder entfernt ist (z. B. Messerstichverletzung). Pleurale und abdominale Symptome weisen auf eine Läsion des Zwerchfells hin.
Verletzungen durch röntgenologisch sichtbare Fremdkörper sind in Kapitel 10 behandelt.
Herzverletzungen durch stumpfe Gewalt kommen zustande durch Kompression des Thorax, plötzlichen Anstieg des intrathorakalen Drukkes und durch plötzliche Beschleunigung oder Abbremsung des Körpers wie z. B. beim Schleudersitzausschuß aus dem Flugzeug (KREFFT 1974). Die Zunahme der Häufigkeit und Schwere von Herzverletzungen erklärt sich aus der zunehmenden Dichte und Schnelligkeit des Verkehrs. Etwa 15% der stumpfen Thoraxtraumen sind mit einer Herzkontusion verbunden.
Schwere Herzverletzungen sind Klappenab- oder -einrisse, Abrisse der Papillarmuskeln oder Sehnenfäden, Septumriß und Herzruptur mit Hämatoperikard (NOON u. Mitarb. 1971). Viel häufiger sind jedoch leichtere Herzkontusionen in Form petechialer subendokardialer oder subepikardialer Blutungen (ALDOR u. Mitarb. 1981). Schwere Herzverletzungen führen rasch oder mit zeitlicher Verzögerung (z. B. bei verzögerter Ruptur bis zu zwei Wochen) zur hämodynamischen Insuffizienz mit dem Bild der Links- oder Rechtsherzinsuffizienz oder des Ventrikelseptumdefektes. Angina-pectorisähnliche Schmerzen, Tachykardie und Rhythmusstörungen legen den Verdacht auf eine leichtere Herzkontusion nahe. Hier ist die weitere Abklärung mittels Elektrokardiogramm und Enzymdiagnostik am Platz (DE MUTH u. Mitarb. 1967, ALDOR u. Mitarb. 1981).
Die gefürchtete Perikardtamponade kommt viel häufiger durch penetrierende Verletzungen (Stich, Schuß) zustande, aber auch durch heftige Reanimationsmaßnahmen, durch perforierende Herzkatheter, Herzschrittmachersonden und Venenkatheter. Nach SHOEMAKER (1981) ist entscheidend, aufgrund des klinischen Bildes die Verdachtsdiagnose zu stellen und die Diagnose durch den Nachweis der Beck-Trias zu

sichern: gestauchte Halsvenen (erhöhter zentralvenöser Druck), schwache Herztöne und Blutdruckabfall.
Im Röntgenbild des Thorax findet sich ein kugelförmig vergrößerter Herzschatten bei verminderter Lungengefäßzeichnung. Im Kymogramm oder mittels Durchleuchtung sind die Randpulsationen des Herzens stark abgeschwächt oder aufgehoben. Als Folge der Einflußstauung kann der Mediastinalschatten verbreitert sein. Ist gleichzeitig Luft in den Herzbeutel eingedrungen, ergibt sich ein Hämatopneumoperikard (Abb. 8.**27**).
Größere Perikardrisse können zu einer sog. Luxation des Herzens führen, mit entsprechender Verlagerung des Herzschattens.

Eine Verbesserung der abbildenden Diagnostik traumatischer Herzläsionen darf durch die zweidimensionale Echokardiographie erwartet werden. Nach Miller u. Mitarb. (1982) findet man häufig Thromben, vorwiegend im rechten Ventrikel (Abb. 8.**28**), ferner generelle oder umschriebene Dilatation des rechten Ventrikels, lokalisierte Verdünnung des Myokards, segmentale abnorme Wandbewegungen, Perikarderguß, Klappenruptur und Veränderungen an den großen Gefäßen (Abb. 8.**29**). Auch das posttraumatische Herzwandaneurysma ist sonographisch nachweisbar.

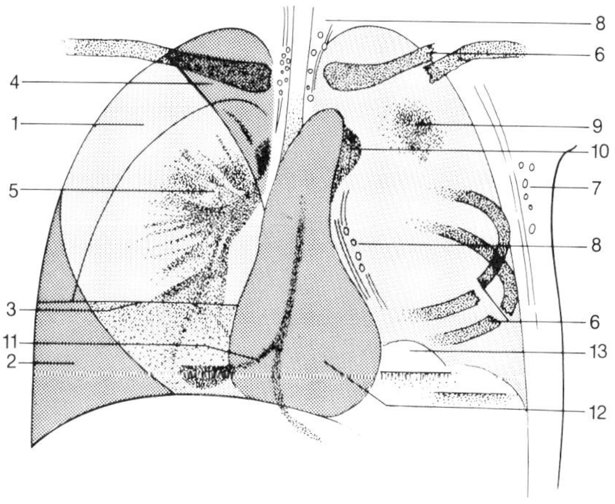

Abb. 8.**1** Synopsis der Röntgensymptome bei Thoraxverletzungen:
1 Pneumothorax, Spannungspneumothorax,
2 Hämatothorax,
3 Hämatopneumothorax,
4 Atelektase,
5 ödemartige Veränderungen, kardiale Lungenstauung,
6 Frakturen (Rippen, Klavikula, Sternum),
7 Brustwandemphysem,
8 Mediastinalemphysem,
9 Infiltration (Kontusion, Aspiration),
10 Ruptur großer Gefäße,
11 Ösophagusruptur,
12 Herzverletzung,
13 Zwerchfellhernie oder Ruptur.

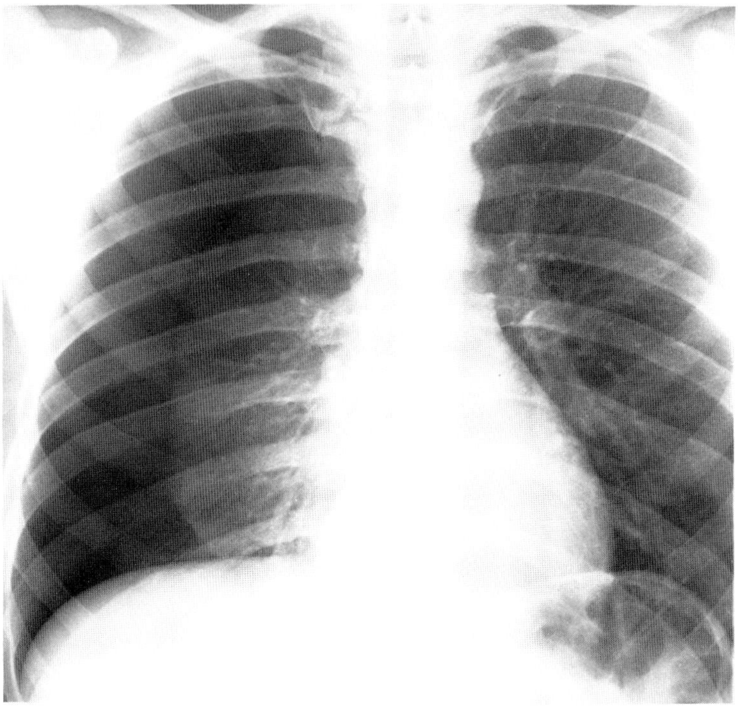

a

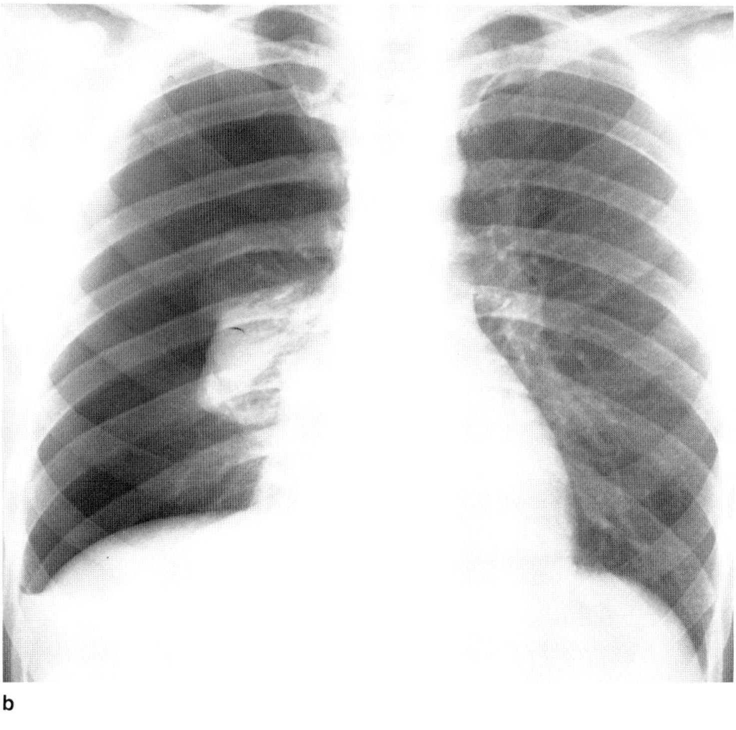

b

Abb. 8.**2** 22jähriger Mann, Sportunfall. **a** Pneumothorax rechts, keine Rippenfraktur sichtbar. **b** Kontrolle nach einer Woche: Zunahme zum Spannungspneumothorax, sekundäre Ergußbildung.

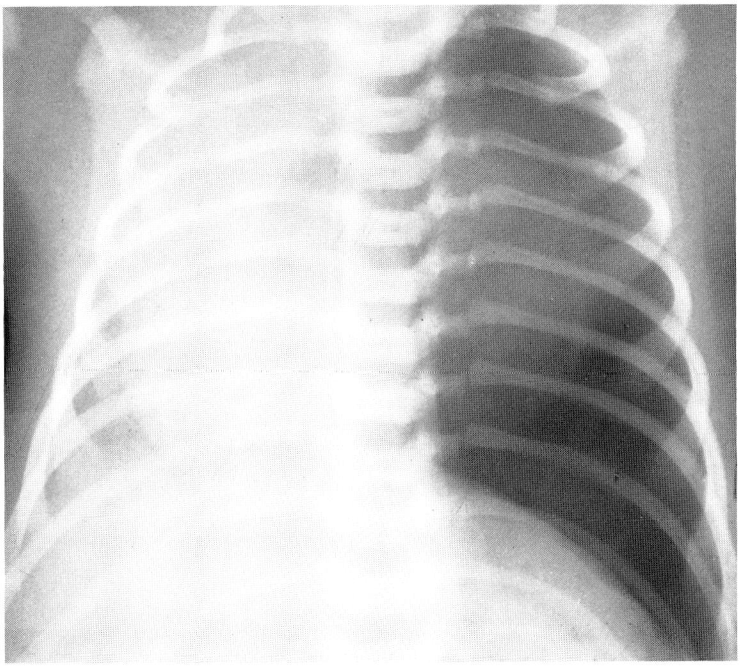

a

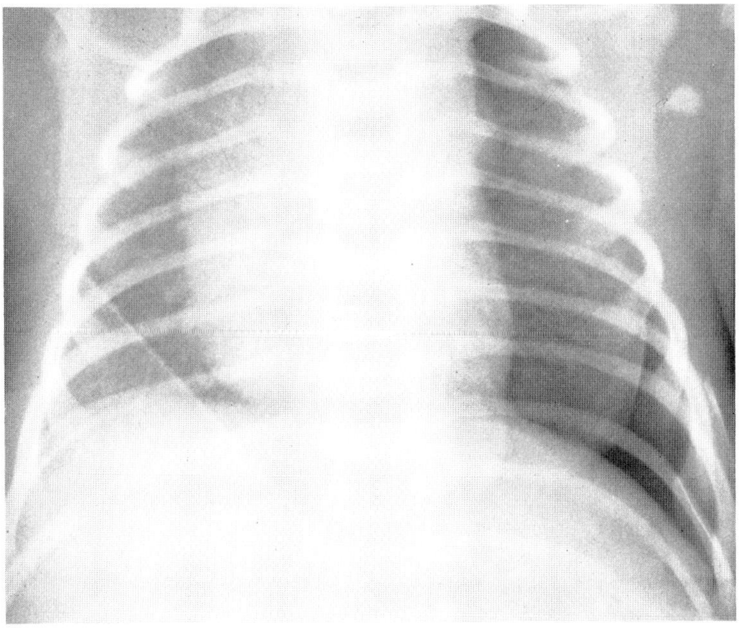

b

Abb. 8.**3** **a** Spannungspneumothorax durch Geburtstrauma. **b** Schnelle Entfaltung der Lunge nach Saugdrainage. **c** Weitere Besserung nach 3 Tagen. Mediastinum wieder mittelständig, kleiner Restpneumothorax links basal (s. S. 170).

Abb 8.**3c** ▶

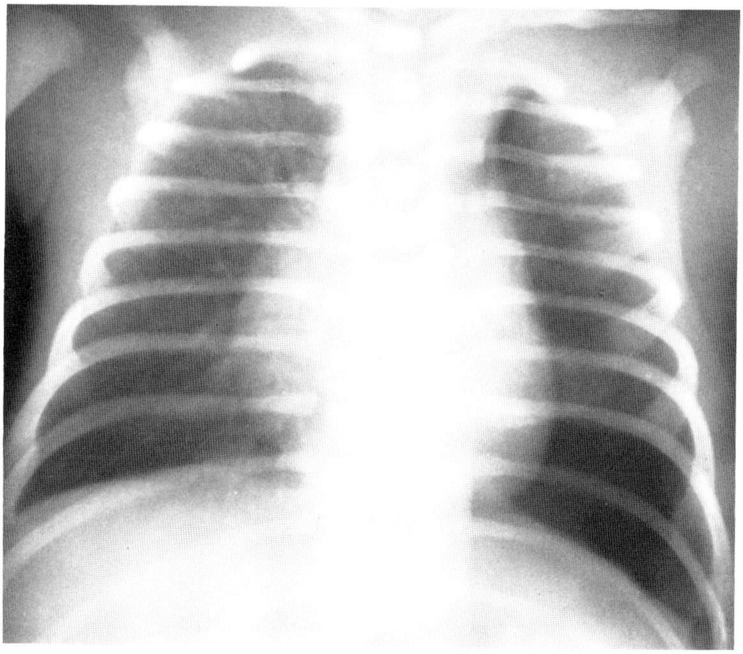

Abb. 8.**3c**

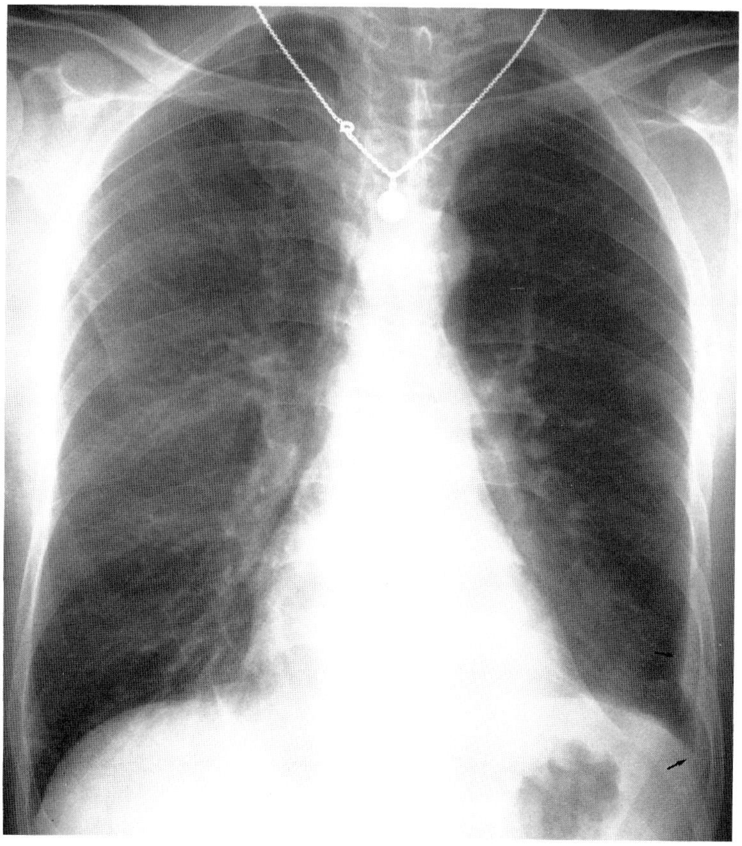

Abb. 8.**4** 47jähriger Mann, Kollision beim Fußballspiel. Kleiner Hämatothorax links (Pfeil). Keine sichtbare Rippenfraktur.

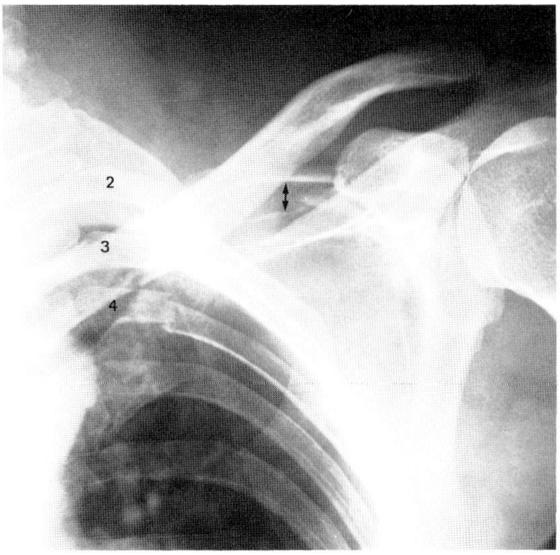

Abb. 8.**5** 67jähriger Mann, landwirtschaftlicher Unfall. Rippenserienfraktur links 2–4 dorsal und Skapulafraktur (senkrechter Pfeil). Geringe Pleurareaktion unterhalb der um Knochenbreite dislozierten 2. Rippe.

Abb. 8.**6** **a** 34jähriger Mann. Einzelne Fraktur der 4. Rippe links in der vorderen Axillarlinie. Alter Oleothorax links oben mit einigen in den Pleuraspalt abgesackten Ölkugeln.

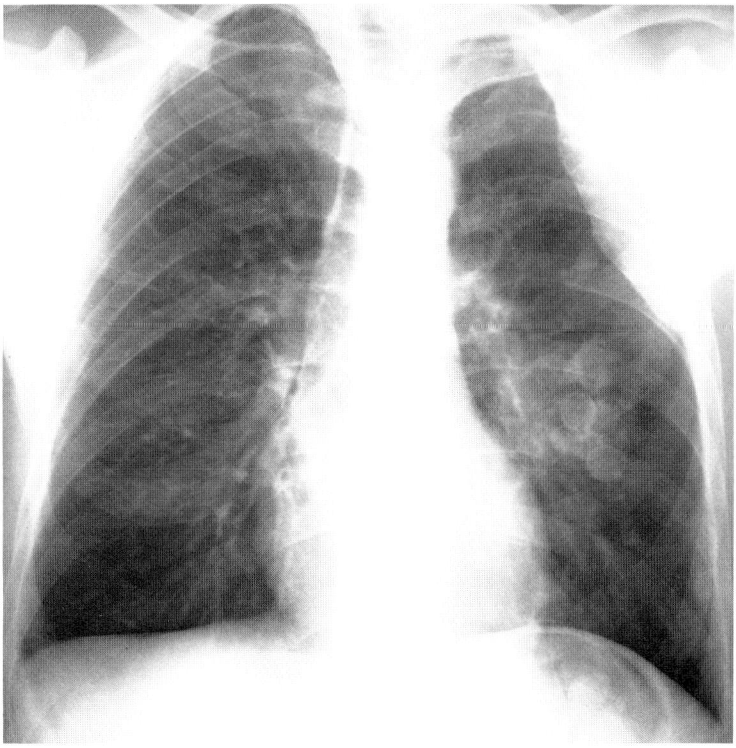

Abb. 8.**6b** b ▶

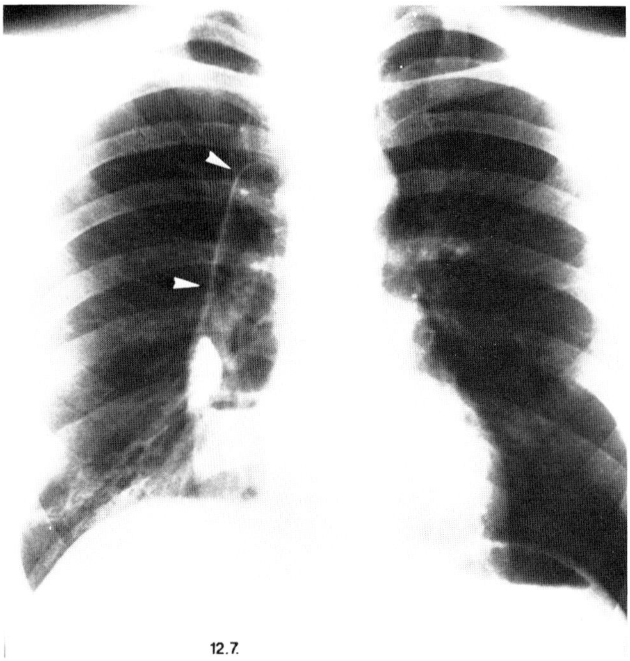

Abb. 8.**6b** 18jähriger Mann, Verkehrsunfall mit Thoraxprellung. Teilweise rückgebildete Kontusionsherde im rechten Unterlappen, 5 Tage nach dem Unfall. Pneumatozele (und Bluterguß) im Lig. pulmonale inferior (vom Hilus zum Zwerchfell reichende Pleuraduplikatur) (aus *Müller* u. Mitarb. 1982).

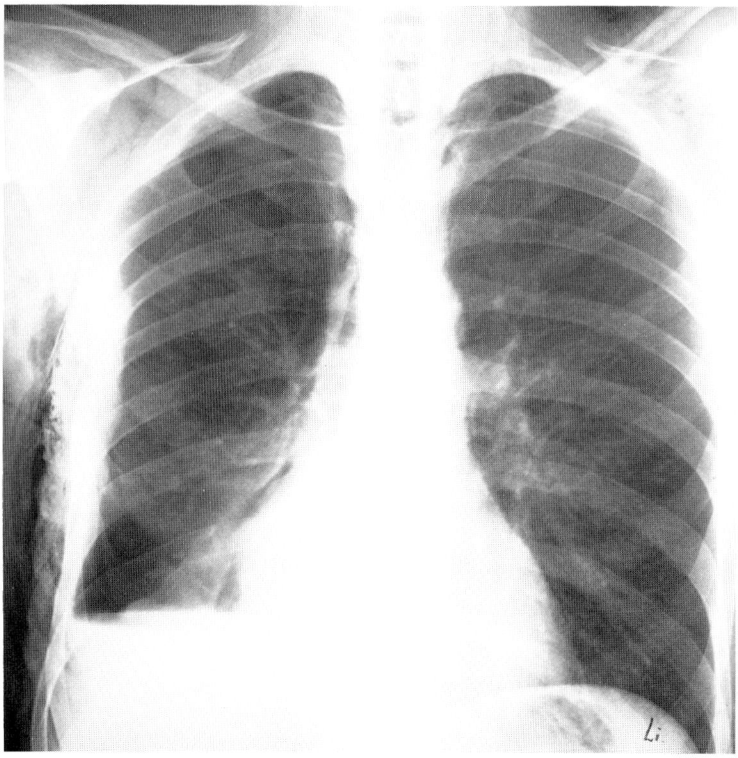

Abb. 8.**7** 39jähriger Mann, Autounfall als Beifahrer. Rippenserienfraktur rechts, Hämatopneumothorax, Weichteilemphysem lateral und mediastinal.

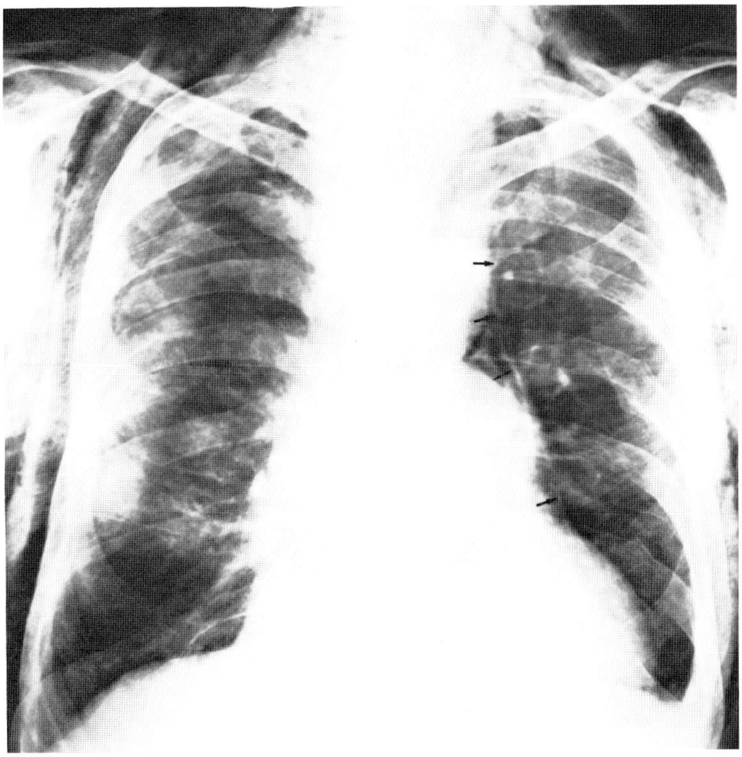

Abb. 8.**8** 52jähriger Mann, im Rebberg vom Wagen gestürzt. Ausgedehnte Rippenserienfraktur rechts mit starker Dislokation. Frische und alte Rippenfrakturen links. Lebensbedrohliches subkutanes und mediastinales (querliegender Pfeil) Luftemphysem. Pneumothorax rechts.

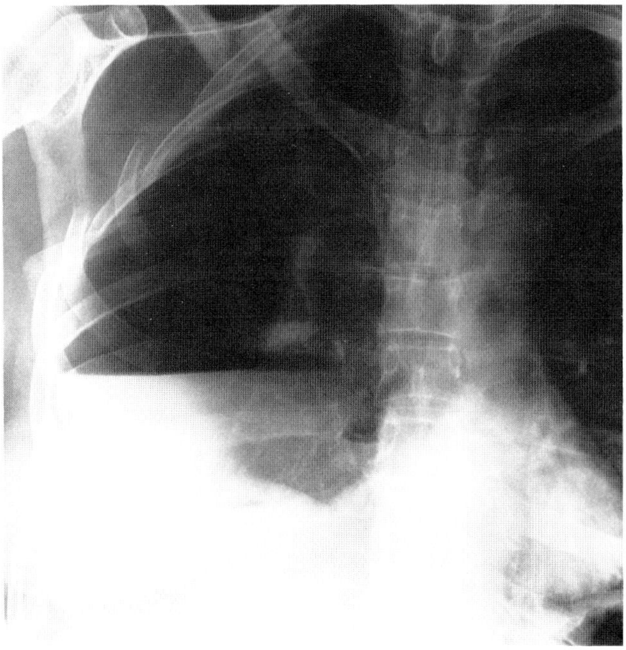

Abb. 8.**9** 48jährige Frau, als Beifahrerin aus dem Auto geschleudert. Rippenserienfraktur 1–10 rechts (Brustwandfraktur 3–5), Klavikulafraktur rechts, Rippenserienfraktur 1–4 links. Mäßiges Weichteilemphysem rechts. 4 Wochen nach dem Unfall plötzlich ausgedehnter Hämatopneumothorax und starke Dislokation der Rippenfrakturen rechts.

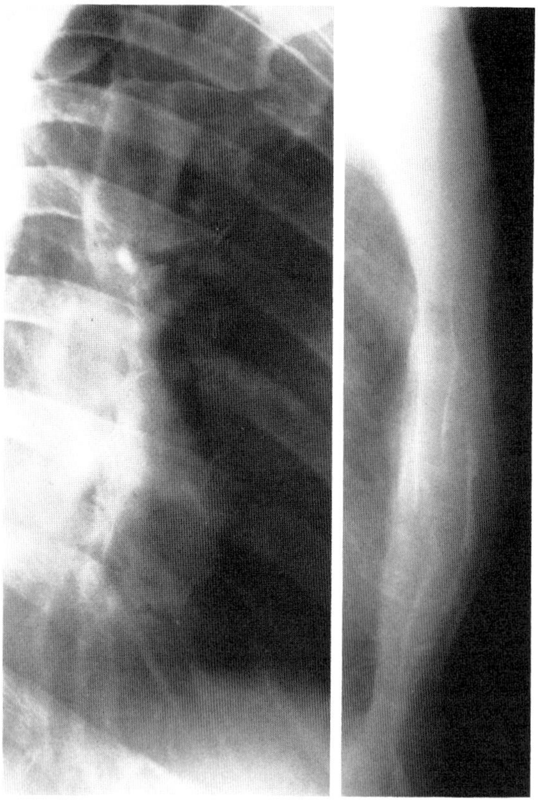

a b

Abb. 8.**10a–b** 46jähriger Mann, von einem Gerüst gestürzt. Komplette Fraktur des Corpus sterni mit Dislokation um Knochendicke. Fraktur in der schrägen Sternumspezialaufnahme trotz guter Bildqualität nicht zu sichern.

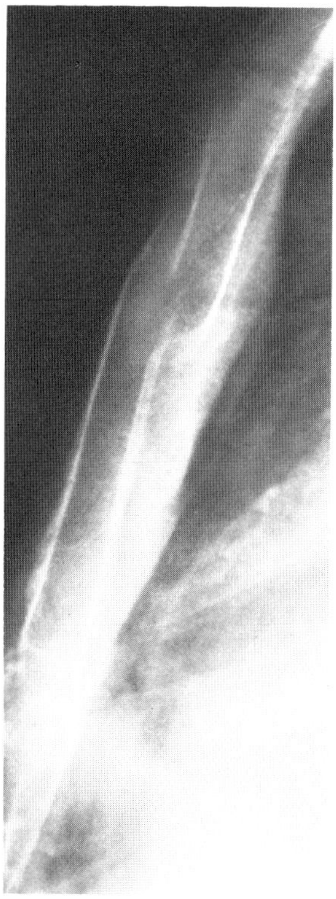

Abb. 8.**11** 75jähriger Mann, Autounfall. Bei Frontalzusammenstoß in den Sicherheitsgurt gefallen. Fraktur des Corpus sterni mit großem retrosternalem Frakturhämatom.

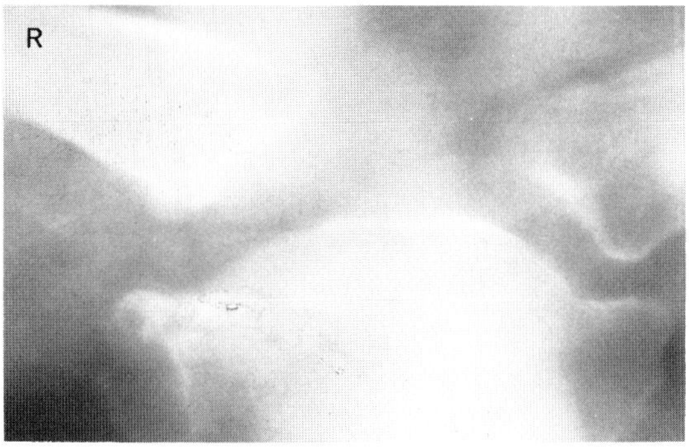

Abb. 8.**12** 38jähriger Mann, Autounfall. Subluxation im rechten Sternoklavikulargelenk. Periartikuläres Hämatom (vgl. Abb. 5.**4 b**). Schichtaufnahme.

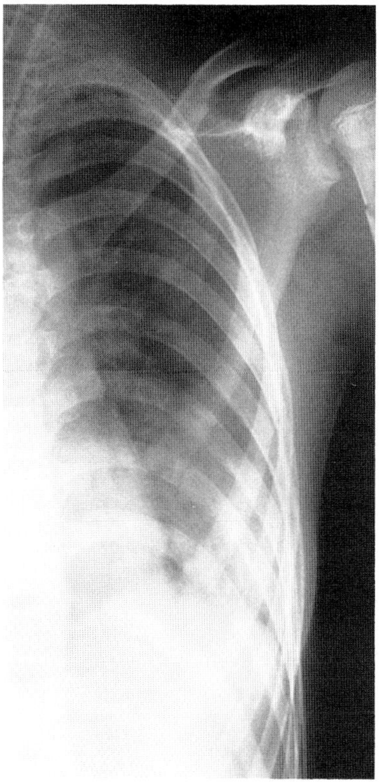

Abb. 8.**13** 12jähriges Mädchen, auf dem Rad von Auto ▶ angefahren. Lungenkontusion links. Ausgedehnte fleckige Verschattung des linken Untergeschosses. Fraktur des Schlüsselbeins und Oberarmes links und der 12. Rippe links dorsal.

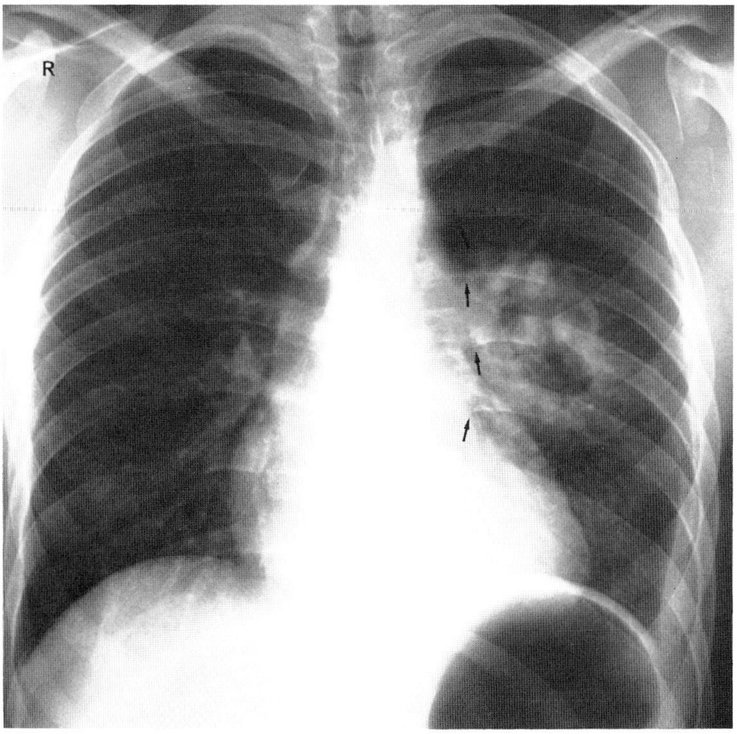

Abb. 8.**14** 22jähriger Mann, Verkehrsunfall. Lungenkontusion links mit pulmonalen Hämatomen im Mittelgeschoß. Hämatothorax. Fraktur der 5.–8. Rippe links paravertebral (Pfeile).

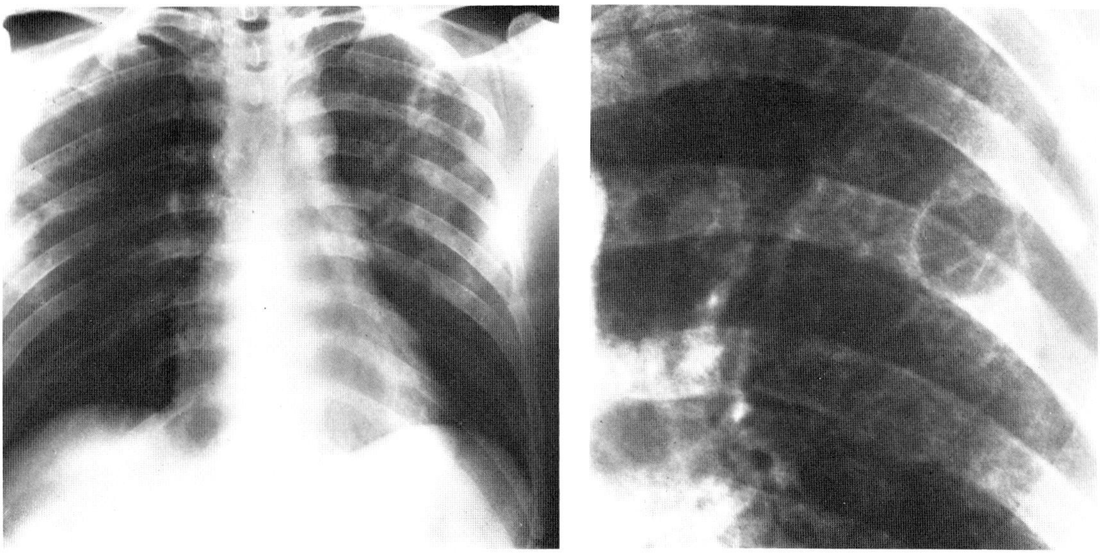

a b

Abb. 8.**15** **a** Thoraxaufnahme am Unfalltag: Kontusionsverschattung im linken Mittel-Oberfeld. **b** Aufnahme am folgenden Tag: weitgehende Rückbildung der Kontusionsschatten, Ausbildung einer traumatischen Lungenzyste.

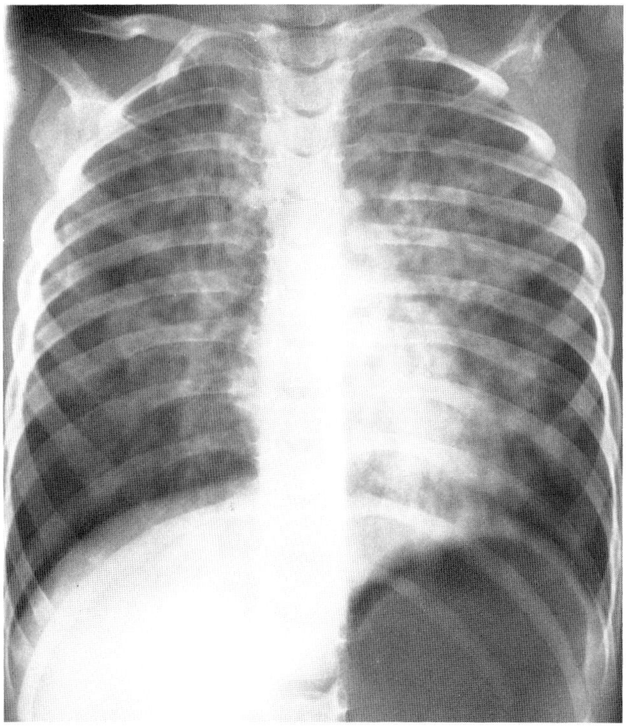

Abb. 8.**16** 2½jähriges Kind, in Regentonne gefallen. Guter Ausgang. Ausgedehnte grobfleckige Lungenverschattung auf beiden Seiten durch Wasseraspiration. Enorme Luftblähung des Magens.

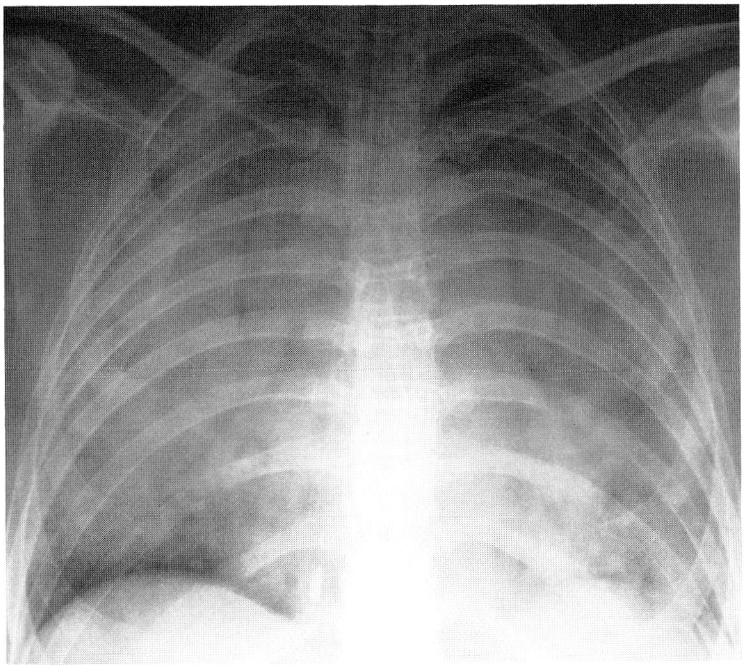

Abb. 8.**17** 51jährige Frau, Exitus letalis. Schweres Lungenödem nach Gasexplosion mit Verbrennungen I., II.und III. Grades am gesamten Körper.

Abb. 8.**18** 25jährige Frau, Exitus letalis. Interstitielles Lungenödem bei Schlafmittelintoxikation (Carbamid).

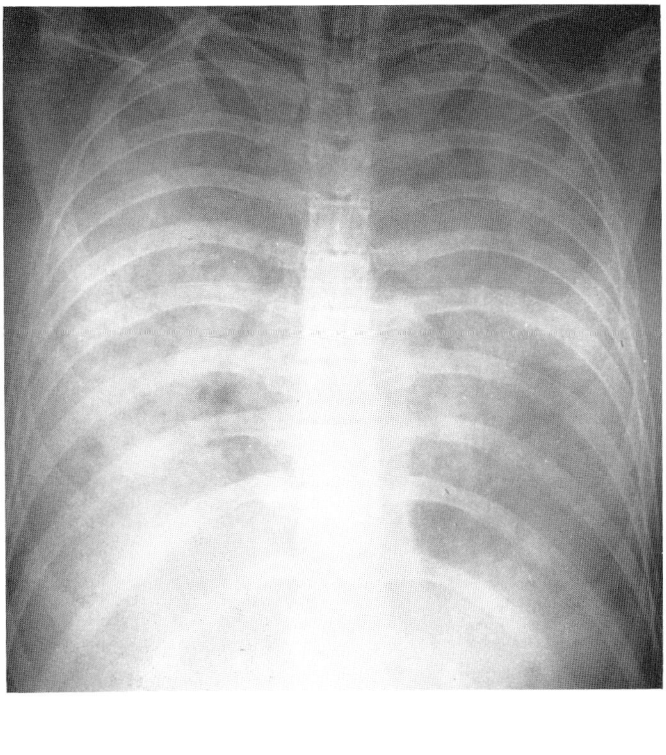

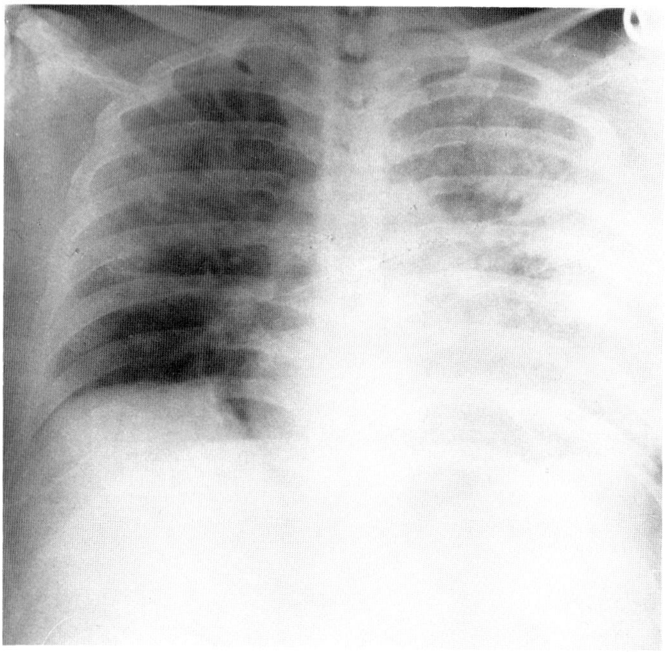

Abb. 8.**19** 30jähriger Mann, Ober- und Unterschenkelfraktur. Ödemartige Lungenverschattung bei Fettembolie.

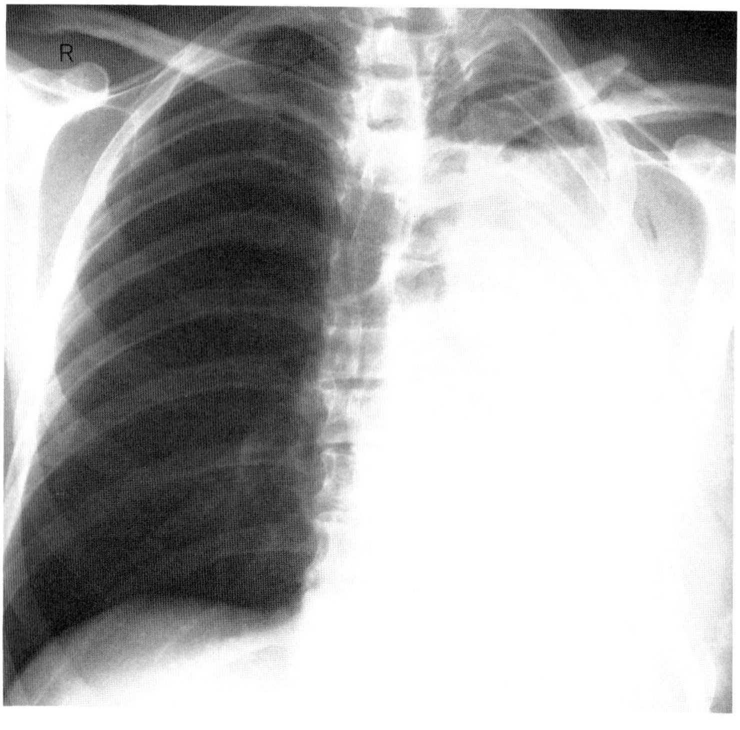

Abb. 8.**20** 45jähriger Mann, auf Motorrad mit Auto zusammengestoßen. Torsion des linken Unterlappens. Starke Linksverlagerung des Mediastinums durch Atelektase. Großer Hämatopneumothorax. Brustwandfraktur und Klavikulafraktur links.

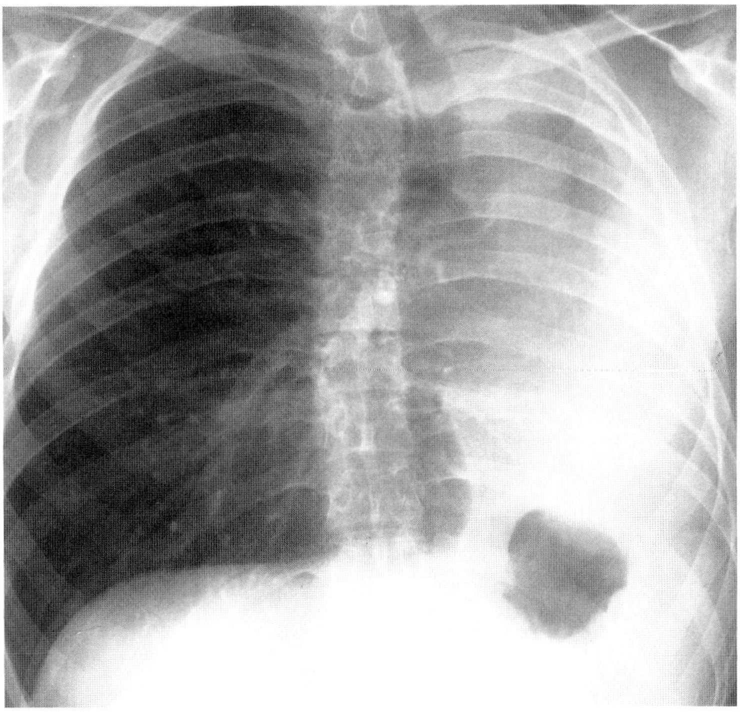

a

Abb. 8.**21** 21jähriger Mann. Ruptur des linken Hauptbronchus. Spätdiagnose. Atelektase der linken Lunge, Pleuraschwiele. **a** Übersichtsbild, **b** Tomogramm, **c** Bronchogramm.

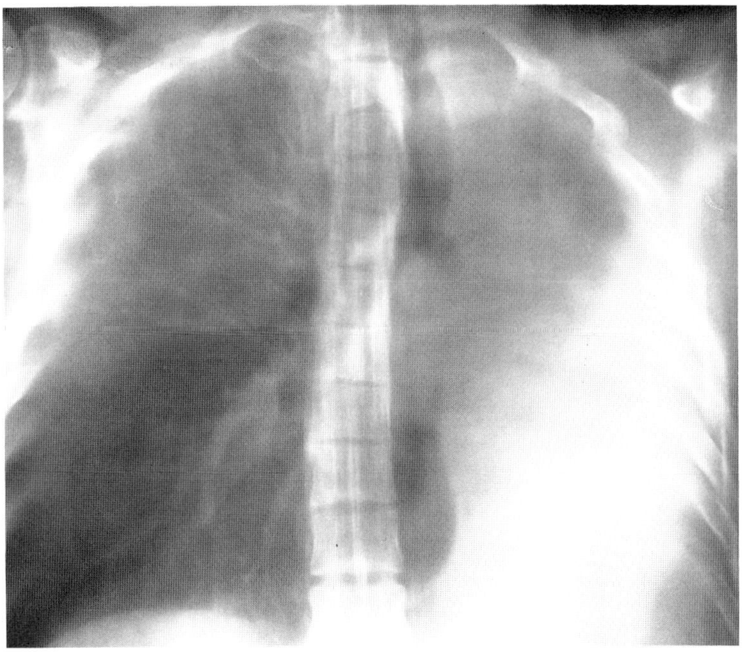

b

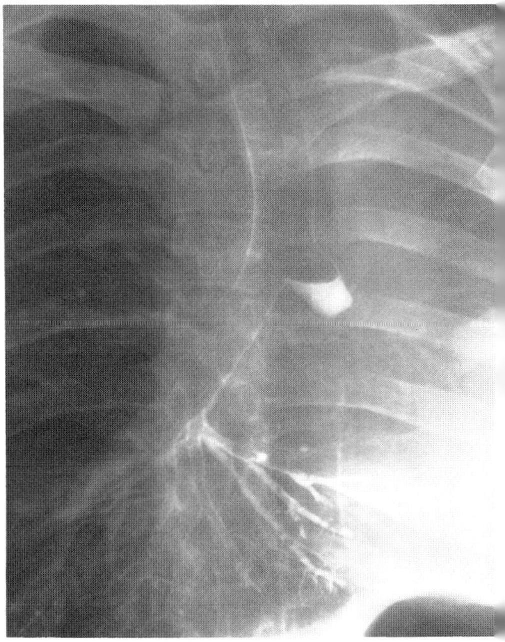

c

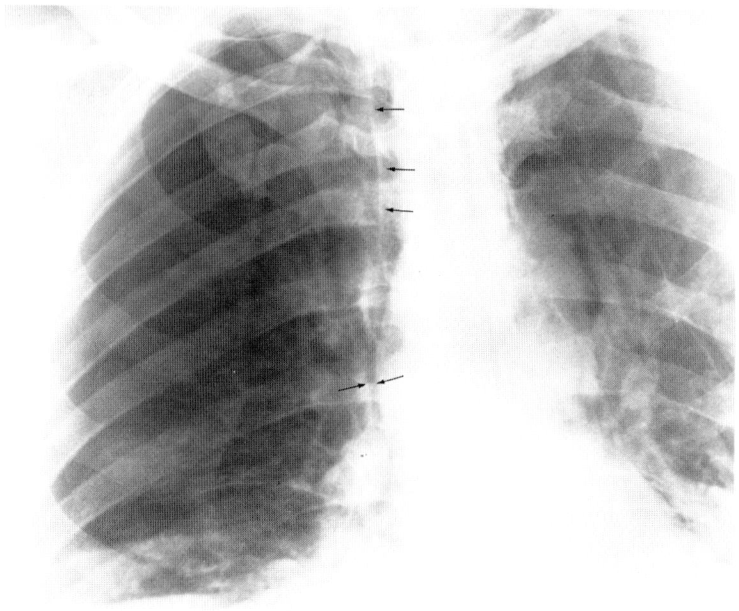

a

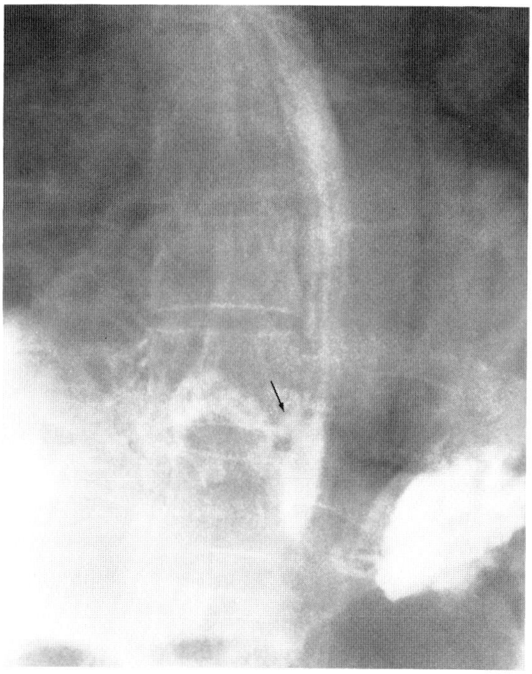

b

Abb. 8.**22a–b** 58jähriger Mann, nach Gastroskopie. Ösophagusperforation im unteren Drittel rechts. Im Übersichtsbild Pneumomediastinum und Pneumothorax rechts. Passage mit Gastrografin zeigt Austrittsstelle und pleurales Kontrastmitteldepot. Operation und Heilung. Typische Lokalisation bei der iatrogenen Perforation.

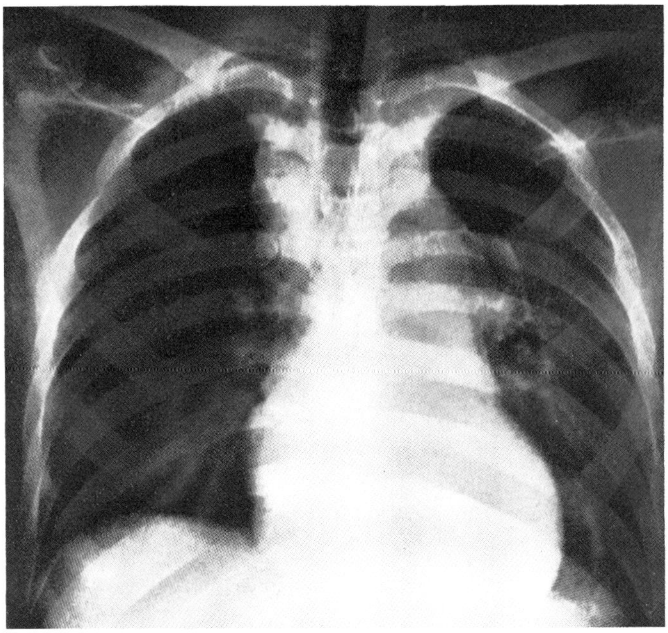

a

Abb. 8.**23** **a** Inkomplette Ruptur der Aorta. Thoraxaufnahme 24 Std. nach Unfall: Verbreiterung des Mittelschattens nach links. **b** Angiogramm: Spindelige Verbreiterung und Dissektion der Aorta descendens (aus: *F. Kümmerle:* Hefte zur Unfallheilkund, H. 81 [1965] 21).

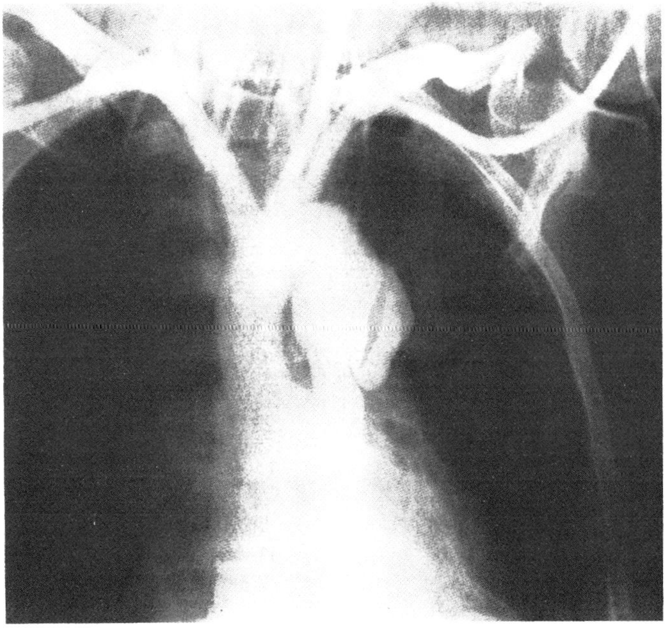

b

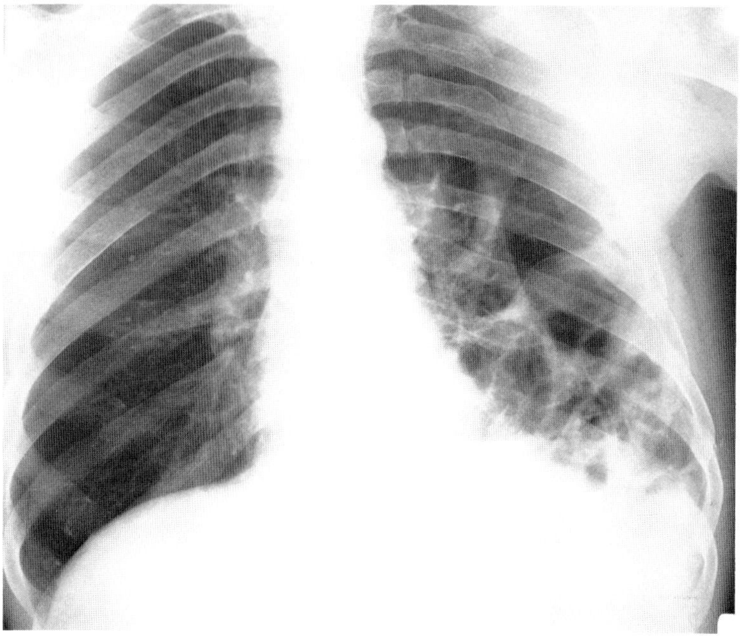

Abb. 8.**24a**

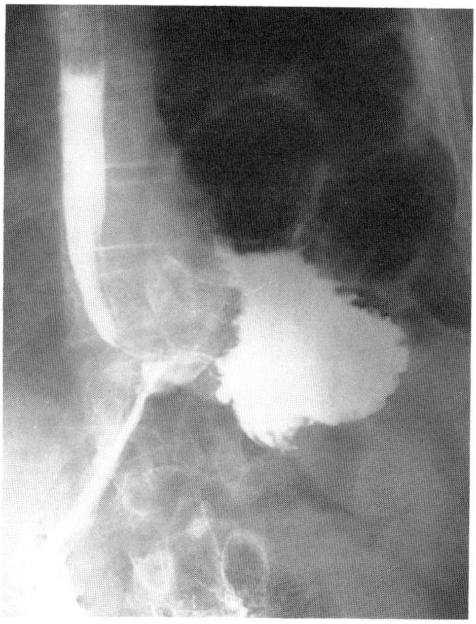

b

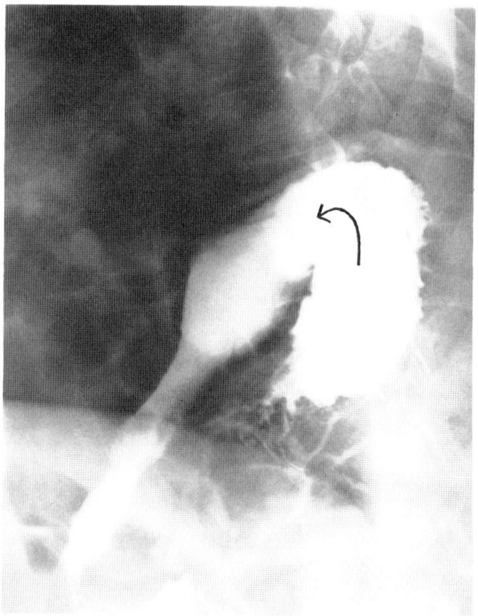

c

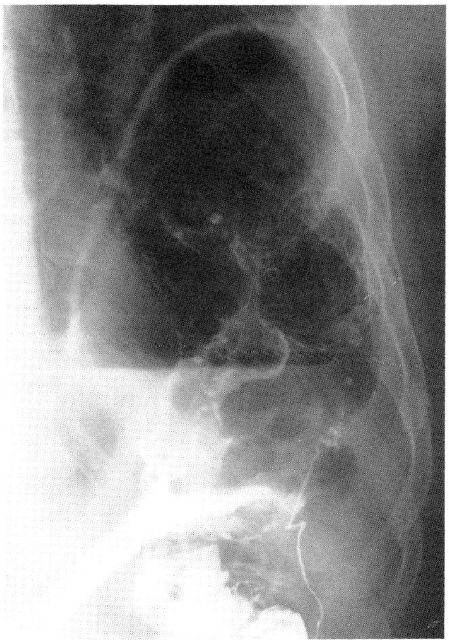

d

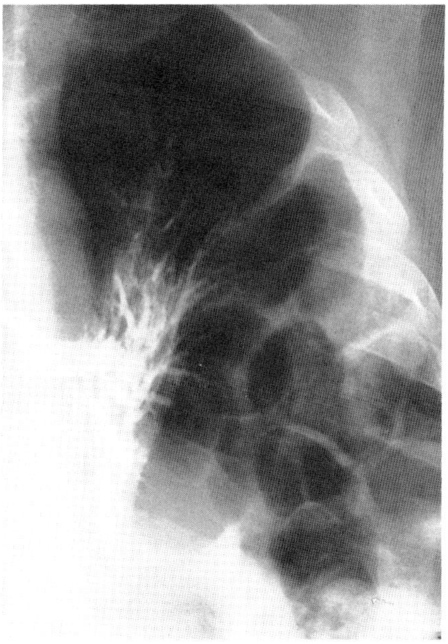

e

◀ Abb. 8.**24** 49jähriger Mann. Zwerchfellruptur links, nach Sturz von Pappel aus ca. 4 m Höhe vor einem Jahr.

a Thoraxübersicht: Zwerchfellruptur links mit Eingeweideprolaps. Knöchern konsolidierte Rippenserienfraktur links 3–5 in der Skapularlinie, 5–8 in der hinteren Axillarlinie.

b–c Kontrastdarstellung des prolabierten Magens: typische Kranialkurvation des Magenkorpus.

d Kontrastdarstellung des Kolons im Passageverlauf.

e Bronchographische Darstellung der Kompression der Lunge und Bronchien mit Deformierung besonders des Unterlappenbereiches.

f Röntgenkontrolle 7 Monate nach Operation. Nur mäßige Pleuraverschwielung links basal lateral.

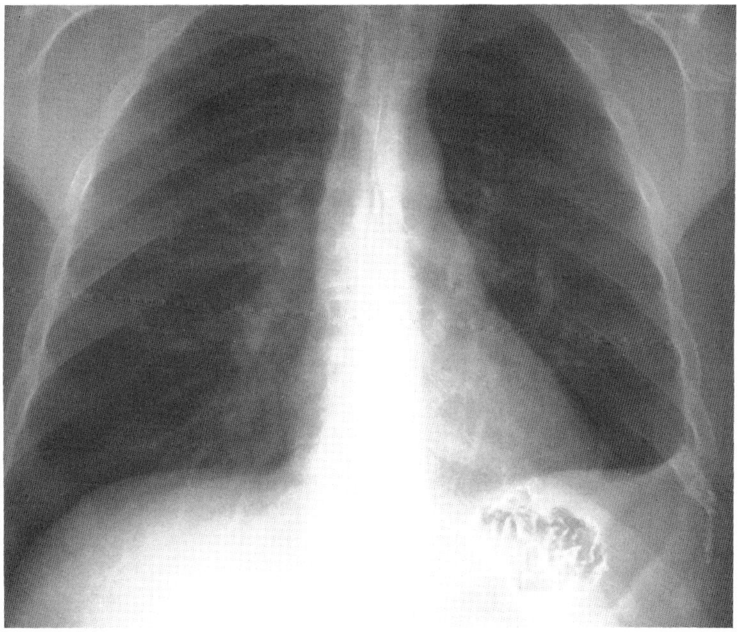

f

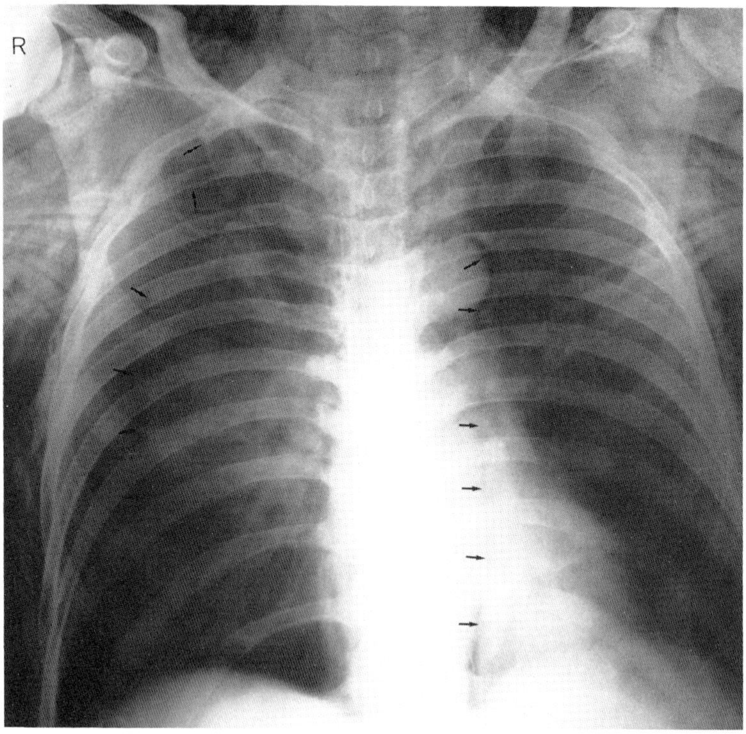

Abb. 8.**25a**

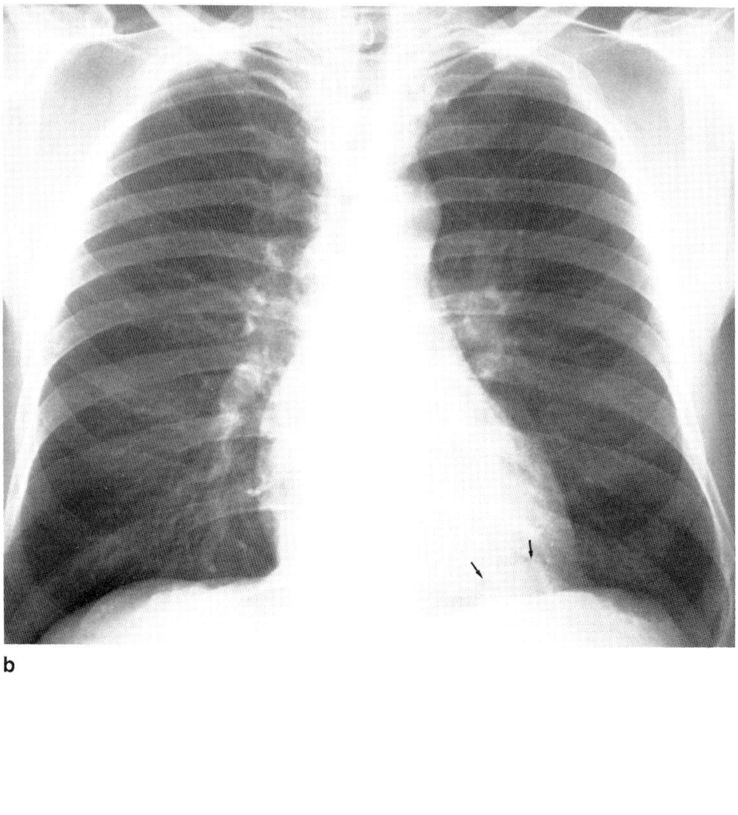

b

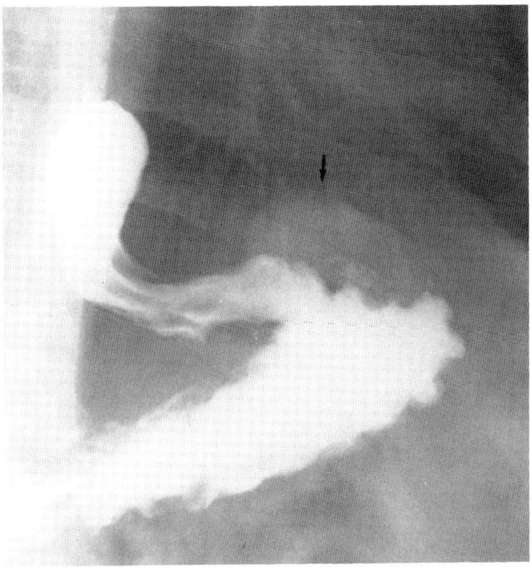

c

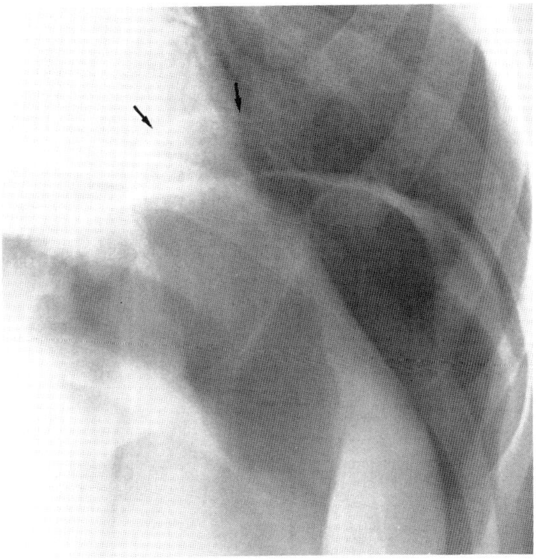

d

Abb. 8.**25** 32jähriger Mann, bei Verkehrsunfall mit Brustkorb aufs Lenkrad aufgeschlagen. Traumatische Zwerchfellhernie links. **a** Unfallbild: Pneumothorax rechts, Pneumomediastinum (Luftmantel um die Aorta). Erhebliches subkutanes Emphysem mit „Fiederung" im Bereich der Pektoralismuskulatur. Fraktur der 1. und 3. Rippe rechts, der 2. links. **b** Bei Kontrolle vor Entlassung (4 Wochen nach Unfall) rundlicher Schatten über der linken Zwerchfellkontur. **c** Kontrastfüllung des Magens ergibt Hinweis auf Zwerchfellhernie mit Magenbeteiligung. **d** Sicherung der Diagnose durch Pneumoperitoneum. Eindringen des Gases (N_2O) in den peritonealen Bruchsack.

Abb. 8.**26** 60jährige Frau, auf der Straße von Pkw angefahren. Commotio cerebri, Thoraxkontusion, kombinierte Beckenringfraktur mit extraperitonealer Blasenruptur. Unterschenkelfraktur. Zwerchfellruptur links mit Eingeweideprolaps pleural und perikardial. Verzögerte Inkarzeration. 8 Monate nach Unfall plötzliches klinisches Bild des sogenannten akuten Abdomens. Röntgenologisch Einklemmung des Dickdarms mit Ileus. Operativ: Einklemmung von etwa 30 cm Dickdarm intrapleural, Prolaps von Teilen des Dickdarms, Magenfundus und des linken Leberlappens intraperikardial.

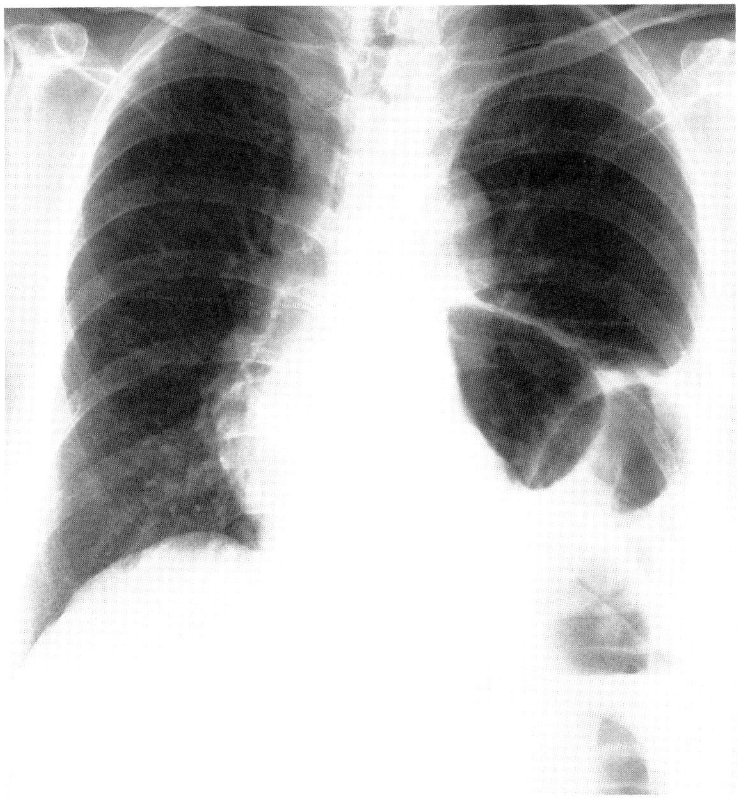

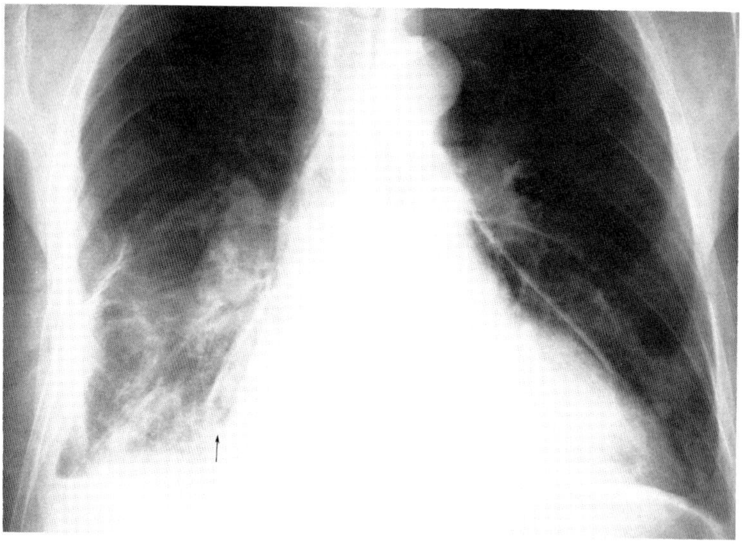

Abb. 8.**27** 60jähriger Mann. Hämatopneumoperikard durch Stichverletzung. Bluterguß auch in Lunge und Pleura.

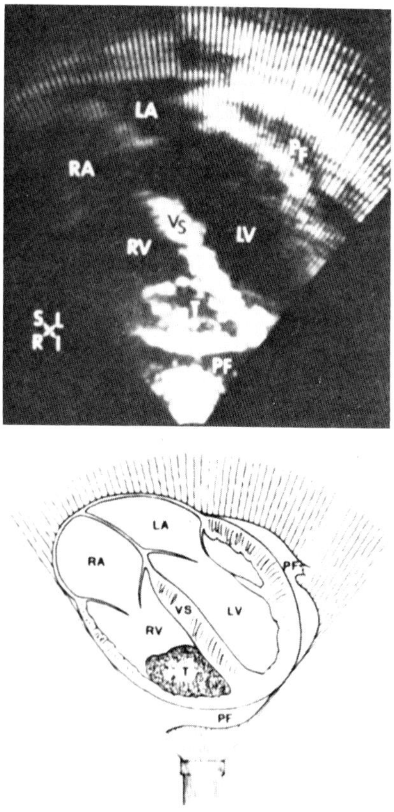

Abb. 8.**28** Echokardiogramm eines 27jährigen Mannes nach Thoraxtrauma durch Aufprall aufs Lenkrad.
Präkordialer Vierkammerblick.
Großer Thrombus im rechten Ventrikel (T), Perikarderguß (PF).
RV = rechter Ventrikel
LV = linker Ventrikel
RA = rechtes Atrium
LA = linkes Atrium
PF = Perikarderguß (pericardial fluid).
S = Superior
I = Inferior
R = Rechts
L = Links
(nach *Miller* u. Mitarb. 1982).

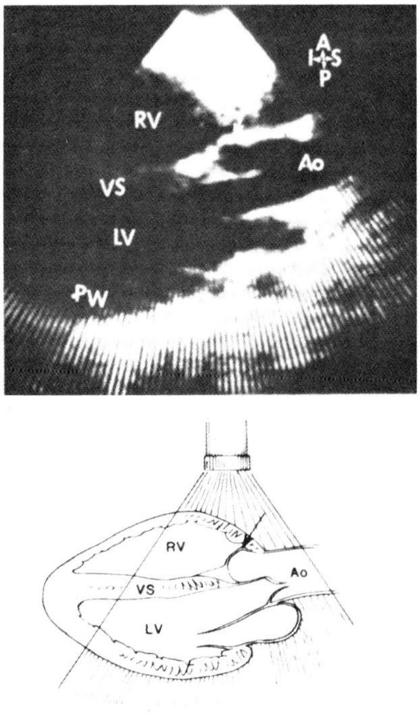

Abb. 8.**29** Echokardiogramm eines 21jährigen Mannes. Autounfall als Mitfahrer.
Schädel-Hirn-Trauma, Femurfraktur, Thoraxkontusion.
Parasternaler Längsschnitt.
Aneurysma des Valsalva-Sinus.
VS = Ventrikelseptum
PW = Hinterwand (posterior wall)
AO = Aorta
A = Anterior
P = Posterior
I = Inferior
S = Superior
(nach *Miller* u. Mitarb. 1982).

9 Abdomen

Bauchtraumen durch stumpfe, breitflächig angreifende oder gerichtete Gewalteinwirkung und penetrierende Bauchverletzungen sind wegen der drohenden inneren Verblutung oder Peritonitis stets sehr gefährlich. Anamnestische Angaben oder sichtbare Prellmarken können bei umschriebener, gerichteter Gewalteinwirkung (Boxhieb, Fußtritt oder anderweitige Stoßverletzung) sehr wertvoll sein. Ob eine einfache Bauchprellung vorliegt oder ob innere Verletzungen bestehen, kann oftmals nicht sofort, sondern nur im Verlauf der klinischen Beobachtung erkannt werden.
Blutungen aus den natürlichen Körperöffnungen oder aus Magensonde oder Blasenkatheter sind immer Zeichen innerer Verletzungen. Wegen der vieldeutigen und häufig durch Nebenverletzungen überlagerten klinischen Symptomatologie ist eine gezielte und ausreichende Röntgenuntersuchung wichtig. Sie erfolgt im Anschluß an die klinische Untersuchung, bei der besonders auf lebensbedrohliche Störungen von seiten der Atmung und des Kreislaufes zu achten ist, eventuell erst nach Stabilisierung des Allgemeinzustandes.
Unfallereignisse, die zu einer abdominalen Verletzung führen, sind in der Reihenfolge ihrer Häufigkeit: Verkehrsunfälle, Stoß, Tritt- oder Schlagverletzung, Fall aus großer Höhe, Einklemmung, Sturz beim Sport oder im Alltag, Verschüttung. Verständlicherweise ist bei Schuß- oder Stichverletzungen die Gefahr einer Beteiligung innerer Organe besonders groß. bei stumpfen Bauchtraumen beträgt die Häufigkeit der Organverletzungen nach VIELBERG u. SCHNEPPER (1966): Milz 30%, Leber 25%, Niere 20%, Darm 10%, Netz 7%, Blase 3%, Magen 2%, Pankreas, Uterus und Gallenblase je 1%. Nebenverletzungen finden sich nach KLIEBER (1958) in folgender prozentualer Verteilung: Thorax 28%, Schädel 12%, Extremitäten 10%, Wirbelsäule 5%, Becken 4%. Weniger bekannt ist, daß es auch beim Hochspannungsunfall (Kontakt mit Leitungen, die über 1000 Volt Spannung führen) zur Ruptur innerer Organe kommen kann (ERBS 1981).
Die Röntgenuntersuchung soll zur Abklärung einer intraperitonealen oder retroperitonealen Blutung und einer Organverletzung beitragen. Neben der klassischen Röntgendiagnostik einschließlich Angiographie haben sich im letzten Jahrzehnt neue bildgebende Verfahren wie die Sonographie und die Computertomographie (CT) bewährt. Chirurgischerseits wird aber vielerorts der Peritoneallavage der erste Rang zur Stellung der Operationsindikation eingeräumt. Die Zeit zwischen Unfall und Operation wurde durch die Lavage von ca. 10 Std. auf ca. 2–2 ½ Std. verkürzt. (KUNZE u. Mitarb. 1982), ihre diagnostische Sicherheit beträgt 90–100% (GOLLWITZER 1981). Die intraperitoneale Blutung kann heutzutage aber auch sehr schnell und nicht invasiv durch die Sonographie erkannt werden, ebenso die retroperitoneale Blutung, die der Lavage entgeht. Von mehreren kinderchirurgischen Schulen wird die Lavage durch die Sonographie und CT als abgelöst betrachtet (BERGER u. KUHN 1981, HERZOG 1982).
KUHN u. Mitarb. (1983) geben der sonographischen Diagnose einer lebensbedrohlichen intraperitonealen Blutung 90% Sicherheit, sehen jedoch die sonographische Primärdiagnose der Blutungsquelle auf Einzelfälle begrenzt.
Im radiologischen Untersuchungsprogramm steht die Abdomenübersichtsaufnahme immer noch an erster Stelle. Sie kann meistens nur am liegenden Patienten angefertigt werden. Wenn möglich, sollte auch eine Aufnahme am stehenden Patienten oder a.-p. in linker Seitenlage gemacht werden, um freie Luft in der Bauchhöhle durch Perforation eines Hohlorgans weitgehend ausschließen zu können. Diese Aufnahme muß vor der Lavage erfolgen, bei der ja Luft

in die Bauchhöhle gelangen kann. Die verbleibende Zeit sollte zur sonographischen und röntgenologischen (einschl. CT) Abklärung von Organläsionen genutzt werden.
Abb. 9.**1** gibt eine Übersicht über die röntgenologischen Symptome abdominaler Verletzungen.
Als unspezifisches Symptom findet man oft auch schon bei der einfachen Bauchprellung Dilatation und Meteorismus im Bereich des Magen-Darm-Traktes als Ausdruck einer Magen- oder Darmatonie (Abb. 9.**2**).
Bauchdeckenhämatome mit Blutung in die Muskulatur oder in das extraperitoneale Fettgewebe treten auch röntgenologisch durch ihre Weichteilverschattung in Erscheinung. Sie müssen von der intraperitonealen Blutung abgegrenzt werden und sind vor allem deswegen bedeutsam, weil sie den Ort der Gewalteinwirkung markieren. Als Schmerzabwehrhaltung findet man eine Skoliose, deren Konkavität besonders bei muskulären Schäden nach der betroffenen Seite zeigt.
Intraperitoneale freie Flüssigkeitsansammlungen, z. B. Blutergüsse, geben je nach Lokalisation eine umschriebene oder mehr diffuse Verschattung, die in den seitlichen Randgebieten des Abdomens oder im kleinen Becken nachweisbar ist. Schon relativ kleine intraperitoneale Blutergüsse können sonographisch erkannt werden (Abb. 9.**3**).
Ein massives Hämatoperitoneum ist an der Abdrängung des Kolons von der seitlichen Bauchwand (Abb. 9.**4**) oder der Verlagerung gashaltiger Darmschlingen zu erkennen (Abb. 9.**5**). Bei fehlendem Gasgehalt des Darmes kann der Kolonverlauf durch eine rektale Luftinsufflation sichtbar gemacht werden.
Die retroperitoneale Blutung führt zu einer Verwischung der Psoasrandkontur, eventuell auch des Nierenschattens der betroffenen Seite und zur Verlagerung des Ureters (Abb. 9.**6**). Im kleinen Becken ist die Hämatomverschattung oft neben der verlagerten Blase zu erkennen (Abb. 9.**7**). Sonographisch läßt sich die retroperitoneale Blut- oder Urinansammlung als echofreie Formation perirenal, unterhalb der Niere oder neben der Blase nachweisen.

Abdominale Blutungen sind immer auf Organverletzungen verdächtig, wobei die intraperitoneale oder retroperitoneale Lage des Hämatoms auf die Läsion entsprechend gelegener Organe hinweist. Die intraparenchymale oder subkapsuläre Blutung bewirkt eine Vergrößerung des Organschattens. Die komplette Ruptur läßt die sonst sichtbaren Organgrenzen verschwinden.
Die häufigste Organverletzung bei stumpfen Bauchtraumen ist die Milzruptur. Man unterscheidet die primäre und die zweizeitige bzw. verzögerte Milzruptur, die sich aus einer zuerst intrakapsulären Blutung entwickelt, wenn Stunden,Tage, ja sogar mehrere Wochen nach dem Trauma der zunehmende Innendruck zu einer Berstung der Kapsel führt. Solche verzögerten Rupturen sind auch von anderen Organen (Leber, Kolon, Niere, Zwerchfell) bekannt, aber bei der Milz sicher am häufigsten. Die Letalität durch Milzruptur beträgt, wenn keine chirurgische Behandlung erfolgt, 90%, bei chirurgischer Behandlung für die einfache Milzruptur 0–20%, für die komplizierte Milzverletzung (Milzruptur plus wesentliche Nebenverletzungen besonders im Bauchraum) 40–80% (Lorenz 1966).
Röntgenologische Symptome der Milzruptur sind: Verschattung des linken Oberbauches, Hämatoperitoneum zwischen Colon descendens und Peritoneum parietale, Verlagerung des Magens (eventuell geringe Luft- und Kontrastmittelfüllung) nach rechts oder rechts abwärts, Verdrängung der linken Kolonflexur nach abwärts, Zwerchfellhochstand links, Verwischung des linken Psoas- und Nierenschattens oder Verlagerung und Kompression der linken Niere (Abb. 9.**8.**).
Schorr u. Danon (1967) haben ein wertvolles Symptom beschrieben, welches auf der a.-p. Aufnahme in Linksseitenlage sichtbar wird. Hierzu ist eine mäßige Kontrastfüllung des Magens nötig. Infolge der Vergrößerung der Milz oder des perilienalen Hämatoms kommt es zu einer flachkonkaven Eindellung an der Großkurvaturseite des Magens, und dieser bleibt von der lateralen Bauchwand entfernt. Mehr untersuchungstechnischen Aufwand erfordert der direkte angiographische Nachweis der Milzruptur, ist dafür aber auch wesentlich aussagekräftiger (Abb. 9.**8**).
Die Vorteile der selektiven Arteriographie der Milz und die verschiedenen angiographischen Kriterien der Milzruptur haben van Kaick u. Mitarb. 1969 detailliert dargestellt (Abb. 9.**8 d–i**). Die in der Praxis meist gegebene Kombination mehrerer Symptome beweist die Organverletzung. Inwieweit die Angiographie hier neben Sonographie und vor allem CT ihre Bedeutung behalten wird, ist noch unklar.
Möglicherweise wird in Zukunft die abbildende Diagnostik der Milzruptur vorwiegend durch

Sonographie und CT bestritten werden (Abb. 9.**9**) (Jaschke u. van Kaick 1978, Schwerk u. Braun 1981).
Nach der Milz ist die Leber das am häufigsten verletzte Organ beim stumpfen Bauchtrauma. Man unterscheidet subkapsuläre Hämatome, zentrale und offene Zerreißungen. Die Gefahren der Leberverletzung liegen in der inneren Blutung und der galligen Peritonitis. Die Letalität betrug früher über 60% (Reifferscheidt, zit. nach Lorenz 1966) und ist erst in den letzten 20 Jahren durch die Fortschritte der Chirurgie und die Beherrschung der hier besonders hohen postoperativen Komplikationen merklich gesunken. Die subkapsuläre Blutung und zentrale Einrisse können dem diagnostischen Nachweis entgehen und gelegentlich folgenlos oder unter Pseudozystenbildung ausheilen. Eine Hämobilie als Folge der Läsion von Parenchym, Blutgefäßen und Gallenwegen kann lange Zeit verborgen bleiben.
Röntgenologisch tritt die intrakapsuläre Leberverletzung durch Vergrößerung des Leberschattens, Hochstand und verminderte Atembeweglichkeit der rechten Zwerchfellhälfte in Erscheinung. Luftbläschen im Leberschatten sind ein ziemlich sicherer Hinweis auf eine zentrale Zerreißung. Zur weiteren diagnostischen Abklärung sind die i.v. und intraoperative Cholangiographie und die Zöliakographie geeignet. Die intraoperative Cholangiographie bringt Destruktionen der Gallenwege, die Arteriographie solche der Gefäße direkt oder über Verlagerung und Deformierung der Gefäße zur Darstellung (Abb. 9.**10a**). Zum Nachweis intrahepatischer und subkapsulärer Hämatome werden Sonographie und besonders die CT an Bedeutung gewinnen (Abb. 9.**10b**). Bei der Leberruptur mit Zerreißung der Kapsel und großer Blutung in die Bauchhöhle zeigt das Röntgenbild eine dichte Verschattung des Oberbauchbereiches, vorwiegend rechts, Hochstand der rechten Zwerchfellhälfte, fehlende Abgrenzbarkeit des Leberschattens, des Nierenschattens und Psoaskontur, Verlagerung des Querkolons oder der rechten Flexur nach abwärts (Abb. 9.**11**). Gelegentlich trifft eine Leberruptur mit einer zuvor bestehenden pathologischen Leberveränderung im Sinne einer „pathologischen Leberruptur" zusammen (Hodel 1968).

Verletzungsarten des Magen-Darm-Traktes sind die Kontusion, die Ruptur, die Perforation (z. B. bei Schuß-, Stich- oder Fremdkörperverletzung) und der komplette Abriß. Kontusionen werden häufig durch umschriebene Gewalteinwirkung, Rupturen und Abrisse durch breitflächig ansetzende Gewalt oder Sturz aus größer Höhe verursacht. Etwa 80% der stumpfen und 25–40% der penetrierenden Bauchverletzungen betreffen den Dünndarm (Lorenz 1966, Kümmerle 1959).

Die Prognose traumatischer Magen-Darm-Schädigungen ist entscheidend von der Frühoperation abhängig (Kümmerle 1959). Auch wenn röntgenologisch kein Befund zu erheben ist, soll operiert werden, wenn innerhalb von 6 Std. nach dem Trauma Leibschmerzen und die Bauchdeckenspannung nicht zurückgehen (Booswortн, zit. nach Lorenz 1966).

Nach einfacher Kontusion kommt es zu einer reflektorischen Atonie, die im Röntgenbild an der Dilatation des betreffenden Abschnittes am besten am Magen zu erkennen ist. Das Darmwandhämatom, welches bevorzugt im Duodenum lokalisiert ist, führt zur Stenose, die mittels Kontrastmitteldarstellung des Magens und Duodenums direkt nachweisbar ist. (Abb. 9.**12**).

Bei Verletzungen des Magen-Darm-Traktes, besonders aber des Magens mit Eröffnung des Lumens (Ruptur, Abriß), findet man infolge des Luft- bzw. Gasaustrittes in die Bauchhöhle eine sichelförmige Aufhellung unter dem Zwerchfell, wie sie von der Ulkusperforation her geläufig ist. Zu diesem Nachweis ist aber eine Aufnahme im Stehen oder Sitzen Voraussetzung. Darmperforationen oder Rupturen zeigen allerdings seltener diesen Befund und meistens eine nur kleine Luftsichel. Der Nachweis freier Luft in der Bauchhöhle gelingt in ca. 80% der traumatischen Perforationen. Das Fehlen einer Luftsichel bedeutet aber niemals den Ausschluß einer Perforation.
Wenn wegen Bewußtlosigkeit oder Nebenverletzungen keine Aufnahme mit vertikaler Oberkörperhaltung möglich ist, soll wenigstens eine a.-p. Aufnahme in Rückenlage und eine weitere in Linksseitenlage a.-p. angefertigt werden; oft ist die freie intraperitoneale Luft dann an einer rundlichen Aufhellung im Oberbauch oder sichelförmig am unteren Leberrand oder in Linksseitenlage an einem Aufhellungsstreifen zwischen Leberschatten und rechter Bauchwand zu erkennen (Abb. 9.**13** u. 9.**14**). Wenn die Perforationsluft durch eine Bauchwandruptur entweicht, resultiert ein Weichteilemphysem am Thorax und Abdomen; eine Luftsichel unter dem Zwerchfell ist dann nicht vorhanden (Abb. 9.**15**).
Ein charakteristisches Bild gibt die Perforation

retroperitoneal gelegener Darmabschnitte mit Gasaustritt in Retroperitoneum, besonders perirenal (Abb. 9.**16a**).
Die retroperitoneale Duodenalruptur ist mittels Kontrastpassage (resorbierbares Kontrastmittel!) lokalisierbar (Abb. 9.**16b**).
In manchen Gegenden bilden perforierende Schuß- und Messerstichverletzungen die häufigste Ursache von Bauchtraumen mit Eröffnung des Darmlumens. So fanden MORTON u. JORDAN (1968) in Houston/Texas unter 131 offenen Duodenalverletzungen nur 14 stumpfe Bauchtraumen, aber 95 Schuß- und 22 Messerstichverletzungen. Verständlicherweise ist hierbei die penetrierende Mitverletzung anderer Bauchorgane besonders hoch (Leber 38%, Querkolon 30%, Dünndarm 29%, Pankreas 28%, Magen 24%, Niere 21%, V. cava 17%, Gallenblase 9%, Ureter 8%, A. mesenterica superior 7%, Aorta, Nierenarterien und Ductus choledochus je 5%).
Falls bei einer penetrierenden Verletzung die Verbindung zur Bauchhöhle und zu inneren Organen nicht von vornherein klar ist, empfehlen CORNELL u. Mitarb. (1967) eine Kontrastfüllung der Wunde über einen Drain. Dem wasserlöslichen sterilen Kontrastmittel kann zur Markierung des Penetrationsganges für eine eventuell nachfolgende Laparotomie 1 ml Methylenblau beigemischt werden. Die Röntgenaufnahme in zwei oder mehreren Ebenen, eventuell gezielt unter Durchleuchtung angefertigt, läßt mit großer Sicherheit die Frage beantworten, ob eine Verbindung zur Bauchhöhle besteht oder nicht (Abb. 9.**17** u. 9.**18**).
Isolierte Verletzungen des Pankreas sind relativ selten. Beim stumpfen Bauchtrauma ist die häufigste Ursache der Stoß des Lenkrades in den Oberbauch bei Autounfällen. Der Pankreaskopf ist hierbei am meisten betroffen, die umgebenden Organe sind oft beteiligt (Duodenum, Choledochus, Gefäße, Querkolon). Die Letalität ist bei Lenkradverletzungen mit 53% besonders hoch im Vergleich zu anderweitigen stumpfen Pankreasverletzungen mit 29% (WILSON u. Mitarb. 1967). Insgesamt finden sich Nebenverletzungen beim stumpfen Bauchtrauma mit Pankreasläsion in 77%, beim penetrierenden in 89%. Trotzdem ist an einem größeren Krankengut die Letalität bei penetrierenden Pankreasverletzungen mit 27% geringer als bei stumpfen Verletzungen mit 38% (WILSON u. Mitarb. 1967).
Die einzelnen Verletzungsarten des Pankreas – Kontusion mit Blutung, Ruptur, kompletter Abriß und Zertrümmerung – können röntgenologisch nicht differenziert werden. Röntgensymptome, die mit großer Wahrscheinlichkeit eine Pankreasschädigung anzeigen, sind: Verschattung mit Mittelbauch, Verdrängung des Magenkorpus und -antrums nach rechts, Verdrängung des Querkolons nach unten und sogenannte Drucksymptome an der linken Hälfte des Querkolons und der linken Niere (Abb. 9.**19**). Die Kontrastfüllung des Magens erfolgt dabei mit einem resorbierbaren Kontrastmittel. Sie erlaubt gleichzeitig eine Aussage über eventuelle Nebenverletzungen am Magen oder oberen Dünndarm. Aus der Pankreaskontusion kann sich am häufigsten bei Kindern schon im Verlauf von Tagen eine Pseudozyste entwikkeln. Diese ist röntgenologisch aufgrund der Impression und Verlagerung des Magens von hinten her bei Verlagerung der Flexura duodenojejunalis nach unten sicher diagnostizierbar (Abb. 9.**20**).
Genauere Aussagen über die Art einer Pankreasläsion sind heute mit der CT möglich (Abb. 9.**21**). Eine Vergrößerung und Strukturveränderung des Organs sowie Zystenbildung ist auch sonographisch nachweisbar. Als Suchmethode und zur Verlaufskontrolle ist die Sonographie sehr geeignet.
Unter Einschluß der einfachen Kontusionen ist die Niere das bei Bauchtraumen am häufigsten verletzte Organ. Schon leichte Kontusionen verursachen eine Hämaturie, wodurch solche Verletzungen leichter entdeckt werden als die anderer innerer Organe. Durch ihre Lage ist die Niere direkter Gewalteinwirkung von vorn, von hinten und von der Seite ausgesetzt. Bremskräfte bei Verkehrsunfällen oder Sturz aus der Höhe bewirken einen Zug am Nierenstiel.
Weniger häufig als die einfache Kontusion sind die schwere Ruptur mit subkapsulärem Hämatom, die Ruptur mit Kapselriß und perirenalem Hämatom, die Trümmerverletzung und der Abriß am Nierenstiel. Schußverletzungen der Niere gehören zu den schwersten Verletzungen mit einer Letalität von über 50% (HEIM, zit. nach LORENZ 1966).
Indirekte Hinweise auf eine traumatische Nierenschädigung geben Frakturen der unteren Rippen und der Lendenquerfortsätze oder Wirbel. Bei rechtsseitiger Nierenschädigung findet sich oft eine Beteiligung der Leber, bei linksseitiger eine solche der Milz. Die Abdomenleeraufnahme mit weicher Belichtungstechnik zeigt auf der betroffenen Seite eine Verschattung durch das retroperitoneale Hämatom mit Ver-

schwinden der Psoaskontur und eine Vergrößerung und mangelhafte Abgrenzbarkeit des Nierenschattens. Weitere Auskunft gibt zunächst das Infusions-Urogramm, wenn möglich, mit Schichtaufnahmen. Hier findet man eine weite Skala röntgenologischer Symptome, von der geringen Kelchdeformität oder Seitendifferenz in der Kontrastmittelausscheidung bei der einfachen Kontusion bis zum direkt nachweisbaren Kontrastmittelaustritt in die Umgebung (Abb. 9.**22**) oder zur sogenannten stummen Niere bei der schweren Ruptur. Bei einseitig verminderter oder fehlender Kontrastmittelausscheidung bringt die retrograde Pyelographie das Ausmaß der Schädigung oft zutage (Abb. 9.**23**).

Neben oder nach dem Ausscheidungsurogramm werden heute meist noch Sonographie und CT eingesetzt, um die Organläsion möglichst genau und vollständig zu erfassen (Abb. 9.**24** u. 9.**25**). Eine retrograde Urographie ist nur noch zur Abklärung einer sonst nicht erklärbaren Anurie notwendig (RUTISHAUSER 1982.

Die Nierenangiographie spielt nach wie vor eine bedeutende Rolle, weil sie neben der Organschädigung die Gefäßverletzung direkt darstellt (Abb. 9.**26**), (ausführliche Darstellung bei HAERTEL 1975). Belastung und Risiko für den Patienten durch die Angiographie sind durch Weiterentwicklung der Kontrastmittel und der Technik (digitale Subtraktionsangiographie) in den letzten Jahren weiter vermindert worden.

Gelegentlich können traumatische Nierenschädigungen pathologisch veränderte Nieren betreffen oder dadurch begünstigt werden. REISS (1967) berichtete über die Ruptur einer Nierenzyste, HOUSTON u. Mitarb. (1968) beschrieben die traumatische Durchtrennung einer Hufeisenniere.

Abgesehen von der Feststellung der Art und des Ausmaßes einer traumatischen Nierenschädigung kommt der Röntgenuntersuchung auch die wichtige Aufgabe zu, die Existenz eines zweiten funktionierenden Organes zu sichern und hinsichtlich der geschädigten Niere die Frage einer organerhaltenden Therapie (konservativ, Polresektion) zu beantworten (BAUDISCH 1964, RUTISHAUSER 1982).

Nach konservativer Behandlung ist eine Röntgenkontrolle mittels Infusionsurogramm 6–12 Monate nach dem Trauma im Hinblick auf evtl. Spätfolgen (vgl. Kap. Traumafolgen) erforderlich.

Die Ruptur oder der Abriß des Ureters ist ein seltenes Ereignis. Prädilektionsstelle ist der obere Ureterabschnitt. Durch die stets vorhandenen anderweitigen Verletzungen kann die Diagnose verschleiert und verzögert werden, wenn dem zunehmenden retroperitonealen Erguß nicht genügend Beachtung geschenkt wird. Ein retroperitoneales Hämatom kann vorübergehend oder als Spätfolge zu einer Ureterstenose führen (Abb. 9.**27**). Iatrogene Verletzungen des Ureters oder Nierenbeckens sind glücklicherweise fast immer ohne Folgen (Abb. 9.**28**).

Verletzungen der Harnblase und der Urethra erfolgen häufig bei Beckenfrakturen und sind dort beschrieben. Hier sind sie insoweit von Interesse, als Blasenkontusionen und Rupturen und Harnröhrenverletzungen auch bei stumpfen oder penetrierenden Bauchtraumen ohne Beckenfrakturen vorkommen. Die röntgenologische Abklärung geschieht durch das i.v. Urogramm, das Zystogramm bzw. Stufenzystogramm über transurethrale oder suprapubische Katheter oder durch die Urethrozystographie, die beim Verdacht auf Harnröhrenverletzung unbedingt vorhergehen muß. Bezüglich der Blasenruptur ist die intraperitoneale und extraperitoneale Ruptur zu unterscheiden (vgl. Abb. 4.**14** u. 4.**15**). Bei Pfählungsverletzungen ist die Urethra besonders gefährdet (Abb. 9.**29**).

Zu den seltenen Läsionen gehören Verletzungen des Uterus, der Tuben und Ovarien, wobei röntgenologisch lediglich die Zeichen mäßiger intraperitonealer Blutung faßbar sind. Der gravide Uterus ist empfindlicher gegen Traumatisierung und kann eine massive intraperitoneale Blutung auslösen. Eine Ruptur offenbart sich in der extrauterinen Lage des Fötus und in starkem Peritonealerguß. Die außerordentlich seltene Ruptur der Cisterna chyli verursacht einen chylösen Peritonealerguß.

Die traumatische Eröffnung großer arterieller oder venöser Gefäße des Abdominalraumes führt meistens so schnell zum Tode, daß ein ärztlicher Eingriff zu spät kommt. Kontusionsbedingte Gefäßverschlüsse oder Stenosen können jedoch unmittelbar nach dem Trauma oder später röntgenologisch entdeckt werden (Abb. 9.**30**).

Gegen den traumatischen Verschluß der Bauchaorta ist differentialdiagnostisch das Leriche-Syndrom zu berücksichtigen.

Der Abriß oder Verschluß größerer Mesenterialgefäße kann zur Darmgangrän führen, mit einem in der Darmwand nachweisbaren Emphysem (Abb. 9.**31**).

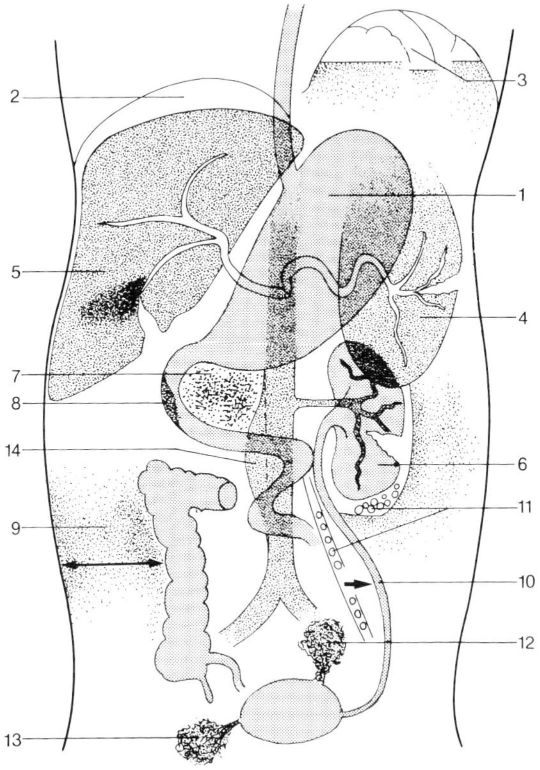

Abb. 9.**1** Synopsis der Röntgensymptome bei abdominalen Verletzungen:
1 Reflektorische Dilatation des Magens,
2 freie Luft in der Bauchhöhle (Perforation),
3 Zwerchfellruptur,
4 Milzruptur,
5 Leberruptur,
6 Nierenruptur,
7 Pankreasruptur,
8 intramurales Darmhämatom,
9 intraperitoneale Blutung,
10 retroperitoneale Blutung,
11 retroperitoneale Perforation (Gasmantel um Psoas und Niere),
12 Blasenruptur intraperitoneal,
13 Blasenruptur extraperitoneal,
14 Ruptur der Bauchaorta oder anderer Blutgefäße.

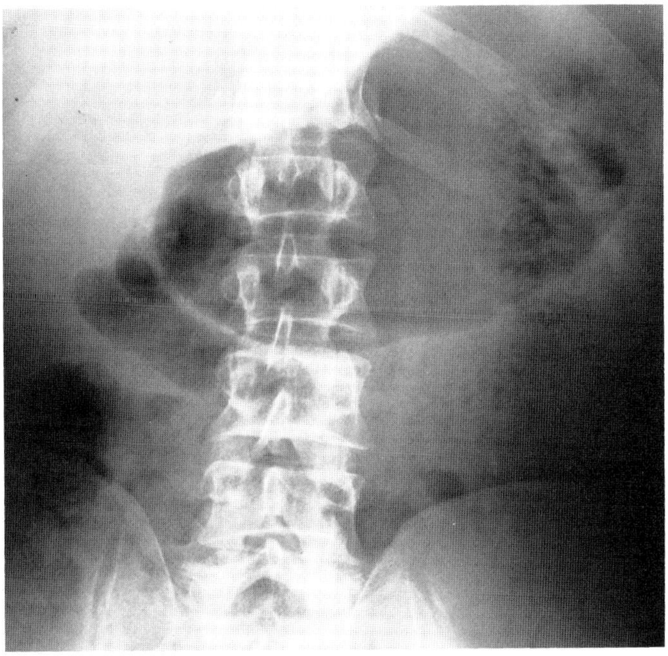

Abb. 9.**2** 26jähriger Mann, stumpfes Bauchtrauma. Traumatische Atonie mit Dilatation des Magens.

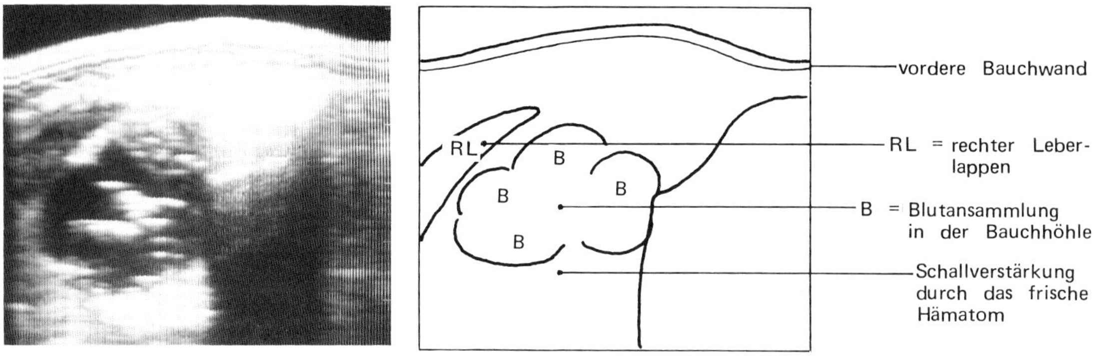

Abb. 9.**3a**

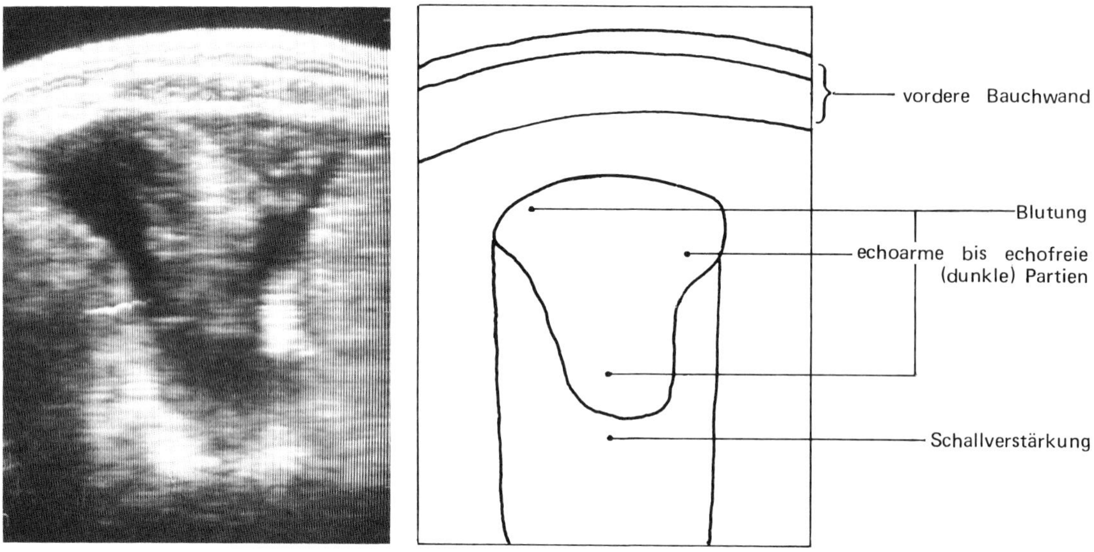

Abb. 9.**3b**

Abb. 9.**3** Sonogramm bei intraperitonealem Bluterguß. **a** Oberbauchschrägschnitt. Blutung in die Bauchhöhle, operativ Blutung aus der Gallenblasenarterie. **b** Oberbauchquerschnitt. Die echofreien (dunklen) Areale entsprechen der Blutansammlung.

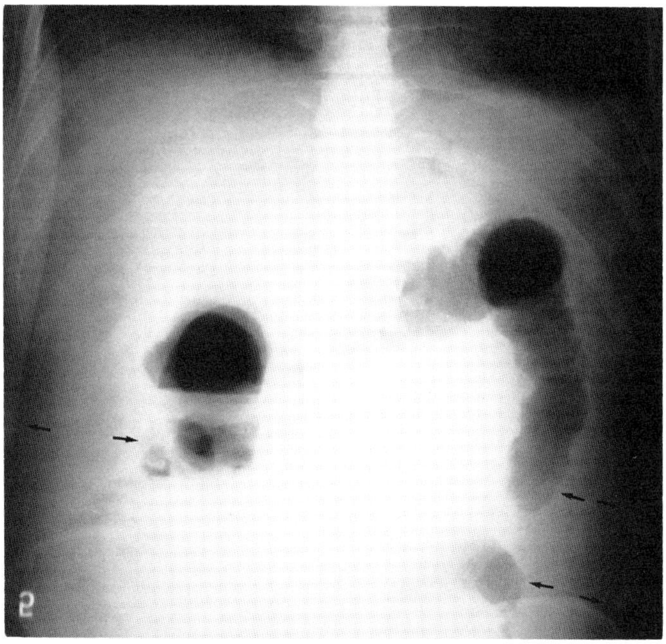

Abb. 9.**4** 30jähriger Mann, Verkehrsunfall. Massiver Bluterguß in die Bauchhöhle. Flüssigkeitsansammlung zwischen Peritonaeum parietale und Colon ascendens und descendens mit deutlicher Abdrängung des Colons von der seitlichen Bauchwand (quergerichteter Pfeil).

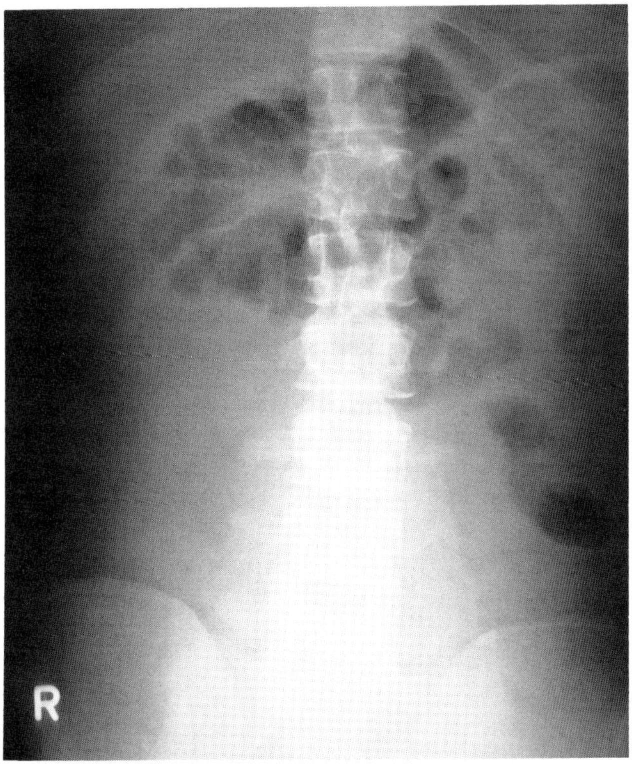

Abb. 9.**5** Großer Bluterguß in die Bauchhöhle mit Verdrängung des gashaltigen Zäkums und Colon ascendens.

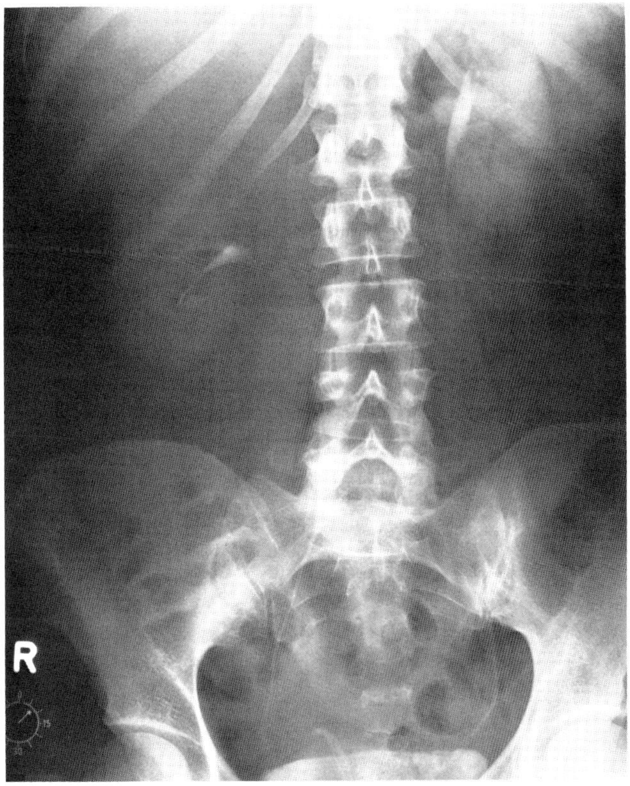

Abb. 9.**6** Retroperitoneale Blutung bei Kontusion der rechten Niere. Fehlende Psoasrandkontur rechts. Kein Kontrast im rechten oberen Nierenpol. Konkavität der skoliotischen Schmerzabwehrhaltung nach der verletzten Seite. Verlagerung des rechten Ureters nach links.

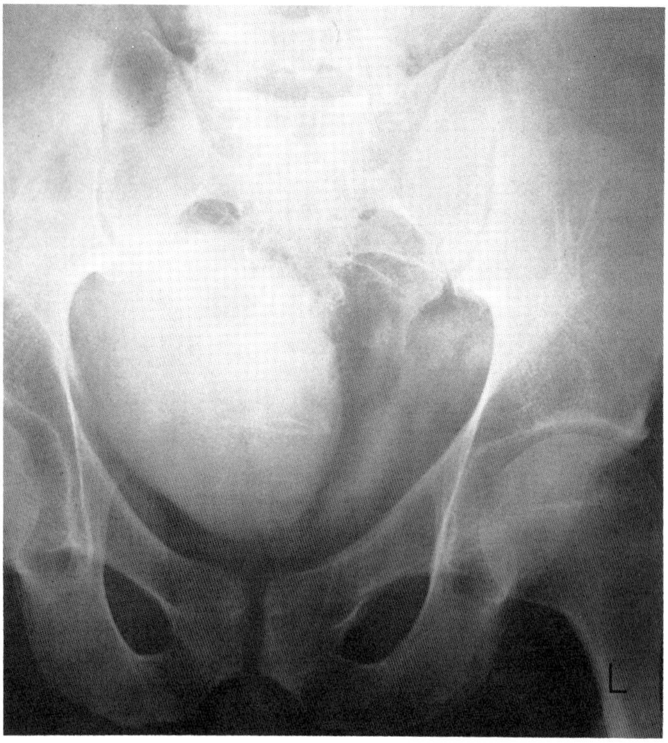

Abb. 9.**7** 34jähriger Mann, betrunken mit Gipsverband am Bein mit dem Auto gegen eine Tankstelle gefahren. Tiefe retroperitoneale Blutung links bei Schambeinfraktur links. Verschattung im kleinen Becken links neben der nach rechts verlagerten Blase.

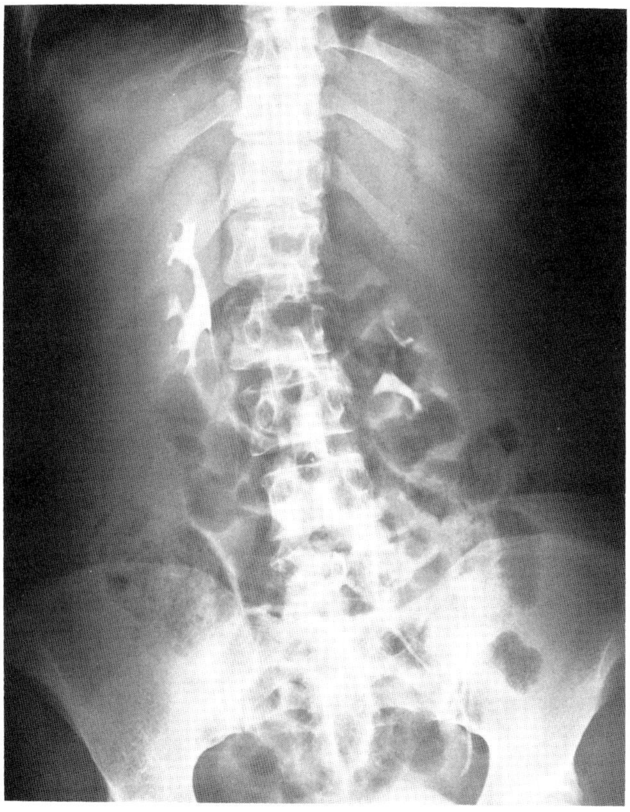

Abb. 9.**8a** 49jährige Frau, Milzruptur. Abdomen mit i. v. Urogramm: Verschattung des linken oberen Quadranten, Verlagerung der linken Kolonflexur nach unten, Kompressionseffekt an der linken Niere.

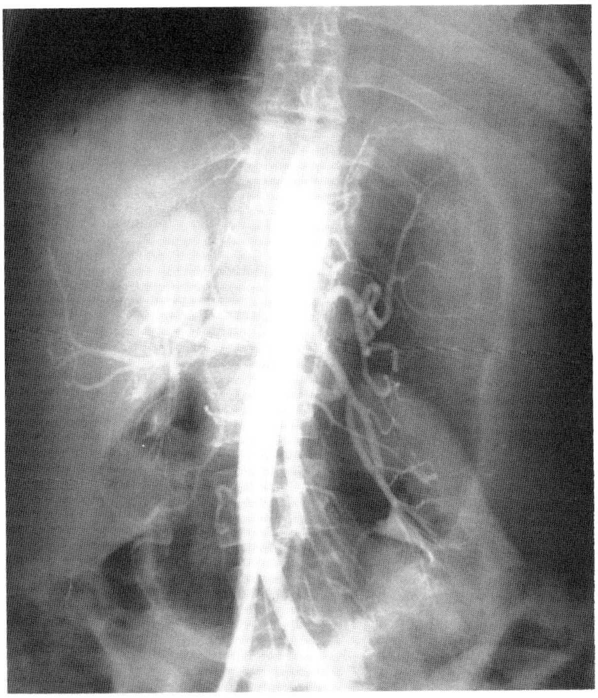

b

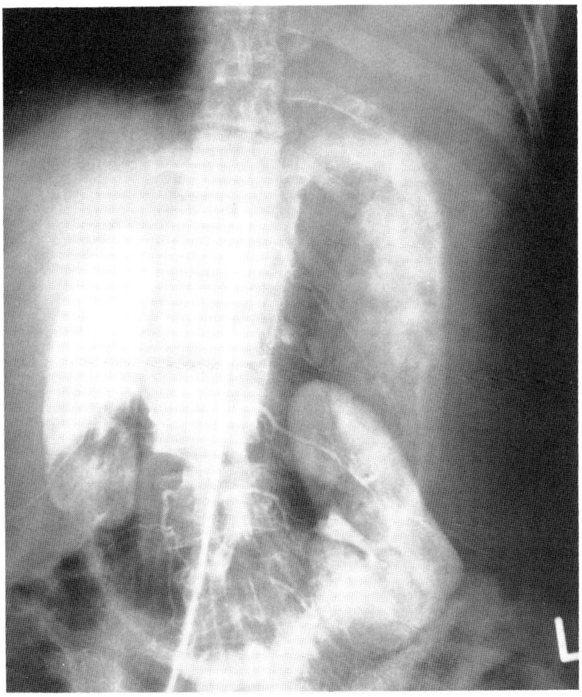

c

b–c Übersichtsangiographie bei Milzruptur. **b** Arterielle Phase: Stauchung der Milzarterie zur Aorta hin. Bogige Verlagerung und Deformierung der kleineren Gefäße.

c Parenchymphase: Verlagerung des Organs nach medial durch das Hämatom, Kontrastmittelaustritte in das Milzgewebe.

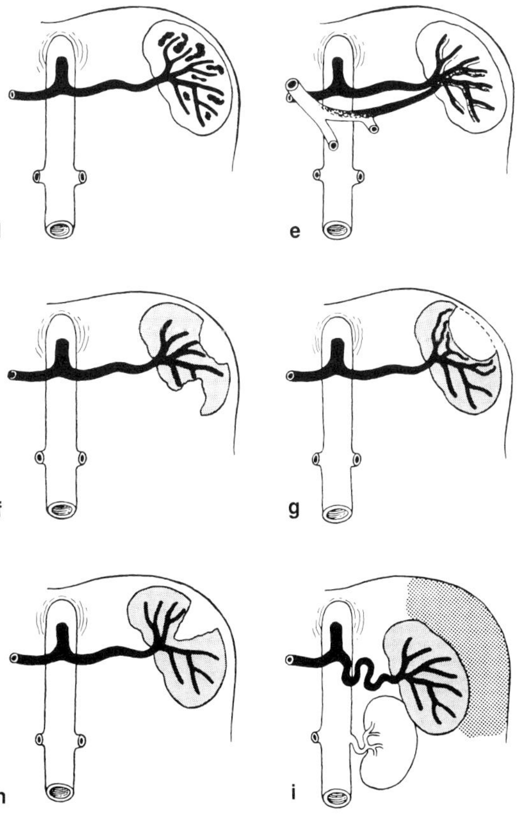

Abb. 9.**8**
d–i Kriterien der Milzruptur im selektiven Angiogramm: **d** Kontrastmittelextravasate, **e** vorzeitige Venenfüllung (traumatischer Shunt), **f–h** gefäßfreie Bezirke, kontrastlose Zonen in der Parenchymphase (Gefäßläsionen, Hämatome, keilförmig klaffende Rupturen), **i** Verdrängung des Organs (aus: *G. van Kaick* u. Mitarb.: Fortschr. Röntgenstr. 112 [1969] 633).

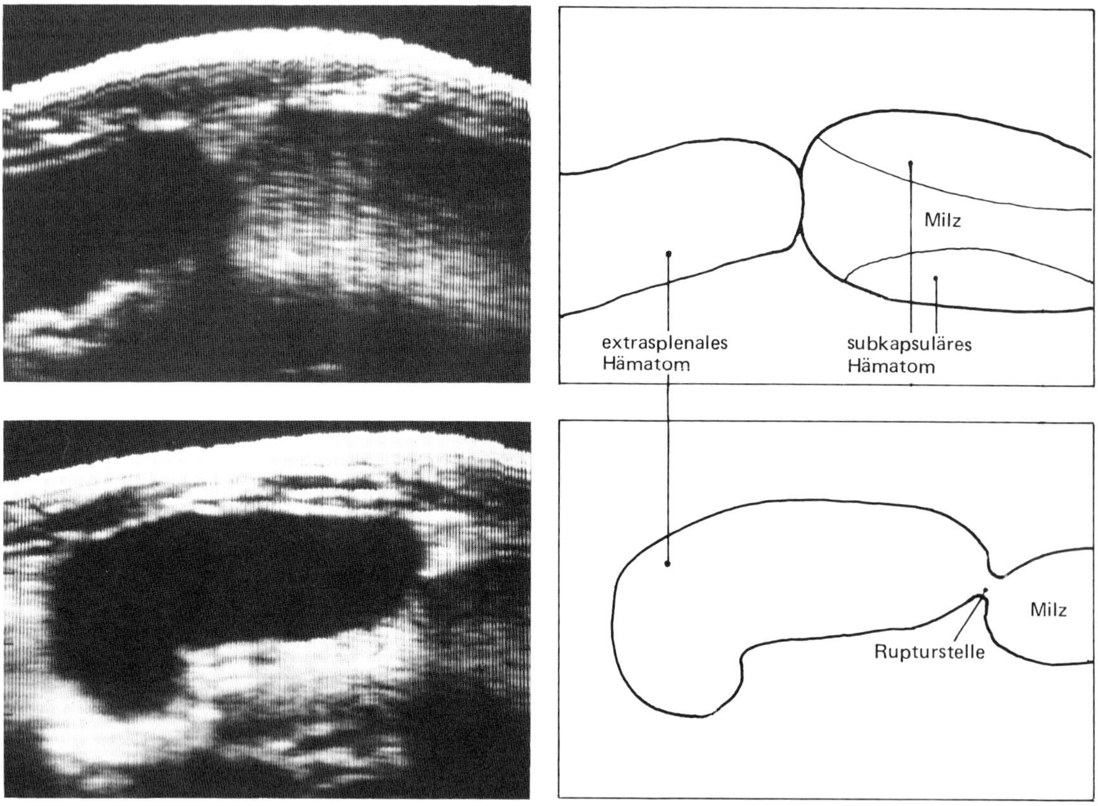

a

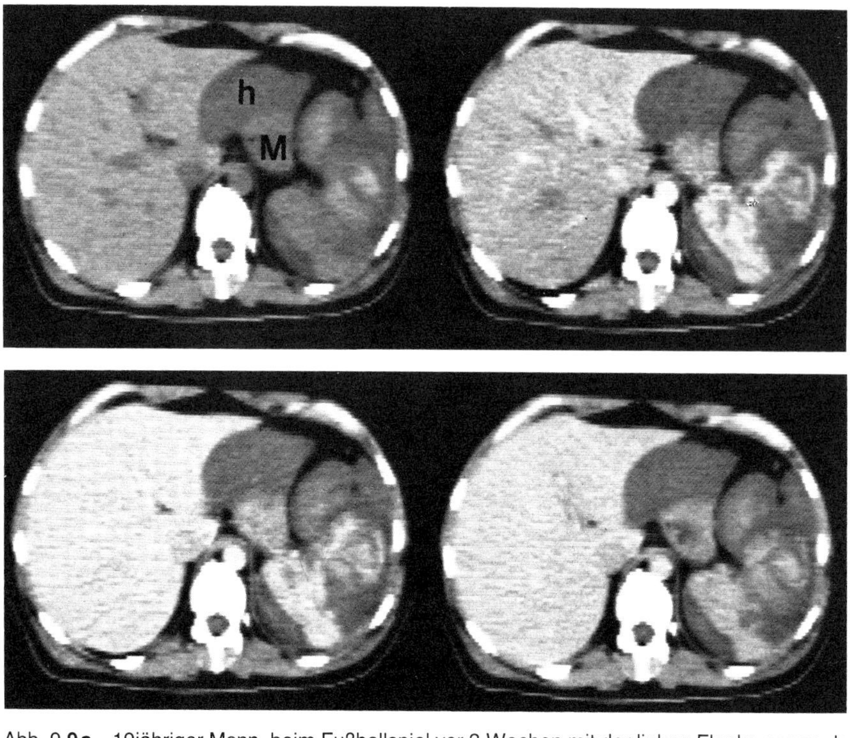

b

Abb. 9.**9 a** 19jähriger Mann, beim Fußballspiel vor 3 Wochen mit der linken Flanke gegen den Torpfosten geschleudert. Sonographie von der linken Flanke her: Milz stark vergrößert, mit subkapsulärem Hämatom. Ruptur (verzögerte) am unteren Pol und großes extrasplenales Hämatom.

b Parenchymkapselruptur der Milz im Computertomogramm. Nur teilweise Kontrastierung (nach Kontrastmittelinjektion) der noch durchbluteten Milzfragmente (aus: *M. Heller* u. Mitarb.: Fortschr. Röntgenstr. 136 [1982] 243).

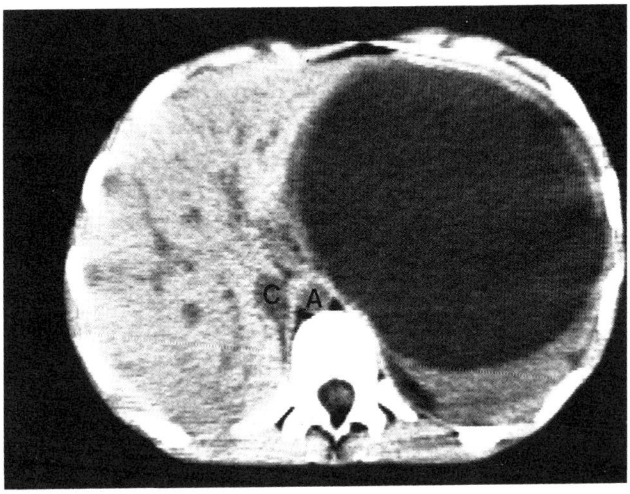

Abb. 9.**9c** Posttraumatische Milzzyste im Computertomogramm. Große hypodense runde Formation im linken Oberbauch (19 HE), Kompression des Restparenchyms dorsal (aus: *M. Heller* u. Mitarb.: Fortschr. Röntgenstr. 136 [1982] 243).

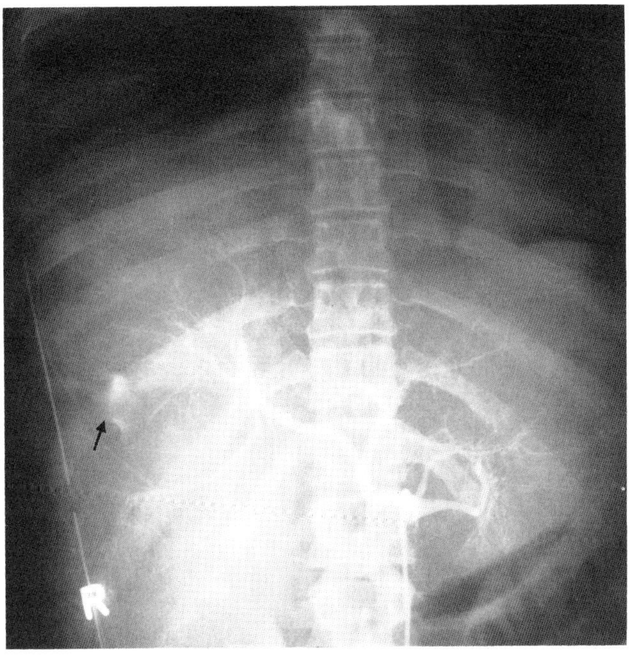

Abb. 9.**10a** 22jähriger Mann, Schiunfall. Zentrale Leberruptur. Zustand nach Milzexstirpation wegen Ruptur und Deckung einer oberflächlichen Leberruptur. Wegen fortgesetzter Blutung (Hämobilie) selektive Angiographie: Verlagerung großer Gefäße im rechten Leberlappen, Deformierung kleiner Gefäße, Kontrastmittelextravasat (Pfeil). Man beachte auch die Vergrößerung des Leberschattens ohne Abgrenzung zur rechten Niere und den Hochstand der rechten Zwerchfellhälfte.

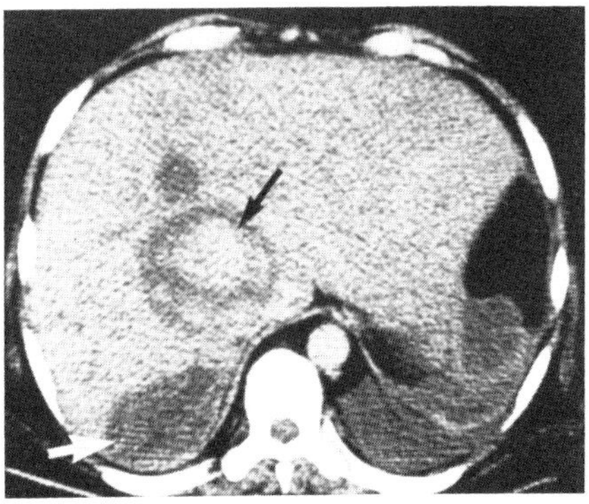

b Computertomographie der Leber nach stumpfem Bauchtrauma. Zentrales (schwarzer Pfeil) und dorsal subkapsuläres Hämatom (weißer Pfeil) (aus: *W. Maier:* Medizintechnik 102 [1982] 55).

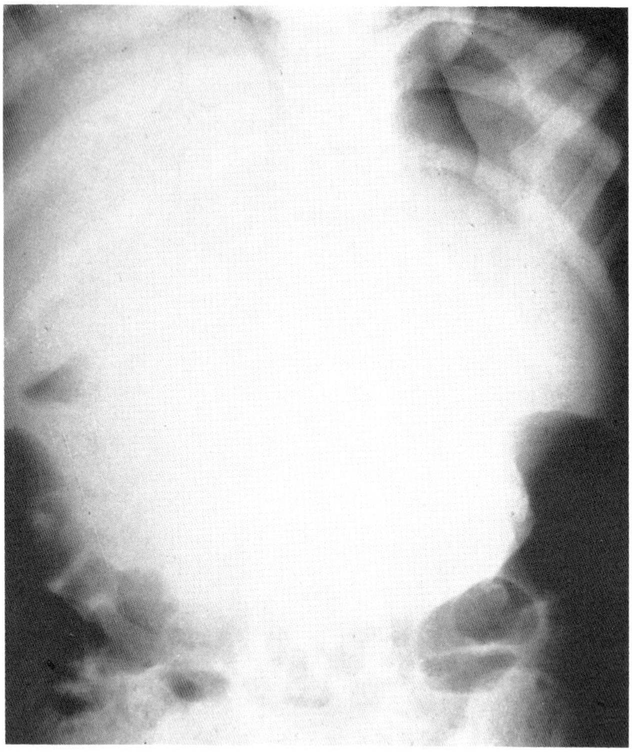

Abb. 9.**11** Leberruptur mit Kapselzerreißung und großer Blutung in die Bauchhöhle. Massive Verschattung durch das Hämatom. Zwerchfellhochstand rechts. Leberkontur, Nierenkontur und Psoasrand nicht abgrenzbar. Querkolon nach unten verlagert (aus: *H. Vielberg* u. *E. Schnepper:* Röntgenblätter 19 [1966] 405).

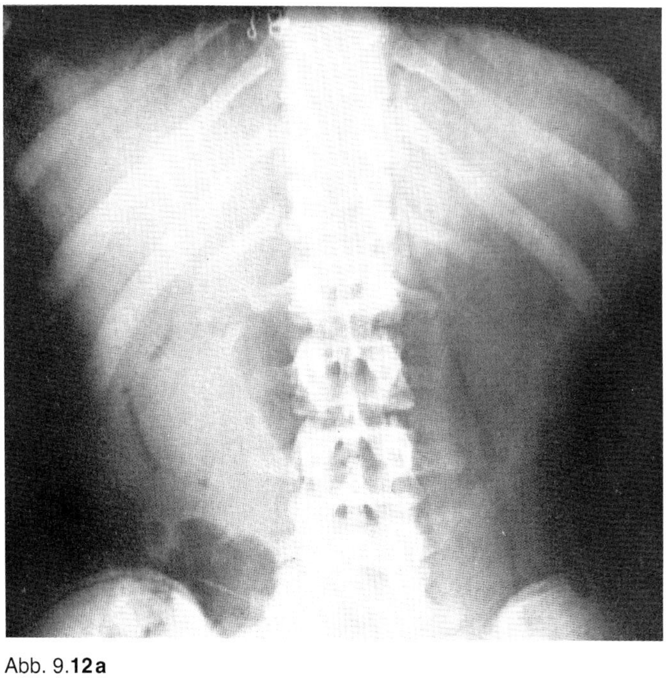

Abb. 9.**12a**

Abb. 9.**12** 15jähriges Mädchen, Pferdetritt gegen das mittlere Abdomen. Konservative Behandlung. Röntgenkontrolle nach 3 Monaten normal. Intramurales Hämatom des Duodenums. Stenose durch wandständigen, flachen, glatt begrenzten Füllungsdefekt. **a** Abdomenübersicht, **b** Kontrastfüllung des Magens und Duodenums (aus: *J. J. McCort:* Radiographic Examination in Blunt Abdominal Trauma. Saunders, Philadelphia 1966).

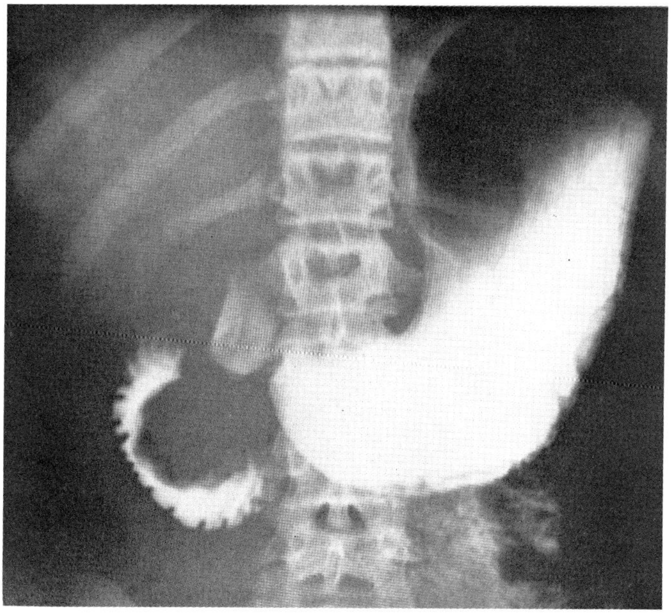

Abb. 9.**12 b**

Abb. 9.**13** Luftsichel am unteren Leberrand bei intraperitonealer Ruptur des Duodenums (aus: *J. J. McCort:* Radiographic Examination in Blunt Abdominal Trauma. Saunders, Philadelphia 1966).

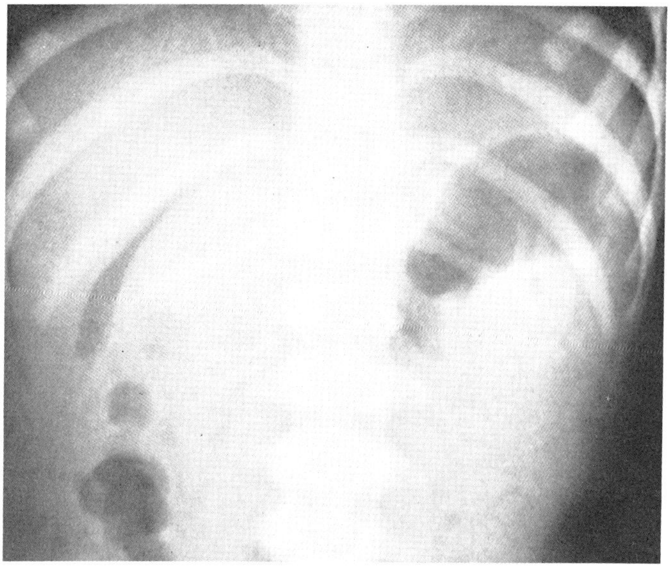

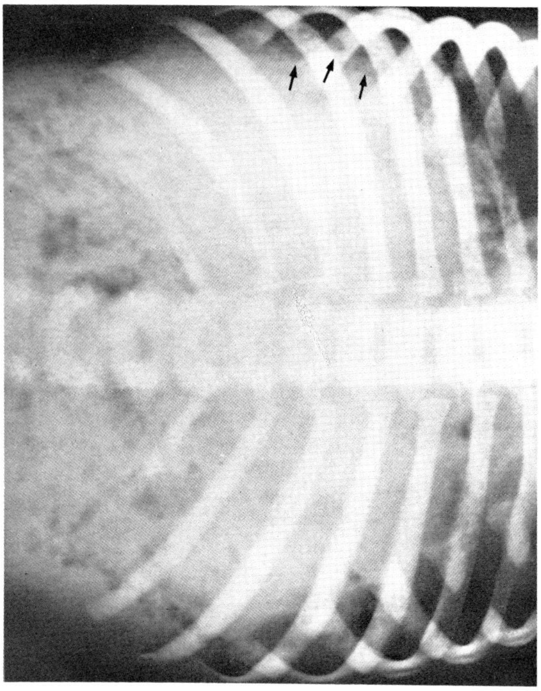

Abb. 9.**14** Ruptur des Jejunums bei Autounfall. A.-p. Aufnahme in Linksseitenlage. Luftstreifen zwischen Leberschatten und rechter Peritonealgrenze (aus: *J. J. McCort:* Radiographic Examination in Blunt Abdominal Trauma. Saunders, Philadelphia 1966).

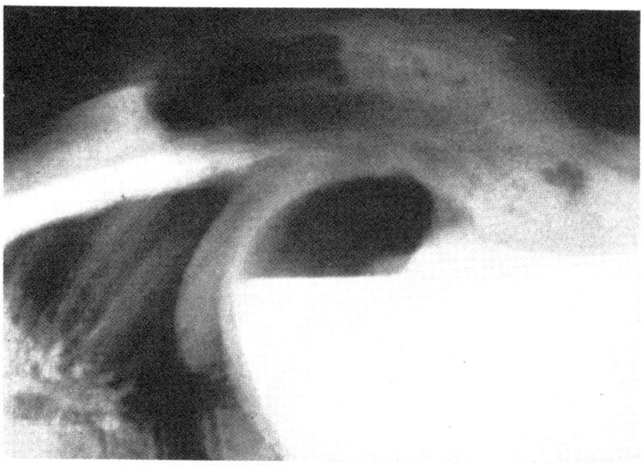

Abb. 9.**15** 16jähriges Mädchen, Verkehrsunfall. In die vordere Bauch- und Thoraxwand entwichene Perforationsluft bei traumatischer Dünndarmperforation und gleichzeitiger Bauchwandruptur (aus: *J. Kaude:* Brit. J. Radiol. 39 [1966] 950).

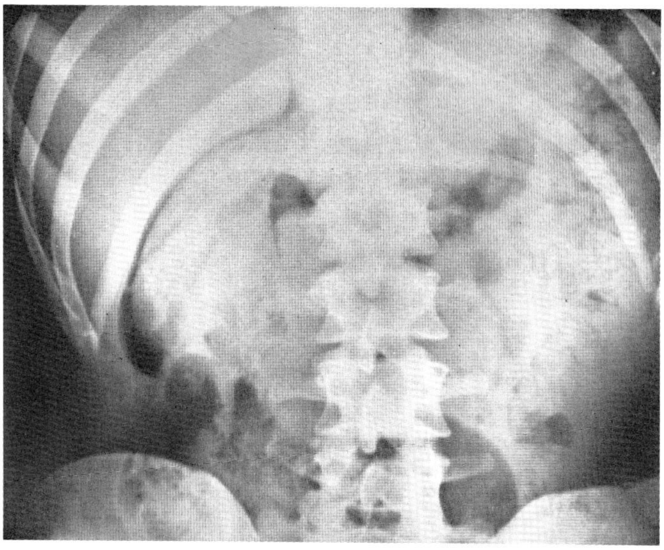

a

Abb. 9.**16a** Schlagverletzung des Abdomens bei Rauferei. Perirenale Aufhellung rechts bei Gasaustritt ins Retroperitoneum infolge Perforation des Duodenums im retroperitonealen Abschnitt (aus: *J. J. McCort:* Radiographic Examination in Blunt Abdominal Trauma. Saunders, Philadelphia 1966).

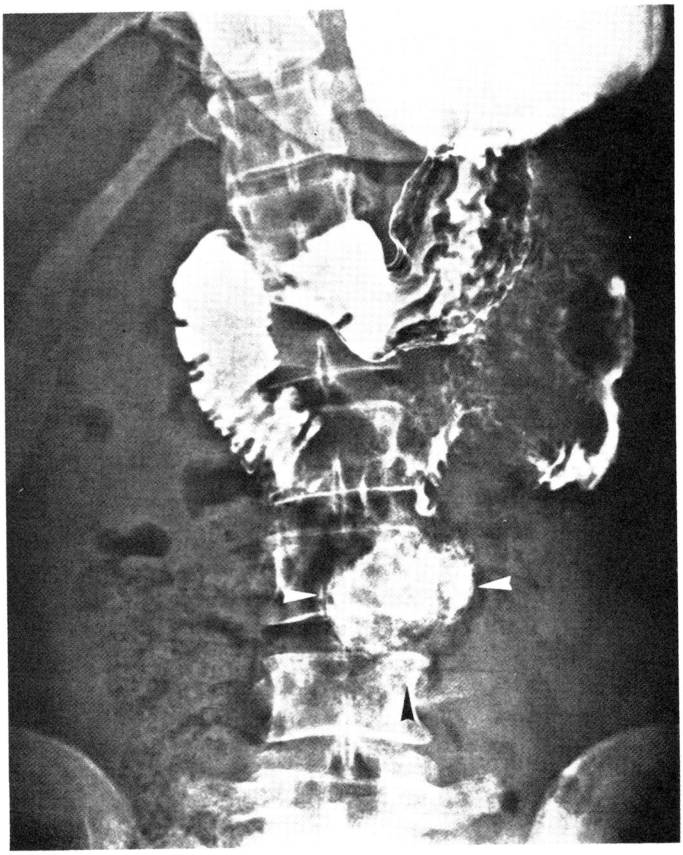

Abb. 9.**16 b** Retroperitoneale Duodenalruptur Magen-Duodenal-Passage (liegend): Perforation der Pars ascendens duodeni mit rundlicher, extraenteraler Kontrastmittelansammlung (Pfeilkopf). Ödematöse Faltenreliefdeformation (aus: *M. Haertel:* Röntgendiagnostik viszeraler Verletzungen nach stumpfem Abdominaltrauma. Thieme, Stuttgart 1975).

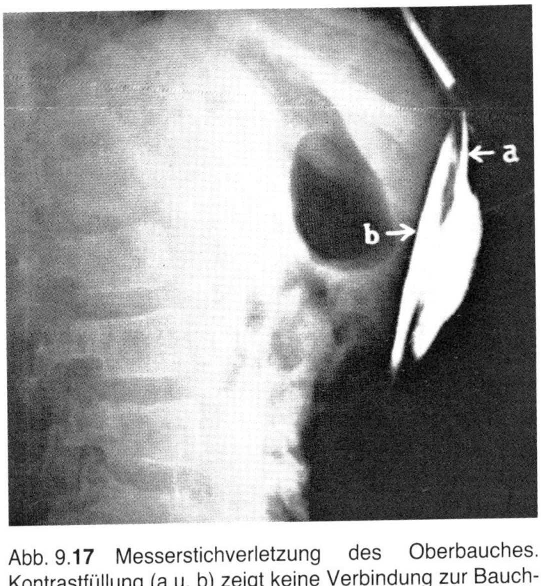

Abb. 9.**17** Messerstichverletzung des Oberbauches. Kontrastfüllung (a u. b) zeigt keine Verbindung zur Bauchhöhle (aus: *W. P. Cornell, P. A. Ebert, G. D. Zuidema:* J. surg. Res. 5 [1965] 142).

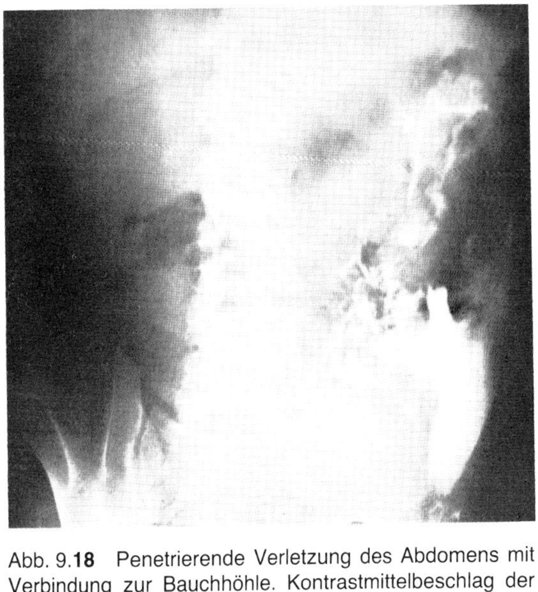

Abb. 9.**18** Penetrierende Verletzung des Abdomens mit Verbindung zur Bauchhöhle. Kontrastmittelbeschlag der Leber- und Darmoberfläche und Absackung des Kontrastmittels in die Bauchhöhle (aus: *W. P. Cornell, P. A. Ebert, G. D. Zuidema:* J. surg. Res. 5 [1965] 142).

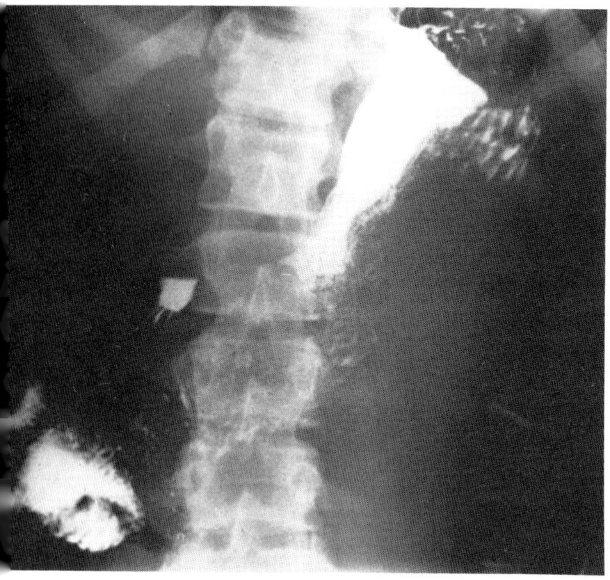

a

Abb. 9.**19a** Verschattung des Mittelbauches und Verdrängung des Magens nach rechts bei Pankreasruptur. **b** Verdrängung des Querkolons nach unten und Drucksymptom der linken Hälfte des Querkolons bei Pankreasruptur. **c** Drucksymptom der linken Niere bei Pankreasruptur (aus: *H. Vielberg, E. Schnepper:* Röntgenblätter 19 [1966] 405).

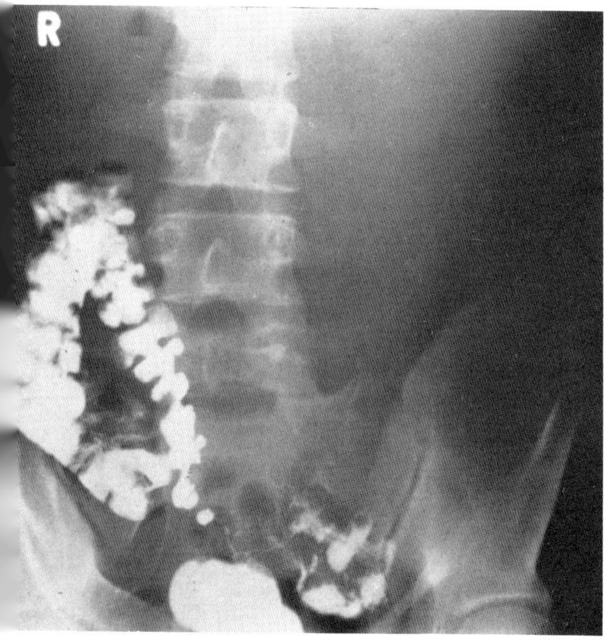

Abb. 9.**19b**

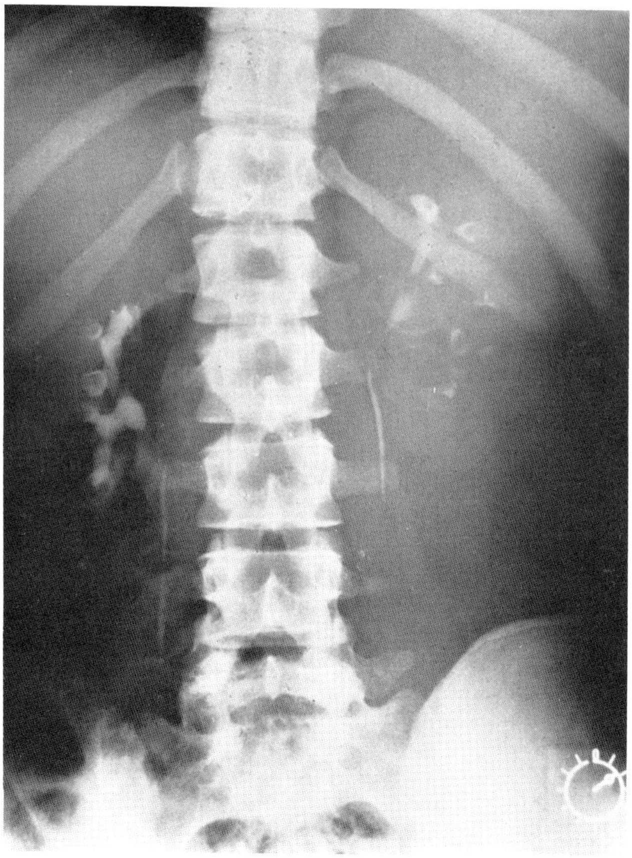

c

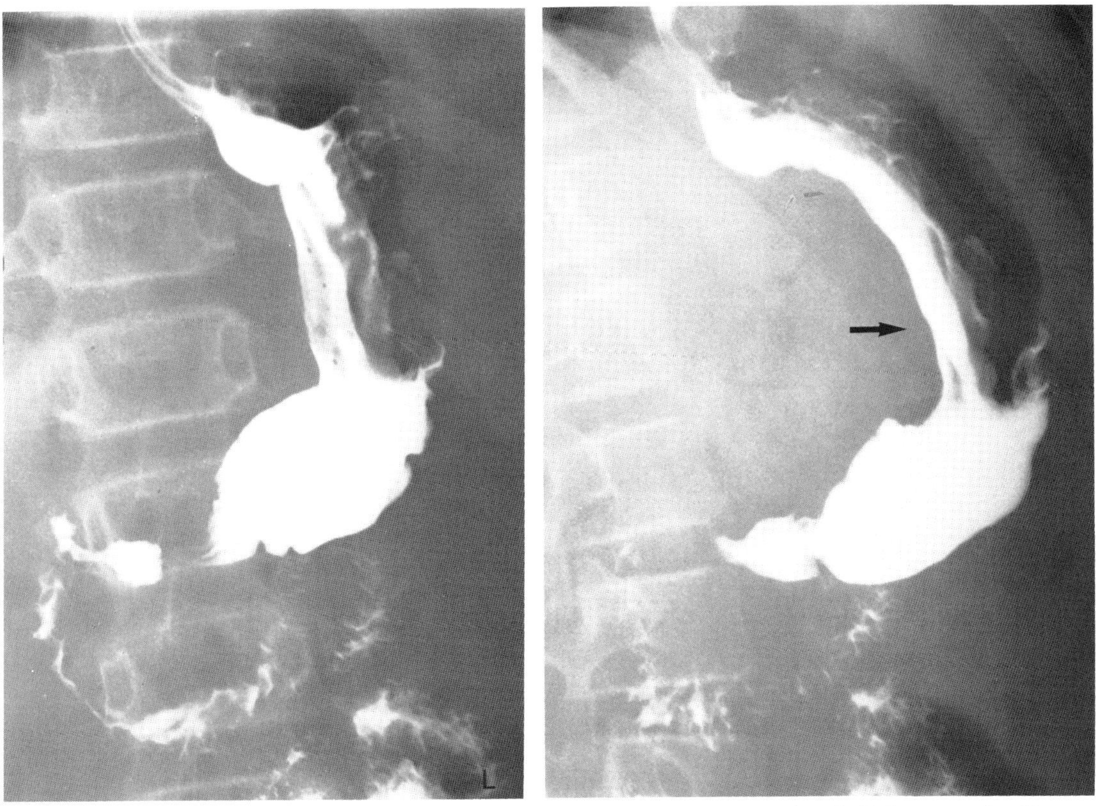

a b

Abb. 9.**20 a–b** 9jähriges Mädchen, vor 3 Wochen mit dem Rad gestürzt, dabei Lenkstange in den linken Oberbauch gestoßen. Traumatische Pankreaszyste. Impression des Magens von dorsal, Verlagerung des Magens nach ventral, der Flexura duodenojejunalis nach kaudal.

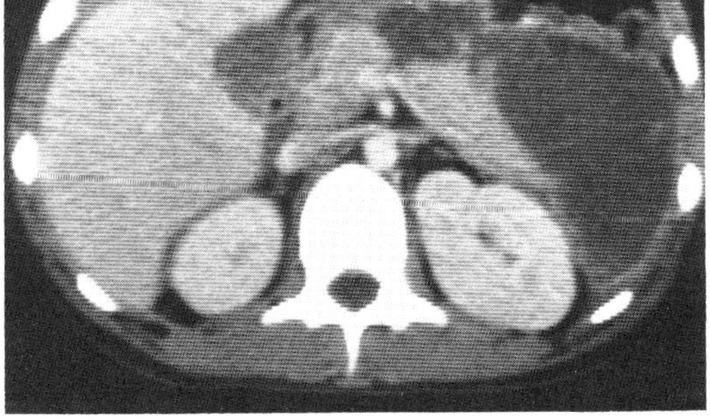

a

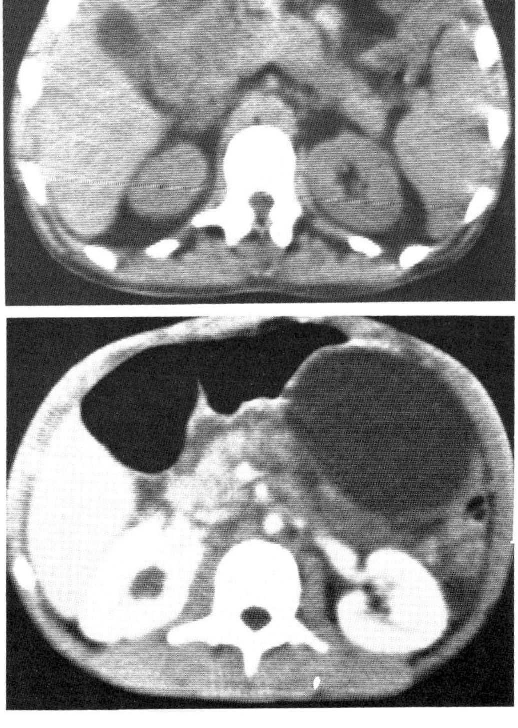

b c

Abb. 9.**21 a–c** Computertomographie traumatischer Pankreasläsionen.

a Pankreasruptur. Ruptur des Pankreas unmittelbar ventral der Wirbelsäule mit Exsudatansammlung im vorderen Pararenalraum und intraabdominell.

b Traumatische Pankreatitis. Vergrößerung des Pankreaskopfs mit hypodensen Arealen infolge Hämatom und Austritt von Pankreasenzym durch stumpfes Bauchtrauma.

c Posttraumatische Pankreaspseudozyste. Nach Bolusinjektion nur sehr geringes Enhancement der dünnen Pseudozystenwand (aus: *A. R. Fischedick* u. Mitarb.: Fortschr. Röntgenstr. 136 [1982] 57).

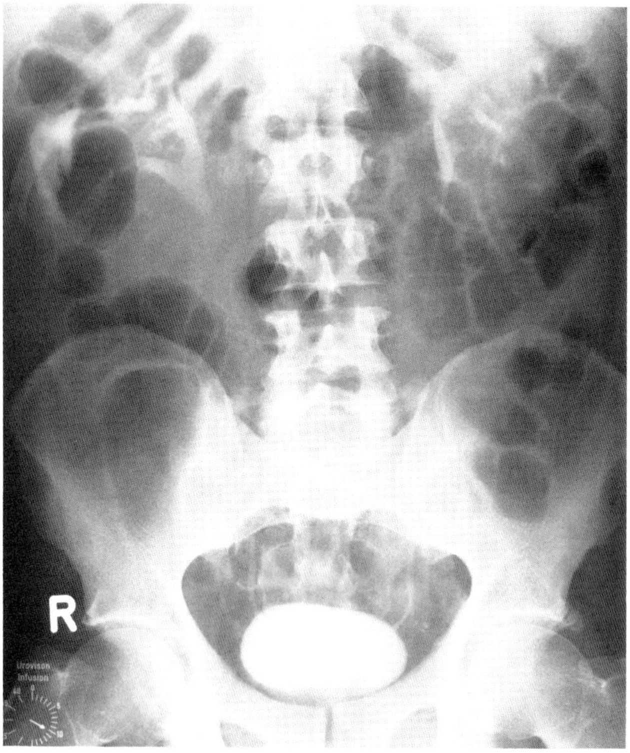

Abb. 9.**22** i. v. Urogramm bei Nierenruptur rechts. Kontrastmittelaustritt in die Umgebung.

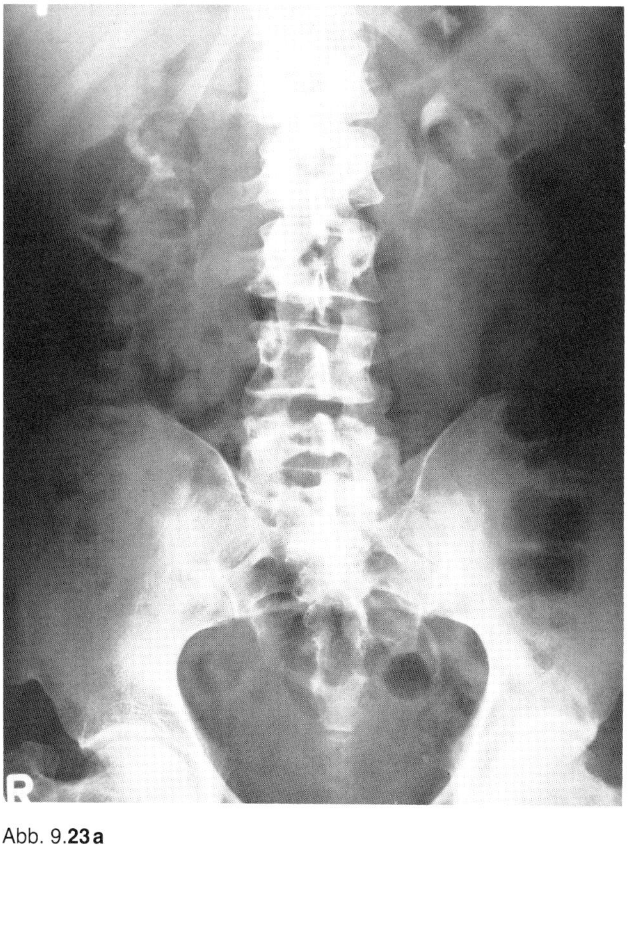

Abb. 9.**23a**

Abb. 9.**23** 51jähriger Mann, Sturz vom Malergerüst. Ausgang in Nephrektomie rechts. **a** Verminderte Kontrastmittelausscheidung rechts nach Nierenkontusion. **b** Retrograde Füllung: mehrfache Ruptur. **c** Röntgenkontrolle nach einem halben Jahr: Schrumpfung des oberen Poles (fehlende Ausscheidung rechts im i. v. Urogramm und Hypertension).

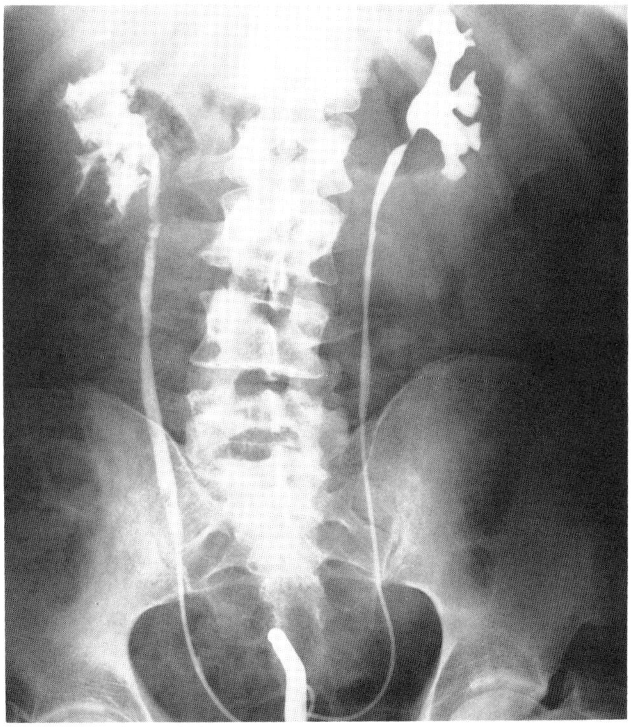

Abb. 9.**23b**

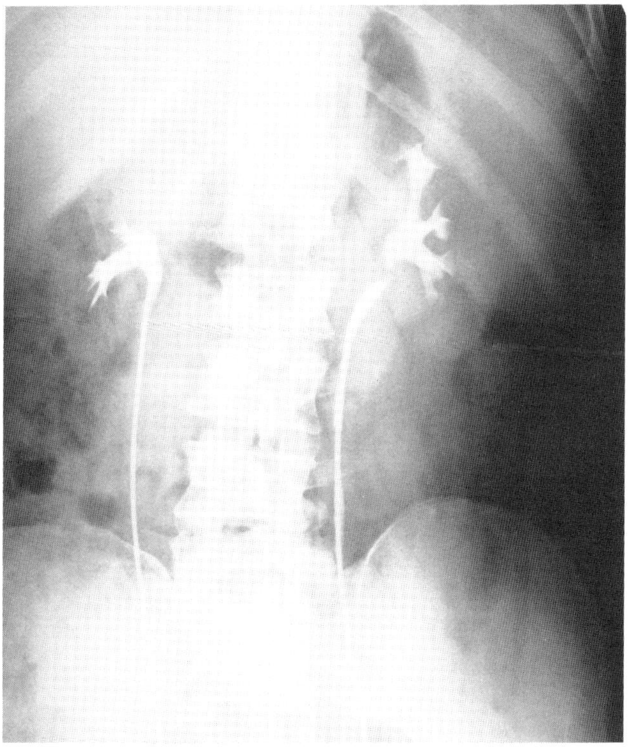

Abb. 9.**23c**

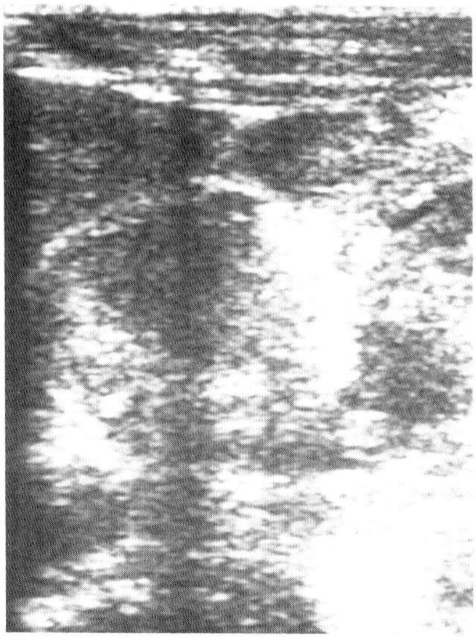
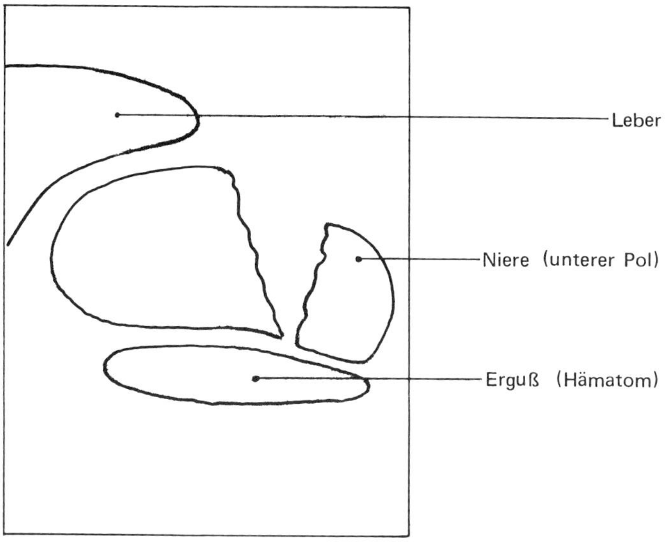

Abb. 9.**24** 19jähriger Mann, Nierentrauma rechts bei Motorradunfall. Sonographie. Längsschnitt durch die rechte Niere: Abriß des unteren Poles. Erguß perirenal dorsal. Operation (Prof. Dr. *Zittel*): Totalabriß des unteren Nierenpoles. Erguß (Blut und Urin) retroperitoneal und intraperitoneal. Rekonstruktive Operation.

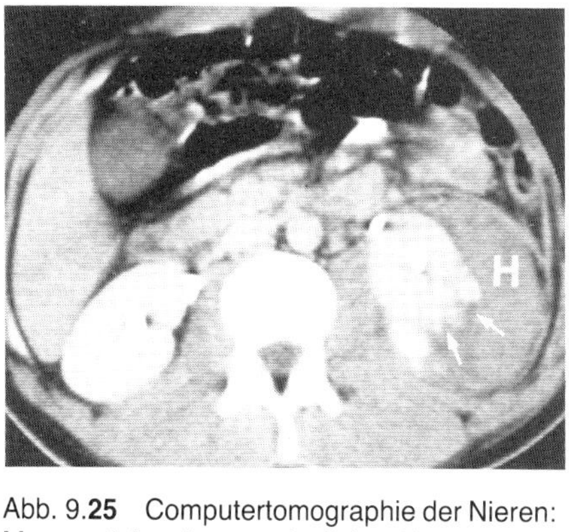

Abb. 9.**25** Computertomographie der Nieren: Messerstichverletzung der linken Niere mit Parenchymkapselruptur (Pfeile). Nierendichte durch Kontrastinfusion angehoben. Perirenales Hämatom (H) (aus: *W. Maier:* Medizintechnik 102 [1982] 55).

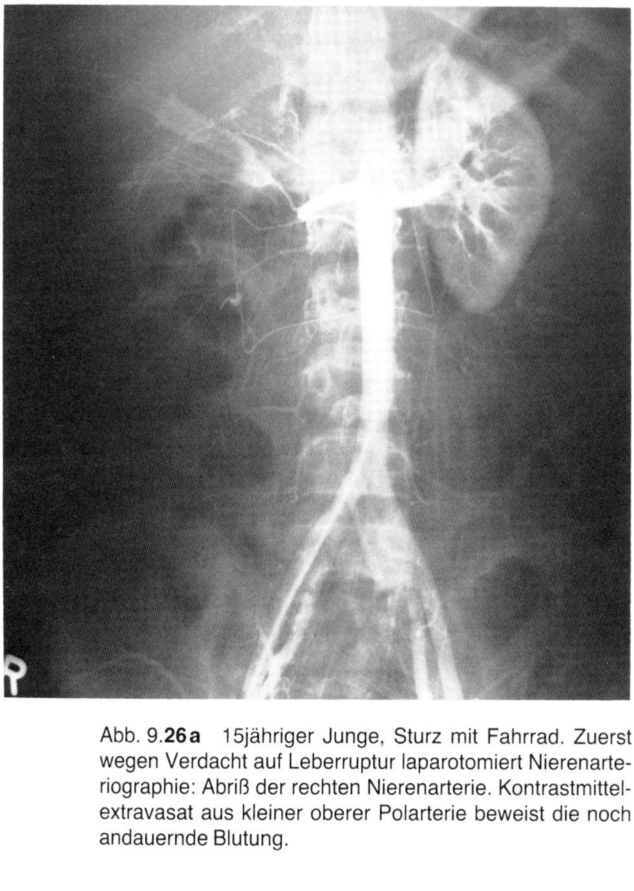

a

Abb. 9.**26a** 15jähriger Junge, Sturz mit Fahrrad. Zuerst wegen Verdacht auf Leberruptur laparotomiert Nierenarteriographie: Abriß der rechten Nierenarterie. Kontrastmittelextravasat aus kleiner oberer Polarterie beweist die noch andauernde Blutung.

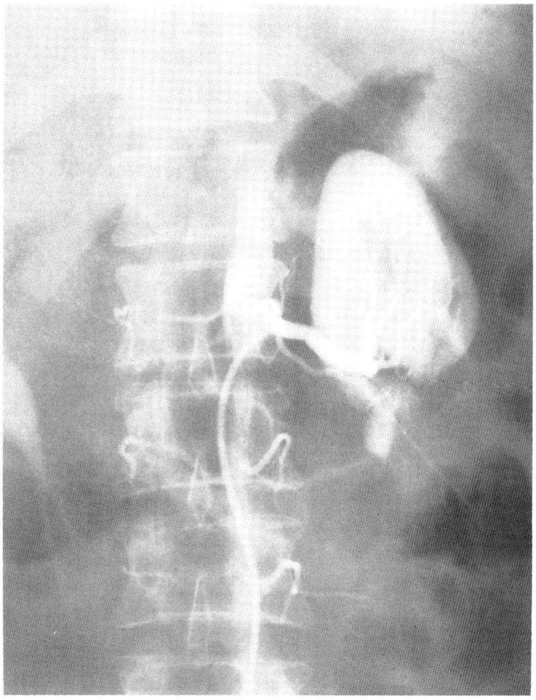

b

Abb. 9.**26**
b Nierenruptur links im selektiven Angiogramm.
c Traumatischer Verschluß beider Nierenarterien durch Intimaruptur. Keine Kontrastmittelextravasate (aus: *A. Güttler:* Fortschr. Röntgenstr. 136 [1982] 553).

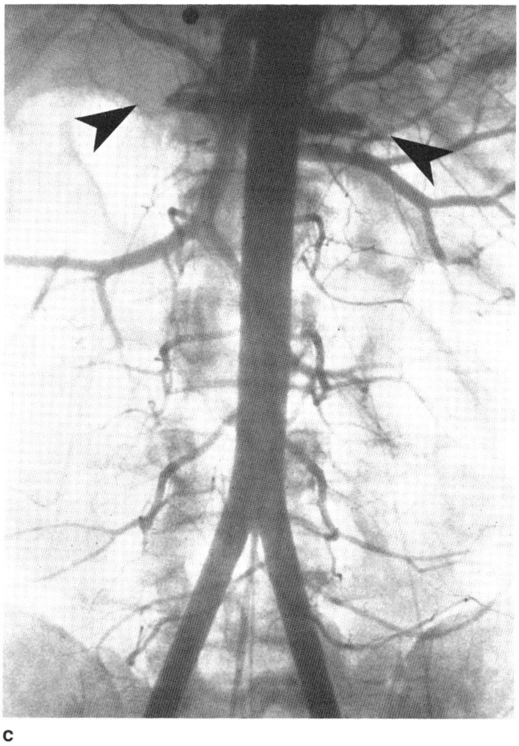

c

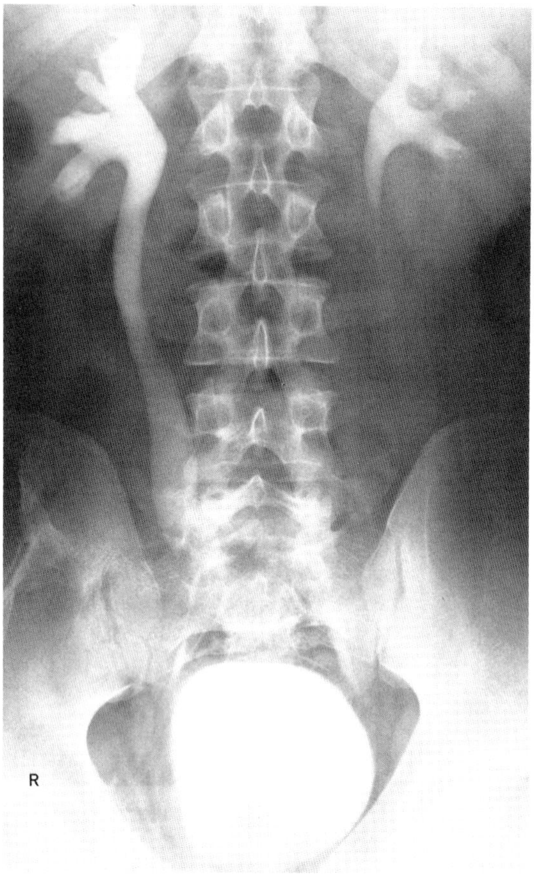

Abb. 9.**27** Fibröse Ureterstenose rechts nach retroperitonealem Hämatom.

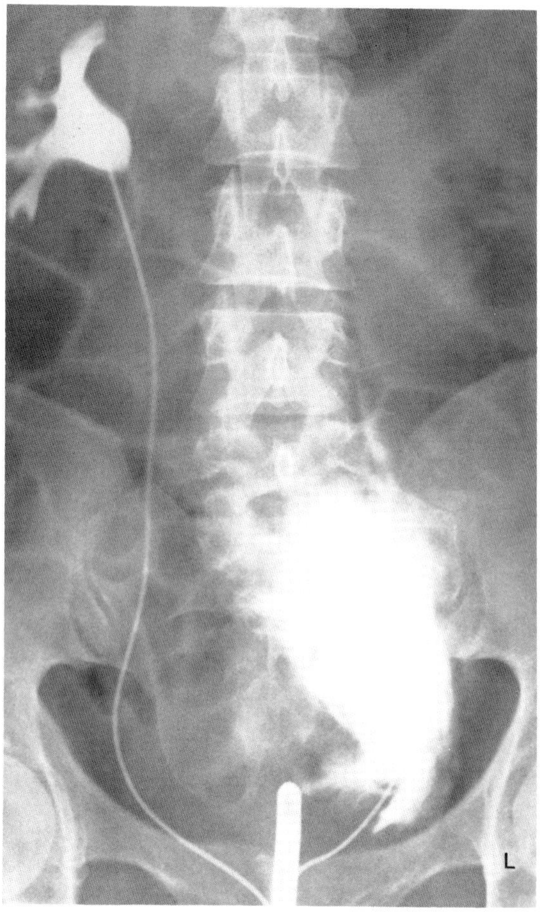

Abb. 9.**28** Perforation des linken Ureters im retrograden Pyelogramm. Retroperitoneales Kontrastmittelextravasat.

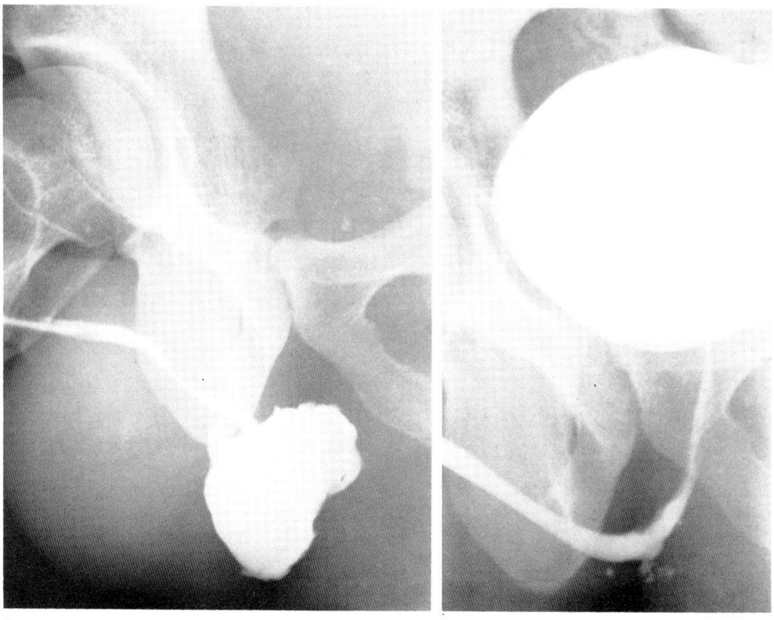

Abb. 9.**29** Abriß der Urethra bei Pfählungsverletzung. **a** Urethrozystogramm: Unterbrechung der Harnröhre, Extravasat. **b** Röntgenkontrolle nach Operation.

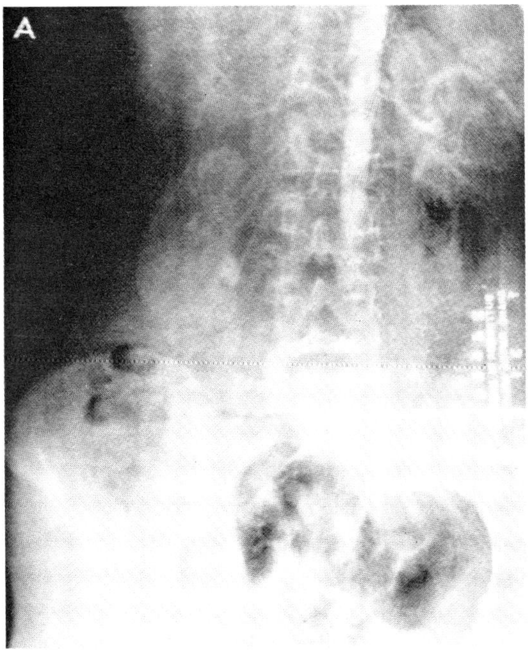

a

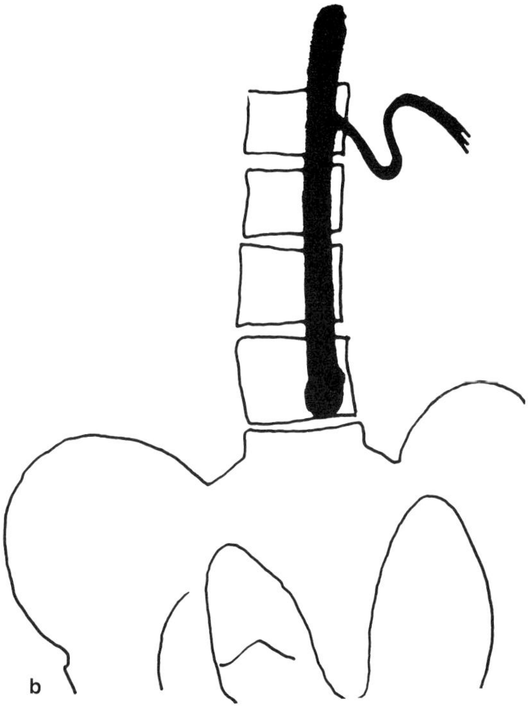

b

Abb. 9.**30** 27jährige Frau, bei Autounfall Sturz gegen das Lenkrad. Traumatischer Verschluß der Bauchaorta durch subintimales Hämatom. **a** Aortogramm (Seldinger-Technik von der linken Armarterie aus): Füllungsabbruch etwas oberhalb der Aortenbifurkation. **b** Skizze des Aortenverschlusses. **c** Operationssitus (aus: *L. A. Tomatis, F. A. Doorndos, J. A. Beard:* J. Trauma 8 [1968] 1095).

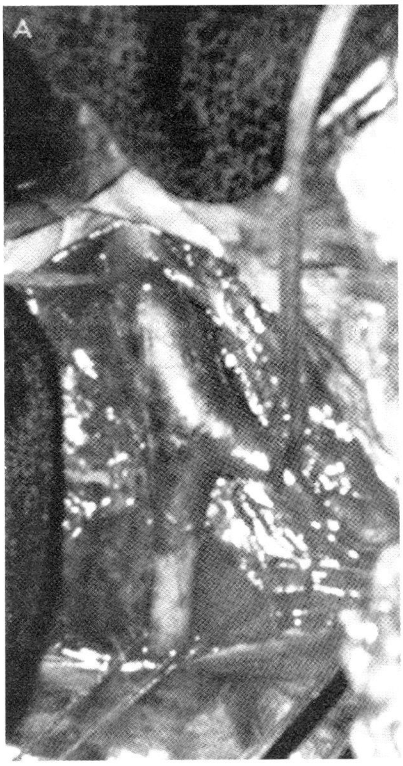

Abb. 9.**30c**

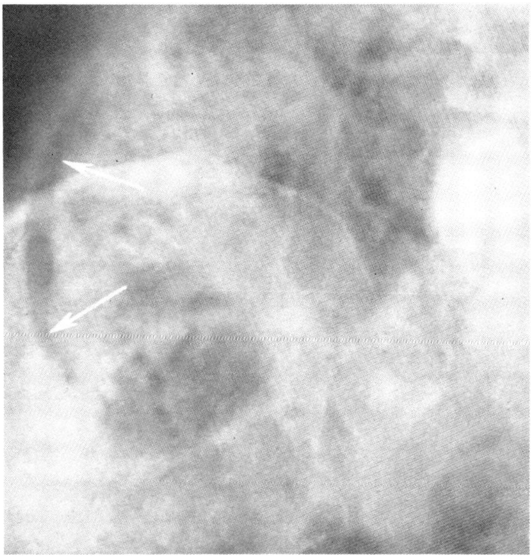

Abb. 9.**31** Emphysem der Darmwand bei Nekrose des Zökums durch stumpfes Bauchtrauma (aus: *J. J. McCort:* Radiographic Examination in Blunt Abdominal Trauma. Saunders, Philadelphia 1966).

10 Fremdkörper

Nachweis, Definition und Lokalisation von Fremdkörpern sind eine interessante und dankbare Aufgabe der Röntgendiagnostik. Fremdkörper können durch Aufnahme oder Einführung über die natürlichen Körperöffnungen oder durch gewaltsames, perkutanes Eindringen an allen möglichen Stellen in den Körper gelangen. Manchmal werden Fremdkörper zufällig entdeckt, z. B. Metallsplitter von Kriegsverletzungen oder abgebrochene Nähnadelspitzen. Meist sind sie aber aufgrund der Vorgeschichte Gegenstand einer gezielten Röntgenuntersuchung.

Die in krimineller Absicht beim Säugling durch die Fontanelle ins Gehirn eingestoßene Nähnadel ist auch heutzutage noch nicht geschichtliche Vergangenheit (Jovičic u. Keler 1974).

Material und Struktur eines Fremdkörpers spielen für seine Erkennbarkeit im Röntgenbild eine große Rolle. Feste metallische Gegenstände sind gewöhnlich leicht zu finden. Immerhin können sich Splitter oder sogar Geschosse dem Nachweis entziehen, wenn sie in Projektion auf die Wirbelsäule oder dichte Organschatten liegen, besonders bei unterbelichteten oder bewegungsunscharfen Aufnahmen. Selbst relativ große Nähnadeln sind bei Durchleuchtung vor der Wirbelsäule nicht zu sehen. Aus diagnostischen und dokumentarischen Gründen sind also immer Aufnahmen in zwei oder mehr Ebenen erforderlich.

Kleine Teilchen aus Metall und besonders aus Leichtmetall sind nur auf qualitativ einwandfreien Aufnahmen mit ganz weicher Belichtungstechnik erkennbar. Um eine Verwechslung kleiner metallischer Fremdkörper mit Folienfehlern auszuschließen, ist eine zweite Aufnahme mit einer anderen, aber gleichartig verstärkenden Folie ratsam, bei Weichteilen empfiehlt sich oft die Anwendung eines folienlosen Filmes.

Splitter aus gewöhnlichem Glas sind meistens als feine Schatten abgebildet. Wenn sie sehr klein sind und sich mit Knochen überlagern, können sie leicht übersehen werden. Gläser mit Gehalt an Blei oder anderen Schwermetallen (z. B. Kristallglas) geben einen dichteren Schatten.

Größere Holzsplitter sind meist nur dann nachweisbar, wenn sie überlagerungsfrei in den Weichteilen liegen. Kleine und dünne Holz- und Glassplitter in Weichteilen können mit der Mammographietechnik dargestellt werden. (Fischer 1973). Kleine Steinchen heben sich durch einen etwa der Knochendichte entsprechenden Kontrast ab.

Am schwierigsten sind die Bedingungen bei Fremdkörpern aus Plastik. Im Zweifelsfalle gibt eine Probeaufnahme mit einem eventuell vorhandenen gleichartigen Plastikgegenstand Aufschluß, ob eine röntgenologische Darstellungsmöglichkeit besteht.

Über die Röntgendichte von 10 verschiedenen Kunststoffgrundsubstanzen hat Diller 1978 berichtet. Danach hebt sich nur Polyvinylchlorid mit einer Dichte von 7 (Wasser = 1) wesentlich von der sonst wasserähnlichen Dichte ab.

Bei vielen Fremdkörpern muß mit einer Änderung ihrer Lage gerechnet werden. Im Magen-Darm-Trakt erfolgt ihre Fortbewegung durch die Peristaltik, im Tracheobronchialbaum durch Husten oder Schwerkraft, im Gefäßsystem durch den Blutstrom und in den Weichteilen durch die Bewegung der Muskulatur. Eine Lokalisationskontrolle unmittelbar vor einem chirurgischen Eingriff ist also immer angezeigt.

Nichtschattengebende Fremdkörper können eventuell durch Anwendung von Kontrastmitteln entdeckt werden, wobei sie sich als Aussparungen innerhalb der Kontrastfüllung darstellen (Ösophagus, Magen-Darm-Trakt, Urethra, Blase).

Jeder Fremdkörper soll in erster Linie nach topographisch-anatomischen Gesichtspunkten lokalisiert werden. Darüber hinaus kommen besonders bei Fremdkörpern im Bereich der Augen oder dicker Weichteile zusätzlich geometrische Lokalisationsverfahren in Betracht. Deren bekanntestes ist das Comberg-Verfahren zur Lagebestimmung intraokulärer Fremdkörper (Abb. 10.**1**). Bezüglich der anderen geometrischen Verfahren wird auf die Literatur verwiesen (Büchner 1965). Sie sind durch methodische Verbesserungen der topographisch-anatomischen Lokalisation und durch Verbesserung intraoperativer Suchmethoden (elektromagnetisches Suchgerät für metallische Fremdkörper, Bildverstärker-Fernsehkette) weitgehend abgelöst worden.

Die Bedeutung einer sorgfältigen Röntgendurchleuchtung kann nicht genügend hervorgehoben werden. Schließlich sei auch an die Nützlichkeit stereoskopischer Röntgenaufnahmen erinnert, welche mit einfachen technischen Mitteln ein wertvolles diagnostisches Ergebnis bringen (Abb. 10.**2**). Damit läßt sich z. B. die Lage zahlreicher Schrotkörner und deren Beziehungen zu Knochen, Gelenken oder inneren Geweben meist schnell überblicken.

Unter Umständen ergeben sich aus der röntgenologisch definierbaren Art und Lage eines Fremdkörpers Hinweise zur Indikation und Dringlichkeit eines chirurgischen Eingriffes. Abgesehen von röntgenologischen Symptomen innerer Blutung oder Perforation, kann der Nachweis gefährlicher Spitzen oder Schneiden, der Hinweis auf mögliche chemische oder toxische Schädigung die chirurgische Indikation beeinflussen.

Die Ingestion von Fremdkörpern ist gewöhnlich harmlos, und selbst große Fremdkörper verlassen den Körper wieder auf natürlichem Wege. Neuerdings wird sogar bei verschluckten Rasierklingen eine abwartende Haltung empfohlen. Sie sollen sich innerhalb weniger Tage im Magen weitgehend auflösen oder brüchig werden, und die Gefahr einer Magenwandverletzung sei wesentlich geringer, als bislang angenommen (Hatoff 1982).

Im Ösophagus bleiben manchmal aber schon relativ kleine Fremdkörper stecken, weil sie einen Spasmus erzeugen und dadurch festgehalten werden. Im Erwachsenenalter handelt es sich meistens um schlecht zerkleinerte Nahrungsbestandteile, häufig Speckbrocken oder -schwarten, um Knochen, Gräten oder Teile eines künstlichen Gebisses (Abb. 10.**3**). Kleine Knochen, Fischgräten und Glassplitter sind sehr schwer zu erkennen, am besten noch im oberen Ösophagusabschnitt mittels seitlicher Weichteilaufnahme des Halses (Abb. 10.**4**).

Die wirkliche Größe, Art und Form eines Fremdkörpers ist oft nicht eindeutig zu beurteilen, ebenso die Frage, ob eine Einklemmung oder eine Einspießung vorliegt. Im Zweifelsfalle sollte die Indikation zur Endoskopie frühzeitig gestellt werden (Abb. 10.**5**)).

Reißnägel sind neben Münzen, Haarklammern, Glaskugeln, Nadeln, Knöpfen, und Spielzeugteilen ein im Kleinkindalter häufiges Schluckobjekt (Abb. 10.**6** u. 10.**7**).

Bei Verdacht auf Perforation des Ösophagus durch den Fremdkörper kann eine Abklärung mit einem Schluck eines resorbierbaren Kontrastmittels versucht werden. Eine solche Maßnahme ist ebenso wichtig zum Ausschluß einer Perforation nach erfolgter Extraktion des Fremdkörpers, besonders wenn die Extraktion schwierig war.

Die meisten verschluckten Fremdkörper passieren den Ösophagus und gelangen in den Magen-Darm-Trakt. Wadolowski (1965) hat anhand von 1014 Fällen eine Grenzlänge von 14 cm ermittelt, bis zu der verschluckte Gegenstände wieder spontan abgehen. Voraussetzung sind normale anatomische und funktionelle Verhältnisse im Magen-Darm-Trakt. Zahl und Art der verschluckten Gegenstände sind enorm, die Ursachen und Motive sehr verschieden (Abb. 10.**8**–10.**10**).

Sofern der betreffende Fremdkörper nicht wegen offensichtlicher Passageunmöglichkeit oder wegen der Gefahr anderweitiger Schädigung operativ entfernt wird, ist eine weitere röntgenologische Beobachtung zweckmäßig.

Metallisches Quecksilber ist im Magen-Darm-Kanal (Abb. 10.**11**) praktisch ungiftig. Im Gewebe kann es bei ganz feiner Verteilung zur Resorption und Vergiftung kommen (Führer 1947).

Nichtschattengebende Fremdkörper wie Zahnstocher aus Holz oder Plastik (Rollmops- oder Rouladenspieße) oder Glassplitter entgehen auch bei Kontrastmittelpassage meistens dem Nachweis. Sie werden gelegentlich operativ oder bei der Obduktion entdeckt (Tulusan u. Flesch 1976).

Die sich im Magen bildenden seltenen Bezoare (Phytobezoare, Trichobezoare, Schellackbezoare u. a.) werden manchmal röntgenologisch entdeckt, oft aber zuerst als Tumor angesprochen (Abb. 10.**12**). Unter pathologischen Bedingungen können auch sonst belanglose

Fremdkörper zu einem Passagehindernis werden (Abb. 10.**13**).
Abgesehen von der Obturation drohen Komplikationen auch durch Perforation, und zwar sowohl intraperitoneal mit nachfolgender Gassichel unter dem Zwerchfell als auch retroperitoneal mit perirenaler Gasansammlung. An die Möglichkeit der Perforation oder Penetration durch intestinale Sonden sei erinnert, wobei dem Bariumbrei eine erhebliche Fremdkörperwirkung besonders auf das Peritoneum zukommt (Abb. 10.**14**).
Die Kasuistiken über Fremdkörperingestionen sind reich an Kuriositäten, von denen nur ein Beispiel angeführt sei: Ein Mann schluckte aufgrund einer Wette 30 ganze Frösche, wonach es durch die unverdauten Froschknochen zur Darmobstruktion kam (Kern u. Mitarb. 1964).
Bedeutend weniger häufig als die Fremdkörperingestion ist die Fremdkörperaspiration. Das Leitsymptom ist ein plötzlicher Husten- oder Erstickungsanfall, der nicht unbemerkt bleiben kann, abgesehen von Fällen mit Bewußtseinstrübung. Nach dem initialen Hustenanfall folgt meist ein mehr oder weniger symptomfreies Stadium, bis sich sekundäre mechanische oder entzündliche Erscheinungen ausbilden. Besonders bei Kindern muß daher bei therapieresistenten bronchopulmonalen Affektionen auch an die Möglichkeit der Fremdkörperaspiration gedacht werden. Die am häufigsten aspirierten Fremdkörper sind im Kindesalter Sicherheitsnadeln, im Kleinkindalter Nüsse und Geldstükke (Reither 1978). Etwa drei Viertel aller Fremdkörperaspirationen betreffen Kinder unter 6 Jahren!
Ende des 19. Jahrhunderts betrug die Letalität bei Fremdkörperaspirationen ca. 50% (Maurer u. Hoefer-Janker 1966); sie ist inzwischen unter 1% abgesunken. Dieser Erfolg ist sicher zum einen Teil der Röntgendiagnostik, zum anderen dem Fortschritt der Anästhesie und der endoskopischen Extraktionstechnik zuzuschreiben.
Bei allen Fällen der Fremdkörperaspiration oder -ingestion muß frühzeitig an den Einsatz der Endoskopie gedacht werden (Minnigerode 1972). Die Mehrzahl der kleineren, die Trachea passierenden Fremdkörper gelangt in den rechten Hauptbronchus oder Unterlappen als Folge des steiler nach unten führenden Abganges des rechten Hauptbronchus.
In dringlichen Fällen kann eine sofortige Bronchoskopie, ja sogar Tracheotomie, notwendig sein. Im allgemeinen sollte jedoch immer zunächst eine gründliche Röntgenuntersuchung stattfinden. Hierzu gehören unbedingt eine sorgfältige Durchleuchtung bei guter Adaptation oder mittels Bildverstärker-Fernsehkette sowie Aufnahmen in mehreren Ebenen, eventuell mit harter und weicher Belichtungstechnik. Danach kann ein gezielter Einsatz der Tomographie oder Bronchographie nützlich sein.
Bei schattengebenden Fremdkörpern ist meistens der direkte Nachweis und damit auch die Lokalisation im Tracheobronchialbaum möglich, wobei metallische Fremdkörper schon bei Durchleuchtung sichtbar sind (Abb. 10.**15** u. 10.**16**). Eine respiratorische Mediastinalverschiebung oder Atelektase weist auf Bronchusstenose oder -verschluß hin (Abb. 10.**17**). Ähnliche Bedeutung hat der Hitzenbergersche Schnupfversuch: Beim forcierten Aufschnupfen wird die Zwerchfellkuppel der betroffenen Seite angehoben statt gesenkt. Beide Durchleuchtungsphänomene sind besonders bei strahlendurchlässigen Fremdkörpern wichtig. Weitere indirekte Zeichen einer Fremdkörperaspiration stellen atelektatische oder bronchopneumonische Verschattungen dar (Abb. 10.**18** u. 10.**19**).
Die Komplikation der Bronchusperforation durch einen Fremdkörper liegt dann vor, wenn ein perkutan eingedrungener Fremdkörper intrabronchial lokalisiert werden kann. Pulsationen des Fremdkörpers und pulmonale Blutungen sind äußerst verdächtig darauf, daß der Fremdkörper Beziehungen zu größeren Gefäßen hat, so daß die Entfernung durch Thorakotomie gegenüber der endoskopischen Extraktion abzuwägen ist.
Durch Lagewechsel des Patienten oder Husten können Fremdkörper ihre Lage ändern, was eine Röntgenkontrolle möglichst kurz vor einer Bronchoskopie ratsam erscheinen läßt (Abb. 10.**20**). Auch nach Fremdkörperextraktion kann eine Röntgenkontrolle wichtig sein, um die vollständige Entfernung zu sichern oder zurückgebliebene Reste nachzuweisen (Abb. 10.**21**). Bei chronische Beschwerden von seiten des Respirationstraktes sollte man an die Möglichkeit einer unbemerkten Fremdkörperaspiration denken und anamnestisch und röntgenologisch danach suchen. Dies gilt besonders für Fälle von Alkohol- und Medikamentenabusus, für sehr alte Personen und solche mit hochgradig lückenhaftem Gebiß (Wolkove u. Mitarb. 1983).
Fremdkörperverletzungen im Bereich der Urethra, der Blase und des Rektums werden gern verheimlicht, wenn es sich um Ipse-fecit-Un-

glücksfälle handelt. Sie werden aber bei schattengebenden Fremdkörpern durch das Röntgenbild sofort offenbar (Abb. 10.**22**–10.**25**). Nur selten gelangen Fremdkörper auf andere Weise in Blase oder Urethra. Geschosse oder Splitter können von außen durch Perforation eindringen (Abb. 10.**26**), Katheter oder Teile von solchen iatrogen (Abb. 10.**27**).Nichtschattengebende Fremdkörper stellen sich auch hier bei Kontrastfüllung als Aussparungen dar.

Fremdkörper im Rektum sind seltener und gelangen aus ähnlichen Motiven dort hinein, gelegentlich aber auch iatrogen (Abb. 10.**28** u. 10.**29**). Komplikationen ergeben sich aus der Perforation der Penetration und der Konkrementbildung (Abb. 10.**30** u. 10.**31**). Als Folge droht besonders bei der Urethra die Striktur.

Das Hauptkontingent der perforierenden und gefährlichen Fremdkörperverletzungen stellen auch in Friedenszeiten die Schußverletzungen, wenn man von den kleinen, oberflächlich eindringenden Fremdkörpern des täglichen Lebens absieht. Art und Schwere von Schußverletzungen hängen von vielerlei Faktoren ab. Schußentfernung, Geschwindigkeit und Gewicht des Geschosses bestimmen die Durchschlagskraft, gezogener oder glatter Lauf der Waffe die Achsenstabilität des Geschosses, die Art des Geschosses (Blei oder Bleilegierung, Mantelgeschoß, Schrot) die Aufsplitterung und Verteilung im Körper.

Feine Metallabsplitterungen können den Weg des Geschosses im Körper markieren. Die Einschußwunde ist meistens kleiner als das Geschoßkaliber, die Austrittswunde größer (auch am Schädelknochen). Manchmal entstehen durch Zerlegung des Geschosses mehrere Austrittswunden. Allgemein unterscheidet man Streifschuß, Prellschuß, Steckschuß und Durchschuß. Im Falle eines Steckschusses können die Fragmente des zerlegten Geschosses mehrere Geschosse vortäuschen. Gelegentlich wird ein Geschoß im Körper abgelenkt und beschreibt dann eine Kurvenbahn (Abb.10.**32**).

Bei allen Schußverletzungen sollte geröntgt werden, außerdem auch bei Verdacht auf Tötung durch Schuß (Neiss 1968). Das Röntgenbild ist als medizinisches und eventuell auch kriminologisches Dokument wichtig. Es ermöglicht in vielen Fällen eine Bestimmung des Geschosses. Voraussetzung ist jedoch bei den vielerlei gebräuchlichen Schußwaffen die Kenntnis der wichtigsten Geschosse (Abb. 10.**33**–10.**35**).

Die röntgenologische Aufgabe besteht in der Definition und Lokalisation des Fremdkörpers und der Geschoßbahn im Körper (Abb. 10.**36**–10.**43**) sowie in der Suche nach Symptomen von Organverletzungen, wie thorakale oder abdominale Blutungen (Abb. 10.**44** u. 10.**45**), Pneumothorax (Abb. 10.**46**), entzündliche Reaktionen (Abb. 10.**47**) oder Perforationen im Bereich des Magen-Darm-Traktes (Abb. 10.**48**), und einschließlich auch in der Dokumentation (Abb. 10.**49**). Trotz lebensgefährlicher Verletzung können die röntgenologischen Symptome gering sein. Art und Ausmaß der Schädigung müssen dann nach den klinischen Symptomen im Zusammenhang mit dem Verlauf des Geschosses im Körper beurteilt werden. Vermutete Knochenverletzungen werden durch das Röntgenbild gesichert, bei Schußfrakturen deren Ausmaß festgestellt (Abb. 10.**50**).

Bei allen Schußverletzungen ist zu bedenken, daß Einschuß und Projektil weit voneinander entfernt liegen können. Abgesehen von ihrem direkten Weg im Körper können Geschosse in Bronchialsystem oder Pleura, Magen-Darm-Trakt und Gefäßsystem wandern (vgl. Abb. 10.**46**). Die Röntgenuntersuchung muß also immer den ganzen verdächtigen Körperabschnitt umfassen. Bei Nahschüssen, auch mit Gas- oder Schreckschußmunition, dringen Pulvergase ins Gewebe ein. Die „Schmauchhöhle" ist in ihrer Ausdehnung besonders bezüglich der Gasausläufer im Gewebe im Röntgenbild gut zu erkennen (Abb. 10.**51**).

Stichverletzungen sind immer eine Indikation zur Röntgenuntersuchung, sei es im Hinblick auf eine fragliche Knochenbeteiligung, Organverletzung (Pneumothorax, Blutung, Perforation) oder auf einen noch im Körper befindlichen Fremdkörper (Abb. 10.**52** u. 10.**53**).

Arbeitsunfälle mit Verletzung durch Fremdkörper aus Metall oder Glas sind heutzutage sehr häufig. Am meisten gefährdet sind Hände und Gesicht und hiervon wieder die Augen. Bei kontrastgebenden Splittern im Orbitabereich sei an die Lokalisation nach Comberg erinnert. In jedem Falle sollte aber wenigstens eine Lokalisation in zwei Ebenen erfolgen (Abb. 10.**54**). Von Werkstücken oder Maschinen abspringende Metallsplitter können mit großer Wucht in den Körper dringen und lebensgefährliche Verletzungen verursachen (Abb. 10.**55** u. 10.**56**), ebenso bei Explosionen entstehende Metall- oder Glassplitter (Abb. 10.**57**).

Bei Splitterverletzungen anläßlich von Verkehrsunfällen oder Unfällen des täglichen Lebens handelt es sich häufig um Glassplitter,

Sekuritglassplitter von Autoscheiben sind als Nebenverletzung von Verkehrsunfällen oft zu beobachten. Sie können aber auch tiefer eindringen und dann leicht infolge der Überlagerung mit dem etwa gleich schattendichten Knochen übersehen werden (Abb. 10.**58**).

Auch Sand und Kies sind je nach ihrer Partikelgröße und Menge deutlich an den unregelmäßigen, teils typisch geformten Schatten zu erkennen (Abb. 10.**59**). Glassplitterverletzungen bei Unfällen des täglichen Lebens sind durchaus nicht immer harmlos, und hinter kleinen äußeren Wunden verbergen sich manchmal gefährliche innere Verletzungen (Abb. 10.**60**).

Auch durch die Tätigkeit des Arztes können Fremdkörper in den Körper gelangen. Im Operationsfeld zurückgelassene Tupfer und Klemmen oder Fragmente abgebrochener Nadeln sind bekannt. Tupfer und Kompressen sind heutzutage meistens an eingearbeiteten und schattengebenden Fäden erkennbar (Abb. 10.**61**). Man hüte sich aber davor, in jeder unklaren Verschattung oder Gewebsverkalkung einen bei einer Operation zurückgelassenen, verkalkten Tupfer zu sehen. Unbedingt überzeuge man sich sofort selbst davon, ob verdächtige fadenförmige, streifige oder netzförmige Strukturen nicht von einem äußeren Verband herrühren können. Die Metallmarkierung eines Holzknechtschen Palpationslöffels sollte nicht als „vergessene" chirurgische Nadel mißdeutet werden (Abb. 10.**62**). Im Verdachtsfalle ist eine vorsichtige und zurückhaltende Formulierung des Befundes (und evtl. weitere mündliche oder telefonische Information) anzuraten.

Die Suche nach abgebrochenen oder dislozierten Kathetern oder anderen Objekten im Gefäßsystem oder Herzen kann sich sehr schwierig gestalten (Abb. 10.**63**). Eine ausführliche Darstellung dieses wachsenden Problems findet sich bei Trede u. Encke (1970).

Weniger dramatisch verläuft die Suche nach Fremdkörpern, die aufgrund der Vorgeschichte in mehr oder weniger oberflächlicher Lage in den Weichteilen zu vermuten sind. Nähnadeln oder deren Fragmente sind wahrscheinlich die häufigsten Fremdkörper dieser Art (Abb. 10.**64** u. 10.**65**). Beim Barfußlaufen eingetretene Nägel, Drahtstücke, Angelhaken u. a. werden fast nie so tief eingespießt, daß sie nicht schon äußerlich zu erkennen wären. Trotzdem kann eine Röntgenaufnahme hinsichtlich einer fraglichen Knochenbeteiligung oder der Art und Ausdehnung des versteckten Fremdkörperteiles erforderlich sein.

Eindrucksvolle Bilder ergeben sich manchmal bei mißglückten Kontrastmitteluntersuchungen, die glücklicherweise meist ohne bleibende Folgen überstanden werden (Abb. 10.**66**). Unlösliche, nicht resorbierbare Kontrastmittel können beachtliche Fremdkörperreaktionen verursachen (Abb. 10.**67**). Als Nebenbefund sind auch heutzutage noch gelegentlich spritzerartige Metallsalzablagerungen in den Weichteilen der Glutäalmuskulatur als Residuum meist antisyphilitischer Behandlung zu sehen (Abb. 10.**68**). Die postmortale Röntgenuntersuchung ist im Hinblick auf tödliche Fremdkörperverletzungen und deren Dokumentation bedeutungsvoll (Zatzkin 1965, Neiß 1968, Bratzke u. Mitarb. 1982) (Abb. 10.**69**).

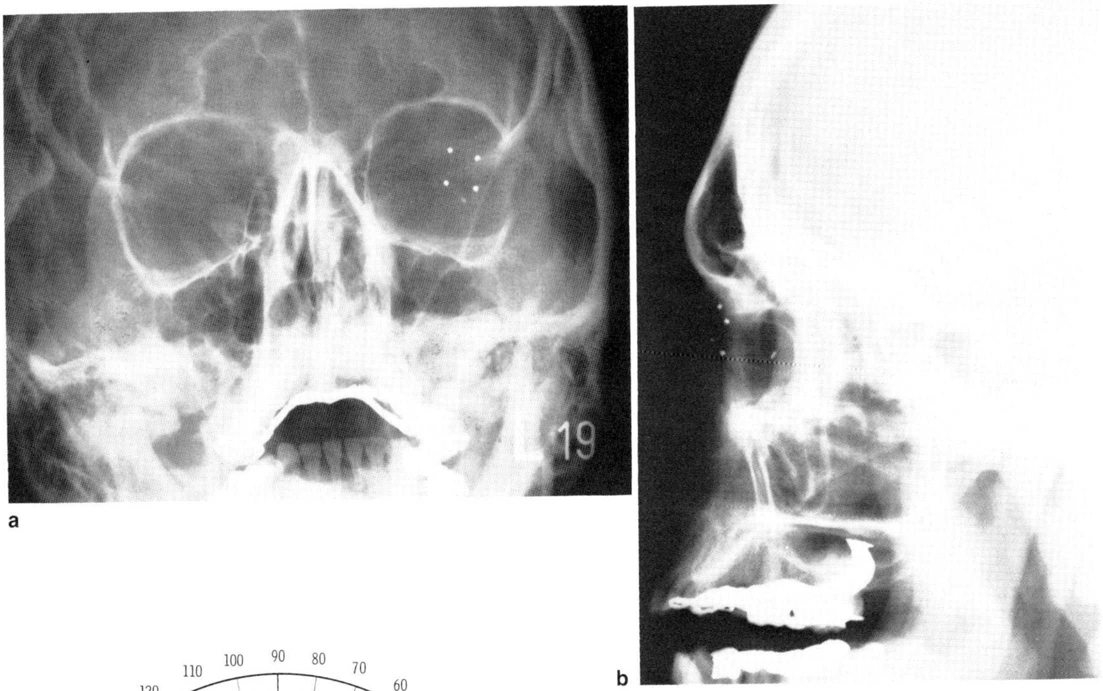

a

b

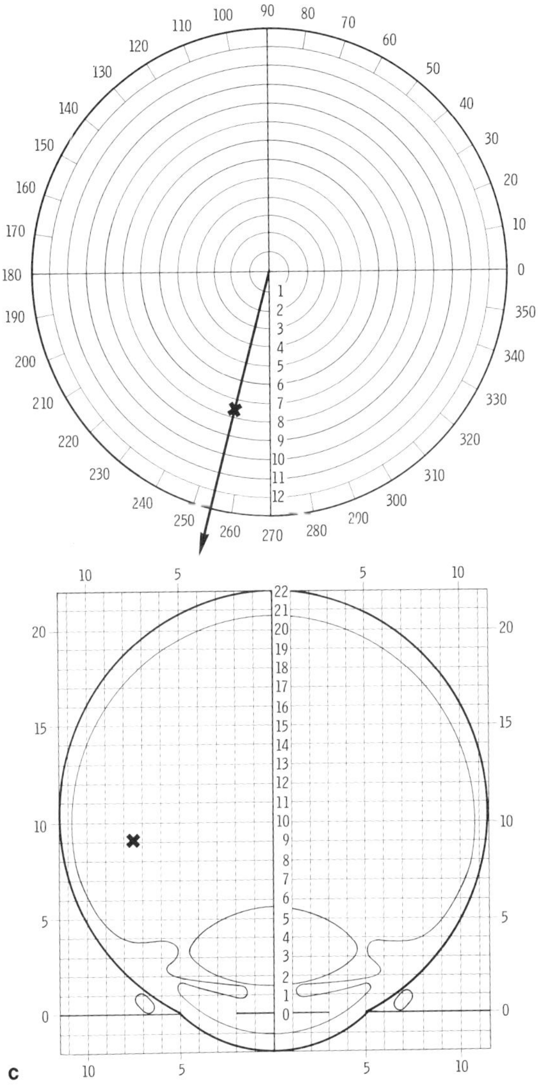

c

Abb. 10.**1** Lokalisation schattengebender Fremdkörper im Auge nach *Comberg* (1927). **a** Die Sutura zygomaticofrontalis auf beiden Seiten wird verbunden (anatomische Horizontale). Der Schnittpunkt der Linien durch die Bleipunkte der Comberg-Schale ergibt die anatomische Achse. Die Linie durch den Fremdkörper und die anatomsiche Achse bildet mit der anatomischen Horizontalen den Winkel, der den Bogenwert des Fremdkörpermeridians bezeichnet. **b** Im seitlichen Bild wird eine Vertikale durch den oberen und unteren Bleipunkt errichtet, hierauf eine Senkrechte, die den Fremdkörper schneidet. Auf dieser ist die Distanz des Fremdkörpers von der Markenebene meßbar. **c** Schema mit eingezeichnetem Fremdkörper (X). Zur Berücksichtigung des Vergrößerungsfaktors genügt im allgemeinen die Reduktion des Meßwertes in der a.-p. Aufnahme um 10%, in der seitlichen Aufnahme um 5% (nach *R. Thiel*).

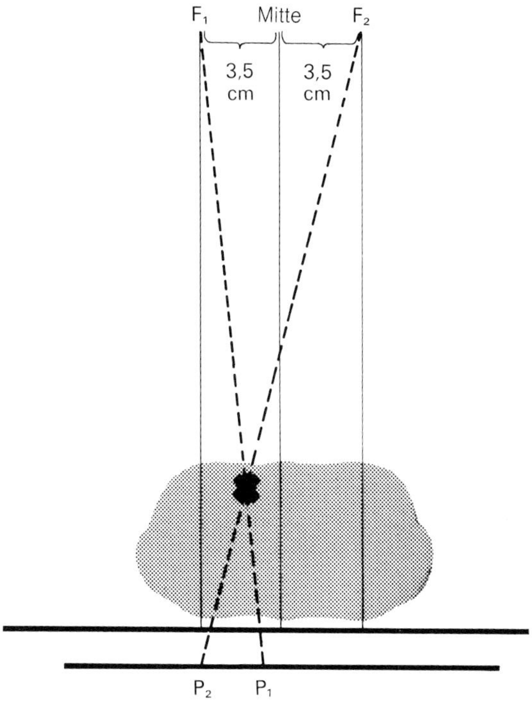

Abb. 10.**2a**

Abb. 10.**2** Stereoskopische Röntgenbilder. **a** Stereoskopische Aufnahmetechnik: Bei absolut ruhiger Lage des Aufnahmeobjektes und jeweils genau gleicher Film- bzw. Kassettenlage werden nacheinander zwei Aufnahmen gemacht, wobei die Röntgenröhre aus der Mittelstellung für die 1. Aufnahme um 3,5 cm nach der einen Seite (F_1), für die 2. Aufnahme um 3,5 cm nach der anderen Seite (F_2) verschoben wird. Für einen größeren Fokus-Film-Abstand als 1 m ist eine Verschiebung um jeweils 5 cm günstig. Bei Benützung einer Rasterblende muß deren Fokussierung beachtet werden (eventuell parallel zu den Rastern verschieben). Der bei Linksverschiebung aufgenommene Film wird mit einem L markiert (oder umgekehrt, aber niemals beide Filme markieren, weil das den stereoskopischen Effekt stört oder zunichte macht). Die unterschiedliche Projektion (P_1, P_2) des Fremdkörpers (X) auf beiden Filmen ergibt bei der stereoskopischen Betrachtung die relative Tiefenlokalisation. **b** Betrachtung stereoskopischer Bilder: Strahlengang beim Stereobinokel nach *Stumpf* (nach *Büchner*).

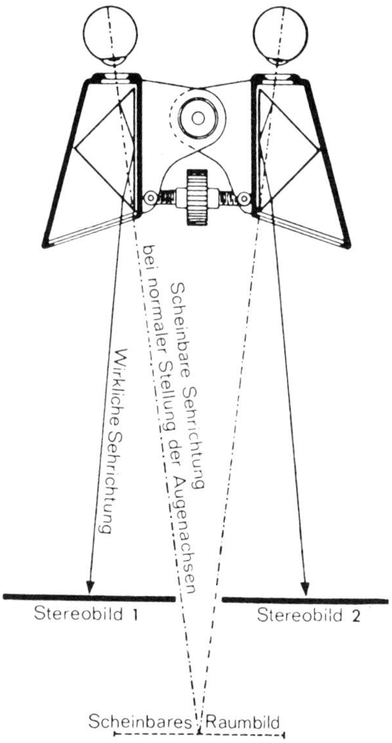

Abb. 10.**2b**

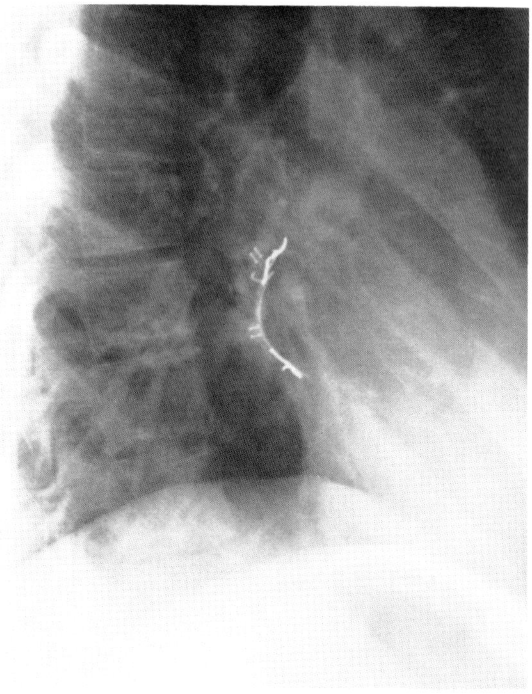

Abb. 10.**3** 21jähriger Mann. Verschluckte Gebißprothese im Ösophagus.

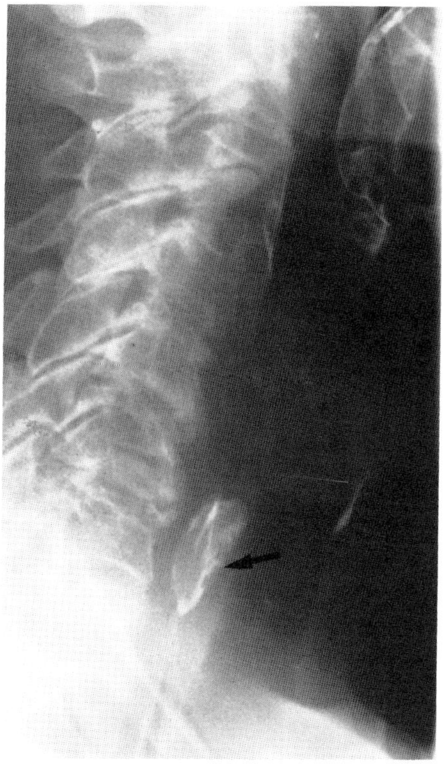

Abb. 10.4 68jährige Frau. Im Halsteil der Speiseröhre steckengebliebener Glassplitter. Darstellung mit Gastrografinschluck. ▶

Abb. 10.5 53jährige Frau. Im Ösophagus eingespießter Hühnerknochen. **a** Röntgenbild: Füllungsaussparung durch einen länglichen, nichtschattengebenden Fremdkörper. Vorwölbung der Ösophaguswand. **b** Endoskopisch extrahierter Hühnerknochen (Operation von Prof. Dr. *K. Wiemers*).

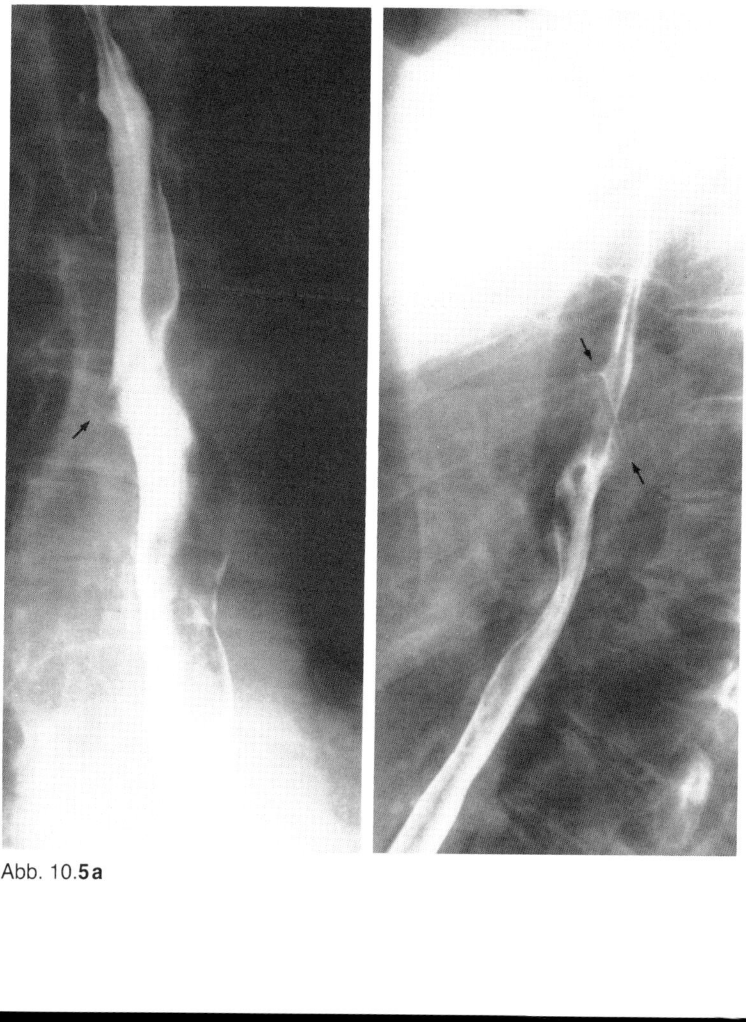

Abb. 10.**5a**

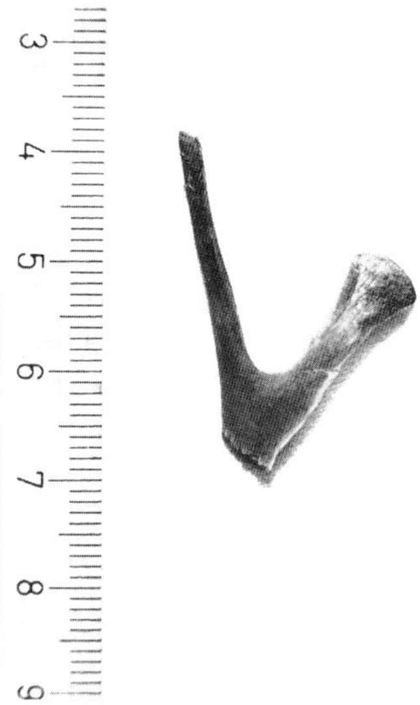

Abb. 10.**5b**

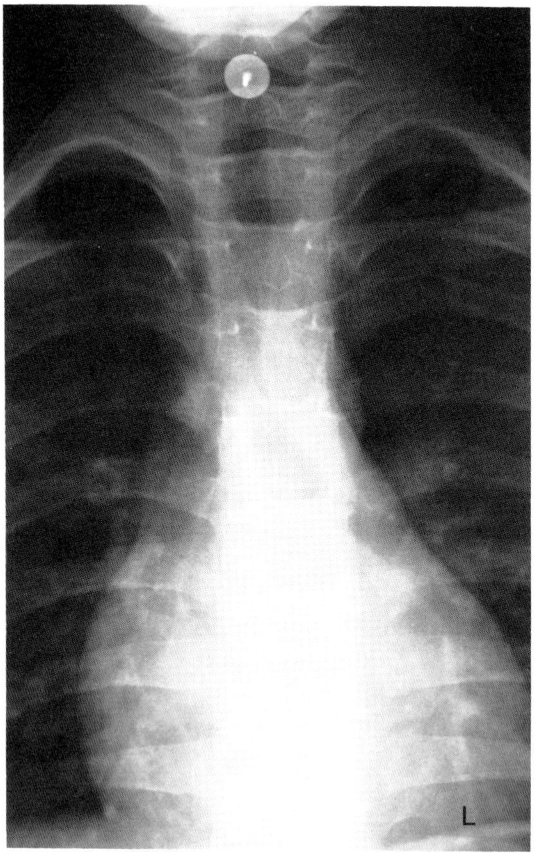

a

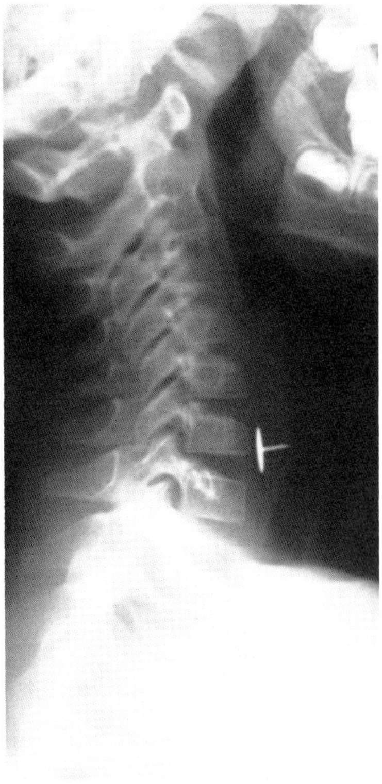

b

Abb. 10.**6a–b** 7jähriges Kind. Reißnagel im oberen Ösophagusabschnitt. Ösophagoskopische Extraktion.

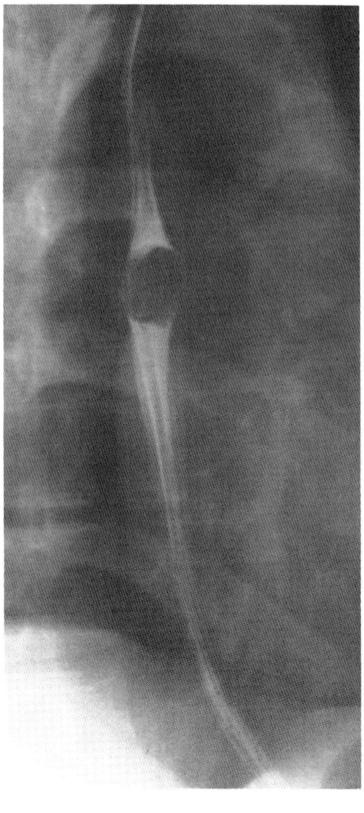

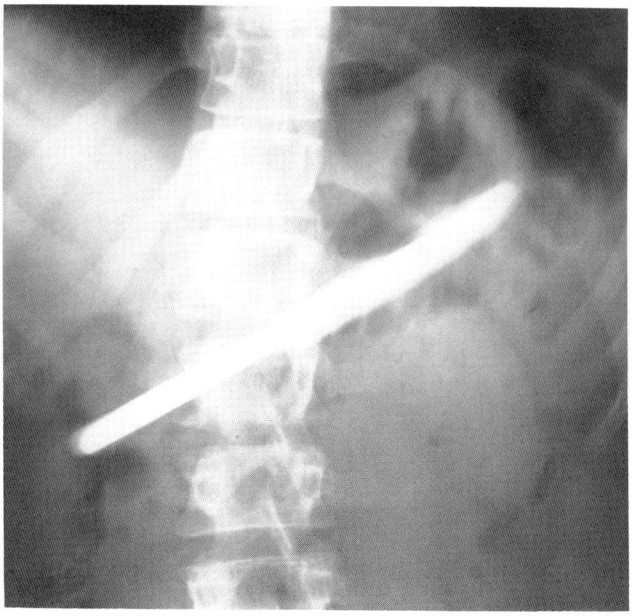

Abb. 10.**8** 25jähriger Sträfling. Verschlucktes Tafelmesser im Magen. Operative Entfernung.

◀ Abb. 10.**7** Plastikkapsel im Ösophagus, erst nach Kontrastmittelgabe als Füllungsaussparung erkennbar. Ösophagoskopische Extraktion.

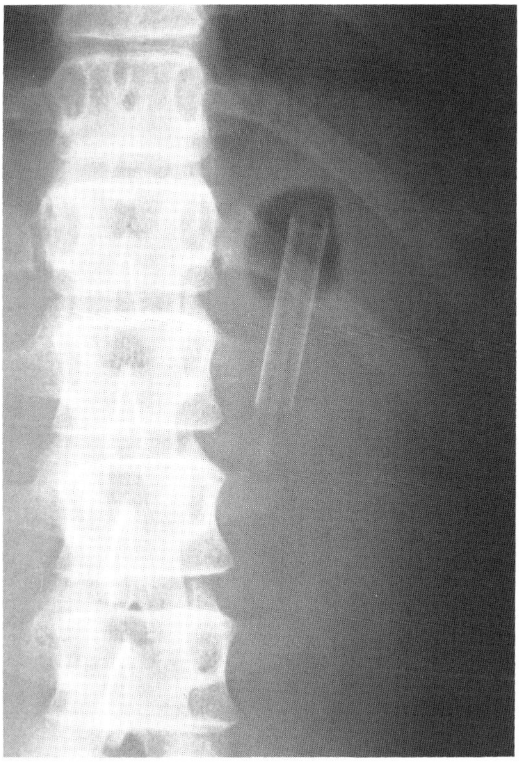

Abb. 10.**9** 10jähriges Mädchen. Verschluckter Bleistift im Magen, mit der Spitze voran.

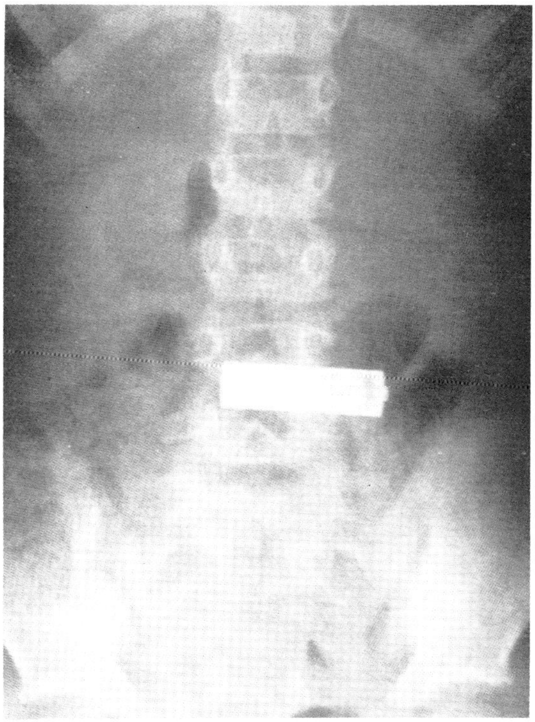

Abb. 10.**10** 5jähriger Junge. Verschluckte Taschenlampenbatterie im Magen. Operative Entfernung wegen der Gefahr chemischer Schädigung (aus: *E. Kern, J. Klöß, A. Bremer:* Verschluckte Fremdkörper und Bezoare um Gastrointestinaltrakt. Dtsch. med. Wschr. 89 [1964] 480).

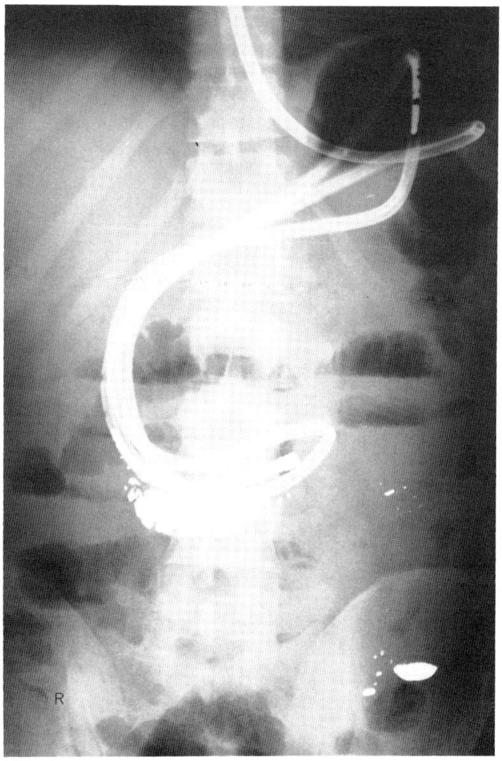

a

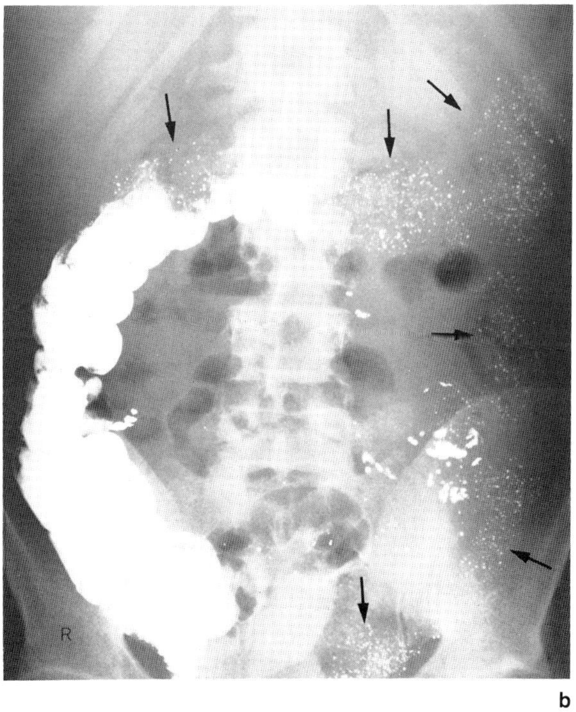

b

Abb. 10.**11** 21jähriger Mann. Metallisches Quecksilber, durch Ruptur des Quecksilberbeutels einer Miller-Abbot-Sonde: **a** im Dünndarm. **b** 5 Wochen später im Dickdarm fein verteilt. Kompakte Füllung des Colon ascendens durch Bariumbrei-Passage.

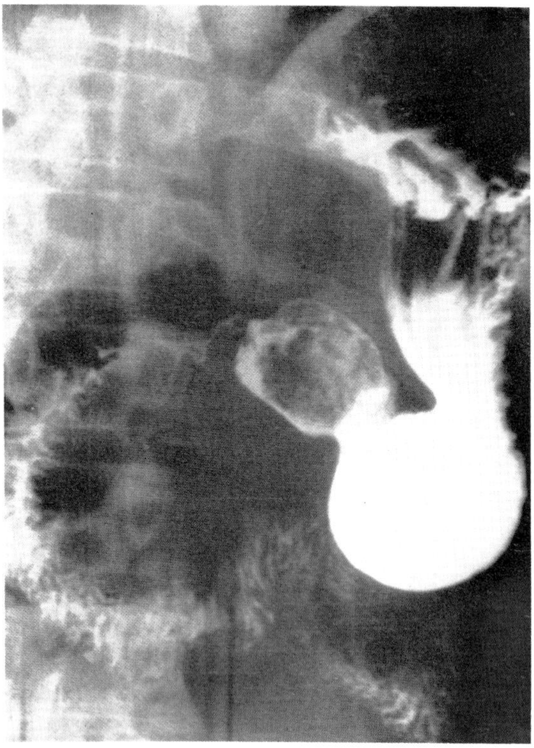

Abb. 10.**12** 48jähriger Mann. Häufiger Genuß roher Kräuterwurzeln. Bezoar im Magenantrum, zuerst als polypöses Karzinom verdächtigt (Operation Prof. Dr. *E. Kern*).

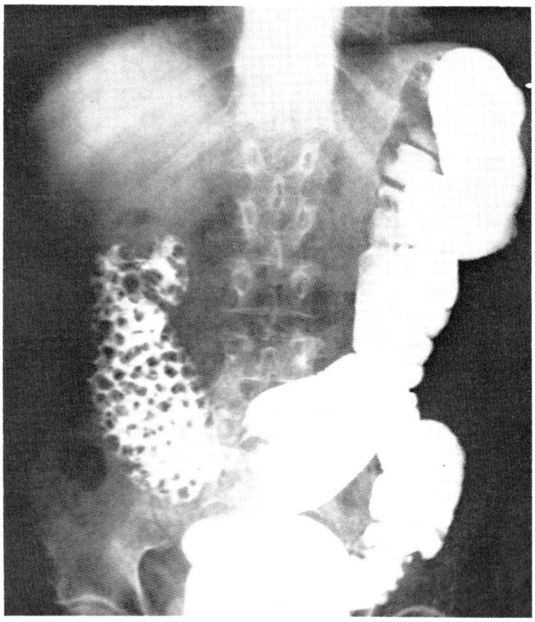

Abb. 10.**13** 61jähriger Mann. Obturierende Anhäufung absichtlich zur »Darmreinigung« verschluckter Kirschkerne vor einem Querkolon-Karzinom (aus: *H. Birzle, R. Zix:* Kontrasteinlauf mit seltenem Nebenbefund. Fortschr. Röntgenstr. 110 [1969] 574).

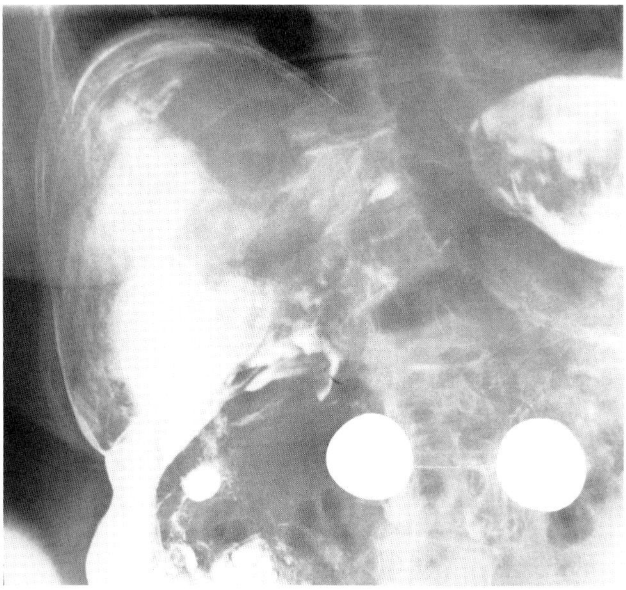

Abb. 10.**14** Bariumsulfatreste in der Bauchhöhle, 6 Monate nach Rektumperforation bei Kontrasteinlauf.

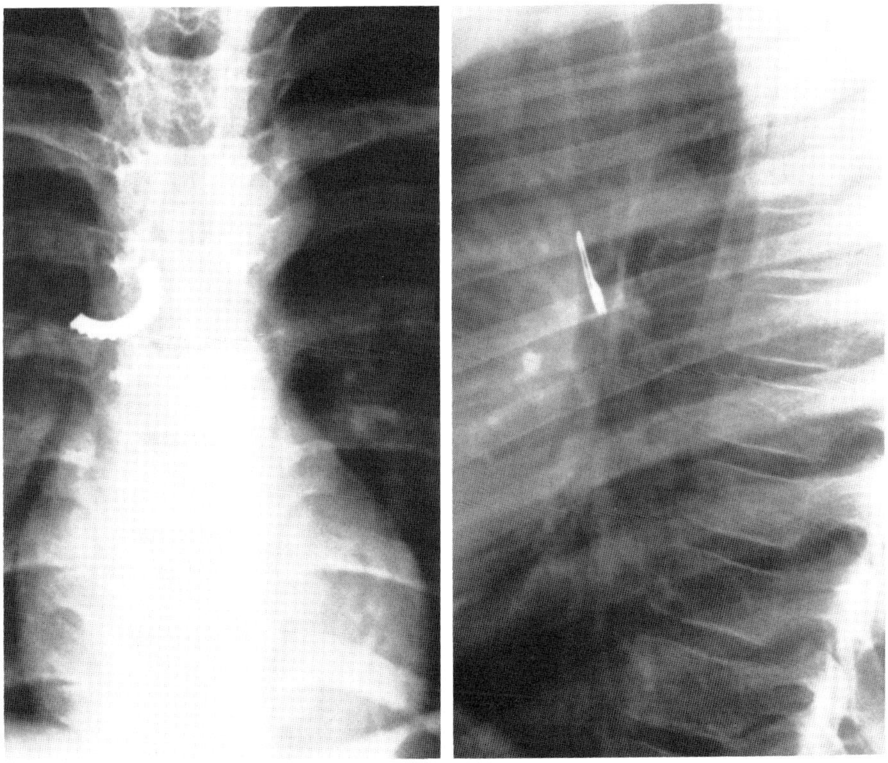

a b

Abb. 10.**15a–b** 12jähriger Junge. Metallischer Fremdkörper im rechten Hauptbronchus.

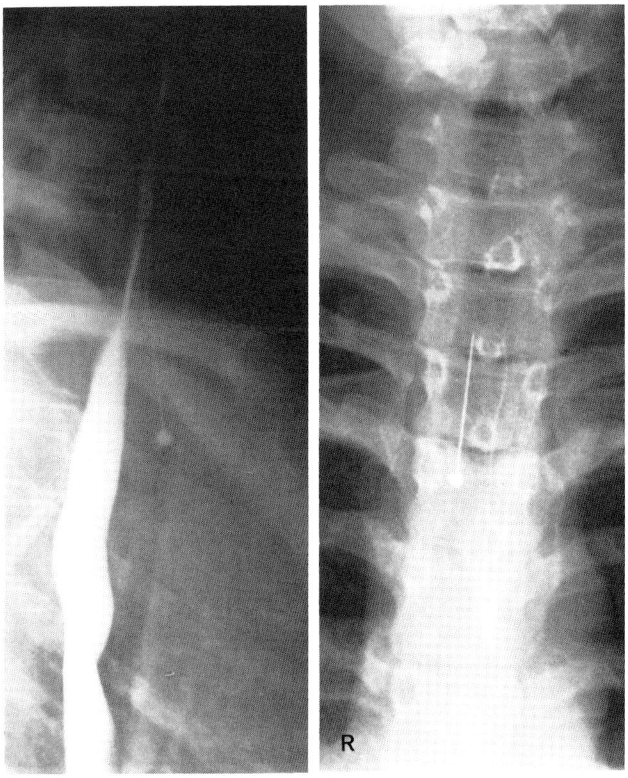

a b

Abb. 10.**16a–b** 25jährige Näherin. Stecknadel mit Glaskopf in der Trachea, mit der Spitze nach oben eingespießt.

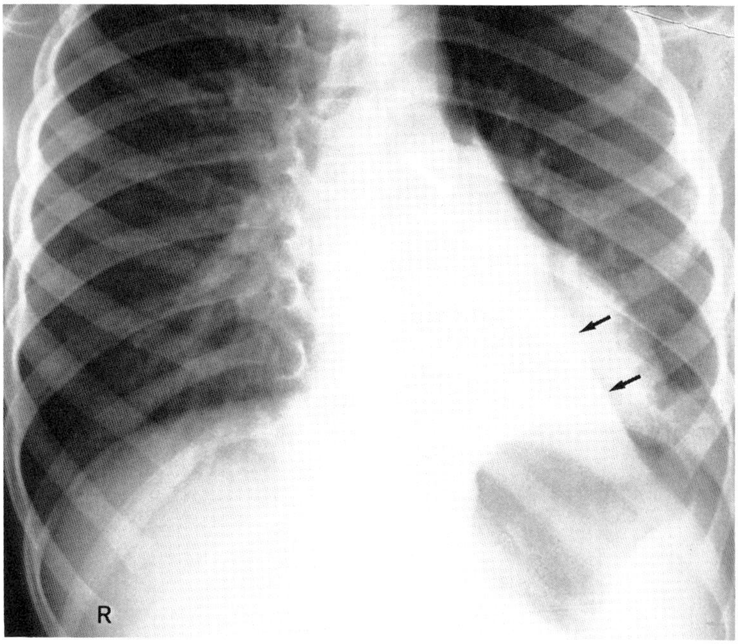

a

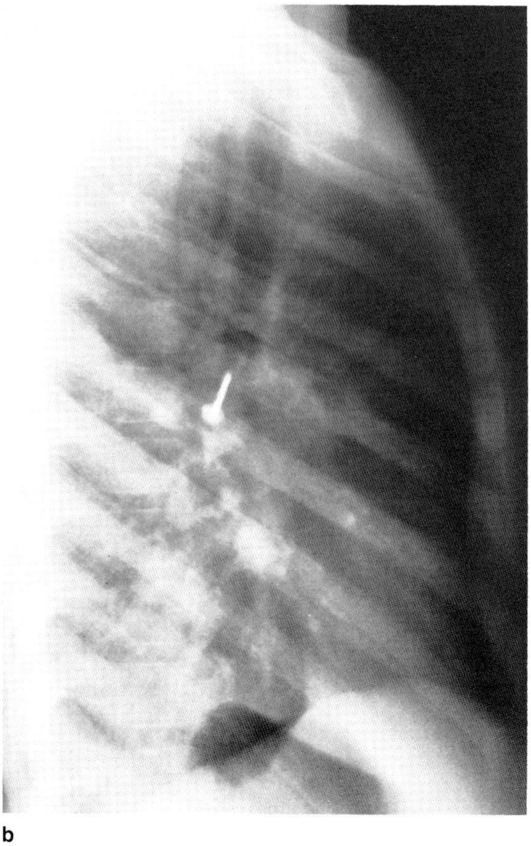

b

Abb. 10.**17a–b** 3½jähriger Junge. Tapeziernagel im linken Hauptbronchus, mit dem Nagelkopf den Unterlappenabgang verschließend. Atelektase des linken Unterlappens (Pfeil).

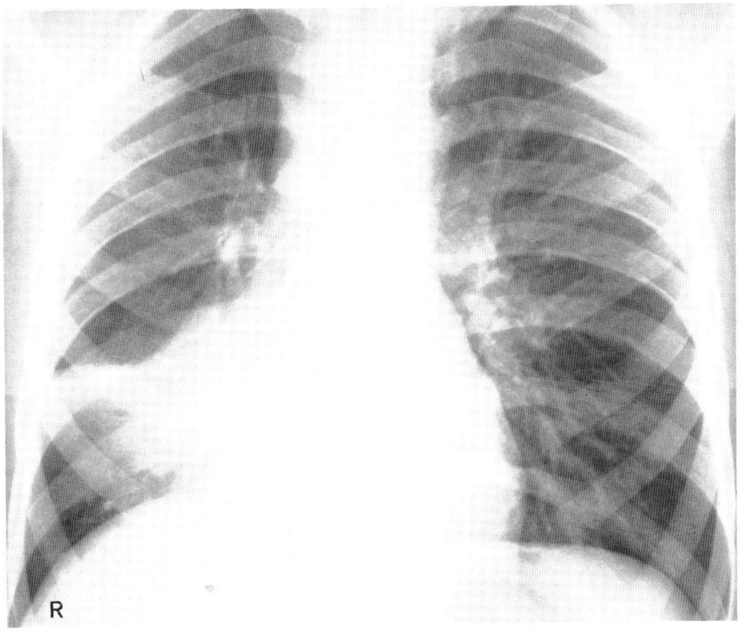

a

Abb. 10.**18a–b** 6jähriger Junge. Spielzeugauto-Achse im Bronchus intermedius. Die Atelektase des Mittellappens zeigt an, daß der Fremdkörper größer sein muß als das sichtbare metallische Teil. Das nicht sichtbare Plastikrad verschließt den Mittellappenabgang.

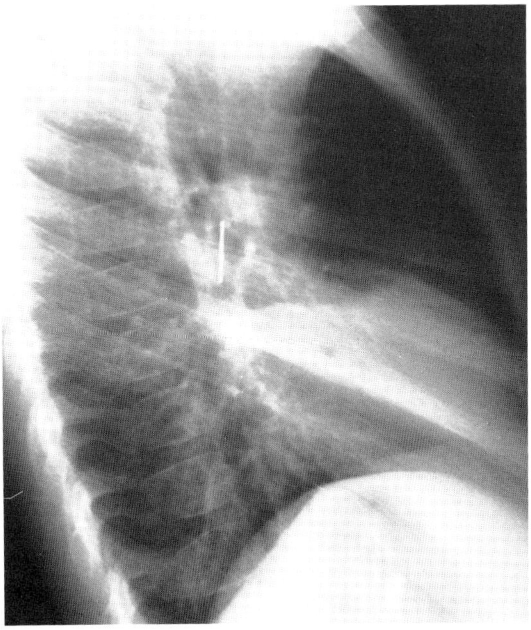

b

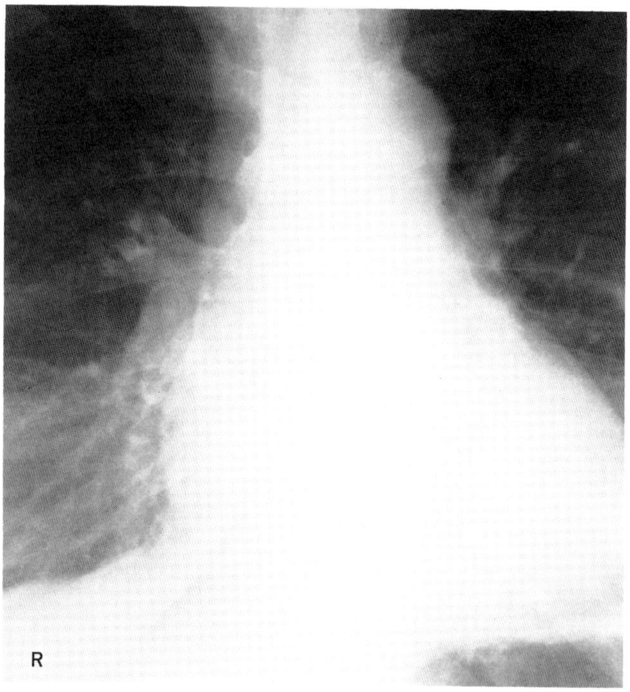

a

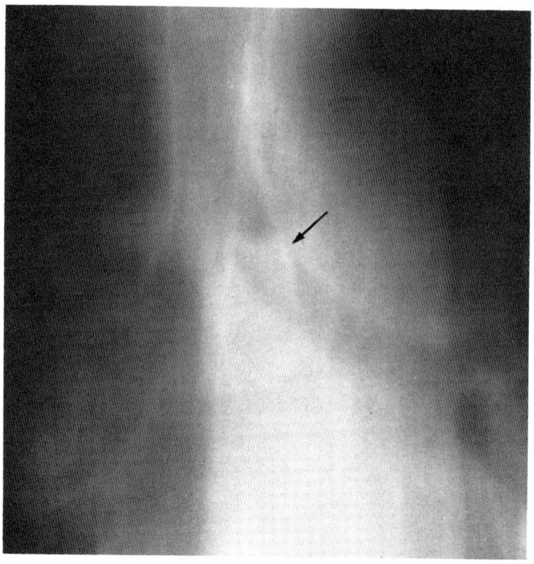

b

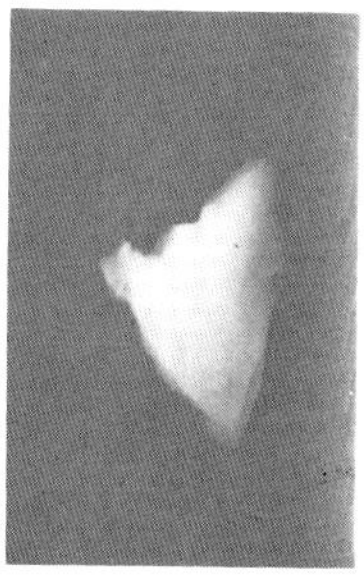

c

Abb. 10.**19** 52jährige Frau. **a** Aspiration eines Knochensplitters, der im Übersichtsbild nicht sichtbar ist. Geringe bronchopneumonische Veränderungen rechts basal, wo der Splitter zuerst saß. **b** Nach weiteren Hustenanfällen tomographische Lokalisation des Splitters im linken Hauptbronchus. **c** Röntgenaufnahme des endoskopisch extrahierten Splitters.

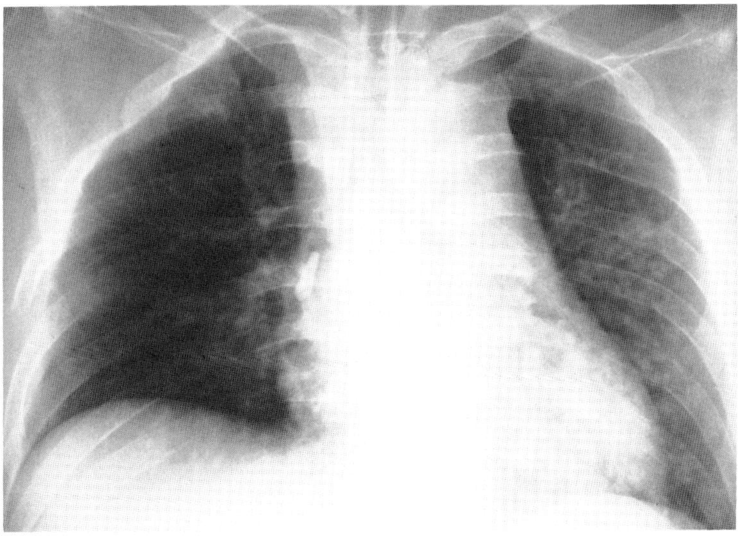

a

Abb. 10.**20** 29jähriger Mann, Auffahrunfall unter Alkoholeinfluß. **a** Aspirierter, ausgeschlagener Zahn im rechten Hauptbronchus. Ausgedehnte Aspirationsherde links. **b** Kontrolle am gleichen Tag zeigt den Zahn im linken Hauptbronchus. Sekuritglassplitter in der linken Thoraxwand (PFeil). Rippenserienfrakturen beidseits.

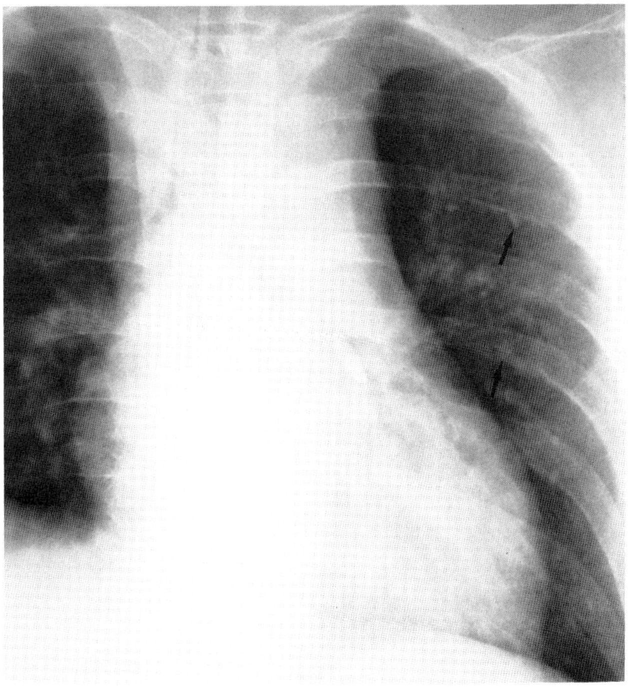

b

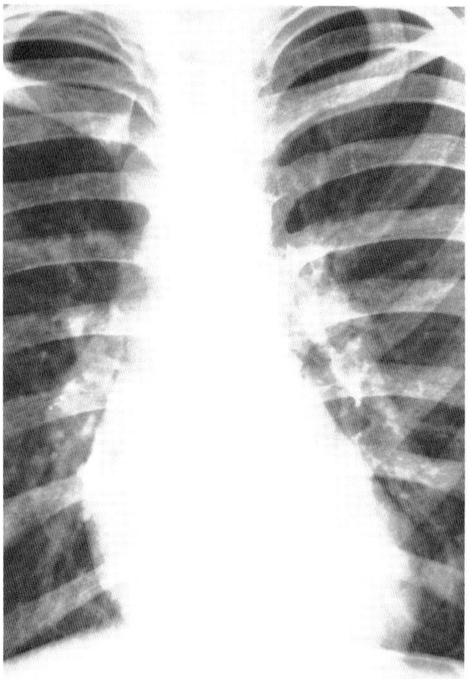

R

a

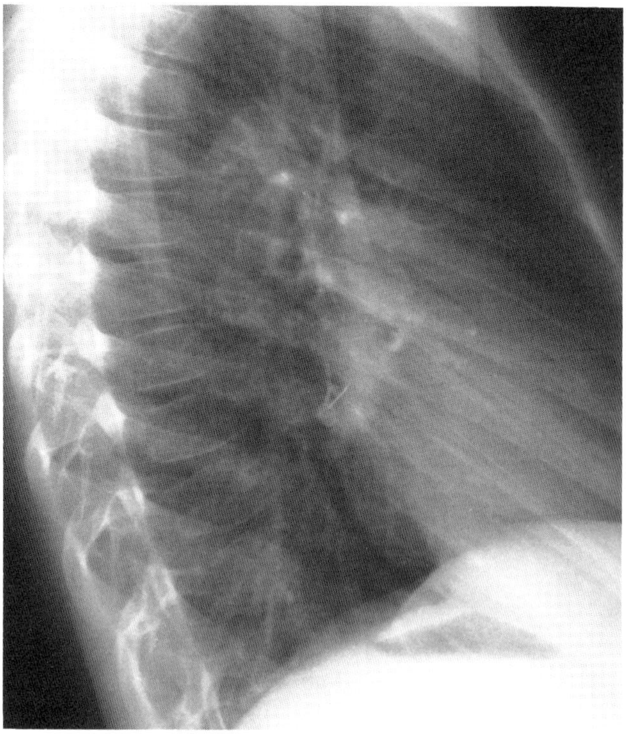

b

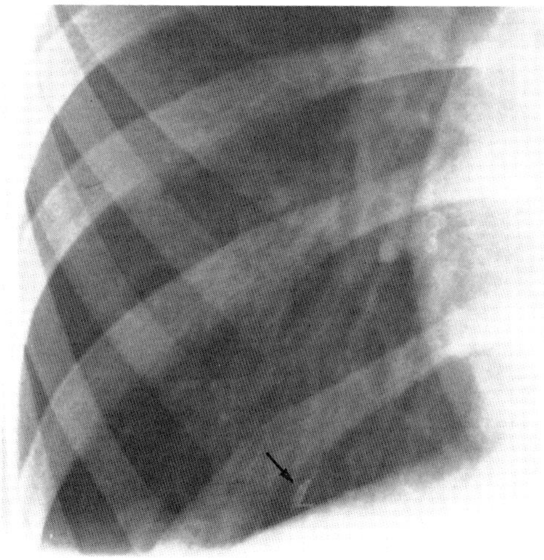

c

Abb. 10.**21** 9jähriger Junge. **a–b** Metallische Musterbeutelklammer im rechten Hauptbronchus. **c** Nach endoskopischer Extraktion abgebrochener Rest der Klammer tief im rechten Unterlappenbronchus.

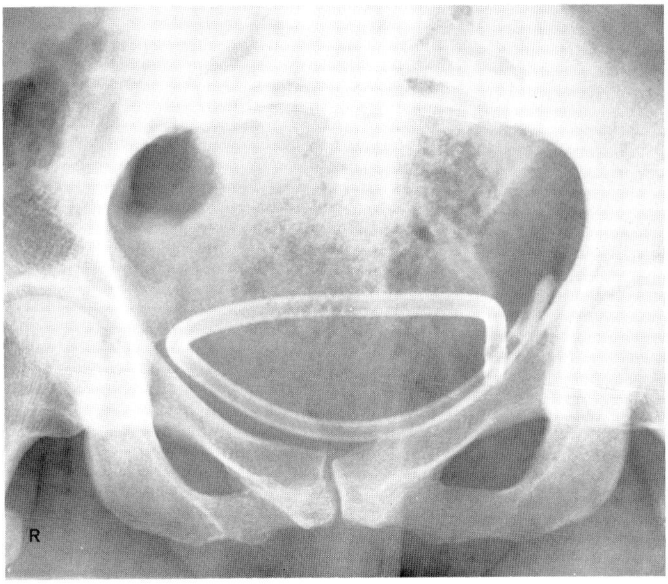

Abb. 10.**22** 35jährige Frau. In der Blase „verschwundener" Katheter.

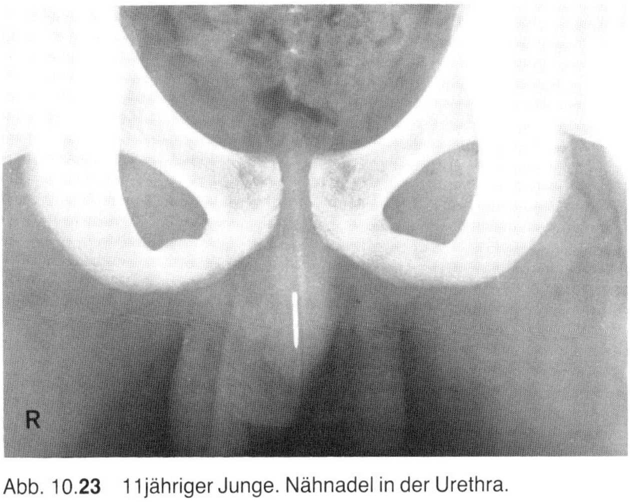

Abb. 10.**23** 11jähriger Junge. Nähnadel in der Urethra.

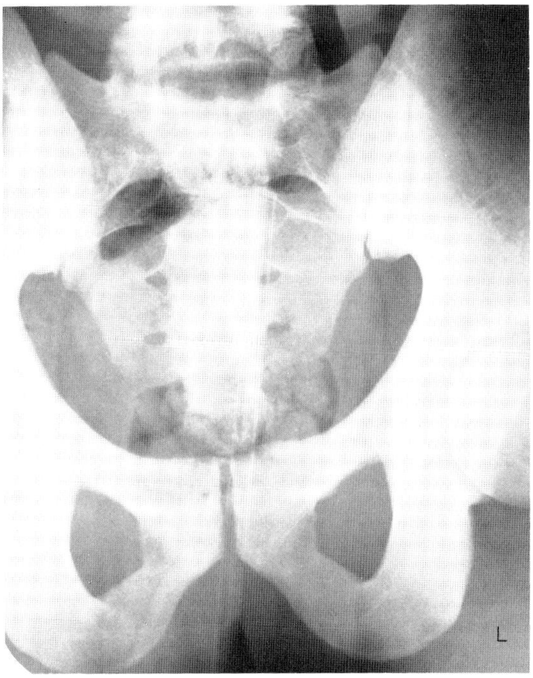

Abb. 10.**24** 22jähriger Student. In Urethra und Blase liegender Bleistift.

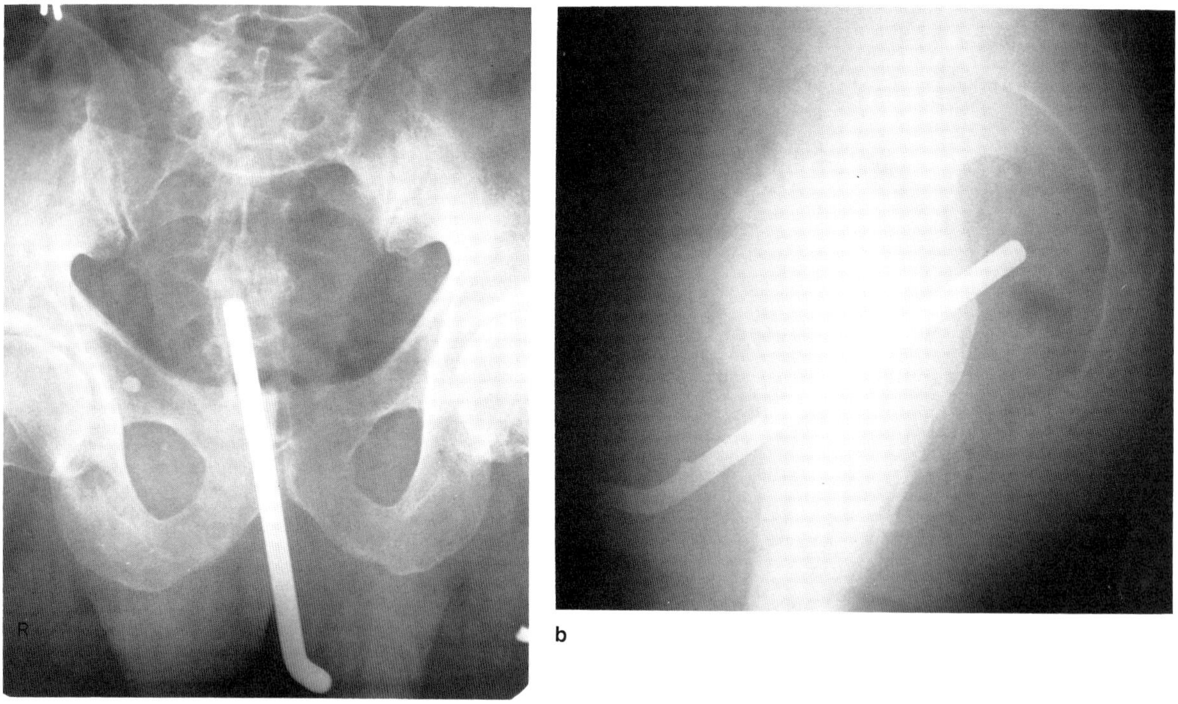

b

a

Abb. 10.**25 a–b** 77jähriger Mechaniker. In Urethra und Blase liegender Metallbolzen.

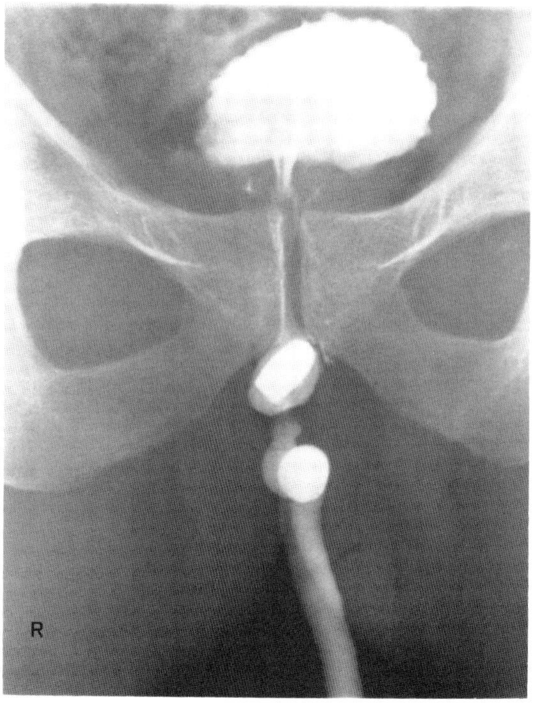

Abb. 10.**26** 41jähriger Mann. 7 Jahre nach Schuß in die Lendengegend. Damals kurze Hämaturie. Immer wieder erschwerte Miktion. Plötzlich Schmerzen und Widerstand bei Miktion. Pistolenkugel in der Harnröhre.

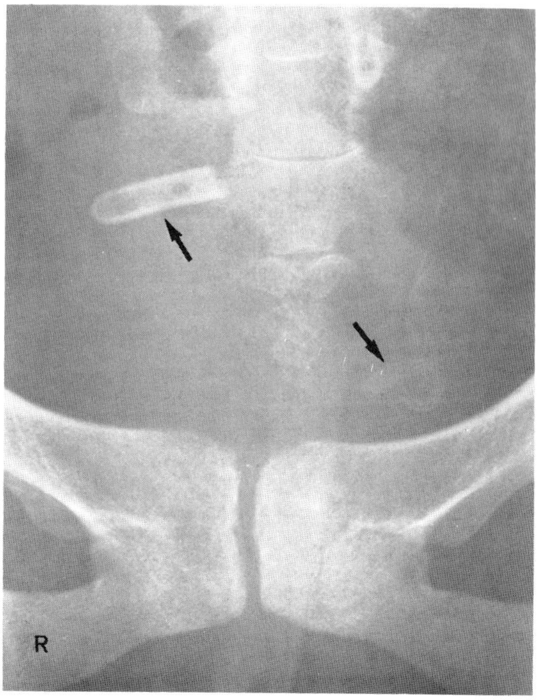

Abb. 10.**27** 25jährige Frau. Abgebrochene Spitze eines Glaskatheters in der Blase.

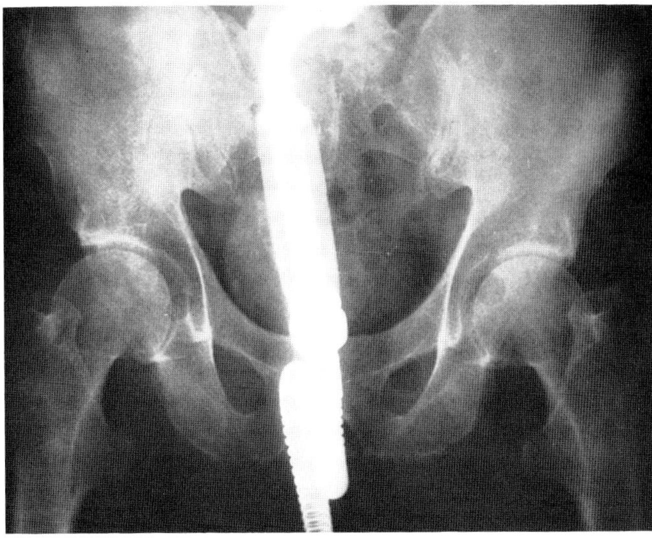

Abb. 10.**28** Handbrause im Rektum.

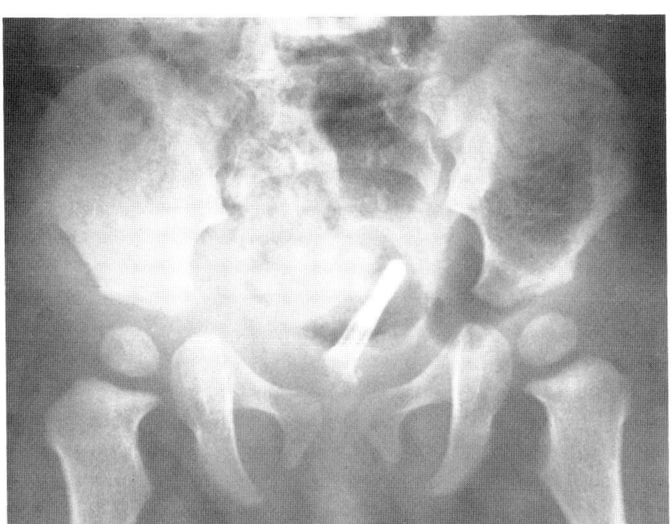

Abb. 10.**29** 10 Monate altes Mädchen. Abgebrochene Spitze eines Fieberthermometers im Rektum.

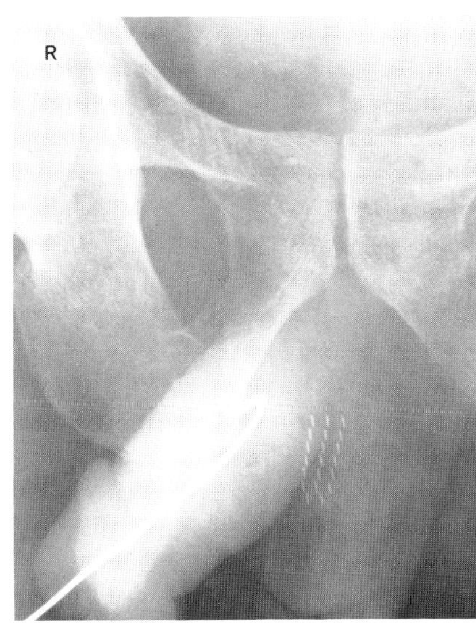

Abb. 10.**30** 57jähriger Mann. Abgebrochenes Vorderteil einer Zahnbürste im hinteren Abschnitt der Urethra. Draht mit umgebogener Spitze (Extraktionsversuch?) im vorderen Abschnitt. Perforation der Urethra mit paraurethralem Abszeß.

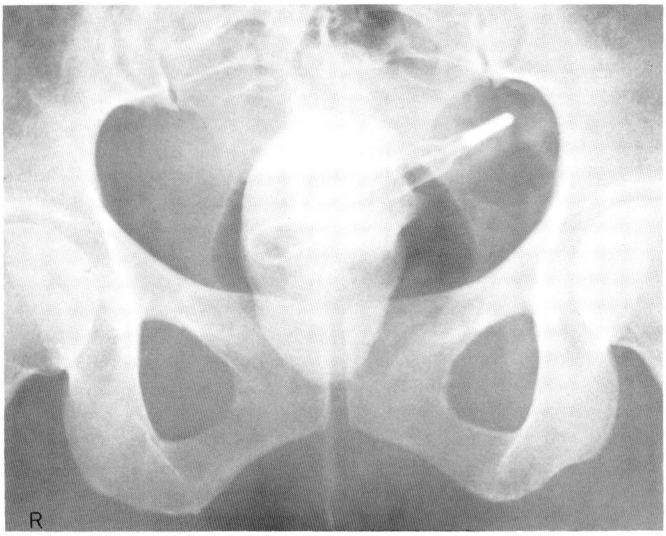

Abb. 10.**31** 29jährige Frau. Fieberthermometer in der Blase. Große Konkrementbildung um den Fremdkörper. Penetration des Thermometers mit der Spitze durch die vordere Bauchwand.

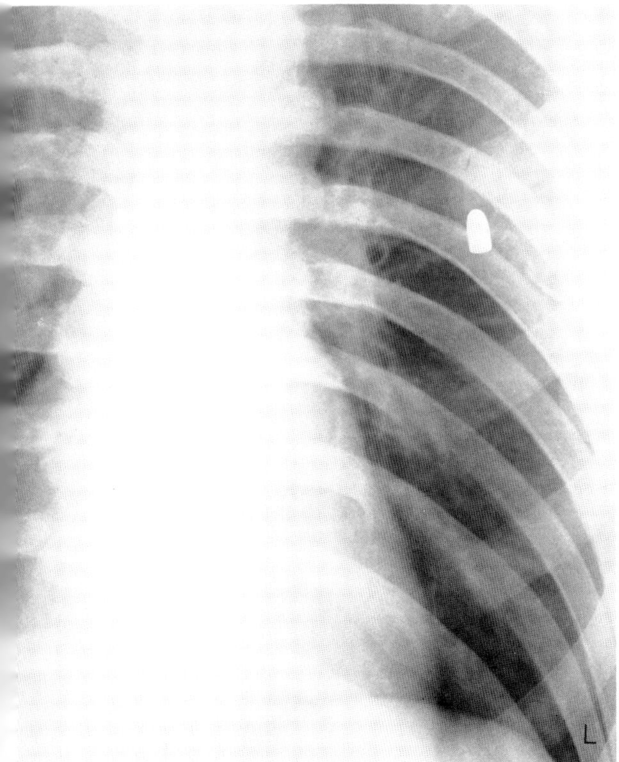

a

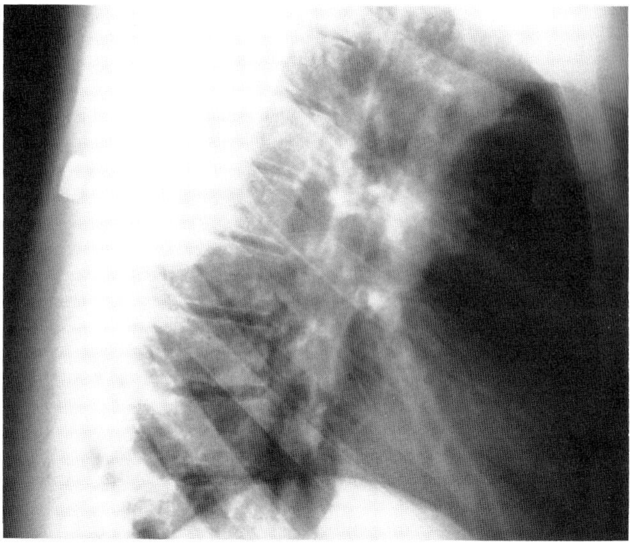

b

Abb. 10.**32a–b** 25jähriger Mann, Suizidversuch, Pistole Kaliber 6,35. Ablenkung eines Geschosses entlang der inneren Thoraxwand. Einschuß in Höhe des linken Herzrandes, Absplitterung an der 5. Rippe, Entfernung des Geschosses dorsal subkutan.

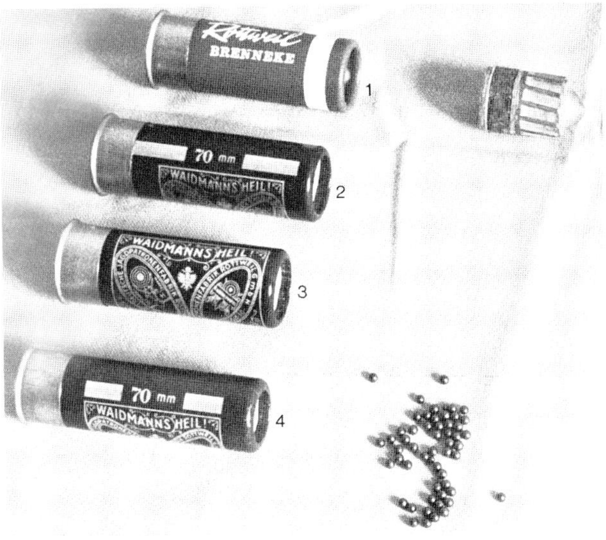

a

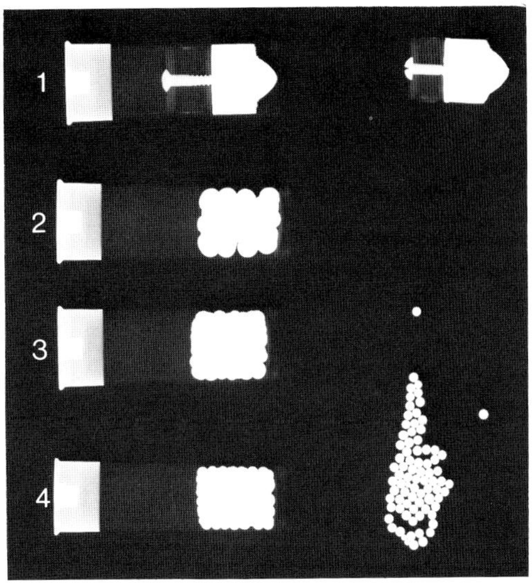

b

Abb. 10.**33** Jagdschrotpatronen: **a** Fotographie, **b** Röntgenbild. 1 = Brenneke (Flintenlaufgeschoß), 2 = Posten 5,6 mm, 3 = Schrot 4 mm, 4 = Schrot 3 mm. Weitere übliche Schrotstärken: 2½ mm.

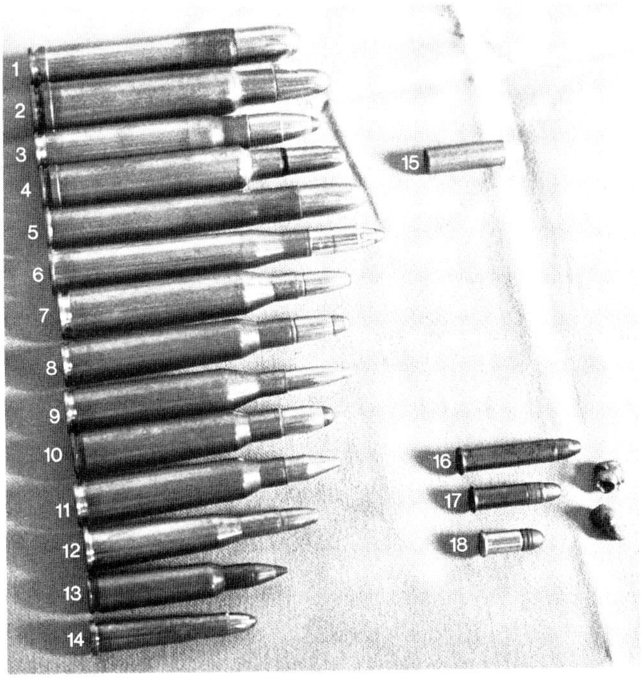

a

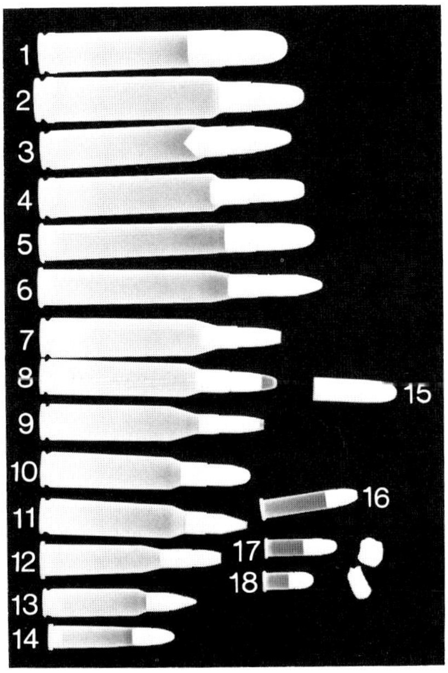

b

Abb. 10.**34** Jagdbüchsenpatronen: **a** Fotographie, **b** Röntgenbild. 1 = Winchester 458 Magnum, 2 = Weatherby 378 Magnum, 3 = Brenneke 9,3 × 64, 4 = Weatherby 300 Magnum, 5 = RWS 9,3×74 R, 6 = Gehmann 7×75 R Sup Expr., 7 = RWS 6,5×68, 8 = 270 Winchester, 9 = vom Hofe 5,6 Sup Expr., 10 = RWS 7×57, 11 = RWS 6,5×57, 12 = RWS 5,6×52 R, 13 = 222 Rem,. 14 = 22 Hornet, 15 = 8,57 J Teilmantelgeschoß, 16 = 22 Magnum, 17 = 22 lang, 18 = 22 kurz (16–18 = Randfeuerpatronen, Kal. 5,62).

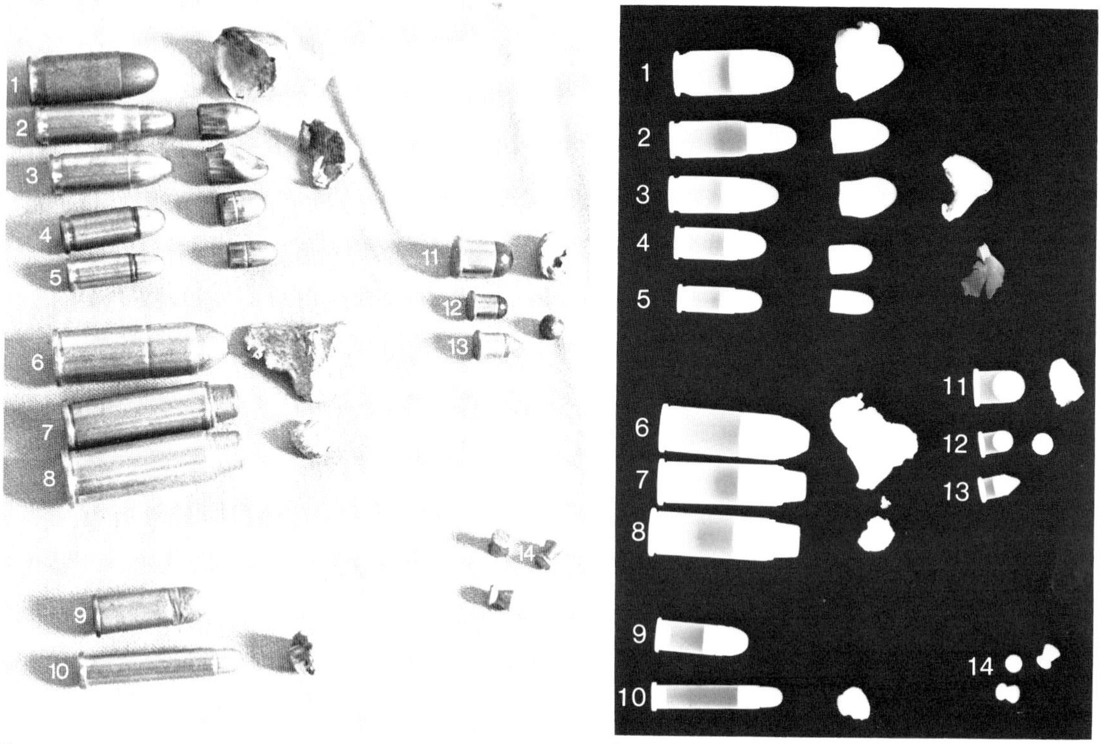

a b

Abb. 10.**35** Pistolen- und Revolverpatronen, Flobertpatronen und Luftgewehrkugeln: **a** Fotographie, **b** Röntgenbild. Pistolenpatronen: 1 = Kal. 45 ACP (11,5 mm), 2 = Mauser 7,63 mm, 3 = 9 mm Parabellum, 4 = 7,65 mm, 5 = 6,35 mm; Revolverpatronen: 6 = Kal. 45 Colt MM, 7 = Kal. 41 Magnum, 8 = Kal. 44 Rem. Magnum, 9 = Kal. 320, 10 = Kal. 5,7 Velo Dog.; Flobertpatronen: 11 = 9 mm rund, 12 = 6 mm rund, 13 = 6 mm spitz; 14 = »Diabolo«-Luftgewehrkugeln.

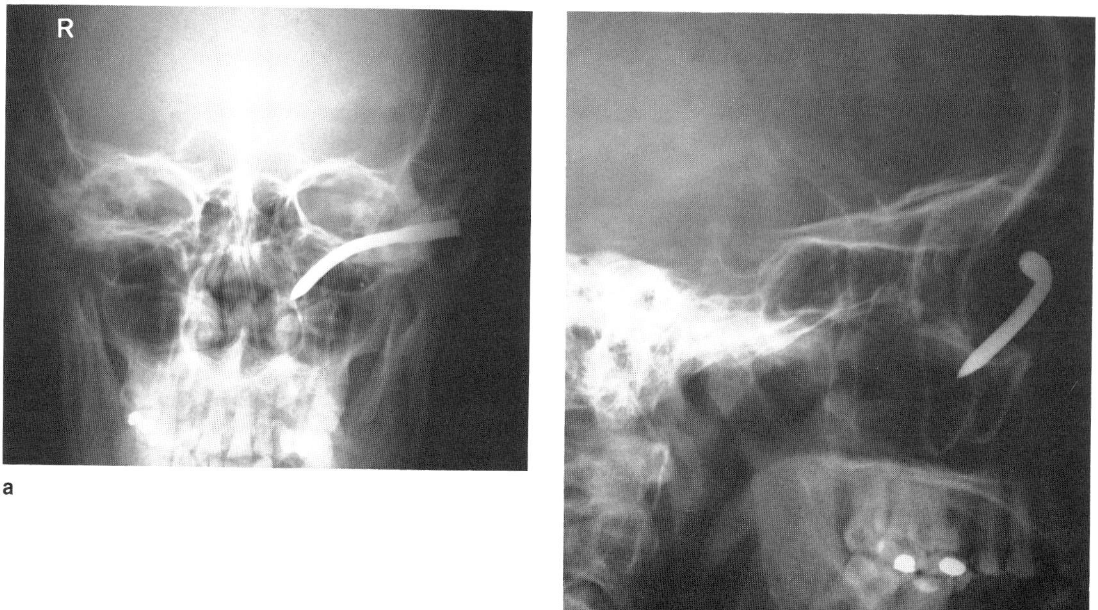

a b

Abb. 10.**36 a–b** 37jähriger Mann, Suizidversuch. Bolzenschußverletzung der linken Orbita und Kieferhöhle. Doppelte Perforation des Bulbus. Bolzen wurde operativ entfernt. Auge konnte erhalten werden. Visus auf Wahrnehmung von Lichtschein beschränkt.

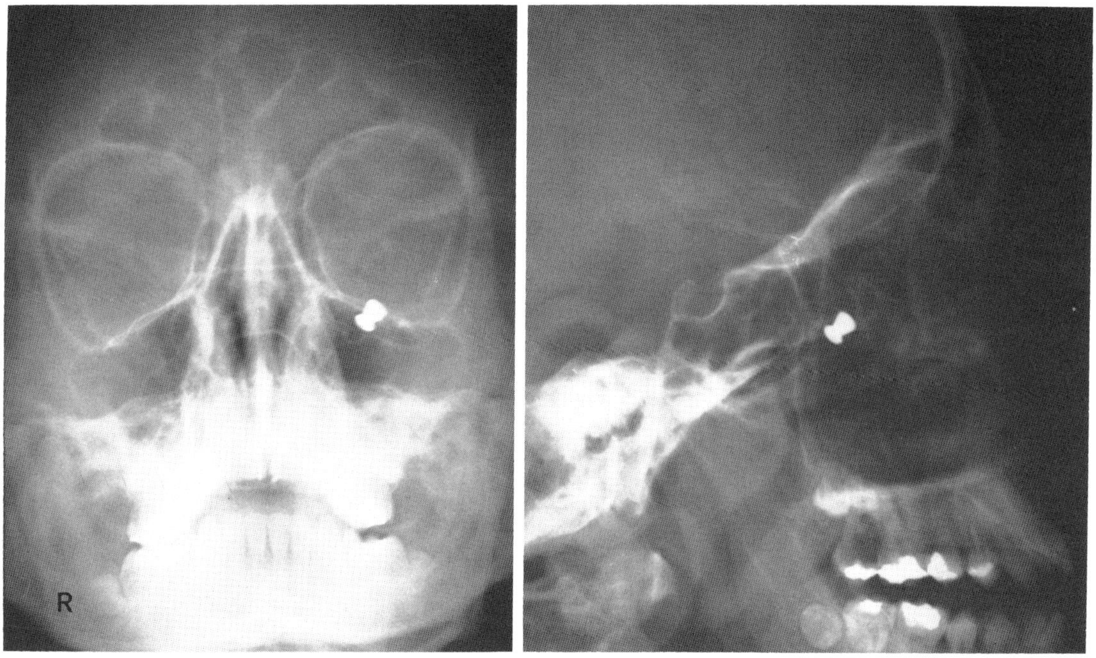

a b

Abb. 10.**37a–b** 14jähriger Junge. »Diabolo«-Luftgewehrkugel in der linken Orbita dorsobasal. Doppelte Perforation des Bulbus. Wegen Glaskörper- und Uveaprolaps Enukleation.

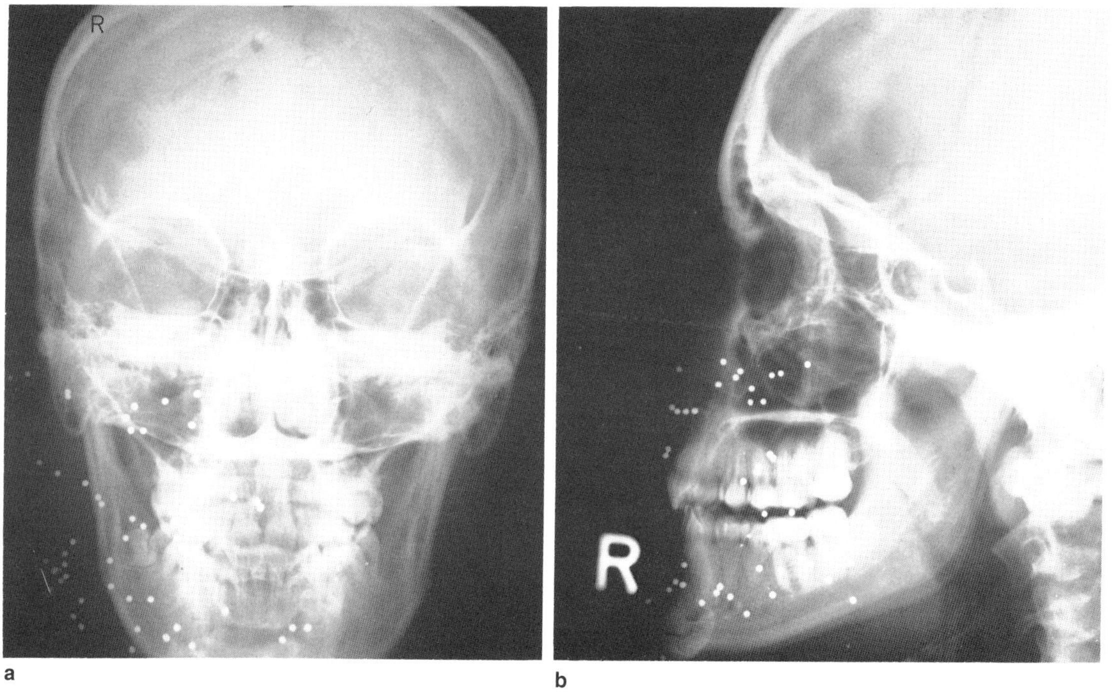

a b

Abb. 10.**38a–d** 16jähriges Mädchen, Unfall. Schrotschußverletzung der Gesichts- und Halsweichteile durch sog. Vogeldunst.

Abb. 10.**38c–d** ▶

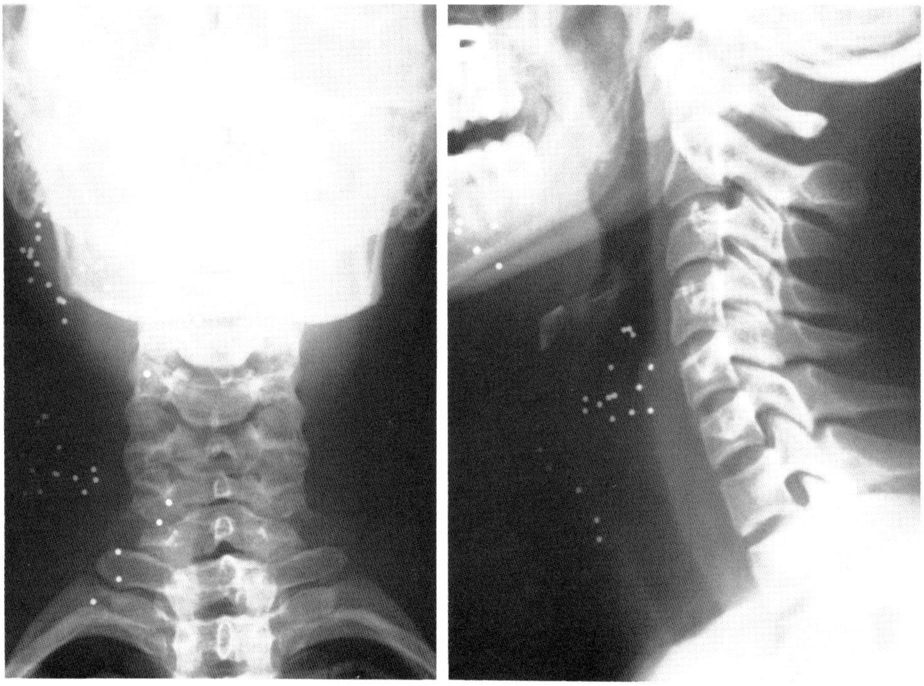

Abb. 10.**38 c** d

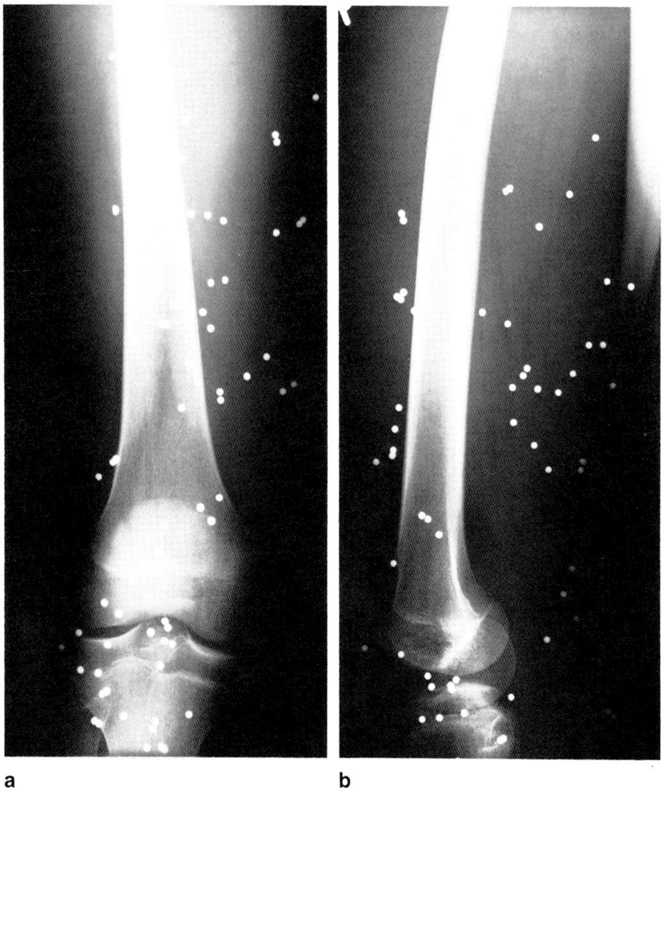

a b

Abb. 10.**39 a–b** 13jähriger Junge, als Treiber von Jäger angeschossen. Jagdschrotverletzung am rechten Oberschenkel. Die Frage nach Schrotkugeln im Gelenk wird am besten mit stereoskopischen Aufnahmen gelöst, eventuell unter zusätzlicher Luftfüllung des Gelenkes.

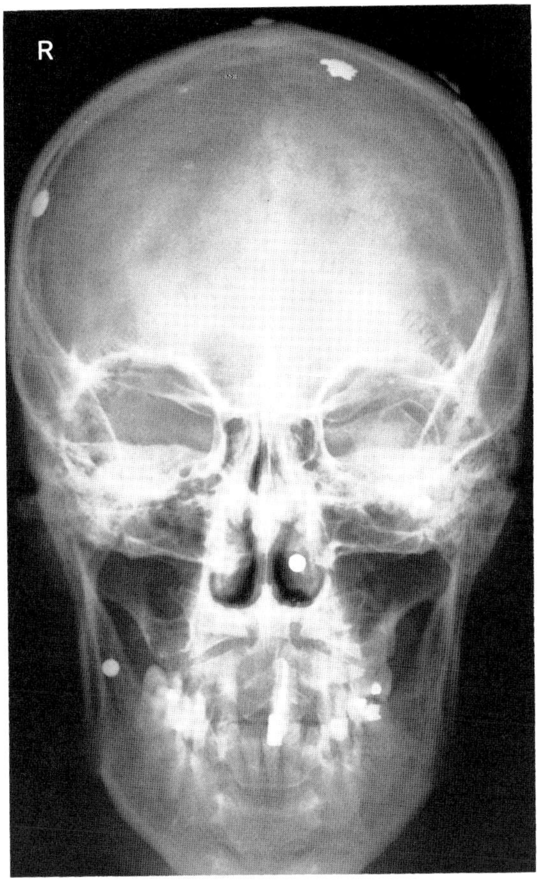

a

Abb. 10.**40 a–b** Am Schädelknochen abgeplattete Schrotkugeln. Nebenbefund: Bulbusprothese links.

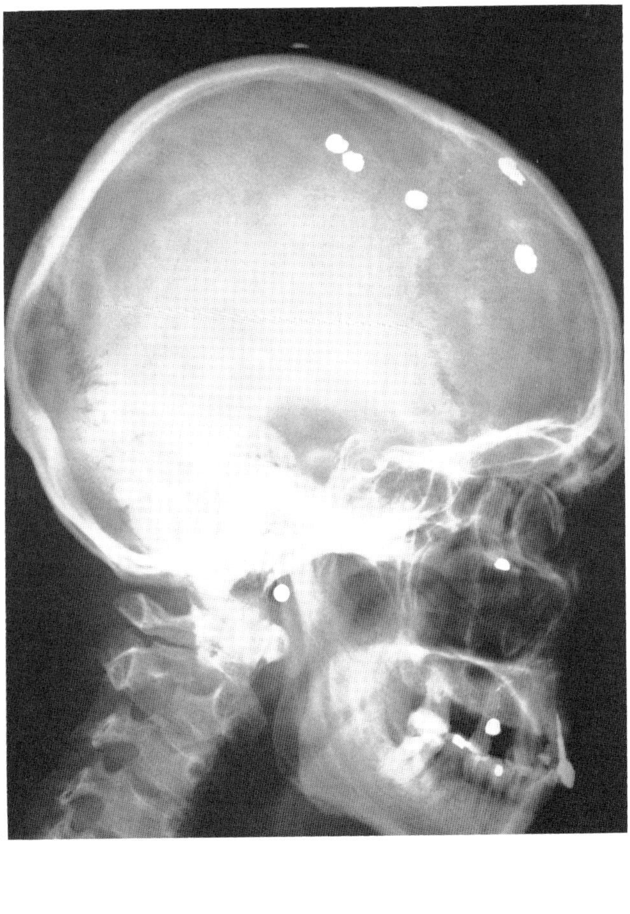

b

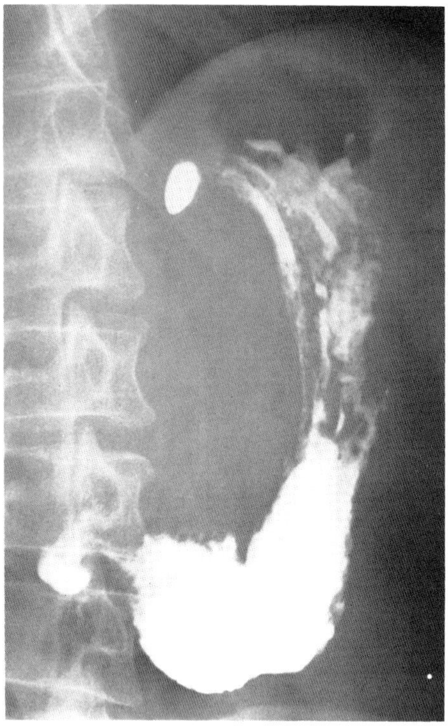

a

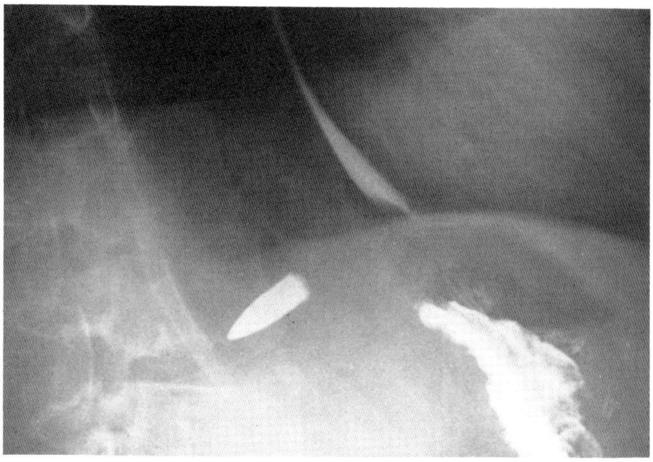

b

Abb. 10.**41a–b** 43jähriger Mann, Kriegsverletzung im Alter von 18 Jahren. Steckschuß in der linken Zwerchfellhälfte dorsal paravertebral. Keine Pulsation des Gewehrprojektiles.

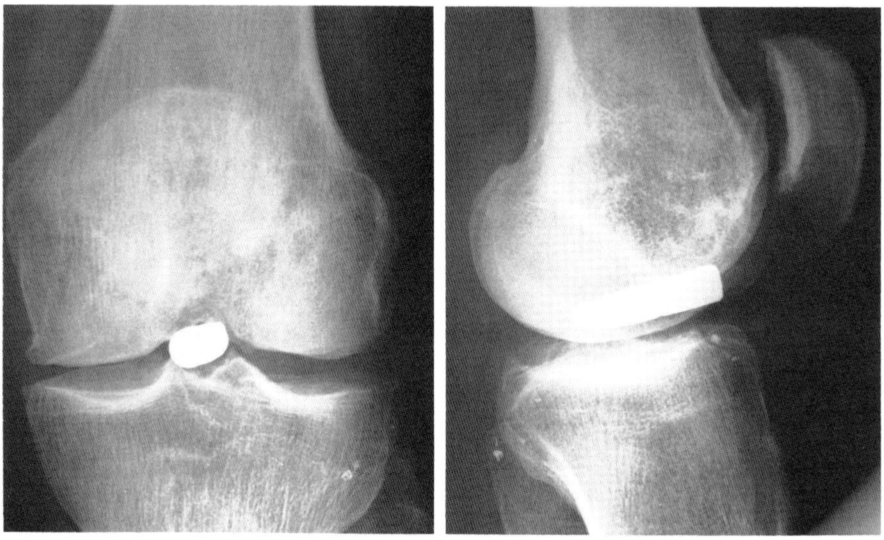

a b

Abb. 10.**42a–b** 62jähriger Mann, alte Kriegsverletzung. Gewehrgeschoß mitten im Kniegelenk.

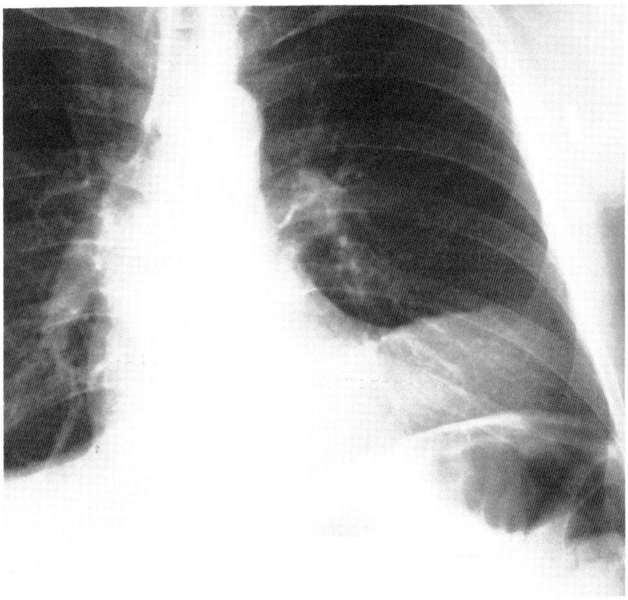

a

Abb. 10.**43a–c** 42jähriger Mann, Kriegsverletzung. Stecksplitter in der Herzspitze. Splitter im p.-a. Übersichtsbild wegen der pulsatorischen Verwischung und Überlagerung mit dem Herz-Zwerfell-Schatten überhaupt nicht sichtbar. Im Tomogramm werden durch pulsatorische Verschiebung zwei Splitter vorgetäuscht. Starke Verschwielung im Verlauf des Schußkanals.

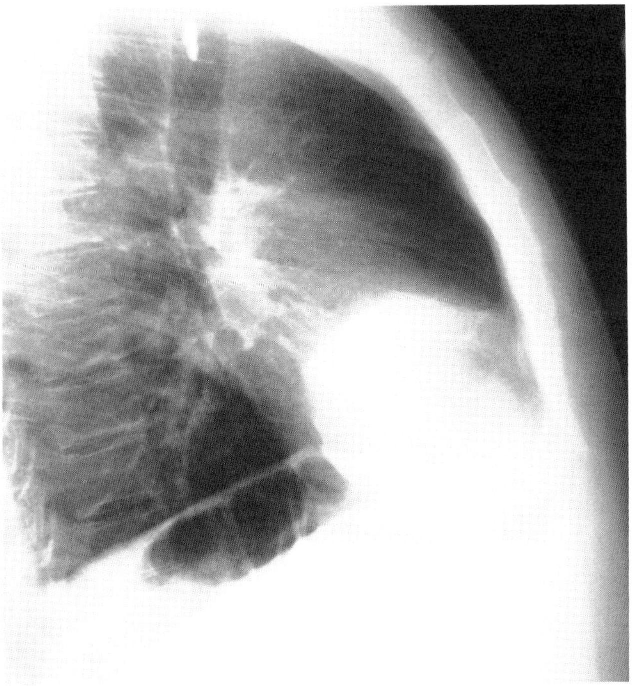

b

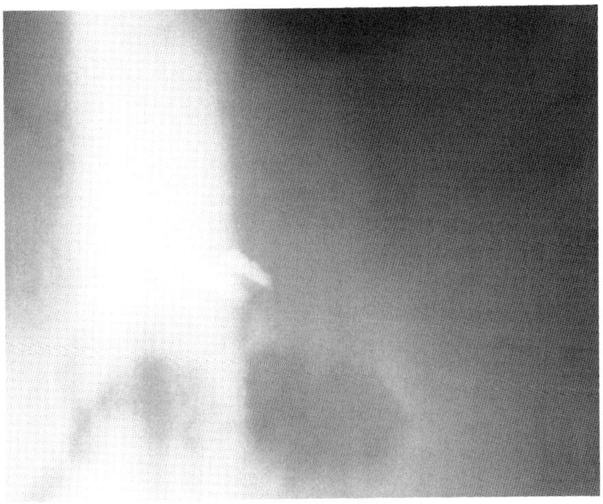

c

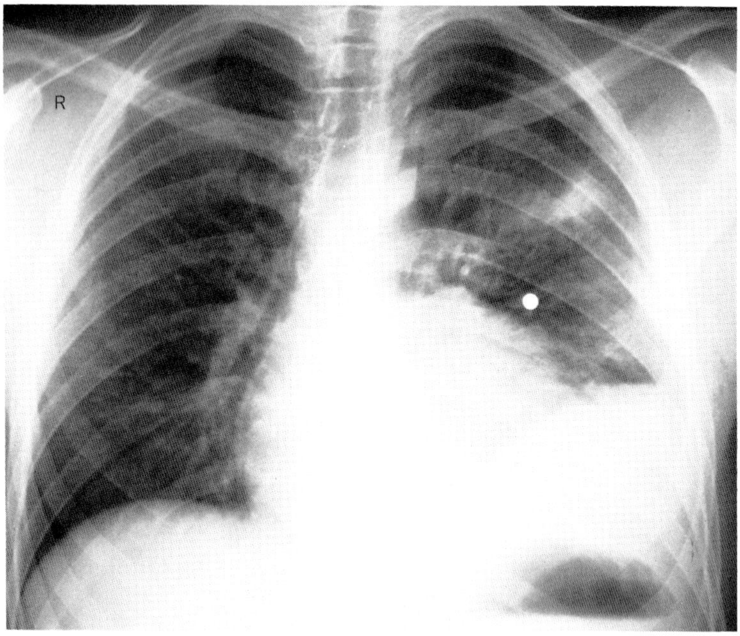

a

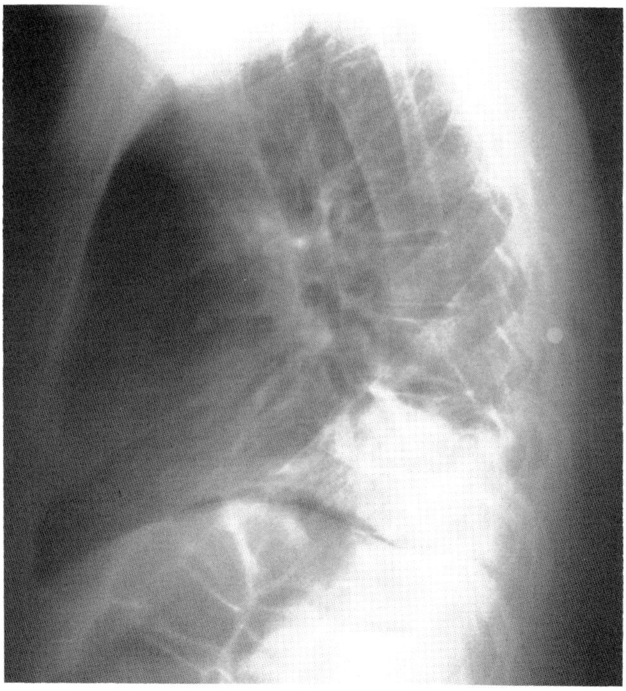

b

Abb. 10.**44a–b** 19jähriger Mann, Suizidversuch mit Randfeuerpatrone aus umgebauter Luftpistole. Lungendurchschuß mit Blutung in die Lunge und Hämatothorax. Einschuß vorn, Geschoßlage dorsal subkutan.

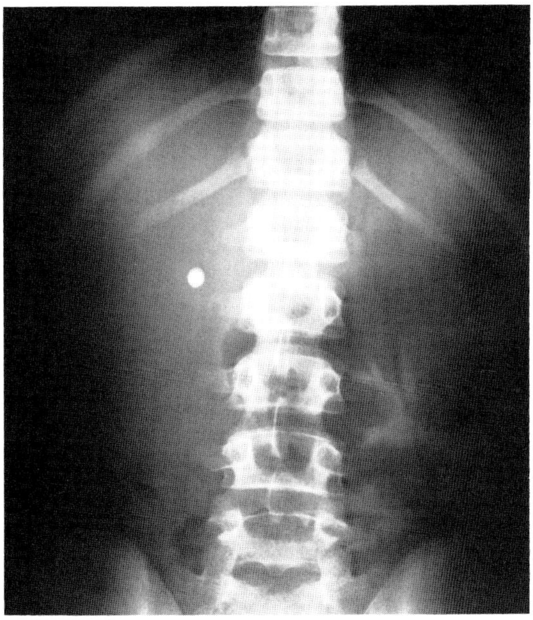

Abb. 10.**45** 11jähriger Junge, beim Spielen mit dem Gewehr vom Vater in den Bauch geschossen. Peritoneale und retroperitoneale Blutung bei Bauchschuß. Einschuß von vorn, durch Leber, Gallengänge und Nebenniere. Geschoß dorsal subkutan entfernt.

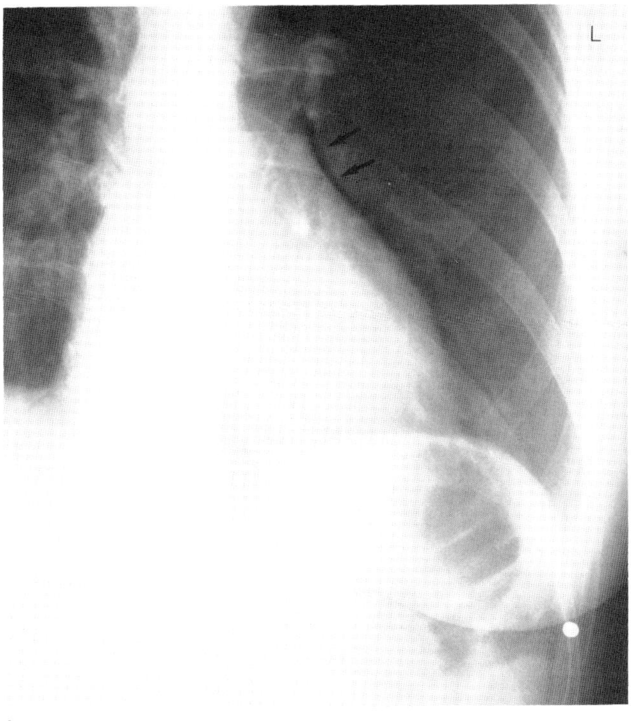

a

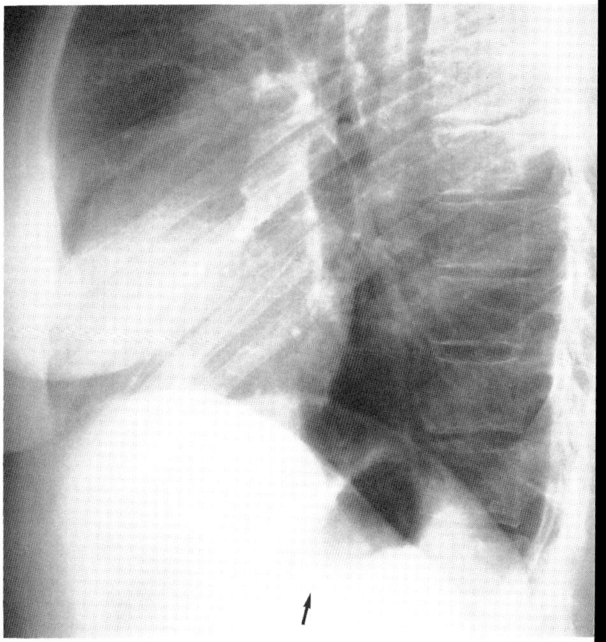

b

Abb. 10.**46a–b** 43jährige Frau. Schußverletzung mit „Diabolo"-Luftgewehrkugel. Einschuß links supraklavikulär. Nachts Schmerzen in der Herzgegend. Röntgenaufnahme am folgenden Tage: Kugel im linken Pleurasinus. Feiner Pneuspalt mediastinal. Winkelerguß.

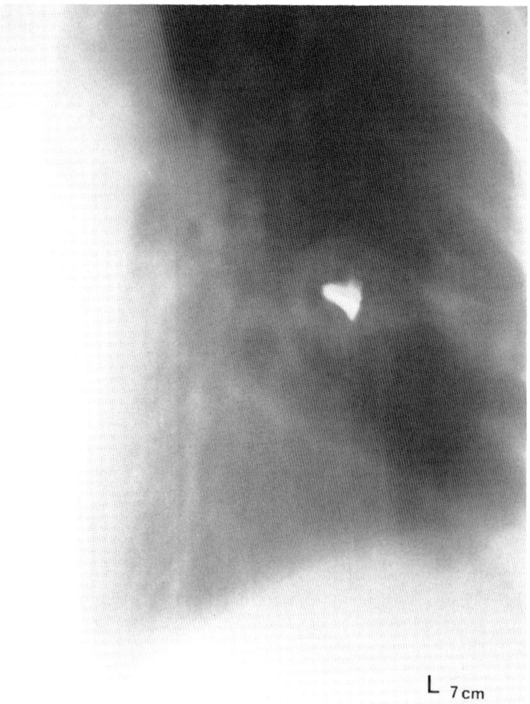

Abb. 10.**47** 33jähriger Mann. Abszeßbildung um einen Stecksplitter im linken Lungenunterlappen.

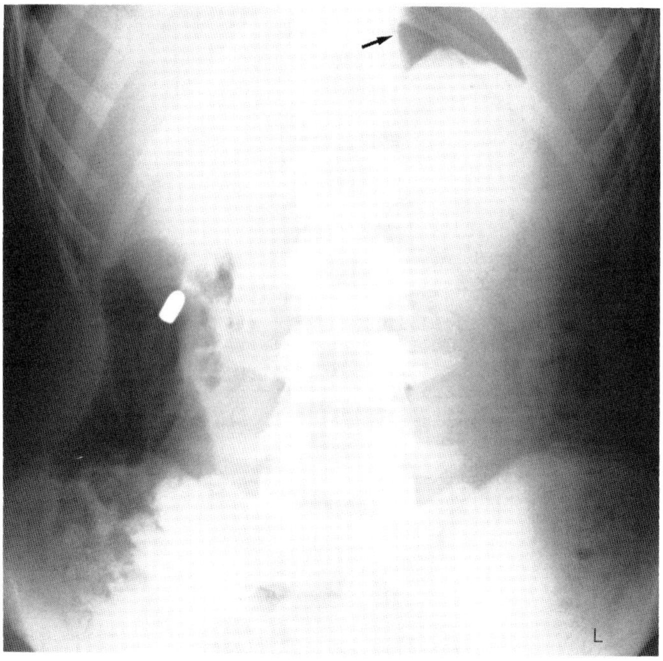

Abb. 10.**48** 15jähriger Junge, Unfall beim Spielen mit einer Pistole. Bauchschuß von vorn. Perforation des Bulbus duodeni, Hämatom im Mesokolon. Freie Luft in der Bauchhöhle (Pfeil), Hämatomverschattung im Mitelbauch und retroperitoneal rechts. Geschoß dorsal subkutan palpabel und entfernt.

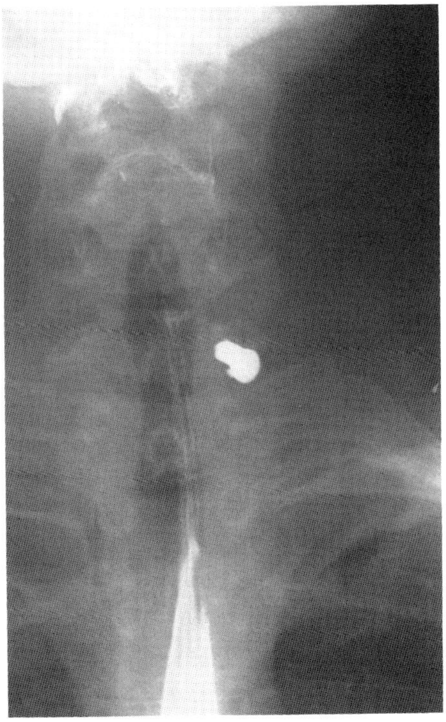
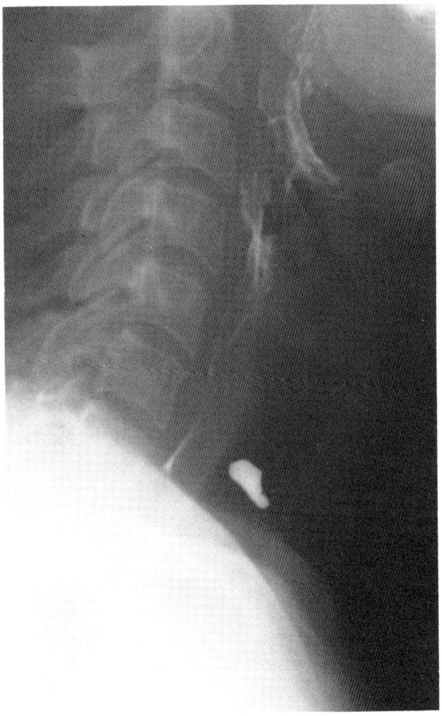

Abb. 10.**49 a** **b**

▲
Abb. 10.**49 a–b** 32jähriger Mann, bei Raubüberfall angeschossen. (In solchen Fällen das Geschoß für die Kriminalpolizei sicherstellen!) Schußverletzung des linken Schilddrüsenlappens. Einschuß von seitlich mit Verletzung des Nervenplexus und vorübergehender Lähmung des linken Armes. Geschoß operativ aus dem linken Schilddrüsenlappen entfernt.

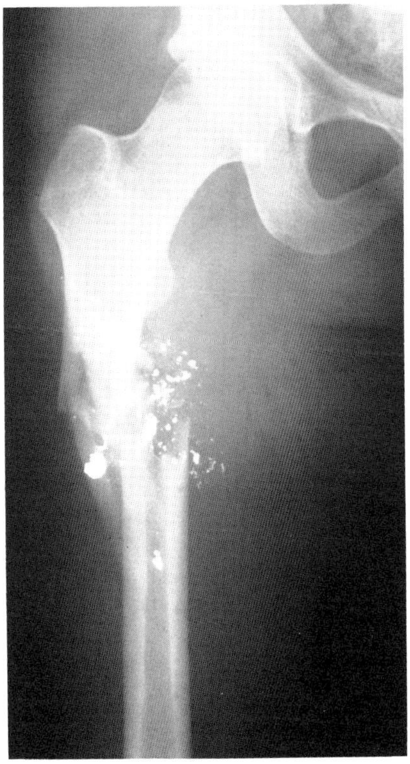

Abb. 10.**50** 28jährige Frau, mit geladenem Gewehr im Auto unvorsichtig hantiert. Schußfraktur des rechten Oberschenkels, Kal. 22 lang. ▶

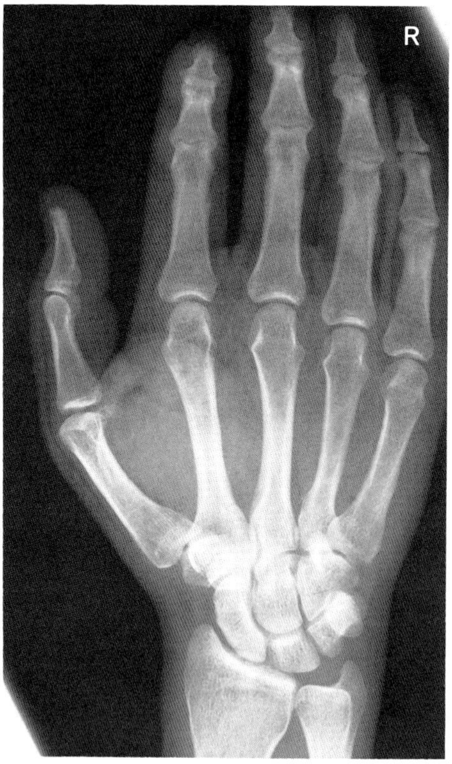

Abb. 10.**51** 32jähriger Mann. Nahschuß mit Gaspistole in die Hohlhand. Schmauchhöhle mit Gasausläufern entlang der Sehnenscheiden, besonders an der Streckseite des Daumens.

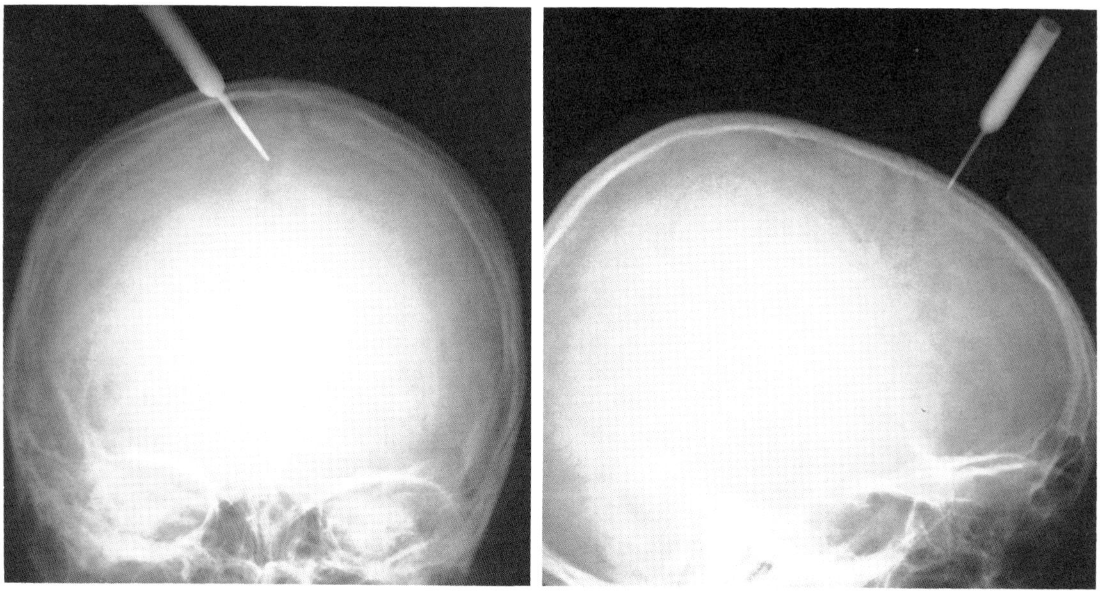

a b

Abb. 10.**52a–b** 13jähriger Junge. Beim Indianerspielen von Pfeil am Kopf getroffen. Pfeilspitze in der Kopfschwarte. Röntgenologisch und operativ keine Knochenverletzung.

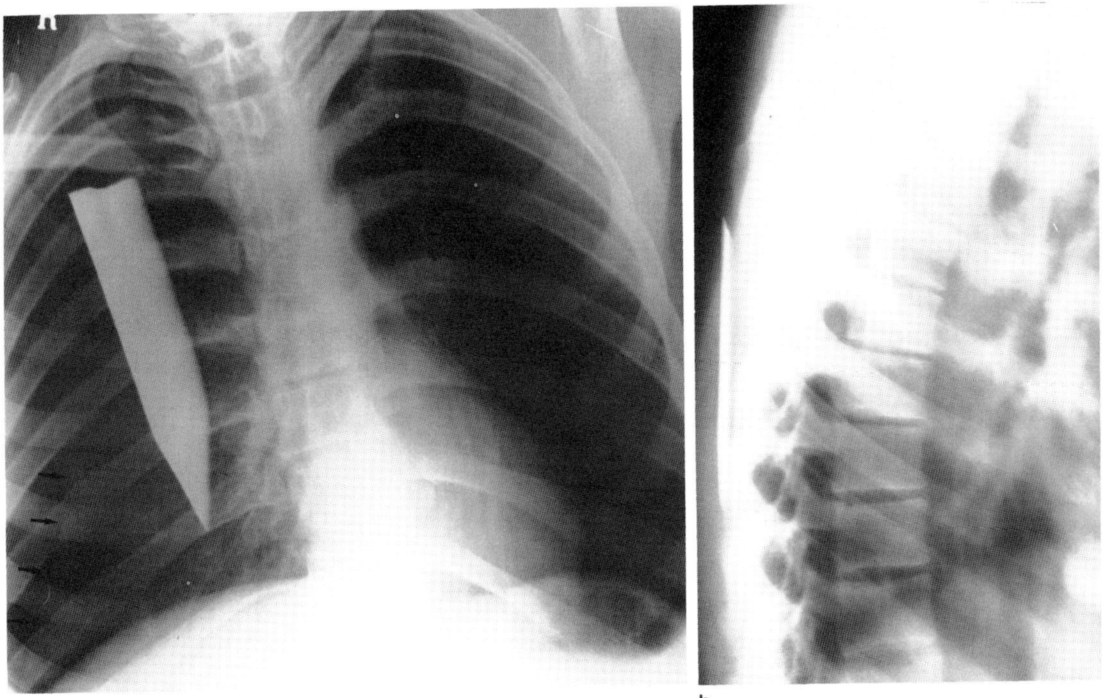

a b

▲
Abb. 10.**53 a–b** 28jähriger Mann. Messerstichverletzung. Abgebrochene Klinge in den Weichteilen der hinteren rechten Thoraxseite. Pneumothorax, geringes Weichteilemphysem rechts supraklavikulär.

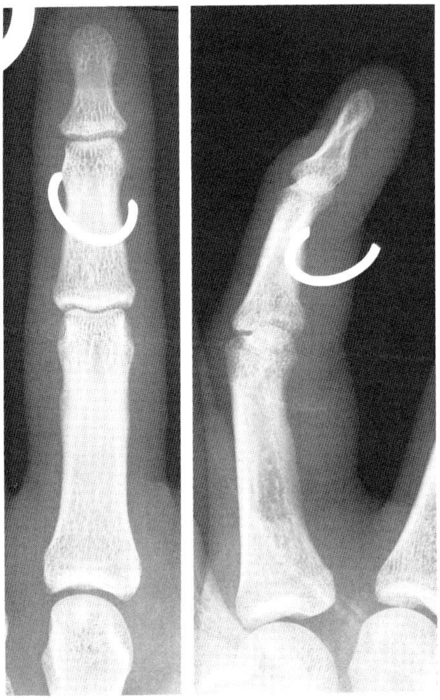

a b

Abb. 10.**54 a–b** 19jähriger Mann. Arbeitsunfall. Abgebrochener Sprengring in den palmaren Weichteilen des linken Mittelfingers. Die Darstellung in zwei Ebenen gibt Auskunft über eine eventuelle Knochenbeteiligung, über den von außen nicht sichtbaren Fremdkörperanteil, und oft auch Hinweise zur schonenden Entfernung des Fremdkörpers. ▶

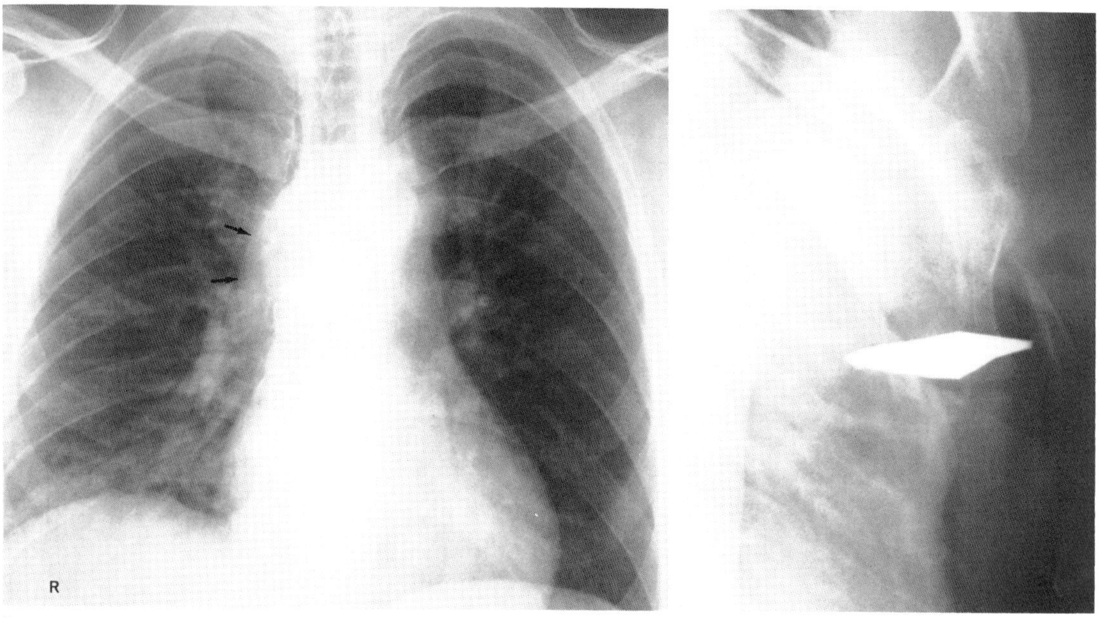

a b

Abb. 10.**55a–b** 49jähriger Mann. Arbeitsunfall. Durchs Sternum eingedrungenes, von einer Maschine abgesprengtes Metallstück. Röntgenologisch Verdacht auf paraaortales Hämatom im Bereich der Aorta ascendens. Entfernung durch transsternale Thorakotomie. Splitter steckte in der Aorta ascendens. Dieser Fall mag als Beispiel dafür dienen, wie richtig es ist, Splitter nicht gleich am Unfallort herauszuziehen! (Operation: Prof. Dr. *Overbeck*).

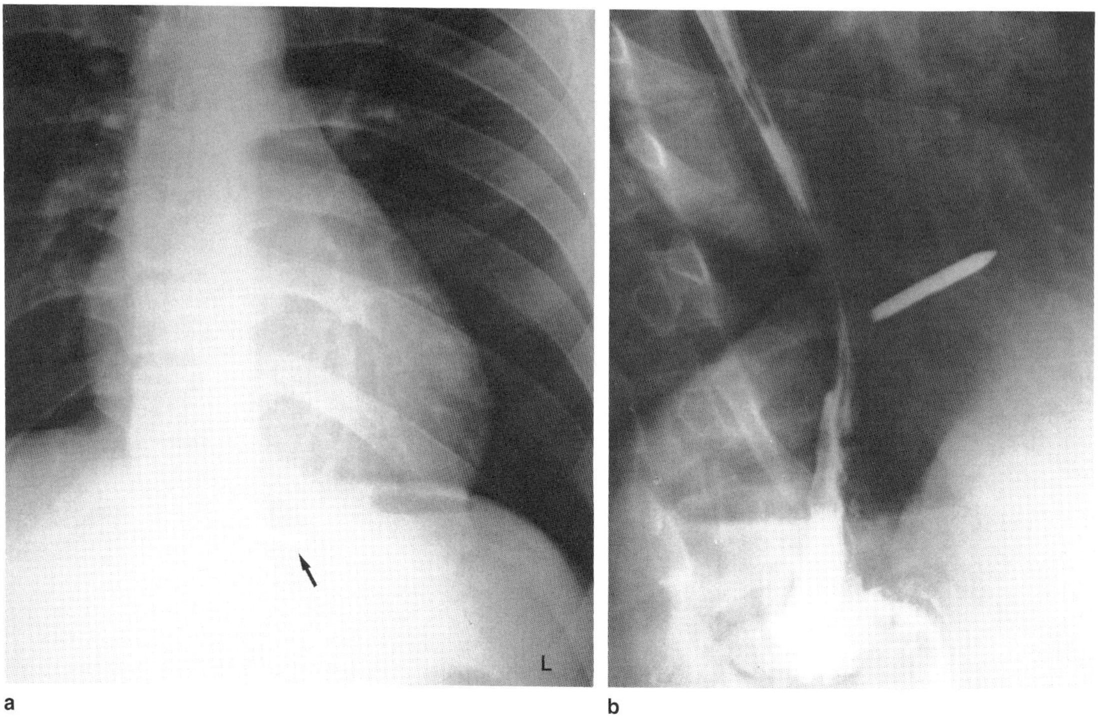

a b

Abb. 10.**56a–b** 20jähriger Mann, Arbeitsunfall. Beim Einbolzen von Fensterrahmen vom Beton abgeprallter und lateral epigastrisch eingedrungener Metallbolzen. Bolzen jetzt im Zwerchfell. Operativ keine Perforation, keine Milzverletzung. Bolzen wurde belassen.

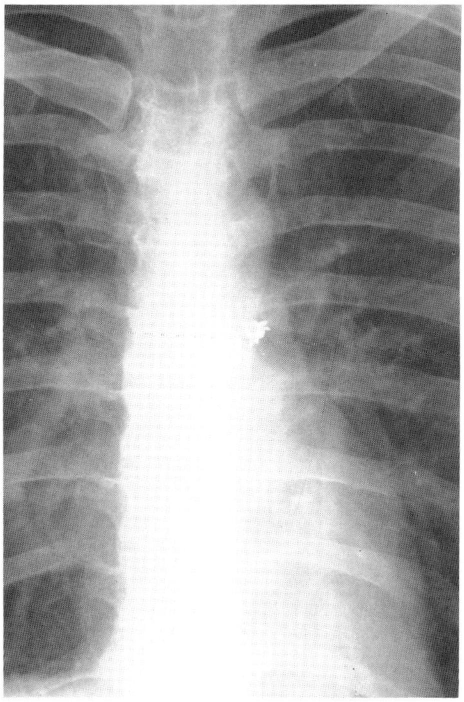

a

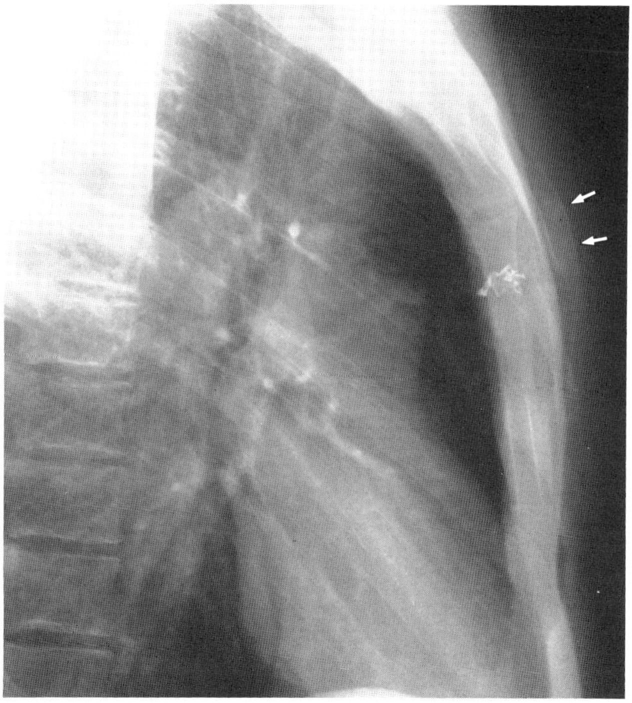

b

Abb. 10.**57a–b** 31jähriger Mann. Metallsplitterverletzung bei Explosion in chemischem Betrieb. Splitter parasternal links, subfasziale Gasimbibition. Noch zahlreiche Splitter andernorts.

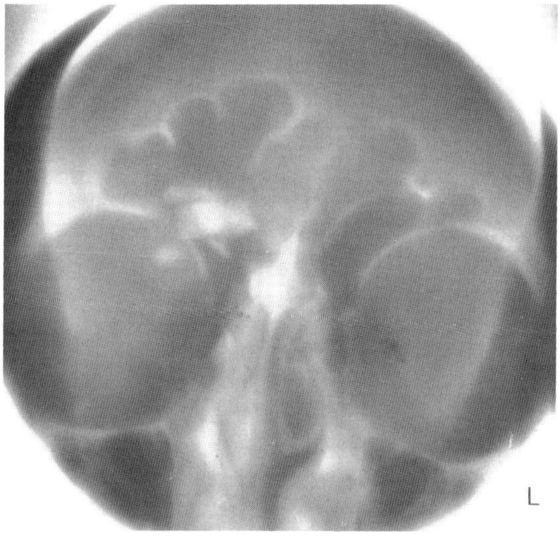

Abb. 10.**58** 21jähriger Mann, Einsprengung der bisher unentdeckten Splitter bei einem Verkehrsunfall vor 5 Jahren. Sekuritglassplitter in Stirnhöhle und Orbita. Schichtaufnahme.

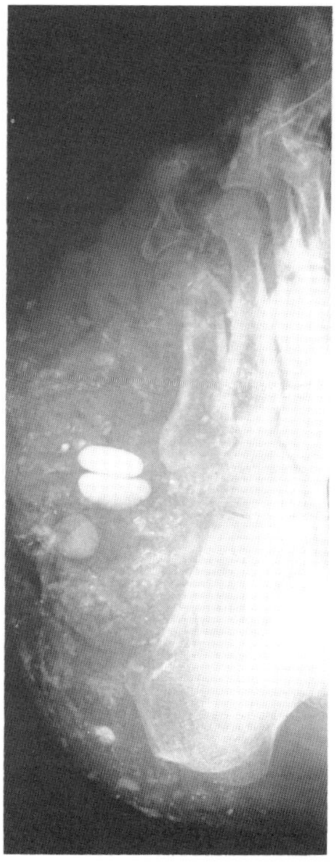

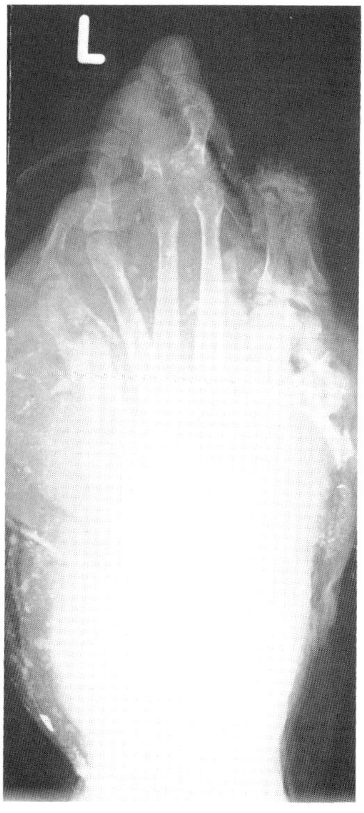

Abb. 10.**59a** b

Abb. 10.**59a–b** 48jähriger Briefträger. Wurde von einem Triebwagen erfaßt, als er zwischen den Bahngleisen ging. Amputation des Vorfußes. Massive Einsprengung von Sand und Kies in die Weichteile des Fußes. Mehrere offene Frakturen am Vorfuß und Amputationsverletzung der Großzehe.

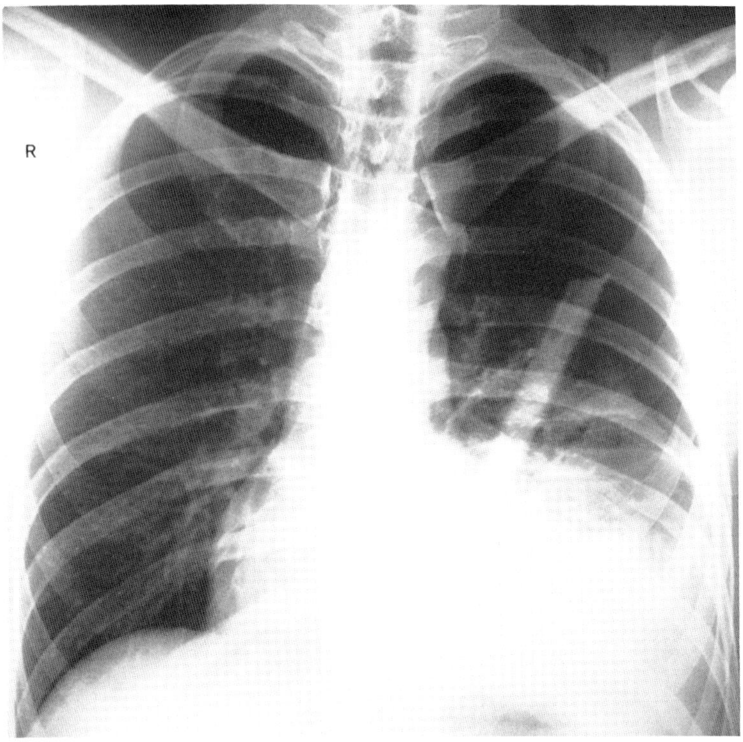

a

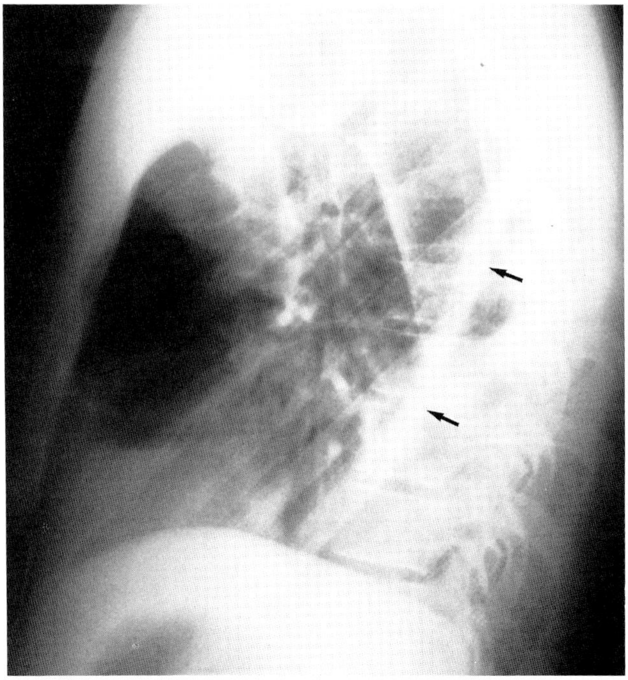

b

Abb. 10.**60a–b** 28jähriger Mann. Nach Blutspende infolge Ohnmacht durch Glastüre gestürzt. Bei der folgenden Behandlung wurde u. a. eine Schnittwunde links supraklavikulär genäht. Die zum Ausschluß eines Pneumothorax kurz vor Entlassung noch veranlaßte Röntgenaufnahme offenbarte den völlig unerwarteten Befund. Sofortige stationäre Aufnahme, Thorakotomie und Splitterentfernung. Großer dolchförmiger Glassplitter intrathorakal links. Pneumothorax, Hämatothorax.

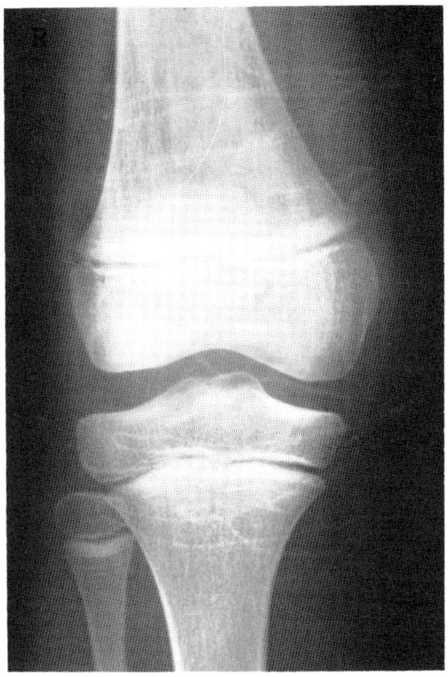

a

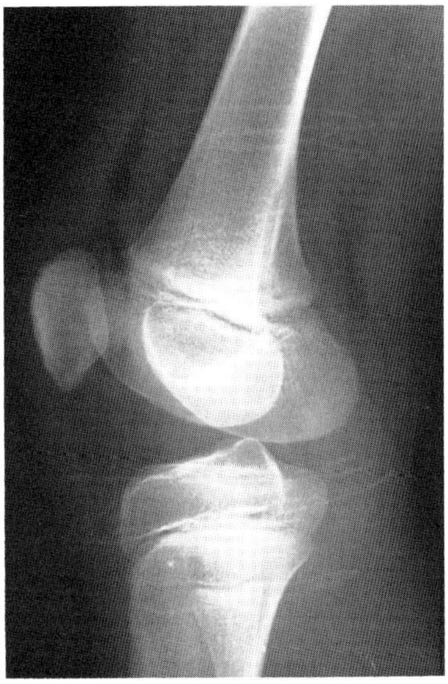

b

Abb. 10.**61** **a–b** 8jähriges Mädchen, offene Kniegelenkverletzung. Luft retropatellär und im oberen Rezessus. Schattengebende Markierungsfäden in Mullkompressen.

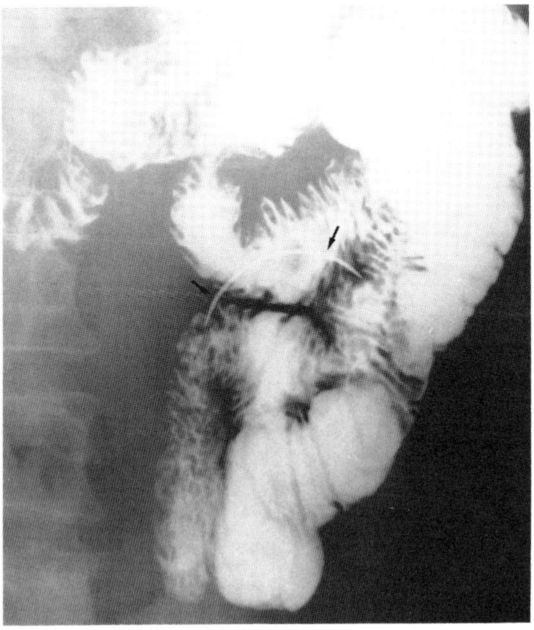

Abb. 10.**62** Metallmarkierung eines Holzknechtschen Palpationslöffels, keine im Abdomen vergessene oder abgebrochene chirurgische Nadel!

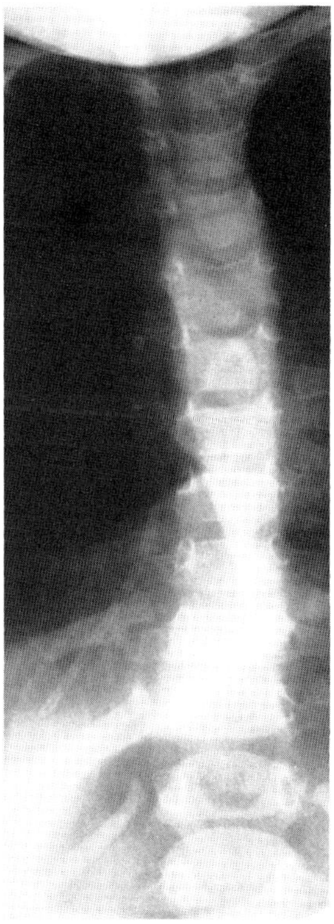

Abb. 10.**63**

Abb. 10.**63** 2jähriges Mädchen. Bei Revision eines Hydrozephalus-Shunts in den rechten Vorhof abgeglittener Katheter, operativ entfernt. Katheterstück im rechten Herzen. (Mit freundl. Genehmigung von Dr. *H. Reinwein*, Freiburg).

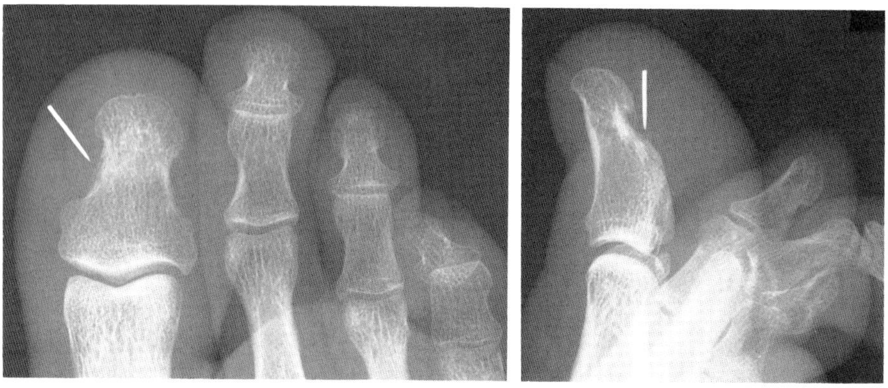

a b

Abb. 10.**64a–b** 25jährige Frau. Nähnadelfragment in den Weichteilen des Großzehenendgliedes.

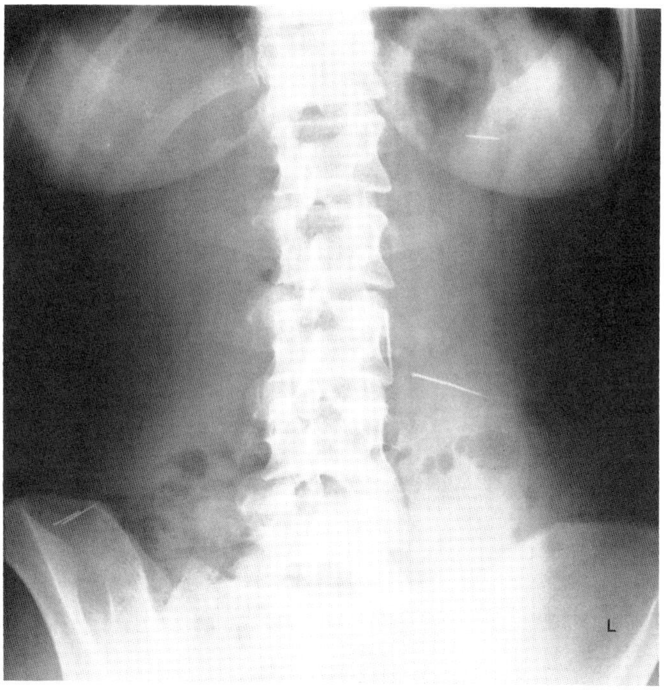

Abb. 10.**65** 30jährige Frau, Psychopathin. Zahlreiche Nähnadeln und Nadelfragmente subkutan in der vorderen Bauchwand und in der linken Mamma.

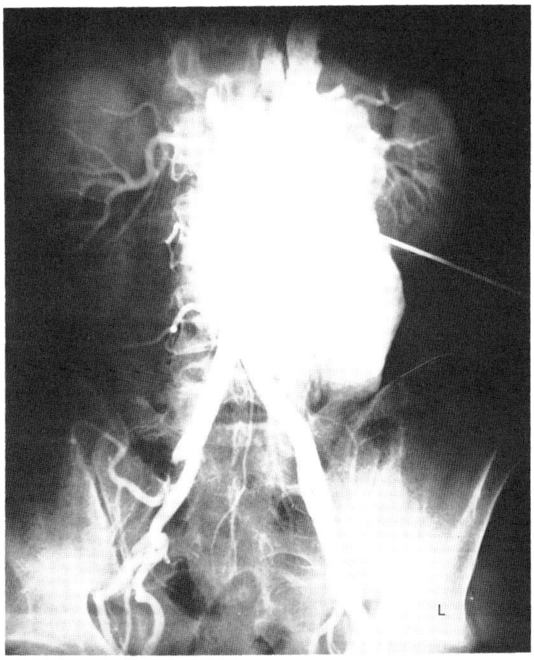

Abb. 10.**66** 47jähriger Mann. Paraaortale Injektion eines wasserlöslichen, resorbierbaren Kontrastmittels. 2 Tage lang mäßige Kreuzschmerzen, sonst keine Folgen. 3 Monate später bei Kontrollangiographie nach Desobliteration normale Verhältnisse an der Aorta und ihren großen Ästen.

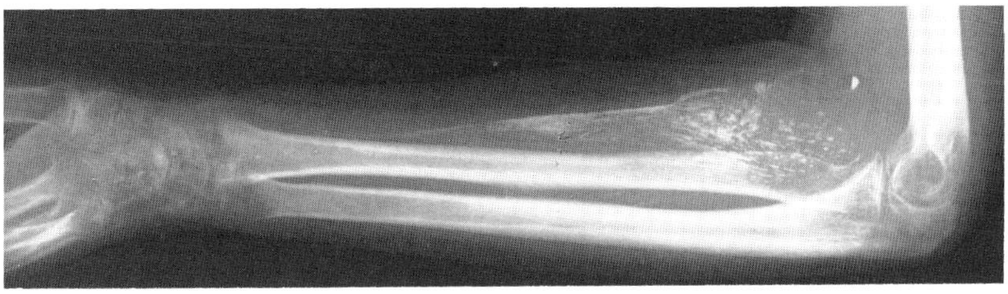

Abb. 10.**67** 39jähriger Mann, Ausgang in Amputation. Subfasziale Kontrastmittelausbreitung bei mißglückter Fistelfüllung nach alter Splitterverletzung mit einem unlöslichen, nicht resorbierbaren Kontrastmittel. Nekrotisierende Fremdkörperreaktion. Schwere begleitende Knochenatrophie.

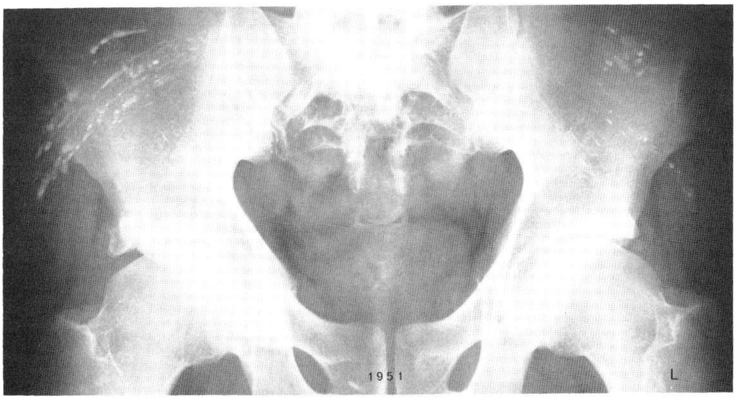

Abb. 10.**68** 24jähriger Mann. Kalkspritzerartige Metallsalzablagerungen (wahrscheinlich Wismutpräparat in öliger Suspension) in der Glutäalmuskulatur.

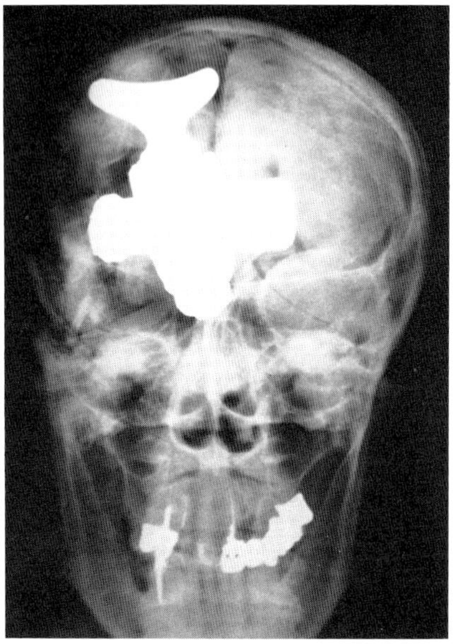

Abb. 10.**69** 72jährige Frau, Raubmord. Schädelzertrümmerung. Röntgenaufnahme: abgebrochener Bierhahn im Schädelinneren (Tatwerkzeug) (aus: *H. Bratzke* u. Mitarb.: Fortschr. Röntgenstr. 136 [1982] 463).

11 Weichteile und periphere Gefäße

Nach stumpfen oder offenen Weichteilverletzungen kleinen oder großen Ausmaßes kann eine Röntgenuntersuchung aus mehrerlei Gründen angezeigt sein. Es geht dabei nicht nur um den Nachweis der Verletzung oder ihrer Ausdehnung an sich, sondern oft in erster Linie um den Ausschluß weiterer, äußerlich nicht sichtbarer Schädigungen. Bei den häufigen kleinen Weichteilverletzungen ist gewöhnlich die Frage der Knochen- oder Gelenkbeteiligung zu beantworten.

Daneben gibt das Röntgenbild Aufschluß über eventuelle Fremdkörperverunreinigungen (Abb. 11.**1a–b**). Neue Arbeitstechniken bringen auch neue Verletzungsarten mit sich, wie z. B. die Preßstrahlverletzung (Abb. 11.**1c–d**). Besonders bei schweren Weichteilverletzungen ist der Ausschluß einer Knochen-Gelenk-Beteiligung auch röntgenologisch nicht immer möglich. Eine Röntgenkontrolle nach einigen Wochen bis Monaten zeigt dann, ob eine glatte Heilung erfolgt ist (Abb. 11.**2**) oder ob reaktive knöcherne Veränderungen doch retrospektiv auf eine Knochenbeteiligung hinweisen. Sowohl durch eine unerkannte Knochenbeteiligung als auch durch Übergreifen eines entzündlichen Wundprozesses sich entwickelnde Periost-, Knochen- oder Gelenkreaktionen sind durch kurzfristige Röntgenkontrollen meist frühzeitig zu erkennen.

Die bei schweren Weichteilverletzungen in Gelenknähe in Betracht zu ziehende traumatische Gelenkeröffnung ist durch den Nachweis von Luft im Bereich des Gelenkspaltes oder der Rezessus erwiesen (Abb. 11.**3** u. 10.**61**). Nach kleinen Verletzungen, meist Stichverletzungen, können sich in den Weichteilen, selten auch intraossär sogenannte traumatische Epithelzysten bilden, deren Diagnose auch nach dem Röntgenbild möglich ist (Abb. 11.**4**, vgl. Abb. 7.**7**).

Posttraumatische Weichteilinfektionen geben bei gasbildenden Erregern charakteristische Bilder mit mehr zystisch lokalisierter Gasbildung (Abb. 11.**5a**). Im Falle der gefährlichen Gasbrandinfektion ist die oft sehr ausgedehnte, durch Ausbreitung entlang der Muskelzüge „gefiedert" erscheinende Gasbildung meist schon frühzeitig im Röntgenbild sichtbar (Abb. 11.**5b**).

Die Frage nach einer genaueren Bestimmung der Art und Lokalisation stumpftraumatischer Weichteilschädigungen wird an die abbildenden Verfahren in Zukunft möglicherweise öfters gestellt werden. Muskelrisse, Sehnenrisse, Hämatome, Serome, fibrös narbige Strukturen, entzündliche Reaktionen können schon heute sonographisch wie auch computertomographisch dargestellt werden (Abb. 11.**6a**). Wegen der einfacheren Anwendung und der geringeren Kosten wird gewöhnlich die Sonographie bevorzugt. Die jeweils günstigste Darstellungsart wird aber auch durch lagerungsbedingte und einstelltechnische Möglichkeiten bestimmt.

Ob in Zukunft bei derartigen Fragestellungen auch die nuklearmagnetische Resonanztomographie (NMR) eine Rolle spielen wird, läßt sich noch nicht absehen. Die Meinungen über den Sinn abbildender Verfahren bei traumatischen Weichteilschäden sind noch sehr unterschiedlich. Eine Verletzung der Halsweichteile stellt jedoch eine absolute Indikation dar (Lörinc u. Rosengren 1982) (Abb. 11.**6b**).

Beim Kehlkopftrauma ist die Röntgenschichtuntersuchung unverändert wertvoll zum Nachweis von Knorpelfrakturen, Dislokationen, Hämatomen, Stenosen oder Ruptur der Trachea mit Emphysem der Halsweichteile (Poser u. Mitarb. 1974).

Unter den traumatischen Gefäßschädigungen sind die akuten Arterienverletzungen zweifellos am wichtigsten. Die operative Wiederherstellung als Behandlungsmethode der Wahl hat sich erst in den letzten 20 Jahren entwickelt. Noch im Zweiten Weltkrieg wurden Gefäßverletzungen gewöhnlich durch Ligatur behandelt mit dem Ergebnis einer Amputationsrate von 26% für den Brachialisbereich und 72% für den Popliteabereich (DE BAKEY u. SIMEONE 1946). Die damals noch insgesamt 40% betragende Amputationsrate ist nach neueren Berichten über Arterienverletzungen im Vietnam-Krieg auf ca. 8% gefallen (FISHER 1967). Ziel der Behandlung ist heute die Rekonstruktion aller größeren Arterien und Venen zentral des Knie- und Ellenbogengelenkes (VOLLMAR 1981).

Heutzutage sind Arterienverletzungen auch in friedlichen Gebieten durch schwere Verkehrsunfälle, Arbeitsunfälle und kriminelle oder private Auseinandersetzungen (Schuß-, Stich- oder Schnittverletzungen) recht häufig. Seltenere Ursachen sind Suizidversuche, Sportverletzungen und häusliche Unfälle. An die mit erhöhter Gefahr der Gefäßverletzung verbundenen suprakondylären Frakturen des Humerus und des Femurs einschließlich der hinteren Kniegelenksluxation sei erinnert (OBERLINNER u. MAURER 1976).

Nach dem Schrifttum (MAURER u. SCHERER 1969) verteilen sich die Schlagaderverletzungen etwa zu 60% auf die obere Extremität, zu 30% auf die untere Extremität, der Rest betrifft Arterien des Halses und die großen Gefäße der Brusthöhle, Bauchhöhle und des Beckens. Im Kriegseinsatz überwiegt die Arterienverletzung an der unteren Extremität (FISHER 1967).

Beim Verdacht auf eine Arterienverletzung sollte, wenn es der Zustand des Patienten erlaubt, eine gezielte Arteriographie durchgeführt werden. Unter Umständen ist es sehr vorteilhaft, diese schon vor einer operativen Frakturbehandlung vorzunehmen. Der technische und zeitliche Aufwand einer Arteriographie darf nicht unterschätzt werden; er ist meist bedeutend größer als bei gewöhnlichen Angiographien an nicht traumatisierten Patienten, wenn auch manchmal Kontrastdarstellungen im Bereich der Extremitäten mit einfachen technischen Mitteln gelingen (Abb. 11.**7**).

Der sichere Nachweis einer traumatischen Durchblutungsstörung und deren genaue Lokalisation sind meist nur mit Serienbildern möglich (Abb. 11.**8**, vgl. 11.**10**), ebenso die Beantwortung der Frage, ob eine organische oder funktionelle Stenose oder ein vollständiger Gefäßverschluß besteht. Die organische Stenose zeigt Unregelmäßigkeiten des Kalibers, der Wandkontur und der Füllung. Funktionell eingeengte Gefäße sind glattwandig und durchgehend gefüllt (Abb. 11.**9**).

Nach PROBST u. HAERTEL (1976) lassen sich etwa ein Drittel der Arterienverletzungen aufgrund der „angiographischen Morphologie" einem bestimmten Verletzungstyp (Binnenläsion, Ruptur, Abriß) zuordnen.

Im Bedarfsfalle ist eine Arteriographie auch im Gipsverband möglich (Abb. 11.**10**).

Abgesehen vom Verschluß großer Arterien führt auch die Unterbrechung kleiner Gefäße in normalerweise sehr stark durchbluteten Bereichen zu erheblichen Durchblutungsstörungen (Abb. 11.**11**).

Als Folge von Arterienverletzungen kann es zur Ausbildung falscher Aneurysmen (Abb. 11.**12** u. 11.**13**) oder arteriovenöser Fisteln kommen (Abb. 11.**14**, vgl. 3.**34**). Am häufigsten ist dies im Bereich der Aa. und Vv. femorales und popliteae der Fall. Differentialdiagnostisch muß die Möglichkeit einer konnatalen arteriovenösen Fistel berücksichtigt werden (TICE u. Mitarb. 1963). Traumatische arteriovenöse Fisteln ungewöhnlicher Lokalisation sind beschrieben zwischen A. und V. temporalis superficialis, A. und V. gluteae superior, A. hepatica und Pfortader, Truncus brachiocephalicus und V. cava superior, A. coronaria und Sinus coronarius, A. und V. vertebralis (CREECH u. Mitarb. 1965).

Wenn arterielle Veränderungen erst lange Zeit nach einem Trauma nachgewiesen werden, ist die Zusammenhangsfrage schwierig zu beurteilen. Übereinstimmende Lokalisation und das Fehlen anderweitiger Gefäßschäden sprechen für die traumatische Ursache. Arterienstenosen oder Verschlüsse können schließlich auch durch eingreifende therapeutische Maßnahmen entstehen.

Als besondere Art eines traumatischen Arterienverschlusses ist neuerdings das „Jogger-Syndrom" bekanntgeworden (BALAJI und DE WEESE). Dabei kommt es während oder nach der Laufbelastung zu einem Verschluß der A. femoralis am Ausgang des Adduktorenkanales, evtl. mit venöser und neuraler Komplikation (Adduktorenkanalsyndrom). Als Ursache der hier zu beobachtenden Intimaläsion und arterieller Thrombose wird eine mechanische, scherenartige Kompression durch hypertrophierte Sehnenstränge angenommen.

Traumatische Arterienläsionen, besonders Abrisse, sind oft mit einer entsprechenden Schädigung der begleitenden Vene verbunden. Es kommen aber auch traumatische Venenverschlüsse ohne arterielle Durchblutungsstörungen vor (Abb. 11.**15**). Auch die durch Überlastung entstehende Venensperre ist als akute traumatische Schädigung anzusehen (Abb. 11.**16**). Eine Venenstenose kann ferner durch narbige Gewebsveränderungen der Umgebung verursacht werden (Abb. 11.**17**).

Die Angiographie ist bei vermuteter Gefäßverletzung nach wie vor die wichtigste Untersuchungsmethode, um Art und Ausmaß der Läsion umfassend darzustellen. Dies gilt besonders für penetrierende Verletzungen (Pirker u. Stampfel 1982). Durch Verbesserung der Kontrastmittel (Schmerzfreiheit, bessere Verträglichkeit) und technische Weiterentwicklung wie ISA bzw. DSA (i.v. Subtraktionsangiographie bzw. digitale Subtraktionsangiographie) sind die Risiken der Angiographie für den Patienten noch weiter vermindert worden (Friedrich u. Sörensen 1982, Rauber u. Kollath 1983). Man muß sich aber darüber klar sein, daß nicht überall diese modernen (und teuren) Einrichtungen vorhanden sein können und daher die klassische Angiographie noch nicht abgeschafft werden kann. Außerdem hängt der Erfolg nicht nur von der möglichen Diagnostik ab, sondern auch von den jeweils gegebenen therapeutischen Möglichkeiten.

Läsionen von Drüsenausführungsgängen, insbesondere der Parotis, sind hauptsächlich durch Messerstichverletzungen sowie Schnittverletzungen bei Autounfällen, selten auch durch stumpfe Traumen, möglich. Es handelt sich im wesentlichen um Verschlüsse des Hauptastes oder eines Nebenastes oder um Sialozelen sowie um sekundäre Unregelmäßigkeiten des Verlaufes und des Lumens (Abb. 11.**18**).

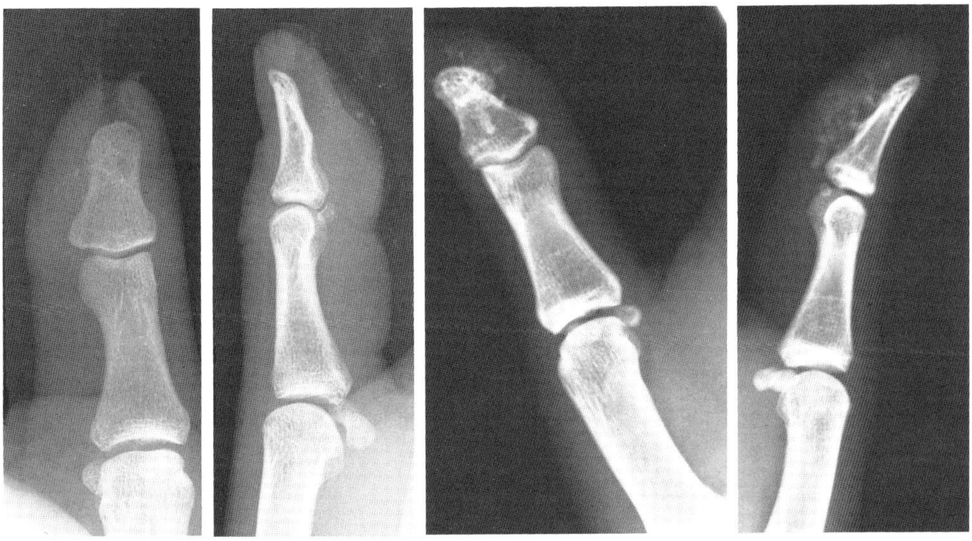

a b c d

Abb. 11.**1 a–b** Bis an den Knochen heranreichende, offene Weichteilverletzung des Daumenendgliedes. Keine nachweisbare Knochenbeteiligung. Oberflächliche Verunreinigung durch kleine Schmutzpartikel und Metallfeilspäne.

c–d 23jähriger Mann. Preßstrahlverletzung des linken Daumenballens mit kontrasthaltigem Material durch Spritzpistole. Äußerlich nur leichte Schwellung und ca. 1 mm großes Loch. Sehr schmerzhaft.

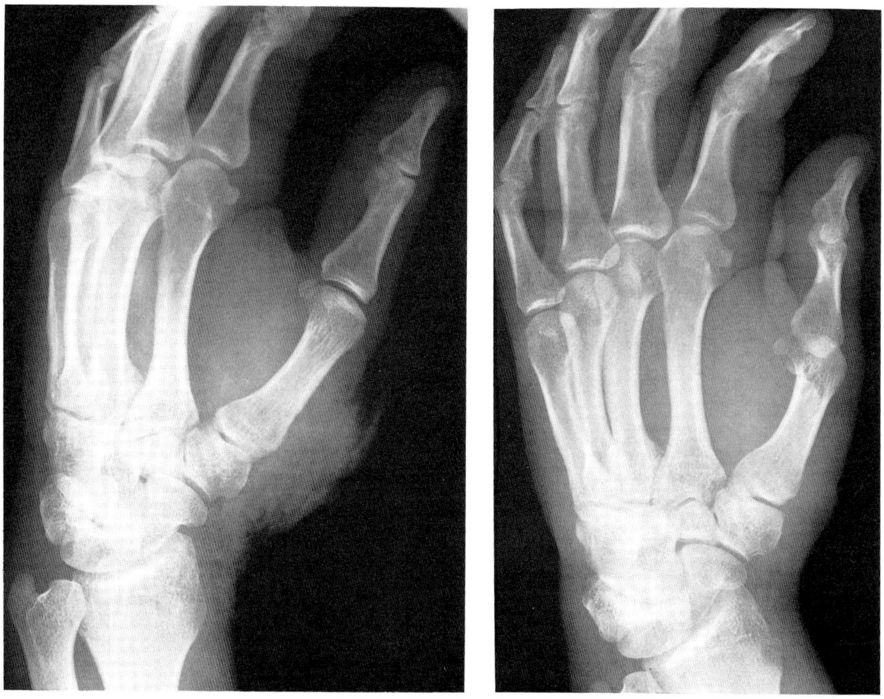

a b

Abb. 11.**2a–b** 36jähriger Waldarbeiter, schwere Weichteilverletzung durch Motorsäge. Röntgenkontrolle nach 3 Monaten zeigt keinerlei reaktive Knochen- oder Gelenkveränderung.

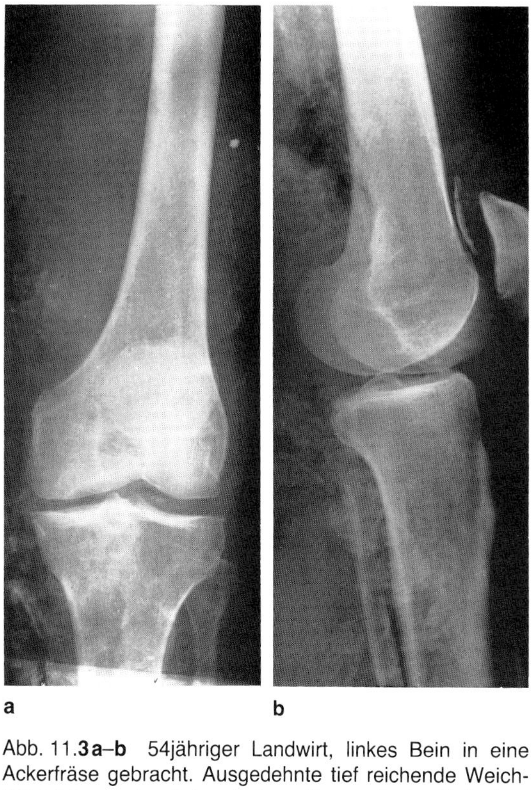

a b

Abb. 11.**3a–b** 54jähriger Landwirt, linkes Bein in eine Ackerfräse gebracht. Ausgedehnte tief reichende Weichteilverletzung des linken Beines. Traumatische Gelenkeröffnung, im Vergleich zum übrigen Befund wenig auffällig.

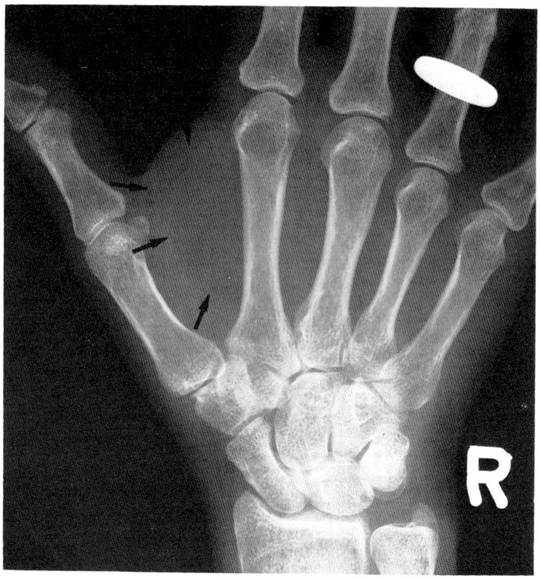

Abb. 11.**4** 60jährige Frau. Große traumatische Epithelzyste im Daumenballen der rechten Hand.

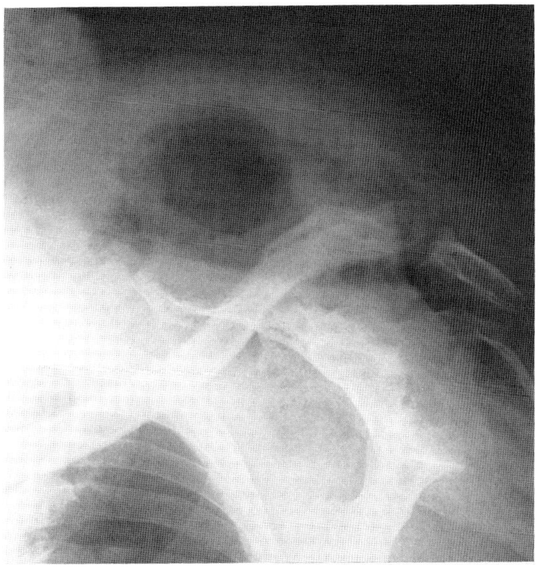

Abb. 11.**5a** 60jähriger Mann. Schußverletzung vor 24 Jahren. Seither rezidivierend entzündliche Prozesse. Posttraumatische, gasbildende Phlegmone (bakteriologisch Koli) im Bereich der Schulterweichteile.

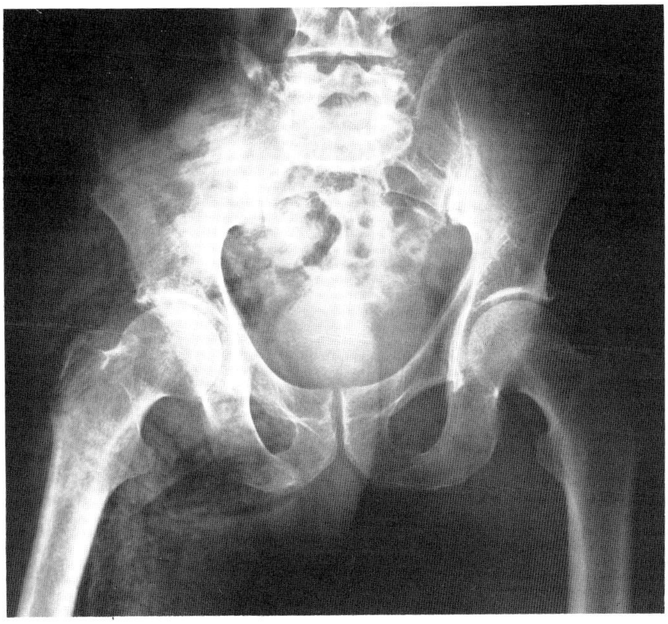

Abb. 11.**5b** 61jähriger Mann, 12 Std. nach i. m. Irgapyrininjektion. Ausgedehnte „gefiederte" Gasbildung in der Gesäß- und Oberschenkelmuskulatur rechts bei Gasbrandinfektion.

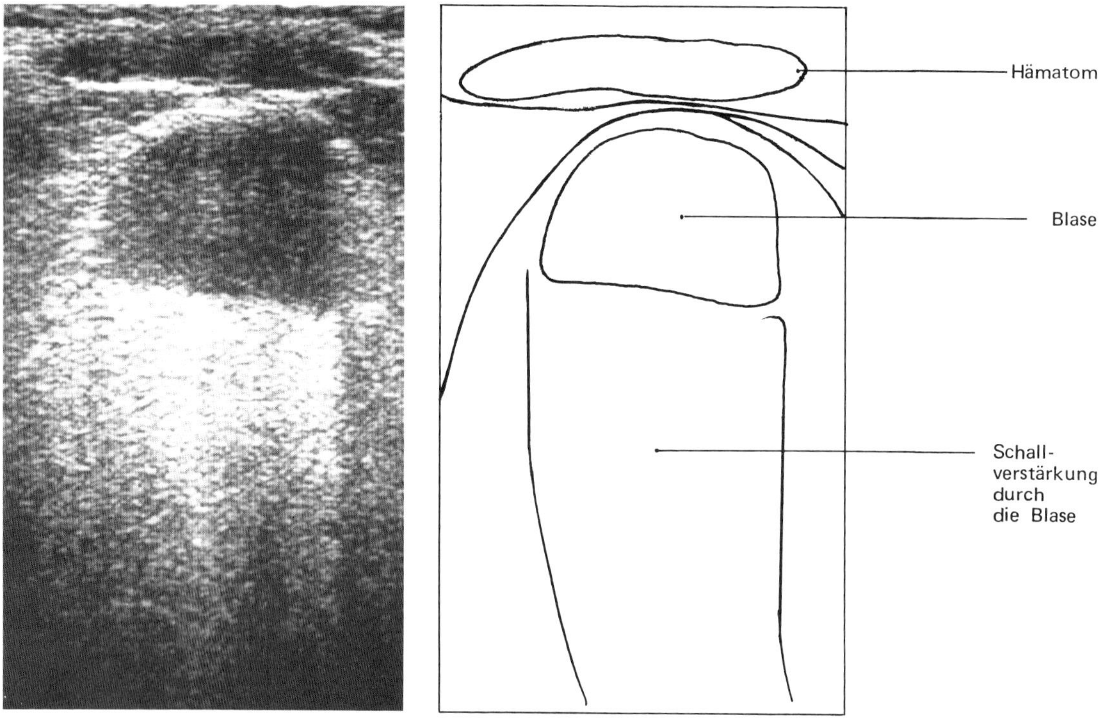

a

Abb. 11.**6a** 32jähriger Mann. Motorradunfall. Ausgedehnte Hämatome der Bauchwand und der rechten Flanke. Sonogramm in Blasenhöhe im Querschnitt: Großes Hämatom der Bauchdecke, Blase unverletzt.

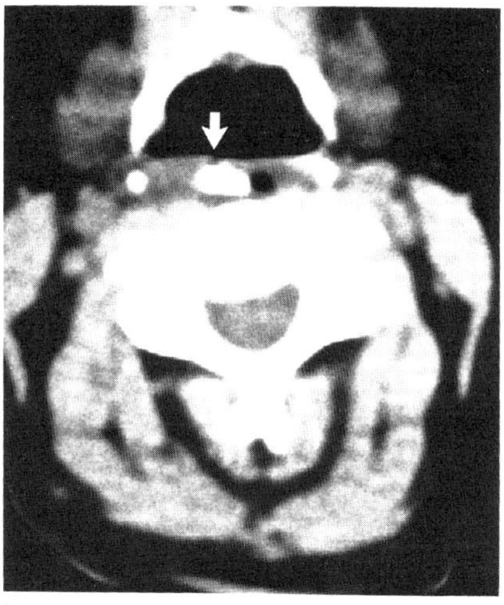

b

Abb. 11.**6b** 40jährige Frau. Sturz vom Fahrrad mit Halskontusion. Computertomographie. Schnitt in Höhe des Zungenbeines. Perforation der Pharynxhinterwand mit Austritt von Bariumbrei (vorhergehend Röntgenuntersuchung mit Kontrastbreischluck) und Luft in den retropharyngealen Raum (aus: *Lörinc* u. *Rosengren:* Fortschr. Röntgenstr. 136 [1982] 742).

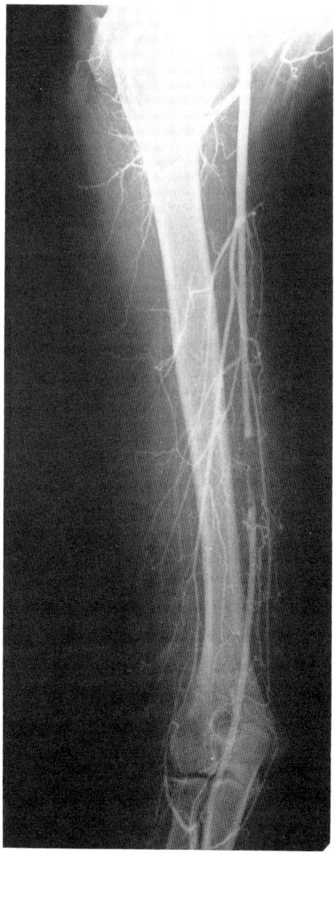

Abb. 11.**7** 24jährige Frau. Traumatische Unterbrechung der A. brachialis bei Eisenbahnunglück. Vereinfachte Arteriographie. Eine untergelegte Kassette, Aufnahme mit transportablem Gerät. ▶

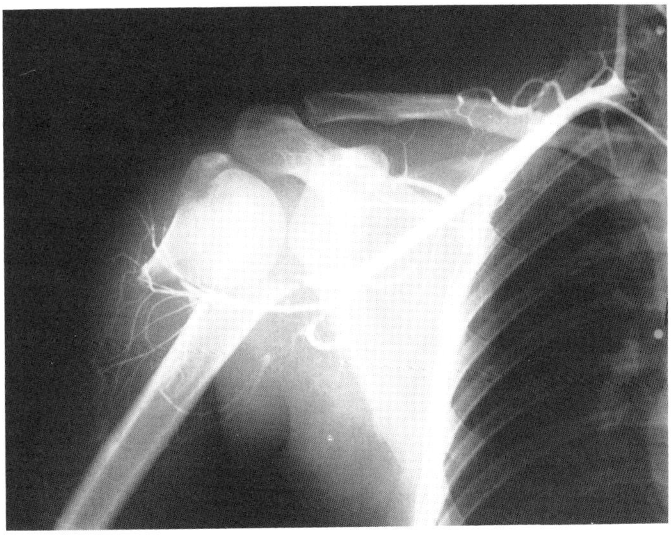

a

Abb. 11.**8** Verschluß der A. brachialis durch Abklemmung. **a** Unfallbild, **b** Kontrolle nach Operation.

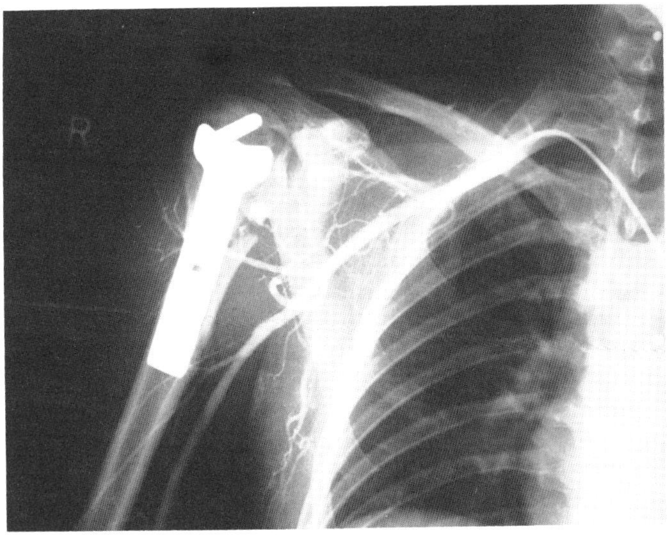

b

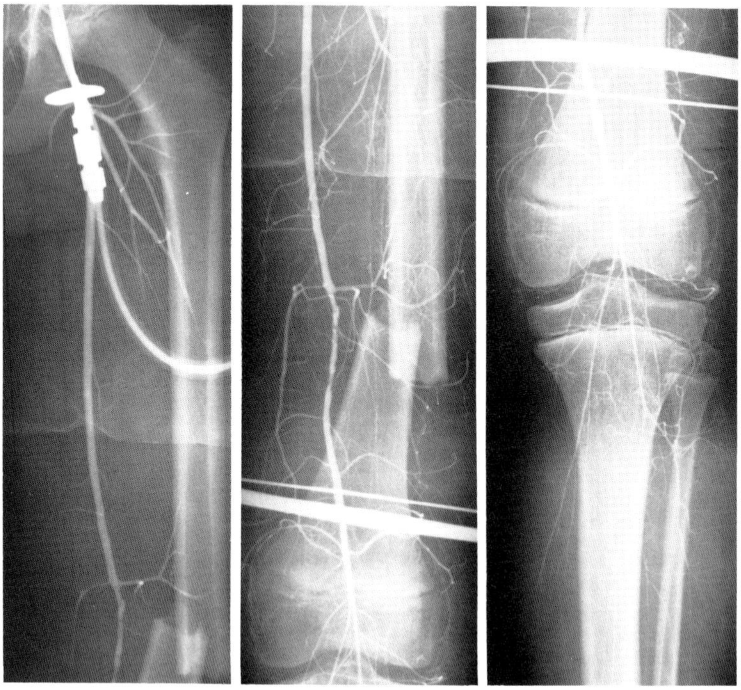

a b c

Abb. 11.**9a–c** 14jähriger Junge, Skiunfall. Organische Stenose der A. femoralis über mehrere Zentimeter im Zusammenhang mit einer Oberschenkelfraktur. Erhebliche funktionelle Einengung der A. poplitea und der Unterschenkelgefäße.

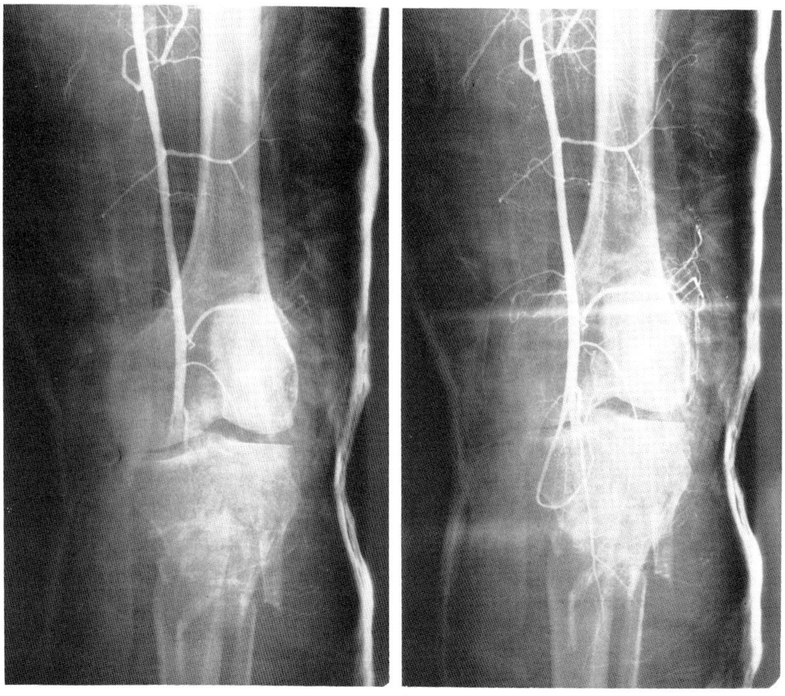

a b

Abb. 11.**10a–b** 40jähriger Mann, Motorradunfall. Arteriographie bei Durchblutungsstörung nach Unterschenkelfraktur und Ruhigstellung im Gipsverband. Thrombotischer Verschluß der A. poplitea. Nach operativer Entfernung eines 3 cm langen Thrombus wieder gute Durchblutung.

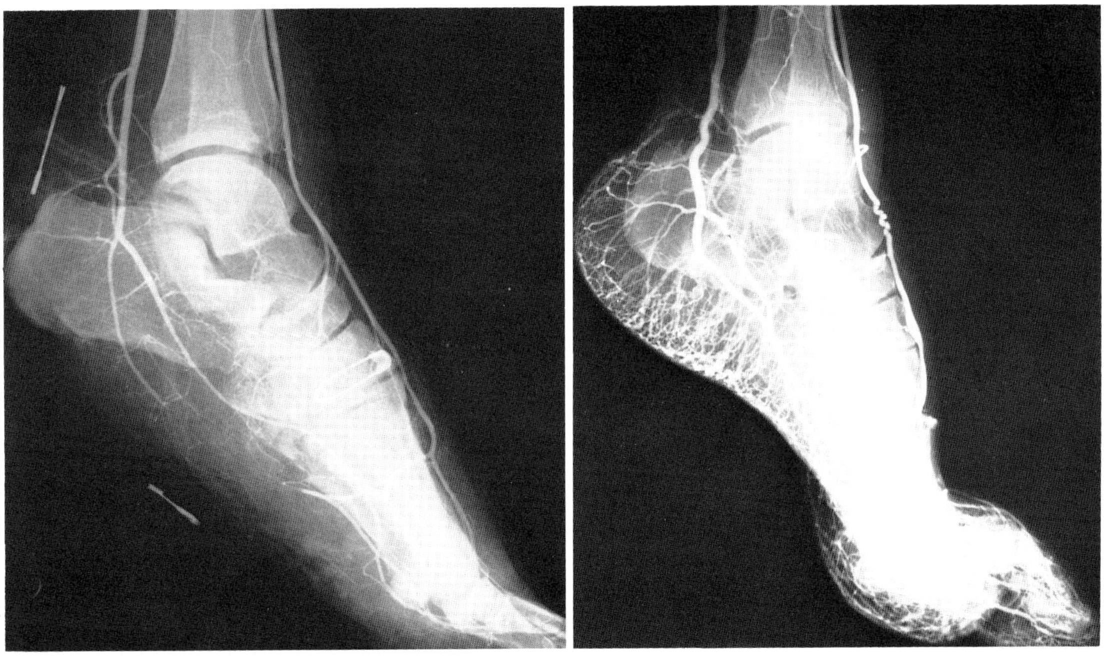

a b

Abb. 11.11 22jähriger Mann. Ablederungsverletzung der Fußsohle bei Verkehrsunfall. **a** Traumatische arterielle Durchblutungsstörung am Fuß. **b** Vergleichsweise normale Durchblutung der Fußweichteile.

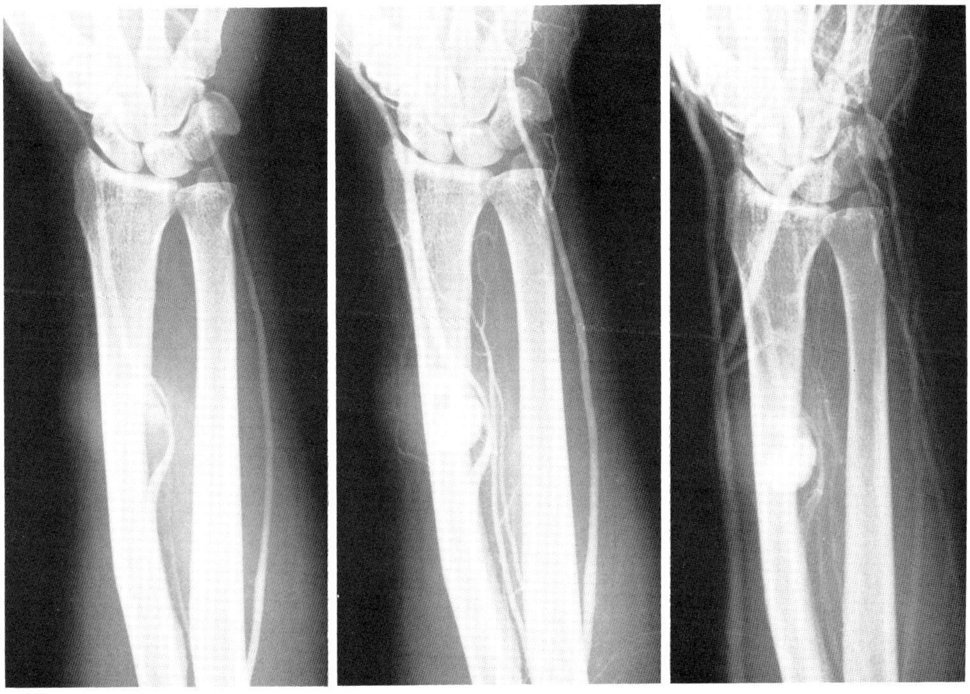

a b c

Abb. 11.**12a–c** 38jähriger Mann, Arbeitsunfall. Aneurysma spurium der A. radialis rechts. Arteriogramm 5 Wochen nach einer Messerstichverletzung.

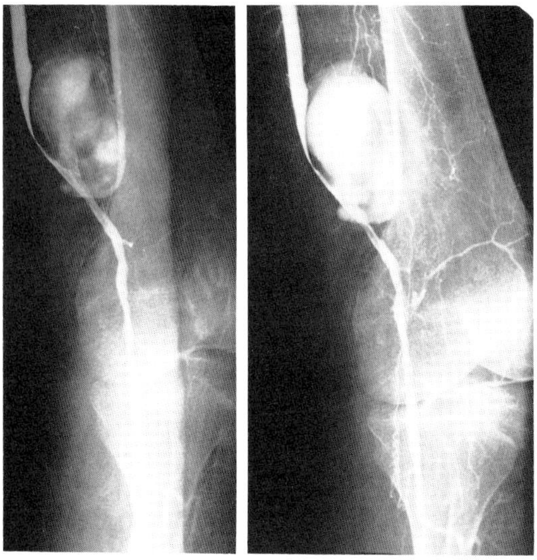

a b

Abb. 11.**13a–b** 60jähriger Mann. Aneurysma spurium der linken A. femoralis.

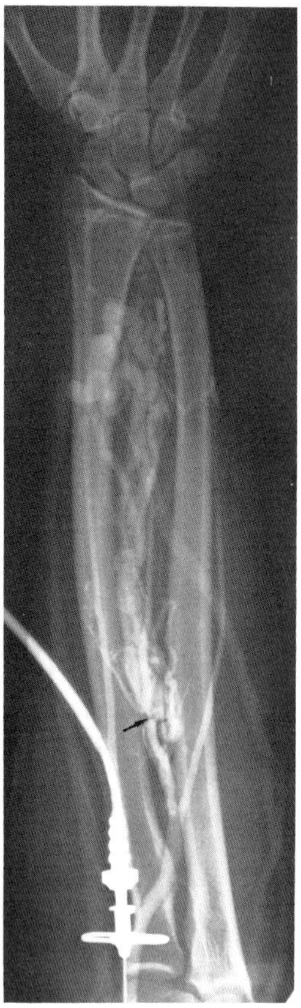

Abb. 11.**14** 15jähriges ▶ Mädchen. Arteriovenöse Fistel am Unterarm nach Glassplitterverletzung.

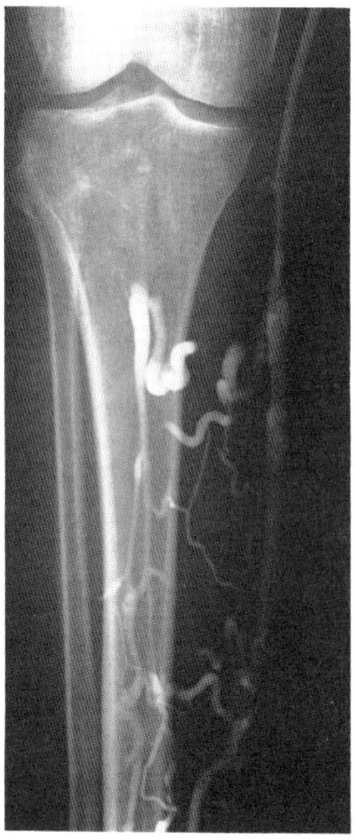

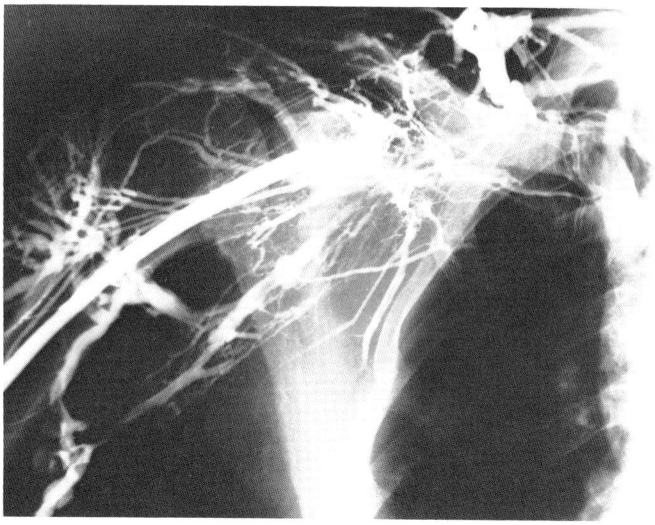

Abb. 11.**16**

Abb. 11.**15** 40jährige Frau, von landwirtschaftlichem Fahrzeug gestürzt, ein Rad des Wagens über die rechte Kniekehle gerollt. Verschluß der V. poplitea.

▲

Abb. 11.**16** 48jähriger Mann, nach achtmaliger Skiabfahrt der Parsennstrecke in Davos plötzlich Schmerzen, Weichteilschwellung und sichtbare Venenerweiterungen im Bereich der rechten Schulter. Akute traumatische Venensperre im Bereich der Vv. axillaris und subclavia rechts durch Überlastung der rechten Schulter.

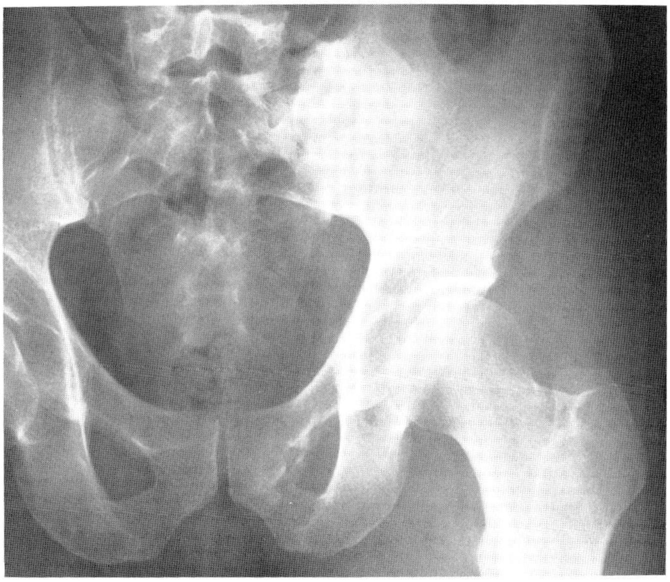

a

Abb. 11.**17** 46jähriger Mann. Posttraumatische Stenose der linken V. iliaca nach hinterer Beckenringfraktur links. **a** Beckenübersicht. Deformierung und Sklerosierung des linken Iliosakralgelenkbereiches nach Fraktur. **b** Venogramm: Stenose der V. iliaca in Höhe des linken Iliosakralgelenkes. Operation: Narbenplatte vor dem linken Kreuzbeinflügel.

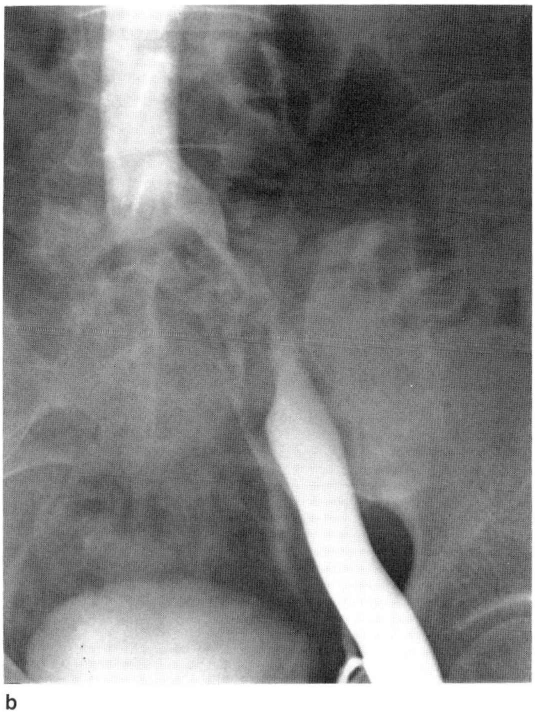

b

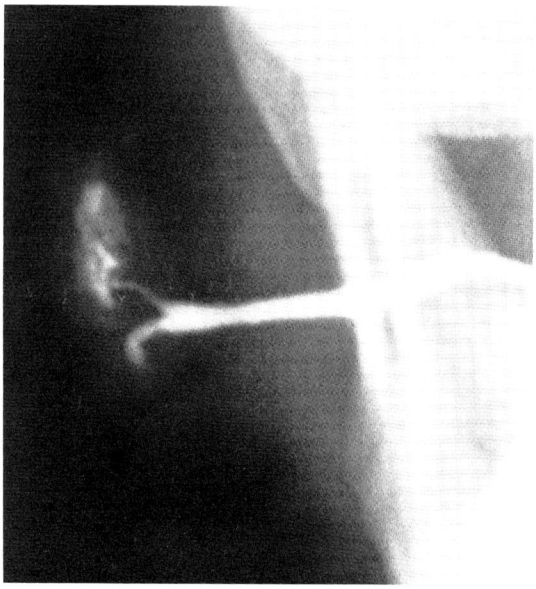

a

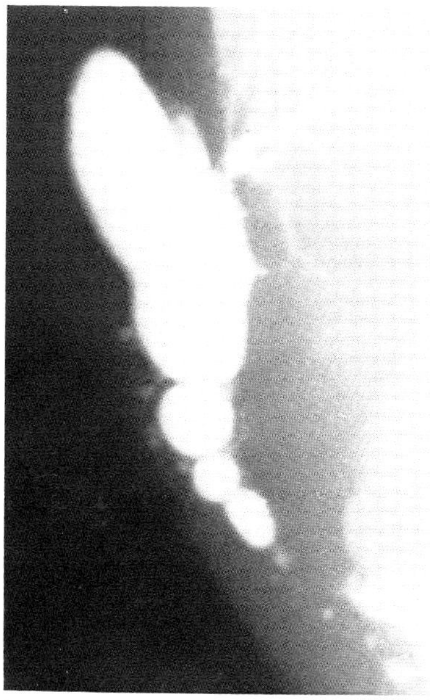

b

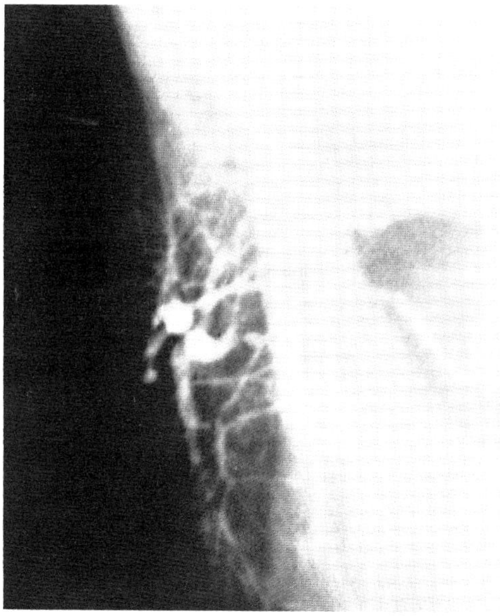

c

Abb. 11.**18a** 18jähriger Mann. Verschluß des unteren Astes des Parotisganges. Sialographie 9 Tage nach Messerstichverletzung. **b** 36jähriger Mann. Sialozele, 7 Tage nach Messerstichverletzung. **c** 21jähriger Mann. Sekundäre Gangdilatationen und Deformierungen, 4 Wochen nach Messerstichverletzung (aus *N. Joffe:* Amer. J. Roentgenol. 100 [1967] 656).

12 Spezielle traumatologische Probleme im Kindesalter

Kinder sind durch ihre oft unvorsichtige, spontane Verhaltensweise besonders unfallgefährdet. An der Spitze der Unfallursachen stehen Spiel und Sport; zusammen mit den sogenannten häuslichen Unfällen betragen sie etwa 60%. Der Anteil der Straßenverkehrsunfälle nimmt weiter zu. 1978 verunglückten in der Bundesrepublik im Straßenverkehr 66 691 Kinder unter 15 Jahren (FRIEDEL 1981).

Von Land zu Land sehr verschieden ist der Prozentsatz der Unfälle in der Schule (0,8–3%) und in landwirtschaftlichen Betrieben (1–9%). Naturgemäß sind Säuglinge und Kleinkinder hauptsächlich an häuslichen Unfällen beteiligt, bei größeren Kindern spielen Verletzungen bei Sport und Spiel und im Straßenverkehr die Hauptrolle. Dementsprechend zeigt die Kurve der jahreszeitlichen Verteilung einen Gipfel in den Sommermonaten. In allen Altersklassen und bei allen Unfallarten überwiegt der Anteil der Knaben wesentlich. Eine nähere Analyse der Verkehrsunfälle zeigt, daß die kindlichen Fußgänger am meisten betroffen sind, etwa halb so häufig die Radfahrer.

Unter den verletzen Körperregionen steht an erster Stelle der Schädel, dann folgen Extremitäten, Abdomen, Thorax, Becken und Wirbelsäule. Bemerkenswert ist der hohe Anteil von Mehrfachverletzungen beim stumpfen Bauchtrauma (über 20%). Die Abdominalorgane sind in der Reihenfolge: Niere, Milz, Magen-Darm-Trakt, Leber, Blase und Urethra, Pankreas betroffen, wobei Leberverletzungen die höchste Letalität aufweisen (HECKER u. DAUM 1969). Beim stumpfen Thoraxtrauma sind Begleitverletzungen (Schädel-Hirn-Trauma, Abdomen, Extremitäten) noch zahlreicher, Rippenfrakturen jedoch relativ selten. Die häufigste Folge des Thoraxtraumas beim Kind ist die Lungenkontusion (SORSDAHL u. POWELL 1965; KILMANN u. CHARNOCK 1969).

Ursächlich sind Verkehrsunfälle und landwirtschaftliche Unfälle am häufigsten mit Mehrfachverletzungen verbunden (GRÜNAGEL u. JUNKAT 1967).

Beabsichtigte oder ungewollte Mißhandlung kann die Ursache anamnestisch ungeklärter traumatischer Schädigungen sein. Die Bedeutung der Röntgendiagnostik für die Aufklärung des Mißhandlungssyndroms („Battered Child-Syndrome“ [KEMPE u. SILVERMANN 1962]; „Abused Child-Syndrom“ [BAKER u. BERDON 1966]) ist erst relativ spät bekanntgeworden.

Iatrogene Verletzungen im Kindesalter betreffen überwiegend Perforationen hauptsächlich des Rektums durch Darmrohre, Kontrasteinläufe und Thermometer (HOFMANN u. PETRAUSCH 1968; PARKER u. Mitarb. 1965). An die im Kleinkindesalter häufige Ingestion und seltenere Inhalation von Fremdkörpern sei erinnert.

Geburtstraumatische Verletzungen innerer Organe sind, mit Ausnahme der Hirnblutung, sehr selten. Röntgenologisch können die Symptome einer Milzruptur, Zwerchfellhernie oder Perforation beobachtet werden.

Die Diagnose wird insbesondere bei Kleinkindern mangels Anamnese und Mitarbeit bei der Untersuchung erschwert. Aus letzterem Grunde gestaltet sich auch die Röntgenuntersuchung schwieriger. Dabei ergibt sich schon aus den für fast jedes Lebensalter verschiedenen Belichtungsgrößen und den Erfordernissen des Strahlenschutzes die Notwendigkeit einer verfeinerten röntgenologischen Untersuchungstechnik.

Während beim Erwachsenen Röntgenbilder vor und nach der Reposition einer Fraktur genügen, reichen diese beim Kind nicht aus, weil durch den Wachstumsfaktor zusätzliche Veränderungen bewirkt werden. Da das Wachstum sprunghaft erfolgt, ist keine bestimmte Kontrollzeit festlegbar, um eine traumatische Wachstumsstörung zu erkennen. Hierzu werden von BLOUNT (1957) Röntgenkontrollen nach drei und sechs Monaten unter Einschluß der gesunden Extremität aus gleichem Röhrenabstand (2 m) empfohlen. Gelegentlich muß man schon bei der Erstuntersuchung Röntgenaufnahmen der unverletzten Seite zum Vergleich heranziehen. Zur Diagnostik und Verlaufskontrolle von Epiphysenfugenverletzungen wird von Walter u. Mitarb. (1980) die Szintigraphie mit Technetium 99 empfohlen.

Während die röntgenologischen Symptome traumatischer Schädigung der Thorax- und Abdominalorgane beim Erwachsenen und beim Kind sich weitgehend gleichen, zeigen sich beim kindlichen Skelett oft erhebliche Schwierigkeiten durch die verschiedenen Stadien der Skelettentwicklung. Selbst der Fachmann ist immer wieder überrascht von den Täuschungsmöglichkeiten, die sich aus Knochenkernen, Knorpelzonen und Epiphysenfugen (Frakturlinien?) ergeben. Nur die Kenntnis des normalen kindlichen Skeletts in den verschiedenen Entwicklungsstadien kann vor schweren Irrtümern bewahren (Abb. 12.**1** u. 12.**2**). Man scheue sich nicht, im Zweifelsfalle nachzuschlagen.

Schädelfrakturen im Kindesalter haben proportional zu den im Straßenverkehr zugelassenen Fahrzeugen zugenommen. Sturz vom Balkon, aus dem Fenster, vom Wickeltisch sind weitere bekannte Unfallursachen. Dazu kommen Schädelverletzungen bei der Geburt, insbesondere bei Zangengeburten.

Die Röntgenuntersuchung soll gewöhnlich erst nach Schockbehandlung, Blutstillung und Wundversorgung erfolgen. Die Läsionen und Frakturformen sind anders als beim Erwachsenen und oft nur bei Kenntnis der röntgenanatomischen Besonderheiten von Normalbefunden abzugrenzen. Man unterscheidet Nahtdehiszenz (Abb. 12.**3**), lineare Fraktur (Abb. 12.**4**); an Impressionen die Derbyhut-Läsion bzw. Gummiballimpression (Blount 1957) oder Zelluloidballimpression (Grob, zit. nach Willich 1968), bei der eine traumatische Eindellung der elastischen Schädeldecke ohne Fraktur vorliegt (Abb. 12.**5**), und die echte Impressionsfraktur, die auch als Grünholzfraktur oder Loch- und Stanzfraktur auftreten kann. Zum Nachweis einer Impressionsfraktur sind die gewöhnlichen Aufnahmen in zwei Ebenen (Abb. 12.**6**) manchmal ungenügend und zusätzliche tangentiale Aufnahmen erforderlich. Dies gilt auch für die röntgenologische Abklärung von Kephalhämatomen oder deren Folgen (Abb. 12.**7** u. 12.**8**).

Bei Frakturen im Bereich des Gesichtsschädels ist vom sechsten Lebensjahr an auf Beziehungen zu den Nasennebenhöhlen zu achten (p.-a. Aufnahme mit anliegendem Kinn). Deren Verschattung durch Schleimhautläsion und Blutung ist ein indirektes Frakturzeichen. Frakturen des Siebbeines (Liquortröpfeln aus der Nase) sind meist nur auf Schichtaufnahmen (a.-p.) zu erkennen, zur Diagnostik von Felsenbeinfrakturen sind die Spezialaufnahmen nach Schüller und Stenvers geeignet. Schädelbasisfrakturen kommen auch auf guten Spezialaufnahmen fast nie zur Darstellung.

Eine ganz spezielle Frakturform ist die „wachsende“ Schädelfraktur (Pia 1954). Sie kann nur durch Verletzung von Knochen und Dura mit Verbindung des äußeren Liquorraumes zur Subkutis zustande kommen. Liquordruck und Weichteilinterposition verhindern eine knöcherne Heilung und führen besonders bei intrakranieller Drucksteigerung zur Erweiterung des Frakturspaltes (Abb. 12.**9**). „Wachsende“ Schädelfrakturen bedürfen fast immer einer neurochirurgischen Behandlung.

Hinsichtlich der Behandlung aller kindlichen Schädelfrakturen sind der Allgemeinzustand, Art und Ausmaß der Hirnverletzung entscheidend. Auch bei Impressionsfrakturen ist nicht die sofortige Korrektur wichtig, sondern die Herstellung eines bestmöglichen Zustandes bis zur neurochirurgischen Behandlung. Die Symptome intrakranieller Blutung machen eventuell weitere röntgendiagnostische Maßnahmen erforderlich (vgl. Kap. 3).

Unter den Verletzungen der Wirbelsäule im Kindesalter sind Frakturen und Luxationen von Halswirbeln selten und passieren fast stets durch Kopfsprung in flaches Wasser mit Bodenberührung (Abb. 12.**10**). Häufiger sind Subluxationen durch Schleudertraumen (Abb. 12.**11**), bedingt durch Verkehrsunfälle. Die Densfraktur, meistens ebenfalls Folge eines Verkehrsunfalles, wird beim Kind noch leichter übersehen als beim Erwachsenen. Bei Verdacht sind Aufnahmen in mehreren Projektionen, eventuell Schichtaufnahmen angezeigt, die Atlas und Epistropheus einwandfrei darstellen.

Kompressionsfrakturen im Bereich der Brustwirbelsäule kommen nach dem 8. Lebensjahr durch Sturz aus der Höhe, durch Kollision bei Verkehrsunfällen oder beim Sport zustande (Abb. 12.**12**). Lendenwirbelfrakturen sind im Kindesalter sehr selten (Abb. 12.**13**). Die Kompression kindlicher Wirbel ist gewöhnlich gering und in Anbetracht der noch wenig ausgeprägten Wirbelform oft schwer zu erkennen. Kyphotische Deformierung und frühzeitige Spondylosis deformans sind die Folgen vernachlässigter Wirbelfrakturen. Differentialdiagnostisch müssen Fehlbildungen wie Klippel-Feil-Syndrom, beim Kleinkind Calvé-Deformität, beim älteren Kind Morbus Scheuermann beachtet werden.

Rippenfrakturen sind im Kindesalter außerordentlich selten. Wenn sie bei Thoraxkontusionen mit vorkommen, steht meistens die Lungenkontusion im Vordergrund. Durch direkten Schlag oder Stoß können Grünholzfrakturen entstehen (vgl. „Mißhandlungssyndrom").

Durch die Zunahme der Verkehrsunfälle haben auch die früher fast nur bei Sturz aus großer Höhe vorkommenden Beckenfrakturen zugenommen (Abb. 12.**14** u. 12.**15**). Sie sind von geringer Bedeutung, sofern sie nicht durch Verletzung der Blase, Urethra oder anderer Beckenorgane kompliziert sind oder sich keine Folgen hinsichtlich einer bleibenden Deformierung des Beckens ergeben. Gegenüber der Sitzbeinfraktur und der Symphysenläsion (Abb. 12.**16** u. 12.**17**) ist differentialdiagnostisch die im Alter von 4–8 Jahren auftretende Osteochondritis ischiopubica abzugrenzen (Abb. 12.**18**). Vom 12.–19. Lebensjahr sind traumatische Apophysenabrisse durch Muskelzug besonders bei männlichen Jugendlichen bekannt (Abb. 12.**19**).

Schlüsselbeinfrakturen sind bei Kindern sehr häufig. Ihre Ursachen sind Geburtstrauma, Sturz beim Spiel, aber auch Schlagverletzungen. Die Röntgendiagnose ist nur unsicher bei fehlender oder minimaler Dislokation (Abb. 12.**20** u. 12.**21**). Wenn trotz starker Weichteilschwellung und eventueller Pseudolähmung des betroffenen Armes im Röntgenbild keine Fraktur zu erkennen ist, soll nach ca. einer Woche die Röntgenaufnahme wiederholt werden, weil dann eine Fraktur durch Kallusbildung offenbar wird. Durch eine tangentiale Aufnahme (Zentralstrahl von vorn unten, Film auf der Schulter) läßt sich aber oft schon bei der Erstuntersuchung eine im a.-p. Bild unsichtbare Fraktur nachweisen (Abb. 12.**22**).

Die seltenen Schulterblattfrakturen ereignen sich bei Autounfällen, Sturz auf den Rücken oder heftigem Schlag mit einem harten Gegenstand. Sie sind meistens mit anderen schwereren Verletzungen verbunden.

Bei der sog. Erb-Lähmung ist immer eine Röntgenuntersuchung angezeigt, um eine Luxation, Epiphysenlösung oder die sehr seltene geburtstraumatische Luxationsfraktur mit einer 180-Grad-Drehung des Kopffragmentes auszuschließen. Öfter ist nach Geburten mit Manualhilfe, aber auch nach scheinbar komplikationslosen Spontangeburten mit Metaphysenverletzungen zu rechnen, die sich einige Wochen später im Röntgenbild durch ein verkalkendes subperiostales Hämatom ausweisen (Geiger u. Schmid 1967) (Abb. 12.**23**). Differentialdiagnostisch muß bei geburtstraumatischen Schulterläsionen an die Osteochondritis durch konnatale Lues gedacht werden (Abb. 12.**24**).

Oberarmhalsfrakturen, oft mit Beteiligung der Epiphyse, finden sich mehr bei älteren Kindern und Jugendlichen (Abb. 12.**25**). Abrißfrakturen dürfen nicht mit Knorpelfugen verwechselt werden (Abb. 12.**26**). Oberarmschaftfrakturen bieten röntgenologisch keine Schwierigkeit, sie kommen auch als Grünholzfrakturen vor (Abb. 12.**27**).

Verletzungen im Bereich des Ellbogengelenkes sind sehr häufig und geben wegen der verschiedenen Knochenkerne zu Fehldeutungen Anlaß. Luxationen ohne Fraktur kommen beim Kind häufiger als beim Erwachsenen vor (Abb. 12.**28**). Die besonders im 5.–8. Lebensjahr häufige suprakondyläre Fraktur kann äußerlich wie eine Luxation aussehen. Das distale Fragment ist meistens nach dorsal abgewinkelt und verschoben, die Frakturlinie im a.–p. Bild nur zu ahnen (Abb. 12.**29**). Frühzeitig entwickelt sich eine mächtige Kallusbildung, die Stellungskorrekturen unmöglich macht (Abb. 12.**30**). Kontrollaufnahmen im Gipsverband werden durch Gips, Beugestellung und metallische Extensionsbügel erschwert (Abb. 12.**31**). Die a.–p. Aufnahme kann eventuell in zwei Projektionen versucht werden, einmal mit fast senkrechter Einstellung auf den Oberarm, das andere Mal auf den Unterarm. Bei allen Röntgenaufnahmen vom Ellbogen abwärts besteht eine Gefährdung der Gonaden durch den Nutzstrahlenkegel. An eine Einblendung des Strahlenkegels und die Abdeckung der Gonaden mit Bleigummi muß immer wieder erinnert werden!

Frakturen des lateralen Kondylus sind oft besonders schwer zu erkennen (Abb. 12.**32**). Eine sichelförmige Aufhellung dorsal der distalen Humerusmetaphyse ist oft ein indirektes Frakturzeichen und immer Ausdruck einer schweren Gelenkläsion (Abb. 12.**33**). Die Dislokation oder Fraktur von Knochenkernen erfolgt oft unter Mitnahme eines größeren oder schalenförmigen Fragmentes der Metaphyse (Abb. 12.**34** u. 12. **35**). Frakturen des medialen Kondylus sind selten, jedoch sollte man immer an die Möglichkeit einer Dislokation des medialen Epikondyluskernes denken. Dessen Verschiebung ins Gelenk wird oft übersehen, weil er sich dort bei flüchtiger Betrachtung wie ein üblicher Knochenkern ausnimmt (Abb. 12.**36**). Der Verlust dieses Kernes hat keine wesentliche Bedeutung, dagegen führt sein Verbleiben im Gelenk zu schwerer Deformierung und Funktionsbehinderung (Abb. 12.**37**).

Auch die Frakturen des Radiusköpfchens und -halses (Abb. 12.**38**) sowie Olekranonfrakturen (Abb. 12.**39**) sind selten. Letztere dürfen nicht mit einer normalen Apophyse, einer sog. Patella cubiti (Sesambein in der Trizepssehne) oder einem Olecranon partitum verwechselt werden. Die heutzutage beim Erwachsenen praktizierte Entfernung eines dislozierten Radiusköpfchens ist beim Kind wegen daraus folgender Wachstumsstörung nicht angezeigt. Die sogenannte Monteggia-Fraktur ist beim Kleinkind wegen der weiten Gelenkräume schwierig zu diagnostizieren (Abb. 12.**40**). Einen durchwegs negativen Röntgenbefund hat man bei der Chassaignac-Subluxation (Dislokation des Radiusköpfchens aus dem Lig. anulare), die bei Kleinkindern oft durch einen heftigen Ruck am Arm mit Überstreckung im Ellbogengelenk erfolgt.

Am Unterarm und am Handgelenk sind bei Kindern unter 6 Jahren Grünholzfrakturen des Radius oder beider Unterarmknochen dicht proximal des Handgelenkes am häufigsten (Abb. 12.**41**).

Die typische Grünholzfraktur des Radius beim etwas älteren Kind zeigt oft nur eine dorsale Wulst- oder Knickbildung (Abb. 12.**42**). Bei kompletten Frakturen (Abb. 12.**43**) sind einige Tage und zwei Wochen nach Reposition röntgenologische Stellungskontrollen wichtig.

Traumatische Epiphysenlösungen (Abb. 12.**44**) reponieren sich oft spontan und sind dann nur an kleinen metaphysären Randausrissen kenntlich (Abb. 12.**45**). Hier sind hinsichtlich einer Wachstumsverzögerung Kontrollen in ca. 3 und 6 Monaten angezeigt. Ohne Kenntnis der Unfallbilder ist eine durch traumatische Epiphysenschädigung verursachte Deformierung oft nicht von einer Madelung-Deformität zu unterscheiden.

Als „Wringerverletzung" wird eine hauptsächlich die Unterarme betreffende Drehverletzung der Weichteile bezeichnet, die aber mit Frakturen verbunden sein kann (Abb. 12.**46**). Wegen der Gefahr sekundärer Knochenschädigung sind Röntgenkontrollen nach Wochen bis Monaten zu empfehlen. Die Erfolge rekonstruktiver Chirurgie sind selbst beim Verlust großer Knochenfragmente erstaunlich (Schall u. Schultz-Brauns 1982).

Die häufigste Fraktur beim Kind ist die eines Fingers durch Quetschung in einer Tür, Verletzung mit Spielzeug oder Werkzeug. Durch Vernachlässigung solcher kleiner Frakturen entstehen frühzeitig Fingerdeformierungen (Abb. 12.**47a**). Am Kleinfinger ist eine Verwechslung mit der anlagebedingten Kirner-Deformität (Jacobs 1973) möglich (Abb. 12.**47b** u. – **c**). Wenig dislozierte Epiphysenlösungen sind auch hier an den feinen metaphysären Randausrissen sicher zu erkennen (Abb. 12.**48**).

Grundglied- und Mittelhandfrakturen sind häufige Sportverletzungen bei älteren Kindern und Jugendlichen (Abb. 12.**49** u. 12.**50**), Metakarpalköpfchen- und Bennett-Fraktur sind als „Boxerfrakturen" bekannt. Die häufige Luxation des Daumengrundgelenkes kann nicht übersehen werden.

Frakturen von Handwurzelknochen sind selten, der Kahnbeinbruch ist genauso schwer zu erkennen wie beim Erwachsenen (Abb. 12.**51**). Die krümelige Knochenkernanlage des Os pisiforme wird oft als traumatische Läsion mißdeutet (Abb. 12.**52**).

Hüftgelenkluxationen sind im Kindesalter extrem selten. Die Dislokation erfolgt in etwa 70% der Fälle nach hinten unten (Abb. 12.**53**). In 10% kommt es zur Femurkopfnekrose. Rezidivierende Hüftgelenkluxationen nach leichten Traumen und Spontanluxationen sind bei Mongolismus beschrieben (Abb. 12.**54**). Traumatische Epiphysenlösungen (Abb. 12.**55**) und Schenkelhalsfrakturen (Abb. 12.**56**) setzen immer ein sehr schweres Trauma voraus. Als häufige Komplikation droht trotz sachgemäßer Behandlung die Femurkopfnekrose, seltener die Refraktur.

Femurschaftfrakturen sind zu etwa 70% im mittleren Drittel lokalisiert (Abb. 12.**57**), Grünholzfrakturen kommen hauptsächlich im distalen Drittel vor. Im proximalen Bereich gibt es vorwiegend bei älteren Kindern Abrißfrakturen am Trochanter major oder minor. Die bei Erwachsenen häufige T- oder Y-förmige Fraktur der distalen Femurkondylen ist im Kindesalter selten. Frakturen der distalen Epiphyse mit Stauchung der Wachstumszone können zu einer erheblichen Deformierung durch Wachstumsstörung führen (Abb. 12.**58**). Im Adoleszentenalter tritt nach Epiphysenläsion gewöhnlich ein frühzeitiger Fugenschluß mit folglicher Verkürzung oder Winkelfehlstellung ein.

Patellafrakturen werden beim Kind noch leichter als beim Erwachsenen mit einer Patella partita verwechselt. Kleine Ausrisse und Abscherfrakturen an den Gelenkflächen treten am Kniegelenk besonders häufig auf. Auch die Feststellung kleiner Fragmente ist wichtig, weil das eigentliche Fragment infolge des nicht sichtbaren knorpeligen Anteiles bedeutend größer sein kann. Ein Gelenkerguß bzw. Hämarthros ist Ausdruck einer „Binnenverletzung" des Kniegelenkes. Zum Ausschluß einer Fraktur sind eventuell zusätzliche Aufnahmen oder Röntgenkontrollen nach 10–14 Tagen angezeigt.

Grünholzfrakturen des Unterschenkels oder Spiralfrakturen der Tibia allein werden oft nicht erkannt (Abb. 12.**59**). Das trifft besonders auf die sogenannte „Watschelfraktur" (DUNBAR u. Mitarb. 1964) des distalen Tibiaschaftes zu, die im Alter von 9 Monaten bis zu 3 Jahren beobachtet wird. Anstatt zu der beim Erwachsenen typischen Knöchelfraktur führen Unfälle beim Schisport oder Fußball meistens zur Fraktur oberhalb des Sprunggelenkes oder zur Epiphysendislokation mit Ausriß eines großen metaphysären Randkeiles (Abb. 12.**60**). An den Fußwurzelknochen sind Frakturen des Talus häufiger als solche des Kalkaneus (Abb. 12.**61** u. 12.**62**). Bei Röntgenkontrollen muß auf eine aseptische Nekrose als Traumafolge geachtet werden.

Abscherfrakturen können leicht übersehen werden (Abb. 12.**63**). Am Kahnbein wird die spontane aseptische Nekrose (Morbus Köhler I) gar nicht so selten als Fraktur angesprochen (Abb. 12.**64a**). Der Bruch der Basis des Metatarsale V, mit oder ohne Beteiligung der Apophyse ist im Jugendalter recht häufig (Abb. 12.**64b**). Oft kann man jedoch nicht unterscheiden, ob eine Apophyse (oder Epiphyse) frakturiert, oder anlagebedingt unterteilt ist.

Fast alle Frakturen heilen beim Kind schneller als beim Erwachsenen und zeigen eine stärkere Kallusbildung. Fragmentverschiebungen werden durch ausgleichendes Wachstum bald korrigiert. Bei der operativen Fixierung applizierte Metallteile werden schnell von Kallus umwachsen.

Eine besondere Bedeutung kommt der Röntgenuntersuchung für die Diagnose des Mißhandlungssyndroms zu. Obwohl die Erstbeschreibung typischer röntgenologischer Veränderungen durch CAFFEY (1946) mehr als ein Vierteljahrhundert zurückliegt, sind diese Röntgensymptome noch wenig bekannt. Da vorwiegend Kinder unter drei Jahren betroffen sind, ist eine Erhebung einer Anamnese schwierig. Wenn röntgenologisch mehrere Frakturen ohne entsprechenden Unfall offenbar werden oder epimetaphysäre Läsionen sowie hauptsächlich metaphysär lokalisierte Periostreaktionen als Folge subperiostaler Blutungen, dann muß zumindest an ein Mißhandlungssyndrom gedacht werden (Abb. 12.**65**). Differentialdiagnostisch kommen hinsichtlich der metaphysären Veränderungen der Skorbut und die konnatale Lues in Frage, jedoch handelt es sich bei beiden um generalisierte Prozesse. Auch ist die metaphysäre „Trümmerfeldzone" des Skorbuts von den Randausrissen des Mißhandlungssyndroms meistens gut zu unterscheiden. Das differentialdiagnostisch noch zu erwägende De-Lang-Syndrom (infantile Muskelhypertrophie mit multiplen Frakturen) läßt sich klinisch abgrenzen. Unter Umständen sind mehrfache Röntgenuntersuchungen verschiedener Körperregionen zur Abklärung erforderlich. Rippenfrakturen, Klavikulafraktur, Wirbelfrakturen und epimetaphysäre Läsionen am Femur proximal und distal sind relativ häufige Mißhandlungsschäden.

Weitere Symptome, die zur Sicherung der Diagnose „Mißhandlungssyndrom" beitragen können, sind: Unterernährung, verwahrloster Zustand, Ängstlichkeit, Benommenheit (subdurales Hämatom?) und multiple Hämatome besonders im Gesicht, am Kopf und an der linken Körperseite (oder rechts, wenn der Mißhandler Linkshänder ist). Zwischen dem Befund und den anamnestischen Angaben der Eltern, anderer Erziehungsberechtigter oder Geschwister besteht gewöhnlich eine erhebliche Diskrepanz. Die stationäre Aufnahme des betreffenden Kindes ist fast immer angezeigt. Wenn die Diagnose gesichert ist, obliegt dem Arzt die unangenehme Pflicht, Maßnahmen in Gang zu setzen, die das Kind vor weiteren Mißhandlungen (Rezidivquote 80–90%) bewahren (Benachrichtigung des zuständigen Jugendamtes oder der Polizei; vgl. STOCKHAUSEN 1968, TULZER 1982).

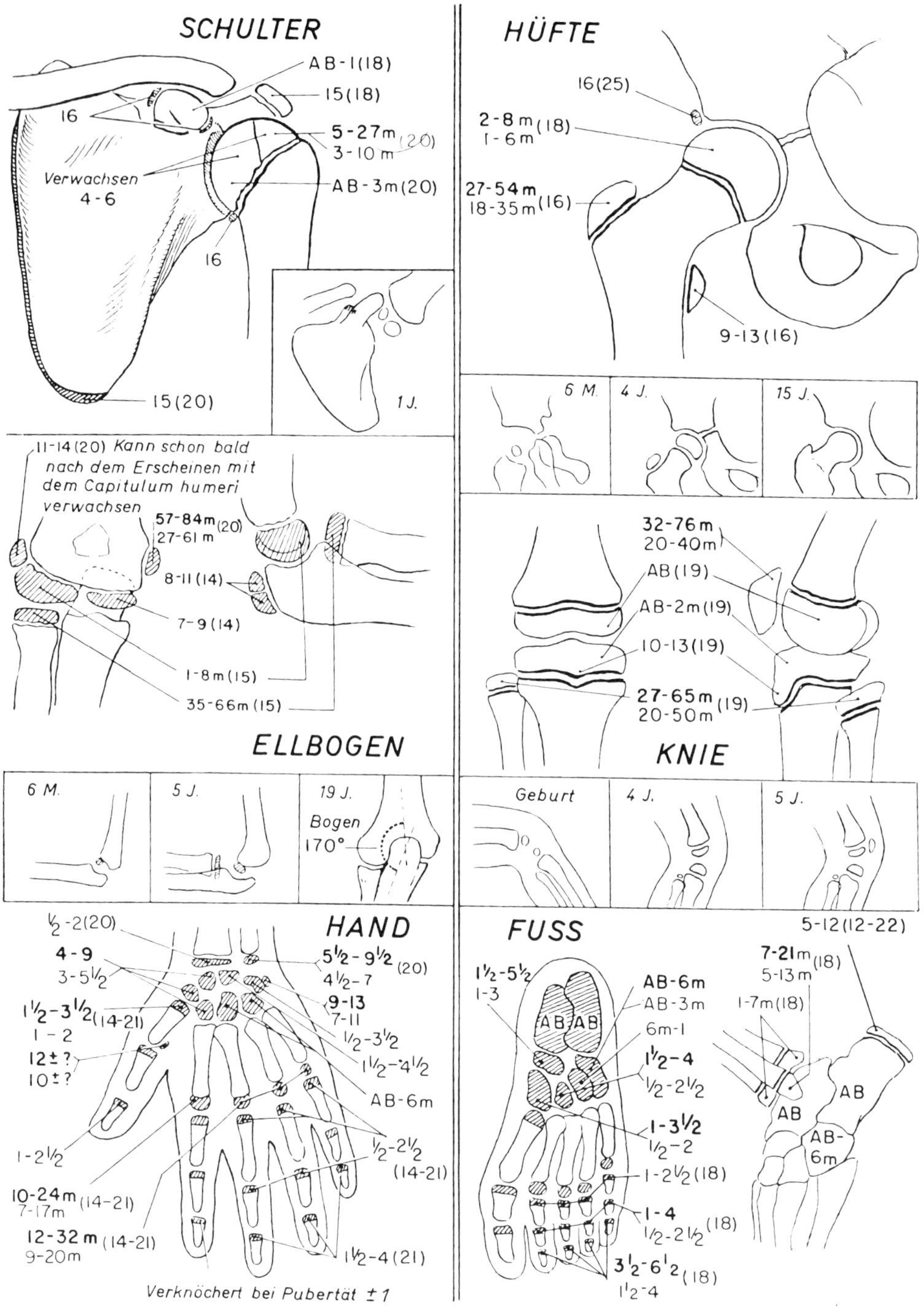
SCHULTER
AB-1(18)
15(18)
16
5-27m (20)
3-10 m
Verwachsen
4-6
AB-3m(20)
16
1 J.
15(20)
11-14(20) Kann schon bald nach dem Erscheinen mit dem Capitulum humeri verwachsen
57-84m (20)
27-61 m
8-11 (14)
7-9 (14)
1-8m (15)
35-66m (15)
ELLBOGEN
6 M.
5 J.
19 J.
Bogen
170°
HAND
½-2(20)
4-9
3-5½
5½-9½ (20)
4½-7
1½-3½ (14-21)
1-2
9-13
7-11
½-3½
12±?
10±?
1½-4½
AB-6m
1-2½
½-2½
(14-21)
10-24m (14-21)
7-17m
12-32 m (14-21)
9-20m
1½-4 (21)
Verknöchert bei Pubertät ±1
HÜFTE
16(25)
2-8 m (18)
1-6 m
27-54 m
18-35 m (16)
9-13 (16)
6 M.
4 J.
15 J.
32-76 m
20-40 m
AB (19)
AB-2m (19)
10-13 (19)
27-65 m (19)
20-50 m
KNIE
Geburt
4 J.
5 J.
FUSS
5-12 (12-22)
7-21m (18)
5-13m
1½-5½
1-3
AB-6m
AB-3m
6m-1
1-7m (18)
AB AB
1½-4
½-2½
AB
AB
AB-
6m
1-3½
½-2
1-2½ (18)
1-4
½-2½ (18)
3½-6½ (18)
1½-4

Abb. 12.1

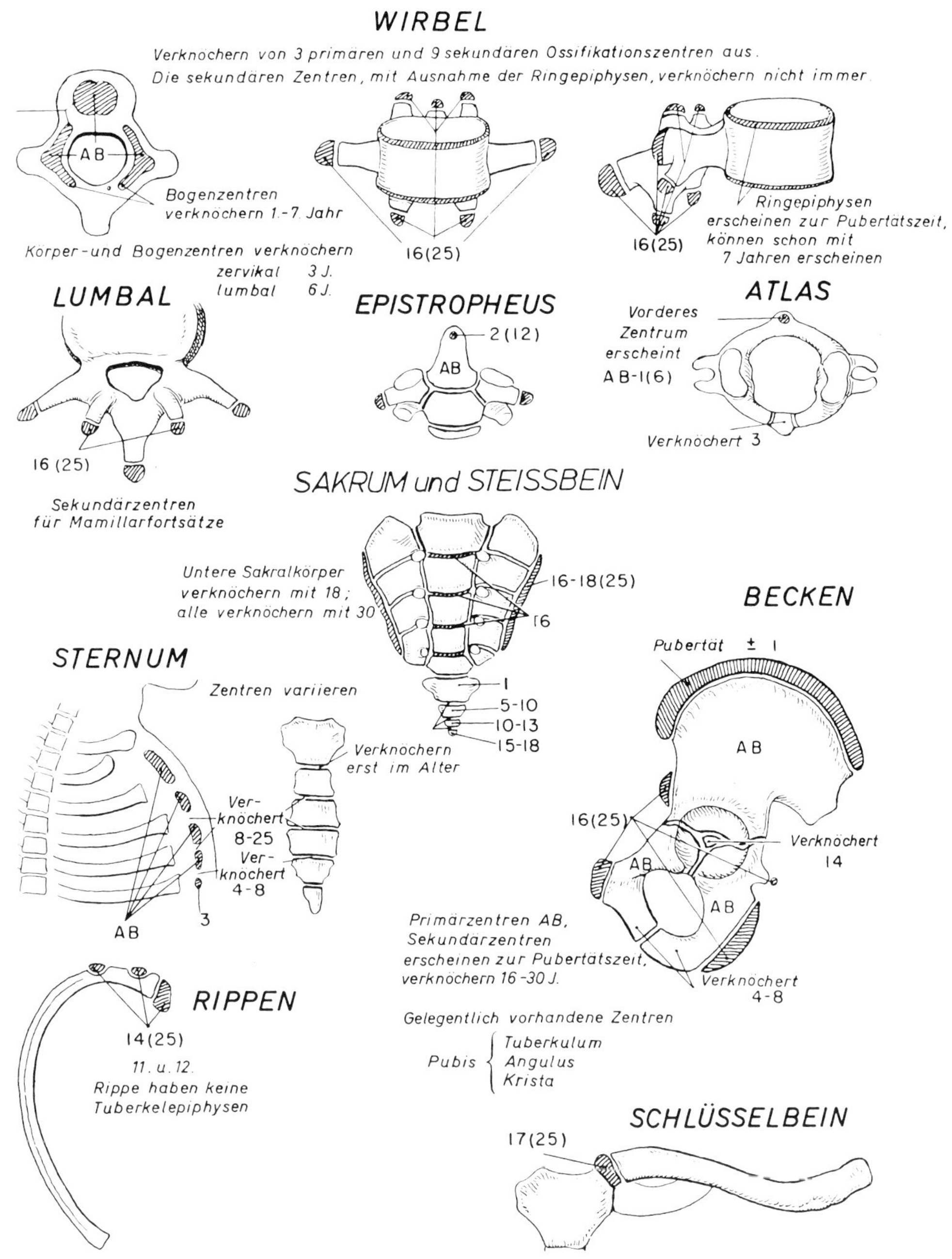

Abb. 12.**2**

Abb. 12.**1** u. 12.**2** Zeiträume des Erscheinens der Ossifikationszentren. Zahlen, nach denen „m" steht = Monate, sonst Jahre. Sind für einen Kern 2 Zahlen angegeben, so steht die obere, stärkere Zahl für Knaben, die untere, schwächer gedruckte, für Mädchen. AB = bei Geburt sichtbar. Ungefähres Alter bei Epiphysenschluß in Klammern (aus *W. P. Blount:* Knochenbrüche bei Kindern. Thieme, Stuttgart 1957).

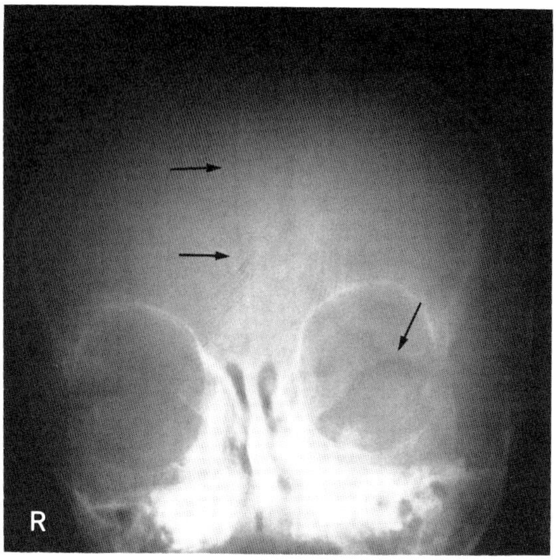

Abb. 12.**3** 4 Monate altes Mädchen. Dehiszenz der Lambdanaht links (Pfeil). Sutura frontalis (2 Pfeile) als Varietät.

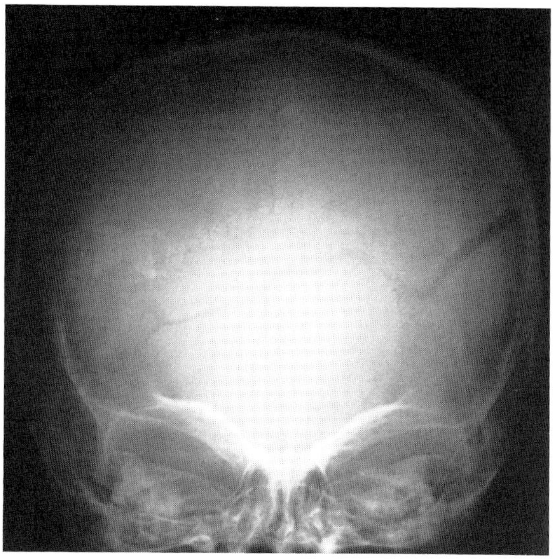

Abb. 12.**4a**

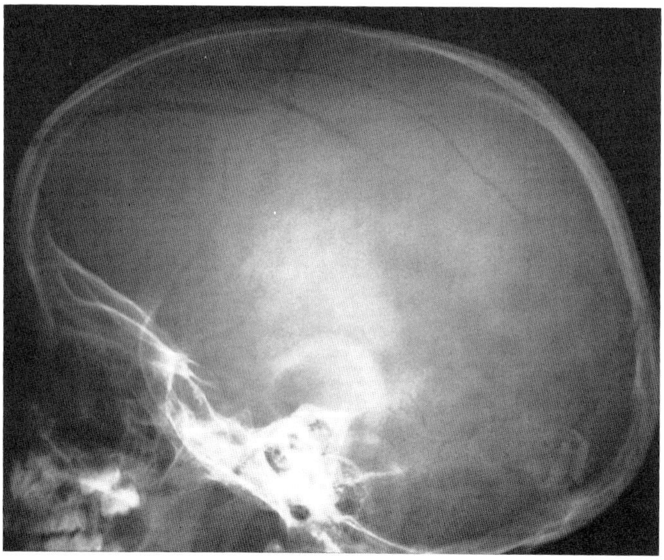

Abb. 12.**4b**

Abb. 12.**4a–b** 2 Jahre und 4 Monate altes Kind. Unfallursache nicht eruierbar. Keine nennenswerten Symptome. Wegen Verdacht auf Commotio überwiesen. Lineare Schädelfrakturen, frontal und parietal links.

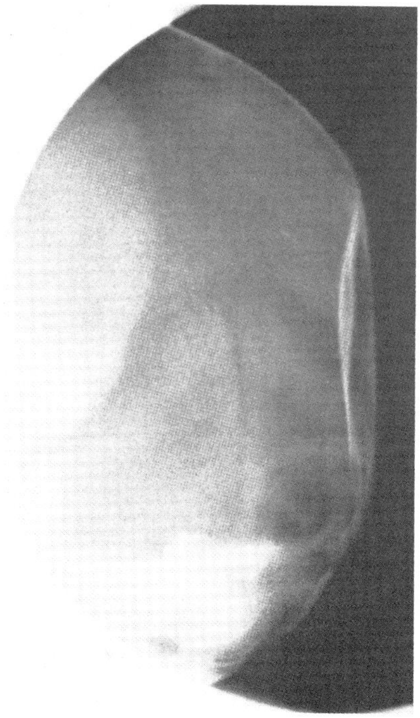

Abb. 12.**5** Zelluloidballimpression links parietal, 5 Tage nach Zangengeburt (aus *E. Willich:* Fortschr. Röntgenstr. 109 [1968] 653).

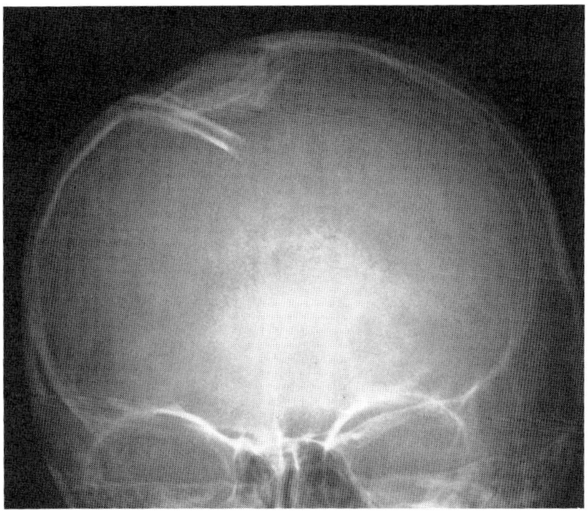

a

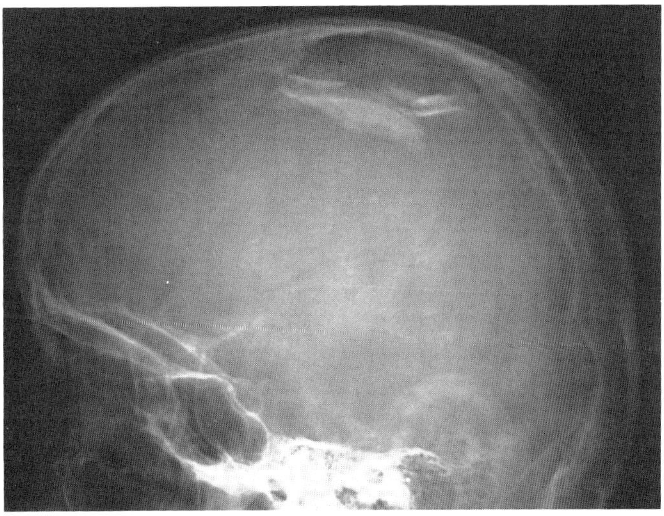

b

Abb. 12.**6a–b** 10jähriger Junge, bei schwerem Sturm Dachziegel auf den Kopf gefallen. Impressionsfraktur des rechten Scheitelbeines.

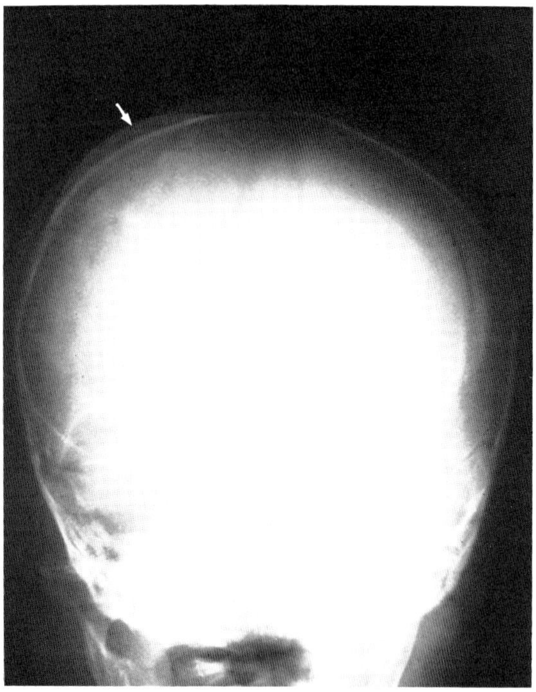
a

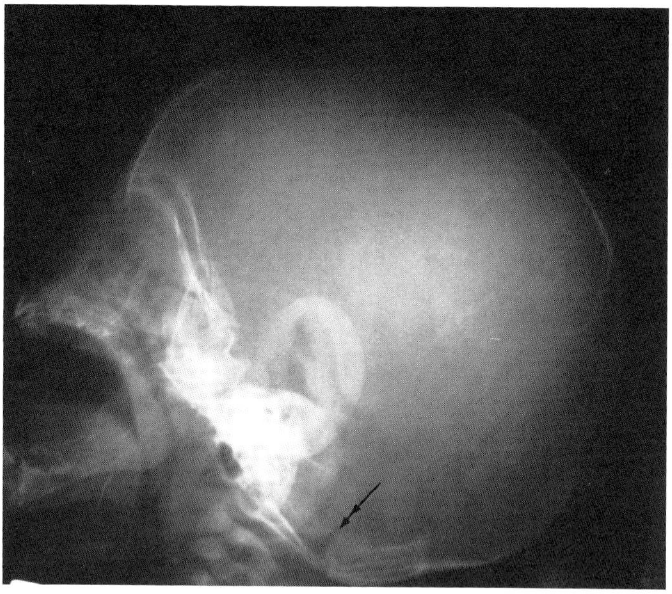
b

Abb. 12.**7a–b** 2 Monate nach normaler Geburt, Kephalhämatom (Pfeil), man beachte (Doppelpfeil) die Unterbrechung durch die Synchondrosis innominata. Keine Fraktur.

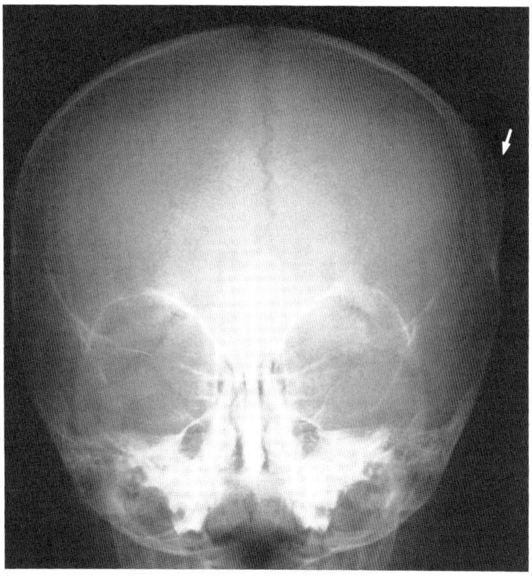

▲

Abb. 12.**8** 15 Monate altes Mädchen. Links parietal glatte Erhabenheit durch verknöchertes Kephalhämatom.

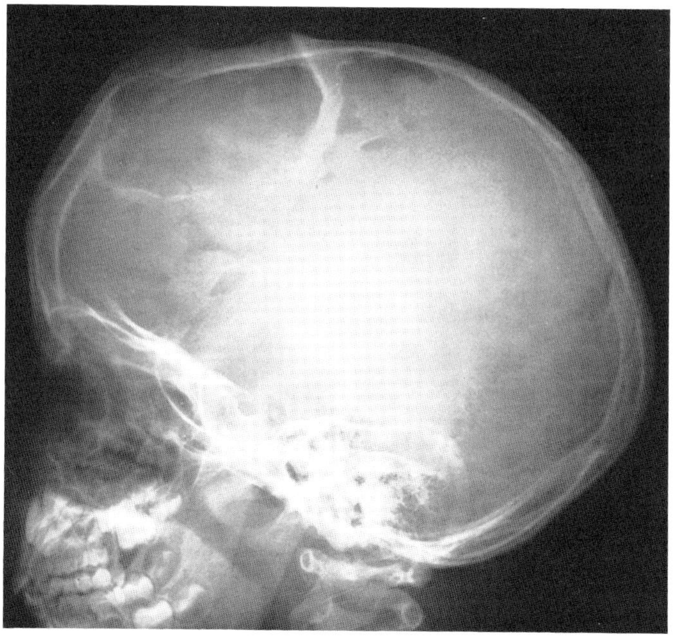

Abb. 12.**9** 4 Jahre 8 Monate alter Knabe, Zangengeburt. „Wachsende" Schädelfraktur frontoparietal. Operative Behandlung.

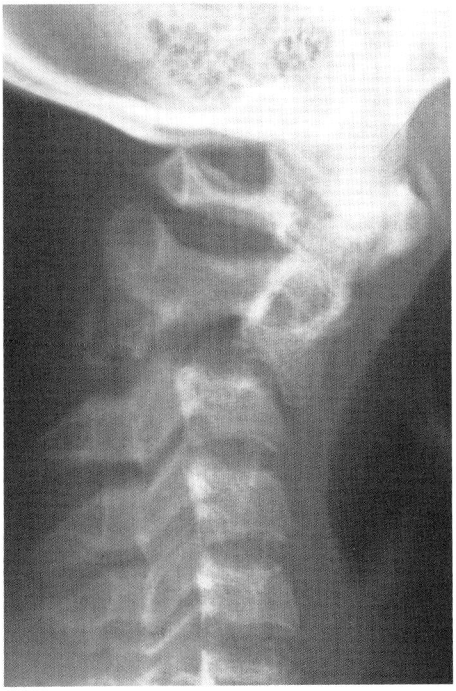

Abb. 12.**10**

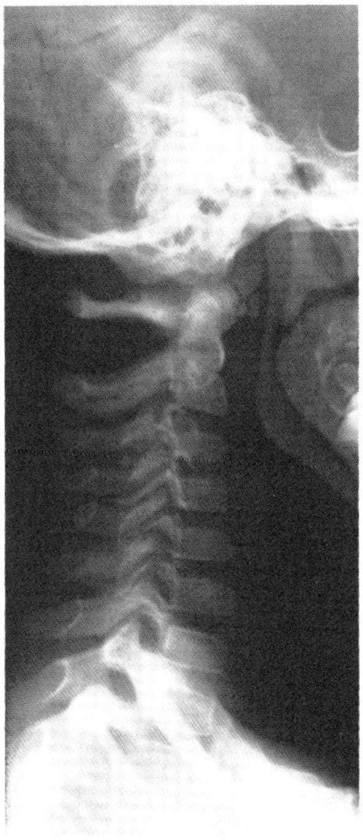

Abb. 12.**11**

Abb. 12.**10** 15jähriger Junge, Kopfsprung ins Wasser mit Bodenberührung. Luxation bei HW 2/3 mit Gelenkfortsatzfraktur.

Abb. 12.**11** 4jähriger Junge, aus einem mit ca. 80 km/h fahrenden Zug gefallen. Knickbildung und geringe Verschiebung bei HW 2/3 durch Schleudertrauma.

Abb. 12.**12a–b** Als 13jähriger Junge beim Klettern ca. 10–15 m abgestürzt. Kompressionsfraktur des 5.–9. BWK. Erniedrigung und Keilform der betroffenen Wirbel, Prominenz und Überlappung der vorderen oberen Wirbelkanten. Großes paravertebrales Hämatom (a.-p. Bild).

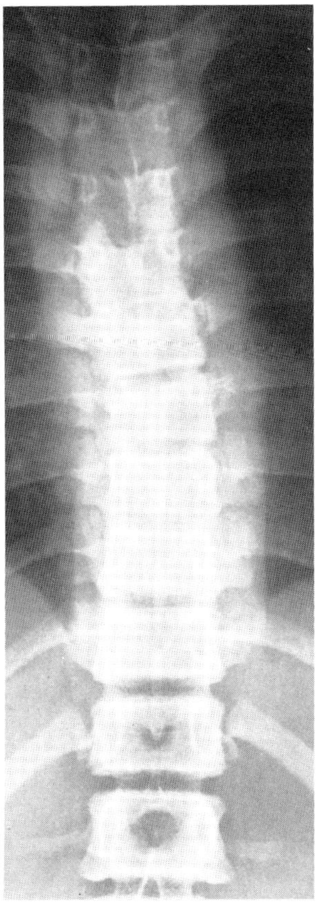

Abb. 12.**12a**

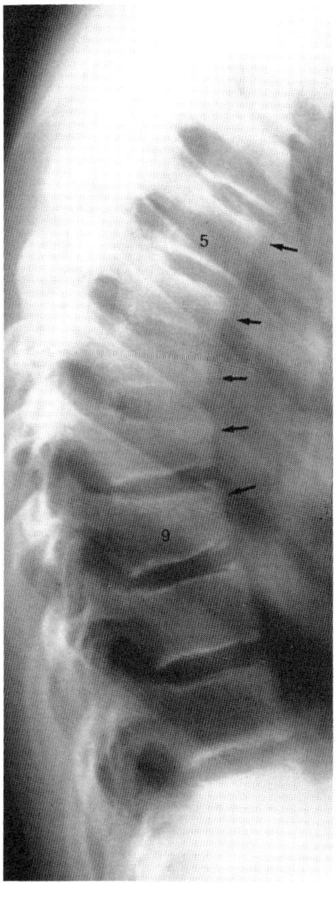

b

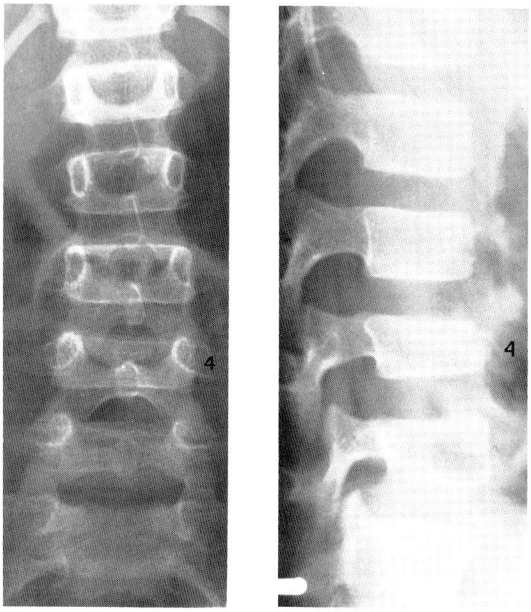

a b

Abb. 12.**13a–b** 5jähriges Mädchen, vom 3. Stock aus dem Fenster gestürzt. Kompressionsfraktur des 4. LWK. Geringe Deformierung.

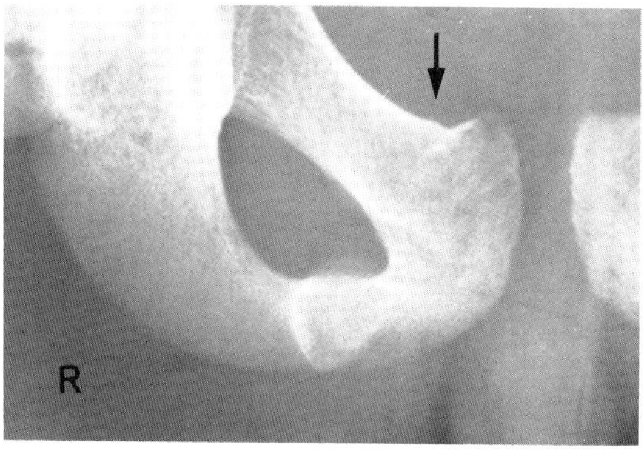

Abb. 12.**14** 8jähriger Junge, vom Auto angefahren. Schambeinfraktur rechts.

Abb. 12.**14**

Abb. 12.**15** 11jähriges Mädchen, Sturz aus ca. 4 m Höhe vom Heuboden. Schambeinfraktur rechts und Symphysenzerrung.
▼

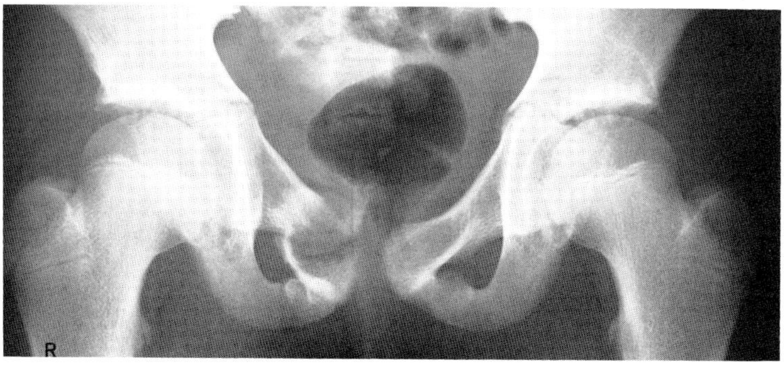

Abb. 12.**15**

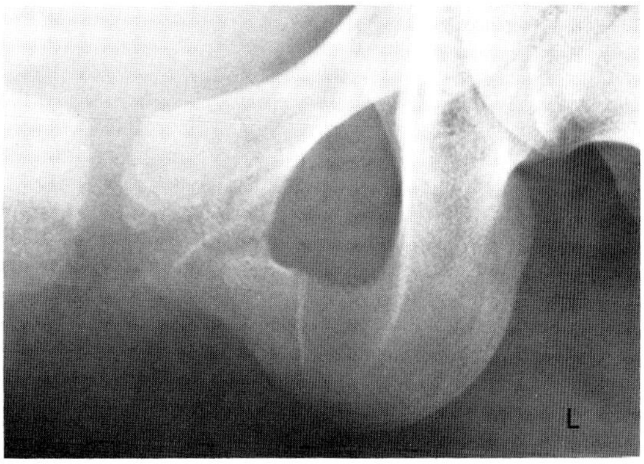

Abb. 12.**16** 14jähriges Mädchen, vom 1. Stock aus dem Fenster gestürzt. Sitzbeinfraktur links ohne wesentliche Dislokation.

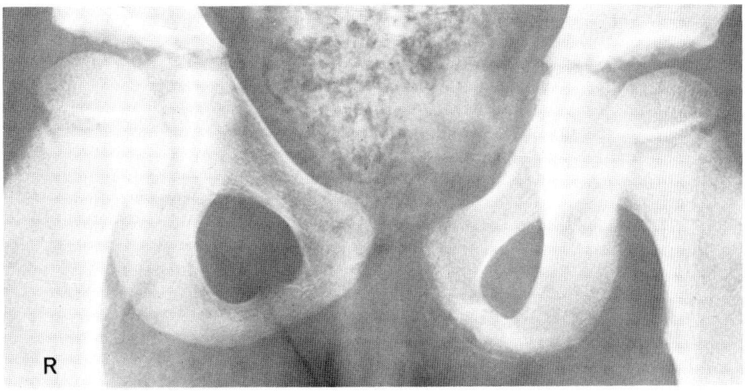

Abb. 12.**17** 5jähriges Mädchen, von Auto angefahren. 3 Wochen alte Symphysenläsion mit Periostreaktion an Schambein und Sitzbein links (subperiostales Hämatom).

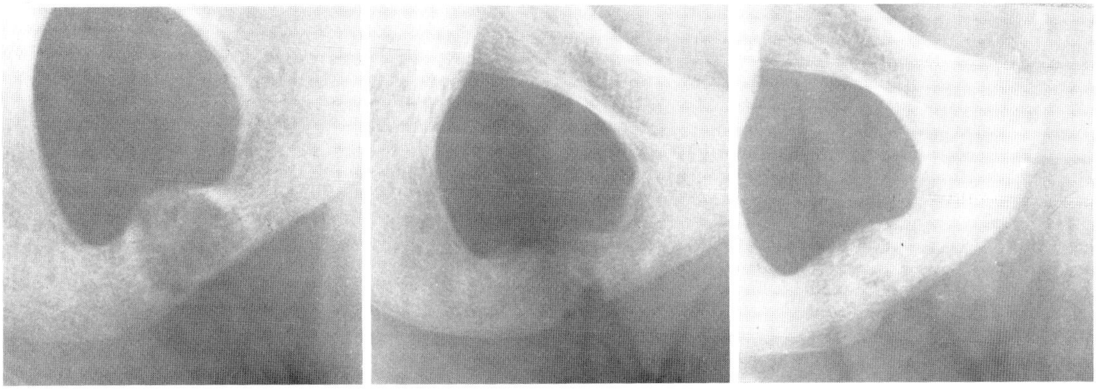

a **b** **c**

Abb. 12.**18** 5½jähriges Mädchen. Kein Trauma. Osteochondritis ischiopubica. **a** Beginn des Prozesses. **b** Florides Stadium, in dem die Veränderung mit einer traumatischen Läsion verwechselt werden kann. **c** Beginnende Abheilung.

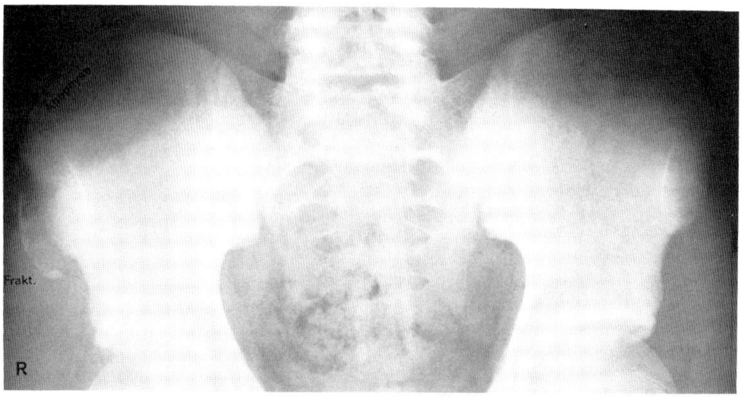

Abb. 12.**19** 18jähriger Junge, der Straßenbahn nachgerannt, dabei plötzlich Schmerzen in der rechten Leistenbeuge. Fraktur der rechten Spina ilica anterior superior.

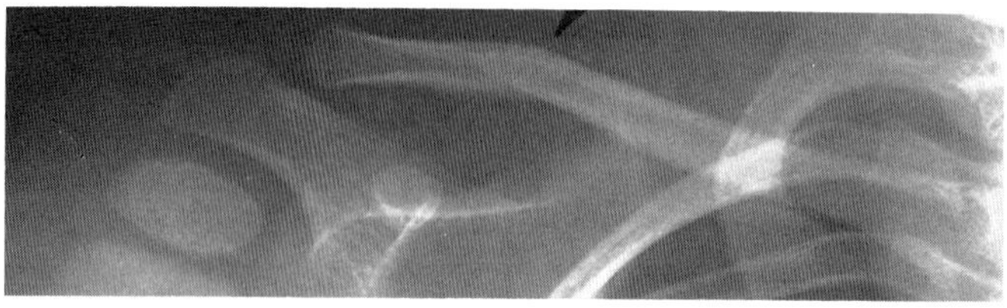

Abb. 12.**20** 1 Jahr und 7 Monate alter Knabe, kein Trauma bekannt. Grünholzfraktur der rechten Klavikula mit minimaler Dislokation.

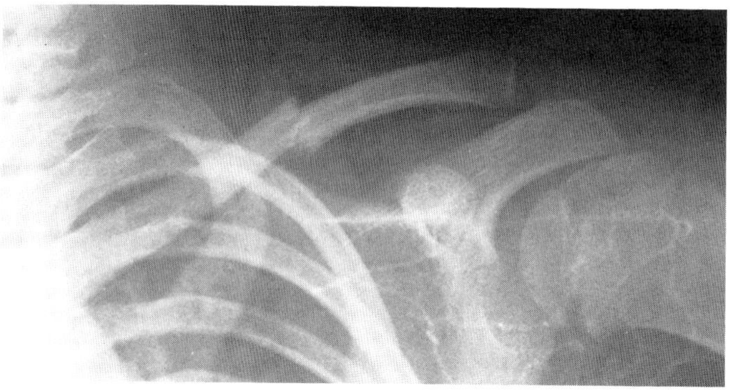

Abb. 12.**21** 3½jähriges Mädchen, von einer Schaukel gestürzt. Klavikulafraktur mit deutlicher Dislokation.

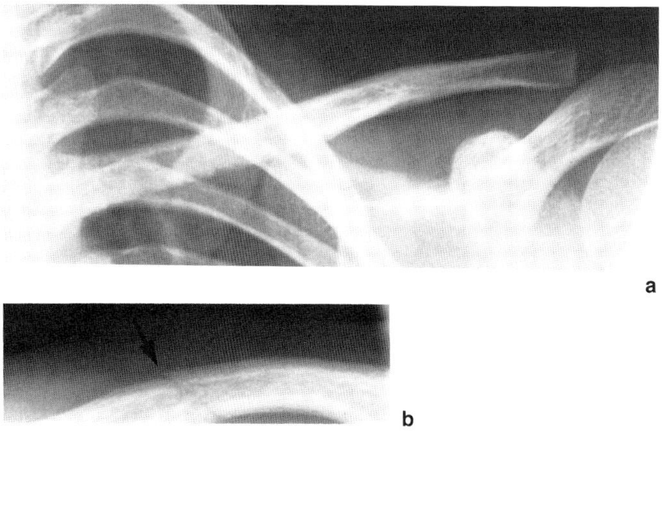

Abb. 12.**22** Klavikulafraktur ohne wesentliche Dislokation. **a** Im a.-p. Bild kein beweisender Befund. **b** Tangentialaufnahme zeigt die Fraktur deutlich.

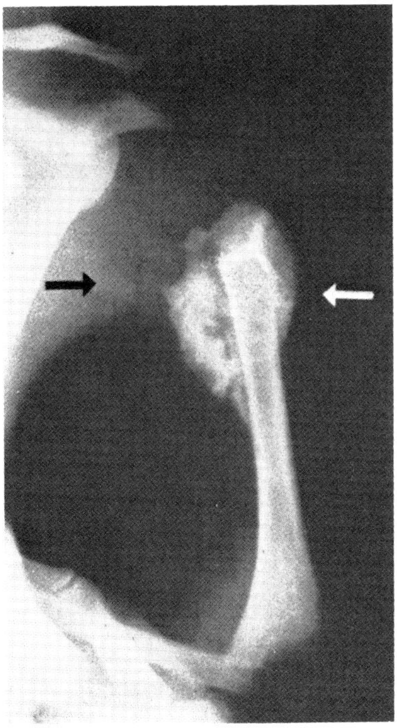

Abb. 12.**23** Geburtstraumatische Metaphysenverletzung. Verkalkung des subperiostalen Hämatoms, 4 Wochen nach der Geburt mit Manualhilfe (aus *H. Geiger, F. Schmidt:* Fortschr. Med. 85 [1967] 321).

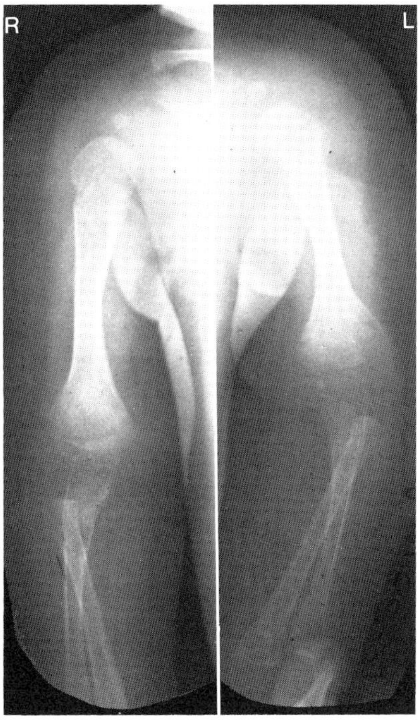

Abb. 12.**24** 3 Monate altes Mädchen, zur chirurgischen Behandlung wegen Oberarmfraktur überwiesen. Osteochondritis bei konnataler Lues.

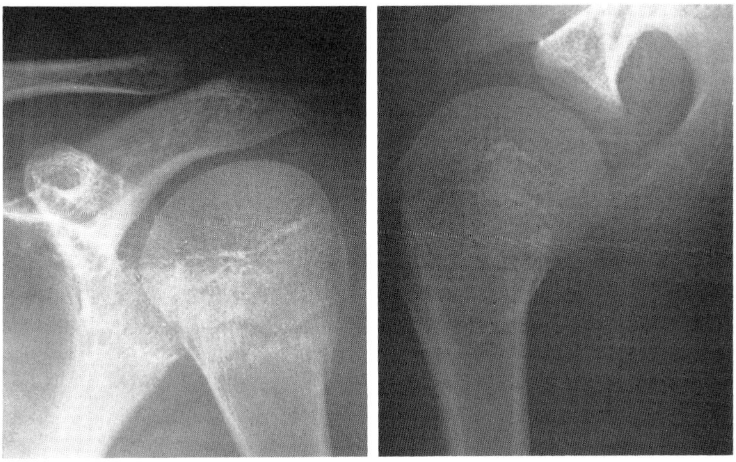

a **b**

Abb. 12.**25 a–b** 11jähriges Mädchen, vom Pferd gestürzt. Humerushalsfraktur mit Epiphysenbeteiligung.

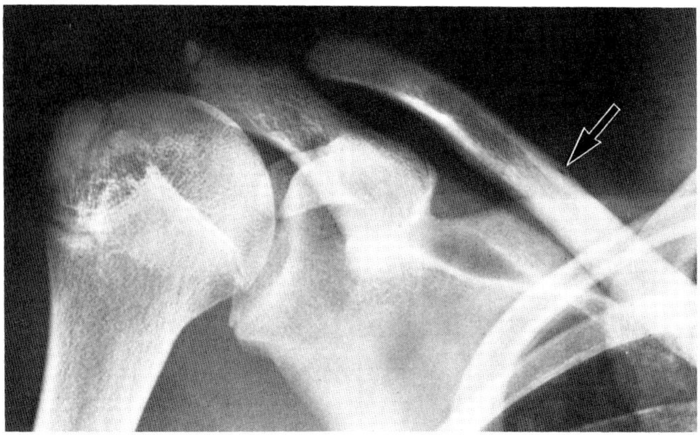

Abb. 12.**26a**

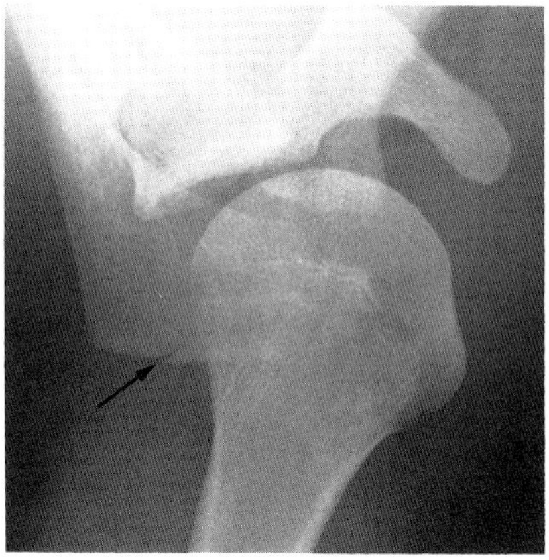

Abb. 12.**26b**

Abb. 12.**26a–b** 17jähriger Junge, mit Motorroller verunglückt. Canalis nervi supraclavicularis als seltene Varietät. Abrißfraktur des Tuberculum majus und des Akromions.

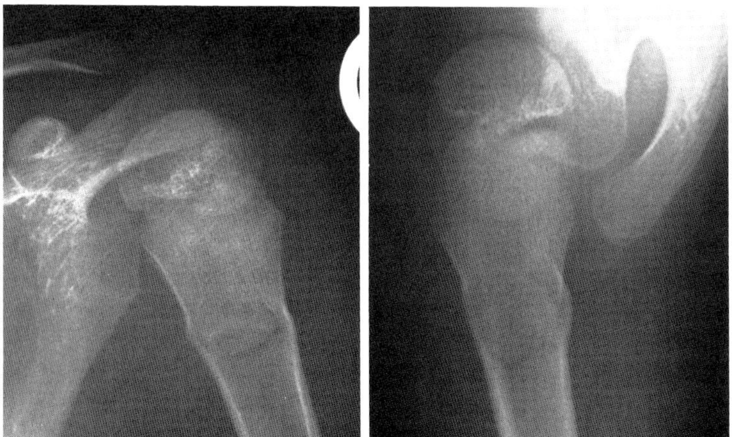

a **b**

Abb. 12.**27a–b** 5jähriger Junge, von einer Mauer gefallen. Grünholzfraktur des linken Oberarmes (zusätzlich perkondyläre Fraktur).

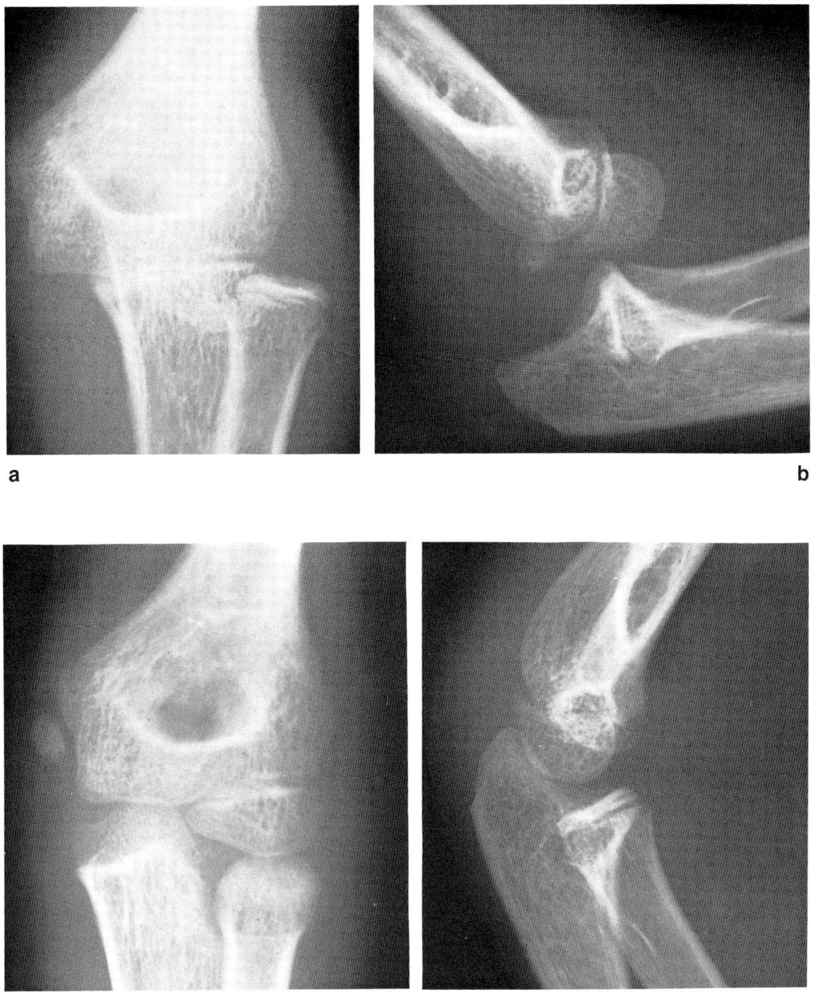

Abb. 12.**28** 12jähriger Junge, von einer Mauer gefallen. **a–b** Ellbogengelenkluxation. Dislokation des ulnaren Epikondyluskernes. **c–d** Röntgenkontrolle nach Reposition. Man beachte die jetzt richtige Stellung des ulnaren Epikondyluskernes.

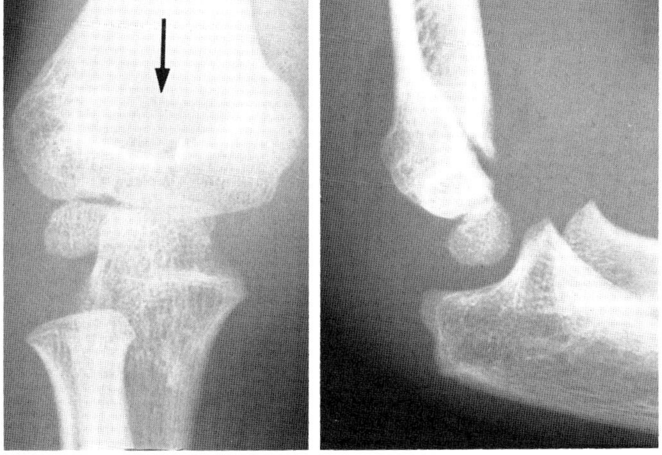

Abb. 12.**29 a–b** 7jähriger Junge, Sturz beim Turnen. Suprakondyläre Humerusfraktur. Geringe Dorsalabwinkelung. Frakturlinie a.-p. nur zu ahnen (Pfeil). Gelenkerguß, kenntlich an der Verlagerung des transparenten Rezessus nach dorsal.

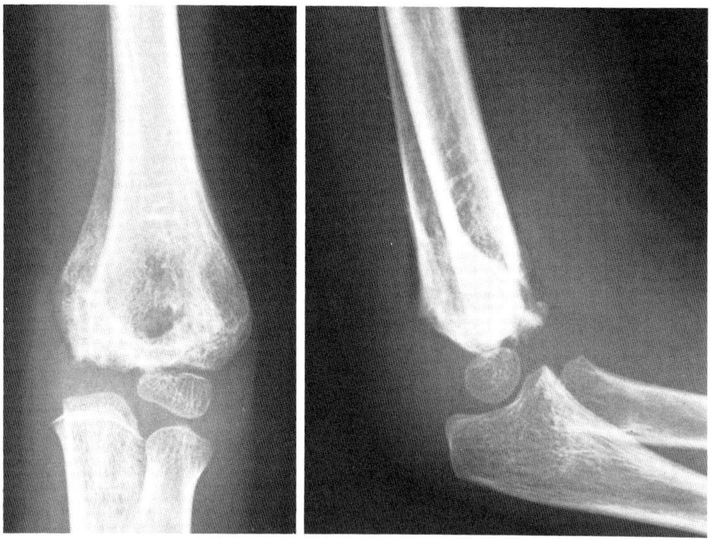

a b

Abb. 12.**30 a–b** 6jähriger Junge. Mächtige Kallusbildung 6 Wochen nach suprakondylärer Fraktur, Dorsalabwinkelung nicht ausgeglichen.

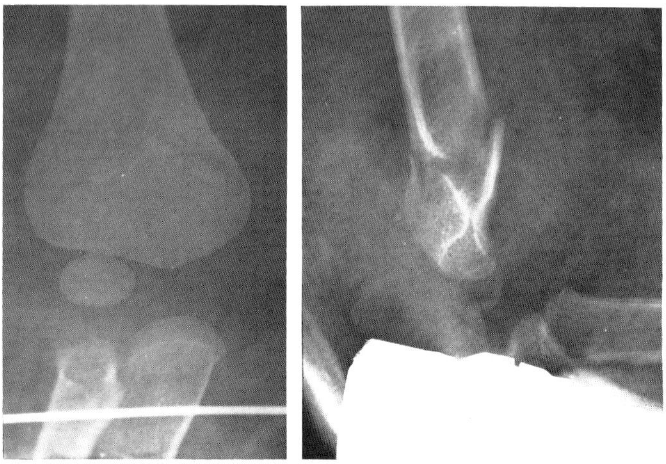

a b

Abb. 12.**31 a–b** Röntgenkontrolle im Gipsverband nach suprakondylärer Fraktur. Dorsalabwinkelung nicht behoben. Artikulation trotz der Überlagerung durch Metallbügel beurteilbar.

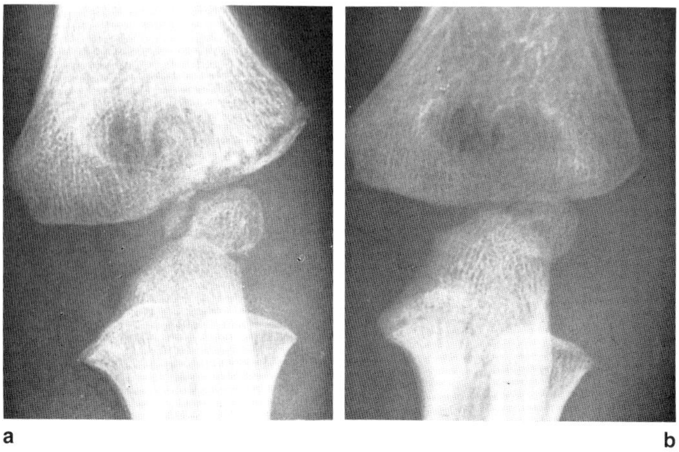

a b

Abb. 12.**32** 5jähriger Junge.
a Fraktur des lateralen (radialen) Kondylus, und zwar der Epiphyse (Capitulum humeri) und der Metaphyse.
b Röntgenkontrolle nach 4 Wochen: Frakturen weitgehend verheilt.

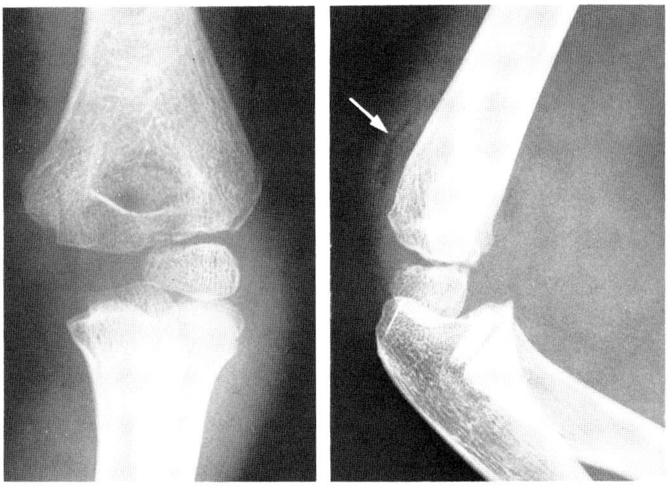

a b

Abb. 12.**33a–b** 7jähriger Junge, Sturz auf linken Ellbogen. Sichelförmige Aufhellung dorsal (Pfeil). Schalenförmiger Abriß an der Metaphyse radial. Großer Gelenkerguß.

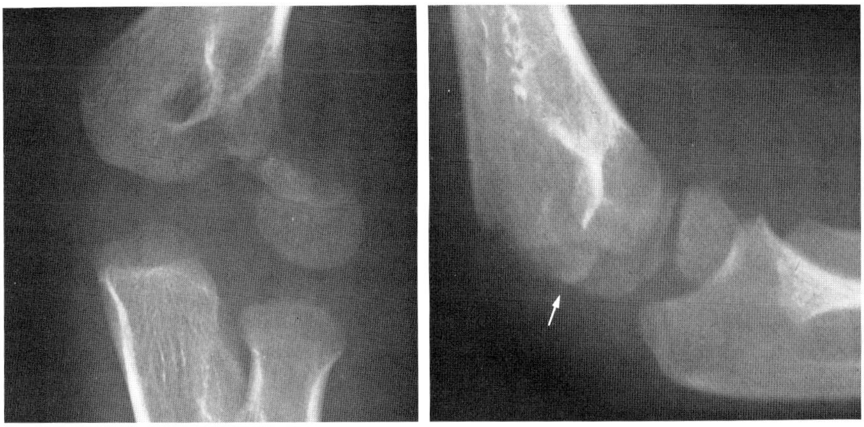

a b

Abb. 12.**34a–b** Dislokation des Capitulum-humeri-Kernes unter Mitnahme eines großen Fragmentes der Metaphyse. Subluxationsstellung. Man beachte den noch kleinen Kern des Epikondylus medialis (Pfeil).

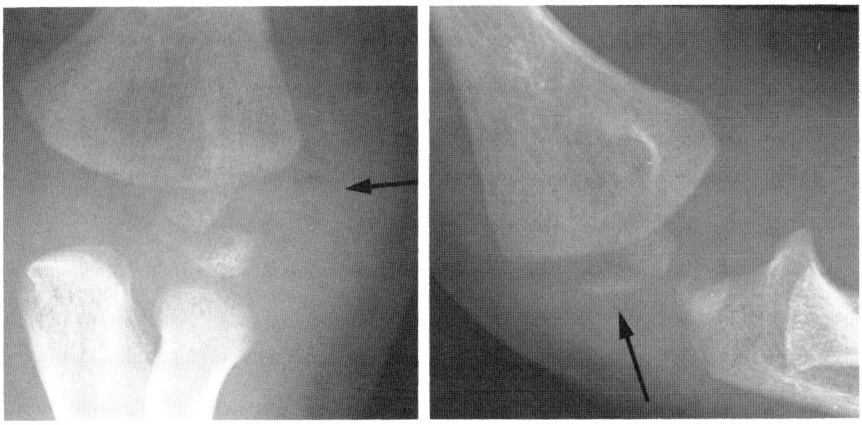

a b

Abb. 12.**35a–b** 3jähriger Junge. Fraktur des Capitulum-humeri-Kernes in zwei große Teile. Schalenabriß aus der lateralen Metaphyse (Pfeil).

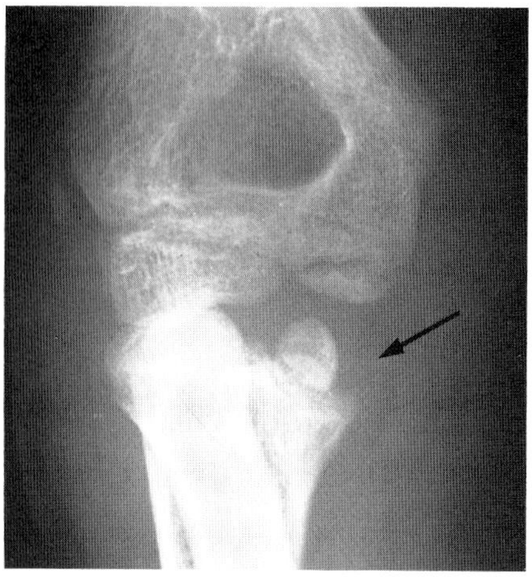
a

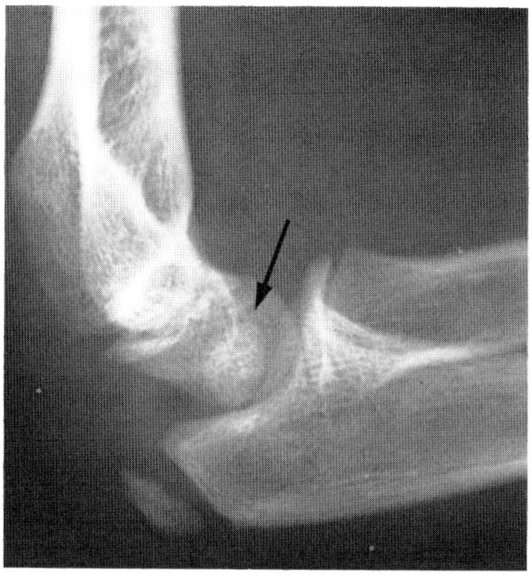
b

Abb. 12.**36a–b** 13jähriger Junge, auf rechten Ellbogen gestürzt. Dislokation des medialen Epikondyluskernes ins Gelenk (Pfeil).

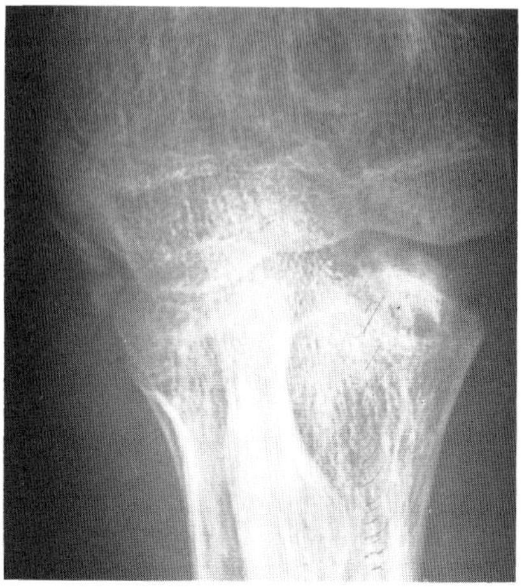
Abb. 12.**37a**

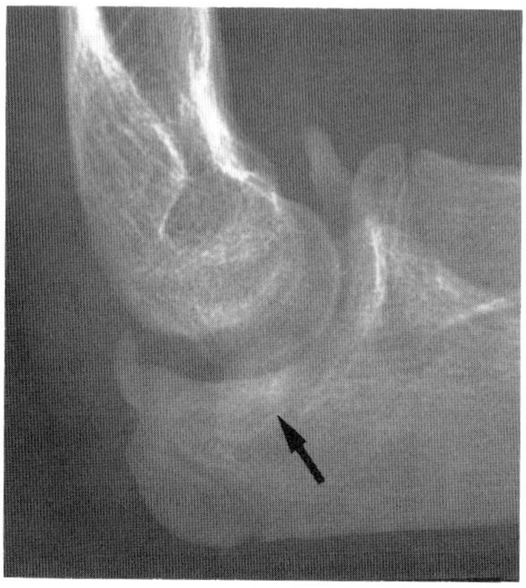
b

▲
Abb. 12.**37a–b** 13jähriger Junge, wegen ungeklärter Streckhemmung zur orthopädischen Behandlung überwiesen. Seit 3 Monaten im medialen Gelenkspalt eingeklemmter Kern des medialen Epikondylus. Abriß der Spitze des Processus coronoideus. Bereits erhebliche Gelenkdeformierung und Knochenatrophie.

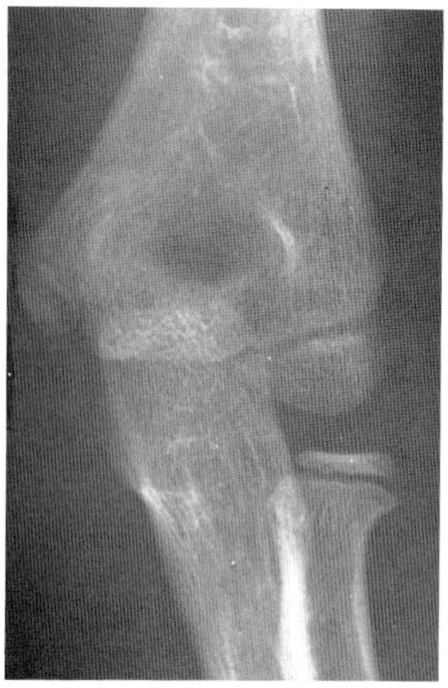
a

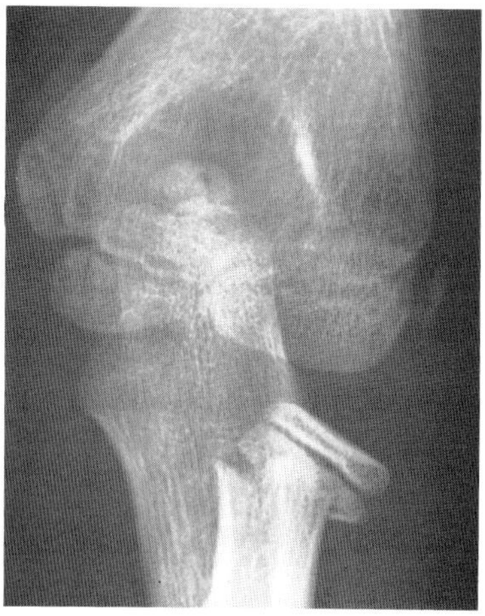
b

Abb. 12.**38a** 7jähriges Mädchen. Fraktur des Radiushalses, wenig disloziert.
b 12jähriger Junge. Fraktur des Radiushalses, deutlich disloziert.

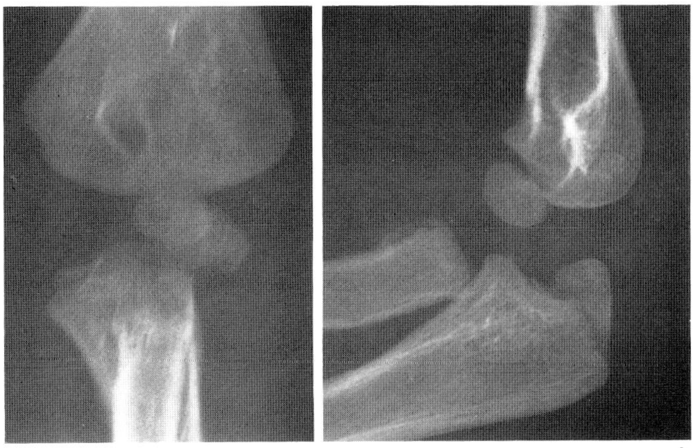

a b

Abb. 12.**39a–b** 4jähriges Mädchen, von einem Heuwagen gefallen. Fraktur des Olekranons und Dislokation des Radiusköpfchens unter Mitnahme eines Stückchens der Metaphyse (häufige Kombination).

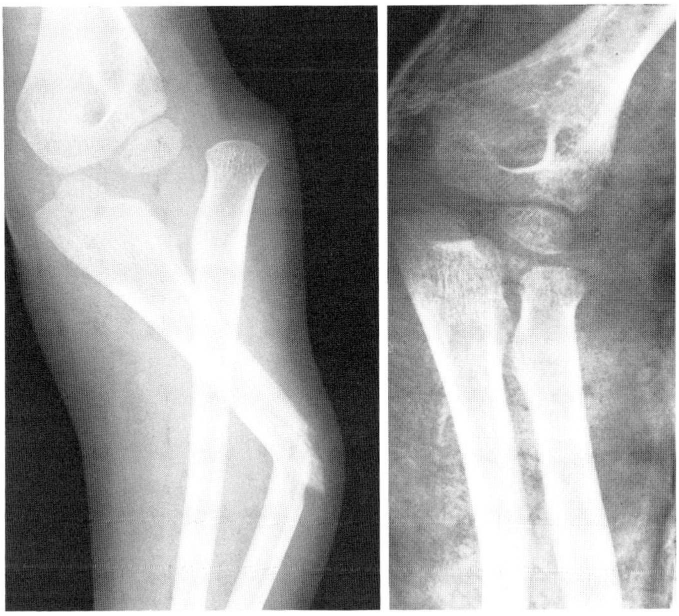

a b

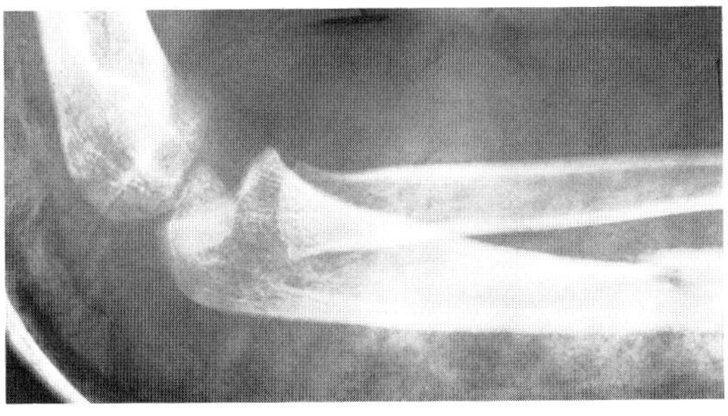

c

Abb. 12.**40a–c** 7jähriger Junge, beim Turnen auf linken Arm gestürzt. Monteggia-Fraktur (Ulnafraktur mit Luxation des Radius). Bei Röntgenkontrolle im Gipsverband einwandfreie Artikulation.

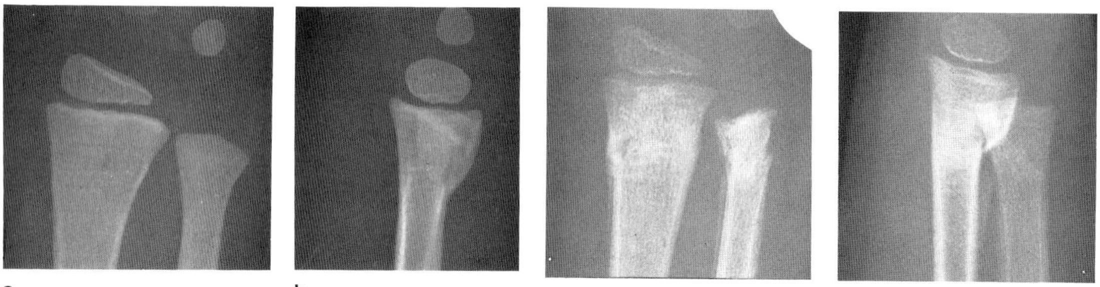

a b c d

Abb. 12.**41** 4jähriges Mädchen, Sturz aus dem Fenster, gleichzeitig Schädelfraktur. **a–b** Grünholzfraktur des Unterarmes an typischer Stelle. Leichte Dorsalabwinkelung. **c–d** Kontrolle nach 3 Wochen zeigt die Fraktur der Ulna sicher.

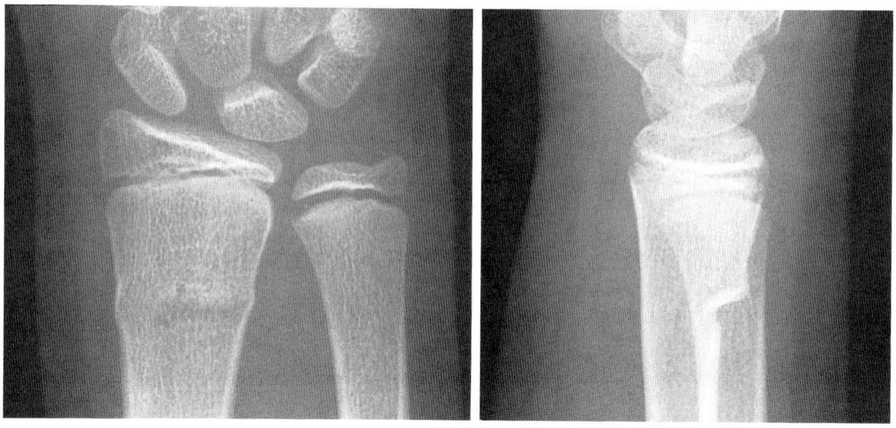

a b

Abb. 12.**42 a–b** 10jähriges Mädchen, mit Schlitten gestürzt. Grünholzfraktur des Radius mit typischer dorsaler Knickbildung.

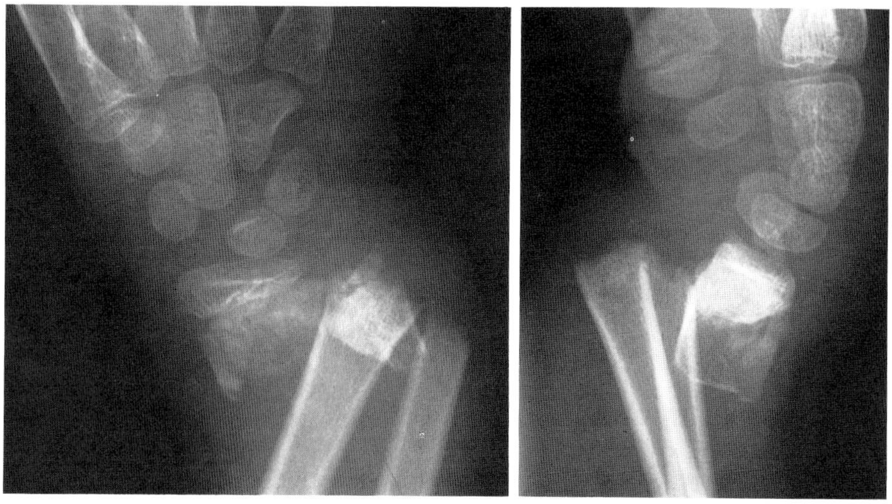

a b

Abb. 12.**43 a–b** 9jähriger Junge, aus dreistöckigem Bett gefallen. Komplette Unterarmfraktur mit starker Dislokation.

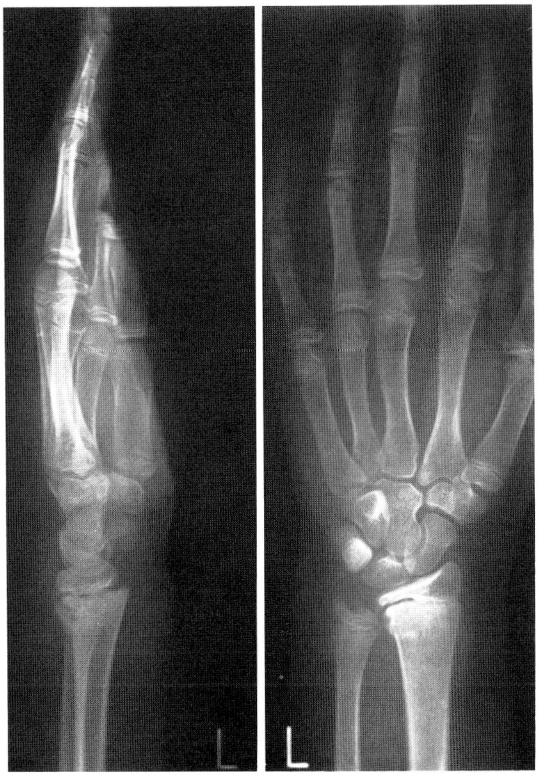

a b

Abb. 12.**44a–b** 11jähriger Junge. Traumatische Radiusepiphysenlösung. Verschiebung der Epiphyse nach dorsal unter Mitnahme eines metaphysären Randkeiles (häufigste Lokalisation).

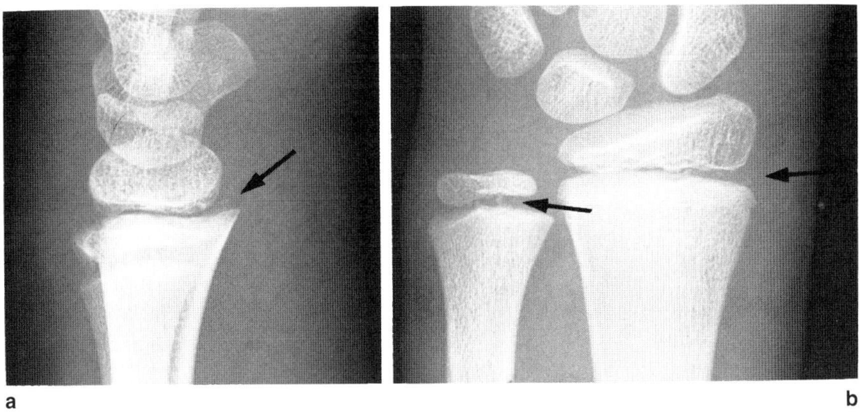

a b

Abb. 12.**45a–b** 12jähriger Junge. Kleine metaphysäre Randausrisse als Zeichen einer traumatischen Epiphysenlösung.

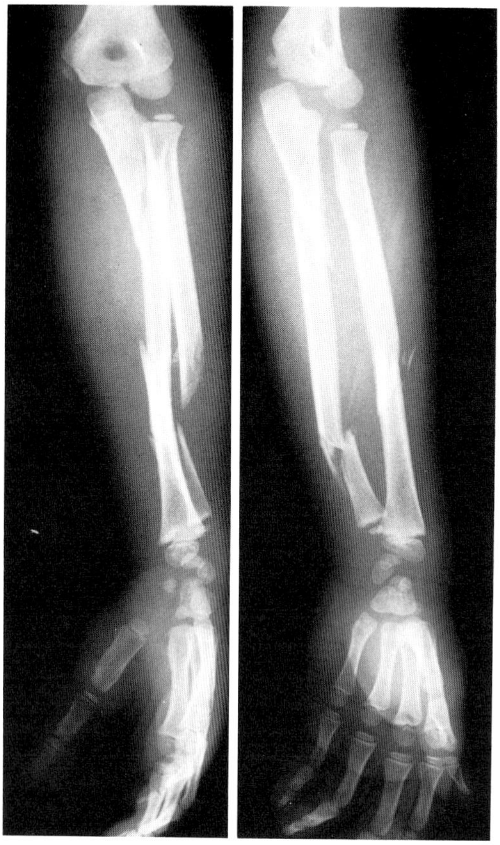

a b

Abb. 12.**46 a–b** 7jähriger Junge, linken Arm in Wäscheschleuder gehalten! „Wringerverletzung" des linken Unterarmes. Fraktur des Radius, Stückfraktur der Ulna. Schwere Weichteilschädigung, Durchblutungsstörungen.

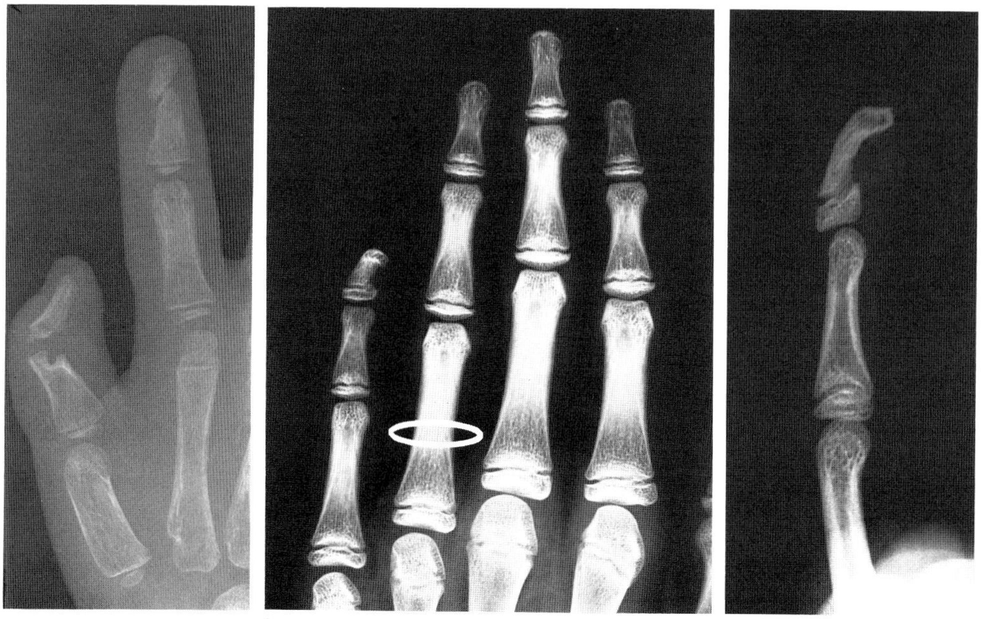

a b c

Abb. 12.**47 a** 5jähriger Junge. Frühzeitige Fingerdeformierung durch nicht erkannte oder nicht beachtete Frakturen mit Beteiligung der Wachstumsfugen. **b–c** 12jähriges Mädchen. Beim Ballspiel linken Kleinfinger angestoßen. Keine Fraktur, keine alte traumatische Deformierung. Kirner-Deformität.

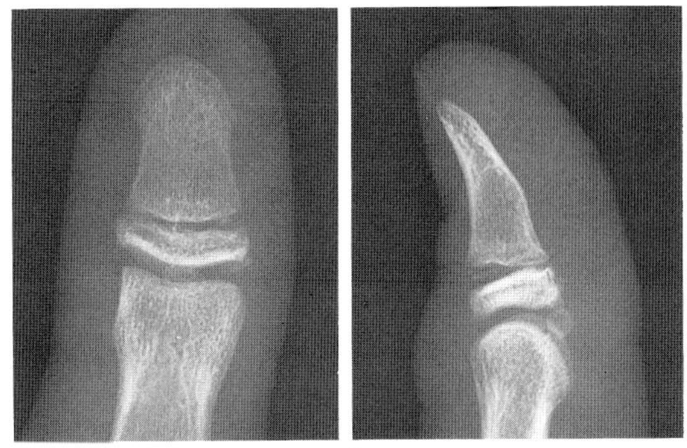

a b

Abb. 12.**48 a–b** 17jähriger Junge, Mopedunfall. Epiphysenlösung mit feinen Randausrissen am Daumenendglied.

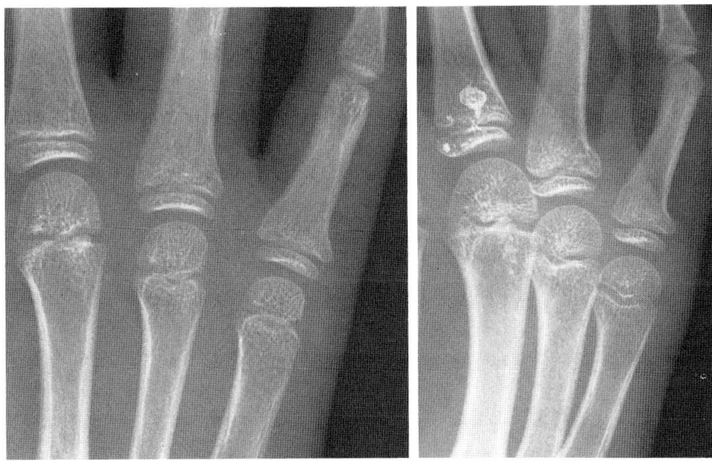

a b

Abb. 12.**49 a–b** 10jähriges Mädchen. Fraktur der Grundglieder IV und V basal durch Sturz beim Rollschuhlaufen.

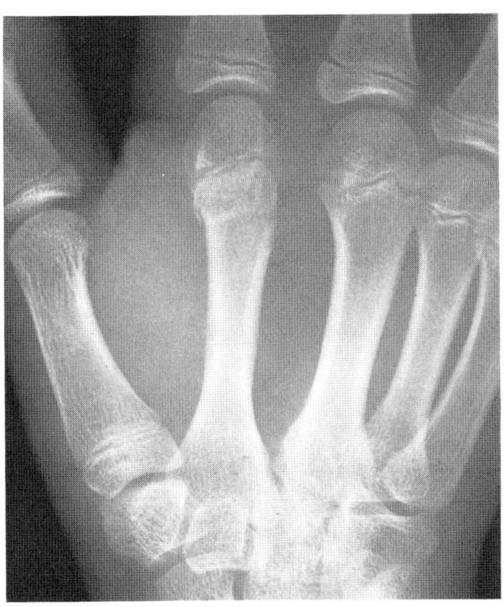

Abb. 12.**50** 16jähriger Junge. Fraktur des Metakarpale II distal beim Boxen.

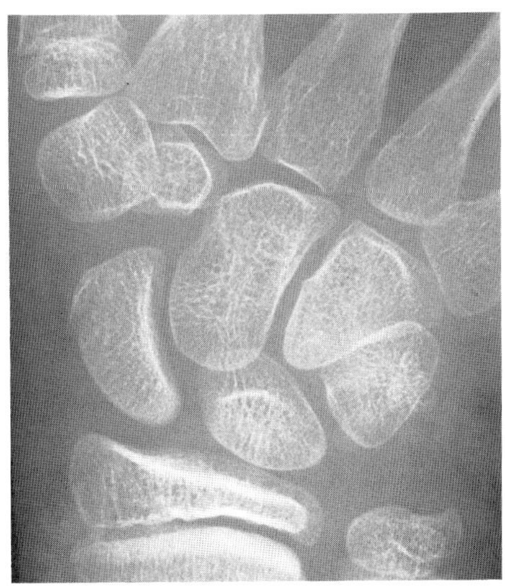

Abb. 12.**51** 4jähriger Junge, aus ca. 1,5 m auf linken Arm und Hand gestürzt (zusätzlich Olekranonfraktur). Fraktur des Os naviculare ohne wesentliche Dislokation.

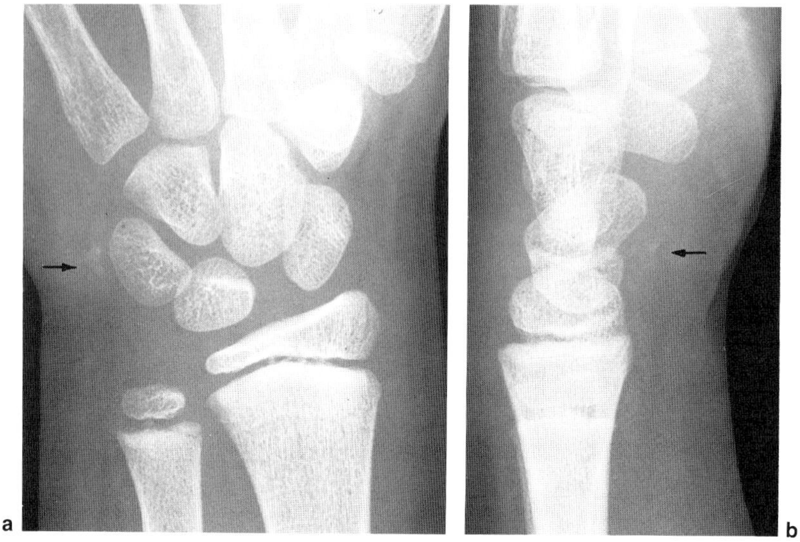

Abb. 12.**52a–b** 9jähriger Junge, in Behandlung wegen Radiusköpfchenfraktur. Krümelig angelegter Knochenkern des Os pisiforme. Keine traumatische Läsion.

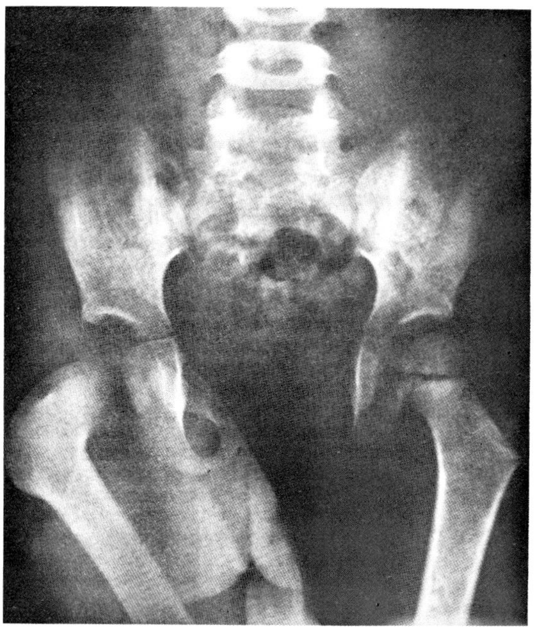

Abb. 12.**53** 7 Jahre altes Mädchen, Sturz von einer Treppe. Hintere untere Hüftgelenksluxation (aus: *D. W. Wilson:* J. Trauma 6 [1966] 739).

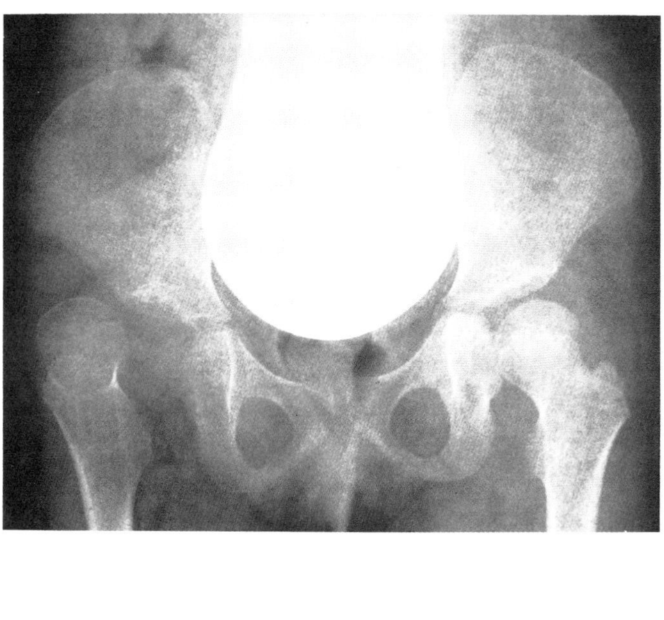

Abb. 12.**54** 5½jähriges Mädchen, kein nennenswertes Trauma. Hüftgelenksluxation rechts nach oben mit Außenrotation des Femur bei Mongoloidenbecken (aus: *H. Mau:* Arch. orthop. Unfall-Chir. 63 [1968] 176).

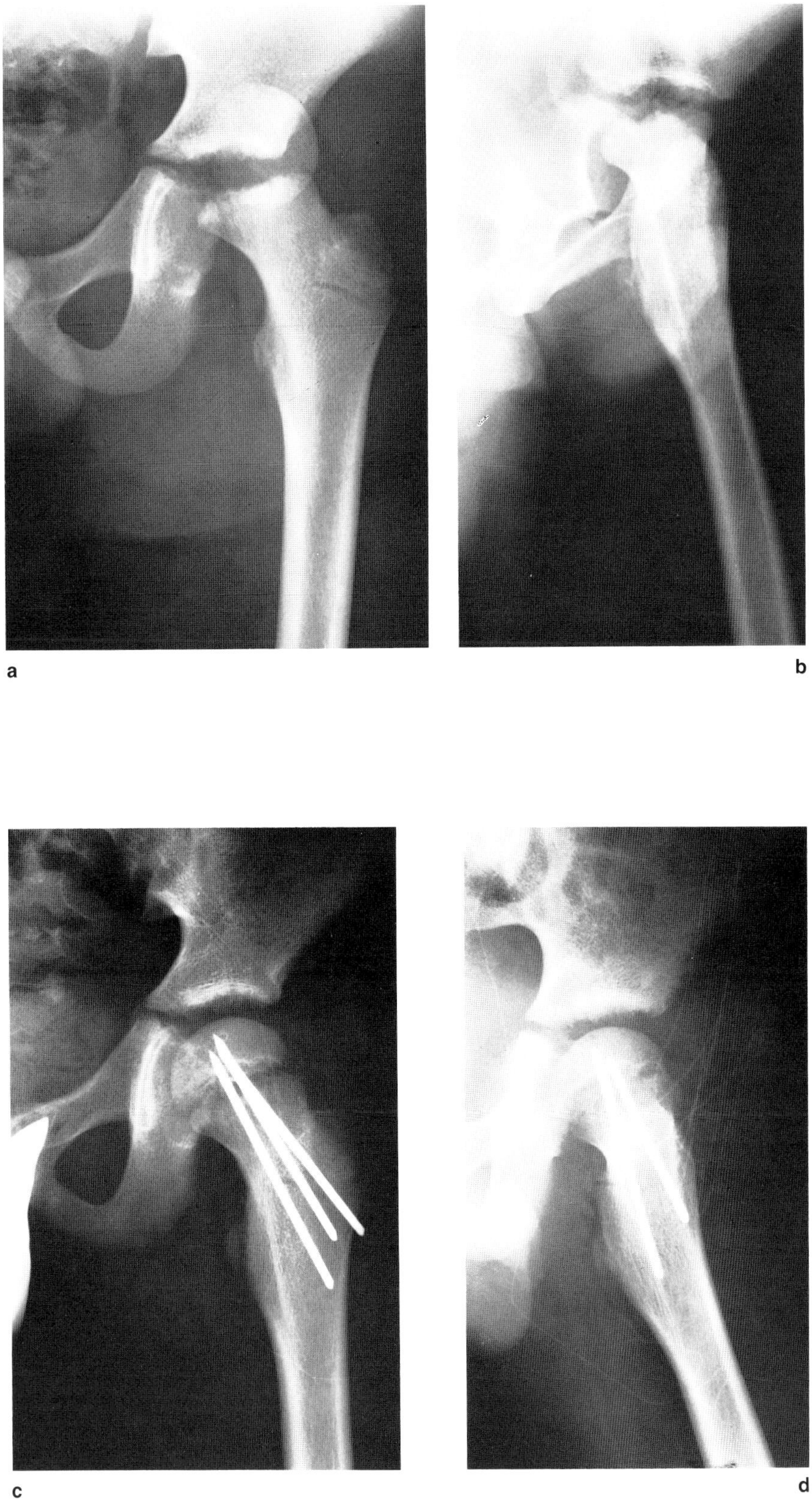

Abb. 12.**55** 9jähriger Junge, von Auto angefahren: **a**–**b** traumatische Femurkopfepiphysenlösung und Luxation links; **c**–**d** nach operativer Versorgung.

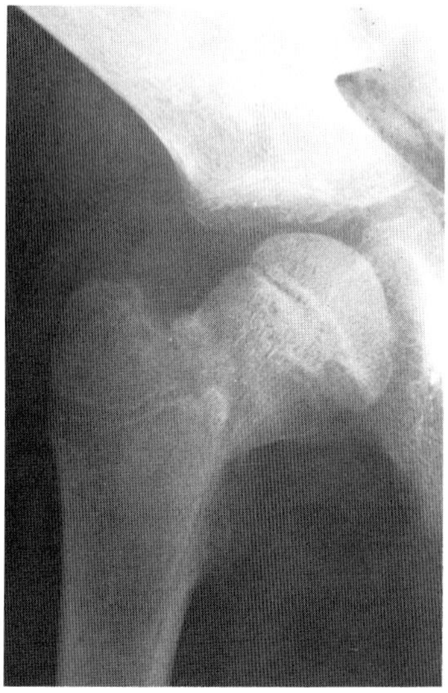

Abb. 12.**56** 6jähriges Mädchen. Laterale Schenkelhalsfraktur durch Sturz über eine Treppe. Einstauchung. Kallusbildung (Unfall vor 6 Wochen).

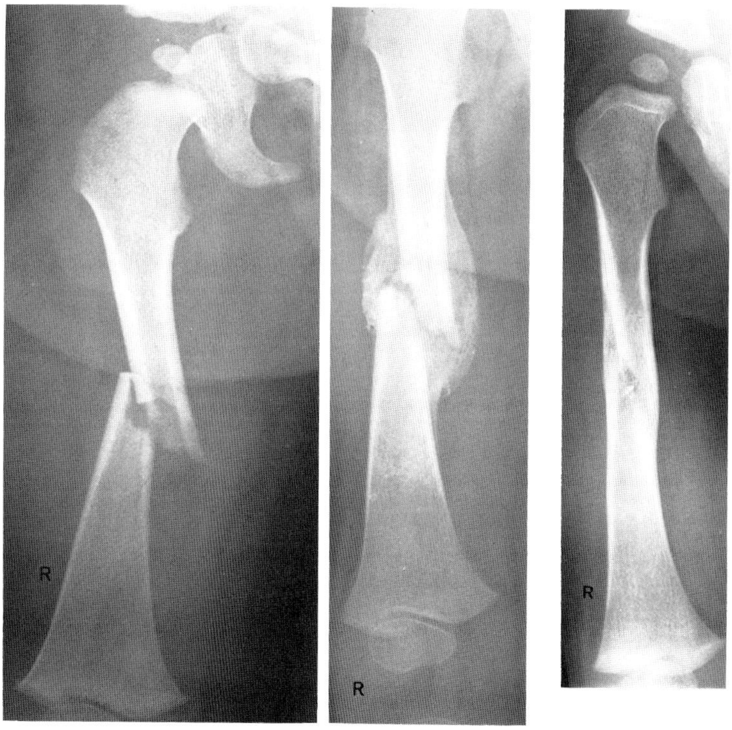

a b c

Abb. 12.**57** 10½ Monate alter Knabe. **a** Femurfraktur im mittleren Drittel. **b** Nach 1 Monat knöcherne Konsolidierung mit ausladender Kallusbildung. **c** Ca. 5 Monate nach dem Trauma Frakturstelle kaum mehr zu erkennen.

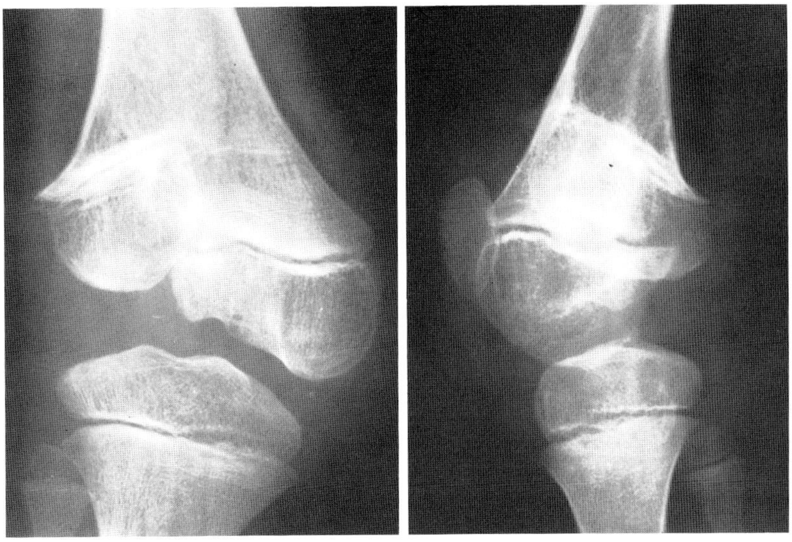

a b

Abb. 12.**58a–b** 6jähriges Mädchen. Zustand nach Fraktur der distalen Femurepiphyse vor 1½ Jahren mit Läsion der Wachstumszone.

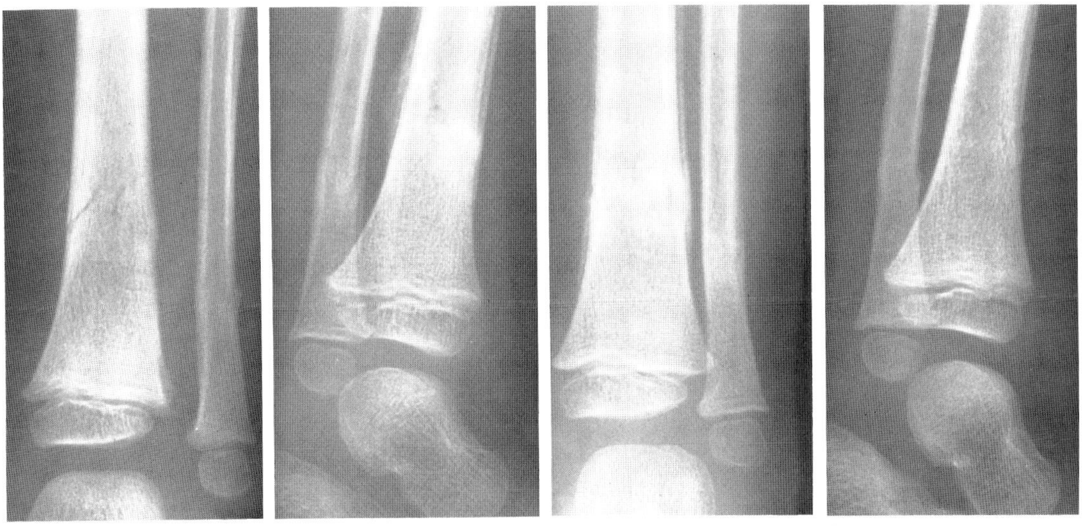

a b c d

Abb. 12.**59** 3jähriger Junge. **a–b** Grünholzfraktur des linken Unterschenkels. **c–d** Röntgenkontrolle nach 14 Tagen.

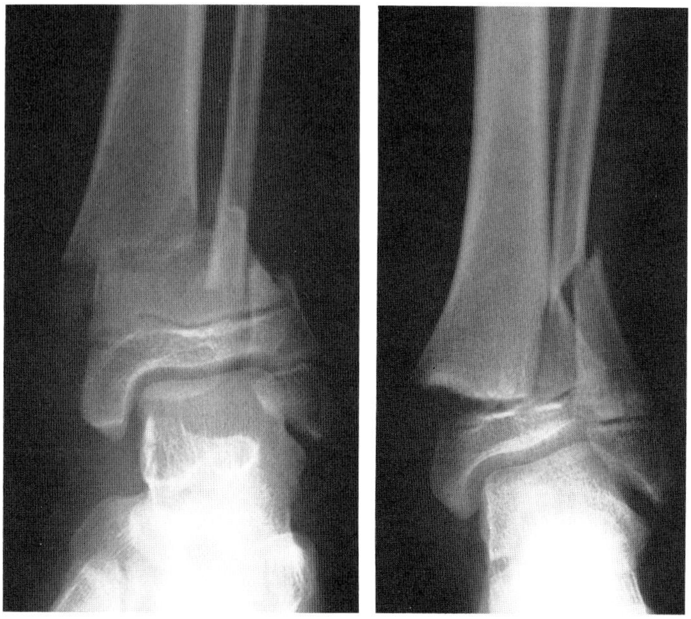

a b

Abb. 12.**60a** 13½jähriger Junge, Schiunfall. Unterschenkelfraktur oberhalb des Sprunggelenkes. **b** 7½jähriger Junge, Schiunfall. Traumatische Epiphysenlösung mit Fraktur eines großen metaphysären Randkeiles der Tibia und Fraktur der Fibula.

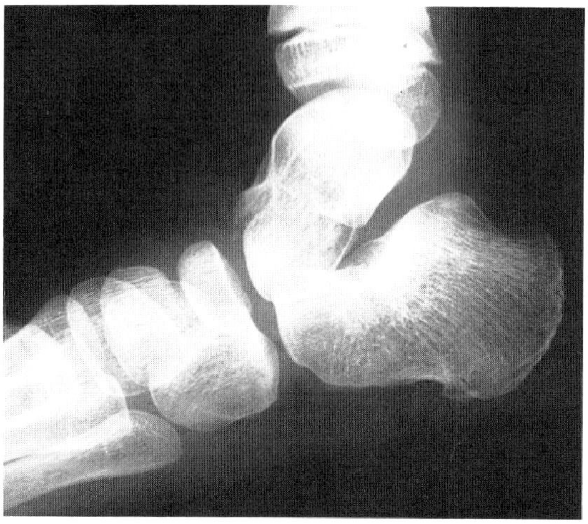

Abb. 12.**61** 5jähriges Mädchen. Traktor über den rechten Fuß gefahren. Talusfraktur.

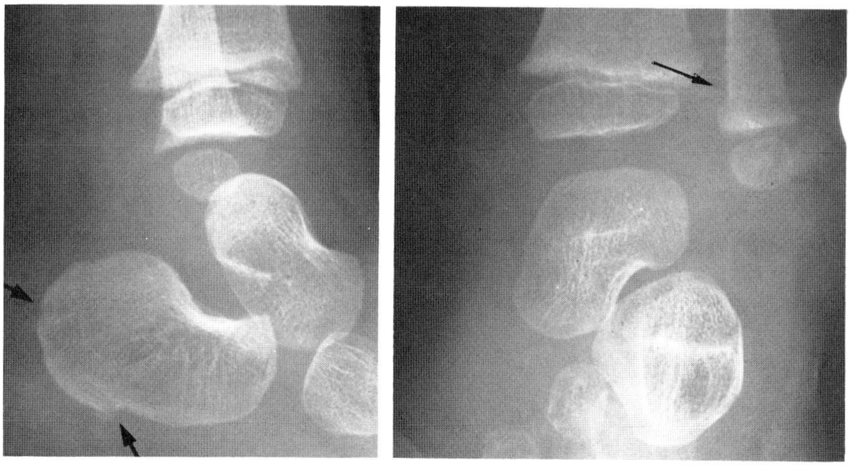

a b

Abb. 12.**62a–b** 2½jähriger Knabe. Kalkaneusfraktur und Fraktur der distalen Fibulametaphyse.

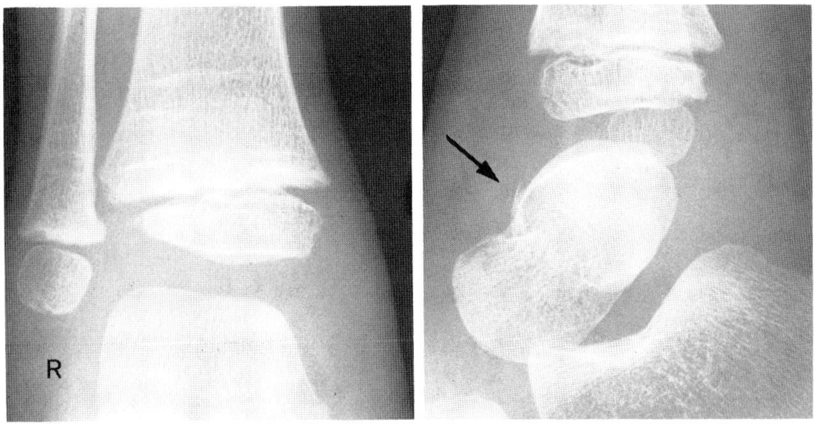

a b

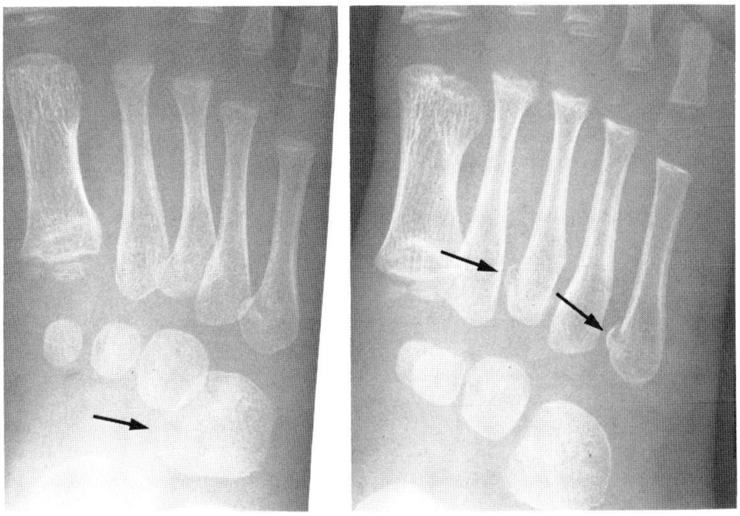

c d

Abb. 12.**63a–d** 4½jähriger Junge, Traktor über den rechten Fuß gefahren. Abscherfrakturen am Talus und an den Metatarsalia III und V sowie am Kuboid.

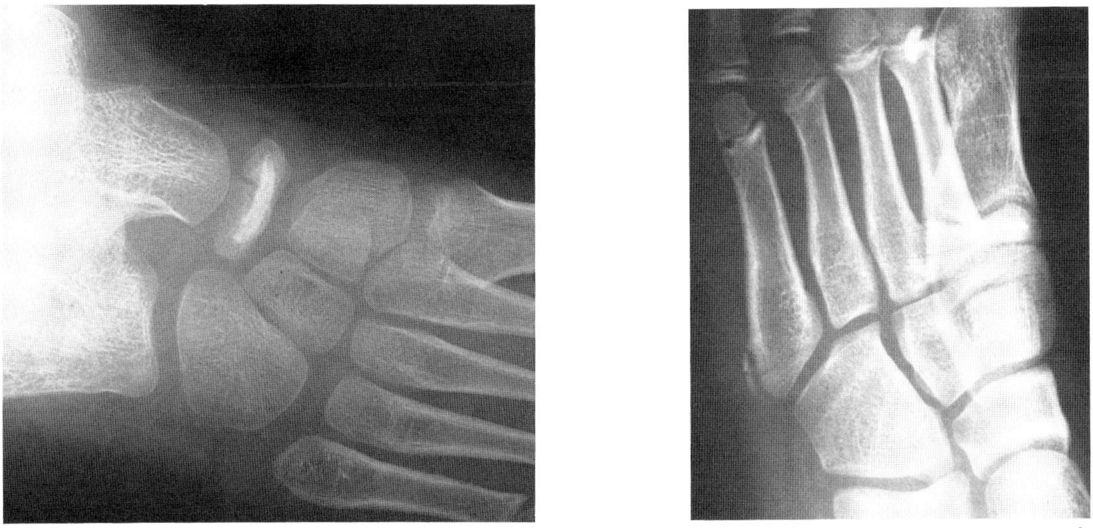

a b

Abb. 12.**64a** 7jähriger Junge. Wegen Frakturverdacht überwiesen. Deformierung des Os naviculare durch Morbus Köhler I. **b** 12jähriger Junge. Fraktur der Basis des Metatarsale V (einschließlich der Apophyse? Oder zweigeteilte Apophyse?).

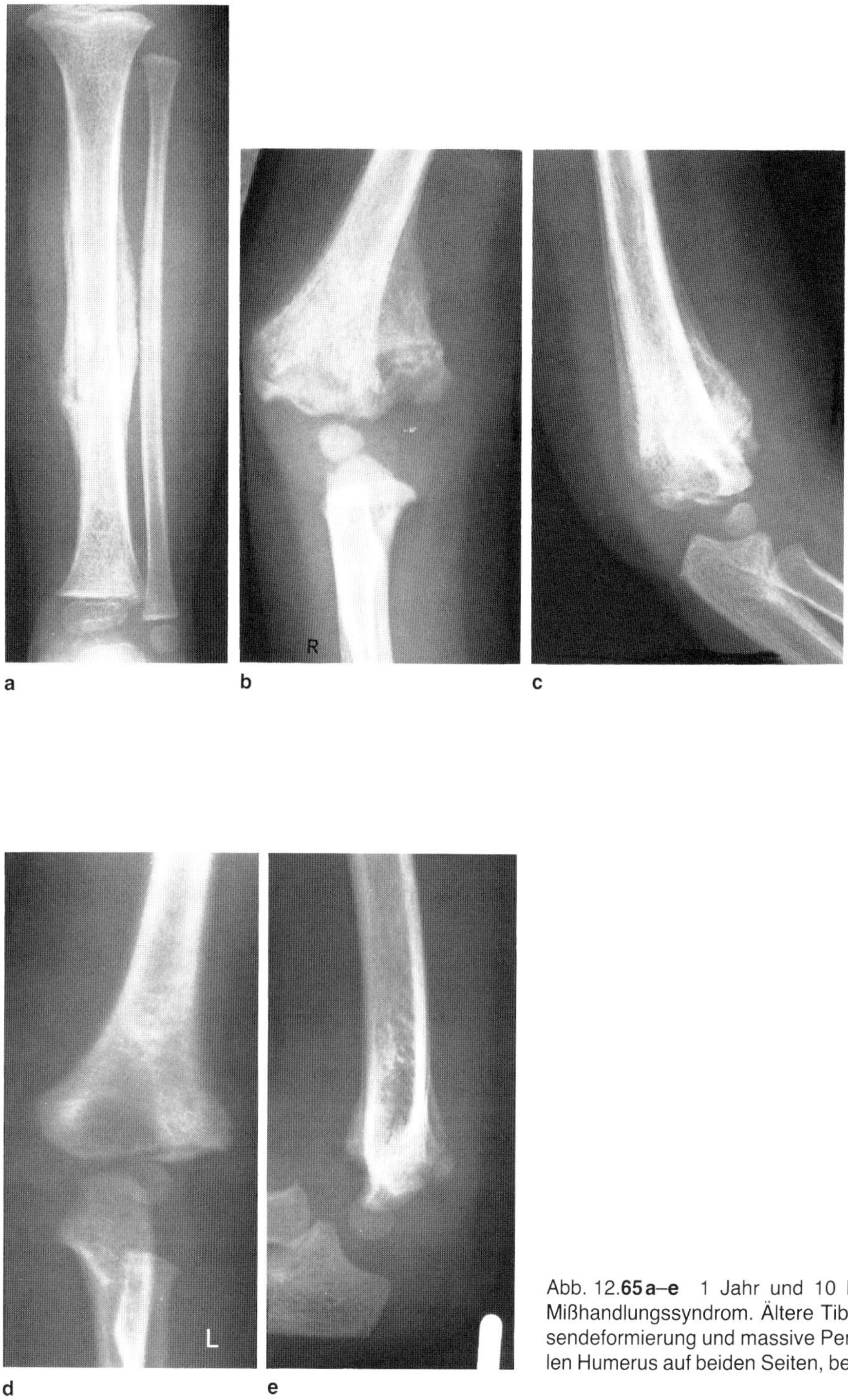

Abb. 12.**65a–e** 1 Jahr und 10 Monate altes Mädchen, Mißhandlungssyndrom. Ältere Tibiafraktur links, Metaphysendeformierung und massive Periostreaktionen am distalen Humerus auf beiden Seiten, besonders rechts.

13 Die Osteosynthese und ihre Beurteilung im Röntgenbild

Für die Beurteilung des Röntgenbildes nach durchgeführter Osteosynthese sind grundlegende Kenntnisse der Chirurgie, der Biologie der Knochenbruchheilung und der am häufigsten verwendeten Implantate erforderlich. Um nicht allein bei der einfachen Beschreibung zu bleiben, sondern zu einer klaren Diagnose zu kommen, sollten folgende Punkte angesprochen und in der Beurteilung berücksichtigt werden:

1. *Implantat*
(Art des Osteosynthesemittels und Herkunft; Biomechanik: Zuggurtungsprinzip, Neutralisationsplatte oder Kompressionsplatte usw.).

2. *Anatomie*
(Stellung der Fraktur; evtl. noch vorhandene Dislokation; knöcherner Defekt und seine Bedeutung für die Stabilität der Osteosynthese).

3. *Skelettqualität*
(Atrophie, Porose, frühere traumatisch bedingte oder pathologische Veränderungen).

4. *Stabilität*
(übungsstabile Osteosynthese oder Adaptionsosteosynthese, primäre Instabilität?).

Im späteren Verlauf sind zu beachten:

5. *Knochenheilung*
(direkte Heilung = ohne sichtbare Kallusbildung oder indirekte Heilung = mit Kallusbildung).

6. *Knochenreaktion*
(Reizkallus, Lysezone, Atrophie, Infektion u. ä.).

Neben der konservativen und funktionellen Behandlung eines Knochenbruches hat die operative Versorgung einer Fraktur an Bedeutung gewonnen. Im französischen und im deutschen Sprachraum hat sich dafür der Begriff „Osteosynthese" eingebürgert. Man versteht darunter alle operativen Behandlungsmethoden, die eine mehr oder weniger ausgeprägte mechanische Stabilisierung des Bruches bewirken. Die biologische und damit die eigentliche Synthese der Kontinuitätstrennung vollzieht sich jedoch nicht durch die Operation, sondern erst allmählich durch das Fortschreiten der Heilung.

Prinzipiell unterscheidet man zwei mögliche Arten der Osteosynthese. Es sind dies die *stabile Osteosynthese* und die *Adaptationsosteosynthese*.

Eine *stabile Osteosynthese* kann durch Marknagelung, interfragmentäre Kompression durch Verschraubung oder Plattenosteosynthese oder durch das Prinzip der Zuggurtung erzielt werden. Es besteht ferner in speziellen Fällen die Möglichkeit mit Steinmann-Nägeln und äußeren Spannern die notwendige Stabilität zu erreichen. Der Vorteil all dieser Verfahren beruht darauf, daß der Bruch mechanisch neutralisiert wird und die bewirkte Stabilität so groß ist, daß auf zusatzliche fixierende Verbände verzichtet werden kann und eine sofortige aktive Übungsbehandlung ermöglicht wird. Besonders beim Erwachsenen kann dadurch die *Frakturkrankheit* (Muskel- und Skelettatrophie, Gelenkversteifung, Zirkulationsstörungen usw.) wirkungsvoll vermieden werden (Wieser u. Allgöwer 1962).

Die *Marknagelung* – von Küntscher (1940) inauguriert und von Maatz (1943), Herzog (1953) und schließlich der Arbeitsgemeinschaft für Osteosynthesefragen (AO) erweitert und verbessert – ist eine Operationsmethode, die in hervorragender Weise alle Bedingungen erfüllt, die an eine übungsstabile Osteosynthese gestellt werden müssen. Das wirksame Prinzip dieser Methode ist die elastische intramedulläre Verklemmung eines Kraftträgers (Marknagel). Die

Stabilität wird hierbei nicht durch zusätzliche Kompression erreicht, sondern durch die homogene Ausfüllung der Markhöhle mit dem Marknagel auf Höhe der Fraktur. Die Formschlüssigkeit wird durch das Ausbohren des Markraumes wesentlich verbessert (Abb. 13.**1**).

Man unterscheidet die gedeckte von der offenen Marknagelung. Die gedeckte Nagelung wird ohne Eröffnung der Frakturstelle von einer frakturfernen Stelle aus durchgeführt. Die Reposition des Bruches und die Operation werden mit Hilfe eines Bildverstärkers mit Fernseheinrichtung kontrolliert. Beim offenen Verfahren wird die Fraktur operativ freigelegt und eine kontrollierte, exakte Reposition vorgenommen. Der Nagel selbst wird auch hier von einer frakturfernen Stelle aus eingeschlagen.

Der *Schrauben- und Plattenosteosynthese,* wie sie von der Schweizerischen Arbeitsgemeinschaft für Osteosynthesefragen entwickelt wurde, liegen andere Prinzipien zugrunde. Der Bruch wird durch die Erzeugung von interfragmentärem Druck entweder durch reine Verschraubung (je nach Bruchform und -lokalisation) (Abb. 13.**2**) oder durch eine außen an den Knochen angeschraubte Platte erzielt. Durch ihre Funktion unterscheidet man: *Neutralisationsplatte, Zuggurtungsplatte, Kompressionsplatte* und *Abstützplatte* (Müller u. Mitarb. 1969).

Von einer *Neutralisationsplatte* (Abb. 13.**3**) spricht man, wenn die Fraktur zunächst durch eine oder mehrere Kortikaliszugschrauben fixiert und die Bruchzone dann mit einer entsprechend dimensionierten Platte zusätzlich überbrückt wird. Diese wird meist zusätzlich unter dosierte Spannung gebracht, so daß auch eine axiale Kompression erzeugt wird.

Das Prinzip der *Zuggurtungsplatte* (Abb. 13.**4**) beruht auf der Tatsache, daß jeder Röhrenknochen infolge seiner exzentrischen Belastung eine Druck- und eine Zugseite besitzt. Am Femur z. B. liegt die Zugseite laterodorsal, am Humerus dorsal. Man muß jedoch auch wissen, daß in bestimmten Fällen Ausnahmen vorkommen können. Am Humerus beispielsweise liegt die Zugseite ventral, wenn das Ellenbogengelenk versteift ist. Alle diese Besonderheiten und auch örtliche ungünstige Weichteilverhältnisse sind mitbestimmend für die Position der Implantate.

Die *Kompressionsplatte* wird bei Quer- oder kurzen Schrägbrüchen verwandt (Abb. 13.**5**). Durch das vorübergehende Anbringen eines Spanngerätes wird die Platte unter Zug genommen, wodurch die Fraktur unter axialen Druck gerät. In ihrer Lage zum Knochen sind die Kriterien der Neutralisationsplatte zu beachten.

Als *Abstützplatte* findet eine Platte im spongiösen Bereich Anwendung, wenn z. B. bei einem Tibiakopfbruch das Absinken eines medialen oder lateralen Tibiaplateaus verhindert werden soll (Abb. 13.**6**).

Nicht nur durch die Verwendung einer Platte kann das Zuggurtungsprinzip verwirklicht werden, sondern besonders auch durch die Verwendung einer einfachen oder achtertourigen Drahtschlinge (Abb. 13.**7**). Voraussetzung ist aber, daß die Drahtschlinge so gelegt wird, daß durch sie die vorhandenen Zugkräfte neutralisiert und Druckkräfte wirksam werden können. Es ist das Verdienst von Pauwels (1940), das Zuggurtungsprinzip (siehe Abb. 13.**18**) in die operative Behandlung eingeführt zu haben. Besonders am Olekranon, der Patella sowie am Innen- und Außenknöchel wird diese Methode angewendet (Abb. 13.**8**). Wichtig ist, daß der auf die Zugseite gebrachte Draht auch stark genug ist, um den mechanischen Kräften standzuhalten. Die Zuggurtungsosteosynthese gehört zur Gruppe der übungsstabilen Osteosynthesen. Das Prinzip wird am besten durch die Funktion wirksam.

Gleichgültig, welche Osteosyntheseart vorliegt, wichtig ist nur, daß sie zumindest für die Dauer der Heilung eine mechanische Stabilität vermittelt. Grundlagen hierfür sind die Erhaltung der Durchblutung bzw. die Möglichkeit der baldigen Revaskularisation, die anatomische Reposition der Fragmente, die richtige Lage, Dimensionierung und Qualität des Implantates, die Auffüllung knöcherner Defekte mit autologer oder homologer Spongiosa, seltener mit Knochenzement (Palacos o. ä.), und schließlich die Verhütung einer lokalen Infektion (Abb. 13.**9**).

Für die Längenbeurteilung einer Platte gilt, daß an der Tibia z. B. in jedem Hauptfragment fünf Kortikales, am Femur sieben Kortikales von Schrauben gefaßt sein sollten. Breite Platten finden nur am Femur und am Humerus Anwendung (Abb. 13.**10**).

Die *Adaptationsosteosynthese* ist ein Behandlungsverfahren, bei dem die Fragmente nach erfolgter blutiger Reposition mit Bohrdrähten, Schrauben, Drahtschlingen o. ä. untereinander fixiert werden. Eine Übungsstabilität wird dadurch *nicht* erreicht. In all diesen Fällen ist zusätzlich ein von außen fixierender Verband (Gipslonguette oder zirkulärer Gipsverband) erforderlich. Hauptanwendungsgebiet sind

Frakturen am wachsenden Skelett bei strenger Indikationsstellung (KUNER u. WEYAND 1971). Nachteile durch die erforderliche Immobilisierung sind beim Kind nicht zu befürchten, da hier die Frakturkrankheit praktisch unbekannt ist. Bei der Durchführung der Osteosynthese muß den Besonderheiten des wachsenden Skeletts Rechnung getragen werden (Abb. 13.**11**). Die Epiphysenfugen sollten durch Bohrdrähte nicht oder nach Möglichkeit nur senkrecht durchkreuzt werden. Eine Verschraubung durch die Wachstumsfuge hindurch ist nicht zulässig. Die Implantate werden sehr früh (nach 2–6 Wochen) wieder entfernt.

Beim Erwachsenen kann aus bestimmten Gründen (weitgehende Zerstörung, großer Defekt usw.) eine Adaptationsosteosynthese indiziert sein. Auch hier ist ein zusätzlicher Gipsverband notwendig. Er ist gleichzeitig röntgenologischer Beweis dieser Art der Osteosynthese.

Das Röntgenbild hat für die Beurteilung des Heilverlaufes große Bedeutung. Bestimmte Kriterien erlauben eine Aussage über den ungestörten Heilverlauf und den Termin der Belastbarkeit einer durch Osteosynthese versorgten Fraktur wie auch über eventuelle Heilungsstörungen. Hierzu sind besonders Kenntnisse der biologischen Reparationsvorgänge, biomechanisches Verständnis und Implantatkunde wichtig. In diesem Zusammenhang ist die unterschiedliche Heilungsform eines Knochenbruches von Bedeutung. Allein der Röntgensymptomatik nach unterscheidet man eine *direkte* und eine *indirekte* Knochenheilung. Damit ist gemeint, daß eine Fraktur unter bestimmten Bedingungen ohne sichtbare Kallusbildung heilen kann, ein anderes Mal mit Kallusbildung. Man verwendet auch vielfach den Begriff der primären und der sekundären Knochenbruchheilung.

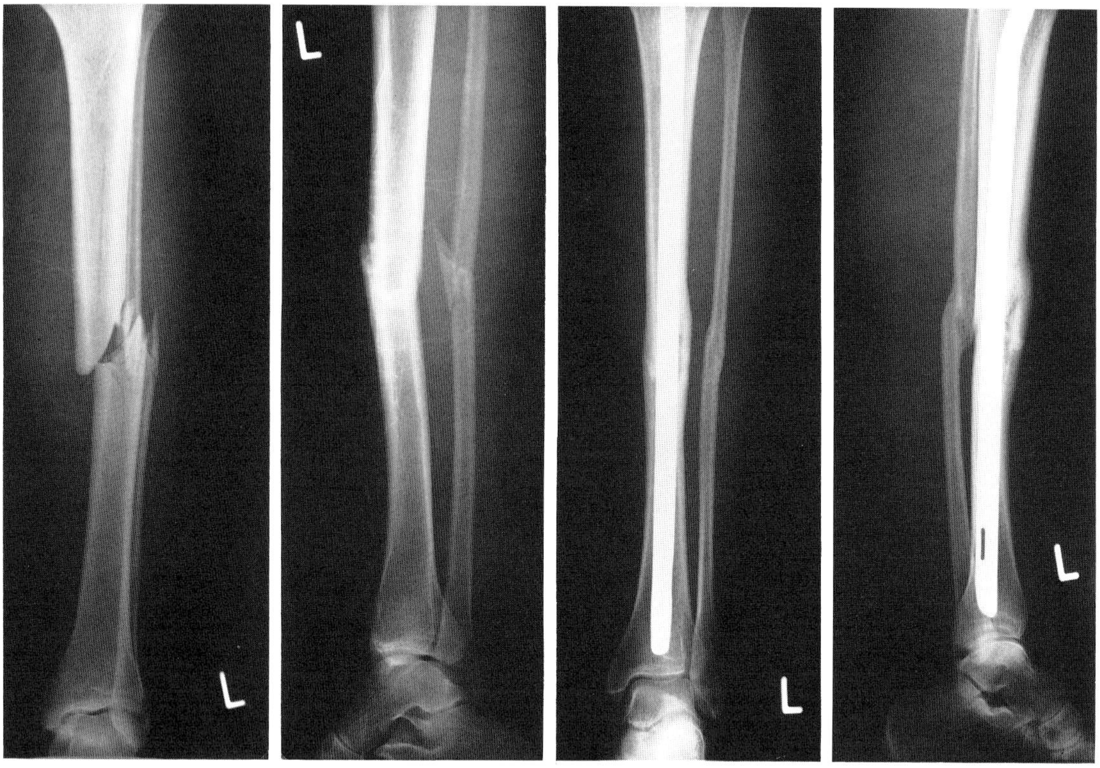

a b c d

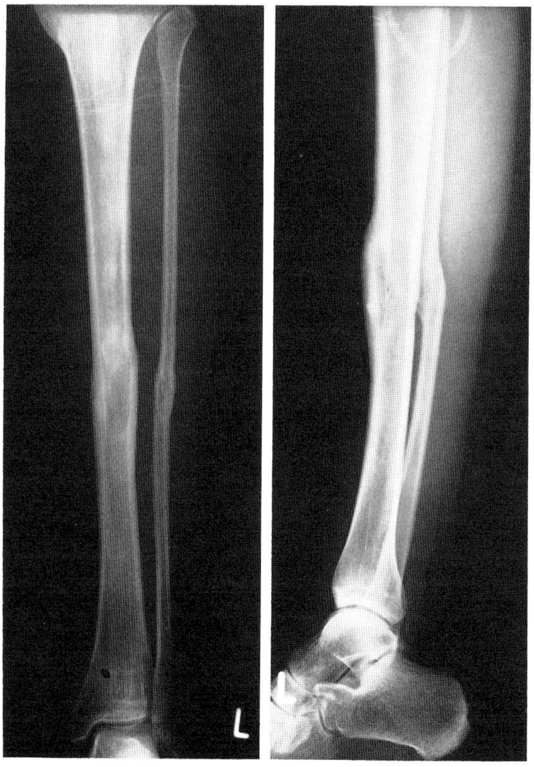

e f

Abb. 13.1 **a–b** Unterschenkelfraktur in Schaftmitte links durch direktes Trauma (Stoßstangenverletzung). Ausbruch eines dorsolateralen Biegungskeiles. Fraktur der Fibula auf gleicher Höhe und ebenfalls mit einem dritten Fragment.

c–d Osteosynthese durch eine gedeckte Marknagelung (AO-Marknagel). Diese Aufnahme zeigt die Situation 14 Monate nach Osteosynthese. Tibiafraktur mit mäßiger Kallusbildung knöchern geheilt. Auch die Fibulafraktur ist knöchern mit sichtbarer Kallusbildung geheilt. Achsenstellung anatomisch in allen Ebenen.

e–f Zustand 2 Jahre nach Unfall und Osteosynthese durch gedeckte Marknagelung. Der Marknagel ist entfernt, die ehemalige Fraktur durch eine mäßig ausgeprägte Kallusmuffe knöchern überbrückt (Prinzip der sekundären Knochenbruchheilung im Röntgenbild).

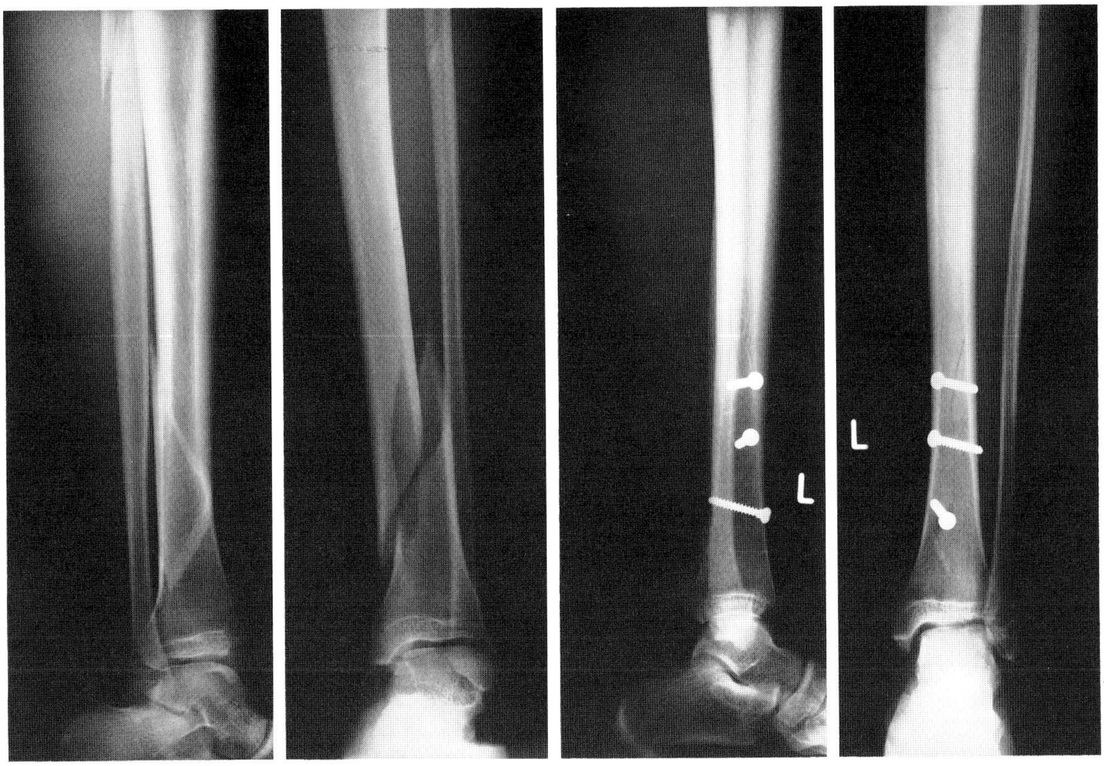

Abb. 13.**2a** **b** **c** **d**

Abb. 13.**2a–d** Unterschenkelbruch links mit Spiralfraktur der Tibia am Übergang vom mittleren zum unteren Drittel. Frakturfläche größer als doppelte Schaftbreite. Hohe Fibulaspiralfraktur. Reine Schraubenosteosynthese durch drei Kortikaliszugschrauben, die so gegeneinander versetzt sind, daß eine interfragmentäre Kompression bewirkt wird. Anatomisch exakte Stellung, Frakturspalt eben noch sichtbar. Fraktur noch nicht belastungsfähig (4 Wochen Kontrolle). Fibulafraktur unversorgt. Stellung korrekt.

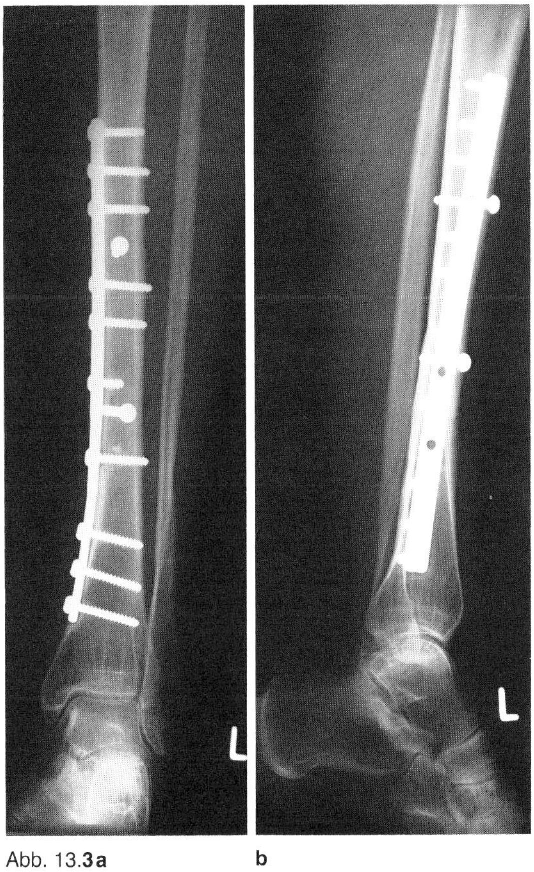

Abb. 13.**3a** **b**

Abb. 13.**3a–b** Lange Spiralfraktur der Tibia und der Fibula. Ein großer Drehkeil wurde zuerst mit zwei Kortikalisschrauben mit dem proximalen und distalen Hauptfragment in Verbindung gebracht (interfragmentäre Kompression) und dann durch eine lange Platte die Frakturzone neutralisiert. Röntgenaufnahme 18 Monate nach Fraktur. Primäre Knochenbruchheilung = keine sichtbare Kallusbildung im Röntgenbild.

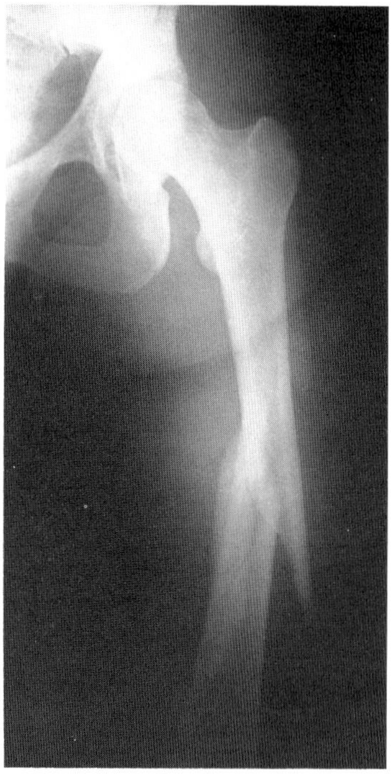

Abb. 13.**4a**

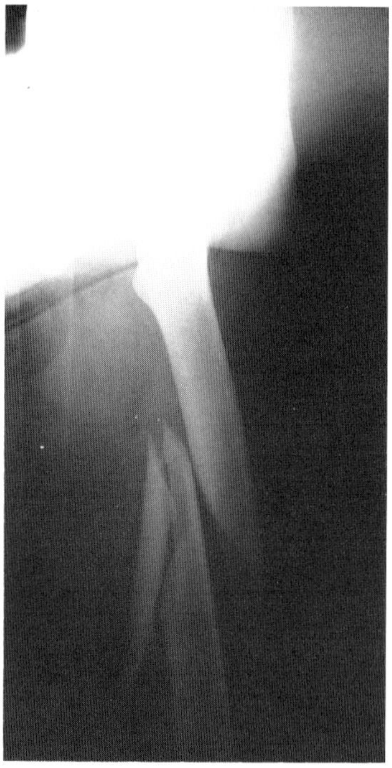

b

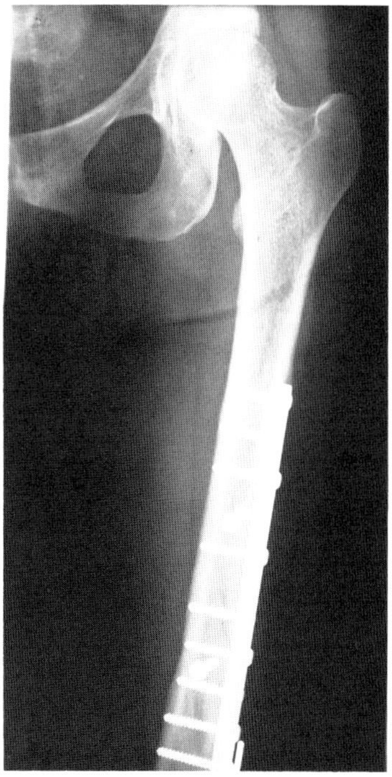

c

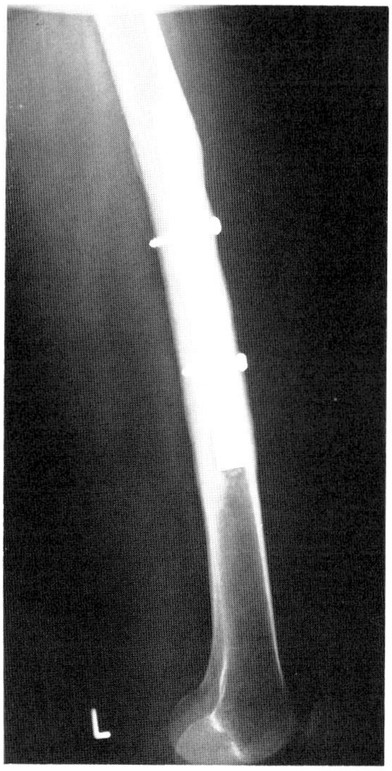

d

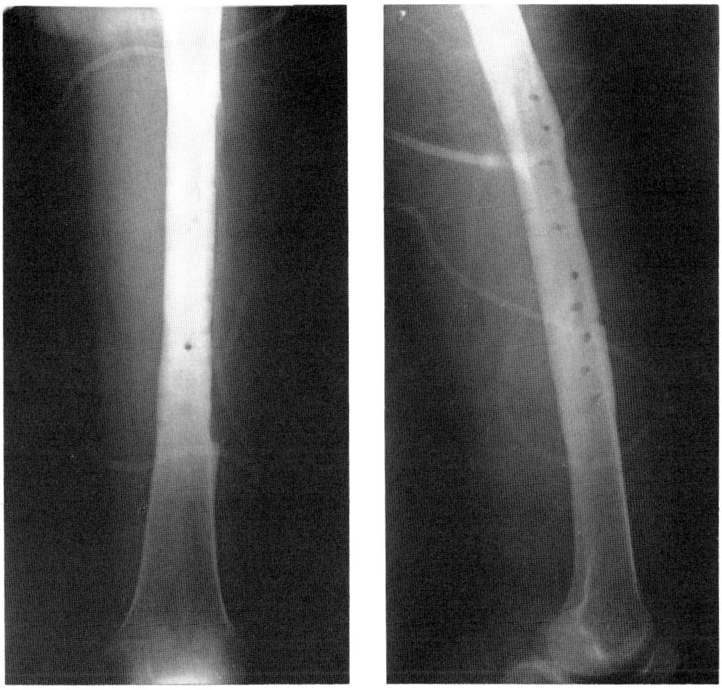

Abb. 13.**4e** **f**

Abb. 13.**4** 32jährige Frau, Skifraktur. **a–b** Oberschenkelschaftfraktur mit vollständigem Drehkeil.
c–d Osteosynthese der Oberschenkelschaftfraktur mit interfragmentärer Kompression durch zwei Kortikaliszugschrauben und Neutralisationsplatte im Sinne einer Zuggurtungsplatte (dorsolateral am Femur; vgl. Abb. 13.**18** – Baukranprinzip). Resultat: primäre Knochenbruchheilung ohne sichtbare Kallusbildung im Röntgenbild.
e–f Metallentfernung 26 Monate nach Osteosynthese. Zu erkennen sind zahlreiche Schraubenlöcher in Schaftmitte und im alten Plattenlager sowie zwei Redon-Drainagen.

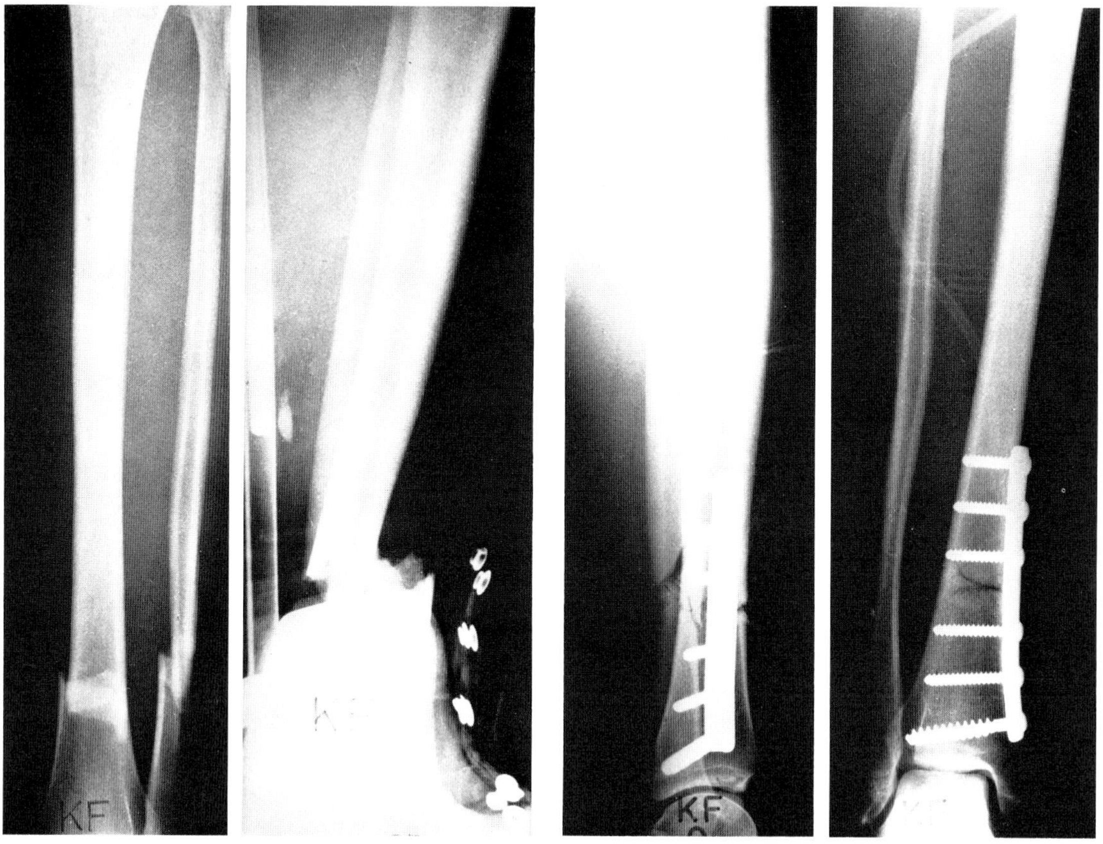

a b c d

Abb. 13.**5** 20jährige Skiläuferin.
a–b Schuhrandbruch mit Verletzung der Achillessehne.
c–d Osteosynthese durch eine 6-Loch-AO-Platte. Bruchspalt der Querfraktur im unteren Drittel der Tibia deutlich zu erkennen. Anatomisches Repositionsresultat sowohl der Tibia als auch der unversorgten Fibula, die auf gleicher Höhe frakturiert ist. Auf dem a.-p. Bild erkennt man den liegenden Redon-Drain (postoperatives Röntgenbild). Resultat: übungsstabile Plattenosteosynthese der rechten Tibia im distalen Drittel.

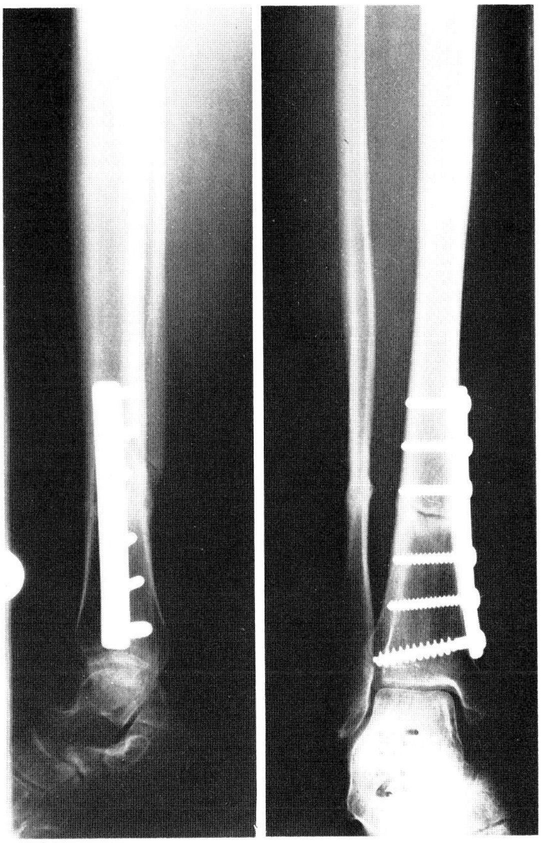

e f

e–f 28 Wochen nach dem Unfall primäre (Kontakt und Spaltheilung) Heilung. In der Mitte und ventral noch kein vollständiger Durchbau. Osteosynthese wurde 10 Wochen post operationem belastet.

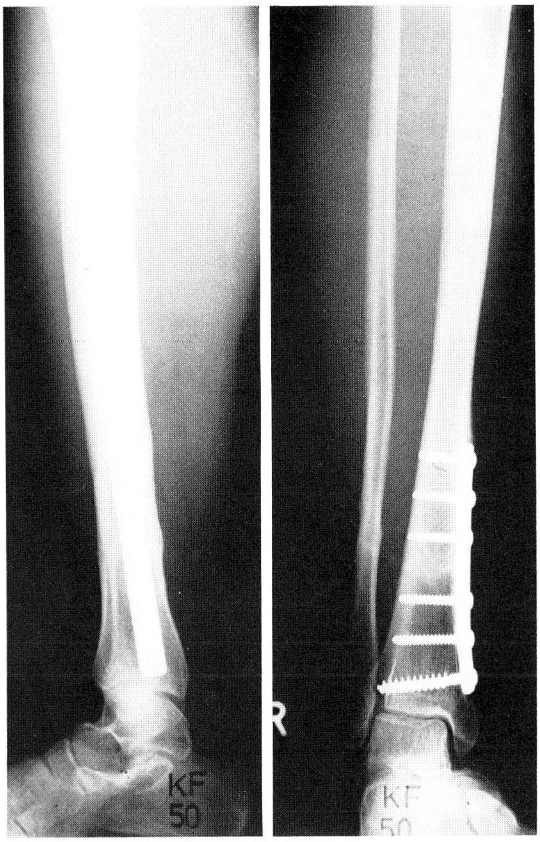

g h

g–h Nach fast einem Jahr (50 Wochen) ist der knöcherne Durchbau im Sinne der primären Knochenbruchheilung abgeschlossen. Keine periostale Kallusbildung sichtbar. Osteosynthesematerial reizlos im Knochen. Lysezonen um Schraubengewinde sind nicht zu erkennen.

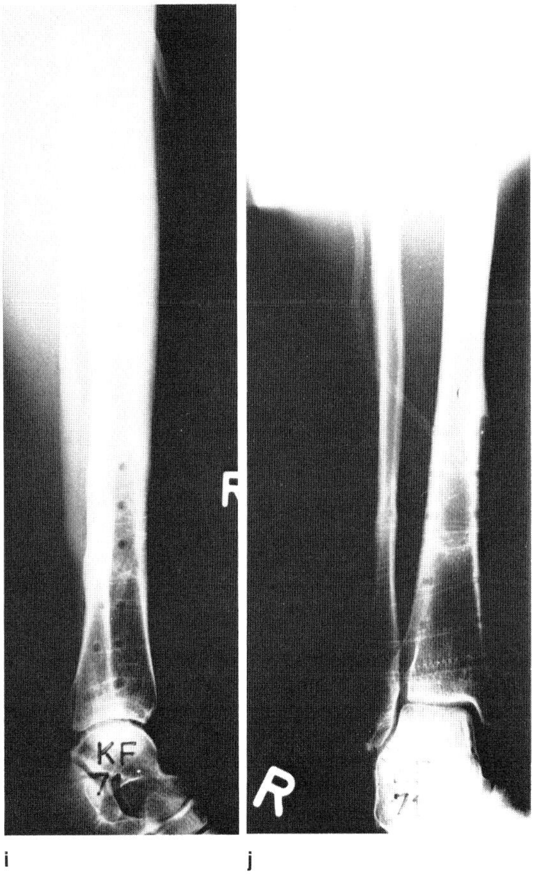

i j

i–j Entfernung des Osteosynthesematerials 71 Wochen post operationem. Röntgenologisch sowohl a.-p. wie seitlich abgeschlossene primäre Knochenbruchheilung ohne sichtbare Kallusbildung. Sowohl an der Tibia wie an der Fibula sind anatomische Verhältnisse wiederhergestellt. Die Schraubenlöcher sind erkennbar. Dem Redon-Drain nach zu schließen, wurde die Röntgenaufnahme im Anschluß an die Metallentfernung gemacht.

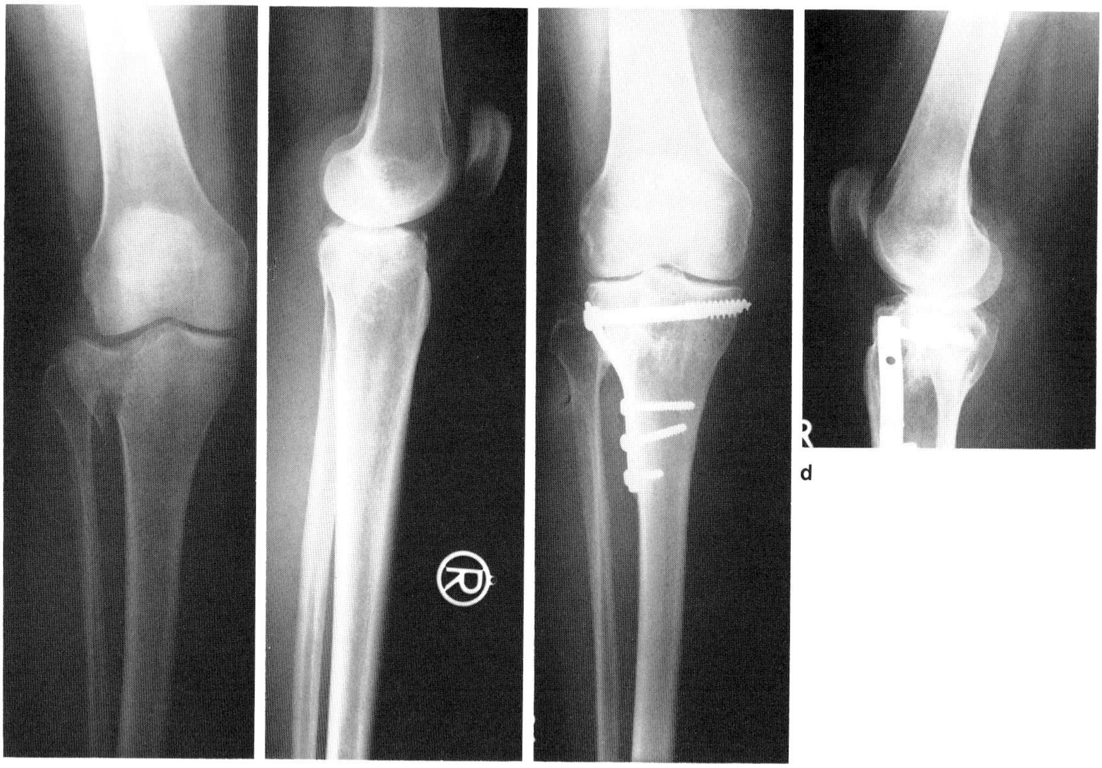

Abb. 13.**6a** **b** **c** **d**

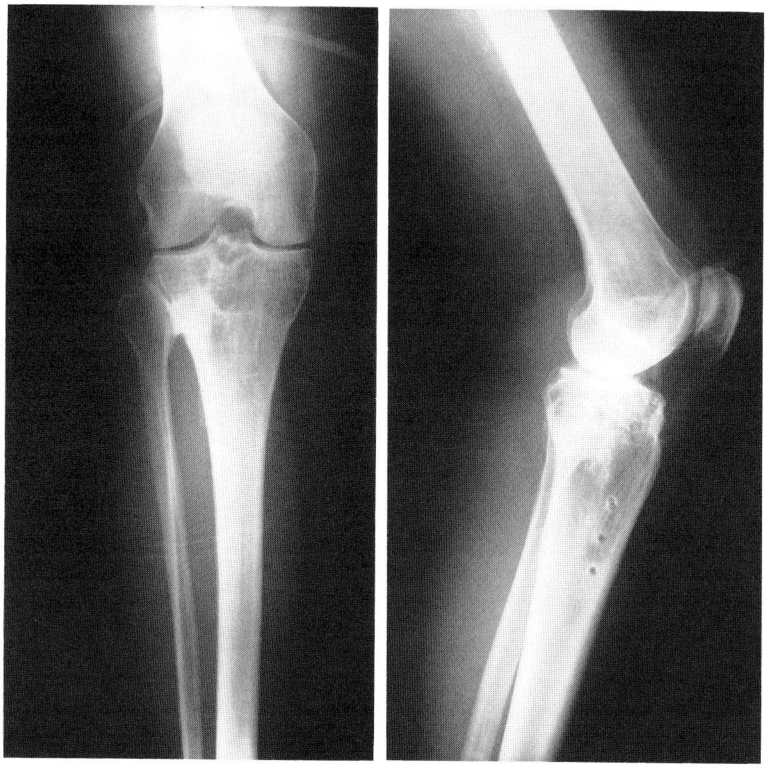

e **f**

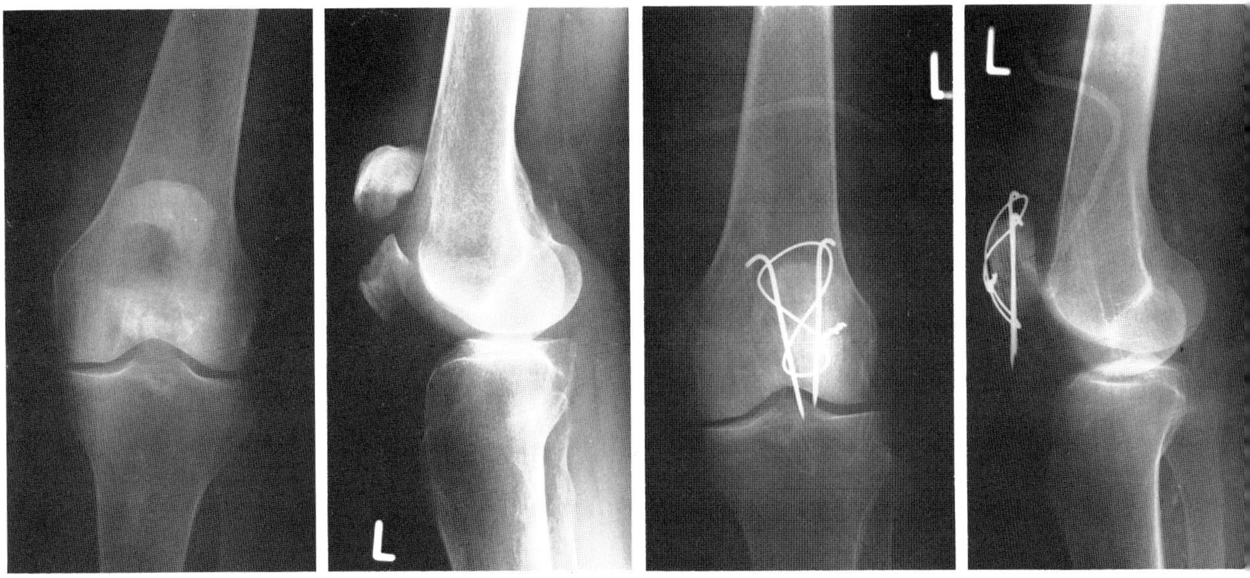

Abb. 13.7**a** **b** **c** **d**

◀ Abb. 13.**6a–b** Stauchungsfraktur der lateralen rechten Kondyle mit Absinken des Tibiaplateaus und erheblicher Dislokation nach außen.
c–d Osteosynthese der Tibiakopffraktur. Nach Anheben und Reposition des lateralen, breiten gelenkbildenden Fragmentes und Unterfütterung des Plateaus mit autologer Spongiosa (Beckenkamm) wird das anatomische Resultat stabil durch eine genau angepaßte Platte gehalten = Abstützplatte. Zusätzliche weitere Spongiosaschraube dorsal. Röntgenbild 1 Jahr nach Osteosynthese. Fraktur knöchern vollständig durchgebaut. Normale Artikulation.
e–f 18 Monate nach Osteosynthese erfolgte die Metallentfernung. Laterale Tibiakopf-Stauchungsfraktur vollständig durchgebaut. Verdichtungszone im Bereich der Spongiosaplombe lateral nach Unterfütterung und Ausfüllung eines Substanzdefektes. Normale Gelenkverhältnisse.

▲
Abb. 13.**7a–b** Patellaquerfraktur links mit typischer Distraktion des proximalen Fragmentes.
c–d Operative Versorgung durch eine klassische Zuggurtungsosteosynthese mit Hilfe eines ventral der Kniescheibe verlaufenden Drahtes (stufenlose retropatellare Gelenkfläche). Hierdurch werden die auftretenden Zugkräfte – besonders bei aktiver Übungsbehandlung – neutralisiert. Die beiden Bohrdrähte verhindern eine mögliche Rotation der Fragmente. Das Wesentliche bei der Zuggurtungsosteosynthese der Patella ist, daß der Zuggurtungsdraht ventral der Patella verläuft. Er braucht nicht unbedingt im Sinne einer Achtertour zu verlaufen. Diese Osteosyntheseart ist ebenfalls übungsstabil.

Abb. 13.**8a–b** Offene Luxationsfraktur des oberen Sprunggelenkes rechts mit taluskörperbreiter Lateralverschiebung. Schrägfraktur der distalen Fibula auf Höhe der Syndesmose. Innenbandruptur, Luftansammlung zwischen den beiden Fibulafragmenten im a.-p. Bild.
c–d Röntgenaufnahme nach operativer Versorgung. Anatomische Wiederherstellung des oberen Sprunggelenkes in beiden Ebenen. Außenknöchelstabilisierung durch typische Zuggurtungsosteosynthese mittels zweier Bohrdrähte und einer achtertourigen Drahtschlinge. Zusätzliche suprasyndesmale Stellschraube (Sicherung der Syndesmosennaht). Gips-U-Schiene zur Vermeidung einer Spitzfußstellung.

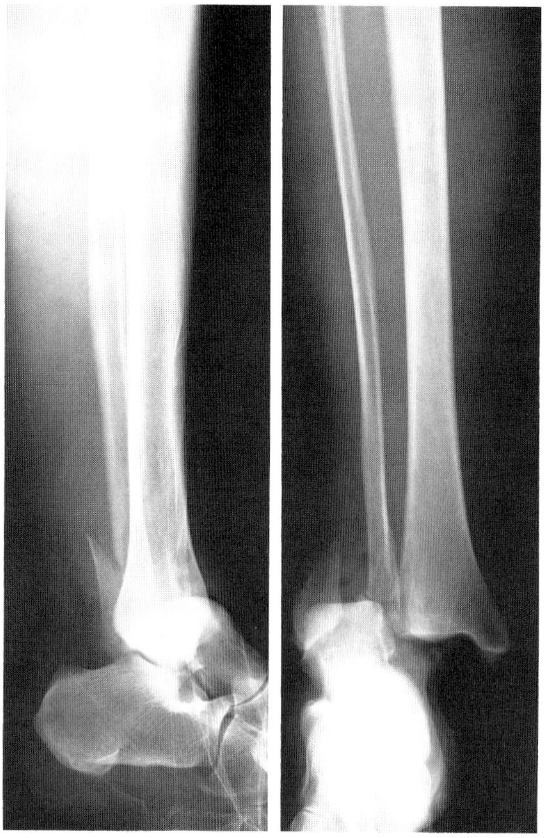

Abb. 13.**8a** b

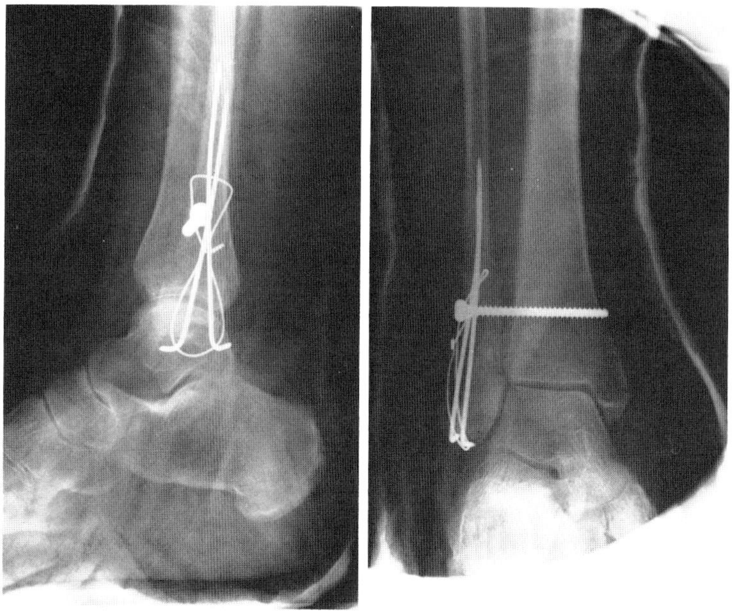

c d

e–f Kontrolle nach 8 Wochen. Unveränderte und anatomisch exakte Stellung des oberen Sprunggelenkes und der Fibulafraktur, die ohne sichtbare Kallusbildung konsolidiert ist. Stellschraube zwischenzeitlich entfernt (in der Regel nach 6 Wochen bzw. vor Belastungsbeginn). Zuggurtung der Fibula in unveränderter Position. Metallimplantate liegen reizlos im Knochen.
g–h Abschlußbild nach kompletter Metallentfernung 12 Monate nach Unfall und Osteosynthese. Fraktur der Fibula knöchern in anatomischer Stellung geheilt. Artikulation normal.

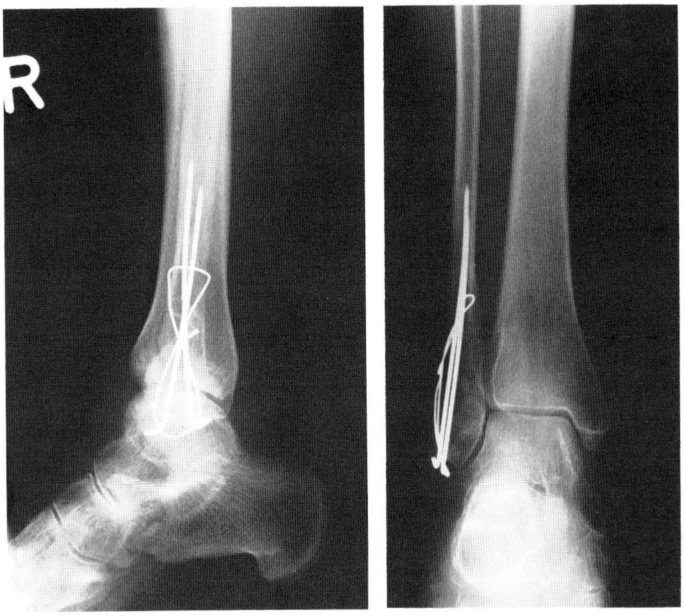

Abb. 13.**8e** **f**

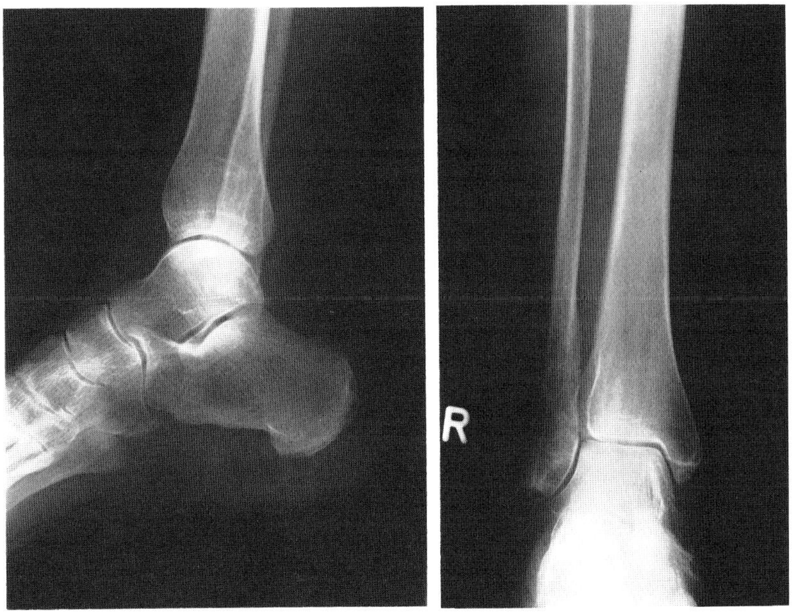

g **h**

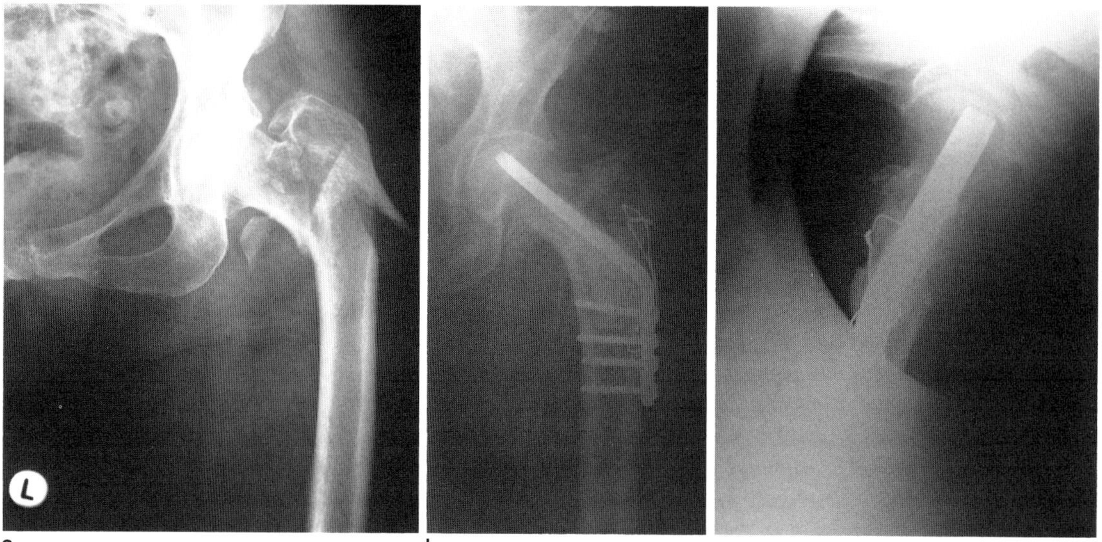

a b c

Abb. 13.**9** 88jährige Patientin. **a** Pertrochantäre Trümmerfraktur mit Abriß des Trochanter minor und Dislokation des peripheren Fragmentes nach kranial. **b–c** Verbundosteosynthese durch eine 130°-Winkel-Platte mit 4-Loch-Schaftlänge. Der Defekt, medial und dorsal durch Kompression der spongiösen Knochenstruktur entstanden, ist mit Knochenzement (Palacos), dem ein Kontrastmittel beigegeben ist, aufgefüllt. Der Trochanter major ist durch einen Zuggurtungsdraht lateral fixiert. Mit der Verbundosteosynthese (Zement und Metallimplantat), kann in vielen Fällen eine belastungsstabile Osteosynthese erzielt werden. Sie kommt in Frage besonders bei pathologischen Frakturen, die sich hierfür eignen.

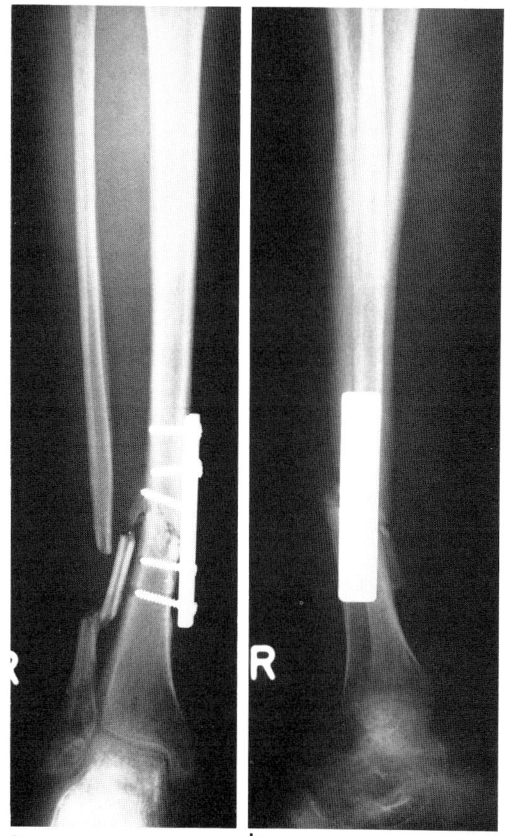

a b

Abb. 13.**10 a–b** Nicht geheilte distale Unterschenkelfraktur rechts. Osteosynthese durch eine zu kurze und breite Platte. Fehlstellung im Valgus- und Antekurvationssinne. Bildung von Irritationskallus an der lateralen Tibia. Lysezonen an den beiden untersten Schrauben = instabile Osteosynthese. Bemerkung: breite Osteosyntheseplatten sollen am Unterschenkel nicht zur Anwendung kommen.

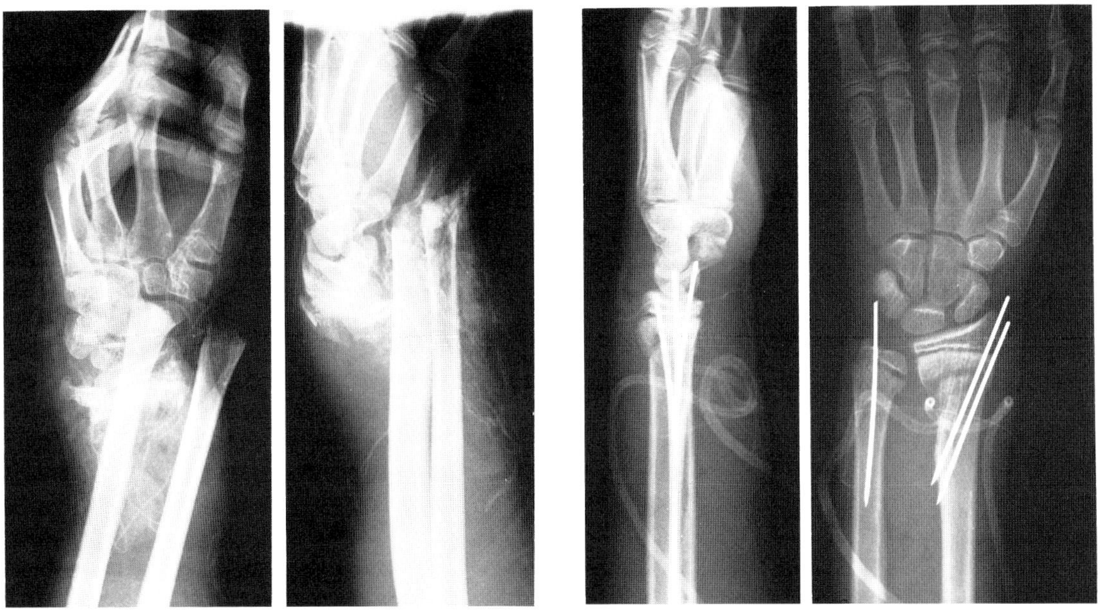

Abb. 13.**11 a** **b** **c** **d**

Abb. 13.**11** 12jähriger Junge. **a–b** Offene distale Radius- und Ulnafraktur. **c–d** Sofortosteosynthese mit Versorgung der Wunde und Revision von Gefäßen, Nerven und Sehnen. Bei der Osteosynthese handelt es sich um eine Adaptationsosteosynthese, bei der stets ein zusätzlicher Gipsverband erforderlich ist. **e–f** Entfernung der Implantate nach 4 Monaten. Radius- und Ulnafraktur geheilt. Geringe Deformierung der distalen Ulna infolge partieller Epiphysiodese. Funktionelles Ergebnis sehr gut. (Auf dem a.-p. Bild sind Redondrainage und Verband zu erkennen.)

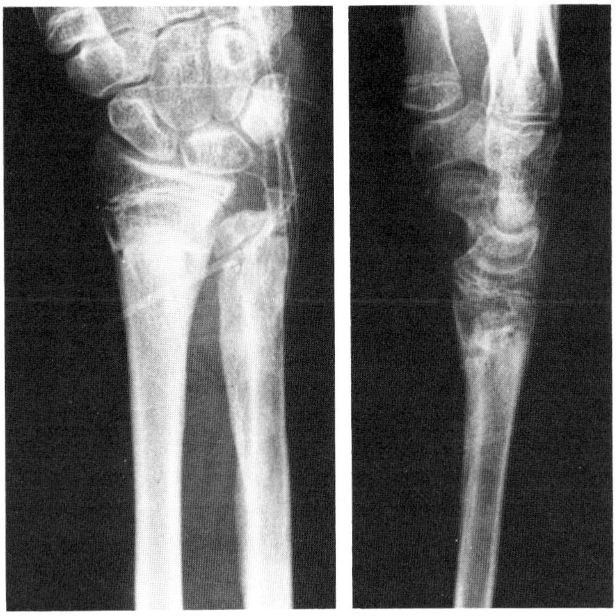

e **f**

Die primäre (direkte) Knochenbruchheilung

Wahrscheinlich geht dieser Begriff auf LANE (1914) zurück, der den Vorschlag machte, von einer Knochenheilung „per primam intentionem" („bone healing by primary intention") dann zu sprechen, wenn im Röntgenbild eine sichtbare Kallusbildung fehlt (WILLENEGGER u. Mitarb. 1971). DANIS (1949) hat dieses Phänomen an stabilen Osteosynthesen bei Vorderarmbrüchen bestätigt. Er hat daraus gefolgert, daß sich der Heilvorgang vorwiegend in der Kortikalis abspielen müsse („soudure autogène"). Es ist aber festzuhalten, daß die Begriffe der „Per-primam-" bzw. „Per-sekundam-Heilung" nichts mit den Heilungsvorgängen des Integumentums gemein haben, sondern lediglich entlehnt sind. Es soll zum Ausdruck gebracht werden, daß eine Fraktur sowohl ohne als auch mit einer soliden „Knochennarbe" ausheilen kann.

Der entscheidende Schritt zur Aufklärung der histomorphologischen Vorgänge bei der primären Knochenbruchheilung gelang aber SCHENK u. WILLENEGGER (1963) am osteotomierten Hunderadius. Sie konnten zeigen, daß bei einer perfekt reponierten und durch Kompressionsplatte stabil fixierten Fraktur im Bereich der plattennahen Trennungslinie ausschließlich die Osteone die Träger der Heilungsvorgänge sind und daß sich in der Trennungslinie der Fraktur keine auffüllenden Reaktionen abspielen (Abb. 13.**12** u. 13.**13**). In der plattenfernen Kortikalis hingegen verbleibt meistens ein gewisser Abstand der beiden Fragmente voneinander. Dementsprechend unterscheidet sich auch das histomorphologische Bild in diesem Bereich. Man spricht einmal von der Kontaktheilung, das andere Mal von der Spaltheilung. Gemeinsame Voraussetzung für diese beiden Möglichkeiten der primären Knochenheilung ist die absolute mechanische Stabilität.

Die *Kontaktheilung* (Abb. 13.**14**) erfolgt als einphasiger Prozeß. Die Resorption an den Fragmentenden bleibt aus, so daß der perfekte Kontakt erhalten bleibt. Durch diesen schlüssigen Kontakt wird das Eindringen von Blutgefäßen und Gewebselementen in den Frakturspalt verhindert, und durch longitudinal regenerierende Osteone findet eine Verzahnung der Bruchstücke miteinander statt. Bedeutsamstes Element eines solchen Heilvorganges ist das regenerierende Osteon mit seinem typischen Aufbau (vgl. Abb. 13.**14c**). An der Spitze eines solchen „Bohrkopfes" findet man Osteoklasten. Durch ihre Tätigkeit entsteht ein Kanal, der dem künftigen Durchmesser des Osteons entspricht (etwa 150 µ). Dem „Bohrkopf„ folgt ein reichhaltiges Blastem mit dem entscheidenden Blutgefäß sowie den Vorstufen der Osteoblasten und den Osteoidsäumen entlang der Wandung. Sie sind als Leistung der Osteoblastentätigkeit aufzufassen.

Durch Tetrazyklinmarkierung hat SCHENK (1972) nachgewiesen, daß die Geschwindigkeit für das longitudinale Vorrücken etwa 0,1 mm pro Tag beträgt.

Die *Spaltheilung* (Abb. 13.**15**) ist ein zweiphasiger Prozeß. Er wird eingeleitet durch die Plombierung der verbliebenen Spalte mit primärer Knochenbildung bei absoluter mechanischer Ruhe. Vom Periost und vom Markraum her, manchmal auch von den Haversschen Kanälchen aus, wachsen Gefäße in den Spalt ein. Sie sind zart und von perivaskulären Zellen begleitet, die sich entlang der Fragmentenden zu Osteoblasten differenzieren. Es muß betont werden, daß der im Spalt entstandene Knochen nicht über den Weg der Knorpel- oder Bindegewebsbildung entsteht, sondern daß es sich um eine primär knöcherne Plombierung der Spalte handelt. In einer zweiten Phase erfolgt nun auch hier der longitudinale Durchbau der Frakturstelle durch Hinüber- und Herüberwachsen der Osteone von einem Fragmentende zum anderen. So erfolgt eine innige Verzahnung beider Bruchstücke miteinander.

Bei einer stabil durch Verschraubung oder Platenosteosynthese versorgten Fraktur laufen beide Formen der primären Knochenbruchheilung nebeneinander ab. Die Ergebnisse und die Festigkeit einer solchen primären Heilung sind davon abhängig, wie viele Osteone in einer bestimmten Zeit regenerieren. Für den Hunderadius hat SCHENK (1972) durch Tetrazyklinmarkierung herausgefunden, daß nach 8 Wochen über 60 Prozent der Osteone durch den Heilungsprozeß regeneriert sind. Dies würde einer Festigkeit von etwa ⅔ des Ausgangswertes entsprechen.

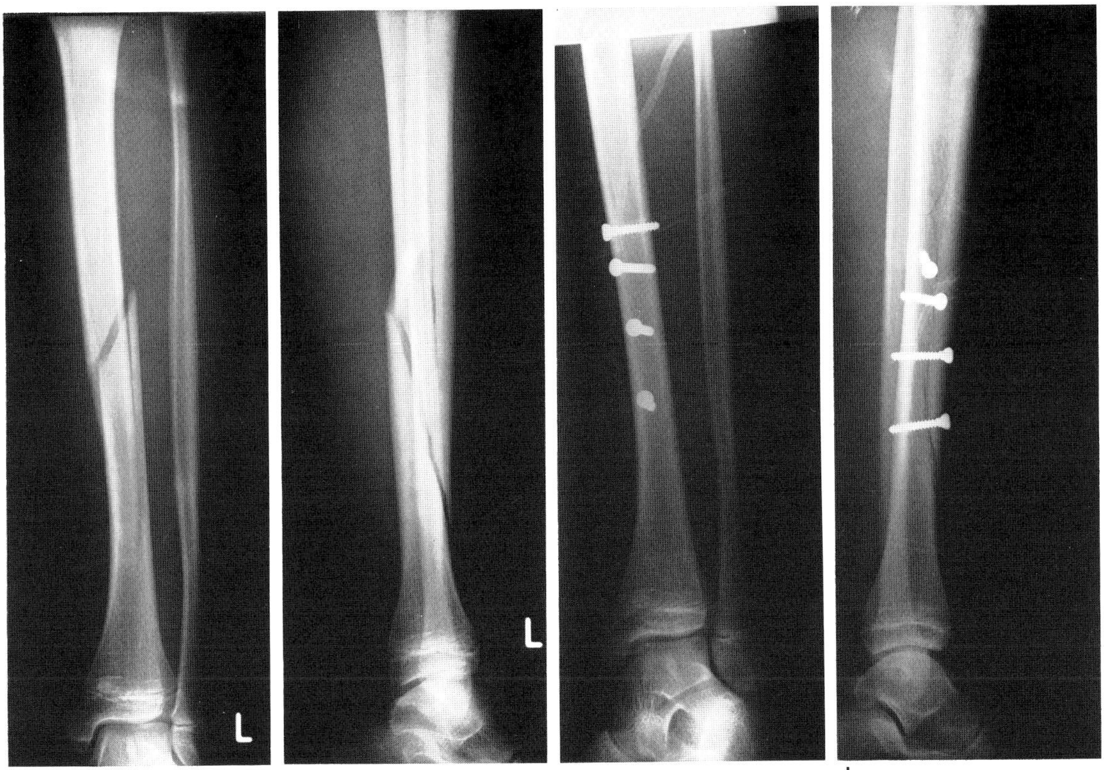

Abb. 13.**12a** **b** **c** **d**

Abb. 13.**12** 15jähriger Patient. **a–b** Isolierte Tibiaspiralfraktur.
c–d Osteosynthese durch vier entsprechend dem Frakturverlauf versetzte Kortikalisschrauben. Resultat: anatomisch exakte Reposition und Übungsstabilität. Kranial ist ein Redon-Drain sichtbar. Im a.-p. Bild und besonders aber im seitlichen Bild vom Operationstag ist die Bruchspalte noch deutlich sichtbar.
e–f 4 Monate später ist die Frakturspalte auch im seitlichen Bild nicht mehr zu erkennen. Kallusbildung ist nicht nachweisbar. Die Strukturierung im gesamten ehemaligen Frakturverlauf ist homogen. Die Extremität wird schon seit 10 Wochen belastet. Resultat: primäre Knochenbruchheilung bei reiner Schraubenosteosynthese einer isolierten Tibiaspiralfraktur links.

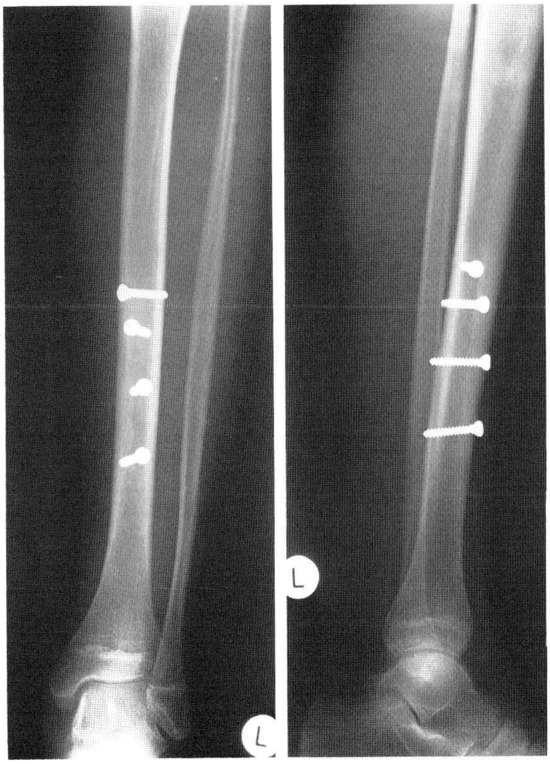

e **f**

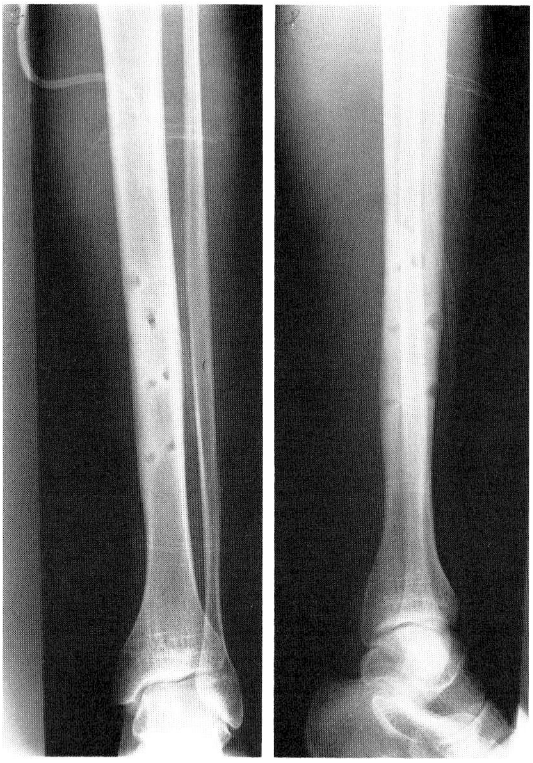

Abb. 13.**12g** **h**

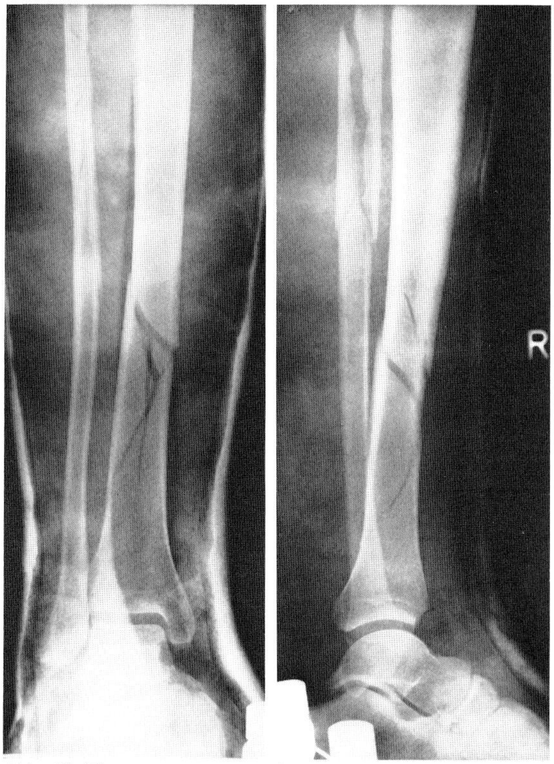

Abb. 13.**13a** **b**

Abb. 13.**12g–h** Röntgenbild nach Metallentfernung (linke Tibia) 15 Monate nach Unfall bzw. Osteosynthese. Schraubenkanäle gut sichtbar. Redon-Drainage. Da hier vorwiegend eine Spaltheilung besteht (siehe postoperative Aufnahme), ist die geringfügige Verdickung der Kompakta im Frakturbereich erklärt.

Abb. 13.**13a–b** Unterschenkelfraktur rechts mit großem vollständigem Drehkeil der Tibia am Übergang vom mittleren zum unteren Drittel. Fraktur der Fibula ebenfalls im Sinne einer Spirale und einem dritten Fragment am Übergang vom mittleren zum proximalen Drittel. Im Gipsverband weitgehend exakte Achsenstellung in beiden Ebenen. Liegender Extensionsdraht durch das Fersenbein.

c–d Osteosynthese durch zwei Kortikaliszugschrauben mit interfragmentärer Kompression und Neutralisationsplatte medial an der Tibia mit leichter axialer Spannung (kranial der Platte zusätzliches Loch durch Montage des Spanngerätes bedingt). Fraktur anatomisch reponiert mit minimaler Stufe, die in der Schrägaufnahme zu erkennen ist. Die Fraktur reicht bis in das obere Sprunggelenk nahe am Innenknöchel. Fibulafraktur ist unversorgt. Bemerkung: die Versorgung der Fibula bei derartigen Frakturen ist nicht erforderlich.

e–f 8 Wochen nach Osteosynthese der Tibiafraktur ist im a.-p. Bild noch immer der Bruchspalt zu erkennen. Eine Zunahme aber ist nicht feststellbar. Lysezonen um Schraubengewinde als Zeichen der Lockerung bzw. Instabilität fehlen. Implantate in unveränderter Position. Keine periostale Kallusbildung sichtbar. Mäßige Atrophie des Knochens, besonders distal der Fraktur. Nur Teilbelastung der Extremität (ca. 20 kg) erlaubt.

g–h 16 Wochen nach Osteosynthese der Tibia durch interfragmentäre Kompression und Neutralisationsplatte. Gegenüber den Aufnahmen vor 8 Wochen ist die Frakturspalte weitgehend verschwunden (etwa in Plattenmitte). Nur im Bereich der kleinen Stufe an der oberen Spitze des Drehkeiles geringe periostale Kallusbildung. Keine Lysezonen. Abnahme der Skelettatrophie. Extremität ist voll belastbar. ▶

i–j 34 Wochen nach Osteosynthese einer Tibiafraktur ist diese durchgebaut. Primäre Knochenbruchheilung nach interfragmentärer Kompression (zwei Kortikaliszugschrauben) und Neutralisationsplatte medial an der Tibia. Eine Frakturspalte ist nicht mehr zu erkennen. Zwischen der zweiten und dritten Schraube von oben ist eine minimale Periostreaktion zu erkennen, die durch eine kleine Stufenbildung bedingt ist. Implantate liegen reizlos im und am Knochen. Keine Positionsänderung. Fibula ebenfalls geheilt. Skelettatrophie gering. Resultat: primäre Knochenbruchheilung einer Tibiafraktur rechts nach Osteosynthese durch interfragmentäre Kompression und Neutralisationsplatte. Vollständig knöcherne Heilung der Fibula in achsengerechter Stellung ohne Verkürzung.

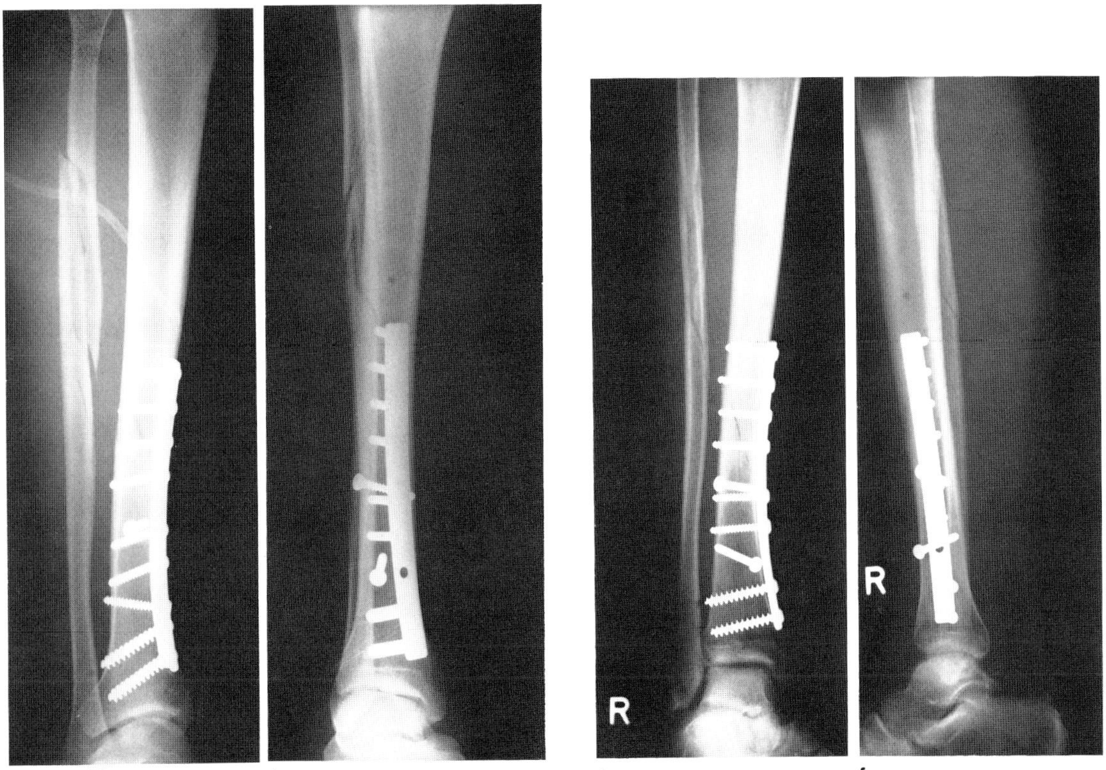

Abb. 13.**13c** d e f

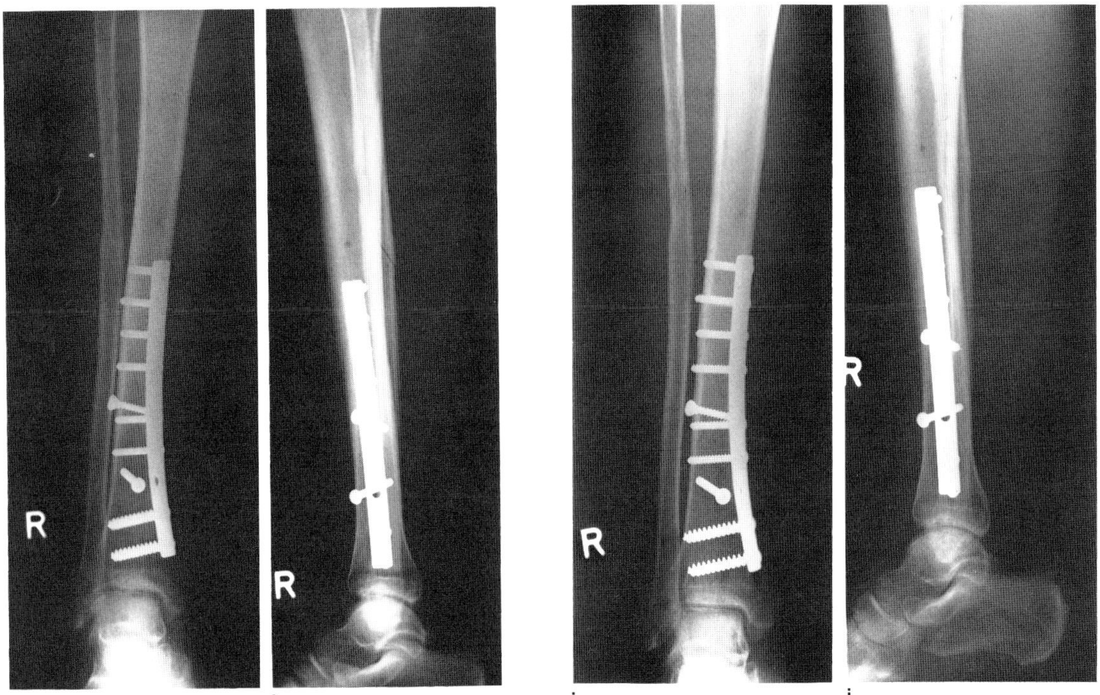

g h i j

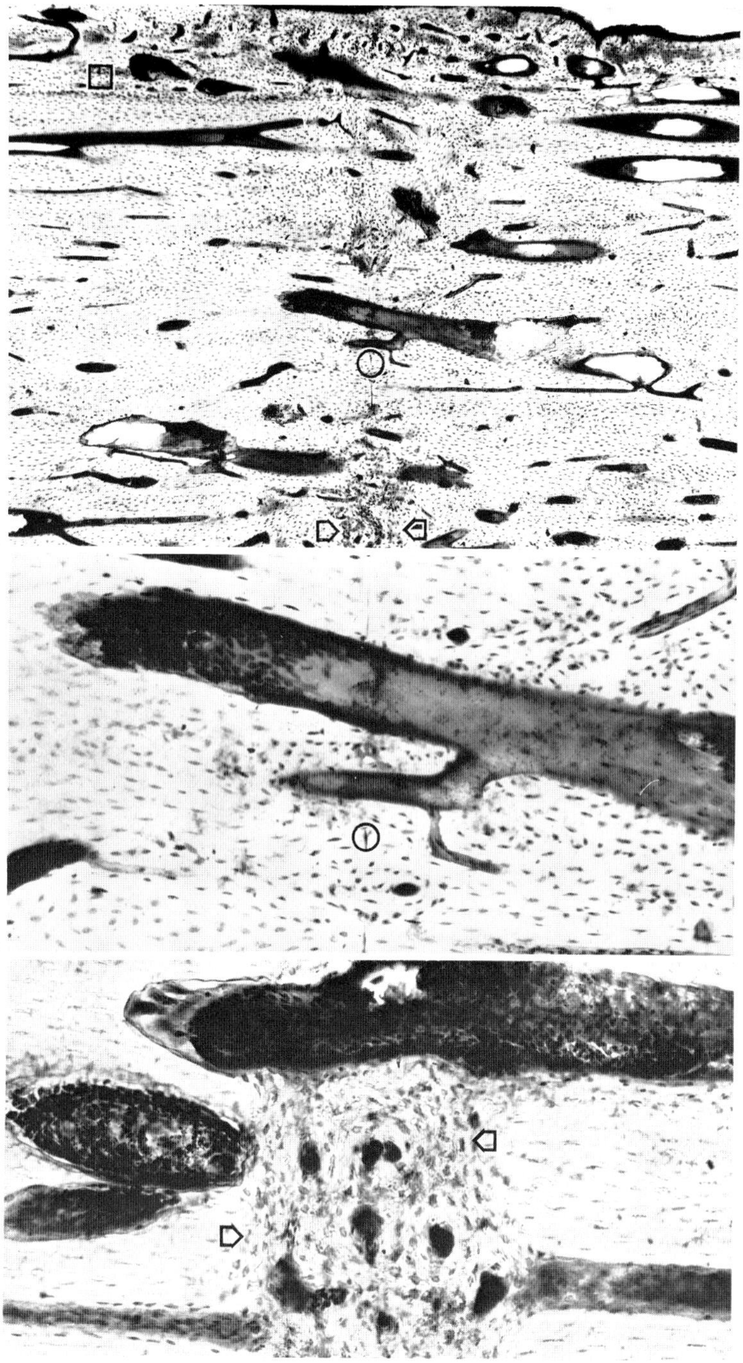

Abb. 13.**14** Primäre Osteotomieheilung beim Hund unter stabilen Bedingungen. **a** Übersicht der Osteotomiestelle 10 Wochen nach Operation. Der Kreis bezeichnet einen Abschnitt mit perfekter Adaptation, die zu einem direkten Flächenkontakt zwischen den Bruchenden geführt hat. Am unteren Bildrand ist die verbliebene, leicht klaffende Spalte sichtbar, die jetzt durch eine primär entstandene Knochenplombe ausgefüllt ist (durch Pfeile markiert). Das Quadrat am oberen Bildrand links bezeichnet die ursprüngliche Oberflächenkontur der Diaphyse, auf der sich eine periostale Auflagerung gebildet hat.
b Detaildarstellung des im Kreis bezeichneten Abschnittes (Kontaktheilung): Die als feine Linie erkennbare Berührungsfläche zwischen den Fragmenten wird von einem regenerierenden Osteon durchwachsen, das sich unmittelbar vor der ehemaligen Osteotomiestelle verzweigt.
c Detaildarstellung einer Spaltheilung 6 Wochen nach Osteotomie eines Hunderadius: Die Pfeile bezeichnen die ursprüngliche Ausdehnung der Osteotomiespalte, die mit einem primär knöchernen Regenerat ausgefüllt ist. Am oberen Bildrand ist ein regenerierendes Osteon getroffen, dessen Bildung durch einen von Osteoklasten ausgebohrten Resorptionskanal eingeleitet wird. Er wird unmittelbar darauf durch neugebildete Knochenlamellen ausgefüllt (unentkalkte Längsschliffe, Fuchsinfärbung) (aus: *H. Willenegger, S. M. Perren, R. Schenk:* Chirurg 42 [1971] 241).

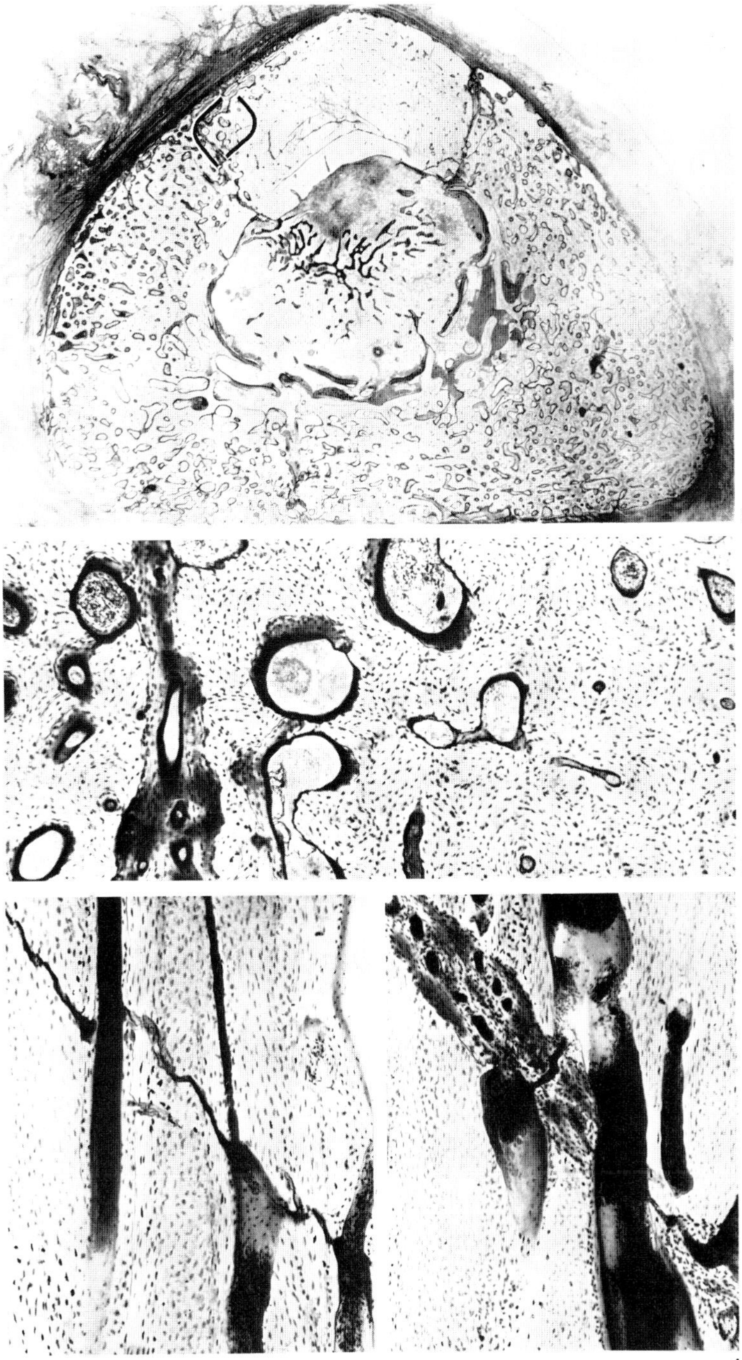

a b c d

Abb. 13.**15** Primäre Frakturheilung beim Menschen. Das Untersuchungsmaterial stammt von einer stabil fixierten Tibiafraktur eines 17jährigen Mädchens, das 12 Wochen nach dem Unfall an einer Hirnblutung ad exitum kam.

a Übersichtsaufnahme eines Tibiaquerschliffes: Der vordere Drehkeil ist erst an den Frakturrändern revitalisiert. In den übrigen Partien der Kompakta fällt die enorm gesteigerte Regenerationstätigkeit auf, die bereits mehr als ⅔ aller Organe erfaßt hat.

b Der in **a** eingerahmte Abschnitt zeigt bei stärkerer Vergrößerung das Bild der Spaltheilung. Die Umbautätigkeit greift auf den devitalisierten Drehkeil über.

c Kontaktheilung mit drei regenerierenden Osteonen an einer perfekt adaptierten Stelle der Fraktur.

d Längsschliff durch eine leicht klaffende Frakturstelle, die unter dem Bild der Spaltheilung zweiphasig heilt. Sie ist bereits durch primär entstandenes Knochengewebe ausgefüllt und wird an einer Stelle von einem regenerierenden Osteon durchquert (unentkalkte Längsschliffe, Fuchsinfärbung) (aus *H. Willenegger, S. M. Perren, R. Schenk:* Chirurg 42 [1971] 241).

Die sekundäre (indirekte) Knochenbruchheilung

Die Knochenbruchheilung mit sichtbarer Kallusbildung im Röntgenbild bezeichnet man auch als „sekundäre Knochenbruchheilung". Man findet diese Form der Heilung bei konservativen, funktionellen und auch bei verschiedenen operativen Behandlungsmethoden. Hier kommt sie vor nach der Marknagelung und Adaptationsosteosynthese. Die Kallusbildung setzt vom Frakturspalt entfernt ein und geht vom parossalen Gewebe aus (Abb. 13.**16**). Hierzu zählt man das Periost, das Markgewebe und den Inhalt der Haversschen Kanäle. Man findet also Kallusbildung periostal und im Markraum, Bindegewebs- und Faserknorpelbildung hingegen im interfragmentären Bereich. Der enorm gesteigerte innere Umbau der Substantia compacta entspricht einer Revitalisierung, so daß hierdurch die Heilung entscheidend beeinflußt wird. Die Knochenbildung geht entlang dem aufgebauten fibrokartilaginären Gewebe weiter. Sie läßt sich weitgehend mit den embryonalen Verhältnissen vergleichen, weil sie dem Bild der desmalen Ossifikation entspricht. Einer Matritze gleich werden die Osteoblasten dank des Vordringens der Blutgefäße zwischen den ausgespannten Bindegewebsfasern angesiedelt. Sie können so das Osteoid bilden, welches schließlich verkalkt (Schenk 1972).

Pauwels (1940) hatte schon früher versucht, durch eine biomechanische Konzeption diese Vorgänge zu interpretieren. Eine instabil fixierte Fraktur ist kleinen Bewegungen ausgesetzt, die dazu führen, daß das Blastem, welches sich aus dem osteogenetischen Gewebe entwickelt hat, einer fortwährenden mechanischen Beanspruchung ausgesetzt ist. Die Folge ist, daß Knochenbildung unter diesen Umständen nur in einer bestimmten Entfernung von der Unruhezone aus möglich ist. Die mechanische Beanspruchung induziert ferner auf der Zugseite die Bindegewebsbildung, auf der Druckseite dagegen die Knorpelbildung. Erst allmählich erfolgt der Ersatz dieser intermediären Gewebe durch Knochenmaterial. Aber nicht nur bei der konservativen Knochenbruchbehandlung spielen physikalische Einflüsse (Biomechanik) eine Rolle, sondern ganz besonders auch bei der operativen Behandlung. Perren u. Mitarb. (1969) haben mit einer speziell entwickelten Meßplatte nachgewiesen, daß bei einer Druckplattenosteosynthese die initial angelegte interfragmentäre Kompression über Monate hinaus wirksam bleibt und nicht durch eine sogenannte Drucknekrose auf Null abfällt. Ein Druckabfall von ungefähr 10% in der ersten Woche ist auf viskoelastische Eigenschaften des Knochens zurückzuführen. Die spätere und langsame Druckabnahme beruht im wesentlichen auf dem Umbau der Osteonstruktur, die in simultaner und überwiegend axialer Resorption und Regeneration vor sich geht. Von entscheidender Bedeutung ist in diesem Zusammenhang die mechanische Ruhe am Ort der Fraktur. Sie begünstigt die frühe Vaskularisation (Rhinelander 1965; Ganz u. Mitarb. 1970). Im Experiment konnten Rhinelander und später auch Ganz u. Mitarb. zeigen, daß der Stamm der Markarterie in ursprünglicher Größe nach vollständiger querer Osteotomie und nachfolgender stabiler Plattenosteosynthese schon nach 8–14 Tagen die Osteotomiestelle wieder überbrückt.

Der interfragmentäre Druck bei Zugschrauben oder bei der Druckplatte bewirkt aus sich keine Anregung für die Knochenneubildung, sondern führt zu einer Erhöhung der Stabilität (Müller 1971). Aber nicht allein die Anwendung des Druckprinzips durch Erzeugung axialer Kompression mit Hilfe eines Plattenspanngerätes bzw. die Verwendung der dynamischen Kompressionsplatte (DCP), (Allgöwer u. Mitarb. 1969) oder die Erzeugung interfragmentären Druckes nach dem Prinzip der Zugschraube vermag schon die erforderliche Stabilität zu gewährleisten. Gerade an langen Röhrenknochen entscheidet oft schon die erzielte Reposition, ob die Osteosynthese für die Heilungsdauer stabil oder instabil sein wird (Abb. 13.**17**). Das typische Beispiel ist der proximale Femurstückbruch mit medialem Defekt (fehlender Druckpfeiler). Hier wird die lateral am Schaft liegende Platte (Zuggurtungsplatte) permanent auf Biegung beansprucht im Sinne der Varisierung (Abb. 13.**18**). Sie muß schließlich brechen (Schuster 1972). In den allermeisten Fällen ist die Ursache eines Implantatbruches die schlechte und unvollständige Reposition oder die Mißachtung eines biomechanisch bedeutungsvollen Defektes und weniger ein fehlerhaftes Implantat.

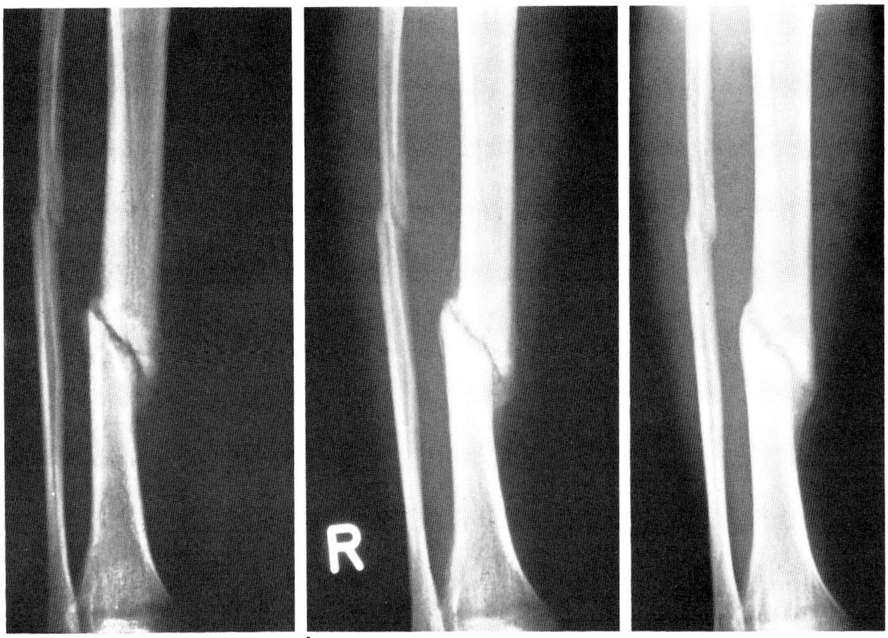

a b c

Abb. 13.**16** Frakturheilung bei konservativer Behandlung einer Unterschenkelfraktur rechts. **a** Nach 6 Wochen ist eine zarte Kallusbildung, die unscharf ist, zu erkennen. **b** 4 Wochen später ist sie wesentlich dichter, und die Frakturspalte erscheint verwaschen, weil die Heilung sowohl durch periostale als auch endostale Kallusbildung vor sich geht und dies in allen Ebenen. **c** Weitere 4 Wochen später ist die Fraktur konsolidiert und gut belastungsfähig. Die Strukturierung des periostalen Kallus ist gut zu erkennen; die Bruchspalte hat sich verdichtet. Es besteht eine geringe Varusfehlstellung. Die Skelettatrophie hat sich gegenüber den Voraufnahmen gebessert.

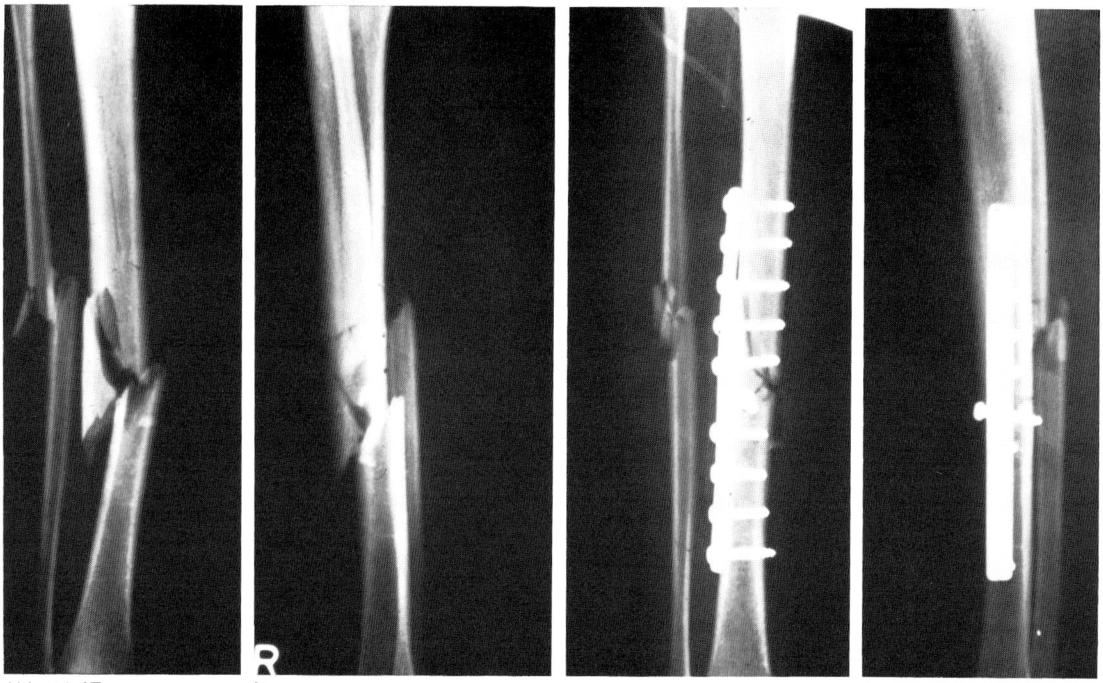

Abb. 13.**17a** **b** **c** **d**

Abb. 13.**17a–b** Offene Unterschenkelfraktur rechts in Schaftmitte mit lateralem Biegungskeil der Tibia. Fibulafraktur auf gleicher Höhe.

c–d Osteosynthese durch lateral angelegte 9-Loch-Platte. Der Biegungskeil ist mit dem distalen Hauptfragment durch eine solitäre Kortikalisschraube verbunden.

Kritik: keine anatomische Reposition und dadurch bedingte fehlende knöcherne Abstützung medial (der Platte gegenüber). Dadurch wird die Platte auf Biegung beansprucht, so daß ein Dauerbiegebruch des Implantates befürchtet werden muß.

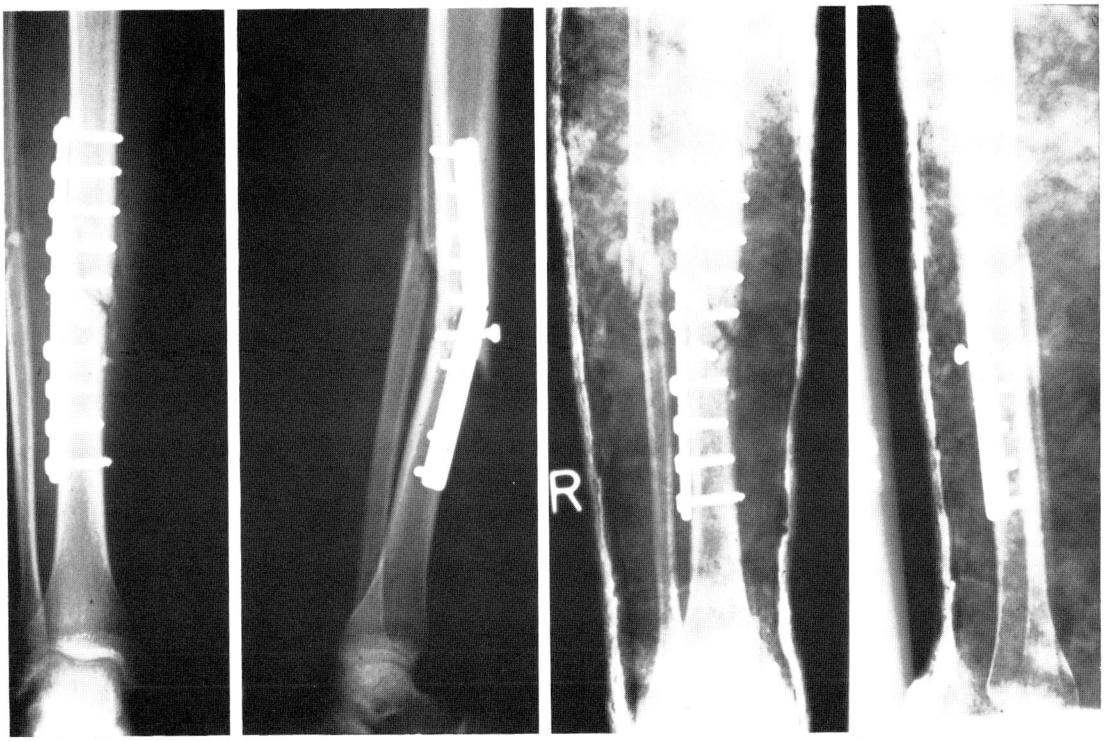

Abb. 13.**17e** **f** **g** **h**

e–f Der Dauerbiegebruch ist 7 Wochen nach Osteosynthese, wie zu erwarten war, eingetreten. Der Bruch fand im fünften Plattenloch von oben gerechnet statt. Es resultiert eine Antekurvation der Tibia. Auf dem a.-p. Bild ist medial in Höhe des Spaltes die unscharf begrenzte und wolkige Kallusbildung zu erkennen, die auf Instabilität zurückzuführen ist.

g–h Reposition in Narkose und Gipsverband. Auf eine erneute Osteosynthese wurde verzichtet, da der Biegungskeil damals weitgehend aus der Ernährung ausgeschaltet war.

i–j 16 Wochen nach Osteosynthese und 9 Wochen nach Plattenbruch ist unter zusätzlicher Ruhigstellung im Gipsverband die Fraktur in annähernd achsengerechter Stellung und sichtbarer Kallusbildung konsolidiert = sekundäre Knochenbruchheilung bei instabiler Plattenosteosynthese.

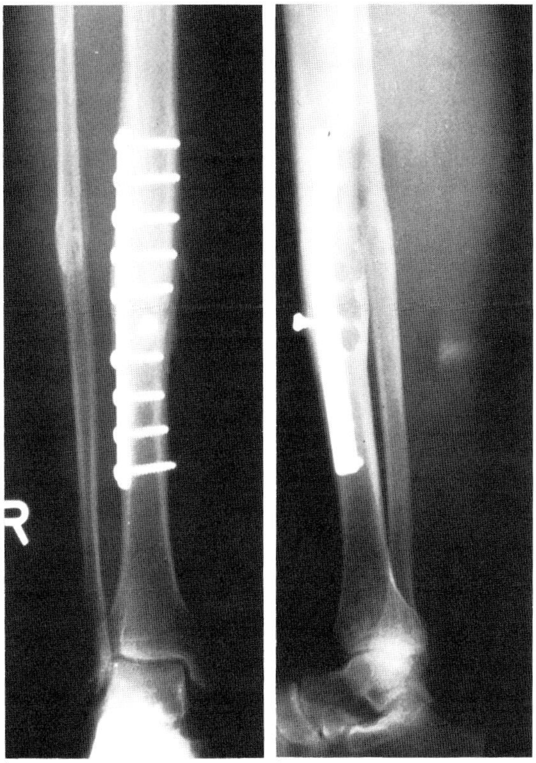

i **j**

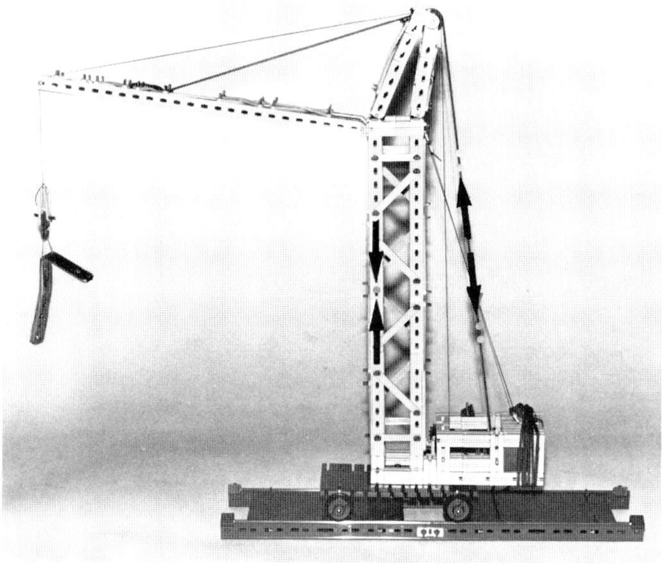

Abb. 13.**18** Diese Abbildung zeigt einen Spielzeugbaukran, dessen Last eine Kondylenplatte ist. An dieser Darstellung lassen sich die Prinzipien der Zuggurtung sehr schön ableiten und z. B. auf das Femur des Menschen übertragen.

Wird eine Säule zentrisch belastet, so wird sie rein auf Druck beansprucht, weil ihre Wirkungslinie mit der Säulenachse zusammenfällt. Die Druckspannungen sind gleichmäßig über den Querschnitt verteilt und haben überall dieselbe Größe.

Die Verschiebung der Last aus dem Zentrum der Säule oder, wie dies durch den Baukran verdeutlicht wird, durch den weit ausladenden Lastenarm hat zur Folge, daß höchste Randspannungen auftreten und die Beanspruchung der Säule nicht mehr rein auf Druck, sondern nun gleichzeitig auch auf Biegung erfolgt. Diese schädlichen Biegekräfte können einmal durch ein Gegengewicht neutralisiert werden oder durch einen Zuggurt, der die gleiche Wirkung hat. Er hebt die Biegekräfte an der Kransäule auf, so daß diese nun auch wieder über den ganzen Querschnitt auf Druck beansprucht wird. Am Femur des Menschen findet man vergleichbare Verhältnisse. Hier ist die Seite, welche auf Zug und Biegung beansprucht wird, die Außenseite (laterodorsal). Hier liegt auch der Tractus iliotibialis, der bei Belastung des Beines als Standbein sofort sich anspannt und Zuggurtungswirkung hat. Ist das Femur frakturiert, dann muß im Fall einer Plattenosteosynthese die Platte stets laterodorsal angelegt werden, damit sie auf Zug beansprucht wird = Zuggurtungsplatte. Würde man sie medial, also an der Innenseite des Femurs, anlegen, so würde sie ausschließlich auf Biegung beansprucht und schließlich schon nach kurzer Zeit brechen. Dies ist übrigens auch dann der Fall, wenn bei einer lege artis lateral angelegten Platte ihr gegenüber keine knöcherne Abstützung besteht – bedingt durch einen knöchernen Defekt.

Zuggurtungsosteosynthesen werden außer am Femur besonders noch an der Patella, am Olekranon und an den Knöcheln ausgeführt. Hier verwendet man als Osteosynthesemittel Draht = Zuggurtungsdraht.

Implantate für Osteosynthesen und Hüftgelenkersatz

An das Osteosynthesematerial, das zur Implantation verwendet wird, müssen ganz bestimmte Forderungen gestellt werden. So müssen mechanische Festigkeit, Gewebeverträglichkeit, Bearbeitbarkeit und Wirtschaftlichkeit in bestmöglicher Art und Weise gewährleistet sein. Man muß sich im klaren sein, daß das optimale Metall, welches beste Gewebeverträglichkeit mit höchster mechanischer Festigkeit verbindet, noch nicht gefunden ist. Heute werden im allgemeinen hochwertige, austenitische Stähle wie Vitallium u. ä. oder Titan verwendet. Die AO-Implantate speziell bestehen aus austenitischem rostfreiem Stahl (Typ AISI 316) mit Chrom, Nickel, Molybdän, Mangan und Silizium (Müller u. Mitarb. 1963) bzw. Titan. Dadurch, daß das Metall nicht magnetisch ist, besitzt es eine höhere Korrosionsresistenz.

Eine Übersicht über die gebräuchlichsten Osteosynthesemittel und Endprothesen des Hüftgelenks vermitteln die Abb. 13.**19**–13.**25**.

Auf einen Fremdkörper antwortet der Organismus immer mit einer lokalen Entzündung. Sie wird auch als Fremdkörperreaktion bezeichnet. Unter aseptischen Bedingungen wird das metallische Implantat frühzeitig bindegewebig eingescheidet. Besonders an der den Weichteilen zugewandten Seite ist eine mehr oder weniger dicke fibröse Kapsel zu finden, die manchmal verkalkt oder verknöchert sein kann.

Ist der eingebrachte Fremdkörper chemisch unstabil, dann werden im Implantationslager vermehrt Entzündungsvorgänge (Abb. 13.**26**) ausgelöst und unterhalten, die sich wechselseitig sowohl auf das Gewebe als auch auf das Metallimplantat auswirken und so zu einem Circulus vitiosus führen. Daraus resultiert ein komplexes Geschehen „Korrosion – Metallose" (Allgöwer u. Segmüller 1965; v. Lüdinghausen u. Mitarb. 1970). In einem solchen Falle wird das Implantat anstatt mit einer sonst avaskulären Bindegewebskapsel nun von Granulationsgewebe umgeben. Dieses führt zur Resorption des angrenzenden Knochengewebes und ersetzt es schließlich (Frank u. Zitter 1971). Am Knochen können derartige Resorptionsvorgänge, wie sie durch Kontakt mit korrodiertem Metall auftreten, röntgenologisch nachgewiesen werden. Aber auch die gleichzeitige Verwendung unterschiedlicher Metalle (z. B. unlegierte Stahlschrauben in Kombination mit einer V4 A-Platte) führt im Elektrolytmilieu des Organismus zum Aufbau eines galvanischen Elementes. Die Folge ist eine massive Korrosion. Sie führt in Verbindung mit der nun unausbleiblichen Matellose zur Implantatlockerung und somit zur Instabilität.

Unter dem Begriff „Metallose" versteht man lokale Schäden und gewebliche Veränderungen, die durch einen implantierten metallischen Fremdkörper unmittelbar durch Druck, Verdrängung oder Zerstörung von Gewebe und mittelbar durch chemische Umsetzung mit Körperflüssigkeit, durch elektrolytische Vorgänge mit direkter galvanischer Beeinträchtigung der Zellvitalität und Imprägnation des Lagergewebes mit ionisierten Metallteilchen auftreten. Schließlich gehört dazu die entsprechende biologische Reaktion des ortsständigen Gewebes (Contzen u. Mitarb. 1967). Besonders bevorzugte Stellen für Korrosion und Metallose sind Areale an den Implantaten mit Strukturfehlern, Kontaktstellen von Schrauben mit der Platte und besonders stark belastete Implantatabschnitte in Frakturnähe. Der Metallermüdungsbruch ist eine Komplikation, die verursacht sein kann durch eine biomechanisch ungünstige Konstellation und dadurch verstärkt ablaufende Korrosionsprozesse. Im Falle einer per- oder suprakondylären Femurfraktur, z. B. wenn auf der Medialseite die knöcherne Abstützung fehlt (vgl. Abb. 13.**26**) und dieser Zustand durch eine Plattenosteosynthese fixiert ist, wird das Implantat zum alleinigen Kraftträger (Debrunner u. Cech 1969). Die Platte wird einer Wechselbeanspruchung ausgesetzt, für die sie durch plötzliche Querschnittsänderung (Schraubenlöcher) nicht geeignet ist. Die hauchdünne Passivschicht aus Chromoxyden an der Oberfläche der Chromnickelstähle oder Chromkobaltlegierungen wird durch Spannungsrisse zerstört. Die chemische Korrosion setzt ein und führt zur Metallose. Andererseits führt Instabilität zur Osteolyse und verstärkt sie. Spannungsrissen am Metall folgen Verbiegung und schließlich der Ermüdungsbruch (vgl. Abb. 13.**17**). Auch die Reibung führt zur Zerstörung der schützenden Chromoxydschicht und bedingt dadurch eine chemische Korrosion und Metallose. Sie tritt an Berührungsstellen von Platte und Schrauben bzw. Drähten auf, wenn diese nicht kraftschlüssig miteinander verbunden sind (Scheuba 1969; Schuster 1972).

Ist der Bruch eines Osteosynthesemittels eingetreten, muß eine genaue röntgenologische und nach Möglichkeit auch metallurgische Analyse folgen. Im Röntgenbild ist die Lage des Implantates in biomechanischer Hinsicht, Dimensionierung der Platte, Vollständigkeit der Reposition, Aufdeckung knöcherner Defekte durch Trümmerzonen, fehlende Fragmente bzw. imprimierte Spongiosa und schließlich die Feststellung einer primären oder sekundären Instabilität zu beurteilen. Unter dem Begriff „Biomechanik" versteht man das Verhalten alloplastischer Implantate im lebenden Organismus unter mechanischer Beanspruchung. Deshalb ist zuerst zu beurteilen, ob das Implantat so plaziert ist, daß seine Beanspruchung günstig und sinnvoll ist. Für eine Plattenosteosynthese bedeutet dies, daß die Platte stets auf der Zugseite des Knochens zu liegen hat. Am Femur ist dies die laterodorsale Seite. Ein weiterer und ganz wesentlicher Gesichtspunkt ist die röntgenologische Beurteilung der erfolgten Reposition. Sie sollte immer anatomisch exakt sein. Denn nur dadurch ist eine permanente Stabilität gewährleistet. Bestehen Trümmer- und Defektzonen an der der Platte gegenüberliegenden Kortikalisseite, dann wird die Platte stark auf Biegung beansprucht und kann schließlich brechen. Deshalb wird man hier autologe oder homologe Spongiosa anlagern (Abb. 13.**32**) oder in bestimmten Fällen den Defekt mit Knochenzement (Palacos o. ä.) ausfüllen (Kuner u. Mitarb. 1972). Anhand der genannten Fakten können Rückschlüsse auf die vorliegende Stabilität gezogen werden. Primär instabil ist eine Osteosynthese, wenn eine ungenügende Reposition vorliegt, eine wichtige Defektzone nicht aufgefüllt wurde d. h. eine mediale Abstützung fehlt und/oder das Plattenimplantat zu kurz bemessen ist. Eine sekundäre Instabilität kann durch bewegungsinduzierte Knochenresorption (Willenegger u. Mitarb. 1971) (Abb. 13.**28**) bzw. zu frühe und zu starke Belastung der verletzten Extremität zustande kommen. Auch durch Lysezonen um Schrauben, Platten und Marknägel durch eine umschriebene oder ausgedehnte Nekrose infolge einer Infektion (Osteomyelitis, Osteitis) kann eine sekundäre Instabilität zustande kommen. Primäre Knochentumoren oder häufiger Metastasen im Bereich einer Osteosynthese führen infolge Substanzzerstörung zur Instabilität und schaffen damit die Voraussetzung, daß Biege- und Scherkräfte das kristalline Metallgefüge verändern und eine Spannungskorrosion bewirken.

Beim Marknagel ist die primäre oder sekundäre Instabilität ebenfalls die Ursache für einen Metallbruch, da in einem solchen Falle die Querbelastung des Nagels größer ist als bei stabiler Nagelung mit Ausbohrung der Markhöhle.

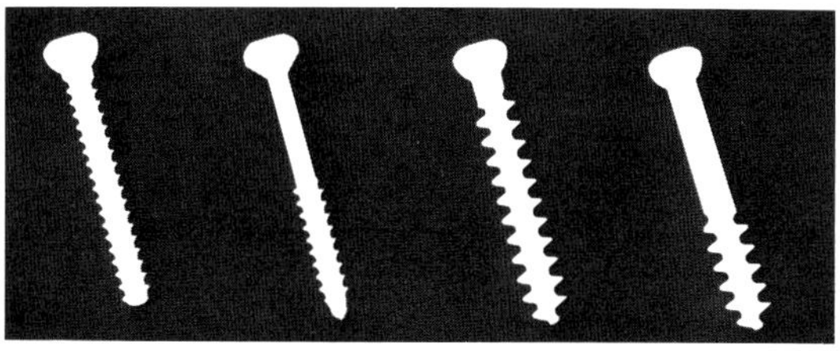

1 2 3 4

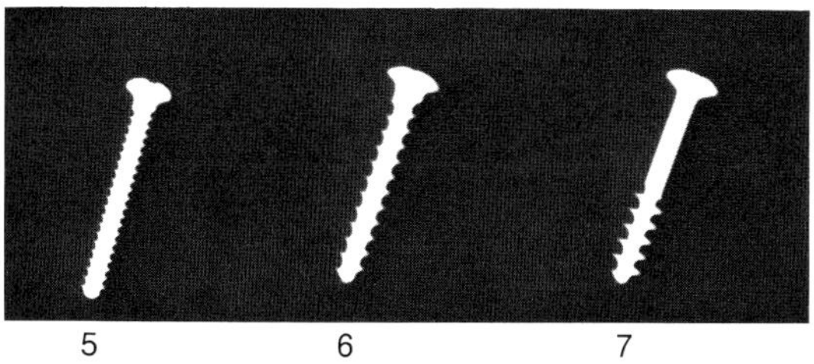

5 6 7

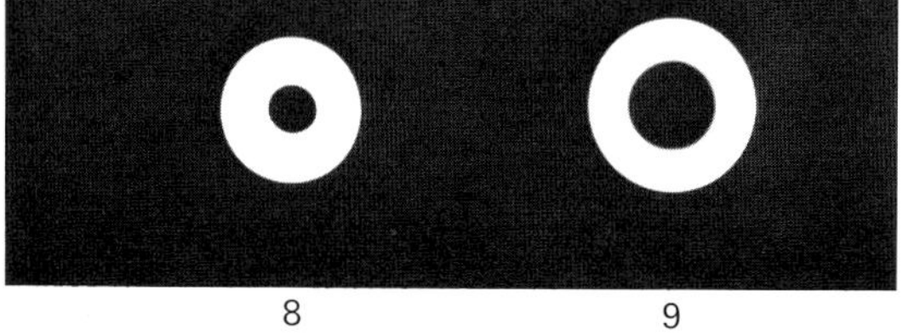

8 9

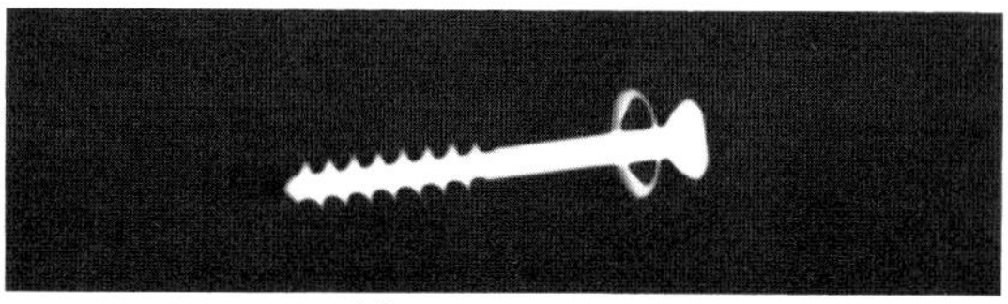

10

Abb. 13.**19** Osteosyntheseschrauben der AO im Röntgenbild:
1 Kortikalisschraube
2 Malleolarschraube
3 Spongiosaschraube mit langem Gewindeteil
4 Spongiosaschraube mit kurzem Gewindeteil (Zugschraubenwirkung)
5 kleinste Kortikalisschraube
6 kleine Kortikalisschraube
7 kleine Spongiosaschraube (auch Navikulareschraube genannt)
8 Gegenmutter für Kortikalisschrauben
9 Unterlegscheibe unter den Kopf der Schraube
10 kleine Spongiosaschraube mit gezähnelter Plastikunterlagscheibe und Metallmarkierung (Anwendung: vorwiegend Bänderfixation)

Bemerkung: Alle Schrauben 1–4 u. 6–7 besitzen einen Sechskantimbus, die Schraube 5 einen Kreuzschlitz (Philipskopf).

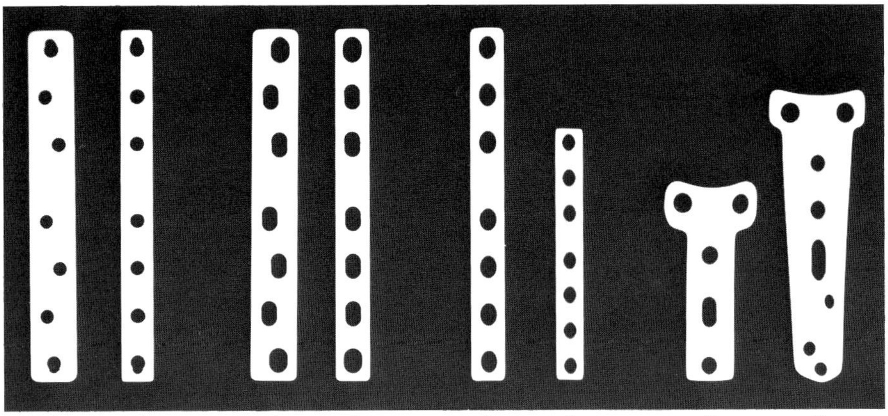

1 2 3 4 5 6 7 8

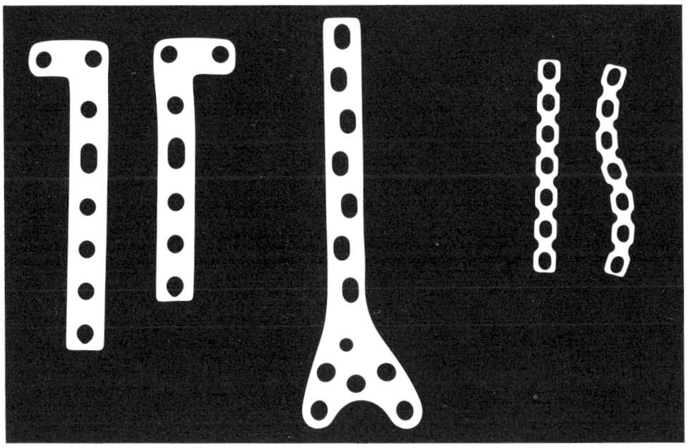

9 10 11a b

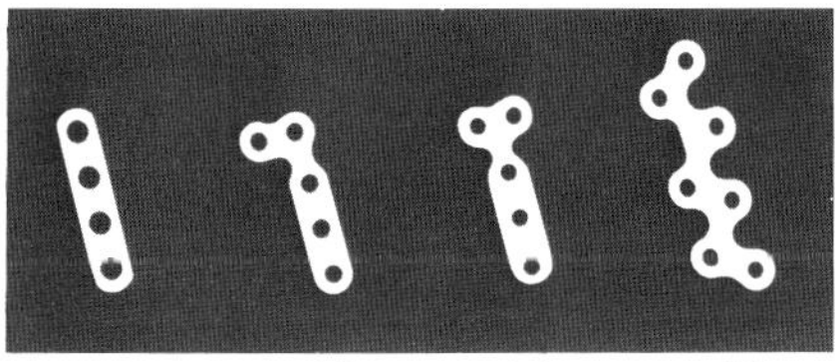

12 13 14 15

Abb. 13.**20** AO-Platten im Röntgenbild:
1 breite, gerade Platte
2 schmale, gerade Platte
3 breite, selbstspannende, gerade Platte (DCP)
4 schmale, selbstspannende, gerade Platte (DCP)
5 gerade Halbrohrplatte
6 gerade Drittelrohrplatte
7 T-Platte
8 Löffelplatte
9 „L"-förmige Abstützplatte (linke und rechte Seite) für Tibiakopffraktur
10 lange Kondylen-Abstützplatte für distale Femur-Trümmerfraktur
11 sogenannte 3,5-mm-Rekonstruktionsplatte (a); kann nach beiden Seiten gebogen werden (b) (Anwendung: z. B. Klavikulafraktur)
12 kleine, gerade Platte (für Osteosynthese an Hand und Fuß)
13 kleine abgewinkelte Platte
14 kleine T-Platte
15 kleine Mehrfragmentplatte
Bemerkung: Alle Platten können so gebogen werden, daß sie der jeweiligen Knochenform plan anliegen.

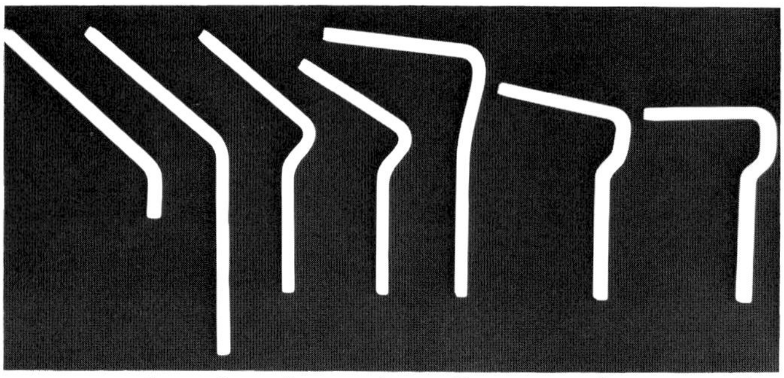

1 2 3 4 5 6 7

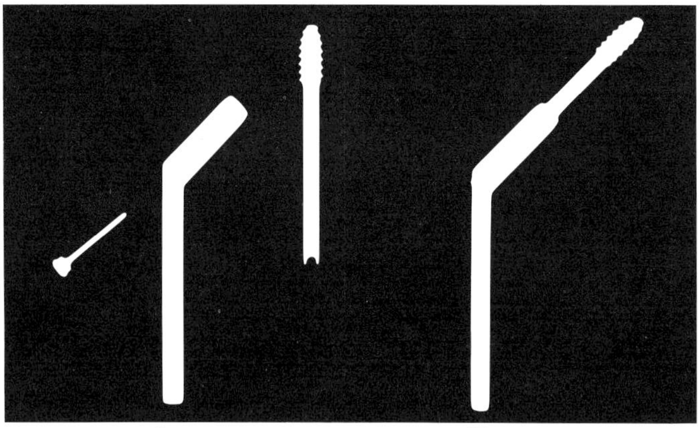

8a 8b

Abb. 13.**21** Winkelplatten im Röntgenbild:
1 AO-Schenkelhalsnagel (130°-Winkelplatte mit einem Schaftloch)
2 AO-pertrochantäre Platte (130°-Winkelplatte mit mehreren Schaftlöchern)
3 doppelt abgewinkelte Platte (130°)
4 doppelt abgewinkelte Platte (120°)
5 Kondylenplatte (95°)
6 doppelt abgewinkelte Platte (100°)
7 doppelt abgewinkelte Rechtwinkelplatte
8 dynamische Hüftschraube (DHS = dynamic hip screw) zur Stabilisierung aller Frakturtypen im pertrochantären Bereich; das Implantat besteht aus 3 Teilen (a); montiert (b)
Bemerkung: Alle AO-Winkelplatten besitzen ein U-Profil der Klinge.

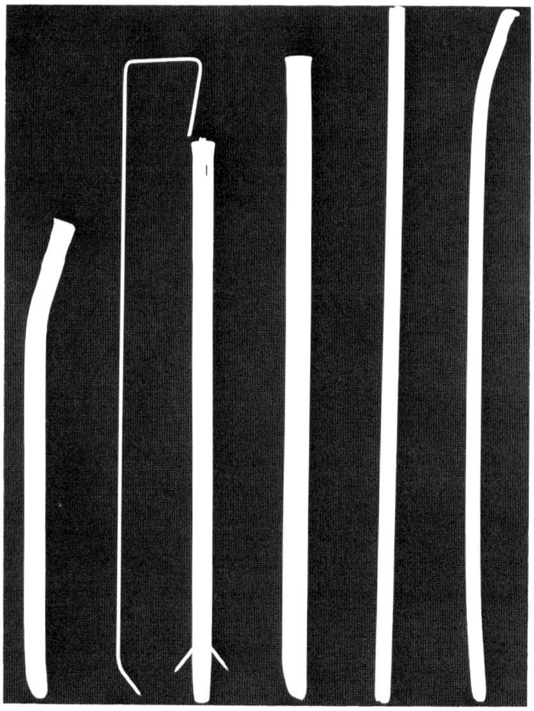

1 2 3 4 5 6

Abb. 13.**22** Marknägel im Röntgenbild:
1 AO-Unterschenkelmarknagel (seitlich)
2 Ausklinkdraht
3 AO-Unterschenkelmarknagel (a.-p.) mit eingeführten Ausklinkdrähten
4 AO-Oberschenkelmarknagel
5 Oberschenkelmarknagel nach Küntscher
6 Unterschenkelmarknagel nach Küntscher

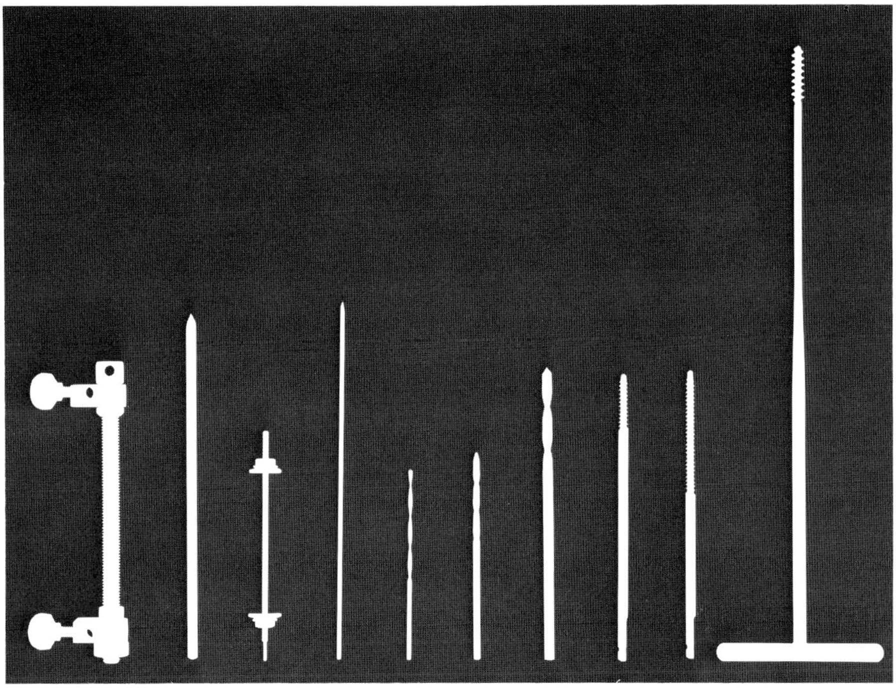

1 2 3 4 5 6 7 8 9 10

Abb. 13.**23** Verschiedene Instrumente und Implantate im Röntgenbild:

1 äußerer Spanner (meist in Verbindung mit zwei oder mehreren Steinmann-Nägeln)
2 Steinmann-Nagel (meist in Verbindung mit äußeren Spannern)
3 Andreesen-Schraube oder Doppelgewindeschraube mit Unterlegscheiben
4 Bohrdraht (gebräuchlich bei Adaptationsosteosynthesen, bevorzugt bei Kindern)
5 2 mm starker AO-Bohrer
6 3,2 mm starker AO-Bohrer
7 4,5 mm starker AO-Bohrer
8 Knochengewindeschneider mit kurzem Schneideteil (gebräuchlich zum Gewindeschneiden bei Kortikaliszugschrauben)
9 Knochengewindeschneider mit langem Schneideteil für Kortikalisschrauben
10 Knochengewindeschneider für Spongiosaschrauben

Bemerkung: Bei Osteosynthesen können Bohrer, Gewindeschneider usw. im Knochen abbrechen. Diese Abbildung soll ihre Identifizierung erleichtern.

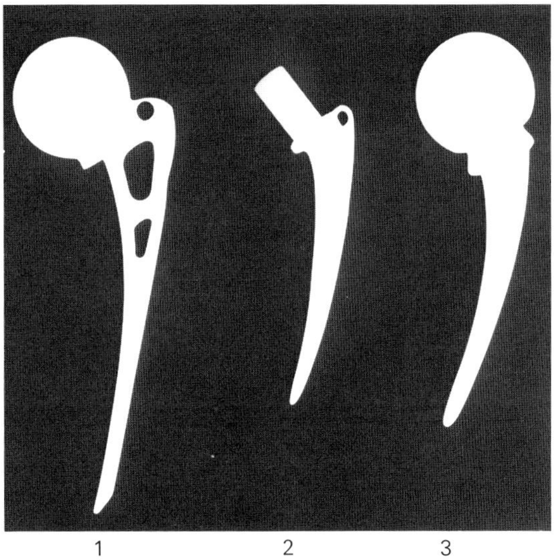

1 2 3

Abb. 13.**24** Kopfprothesen des Hüftgelenkes:

1 Hüftkopfprothese nach Moore
2 Hüftkopfprothese System Weber/Huggler (Kunststoffkopf im Röntgenbild nicht sichtbar)
3 Hüftkopfprothese nach Thompson (werden heute ganz selten gebraucht)

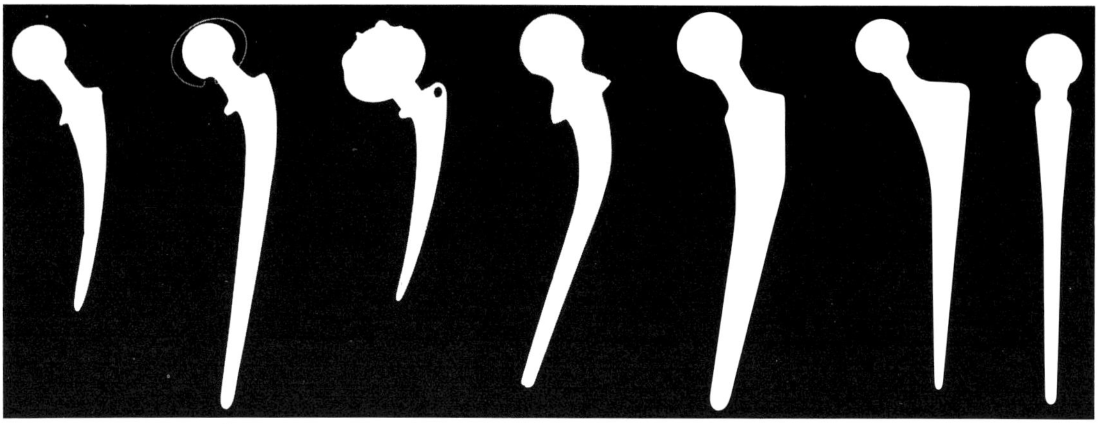

1 2 3 4 5 6a b

Abb. 13.**25** Röntgenabbildung verschiedener Totalendoprothesen des Hüftgelenkes: 1 Totalendoprothese Typus Müller (Pfanne aus Polyäthylen), 2 Totalendoprothese mit langem Schaft Typus Müller (Pfanne aus Polyäthylen), 3 Totalendoprothese System Weber/Huggler (Rotationsprothese), 4 Totalendoprothese Modell „St. Georg" (Kunststoffpfanne), 5 Geradschaft-Totalendoprothese System M. E. Müller (Straight Stem Total Hip Replacement System), Protek, Bern; die Schaftprothese ist kragenlos, 6 a–b zementfreie Totalendoprothese, Schaft-Typ CLS Spotorno. Kann mit zementfreien Schraubpfannen bzw. der RM-Pfanne aus Polyäthylen eingesetzt werden. Es gibt heute eine sehr große Zahl weiterer Modelle.

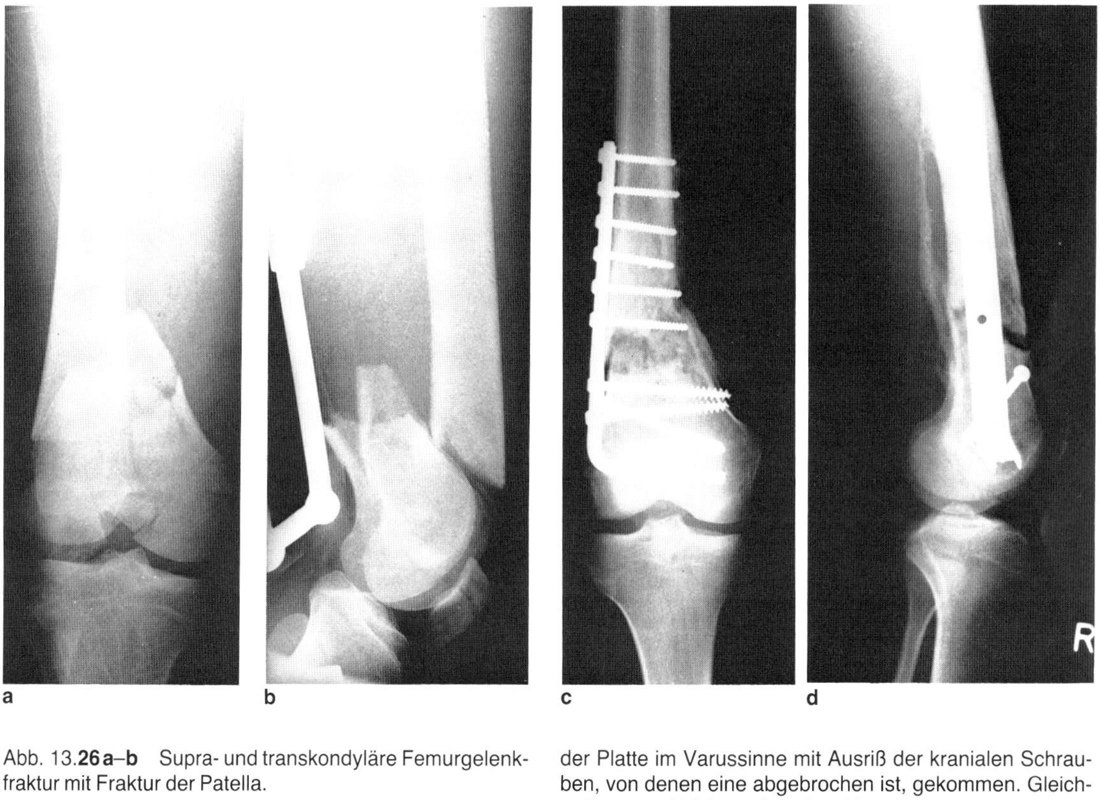

a b c d

Abb. 13.**26 a–b** Supra- und transkondyläre Femurgelenkfraktur mit Fraktur der Patella.

c–d Osteosynthese durch 9-Loch-Kondylenplatte lateral mit zusätzlicher Spongiosaschraube. Das dritte Plattenloch von unten ist unbesetzt. Ausreichende Achsenstellung. Reizkallusbildung dorsomedial bei ventromedialem knöchernem Defekt. Zustand 10 Wochen nach Osteosynthese.

e–f Durch die fehlende knöcherne mediale Abstützung bei Ausbleiben der knöchernen Heilung (18 Wochen nach Osteosynthese) ist es unter Teilbelastung zur Verbiegung der Platte im Varussinne mit Ausriß der kranialen Schrauben, von denen eine abgebrochen ist, gekommen. Gleichzeitig traten Zeichen einer Osteitis auf.

g–h Reosteosynthese durch eine 12-Loch-Kondylenplatte. Intraoperative Röntgenaufnahmen zeigen die Platte distal mit zwei Schrauben im Hauptfragment fixiert, mit einer Haltezange proximal an den Schaft gezogen, und schließlich wird durch den kranial montierten Plattenspanner eine axiale Kompression auf die Pseudoarthrose ausgeübt. Das zwischen den Fragmenten liegende Pseudoarthrosengewebe wird nicht ausgeräumt.

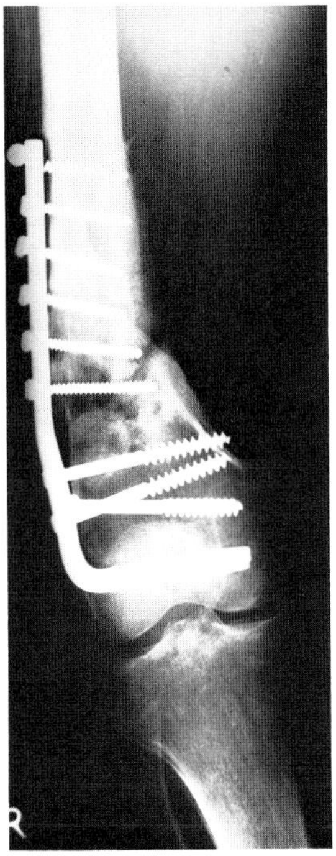

Abb. 13.**26e**

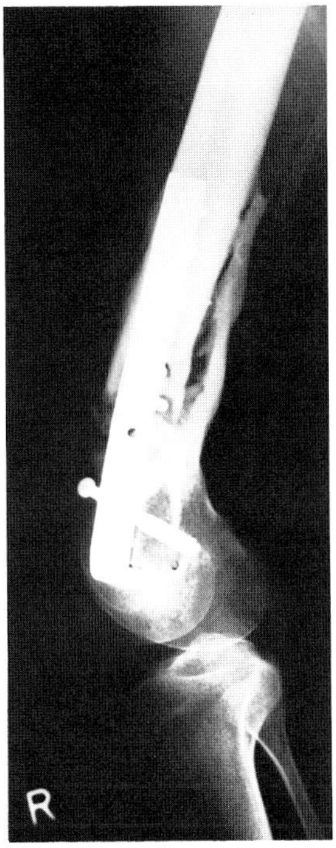

f

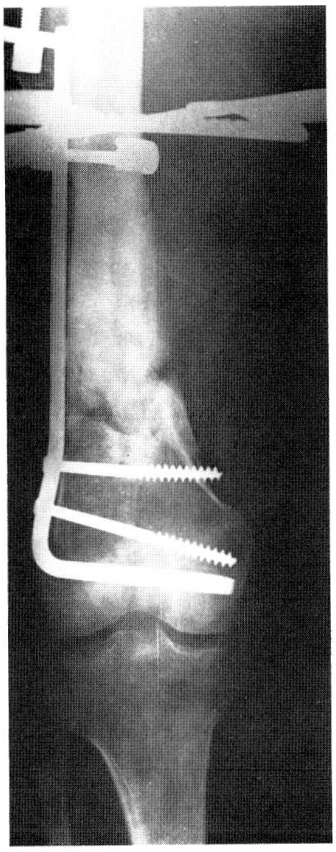

g

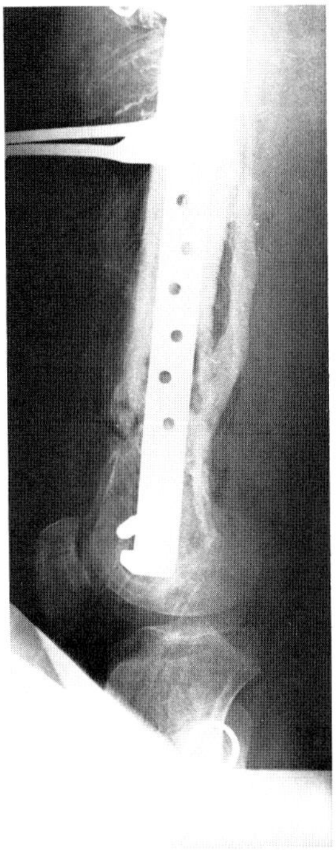

h

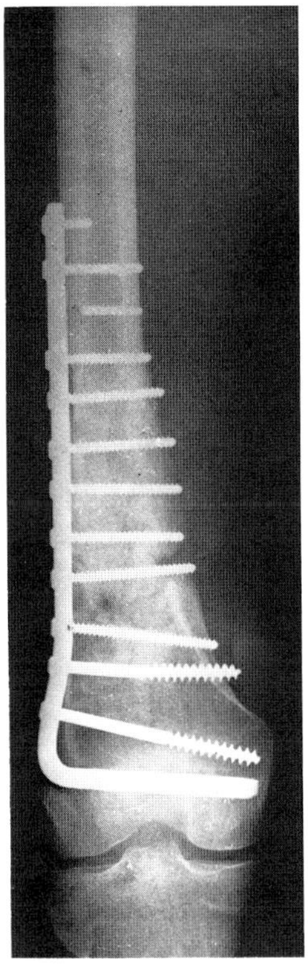

i

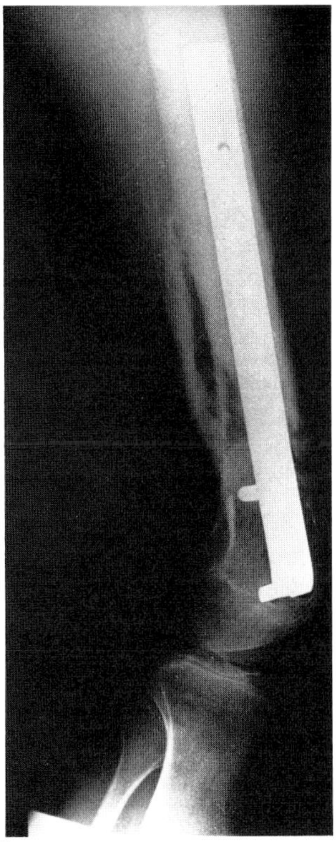

j

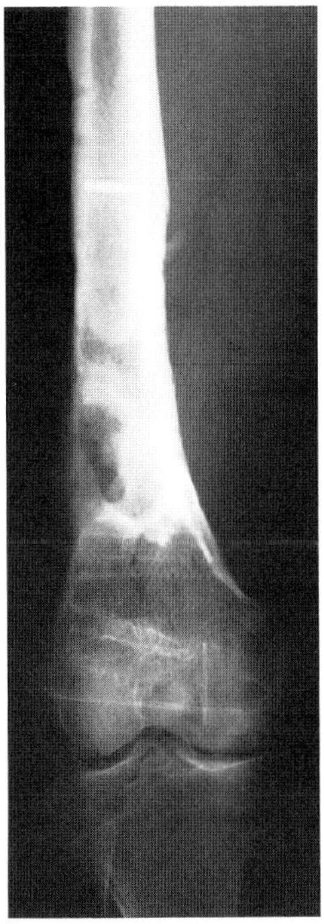

k

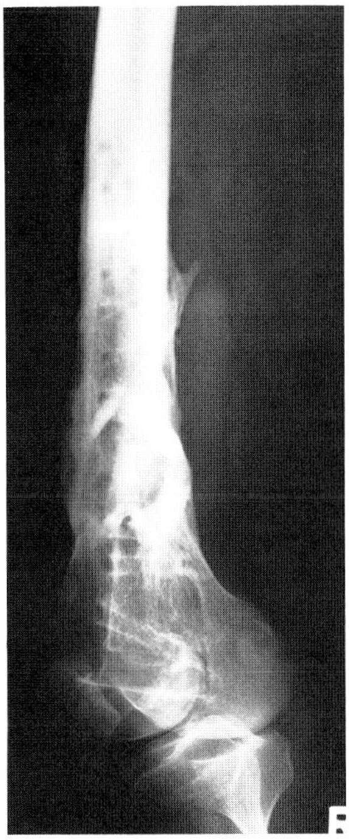

l

i–j Weitere 12 Wochen nach Reosteosynthese ist eine Konsolidierung mit ruhiger Strukturierung eingetreten. Dorsal hat sich eine große Kallusspange gebildet. Achsenstellung korrekt. Die dritte Schraube von oben stammt noch von der Vorosteosynthese. Der Infekt ist abgeheilt.

k–l Nach der Entfernung des Osteosynthesematerials verbleibt eine abgebrochene Schraube. Vollständiger knöcherner Durchbau.

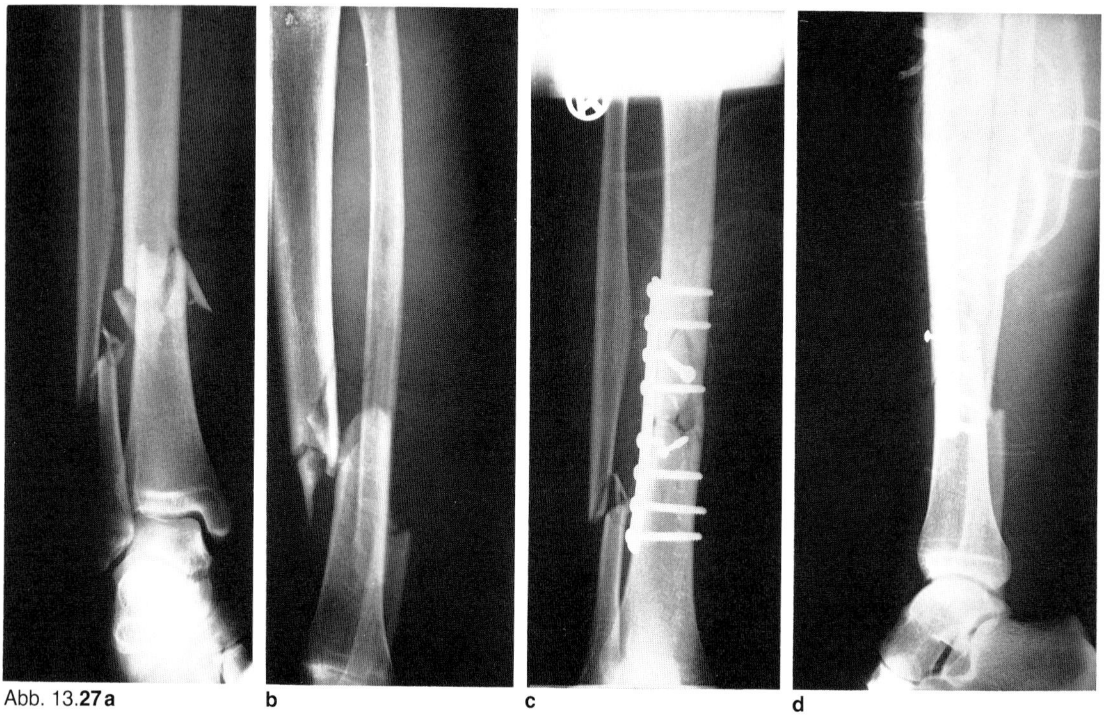

Abb. 13.**27a** **b** **c** **d**

Abb. 13.**27a–b** Offener Unterschenkelbruch rechts vorwiegend quer am Übergang vom mittleren zum unteren Drittel mit mehreren kleineren Fragmenten bzw. Trümmerzone. Dislokation im seitlichen Bild um ganze Schaftbreite. In den Weichteilen sind Luftansammlungen zu erkennen (Durchspießung der Haut von innen nach außen = Grad I der offenen Frakturen). Die Fibula ist etwa 4 Querfinger distal der Tibia gebrochen und ebenfalls durch eine Trümmerzone ausgezeichnet.

c–d Sofortosteosynthese durch eine lateral an der Tibia angelegte schmale 8-Loch-Platte. Durch eine Kortikaliszugschraube und eine kleine Spongiosaschraube werden weitere Fragmente fixiert. Es verbleibt ein mediodorsaler Defekt. In den Defekt wurde autologe Spongiosa eingelagert. Die Fibulafraktur blieb osteosynthetisch unversorgt und steht um Schaftbreite in der a.-p. Ebene und halbe Schaftbreite im seitlichen Bild. Medial und lateral des Tibiaschaftes sind Redon-Drainagen zu erkennen (postoperative Aufnahmen). Resultat: stabile Plattenosteosynthese einer Trümmerfraktur des Tibiaschaftes rechts mit mediodorsalem Defekt. Anatomische Achsenstellung in allen Ebenen. Bemerkung: bei offenen Frakturen wird darauf geachtet, daß die Platte von unverletzten Weichteilen bedeckt ist. Dies ist meist die laterale Tibiaseite mit ihrer Unterschenkelmuskulatur.

e–f 6 Wochen nach Unfall und Osteosynthese ist der mediodorsale Defekt immer noch sehr gut zu erkennen. Im seitlichen Bild ist noch unscharf die angelagerte Spongiosa sichtbar. Unveränderte Lage der Implantate. Keine Lysezonen um die Schraubengewinde. Fraktur noch nicht belastungsfähig.

g–h 11 Monate nach Unfall und Osteosynthese durch Neutralisationsplatte lateral bei offener Fraktur 1. Grades. Deutlich strukturierte Kallusmuffe im Bereich des ehemaligen mediodorsalen Defektes, der mit autologer Spongiosa aufgefüllt wurde. In diesem Falle handelt es sich bei der sichtbaren Kallusbildung nicht um ein Zeichen für Instabilität, sondern sie wurde hervorgerufen durch die Spongiosa. Sämtliche Schrauben liegen reizlos im Knochen bei unveränderter Position der Platte. Nur geringe Skelettatrophie. Fibula unter geringer Verkürzung und Achsenknickung mit Kallusbildung geheilt. Bemerkung: Wenn Spongiosa bei Frakturen angelagert wurde, ist die sichtbare Kallusbildung nicht mehr ausschließlich als Zeichen für Instabilität zu werten.

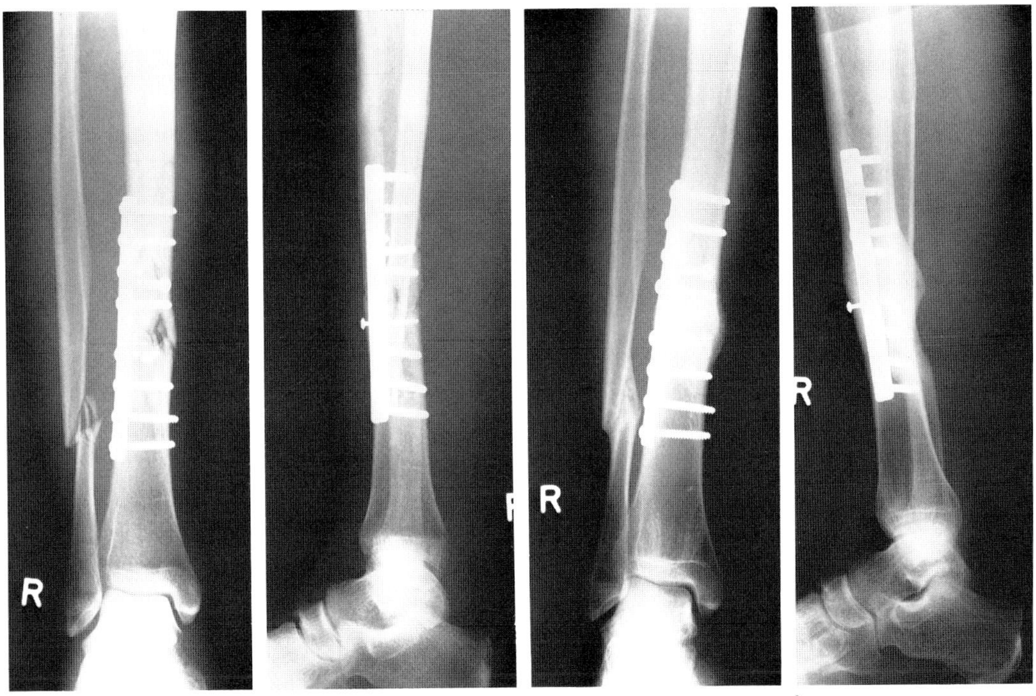

Abb. 13.**27**e f g h

Abb. 13.**28** Lysezone in Tibia und Fibula entlang einer suprasyndesmalen Stellschraube, welche zur Sicherung der Syndesmosennaht 11 Monate zuvor bei der Versorgung einer Knöchelfraktur vom Typus C eingebracht wurde. Solche Schrauben sollten im allgemeinen 6–8 Wochen nach der Osteosynthese entfernt werden. Diese Lysezone ist rein auf mechanische Weise und nicht durch eine Entzündung entstanden.

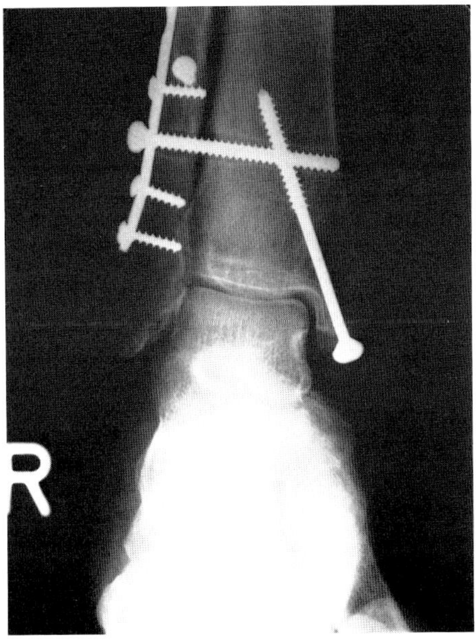

Abb. 13.**28**

Das Röntgenbild bei der primären und sekundären Knochenbruchheilung

Die primäre Knochenbruchheilung zeichnet sich im Röntgenbild dadurch aus, daß in keiner Phase der Heilung eine sichtbare Kallusbildung gefunden wird. Es handelt sich um die direkte, angiogene Knochenheilung mit den beiden von Schenk u. Willenegger (1963) beschriebenen Typen der *Kontakt-* und *Spaltheilung* (Abb. 13.**14** u. 13.**15**). Hauptträger dieses Heilungsvorganges sind ausschließlich die regenerierenden Osteone bei absoluter mechanischer Ruhe. Röntgenologische Kriterien der fortschreitenden Heilung sind hier das allmähliche Verschwinden des Bruchspaltes und Dichterwerden dieser Zonen. Eine direkte Knochenheilung ist bei der Schraubenosteosynthese und Plattenosteosynthese mit interfragmentärem Druck möglich. Die Beurteilung eines solchen Heilverlaufes ist schwierig und erfordert große Erfahrung (Abb. 13.**29**).

Alle anderen oder zusätzlichen röntgenologischen Zeichen im Heilverlauf einer solchen durch Osteosynthese versorgten Fraktur weisen auf eine Störung hin. Eine fehlerhaft angelegte Osteosynthese, die keine Übungsstabilität gewährleistet, führt in der Folge zu einer Trias:

1. Persistieren bzw. Deutlicherwerden des Bruchspaltes,
2. sichtbare Kallusbildung,
3. Auftreten von Lysezonen um Schraubengewinde.

Die gleiche Trias wird auch gefunden, wenn eine übungsstabile Osteosynthese zu früh der Belastung ausgesetzt wird. Auch hier droht die Gefahr des Materialbruches (Abb. 13.**17**).

Sowohl die primäre wie die sekundäre Instabilität führt zur Bildung von zusätzlichem Kallus. Er wird wegen seiner unscharfen Begrenzung und des Fehlens von Strukturierung als *Reizkallus* bzw. *Irritationskallus* bezeichnet (vgl. Abb. 13.**30**). Wird die ursächliche Noxe durch gezielte Maßnahmen (wie erneute Entlastung, zusätzlicher Gipsverband) beseitigt, dann wird dieser Kallus sehr rasch zu Fixationskallus. Er hebt sich deutlich von der Umgebung ab und weist eine knöcherne Strukturierung auf. Im Zuge dieser Konsolidierung wird auch der Frakturspalt wieder verdichtet und knöchern durchgebaut (Weller u. Kuner 1968).

Lysezonen um Schraubengewinde, Platte oder Marknagel gehören zum vollständigen Bild der instabil gewordenen Osteosynthese (Wieser 1964). Dabei handelt es sich um einen umschriebenen Defekt in der Substantia compacta bzw. spongiosa (bewegungsinduzierte Knochenresorption), der seine Ursache in abnorm starken intermittierenden Scher- und Biegekräften hat, oder aber in einer bakteriellen Infektion (Osteomyelitis, Osteitis), die zur Zerstörung der Knochensubstanz geführt hat. Für die Beurteilung eines Röntgenbildes mit der genannten Symptomatik ist die Kenntnis des klinischen Befundes sehr wichtig, weil oft nur dadurch eine richtige Interpretation möglich ist.

Das Fortbestehen einer primären oder sekundären Instabilität mit ihren röntgenologischen Zeichen bedingt das Ausbleiben der knöchernen Heilung und damit die Entstehung einer Pseudarthrose. Von einer Pseudarthrose spricht man, wenn eine Fraktur nach 6 Monaten noch nicht knöchern geheilt ist. Ist sie nach 3–5 Monaten noch nicht geheilt, dann handelt es sich um eine verzögerte Frakturheilung.

Bei den Pseudarthrosen wird die *hypertrophe* von der *atrophen* unterschieden. Die hypertrophe Pseudarthrose zeichnet sich durch eine Auftreibung der benachbarten Fragmentenden aus. Sie erscheinen sklerotisch und stellen eine überschießende Knochenanlagerung mit guter Vaskularisation dar. Der Form wegen wird sie auch „Elefantenfußpseudarthrose" genannt.

Die Heilungsaussichten sind gut, da bei vollständiger Ruhigstellung durch Zuggurtungsplatte oder Marknagel usw. infolge der guten Vaskularisation das zwischengelagerte Knorpel- und Bindegewebe chondral bzw. desmal ossifiziert.

Die atrophe Pseudarthrose ist röntgenologisch reaktionslos. Die Fragmentenden sind in diesem Bereich verjüngt, und der Kalkgehalt ist oftmals erheblich vermindert. Die Durchblutung dieser Bezirke oder Zonen ist schlecht. Die Defektbildung kann durch Resorption oder Infektion bedingt sein (Defekt- bzw. Infektpseudarthrose).

Die Heilungschancen sind nicht so gut wie bei der hypertrophen Form. Problematik und Aufwand sind ungleich größer bei ihrer Sanierung (Stabilisierung, Spüldrainage, Spongiosaplastik u. ä.).

Gerade in diesem Zusammenhang muß auch dem Röntgenologen bekannt sein, daß Osteosynthesematerial (Marknagel, Platte usw.) bei aufgetretener Knocheninfektion so lange belassen werden muß, wie es Stabilität vermittelt. Dies bedeutet, daß keine Lysezonen bestehen, Schrauben nicht ausgerissen oder abgebrochen sein dürfen und auch kein Bruch einer Platte oder eines Marknagels vorliegt.

Unter konservativen Behandlungsbedingungen vollzieht sich die Heilung einer Fraktur durch die desmale Ossifikation. Da keine vollständige Ruhe im Frakturspalt besteht, beginnt die Knochenbildung in einer bestimmten Entfernung von der Unruhezone. Röntgenologisch ist der Heilungsfortschritt aber erst durch die Einlagerung von Apatitkristallen erkennbar. Der Verkalkungsprozeß geht von initialen Herden aus, die dann konfluieren und somit immer dichter werden. In diesem Stadium kann man im Röntgenbild den Kallus im Bereich der Frakturzone sehen als unscharf begrenzte und unregelmäßige Gewebsverdichtung (Abb. 13.**16**). Im Verlauf von Wochen und Monaten wird diese Zone immer deutlicher abgegrenzt und beginnt sich zu strukturieren, so daß eine solide „Knochennarbe" entsteht, die belastungsfähig ist. Der Bruchspalt ist in diesem Stadium nicht mehr als solcher zu erkennen. Er besitzt ebenfalls eine gleichmäßige Knochenstruktur.

Zwischen den röntgenologischen Kriterien einer heilenden Fraktur im Kompakta- und Spongiosabereich eines Röhrenknochen bestehen erhebliche Unterschiede. Während man bei der Kompaktafraktur das oben aufgezeigte Bild findet, wird man im Spongiosabereich zunächst eine unregelmäßige Verdichtungszone ohne wesentliche periostale Reaktion sehen. Erst wenn auch hier eine durchgehende Strukturierung zu sehen ist, darf die Fraktur im klinischen Sinne als geheilt betrachtet werden. Die Beurteilung solcher gelenknaher Brüche und auch Frakturen an Wirbelkörpern kann sehr schwierig sein. Gelegentlich kann nur eine Tomographie eine klare Aussage über den Heilungsstand bringen.

Bei der Marknagelosteosynthese liegen ähnliche Verhältnisse wie unter konservativen Behandlungsbedingungen vor (Abb. 13.**31**). Nach entsprechender Zeit tritt die Kallusbildung am Ort der Fraktur auf, meist in Form einer Kallusmuffe oder Kallusspindel. Diese Stelle ist zunächst unscharf begrenzt und wolkig und verdichtet sich allmählich zu einer strukturierten und die Fragmente verbindenen „Knochennarbe"«. Vom klinischen Standpunkt aus gehört die Marknagelosteosynthese mit Ausbohren der Markhöhle zweifelsohne zur Gruppe der übungsstabilen Osteosynthesen. Die regelmäßig dabei auftretende mehr oder weniger stark ausgeprägte Kallusbildung weist darauf hin, daß selbst durch Ausbohren der Markhöhle in der Frakturzone keine absolute mechanische Ruhe erreicht wird. Diese Kallusbildung aufgrund minimaler Instabilität und des bei der Ausbohrung in die Fraktur ausgetretenen Knochenmaterials hat jedoch keine nachteilige Bedeutung, weil der Marknagel als innerer Kraftträger in der Lage ist, die Fraktur für den gesamten Heilverlauf mechanisch zu neutralisieren.

Gemeinsam ist den beiden Möglichkeiten der Knochenheilung – der primären und der sekundären –, daß als Traumafolge eine reversible Verminderung der Kalkdichte am gesamten betroffenen Skelettabschnitt auftritt. Sie ist Ausdruck der gesteigerten Reparationsvorgänge, die durch Stoffwechselvorgänge intensiviert werden. Diese leichte posttraumatische Knochenatrophie tritt gewöhnlich 3–4 Wochen nach dem Trauma auf und ist nach 2–4 Monaten weitgehend wieder behoben. Nach der übungsstabilen Osteosynthese erscheint dieser Prozeß etwas kürzer und milder zu verlaufen. Durch die stabile Osteosynthese wird auch die Sudeck-Kienböcksche Knochenatrophie verhindert oder zumindest in ihrem Verlauf gemildert.

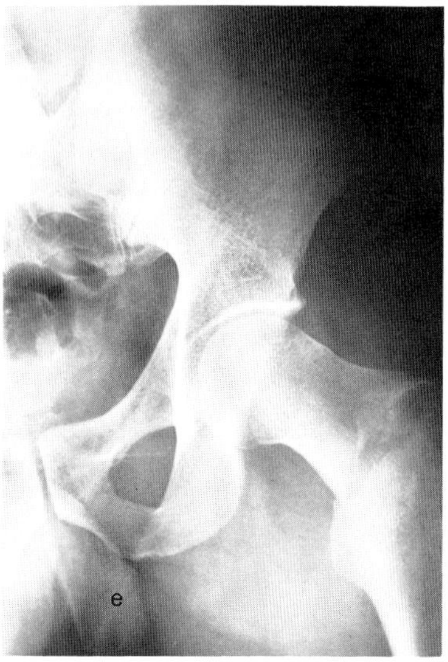

a

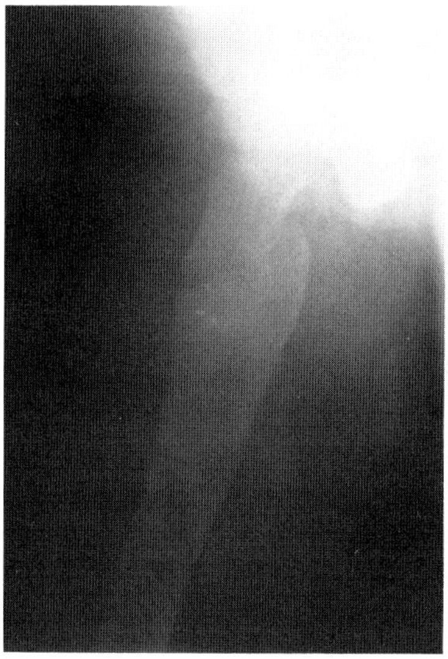

b

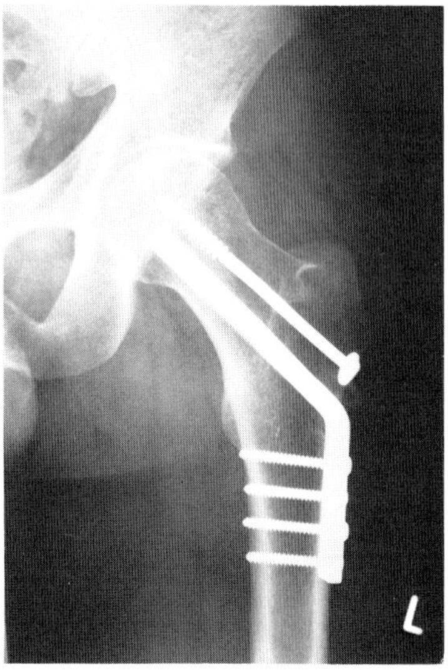

c

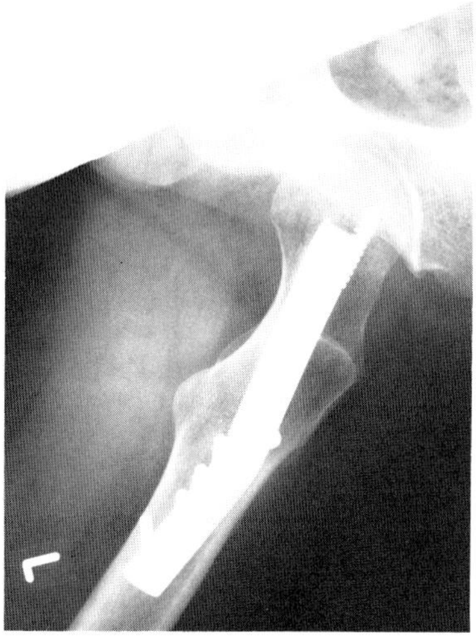

d

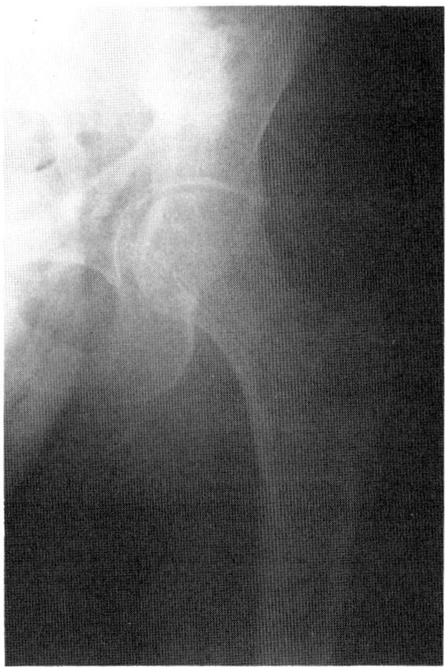

e

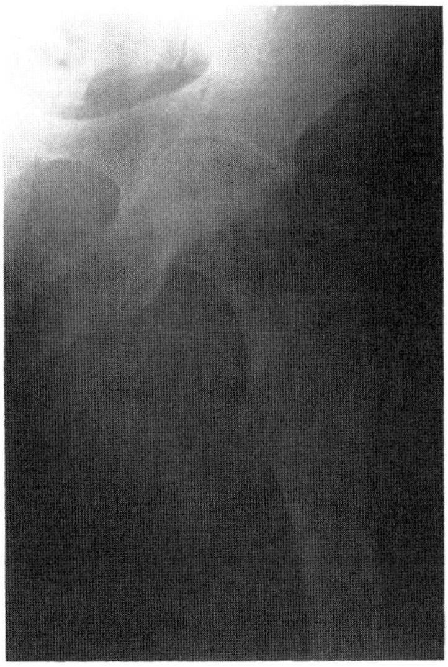

f

Abb. 13.**29a–b** Laterale Schenkelhalsfraktur links mit Verkleinerung des Schenkelhalswinkels.
c–d Osteosynthese durch eine 130°-Winkelplatte der AO mit einer Schaftlänge für vier Schrauben und einer zusätzlichen kranialen Spongiosaschraube mit Unterlegscheibe. Die Fraktur ist hier 6 Monate später knöchern konsolidiert in anatomischer Stellung ohne sichtbare Kallusbildung. Exakte Lage des Implantates, keine Lysezonen, normale Gelenkverhältnisse. Bemerkung: Das U-Profil der Plattenklinge im Schenkelhals ist in beiden Ebenen gut zu erkennen.
e–f 2 Jahre nach Unfall und Osteosynthese erfolgte die Metallentfernung. Die Röntgenbilder zeigen den Zustand danach mit noch liegendem Redon-Drain. Sowohl im a.-p. wie auch im Schenkelhals verlaufende Plattenlager deutlich zu erkennen.

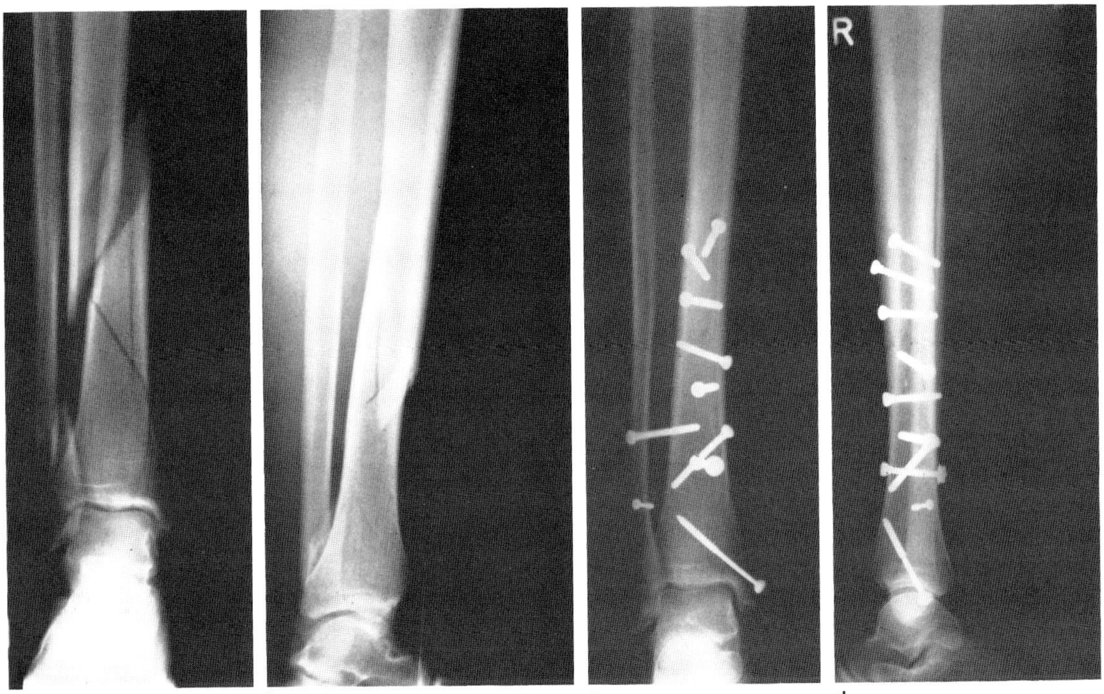

a b c d

Abb. 13.**30a–b** Skifraktur des rechten Unterschenkels im Sinne einer langen Spiralfraktur mit drittem Fragment der Tibia. Die Spiralfraktur reicht bis in das obere Sprunggelenk (medial in der Nähe des Innenknöchels). Die Fibula ist distal ebenfalls im Sinne einer Spiralfraktur verletzt.

c–d Reine Schraubenosteosynthese der Tibia und der Fibula. Dabei kamen 8 Kortikalisschrauben – vermutlich als Zugschrauben –, eine Malleolarschraube (am Innenknöchel) sowie eine kleine Spongiosaschraube an der Fibula zur Anwendung. Die unterste Kortikalisschraube in der Tibia ist an ihrem Ende (hinten) mit einer Schraubenmutter versehen. Es wurde die anatomische Stellung der Tibia- und der Fibulafraktur erreicht. Kritik: Frakturen mit mehr als zwei Fragmenten sind für eine reine Verschraubung nicht geeignet. Es kann keine übungsstabile Osteosynthese erzielt werden.

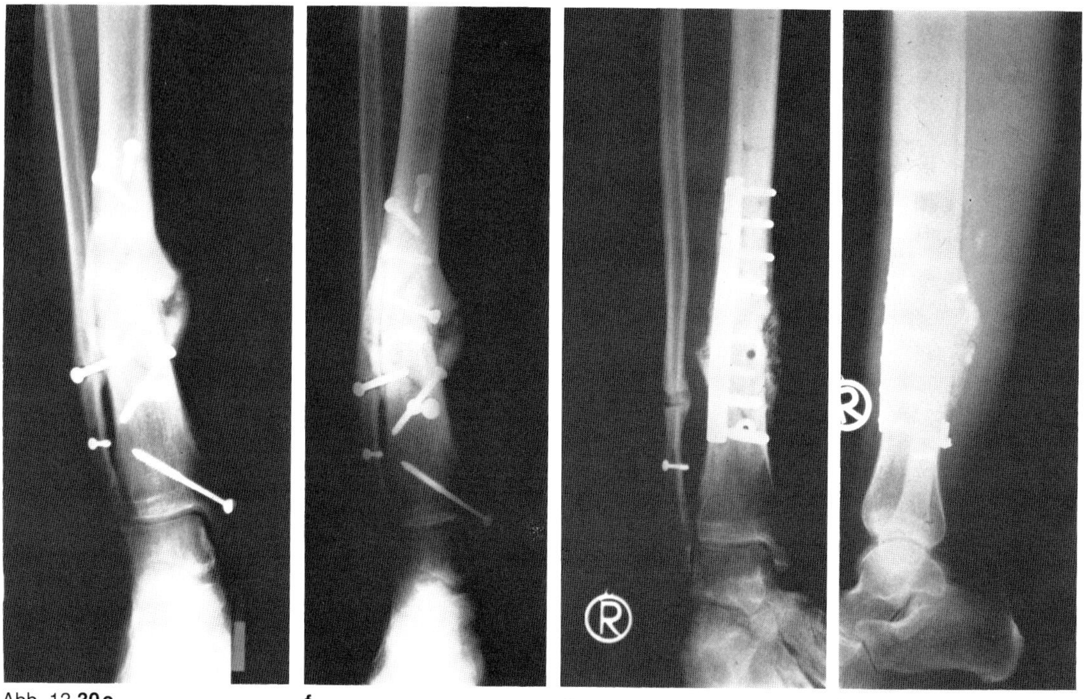

Abb. 13.**30e** **f** **g** **h**

Abb. 13.**30e–f** Die vorhandene Instabilität (fehlerhafte Indikation zur Schraubenosteosynthese) führte zur Irritationskallusbildung und schließlich, da die Neutralisation der mechanischen Kräfte unterblieb, zu einer Pseudarthrose in Varusfehlstellung.

g–h Die Metallentfernung (bis auf die kleine Spongiosaschraube in der Fibula und die dorsale Schraubenmutter) und die Stabilisierung der Pseudarthrose durch Anlegen einer schmalen 8-Loch-Platte an der Konvexseite der Tibia – hier ist es die Lateralseite – führte nach Spannen der Platte zur Stellungskorrektur und, wie dieses Bild 8 Wochen nach Plattenosteosynthese zeigt, schon zu einer weitgehenden knöchernen Durchbauung der Pseudarthrose.

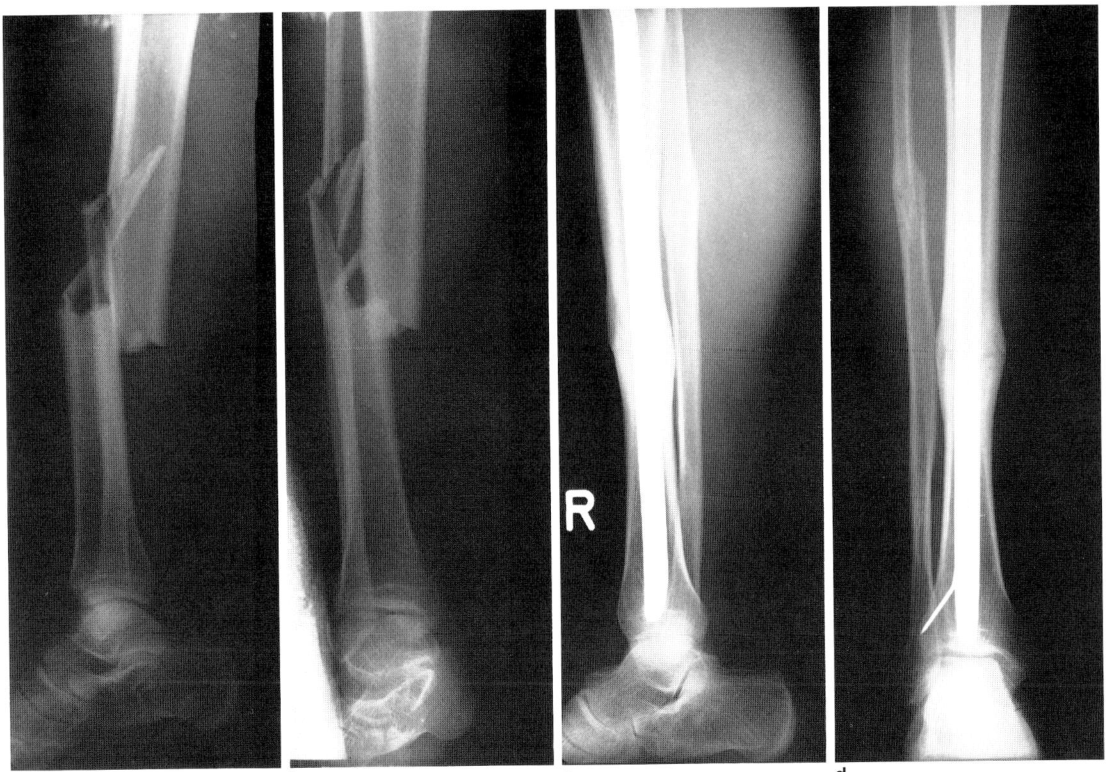

a b c d

Abb. 13.**31 a–b** Unterschenkelquerbruch mit schaftbreiter Dislokation.

c–d Operative Versorgung durch geschlossene Marknagelung und zusätzlichen Ausklinkdraht. Fraktur durch spindelförmige, strukturierte Kallusbildung knöchern konsolidiert. Anatomisch exakte Achsenstellung. Reizlose Implantatlage im Knochen.

e–f Marknagel und Ausklinkdraht entfernt. Konsolidierte Fraktur in Schaftmitte.

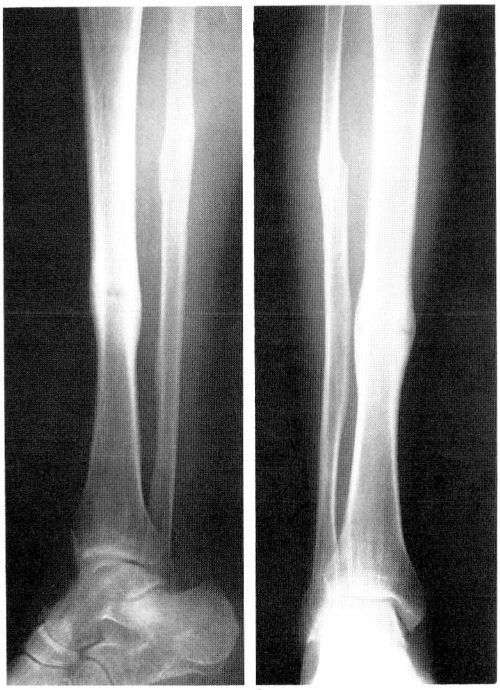

e f

Zeitpunkte zur Anfertigung von Röntgenaufnahmen

Bei der Behandlung eines Knochenbruches, gleichgültig ob konservativ, funktionell oder operativ behandelt, nimmt das Röntgenbild eine zentrale Stellung ein. Wiederholte Aufnahmen in zwei Ebenen dienen nicht allein der Beurteilung der Fragmentstellung, sondern geben Aufschluß über den Heilungsfortschritt. Die Häufigkeit und die Dichte der zeitlichen Folge von Röntgenbildern sind abhängig vom Behandlungsverfahren, dem Frakturtypus und der Frakturlokalisation.

Wird ein Bruch konservativ behandelt, dann folgt der diagnostischen Röntgenaufnahme die erste Kontrolle direkt im Anschluß an die Reposition. Dieser Aufnahme kommt die Bedeutung zu, die Stellung des Bruches in allen Ebenen zu beurteilen und zu dokumentieren. Dies gilt auch, wenn der Chirurg zuvor mit Hilfe des Bildwandlers die Reposition kontrolliert hat. Es ist wichtig in diesem Zusammenhang darauf hinzuweisen, daß gerade bei Frakturen langer Röhrenknochen eine sichere Aussage über die Achsenstellung mit dem Bildwandler nicht gemacht werden kann und hier nur das genügend große Röntgenbild zuverlässig Gewähr bietet.

Die zweite Stellungskontrolle erfolgt im allgemeinen nach etwa 10–14 Tagen. Sie ist deshalb erforderlich, weil durch die eingetretene Abschwellung der Gipsverband zu weit geworden ist und jetzt die Gefahr der sekundären Verschiebung der Bruchstücke besteht. Eine Beurteilung der Rotation im Röntgenbild ist bei langen Röhrenknochen problematisch. Ein Tibiadrehfehler, wenn er nicht ganz extrem ist, kann auf einer üblichen Röntgenaufnahme von der Größe 15×40 oder 20×40 nicht sicher festgestellt werden, da entweder nur das obere Sprunggelenk oder aber das Kniegelenk mit abgebildet ist, nie aber beide Gelenke gleichzeitig. Aber selbst wenn eine Ganzaufnahme des Unterschenkels vorliegt, muß eine Ausmessung unexakt bleiben, da kein fester Bezugspunkt vorhanden ist (Spirig 1966). Einer klinischen Untersuchung und Befunderhebung kommt in einem solchen Fall deswegen eine große Bedeutung zu. Heute kann mit Computertomographie die exakte Bestimmung von Drehfehlern vorgenommen werden.

Spätere Röntgenaufnahmen erfolgen in der Regel in vierwöchigen Abständen. Sie dienen neben der Stellungskontrolle nun zunehmend der Beurteilung des Heilungsfortschrittes. In erster Linie wird man das Auge auf den sich entwikkelnden apositionellen „Mantel- oder Kragenkallus" lenken, der die Fragmente überbrückt. Im Zuge der Umwandlung und Strukturierung entsteht der Fixationskallus, der die mechanische Neutralisation gewährleistet und zu einer zunehmenden Festigkeit des Bruches führt. Wenn Fixationskallus nachweisbar ist, kann auf einen immobilisierenden Verband verzichtet werden. Die teilweise Belastung der Extremität ist jetzt möglich.

Ist die Frakturheilung durch Instabilität oder Infektion gestört, müssen häufiger Röntgenaufnahmen angefertigt werden. Darüber muß von Fall zu Fall entschieden werden.

Ist eine *übungsstabile Osteosynthese* durchgeführt worden, so ist im Anschluß an die Operation ebenfalls eine Schlußkontrolle vorzunehmen, selbst wenn intraoperativ mit dem Bildwandler gearbeitet wurde oder bestimmte Phasen der Operation durch Röntgenaufnahmen festgehalten wurden. Alle weiteren folgenden Aufnahmen dienen der Überwachung des Heilverlaufes. Ist dieser ungestört, liegen die Abstände am Anfang etwa 4 Wochen auseinander. Während nach einer Marknagelosteosynthese die Kallusbildung im Frakturbereich erwartet wird (Beginn nach etwa 4 Wochen), wird man nach einer Verschraubung mit Erzeugung von interfragmentärem Druck oder nach einer regelrecht durchgeführten Plattenosteosynthese peinlich darauf achten, ob sich ein Reizkallus bildet. Er muß immer als Alarmzeichen aufgefaßt werden. Seine Ursache ist meist die Instabilität. Bei perfekter Stabilität hingegen verdichtet sich der Bruchspalt immer mehr, bis eine homogene Strukturierung erreicht ist. In diesem Zusammenhang ist es wichtig, daß dem Röntgenologen bekannt sein muß, ob z. B. eine Spongiosaanlagerung (autolog oder homolog) durchgeführt wurde (Abb. 13.**32**), sonst nämlich kann es zu einer Fehlinterpretation kommen. Wenn die Heilung so weit fortgeschritten ist, daß Teil- und später Vollbelastung gestattet werden können, ist es empfehlenswert, etwa 2 Wochen danach nochmals eine Röntgenkontrolle vorzunehmen, um eine mögliche sekundäre Instabilität rechtzeitig zu erfassen. Nach glattem Verlauf sollte eine Spätkontrolle nach einem Jahr erfolgen. Ist die Metallentfernung geplant, wird ein neues Röntgenbild gefordert, bzw. es sollte nicht länger als 2–3 Monate zurückliegen. Die letzte Aufnahme nach der Entfernung des Osteosynthesematerials schließt die Behandlung ab (Abb. 13.**33**).

In den letzten Jahren spielt die Alloarthroplastik eine immer größere Rolle. Obwohl diese Verfahren nicht der Osteosynthese zugerechnet werden dürfen, finden sie vielfach Anwendung bei Gelenkfrakturen besonders der Hüfte und Kniegelenke. Gerade die Totalendoprothese des Hüftgelenkes (Abb. 13.**34**) hat bei der medialen Schenkelhalsfraktur als primäres Behandlungsverfahren neben der heute kaum noch angewandten reinen Hüftkopfprothese ihre Indikation, wenn der Patient über 60 Jahre alt oder die Sofortmobilisierung aus zwingenden Gründen notwendig ist. Im übrigen liegt die Indikation auf unfallchirurgischem Gebiet vor allem bei den Komplikationen nach medialer Schenkelhalsfraktur (Hüftkopfnekrose, Pseudarthrose, posttraumatische Arthrose).

Für die röntgenologische Beurteilung solcher Bilder sind einige Kriterien von Bedeutung. Sie betreffen das alloarthroplastische Implantat (ein-, zwei- oder dreiteiliges Modell usw.), ihre Verankerung im Knochen (Beurteilung der Ausdehnung des Knochenzementes – Palacos, Bone Cement usw. – der meist einen Röntgenkontrast besitzt) und schließlich ihre Position (z. B. Stellung der Hüftpfanne im Becken oder Varus- bzw. Valgusstellung des Kopf-Schaft-Teiles im Femur usw.). Die operative Frakturenbehandlung hat durch neue Methoden, Verbesserung des Osteosynthesematerials und der Operationstechnik sowie durch die Senkung der Infektionsrate infolge strenger Asepsis und die Einführung turbulenzarmer Operationsreinräume große Fortschritte gemacht. Gleichzeitig ist es gelungen, die Heilungsvorgänge unter den Bedingungen der stabilen Osteosynthese einzuordnen in die biologischen Syntheseformen der Kontakt- und der Spaltheilung und mögliche Störungen mit Hilfe des Röntgenbildes zu deuten (Abb. 13.**35**). Kaum an einem anderen Organ des menschlichen Körpers scheint eine so einfache und sichere Beurteilung eines durchgeführten operativen Eingriffes möglich und können Fehler so offen zutage gebracht werden, wie dies am Knochen möglich ist. Nur Erfahrung und kritisches Urteil sind in der Lage, die wesentlichen Schwerpunkte zu erfassen und der „Röntgenkosmetik“ einer Osteosynthese den ihr gebührenden Stellenwert zuzuweisen. Darüber hinaus sollten eine verständnisvolle Zusammenarbeit und das informierende kollegiale Gespräch zwischen Chirurg und Röntgenologen mehr denn je gewährleistet sein, um auch schwierige Situationen durch optimale Untersuchungsmethoden gemeinsam meistern zu können.

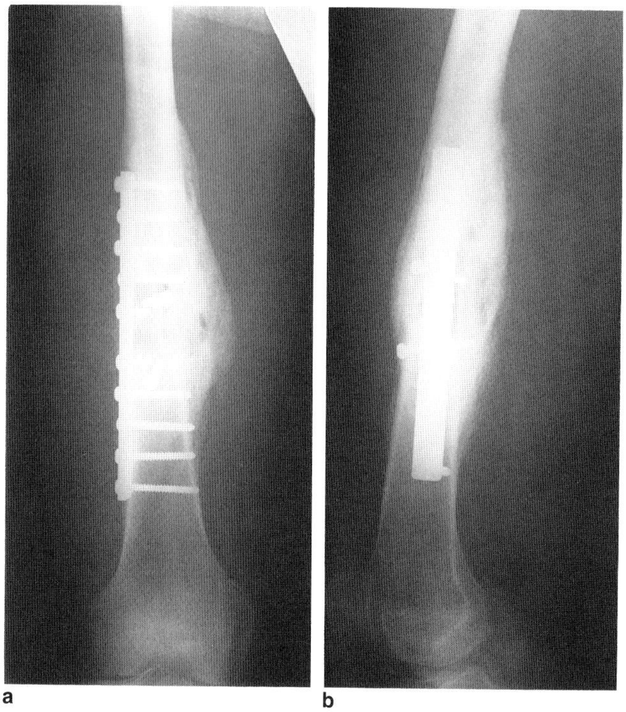

Abb. 13.**32 a–b** Osteosynthese einer Femurtrümmerfraktur im mittleren Drittel durch eine breite Zuggurtungsplatte (laterodorsale Femurseite) und Fragmentfixation mittels zweier versetzter Kortikalisschrauben. Ein großer medialer Defekt wurde mit autologer Spongiosa (Op.-Bericht) aufgefüllt. Vollständiger strukturierter Einbau mit kompletter Defektüberbrückung. Belastung möglich. Osteosynthesematerial reizlos und ohne Lysezonen. Bemerkung: Hier keine Reizkallusbildung, da Spongiosaplastik bekannt.

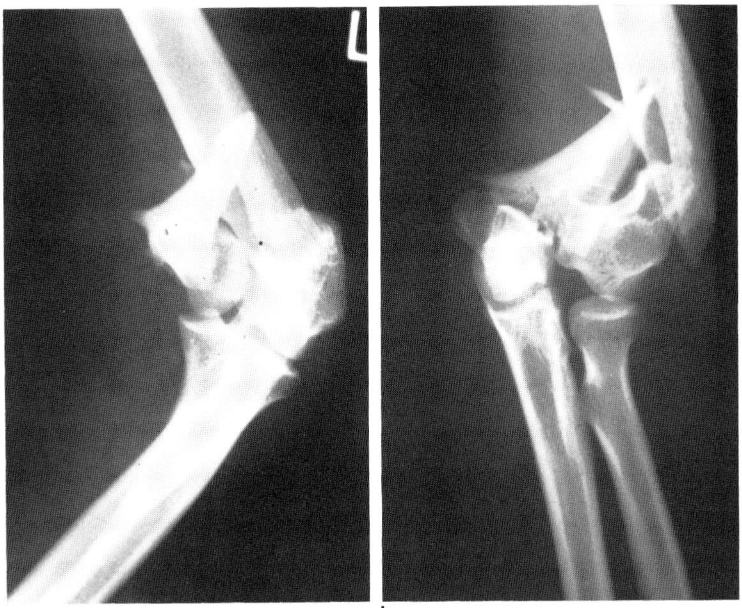

a b

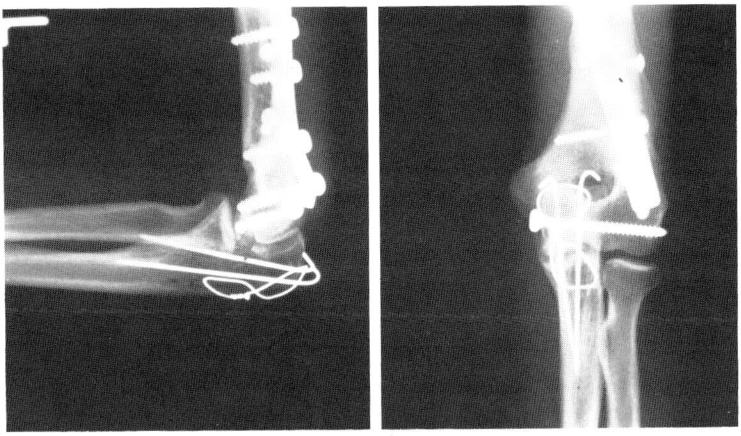

c d

Abb. 13.**33** 17jährige Patientin, Fahrradsturz bei Poliomyelitis rechts.
a–b Distale Humerusgelenkfraktur (Y-Fraktur) links.
c–d Wiederherstellung der kompletten Ellenbogenfunktion durch eine übungsstabile Osteosynthese nach den Prinzipien der AO. Für die Durchführung der Osteosynthese wurde das Olekranon osteotomiert und anschließend mit einer Zuggurtungsosteosynthese stabil versorgt. Die Röntgenaufnahmen zeigen den Zustand vor der Metallentfernung (18 Monate nach Operation).

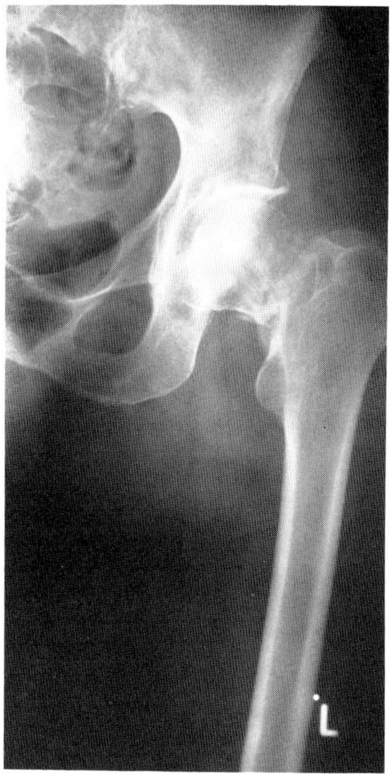

a

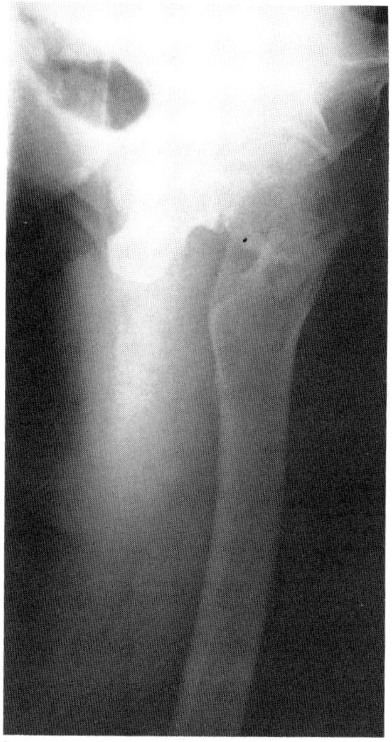

b

Abb. 13.**34** 58jährige Frau, in der Wohnung gestürzt.
a–b Mediale Schenkelhalsfraktur links vom Adduktionstyp.
c–d Operative Versorgung der Fraktur durch leichte Valgisierung des Hüftkopfes und Fixation mit einer 130°-Winkelplatte mit vier Schrauben und einer zusätzlichen Spongiosaschraube kranial der Plattenklinge, reizlose Lage der Implantate. Der Schraubenkopf der obersten Schraube in der Platte ist abgebrochen. Hüftkopf zeigt normale Knochendichte und runde Form. Nur geringe Zeichen einer Koxarthrose.

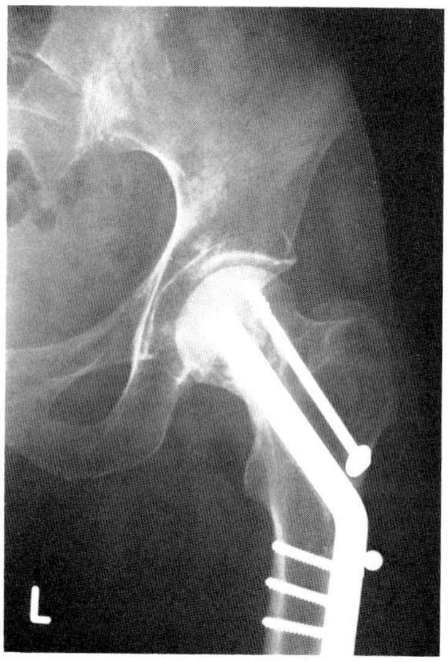

c

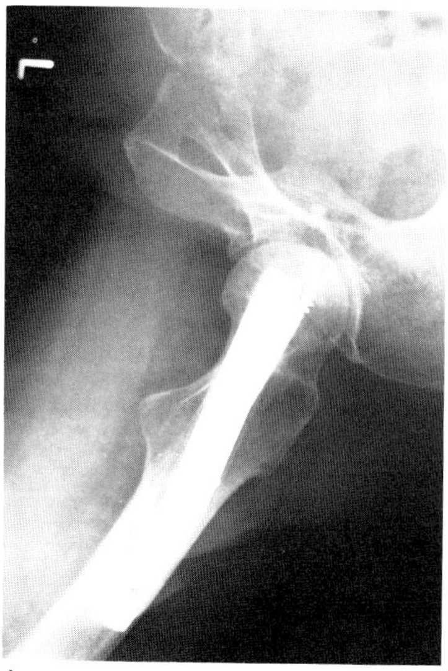

d

e–f Fast zwei Jahre nach Unfall und Osteosynthese Auftreten einer deutlichen Hüftkopfentrundung, Verdichtung und Verschmälerung des Gelenkspaltes mit gleichzeitigem Auftreten von starken subjektiven Beschwerden. Unveränderte Lage des Osteosynthesematerials.
g–h Hüftkopfexstirpation und vollständiger Hüftgelenkersatz Modell Müller. Exakte Lage der alloplastischen Gelenkteile und des Knochenzementes, der in der Femurmarkhöhle bis zur Spitze des Prothesenschaftes reicht.

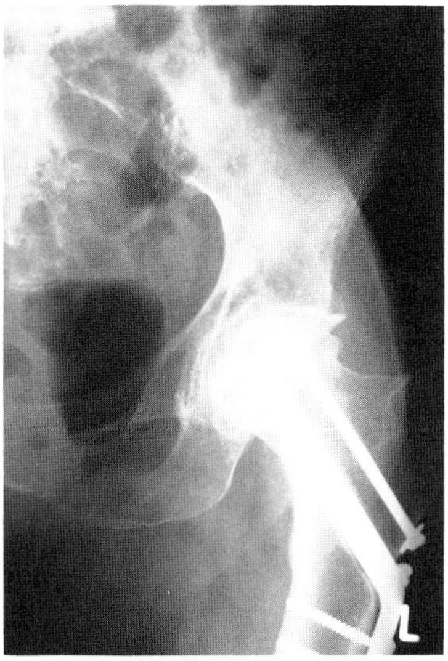
e

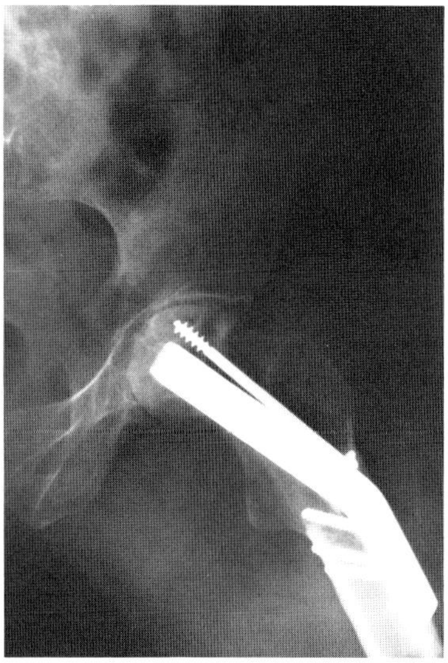
f

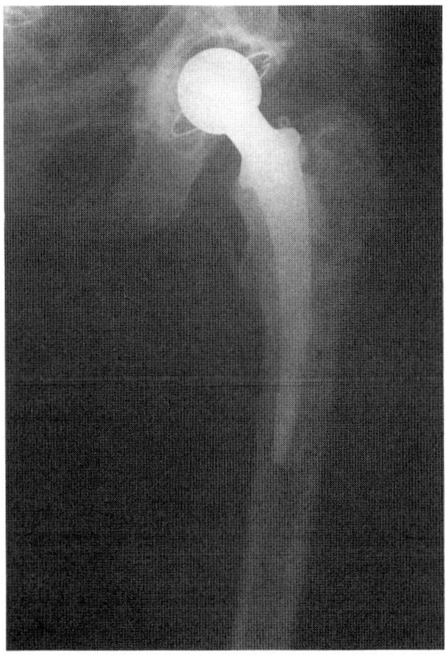
g

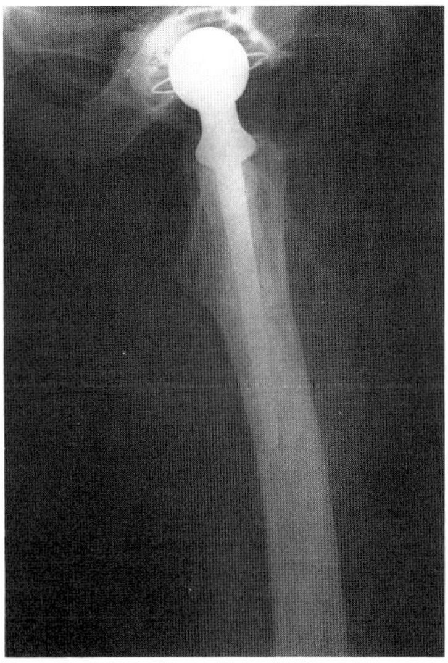
h

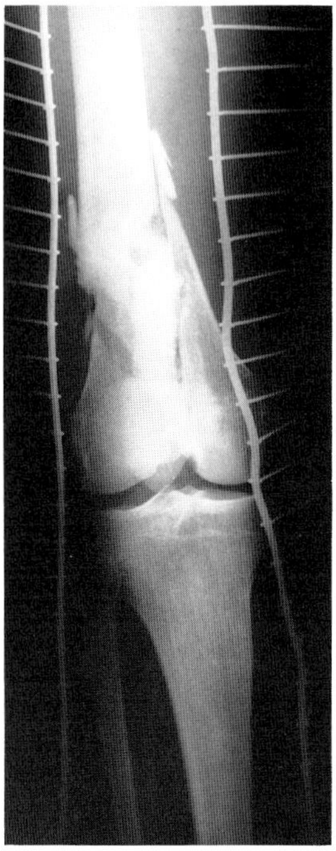
a

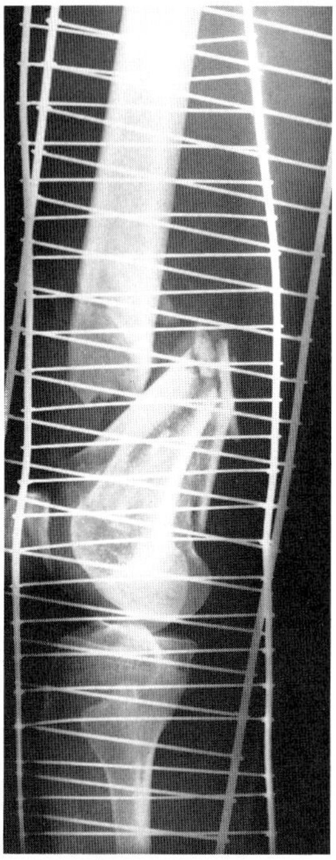
b

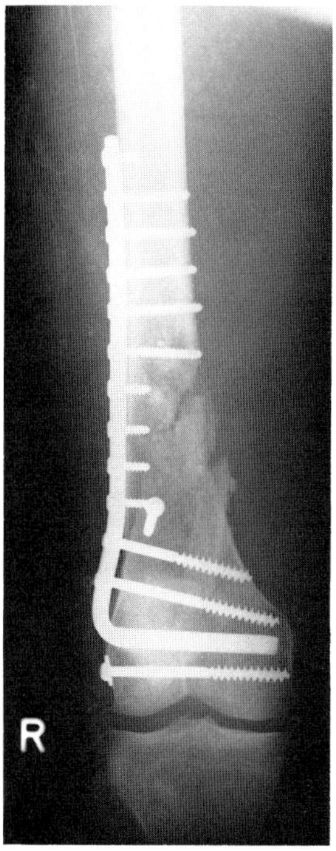

c

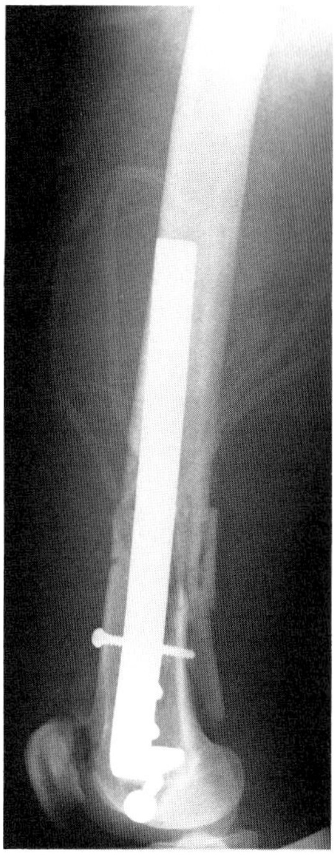
d

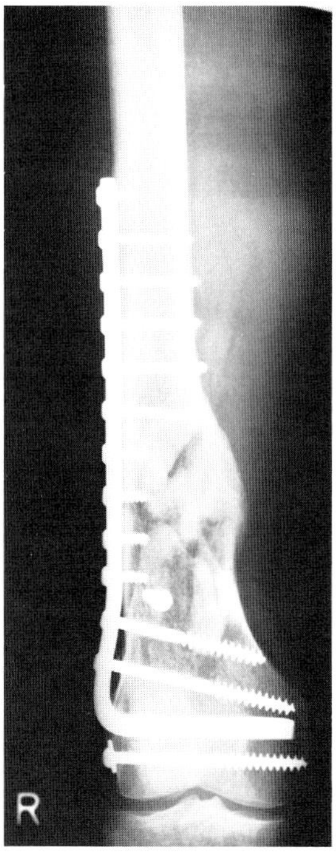

e

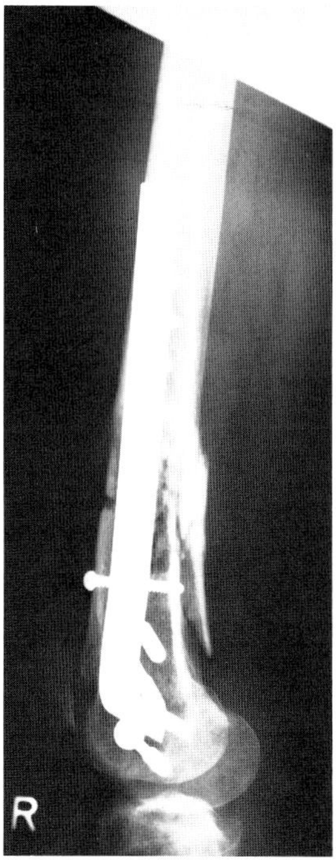

f

R

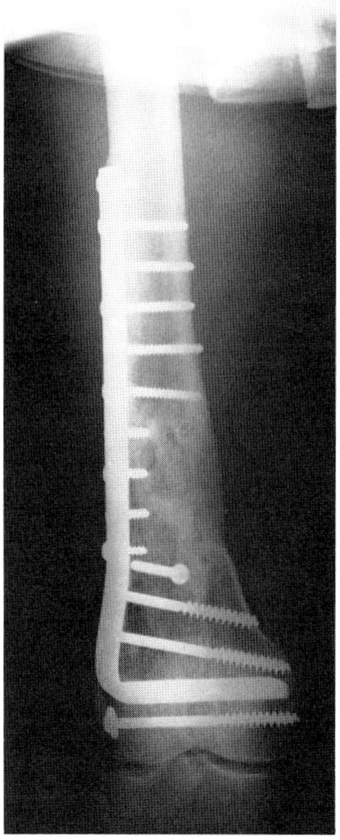
g

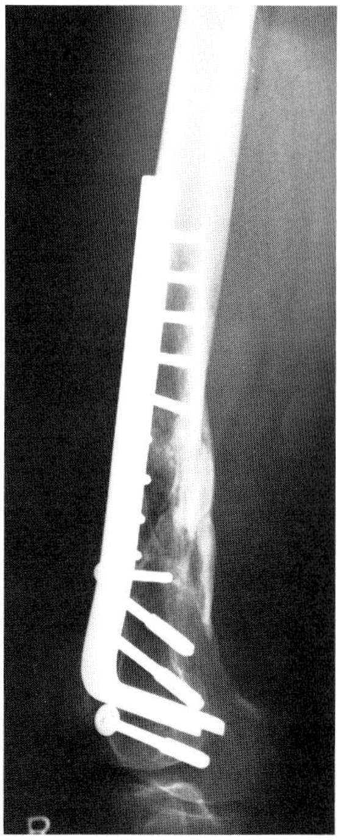
h

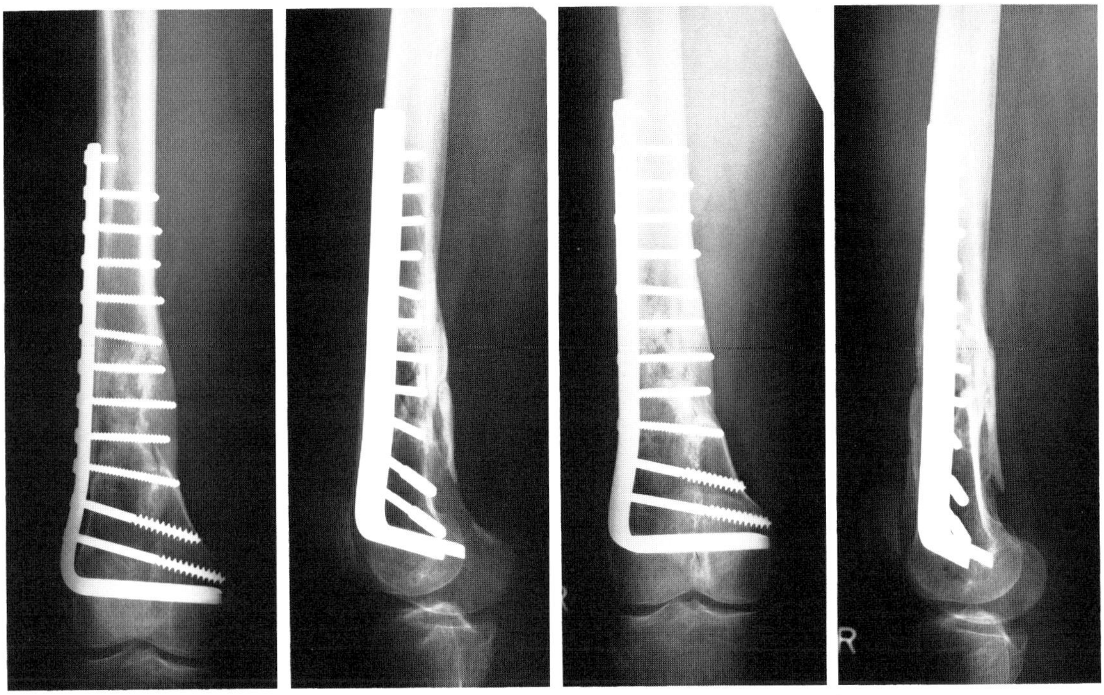

Abb. 13.**35 i** **j** **k** **l**

Abb. 13.**35 a–b** Zertrümmerungsfraktur des distalen Femurs rechts mit Gelenkbeteiligung. Typische Dislokation des distalen Fragmentes nach dorsal. Die Trümmerfragmente sind besonders im seitlichen Bild gut erkennbar.

c–d Übungsstabile Osteosynthese nach Rekonstruktion der Femurgelenkfläche rechts durch distale, querverlaufende Spongiosaschraube mit Unterlegscheibe sowie einer 12-Loch-Kondylenplatte. Wegen der ausgedehnten mediodorsalen Trümmerzone, die mit homologer Spongiosa aufgefüllt wurde, konnte eine exakte Reposition dieser Fragmente nicht erfolgen. Es wurde lediglich das große ventrale Fragment, das für die Patella Bedeutung hat, mit einer Kortikaliszugschraube fixiert. Zu erkennen sind im oberen Bereich Redon-Drains (= postoperatives Röntgenbild, sog. Schlußkontrolle).

e–f 8 Monate nach Unfall und Osteosynthese ist der Ein- und Umbau im Sinne der Heilung eines großen knöchernen Defektes in vollem Gang. Die Heilung ist noch nicht abgeschlossen. Der Patient belastet seit 3 Monaten.

g–h 30 Monate nach Unfall und Osteosynthese scheint die Fraktur auch röntgenologisch geheilt. Besonders im a.-p. Bild ist medial eine strukturierte Überbrückung des ehemaligen Defektes sichtbar. Auch im Seitenbild ist jetzt das hintere große Fragment eingeheilt. Es erfolgte die Einbestellung zur Metallentfernung. Dabei zeigte sich, daß mediodorsal immer noch ein recht großer Defekt besteht, so daß eine autologe Spongiosaplastik angeschlossen und die kurzen Schrauben im Bereich der ehemaligen Trümmerzone in langen Schrauben umgewandelt werden können.

i–j Postoperative Röntgenaufnahme nach erneuter Spongiosaplastik und Schraubenwechsel im Trümmerzonenbereich. Auf der seitlichen Aufnahme erkennt man sehr gut den Defekt (vierte Schraube von unten), der mit autologer Spongiosa aus dem Beckenkamm aufgefüllt wurde.

k–l 5 Monate später ist auch dieser Defekt nun knöchern durchgebaut. Die Gelenkverhältnisse sind anatomisch, und die Funktion ist klinisch vollständig. Mit einer Metallentfernung wird noch weitere 7 Monate zuzuwarten sein.

Spezielle operative Versorgung von Frakturen

Die mediale Schenkelhalsfraktur (Abb. 13.**36**) bei Patienten, die 60 Jahre und älter sind, kann vorteilhaft durch Hüfttotalendoprothese versorgt werden. Bewährt hat sich hier die *Geradschaftprothese.* M. E. MÜLLER hat aus den bisherigen Erfahrungen mit dem Hüftgelenkersatz die biomechanische Konsequenz gezogen und die kragenlose Geradschaftprothese entwickelt. Die Schaftstärke wird nach den anatomischen Gegebenheiten optimal gewählt, so daß eine Verklemmung in der Markhöhle mit streckenweise direktem Knochenkontakt eintritt. Dadurch wird das Zementbett an einzelnen Stellen getrennt. In den Auffüllzonen wird der Knochenzement viel weniger beansprucht. Relativbewegungen fehlen fast vollständig (SCHNEIDER 1982).
Die Geradschaftprothese wird deshalb nicht nur in der Behandlung der Koxarthrose angewandt, sondern auch bei Vorliegen einer medialen Schenkelhalsfraktur oder einer Schenkelhalspseudarthrose. Das biomechanische Konzept dieser Prothese erlaubt ihre Anwendung auch schon beim 60jährigen Patienten. Von großem Vorteil ist die sehr früh mögliche Mobilisierung (nach 2–3 Tagen post op.) und die Wiedererlangung der Gehfähigkeit (nach 3–4 Wochen) sowie der kurze stationäre Krankenhausaufenthalt.

Die Entwicklung in der Totalendoprothetik des Hüftgelenkes geht eindeutig zur zementfreien Implantation. Hierbei hat sich die „RM"-Polyäthylen-Pfanne bereits gut bewährt. Die Kopf-Schaft-Prothese „CLS Spotorno" stellt eine hochinteressante biomechanische Konzeption dar (siehe Abb. 13.**25** und 13.**37**).
Für die operative Stabilisierung *pertrochantärer Frakturen* gibt es eine ganze Reihe von Osteosyntheseverfahren. Im wesentlichen handelt es sich dabei um abgewinkelte Platten, Schrauben und Nägel.
Die Winkelplatten-Osteosynthese (Abb. 13.**38**) ist operationstechnisch nicht einfach, in der Hand des Erfahrenen jedoch für solche Frakturen ein exzellentes Implantat, das sich auch bei schwierigen Fällen anwenden läßt. Hier muß nicht selten von der (autogenen oder allogenen) Spongiosatransplantation Gebrauch gemacht werden, um Defekte bei instabilen Bruchformen dorsomedial aufzufüllen. Diese entscheidende Maßnahme beugt einem Metallermüdungsbruch vor.

Die dynamische Hüftschraube (DHS, dynamic hip screw) (Abb. 13.**39**) stellt eine Weiterentwicklung bisher gebräuchlicher Laschenschrauben dar. Das Implantat ist bei allen Frakturtypen des koxalen Femurendes anwendbar und gestattet eine frühe Mobilisierung des Patienten sowie Belastbarkeit der Extremität nach der Operation. Lasche und Schraube sind so konstruiert, daß letztere rotationsfrei in der Armierung gleiten kann. Dadurch wird bei Fraktursinterung eine Hüftkopfperforation verhindert. Die Fraktur selbst kann durch das dritte Element des Systems, die kleine Schraube, unter Kompression gebracht werden.
Die Operation gilt als einfach, sicher, komplikationsarm (REGAZZONI 1981).

Die Simon-Weidner-Ender-Nagelung (Federstabnagelung) (Abb. 13.**40**) hat in den letzten Jahren zur Stabilisierung aller Formen per- und subtrochantärer Frakturen weite Verbreitung gefunden. Es handelt sich um ein sog. gedecktes Verfahren, bei dem der Röntgenbildverstärker Voraussetzung ist. Die Operation selbst gilt als einfach, schonend und risikoarm (ENDER 1972). In der Regel werden 3 Rundnägel von einem Fenster oberhalb des medialen Femurkondylus eingeschlagen. Durch vorherige Biegung und Schränkung gelangen sie über den Schenkelhals in den Femurkopf, wo sie sich fächerartig verteilen sollten. Wichtig ist, daß ein Nagel möglichst nahe und entlang des Adam-Bogens zu liegen kommt.

Als Nachteile gelten die hohe Quote der Außenrotationsfehlstellungen, Beschwerden in Kniegelenksnähe (Nageleinschlagstelle) sowie gelegentliches Nagelwandern (SCHMELZEISEN u. WELLER 1976, ZIEGLER u. STAUB 1981).

Die operative Stabilisierung der dislozierten *Azetabulumfraktur* (Abb. 13.**41**) gehört heute zum unfallchirurgischen Standard. Sie verlangt eine genaue präoperative Planung, die sich auf folgende Röntgenaufnahmen stützt:
- Beckenübersichtsaufnahme
- Alaaufnahme
- Obturatoraufnahme

In speziellen Fällen ist die Indikation zur Computertomographie gegeben, mit der das Ausmaß der Dislokation eines oder mehrerer Pfeiler genau festgestellt werden kann.
Als Implantate kommen Einzelschrauben (selten), schmale Platten und Zuggurtungsdraht zur Anwendung.
Zur postoperativen Kontrolle und zur Feststellung des Operationsresultates sind die oben

erwähnten drei Röntgenaufnahmen ebenfalls erforderlich.

Der Indikationsbereich zur *operativen Stabilisierung von Wirbelfrakturen* (Abb. 13.**42**) hat sich wesentlich erweitert, aber noch nicht ganz vereinheitlicht. Im wesentlichen gelten folgende Operationsindikationen (Meinecke 1980):

- instabile Frakturen
- Wirbelfrakturen und zunehmende neurologische Symptome
- Wirbelkörperfrakturen mit Gibbus über 20° an D12 u. L1
- (evtl. primärer Querschnitt)

Je nach Lokalisation und Verletzungsmuster erfolgt die Operation von dorsal (selten primär von ventral) und ist mit einer Spondylodese möglichst über wenige Segmente verbunden. Implantate sind spezielle Platten, Schrauben, Zuggurtungen und evtl. Harrington-Stäbe. Gelegentlich ist eine zweite Operation von ventral her erforderlich.

Die Osteosynthese der *Malleolarfrakturen* (Abb. 13.**43**) hat in den letzten 6–8 Jahren eine Verfeinerung erfahren, die sich positiv auf das Gesamtergebnis auswirkt. An erster Stelle ist die zusätzliche operative und stabilisierende Versorgung auch kleiner Volkmann-Dreiecke zu nennen (Neidel 1983). Für die exakte Feststellung der Fragmentgröße des hinteren Kantendreiecks kommt im Zweifelsfall die Computertomographie in Frage.

Die Übermetallisierung im Bereich des Malleolus lateralis gehört der Vergangenheit an bzw. ist nur noch bei Mehrfragment- oder Trümmerbrüchen der Fibula gerechtfertigt. Bewährt hat sich für die einfachen Frakturen vor allem des Typs B (oder des distalen C-Typs) die biomechanisch richtig konzipierte Minimalosteosynthese im Sinne der mechanischen Abstützung, wobei z. B. eine Drei-Loch-Drittelrohrplatte dorsolateral verschraubt wird, so daß sie wirkungsvoll der Dislokationstendenz des peripheren Fragmentes entgegenwirkt. Der Funktion nach nennt Weber (1981) sie „Antigleitplatte". Am Innenknöchel finden mehr und mehr die kleinen Spongiosaschrauben (Abb. 13.**45**) Anwendung und ganz selten noch die typische Malleolarschraube. Bei kleinen Fragmenten gibt die Zuggurtung gute Stabilität (Kuner u. Mitarb. 1975).

Die Stabilisierung und Versorgung *aller* Läsionen mit einem Minimum an Implantaten ist am oberen Sprunggelenk das erklärte Ziel.

Der Fixateur externe (Abb. 13.**44**), früher das Verfahren für die Arthrodese des Knie- und oberen Sprunggelenkes und in der septischen Chirurgie zur Behandlung der posttraumatischen Osteitis, hat in den letzten Jahren eine wesentliche Erweiterung des Indikationsbereiches erfahren. Heute ist der äußere Festhalter die Methode der Wahl bei der Stabilisierung frischer offener Frakturen höherer Schweregrade und geschlossener Frakturen mit Weichteilschaden.

Je nach der geometrischen Anordnung werden unterschiedliche Formen mit unterschiedlichem Stabilitätsgrad unterschieden. Folgende Formen sind gebräuchlich:

eindimensional:	Klammer- und Rahmenfixateur,
räumliche Anordnung:	„V"- und zeltförmiger Fixateur.

Unter den Bedingungen z. B. eines räumlich angeordneten Fixateur externe ist die Fragmentfixation sehr rigide, so daß die knöcherne Heilung nicht selten verzögert verläuft oder ganz ausbleibt (Pseudarthrose). Je nach Weichteilsituation ist sekundär auf ein anderes Osteosynthesemittel überzuwechseln. Am Femur und an der Tibia hat sich in geeigneten Fällen dabei der Marknagel sehr bewährt.

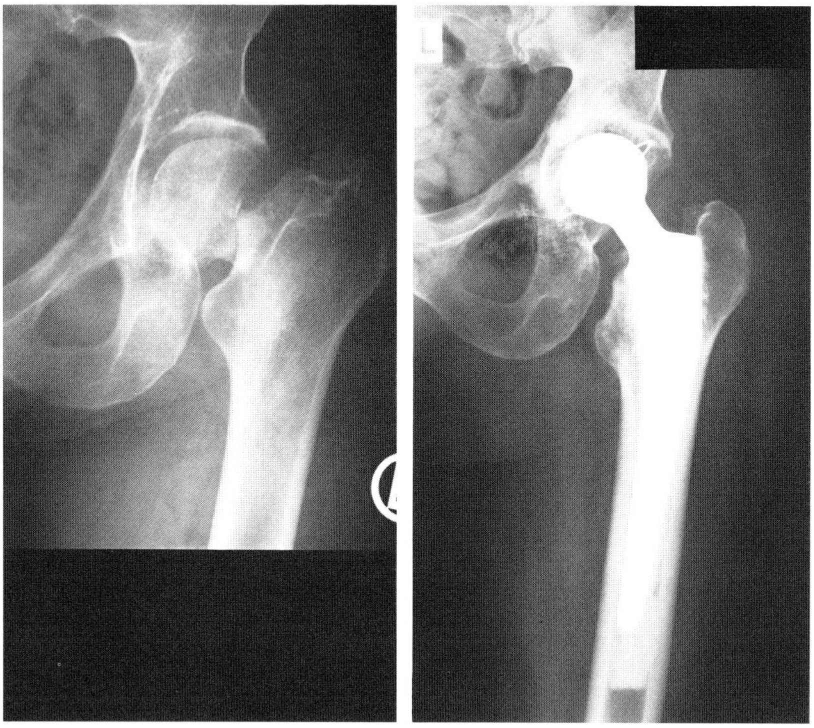

a b

Abb. 13.**36 a–b** 65jährige Patientin, nach häuslichem Sturz mediale Schenkelhalsfraktur links. Operative Versorgung durch „Geradschaft-Totalendoprothese“, Typ M. E. Müller. Beurteilung: Polyäthylen-Kunststoffpfanne mit Metallmarkierung gut im Azetabulum verankert (Zementverankerung in Pfanne). Position zum Prohtesenhals ca. 90°. Kragenloser Prothesenschaft schließt bündig mit der knöchernen Resektionsfläche ab. Korrekte Valgisierung mit stellenweise direktem Knochenkontakt im Femurschaft. Distale Zementgrenze über Prothesenschaftspitze hinaus mit scharfem Abschluß nach unten (Spongiosaeinlagerung als „Zementstopp“).

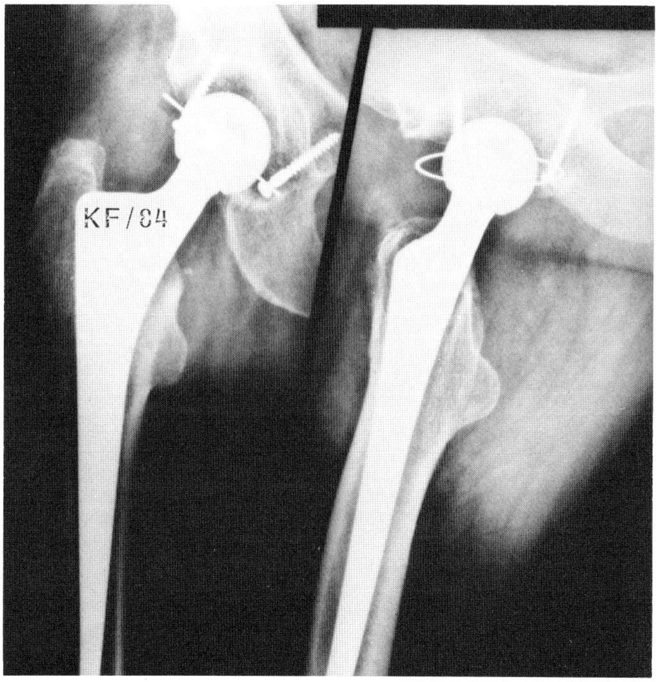

a b

Abb. 13.**37 a–b** Zementlose Hüftgelenkstotalendoprothese. RM-Polyäthylenpfanne, fixiert mit 2 Schrauben. Schaftprothese Typ CLS Spotorno. Durch die konische Form und entsprechende Präparation erfolgt Kraftübertragung in der Regio intertrochanterica. Indikation: Koxarthrose, Schenkelhalspseudarthrose, mediale Schenkelhalsfraktur bei Patienten unter 60 Jahren.

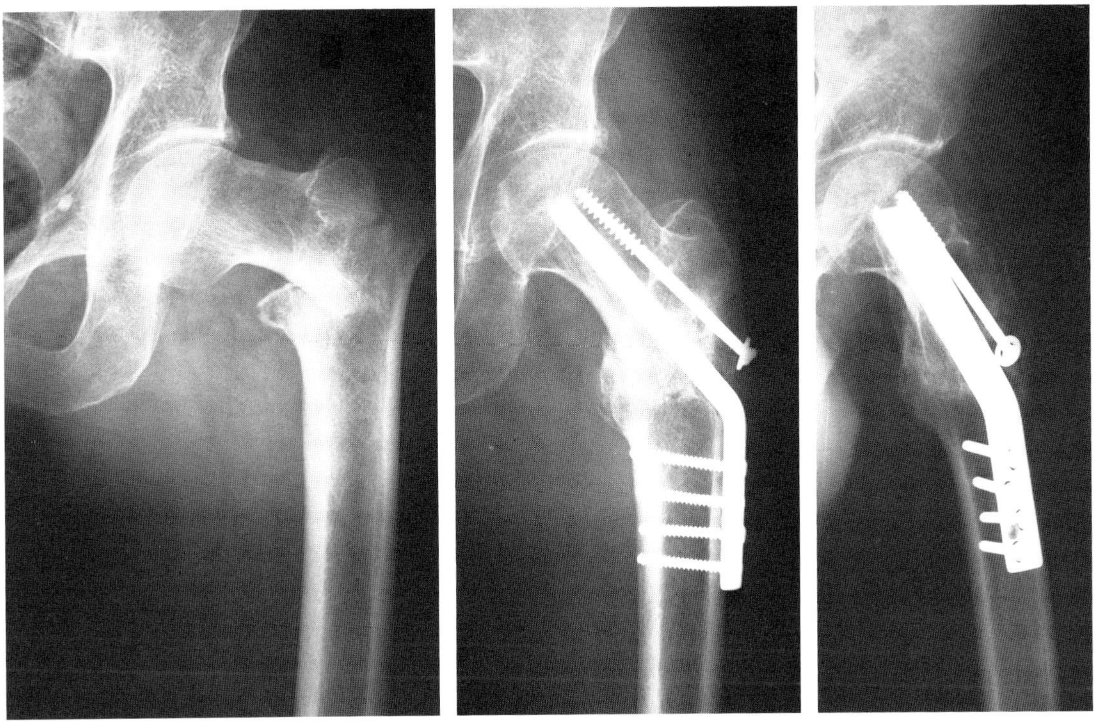

a b c

Abb. 13.**38a–c** 48jähriger Skilangläufer, Sturz auf linke Hüfte – pertrochantäre Oberschenkelfraktur links. Winkelplatten-Osteosynthese (130°) mit zusätzlicher Spongiosaschraube + Unterlegscheibe kranial der Klinge zur Stabilitätserhöhung. **b–c** Knöcherne Ausheilung in anatomischer Stellung und mit voller Funktion. Sportfähig.

Abb. 13.**39a–b** 64jährige Patientin mit pertrochantärer Oberschenkelfraktur links. Versorgung durch dynamische Hüftschraube. Geringe Außenrotationsfehlstellung, jedoch ausgezeichnete Kompression der Fraktur. Frühe Belastungsmöglichkeit bei korrekt sitzendem Implantat.

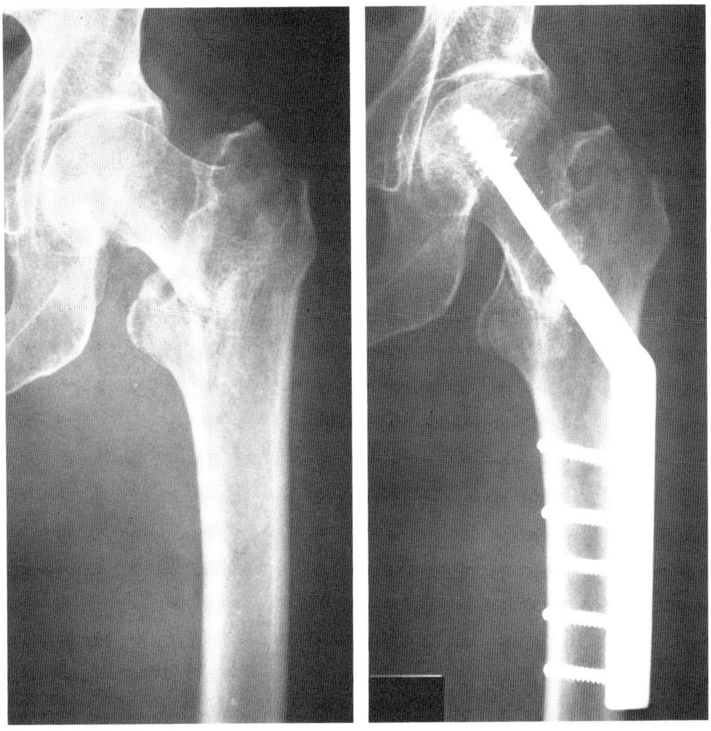

a b

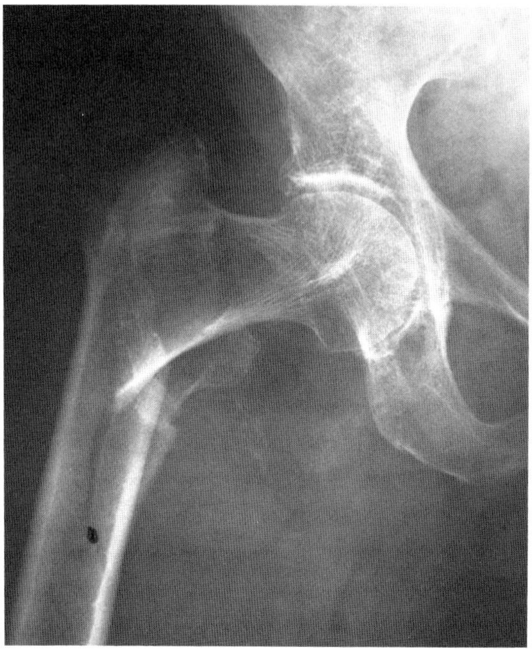

a

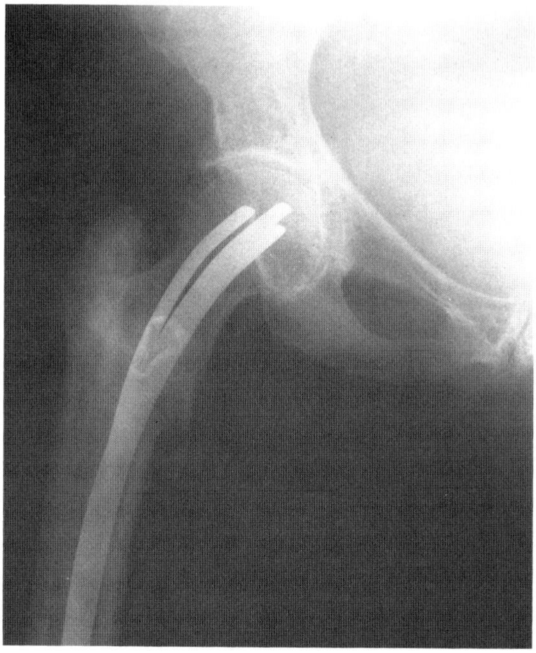

b

Abb. 13.**40 a–b** Pertrochantäre Oberschenkelfraktur. Operative Versorgung durch Simon-Weidner-Ender-Nagelung. Fraktur gut impaktiert. Geringe Verkürzung und Außenrotationsfehlstellung. Frühe Belastbarkeit.

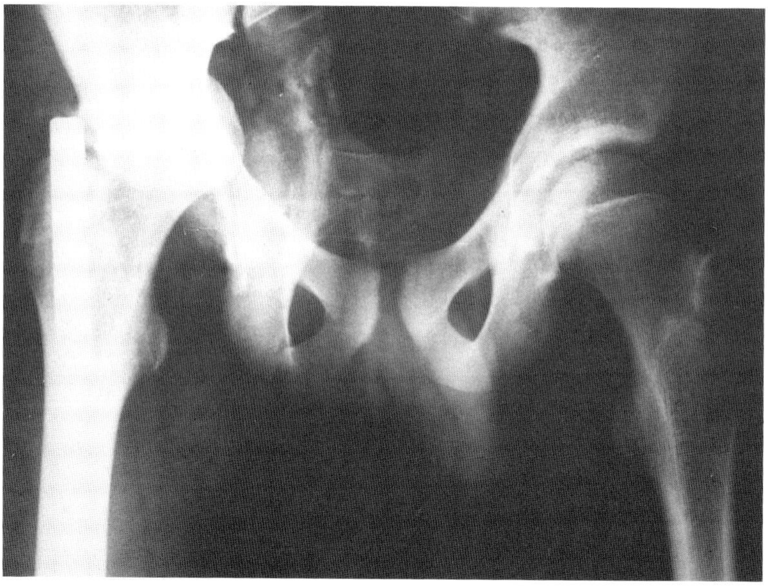

a

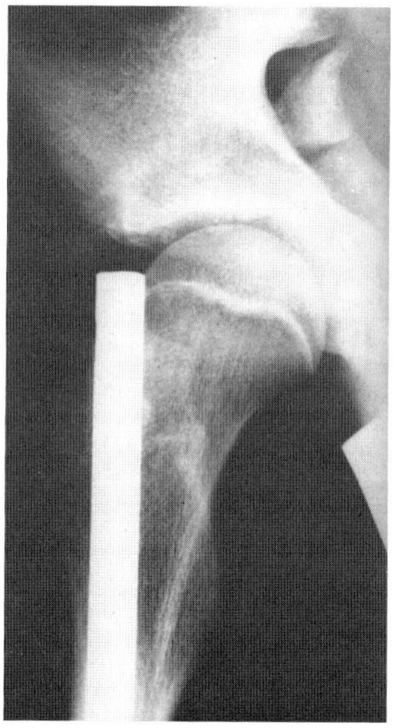

b

Abb. 13.**41 a** 18jähriger polytraumatisierter Patient, u. a. Oberschenkel- und Unterschenkelfraktur rechts mit außerhalb zunächst übersehener Hüftgelenksluxationsfraktur rechts und Teilruptur der Iliosakralfuge rechts. Am Azetabulum stark dislozierter hinterer Pfeilerbruch mit Beteiligung des kranialen Pfeilers.

b Nach konservativer Reposition 14 Tage nach Unfall und Extension Ala- und Obturatoraufnahme, wobei die Alaaufnahme den stark nach medial dislozierten hinteren Pfeiler zur Darstellung bringt.

Abb. 13.**41 c–e**
c Computertomogramm der Becken-Hüftgelenk-Ebene zeigt den hinteren Pfeiler medialisiert und verkantet.
d–e Zustand nach operativer Reposition und stabiler Platten- und Schrauben-Osteosynthese. Im a.-p. Bild gute Wiederherstellung der Hüftpfanne. Nicht gelenkbildendes kraniales Pfeilerfragment noch disloziert. Implantate dorsal am Azetabulum reaktionslos. Normale Artikulation auch auf der Obturatoraufnahme.

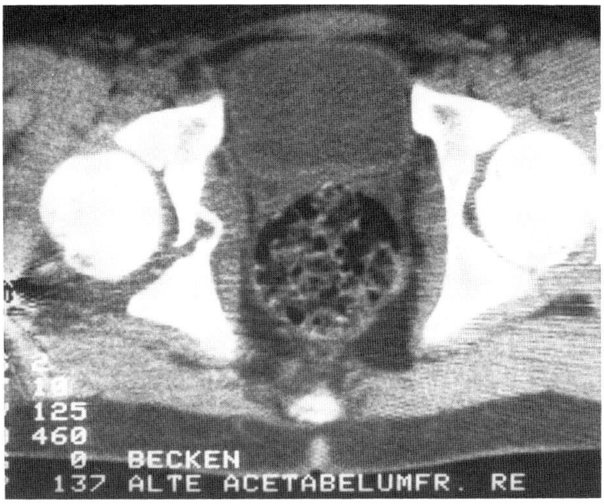

c

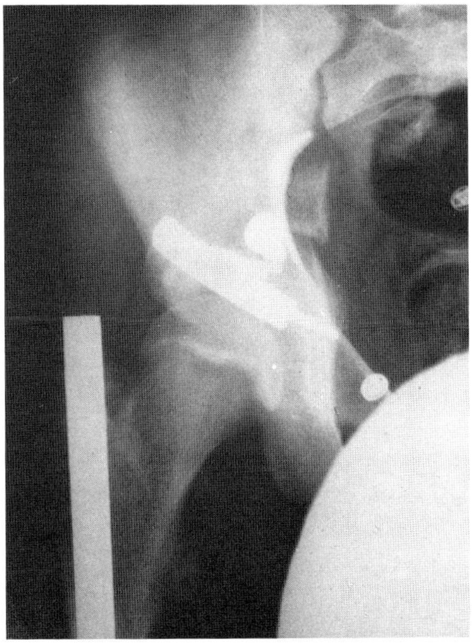

d

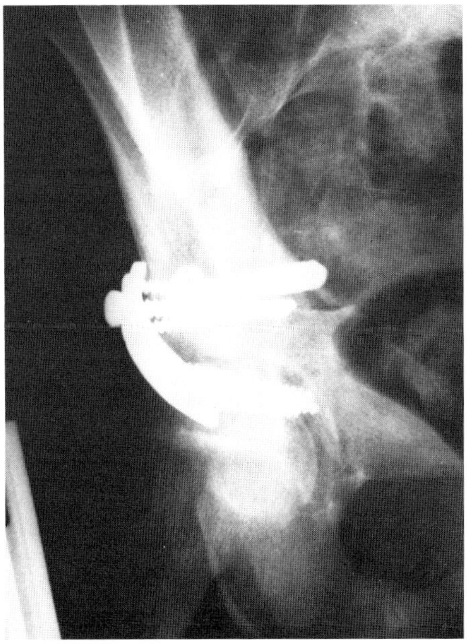

e

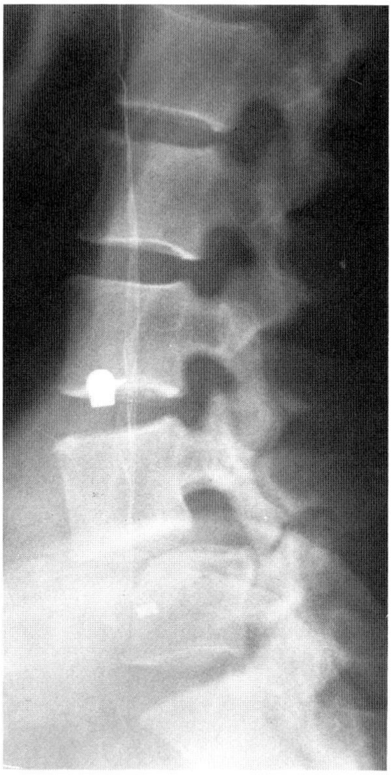

a

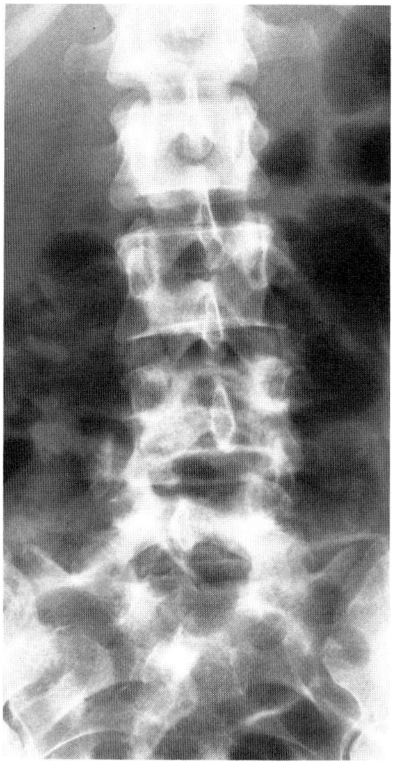

b

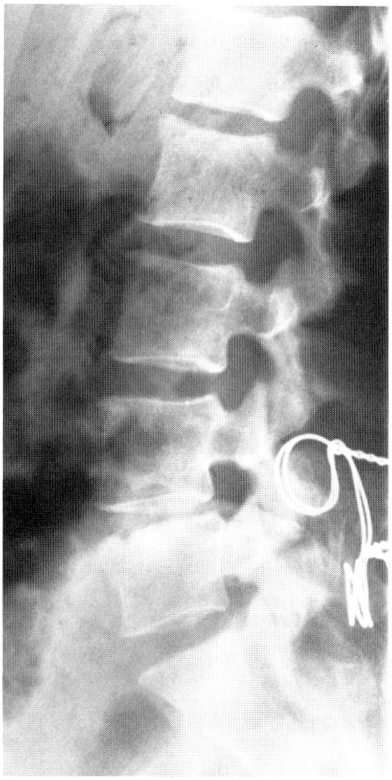

c

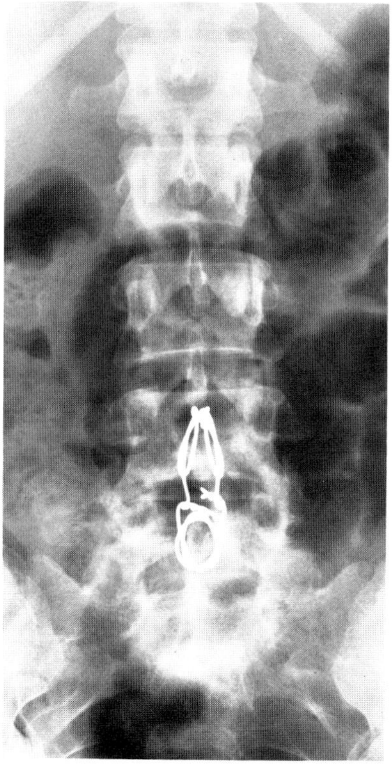

d

Abb. 13.**42a–b** 39jährige Patientin, Reitunfall. Luxationsfraktur LWK 4/5 mit zunehmender Querschnittsymptomatik. Luxation nach dorsal um halbe Wirbelkörperbreite und Vorderkantenfraktur an LWK 5.
c–d Sofortoperation mit Revision, Reposition, große Spongiosa-Plastik zusammen mit „H"-Span, dorsale Zuggurtung mit Draht. Frühmobilisierung, völlige Ausheilung ohne neurologische Ausfälle.

Abb. 13.**43a–b** 52jähriger, Malleolarfraktur Typ B mit vorderer Syndesmosenruptur nach Freizeit-Sportunfall.
c–d Nach operativer exakter Reposition, Fixation durch kleine dorsolateral liegende Drittelrohrplatte sowie kleine Spongiosaschraube zur interfragmentären Kompression. Stabile Osteosynthese zur frühfunktionellen Behandlung (Syndesmosenband durch Naht versorgt).
e–f 8 Monate später Metallentfernung. Perfektes Resultat in anatomischer und funktioneller Hinsicht. Röntgenologisch korrekte anatomische Gelenkverhältnisse, knöcherne Heilung der Fibulafraktur.

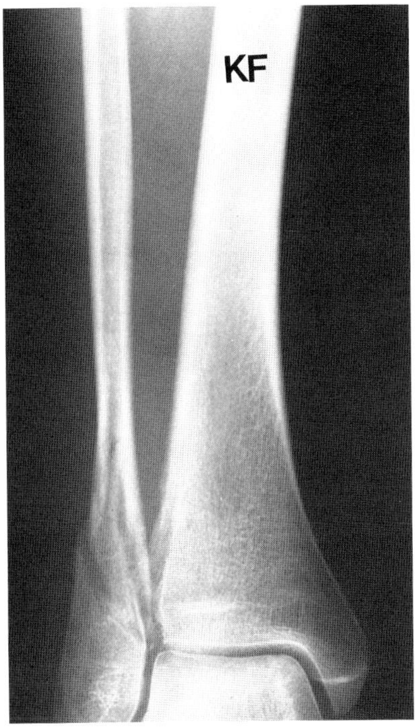

a

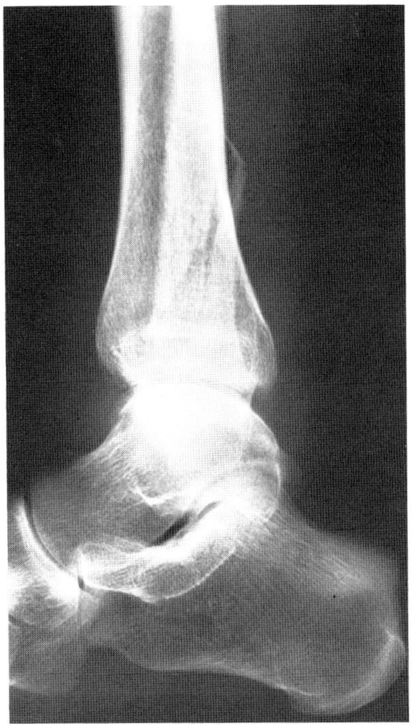

b

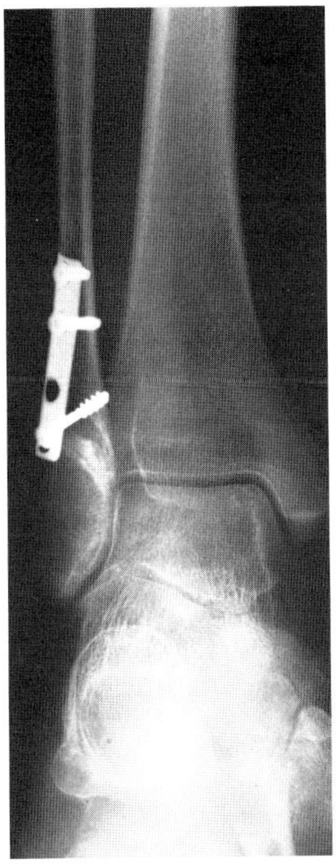

c

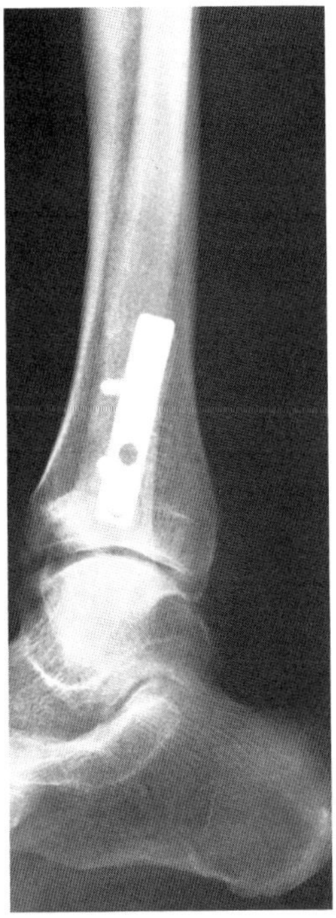

d

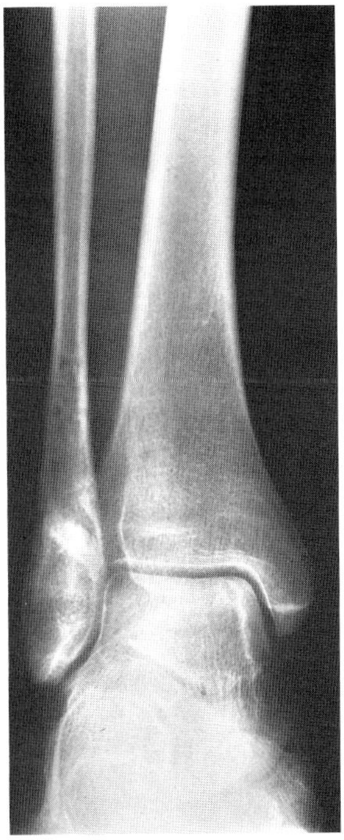

e

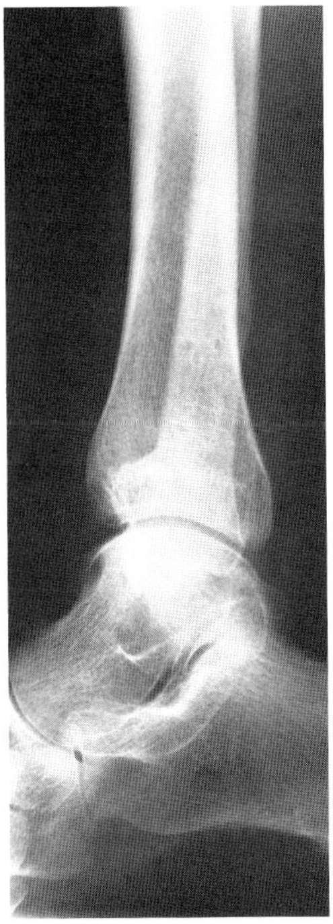

f

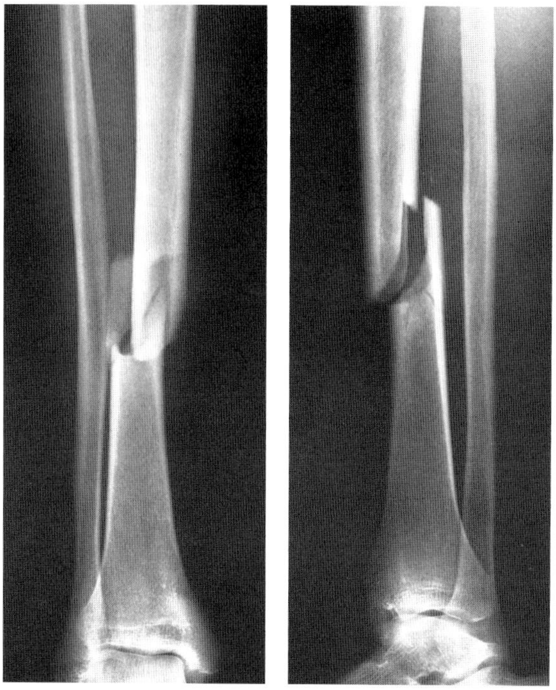

a b

Abb. 13.**44 a–b** 18jähriger Mopedfahrer, zweitgradig offene Tibiafraktur rechts mit schwerem Weichteilschaden. Sofortversorgung durch Debridement, stabile Osteosynthese, offene Wundbehandlung.
c–d Stabile Osteosynthese bei zweitgradig offener Tibiafraktur erzielt durch Minimalosteosynthese mittels zweier kleiner Kortikaliszugschrauben sowie Neutralisation der Frakturzone durch dreidimensional angeordneten Fixateur externe. Röntgenologisch: anatomische Reposition.
e–f Fixateur externe nach 20 Wochen schrittweise entsorgt. Röntgenbild nach 6 Monaten: primäre Knochenbruchheilung ohne sichtbare Kallusbildung. Perfektes Resultat bezüglich Anatomie und Funktion.

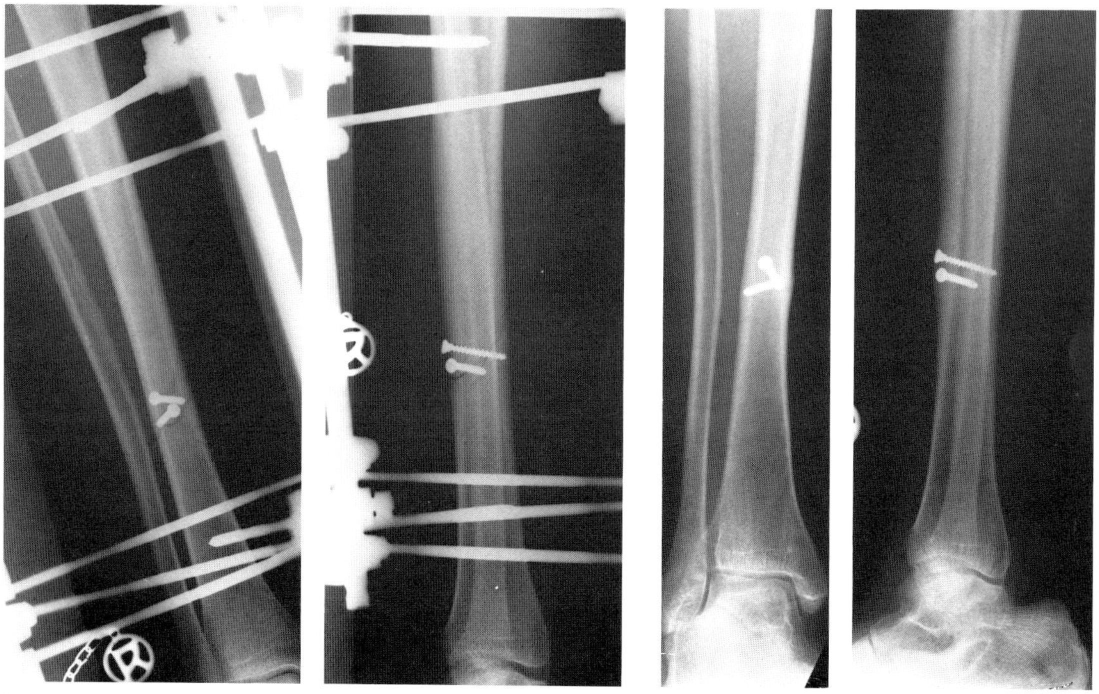

c d e f

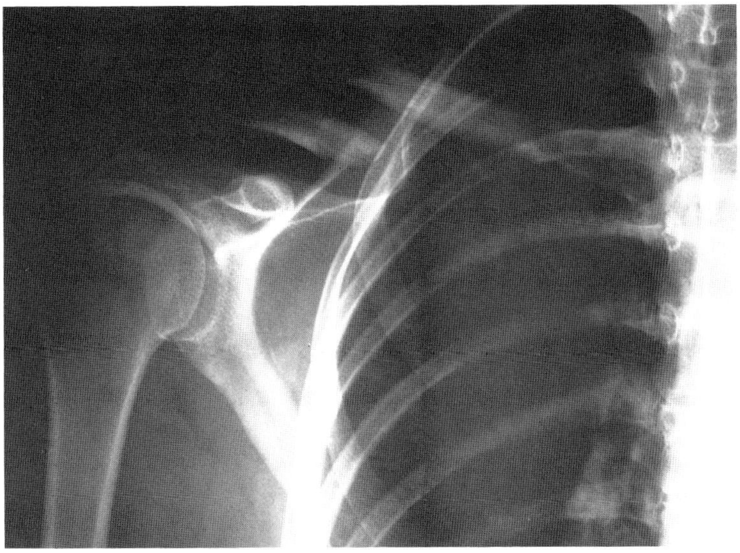

a

Abb. 13.**45a** 34jährige Patientin. Sturz beim Skifahren. Klavikulafraktur rechts mit drohender Hautdurchspießung. – Indikation zur Operation.

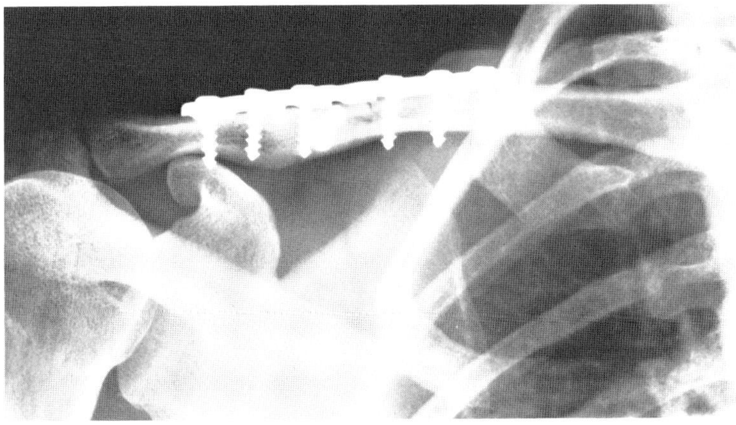

b

b Stabile Osteosynthese durch interfragmentäre Kompression mittels ventrodorsal verlaufender kleiner Spongiosaschraube und entsprechend der Krümmung kongruent verlaufender 3,5-mm-Rekonstruktionsplatte zur Neutralisation der Frakturzone. Zusätzlich wurde autogene Spongiosa angelagert. Korrekte anatomische Wiederherstellung (s. a. Abb. 13.**20** [11 a–b]).

14 Traumafolgen – Komplikationen und Begutachtung

Normale Frakturheilung

Wiederholte Röntgenaufnahmen nach Frakturen dienen nicht ausschließlich der Kontrolle der Fragmentstellung, sondern ebenso der Beurteilung der Knochenbruchheilung. Der normalerweise im Verlauf einiger Wochen sich entwickelnde Kallus führt zur inneren Fixierung der Fragmente. Unter dieser Ruhigstellung kann dann in den folgenden Monaten die knöcherne Durchbauung der Fraktur vor sich gehen. Diese sogenannte sekundäre Knochenbruchheilung mit Ausbildung eines oft überschüssigen Kallus ist bei der konservativen Frakturbehandlung die Regel. Für die Entscheidung, wann die äußere Fixierung beendet werden darf, ist das Röntgenbild wichtig. Der Nachweis einer periostalen knöchernen Überbrückung bei gleichzeitiger Abrundung und Konturglättung des anfänglich wolkig-unscharfen Kallus ist Voraussetzung für die Freigabe zur vorsichtigen Bewegung und Belastung ohne Gipsverband. Bis zur völligen knöchernen Durchbauung, dem Abbau des überschüssigen Kallus und einem funktionellen Umbau der Form und der Struktur vergeht in der Regel etwa ein Jahr. Die Heilungsdauer bis zur Belastungsfähigkeit ist für die verschiedenen Knochenbrüche jedoch unterschiedlich (Abb. 14.**1**). Die Dauer der normalen Knochenbruchheilung hängt ferner sehr vom Lebensalter ab; sie ist bei Kindern erheblich kürzer und kann schon im mittleren Lebensalter bedeutend länger sein. Die röntgenologischen Veränderungen nach operativer Osteosynthese von Knochenbrüchen bedürfen einer anderen Deutung. Routinemäßige Röntgenkontrollen sind naturgemäß bei konservativer Behandlung und bei zur Dislokation neigenden Frakturen (Radiusfraktur an typischer Stelle, Unterschenkelfraktur in Extension, suprakondyläre Fraktur und Unterarmfraktur) häufiger erforderlich als nach Frakturen mit geringer Neigung zur Dislokation und nach stabiler Osteosynthese.

Als Ausdruck einer Stoffwechselreaktion des Knochens auf das Trauma kommt es auch im Verlaufe der normalen Frakturheilung zu einer reversiblen Verminderung der Kalkdichte, die mit einem geringen Strukturumbau verbunden sein kann. Diese leichte posttraumatische Knochenatrophie tritt gewöhnlich 3–4 Wochen nach

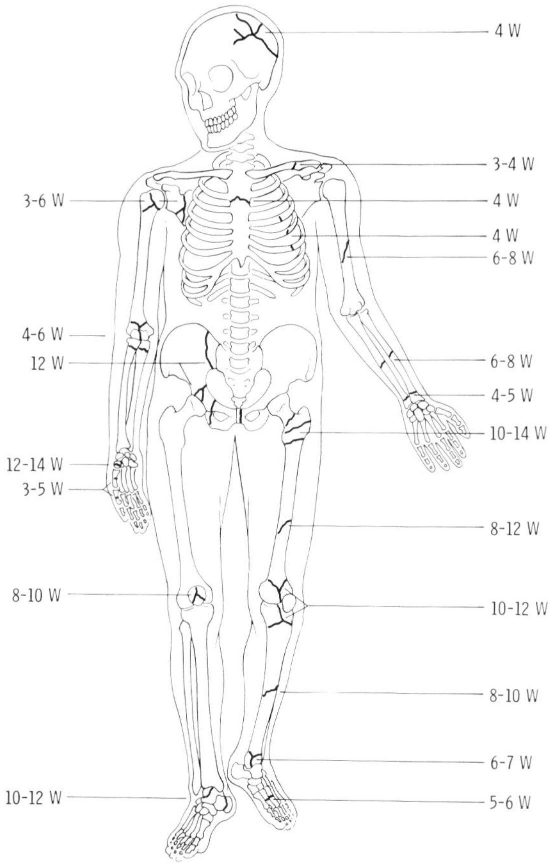

Abb. 14.**1** Mittlere Heilungsdauer der verschiedenen Knochenbrüche (aus: *V. Schlosser* u. *Eugen Kuner:* Traumatologie, 3. Aufl. Thieme, Stuttgart 1980) (W = Wochen).

dem Trauma in Erscheinung und ist nach 2–4 Monaten wieder vollständig oder zumindest weitgehend verschwunden.

Komplikationen

Während die posttraumatische Knochenatrophie einen durchaus üblichen Begleitvorgang darstellt, muß die sogenannte Sudeck-Kienböck-Knochenatrophie bereits als eine Komplikation angesehen werden. Es handelt sich dabei nach SCHINZ (1952) um einen zirkulatorisch verursachten Knochenabbau und -umbau. Röntgenologisch ist die Sudeck-Atrophie von der gewöhnlichen posttraumatischen Knochenatrophie dadurch zu unterscheiden, daß das Abbaustadium mit „fleckiger" Strukturveränderung besonders stark ausgeprägt ist (Abb. 14.**2**) und in ein länger anhaltendes Stadium diffuser Atrophie übergeht (Abb. 14.**3**). Zu dem Zeitpunkt, da die gewöhnliche posttraumatische Knochenatrophie in ein reparatives Stadium übergeht, beginnt beim Sudeck-Syndrom das Stadium der diffusen Atrophie erst richtig. Die reparativen Veränderungen mit Neuaufbau rarefizierter und in der Belastungsrichtung verstärkter Knochenbälkchen werden nach ca. einem halben bis einem Jahr sichtbar und sind erst nach noch längerer Zeit abgeschlossen. Diese Strukturveränderung wird als „hypertrophische Knochenatrophie" bezeichnet und, weil sie ein bleibender Zustand ist, auch als „Endatrophie" (Abb. 14.**4**). Bei langen Röhrenknochen sind die distalen Gelenkregionen meistens früher und stärker betroffen als die proximalen.

Die Sudeck-Knochenatrophie wird nicht nur nach Frakturen beobachtet, sondern auch nach Weichteiltraumen, besonders nach Verletzungen durch elektrischen Strom und dann begleitet von aseptischen Nekrosen (BARBER 1971); ferner durch anderweitige Verbrennungen sowie im Verlauf entzündlicher Prozesse der Knochen, Gelenke oder Weichteile. Als Folge der mangelhaften Stabilität eines stark atrophischen Knochens besteht besonders im Stadium diffuser Atrophie die Möglichkeit einer Refraktur oder einer Spontanfraktur. Ein ähnlicher Mechanismus liegt der Kümmel-Verneuil-Deformität der Wirbelsäule (posttraumatische Kyphose) zugrunde, bei der es durch Sinterungsvorgänge im Zusammenhang mit Mikrofrakturen zu Erniedrigung und Keilform mit Kyphosierung kommt.

Durch mechanische und biologische Ursachen können nach Frakturen Pseudarthrosen entstehen. Die Tendenz zur Pseudarthrosenbildung sollte möglichst frühzeitig im Röntgenbild erkannt werden. Ungenügender Kallus, Abrundung und Kortikalisbildung an den Fragmentenden sind bei konservativer Frakturbehandlung drohende Symptome (Abb. 14.**5**). Nach Osteosynthese sind die Bildung eines Reizkallus (als Ausdruck der Instabilität) und die Verbreiterung des Frakturspaltes mit in den Kallus sich fortsetzender Aufhellungszone verdächtig. Die Diagnose einer Pseudarthrose ist gewöhnlich einfach (Abb. 14.**6**–14.**8**), sie kann aber z. B. am Kahnbein der Hand unmöglich sein. Mit der Schichtaufnahmetechnik ist manchmal eine weitere Aussage möglich. Eine Sonderform stellt die Defektpseudarthrose dar (Abb. 14.**9**). Mit der Komplikation einer Infektion ist nach offenen Frakturen und Schußfrakturen, aber auch nach operativer Frakturbehandlung zu rechnen. Die Schwierigkeit der Röntgendiagnostik besteht darin, daß osteolytische Zonen im Bereich der Fragmentenden und um metallische Implantate im Anfangsstadium nicht von resorptiv-atrophischen Veränderungen unterschieden werden können (Abb. 14.**10** u. 14.**11**). Ebensowenig lassen sich entzündliche Periostreaktionen und beginnende Kallusbildung sicher auseinanderhalten (Abb. 14.**12**). Der Verlauf mit schneller Zunahme der Symptome bis zur eindeutigen Defektbildung erbringt den Beweis (Abb. 14.**13**). Durch prophylaktische antibiotische Behandlung kann ein entzündlicher Prozeß lange maskiert werden (Abb. 14.**14**). Die Beurteilung einer entzündlichen Aktivität im Bereich alter entzündlicher Veränderungen ist oft schwierig und unsicher. Frische Periostreaktion, Sequesterbildung, wolkige Verdichtungsherde und regionäre Knochenatrophie sowie Fistelbildung sind Hinweise auf eine entzündliche Aktivität (Abb. 14.**15**). Zur Beurteilung des Ausmaßes und der Aktivität einer entzündlichen Knochenveränderung bietet die Computertomographie zusätzliche Informationen (Abb. 14.**16**). Von den infektiös-entzündlichen Veränderungen ist die metallbedingte entzündliche Gewebsreaktion, die Metallose (SCHUSTER 1975, ZILKENS 1981) abzugrenzen. Diese kann auch zu einer Fistelbildung führen. Im Röntgenbild sind gelegentlich Korrosionserscheinungen von Metallimplantaten sichtbar (Abb. 14.**17**).

Metallbrüche können durch zu frühzeitige Belastung oder später als sogenannte Metallermüdungsbrüche auftreten, aber auch dann meistens im Zusammenhang mit nicht knöchern durchbauten Frakturen (Abb. 14.**18** u. 14.**19**). Materialfehler im Metall oder Schäden durch die manchmal mit der Anwendung verbundene Kaltverformung sind im medizinischen Röntgenbild nicht zu erkennen.

Posttraumatische aseptische Nekrosen kommen hauptsächlich am Oberschenkelkopf vor. In der Reihenfolge der Häufigkeit sind mediale Schenkelhalsfrakturen, Hüftgelenksluxationen oder Luxationsfrakturen und pertrochantäre Frakturen der Anlaß (Abb. 14.**20** u. 14.**21**). Differentialdiagnostisch ist die idiopathische Hüftkopfnekrose besonders im Kindesalter und die meist doppelseitige Nekrose bei Osteochondropathia hypothyreotica oder nach Kortisonmedikation zu beachten. Am Kahnbein der Handwurzel kommt es nach Fraktur häufig zu einer aseptischen Nekrose des proximalen Fragmentes.

In allen Fällen ist eine Verdichtung des nekrotischen Bezirkes oder eine krümelig-schollige Demarkierung das beweisende Röntgensymptom (Abb. 14.**22** u. 14.**23**). Eine Osteochondrosis dissecans darf bei entsprechendem zeitlichem Zusammenhang als Folge eines Traumas oder einer chronischen Traumatisierung, z. B. durch längeres Arbeiten am Preßlufthammer, angesehen werden.

Traumafolgen am Skelett und an den benachbarten Weichteilen

Im Kindesalter kann durch traumatische Schädigung der Wachstumszone eine Wachstumsstörung mit Verkürzung und Deformierung verursacht werden, wie z. B. das Genu valgum (Abb. 12.**58**) oder das Genu recurvatum (Knappmann u. Steeger 1978). Solche Deformierungen wie auch in Abb. 14.**24** sind aber durch den Fortschritt der Unfallchirurgie selten geworden.

Als Folge von Schaftfrakturen, die in Achsenfehlstellung verheilt sind, oder von Frakturen mit Gelenkbeteiligung entwickelt sich entsprechend der frakturbedingten Deformierung oder der traumatischen Knorpelschädigung eine Arthrosis deformans (Abb. 14.**25**–14.**27**). Die Entstehung einer Arthrosis deformans nach einem Unfallereignis oder die Zunahme einer schon zuvor bestehenden Arthrosis deformans kann anhand der Unfallbilder, der folgenden Röntgenkontrollen und von Vergleichsbildern der nicht verletzten Seite meistens einwandfrei beurteilt werden (Abb. 14.**28**). Eine ältere Meniskusverletzung läßt sich am Rauber- oder Jonasch-Zeichen schon im Übersichtsbild erkennen und im Zweifelsfalle durch die Arthrographie erhärten (Abb. 14.**29**).

Luxationen führen besonders an größeren Gelenken zu posttraumatischen Randdeformierungen (vgl. Abb. 14.**27**). Am Schultergelenk bewirkt die wiederholte („habituelle“) Luxation eine ziemlich typische Deformierung (Abb. 14.**30**). Die ossäre Versteifung eines Gelenkes ist meist Folge einer Infektion nach offener Fraktur oder penetrierender Verletzung (Abb. 14.**31**).

Wirbelfrakturen ziehen fast immer eine bleibende Wirbel- und Haltungsdeformität nach sich. Die Fraktur eines Wirbels mit keilförmiger Erniedrigung nach vorn und seitlich ist von einer kyphotischen oder skoliotischen Knickbildung begleitet; aus der Fraktur mehrerer Wirbel resultiert eine Kyphose, besonders an der Brustwirbelsäule. Je stärker die Deformierung, desto ausgeprägter ist gewöhnlich die posttraumatische Spondylosis und Spondylarthrosis deformans. Differentialdiagnostisch muß an Morbus Scheuermann und an eine anlagebedingte Keil-Halbwirbel-Bildung gedacht werden, vor allem dann, wenn keine Unfallbilder vorhanden sind (vgl. Abb. 2.**21**). Als Ursache der Kümmel-Verneuilschen indirekten posttraumatischen Kyphose wird eine abnorme Osteoporose mit Wirbeldeformierung durch Sinterung angenommen.

Periartikuläre Weichteilverkalkungen oder Verknöcherungen finden sich häufig nach Gelenkläsionen mit und ohne Luxation oder Fraktur, besonders stark oft nach Hüftgelenkluxation und im Bereich der Schulter (Abb. 14.**32**). Am Kniegelenk sind der Köhler-Stieda-Pellegrini-Schatten und diesem ähnliche Gebilde sehr häufig (Abb. 14.**33**). Als posttraumatische Myositis ossificans bezeichnet man Verknöcherungen im Verlauf von Muskelstrukturen nach meist stumpfen Verletzungen (Abb. 14.**34a**). Nach Fraktur knorpeliger Rippenanteile kann es zur umschriebenen Verknöcherung derselben kommen (Abb. 14.**34b**). Die Abgrenzung posttraumatischer Verknöcherungen gegenüber ossären Absprengungen ist ohne gute Unfallbilder oft unmöglich (Abb. 14.**35** u. 14.**36**). Die posttraumatische Periarthritis humeroscapularis (Abb. 14.**36c**) wird wegen ihrer hartnäckigen Beschwerden gefürchtet.

Im akuten Falle nicht erkannte Bandrisse finden sich vorwiegend am Sprunggelenk. Sie können

nach längerer Zeit meist nur arthrographisch nachgewiesen werden (Abb. 14.**37**). Läsionen der Kreuzbänder des Kniegelenkes können mittels CT dargestellt werden (REISER u. Mitarb. 1982). Die arthrographische Abklärung von Diskusläsionen und Kapselrupturen am Handgelenk wird von MARTINEK (1977) und von GEISL (1981) empfohlen. Am Schultergelenk ist die Arthrographie besonders zum Nachweis einer Ruptur der Rotatorenmanchette von Bedeutung (REICHELT 1983). Eine umfassende Darstellung der Arthrographie an allen Gelenken (Technik, Normalbefund, pathologische Befunde) gibt DALINKA (1980).
Das Standardwerk von RICKLIN u. Mitarb. über die Meniskusläsionen (und weitere arthrographische Diagnostik am Kniegelenk) ist 1980 neu aufgelegt worden. Über arthrographische Befunde am Ellenbogengelenk berichteten WEISMANN u. REIMATE 1982.
Traumatische Epithelzysten, die durch Verlagerung von Epidermis in tiefere Gewebsschichten entstehen, kommen gelegentlich in den Weichteilen (vgl. Abb. 11.**4**), noch seltener intraossär und dann meistens im Bereich der Endphalangen vor (vgl. Abb. 7.**7**). Bei der intraossären Lokalisation wird ätiologisch neben dem Trauma eine Dysembryoplasie erörtert (HOESSLY u. LAGIER 1982).

Gefäße

Zum Nachweis der Spätfolgen von Gefäßverletzungen (Stenosen, Verschlüsse, Aneurysmen, arteriovenöse Fisteln) ist stets die Kontrastmitteldarstellung des betreffenden Gefäßabschnittes angezeigt, wodurch gleichzeitig die differentialdiagnostische Frage nach einer Systemerkrankung beantwortet wird (Abb. 14.**38**, vgl. Abb. 11.**12**–11.**17**).
Besonders Gefäßverschlüsse durch Schußverletzungen werden oft erst viele Jahre nach dem ursächlichen Trauma angiographisch erkannt (PIRKER u. STAMPFEL 1982). Selbst das traumatische Pseudoaneurysma der thorakalen Aorta wird gelegentlich Jahre nach dem auslösenden Unfall zufällig entdeckt (SCHLOSSER 1978, SCHUMACHER u. Mitarb. 1983).

Weichteiltrauma und Tumor

Hinsichtlich des Zusammenhanges zwischen einem Trauma und einer bösartigen Geschwulst sind die Röntgenaufnahmen zur Zeit des Unfalls sehr wichtig. Abgesehen davon, daß sie Zeit, Ort und Stärke der Traumaeinwirkung dokumentieren, ist z. B. der Nachweis eines subkutanen oder intramuskulären Hämatoms von Bedeutung im Falle einer Sarkomentstehung nach einer stumpfen Verletzung (BECKER 1966). Der verschlimmernde Einfluß eines Traumas auf einen schon vorhandenen Tumor durch Beschleunigung des lokalen Wachstums oder der Metastasierung ist besser zu beurteilen, wenn traumatische Veränderungen röntgenologisch objektiviert werden können. Für die Beurteilung des Zusammenhanges ist die Latenzzeit von ausschlaggebender Bedeutung. Bei Frühsarkomen (Entstehung innerhalb eines Jahres nach dem Trauma), besonders nach stumpfen Traumen, ist die Annahme einer zur Zeit des Unfalls schon latent vorhandenen Geschwulst wahrscheinlich (STUTZ 1954). Die Wahrscheinlichkeit eines Zusammenhanges zwischen Tumorentstehung und Trauma wird bejaht, wenn die Latenzzeit über 2 Jahre beträgt, im Mittel 12–13 Jahre für Weichteilsarkome nach penetrierenden Verletzungen (BETZLER 1964).

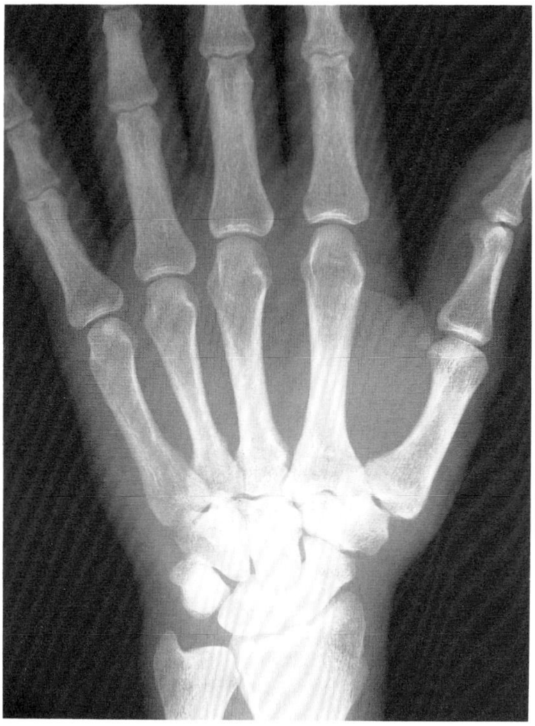

a

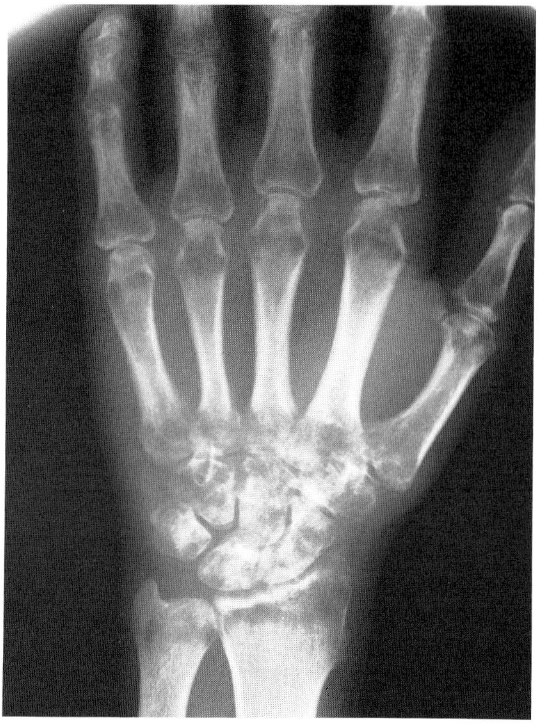

b

Abb. 14.**2a–b** 36jährige Frau. Sogenannte »fleckige« Knochenatrophie 2½ Monate nach Weichteilverletzung.

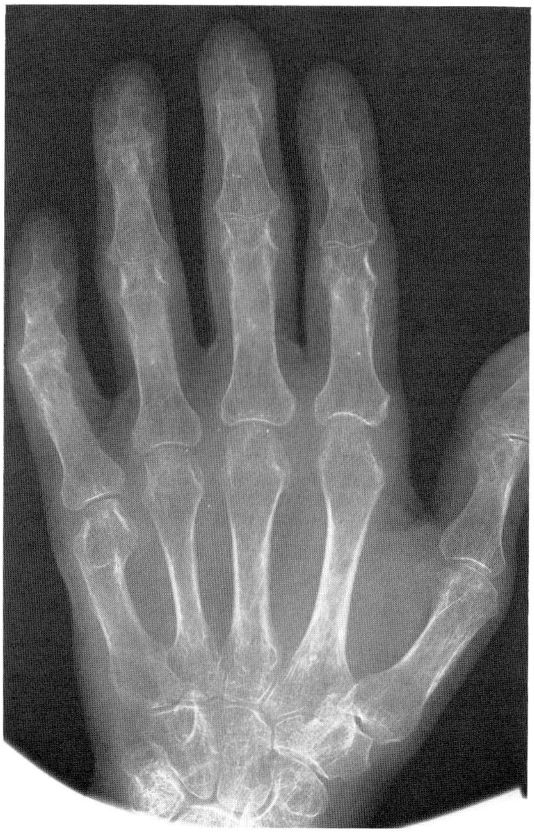

Abb. 14.**3** 68jähriger Mann. Sudeck-Atrophie der linken Hand. Übergang vom diffusen zum hypertrophischen Stadium, 10 Monate nach Oberarmhalsfraktur.

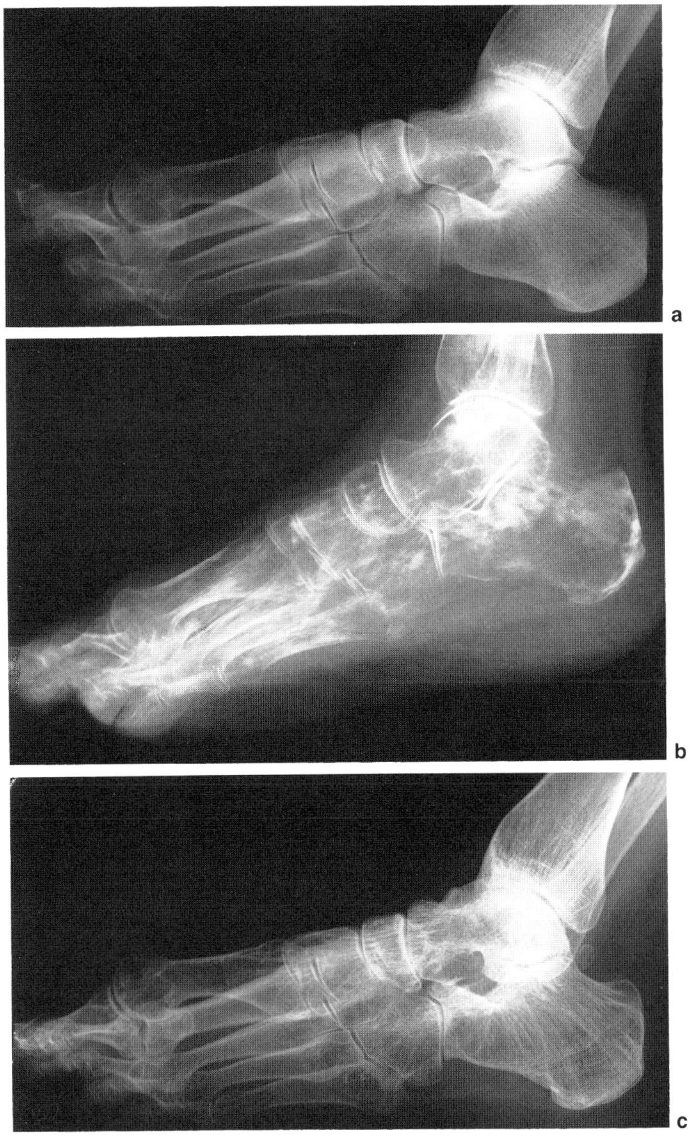

Abb. 14.**4** 50jährige Frau. Sudeck-Knochenatrophie. **a** Vergleichsbild des nicht betroffenen Fußes. **b** Übergang vom fleckigen zum diffusen Stadium 14 Monate nach Beginn der Atrophie. **c** Endstadium der hypertrophischen Atrophie nach 2 Jahren.

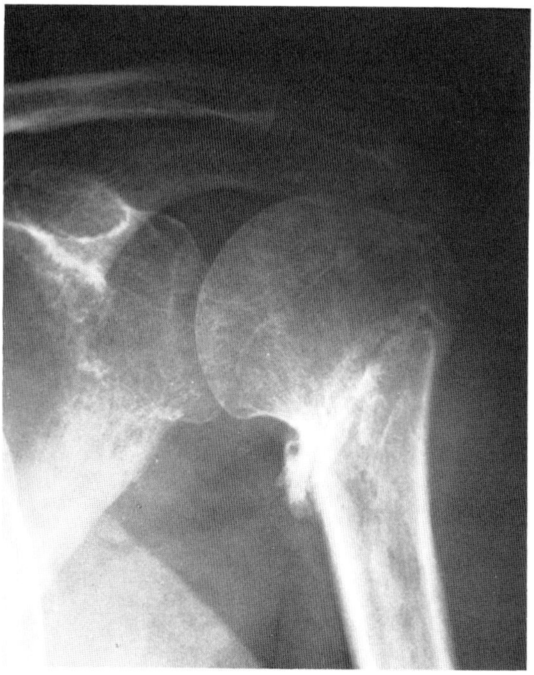

Abb. 14.**5** 43jährige Frau. Beginnende Pseudarthrosenbildung nach Oberarmhalsfraktur. Abrundung und Kortikalisbildung an den Fragmentenden.

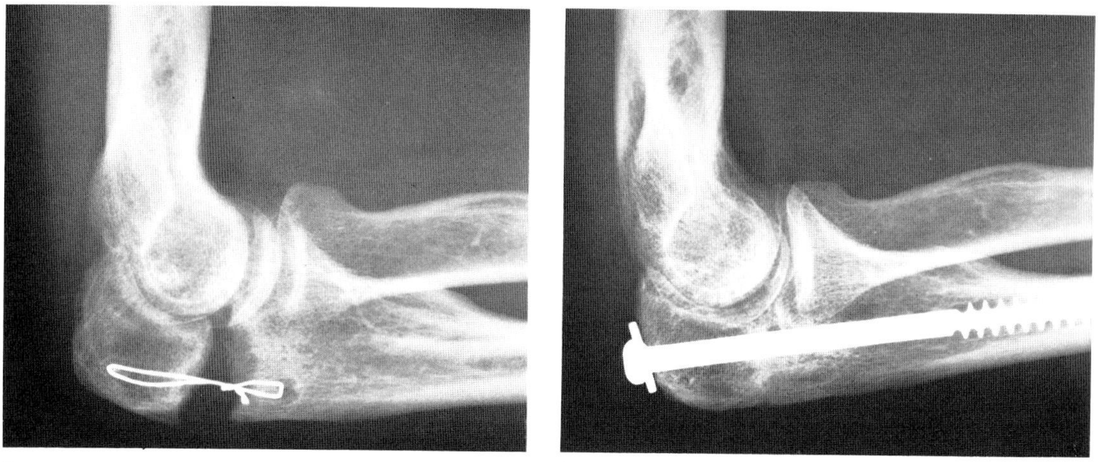

a b

Abb. 14.**6** 32jähriger Mann, Motorradunfall. **a** Pseudoarthrose nach Olekranonfraktur und Drahtnaht. **b** Knöcherne Konsolidierung nach Verschraubung.

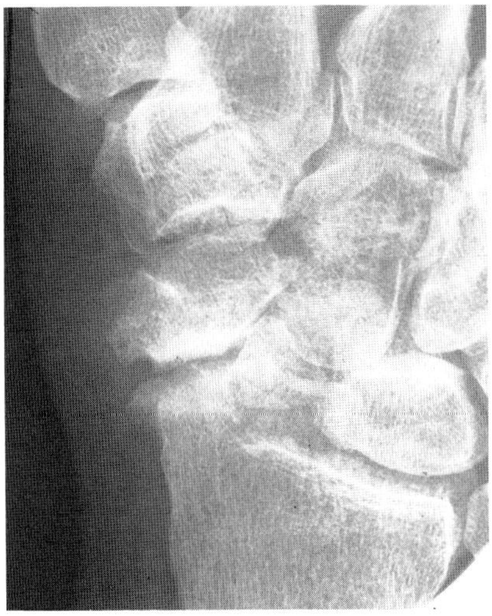

Abb. 14.7 Trauma vor 15 Jahren. Alte Navikularepseudarthrose (häufig).

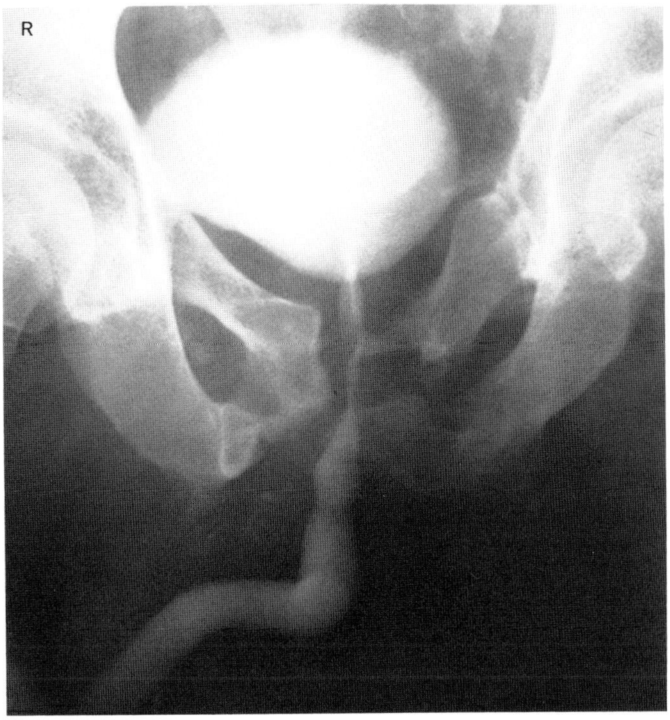

Abb. 14.8 35jähriger Mann. Alte Pseudarthrose des Schambeins. Mäßige Stenose der Urethra.

Abb. 14.9 47jähriger Mann. Defektpseudarthrose des Radius nach infizierter Druckplattenosteosynthese einer Radiusfraktur. Sudeck-Knochenatrophie. Kein knöcherner Anschluß des Processus styloideus.

Abb. 14.10 63jähriger Mann. Osteolytische Zonen um die plattennahen Schraubenenden im oberen Bereich. Resorption an den Fragmentenden. Entzündlicher Prozeß! Später Entfernung der Metallteile, Pseudarthrose.

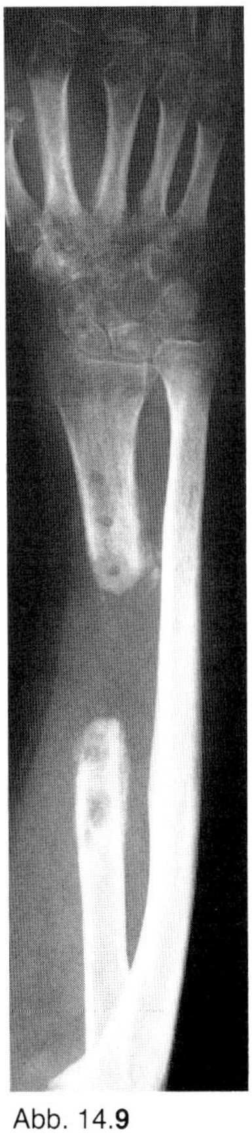

Abb. 14.9

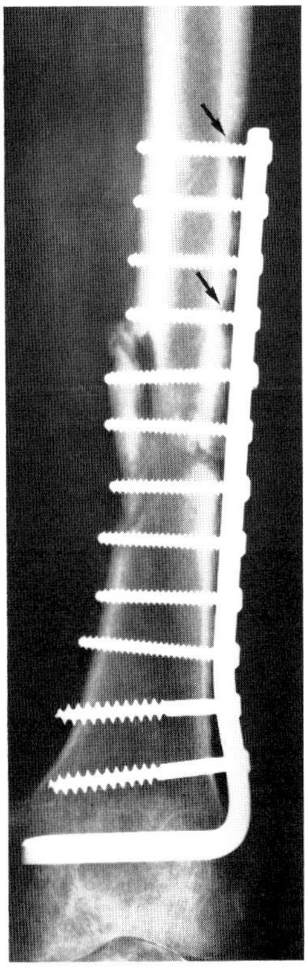

Abb. 14.10

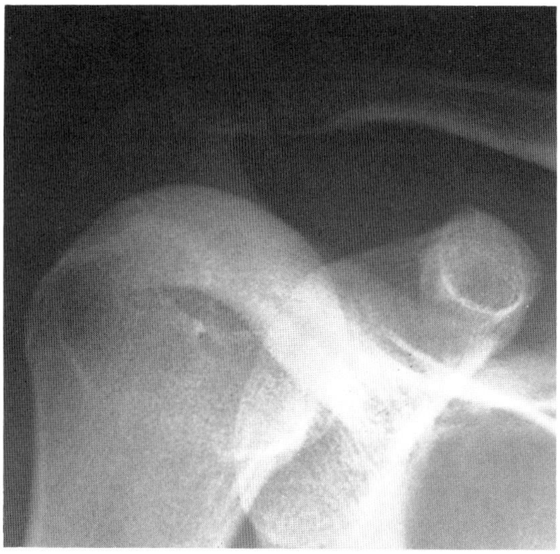

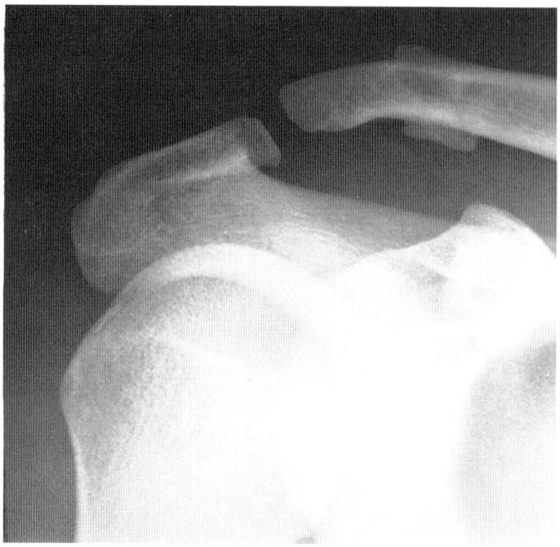

Abb. 14.**11 a** **b**

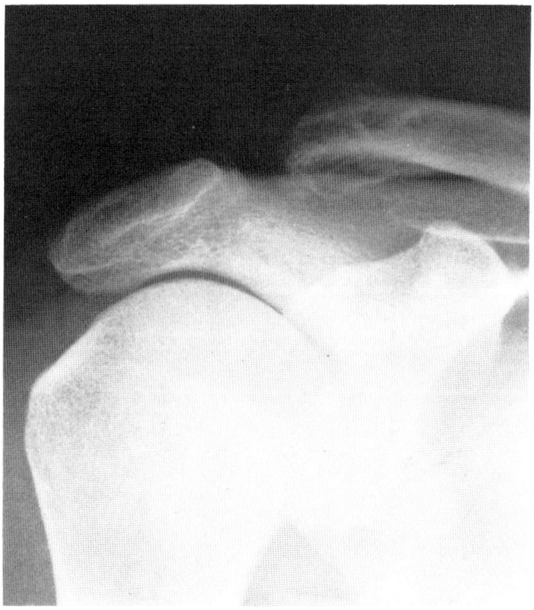

c

Abb. 14.**11** 21jähriger Mann. posttraumatische Resorption des lateralen Schlüsselbeinendes (und posttraumatische Weichteilverkalkungen) 5 Monate nach Schulterprellung: **a** Unfallbild, **b** resorptiver Defekt, keine Infektion, **c** Endzustand nach 3 Jahren.

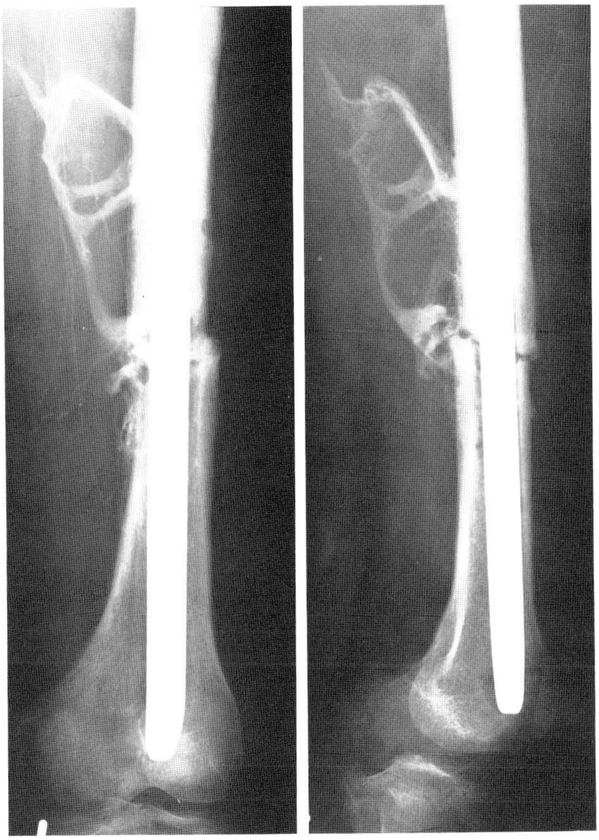

a b

Abb. 14.**12a–b** 40jähriger Mann, offene Oberschenkelfraktur. Neben bizarrer Kallusbildung feine Periostreaktion. Resorption an den Fragmentenden. Im weiteren Verlauf entzündlicher Prozeß mit Fistelbildung.

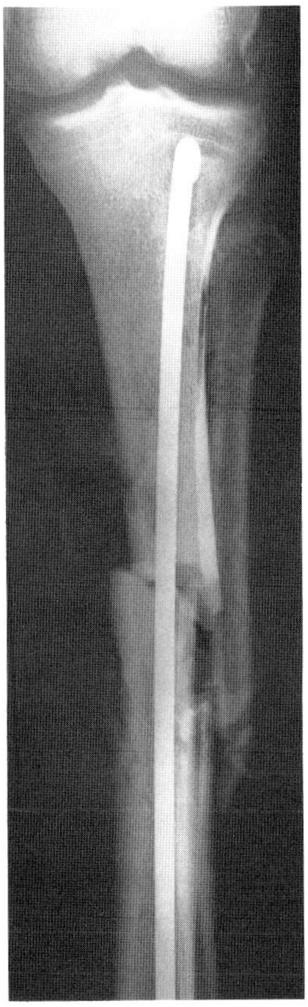

Abb. 14.**13**

Abb. 14.**13** Floride Osteomyelitis der Tibia nach Unterschenkelfraktur und Rushnagelung der Tibia. Vorwiegend randständige Defektbildungen, feine Periostreaktion. Beginnende Sequestrierung besonders am distalen Fragmentende.

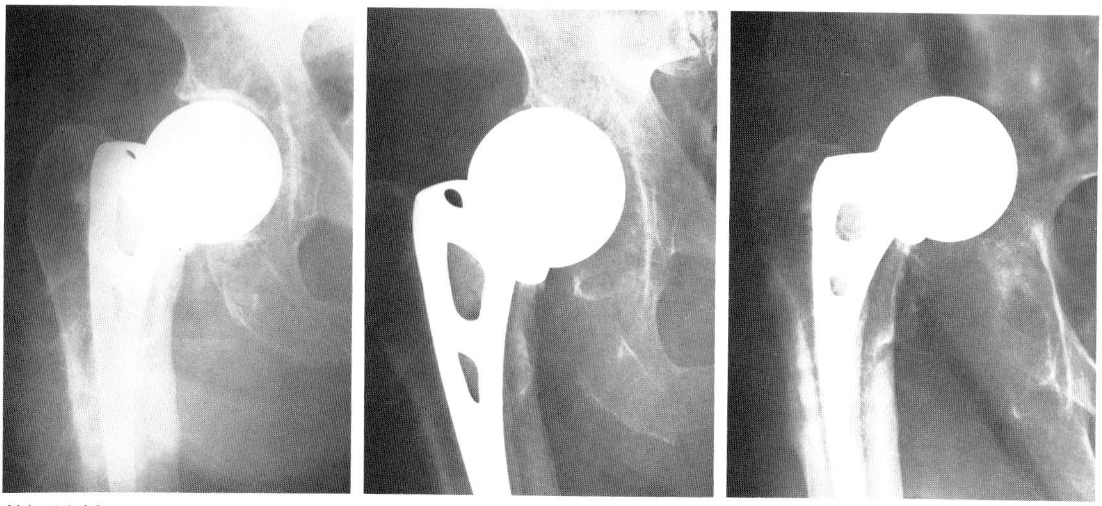

Abb. 14.**14a** **b** **c**

Abb. 14.**14** 76jährige Frau. Entzündlicher Gelenkprozeß nach Moore-Prothese wegen Schenkelhals-Pseudarthrose. **a** Postoperatives Bild, **b** 6 Wochen später: Defekt der Gelenkkontur, irrtümlich noch als normaler Verlauf gedeutet. **c** Weitere 9 Wochen später: weitgehende Auflösung der Gelenkpfanne, Destruktionsluxation.

Abb. 14.**15a–c** 57jähriger Mann. Reaktivierung einer chronischen Osteomyelitis nach Schußfraktur vor 24 Jahren. **a** Scheinbar ruhender Zustand. **b** 5 Monate später: massive Sequestrierung, entzündliche Knochenatrophie. **c** Defektpseudarthrose, Fortschreiten des entzündlichen Prozesses nach distal.

▼

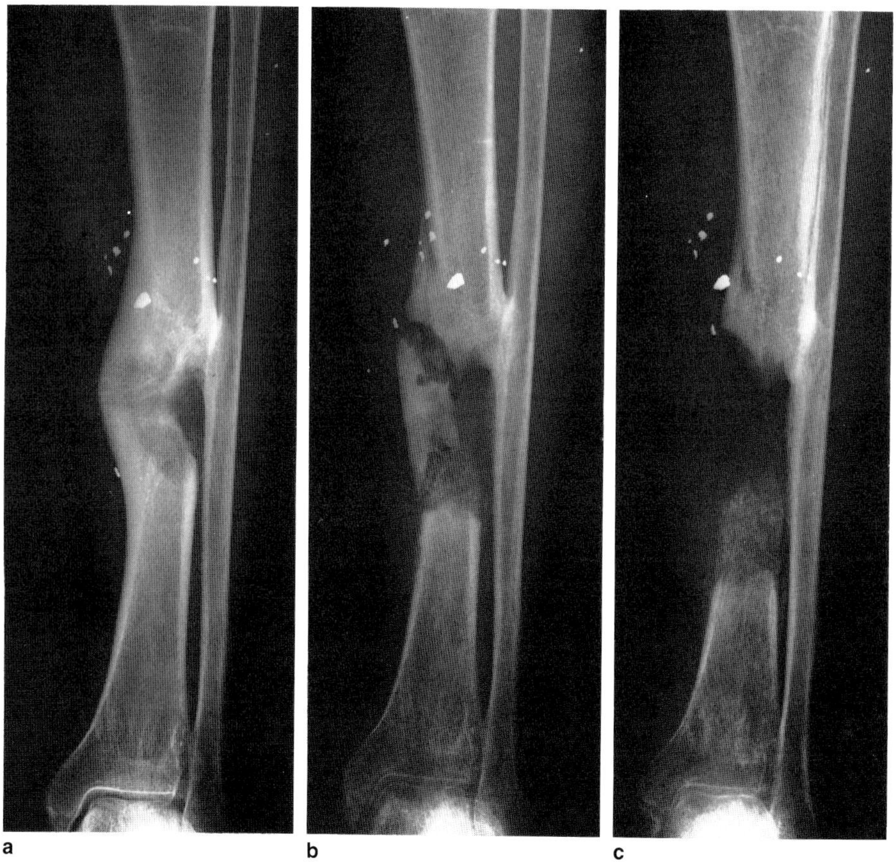

a **b** **c** Abb. 14.**15**

Abb. 14.**15d–f** 39jähriger Mann. Seit Jahren Eiterentleerungen aus Fistelöffnungen in beiden Leistenbeugen und in der linken Flanke. In letzter Zeit Subileus. Operativ entzündliche Sigmastenose und großer retroperitonealer Abszeß. Anus praeter. Vor der in zweiter Operation geplanten Splitterentfernung Exitus letalis (Leberdystrophie). Spätfolgen entzündlicher Knochen-, Gelenk- und Weichteilprozesse nach Granatsplitterverletzung vor 17 Jahren. **d** Tomogramm des Splitters im Sakralkanal. Arrosion des Kreuzbeins dorsal. Chronisch-entzündliche Veränderungen in beiden IS-Gelenken und ihrer Umgebung. **e–f** Fistelfüllung: weitverzweigtes Fistelsystem mit retroperitonealer Ausbreitung. Der Splitter liegt im Zentrum des Fistelsystems.

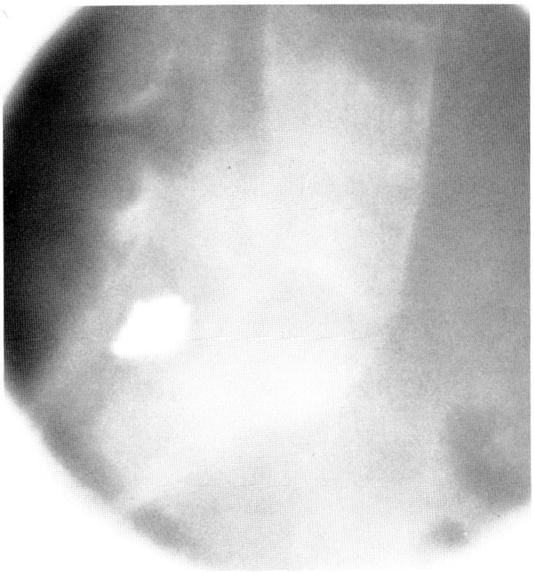

Abb. 14.**15d**

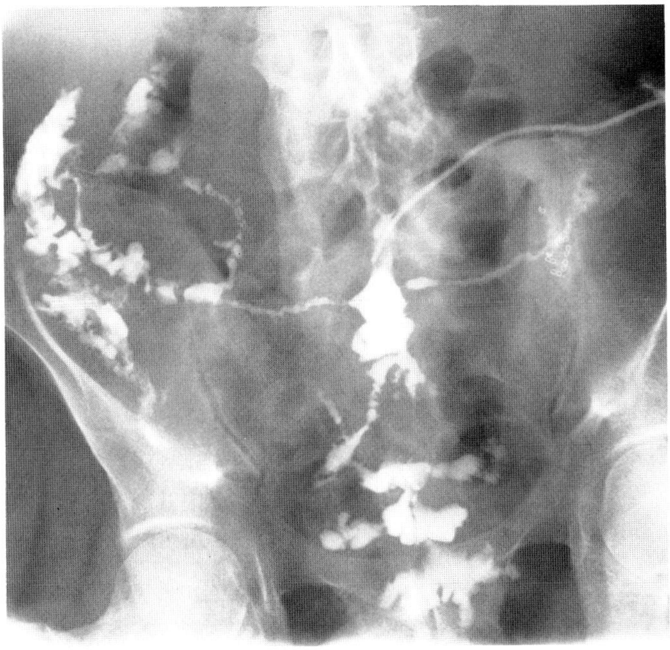

e

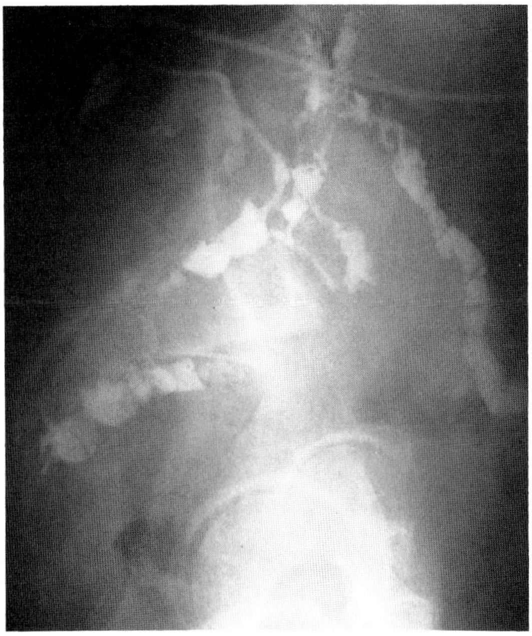

f

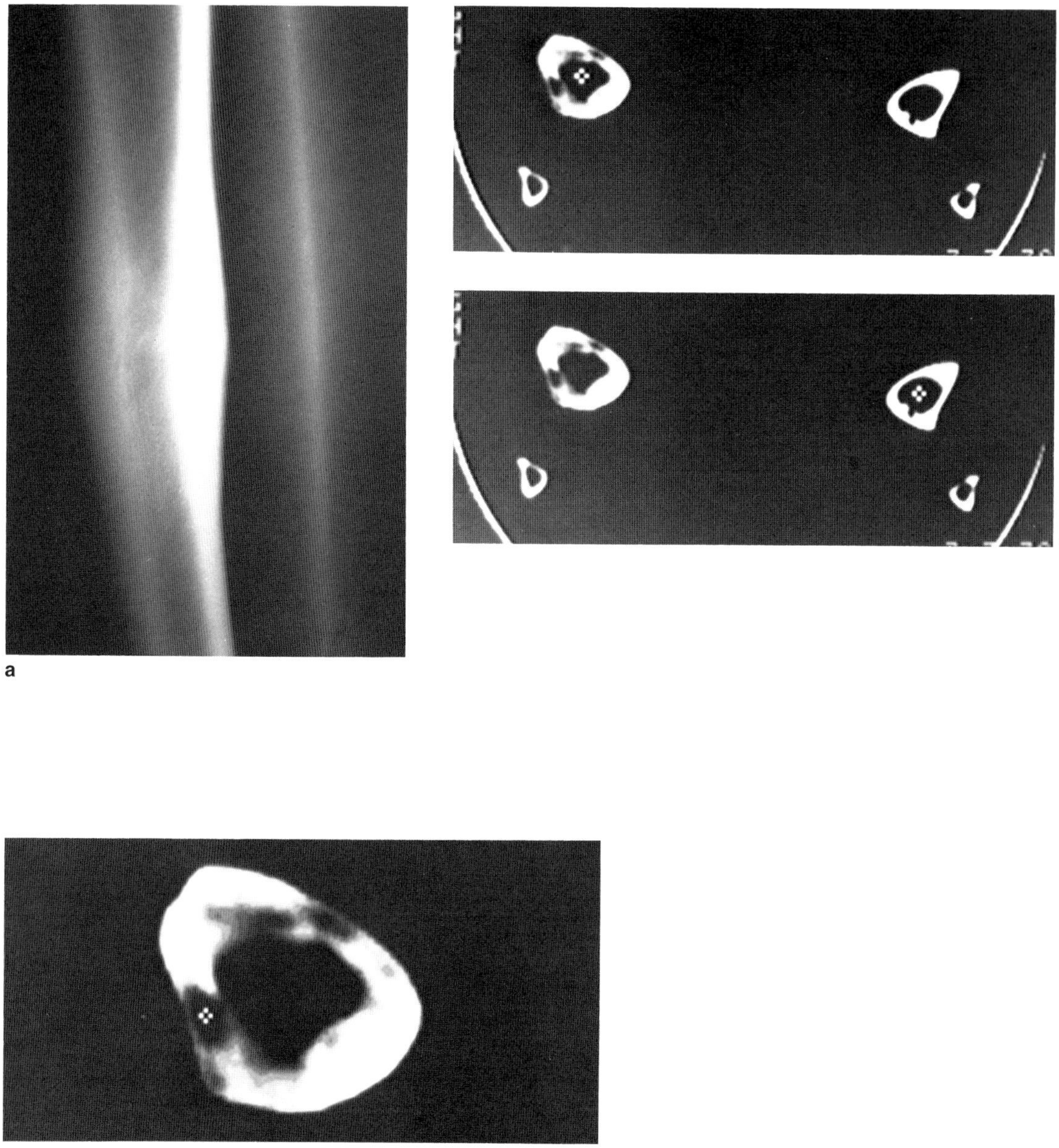

a b c d

Abb. 14.**16** 19jähriger Mann, Tibiafraktur rechts vor 9 Jahren. Immer wieder schmerzhafte Perioden im ehemaligen Frakturbereich.
a Tomogramm: spindelförmige Verdickung und Sklerosierung der Frakturstelle.
b–d CT beider Unterschenkel in Frakturhöhe: **b** Verdickung und Deformierung der Kompakta. Hypodense Areale in der Kompakta. Dichte im Markraum 88 HE (Hounsfield-Einheiten), entsprechend einem reaktiven Umbau des Knochenmarkes. **c** Dichtemessung im Markraum der linken Tibia: – 52 HE entsprechend einem noch fetthaltigen Mark. **d** Vergrößerung in gleicher Schnittebene der rechten Tibia und Dichtemessung in dem größten hypodensen Areal: mittlere Dichte (MEAN) – 1027 HE, was einer strukturlosen Defektbildung entspricht.

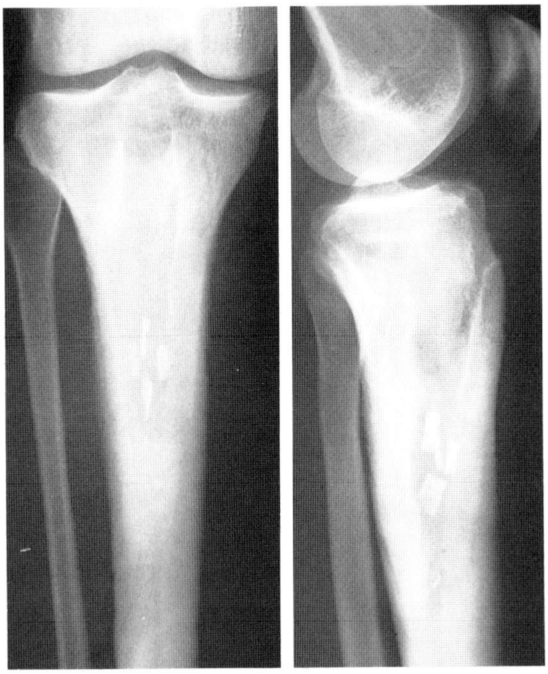

Abb. 14.**17a** b

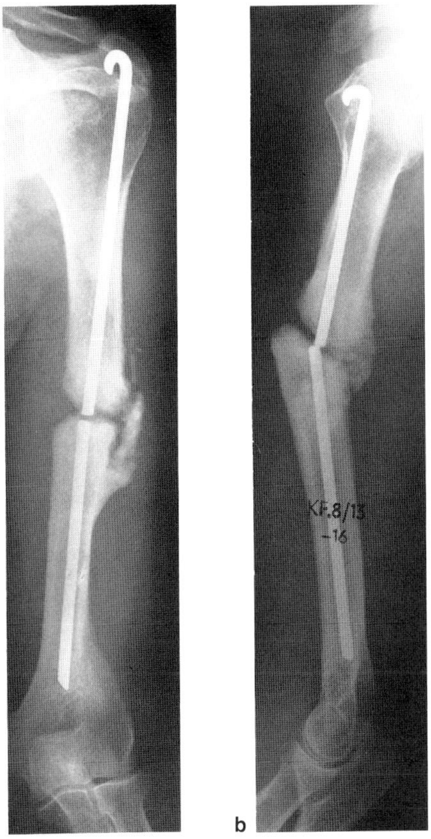

Abb. 14.**18a** b

Abb. 14.**17a–b** 30jähriger Mann, Küntscher-Nagel vor 4 Jahren nach konsolidierter Tibiafraktur entfernt. Durch Korrosion erfolgte Metallabblätterung, nach Nagelentfernung im Markraum verblieben. Chronisch-entzündlich sklerosierende Reaktion des Knochens.

Abb. 14.**18a–b** 61jähriger Mann. Mit Rushnagel behandelte Oberarmfraktur. Bruch des Nagels, Pseudarthrose. Nach Entfernung des Nagels und Plattenosteosynthese knöcherne Konsolidierung.

Abb. 14.**19** 75jährige Frau, bemerkte beim Einsteigen in den Zug ein Krachen im linken Schenkelhals. Metallermüdungsbruch ein Jahr nach Osteosynthese. Schenkelhalsfraktur nicht knöchern konsolidiert.

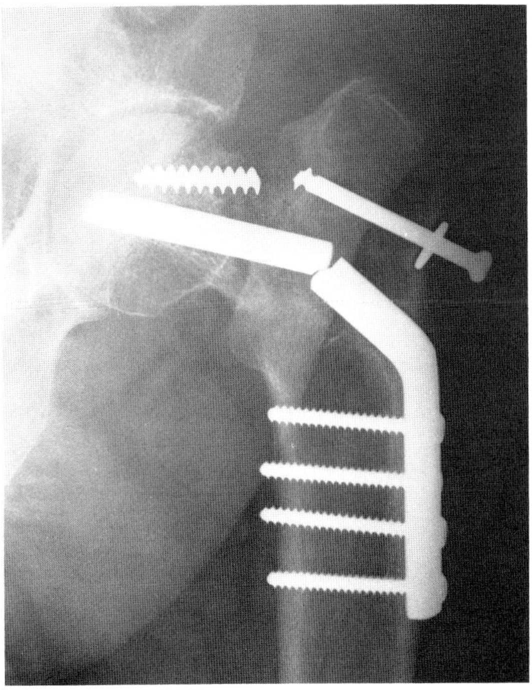

Abb. 14.**19**

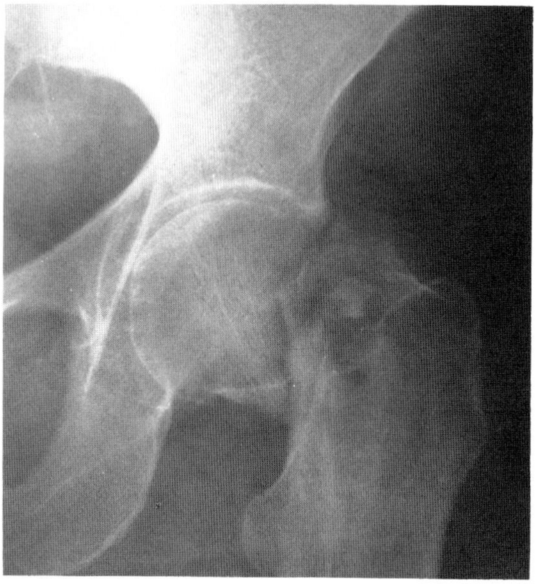

Abb. 14.**20 a**

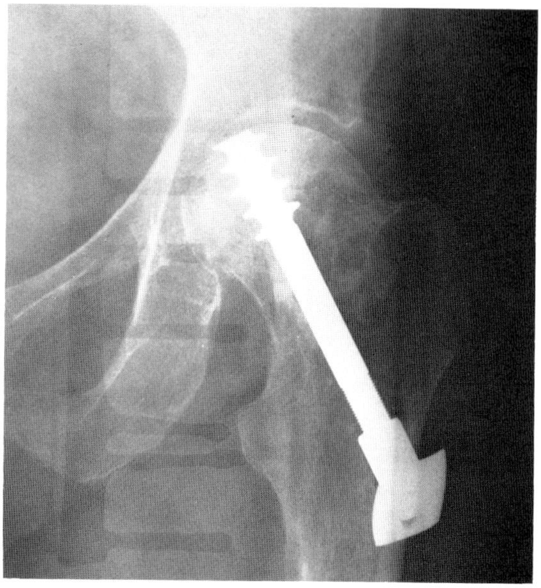

b

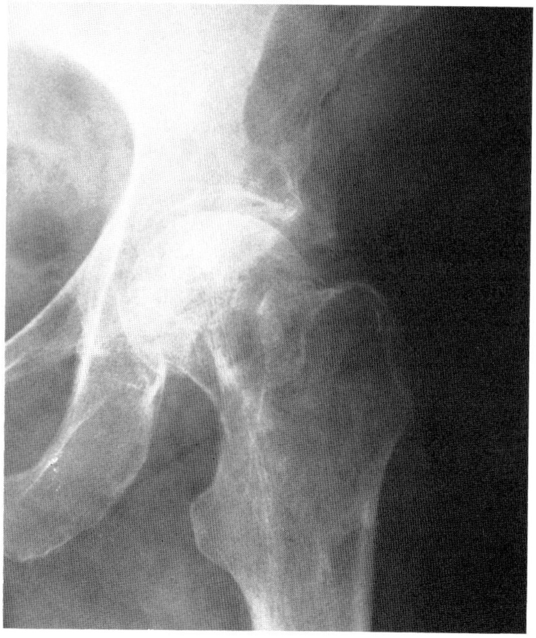

c

Abb. 14.**20** 65jährige Frau. Posttraumatische Femurkopfnekrose. **a** Mediale Schenkelhalsfraktur. **b** 5 Monate nach Osteosynthese mit Zugschraube. Relative Verdichtung eines kappenförmigen Bezirkes. **c** 6 Monate nach Fraktur deutliche Demarkierung. Stufenbildung und Verschiebung des nekrotischen Teils. **d–e** 9–17 Monate nach Fraktur weitere Zunahme der Abstoßung und resorptiver Vorgänge.

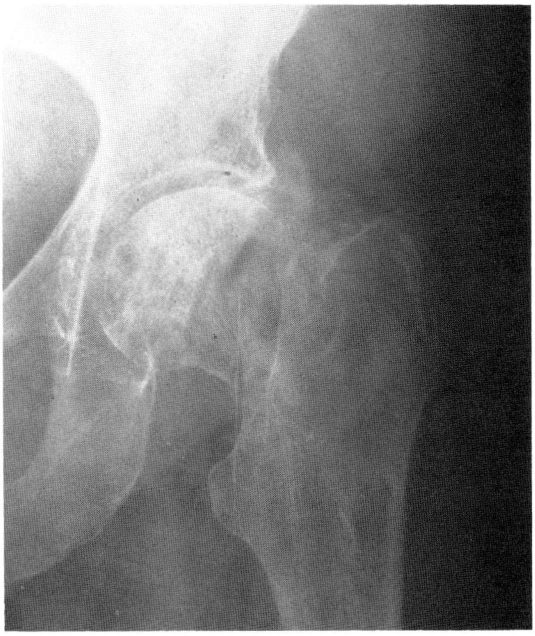

Abb. 14.**20 d**

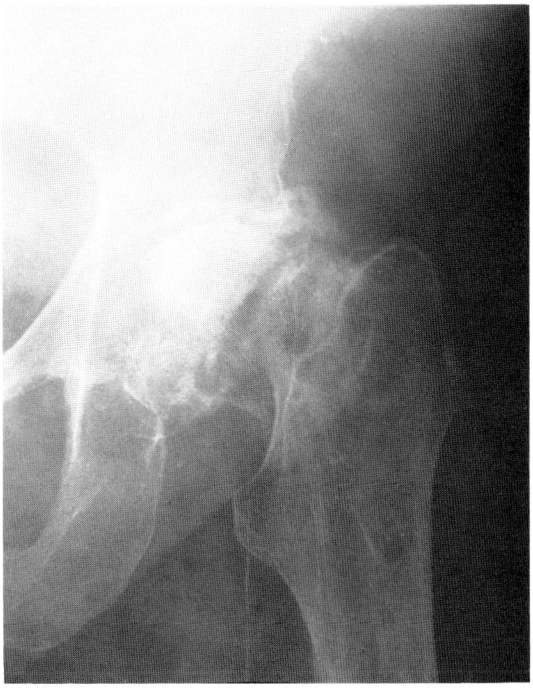

e

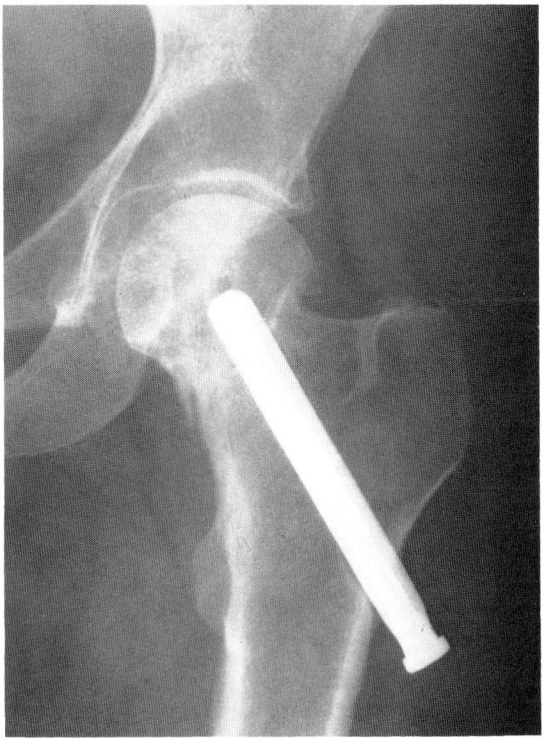

a

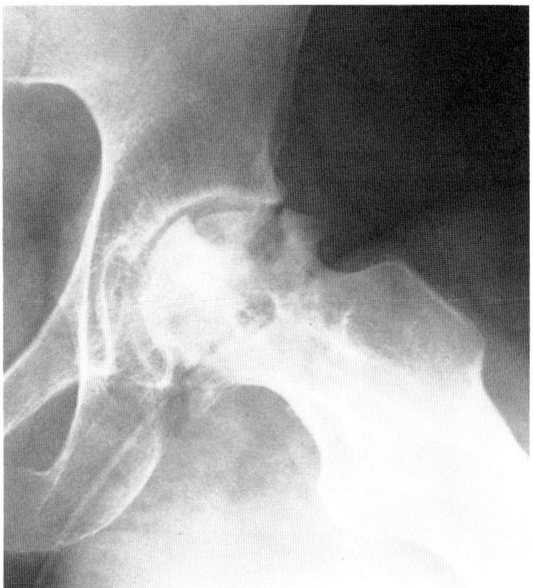

b

Abb. 14.**21 a–b** 48jährige Frau. Spätnekrose des linken Femurkopfes. Schenkelhalsnagel nach einem Jahr entfernt, Fraktur röntgenologisch konsolidiert. Nach fast 4 Jahren klinisch und röntgenologisch Kopfnekrose. Beginn der Nekrose schätzungsweise 3 Jahre nach der Fraktur.

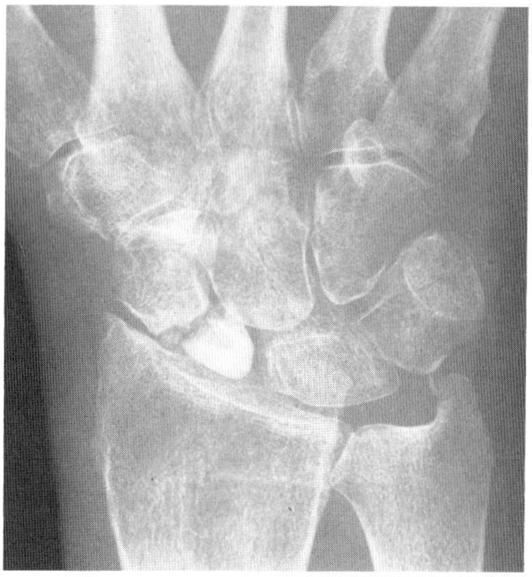

Abb. 14.**22** 43jähriger Mann. Posttraumatische aseptische Nekrose des proximalen Kahnbeinfragmentes 3 Monate nach der Fraktur (Kahnbeinfraktur, Fraktur des Radius und Processus styloideus ulnae).

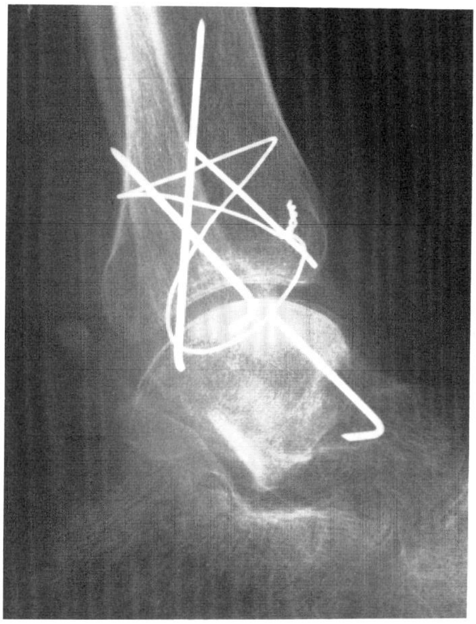

Abb. 14.**23** 20jähriger Mann, Sturz von 2 m hohem Gerüst. Beginnende Nekrose der Talusrolle 4 Monate nach Talusfraktur und Luxationsfraktur des oberen Sprunggelenkes. Relative Verdichtung des nekrotischen Teiles.

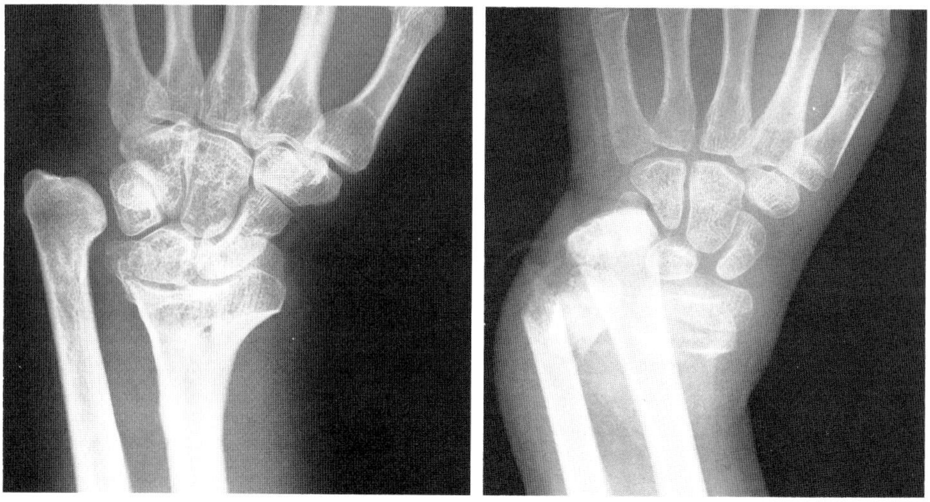

a **b**

Abb. 14.**24** 28jährige Frau. **a** Schwere Deformierung durch Verkürzung des Radius nach offener Fraktur und Epiphysenläsion im Alter von 8 Jahren. **b** Unfallbild 20 Jahre vorher.

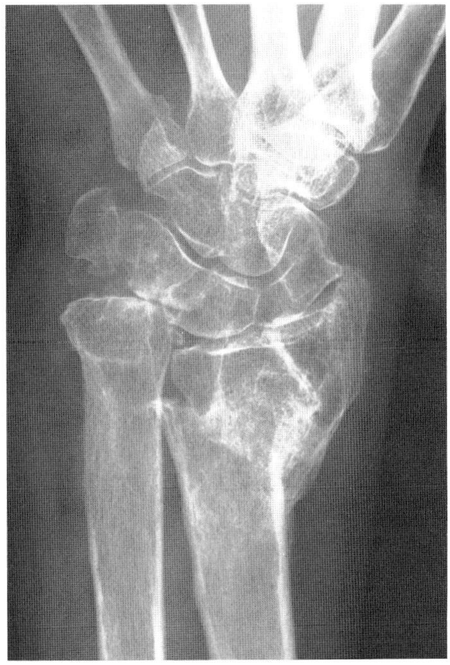

Abb. 14.**25** 65jähriger Mann. Posttraumatische Arthrosis deformans nach Radiusfraktur mit Gelenkbeteiligung.

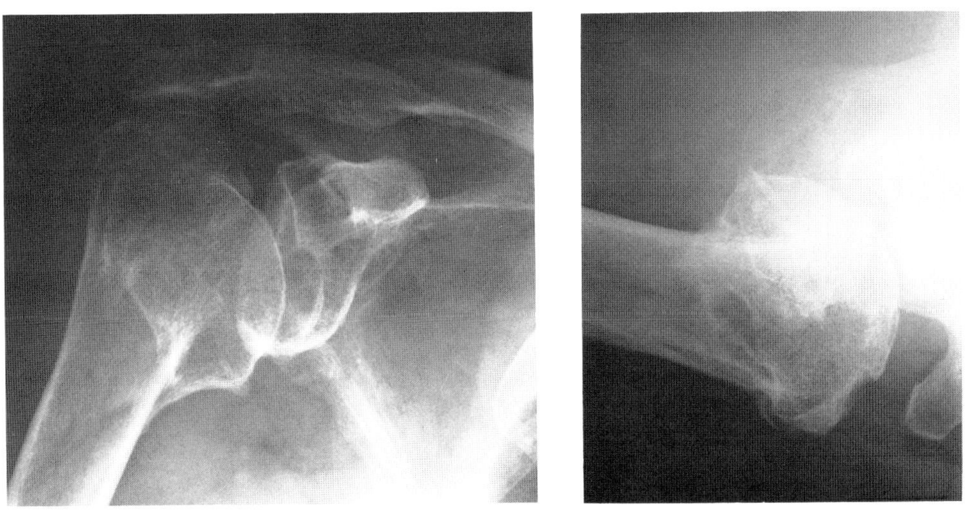

a **b**

Abb. 14.**26a–b** Posttraumatische Arthrosis deformans im rechten Schultergelenk nach Oberarmhalsfraktur. Der Zusammenhang zwischen der Dislokation des Oberarmkopfes und der Pfannendeformierung ist augenscheinlich.

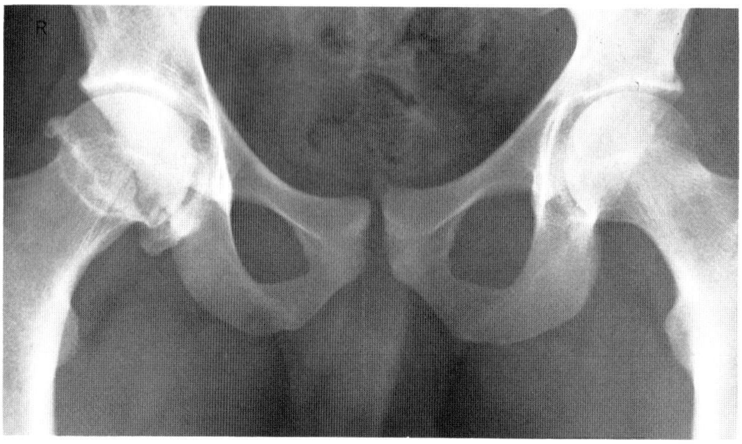

a

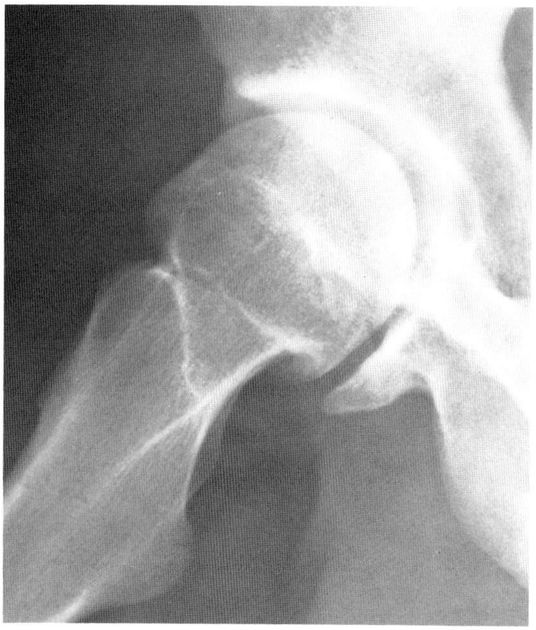

b

Abb. 14.**27a–b** 21jähriger Mann. Durch Wachstumsstörung ist das rechte Sitz- und Schambein etwas kleiner geblieben. Schwere Arthrosis deformans des rechten Hüftgelenkes 5 Jahre nach Hüftgelenkluxation rechts bei Arbeitsunfall.

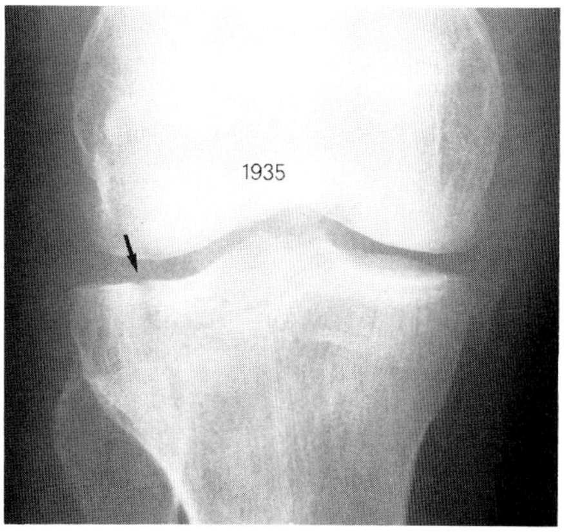

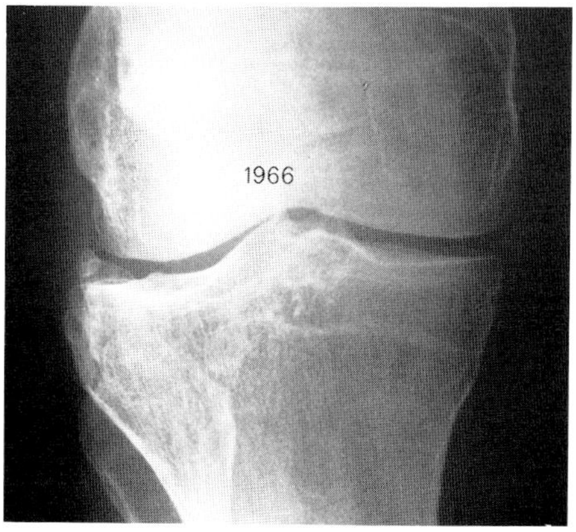

a b

Abb. 14.**28a–b** Posttraumatische Arthosis deformans nach Tibiakopffraktur ohne wesentliche Dislokation.

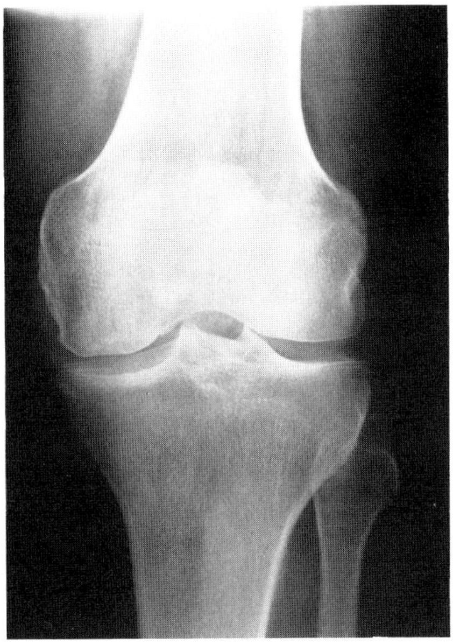

a

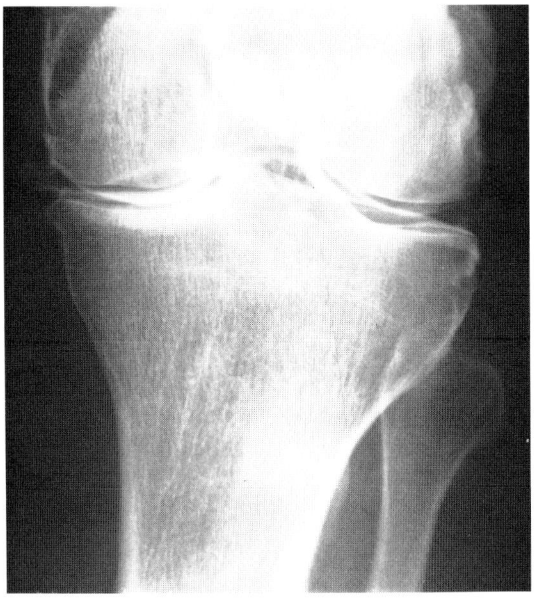

b

Abb. 14.**29** Meniskusschädigung durch Kniegelenkdistorsion. **a** Nativbild: Rauber-Zeichen (Konsole unterhalb der Gelenkflächenhöhe) und deutliches Jonasch-Zeichen (Aufhellungszone und Verdichtung der Kortikalis in der medialen Tibiakopfecke). **b** Arthrogramm: Riß des medialen Meniskus.

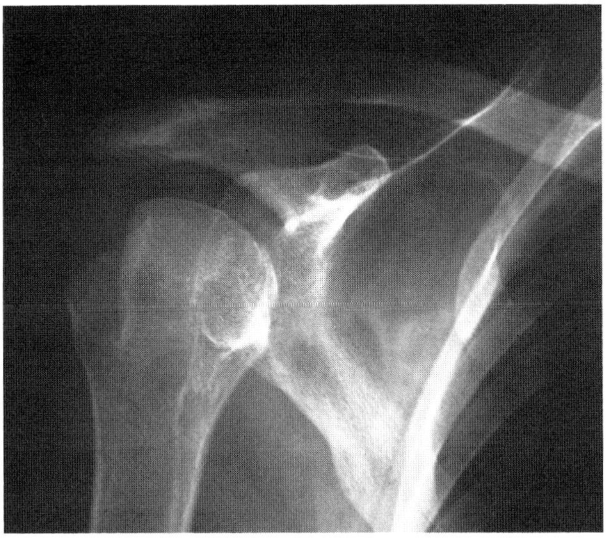

Abb. 14.**30** 65jährige Frau. Zahlreiche Schulterluxationen aus geringfügigem Anlaß. Rechte Schulter a.-p. nach Reposition: Tiefstand des Oberarmkopfes im Gelenk (schlaffe Kapsel). Sehr ausgeprägte Hermodsson-Furche.

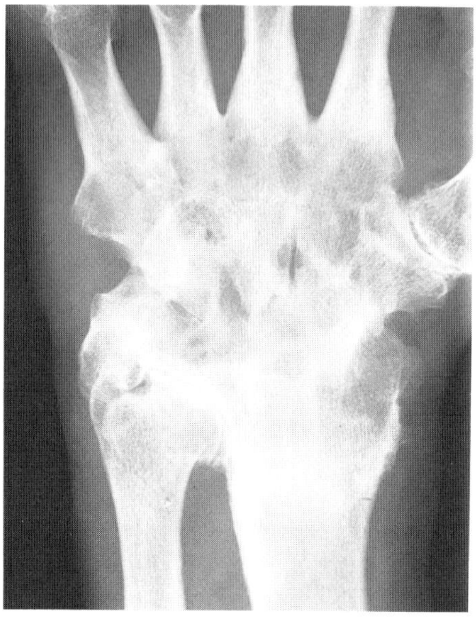

Abb. 14.**31** 85jähriger Mann. Ossäre Versteifung der Handwurzel einschließlich des Radiokarpalgelenkes und der Karpometakarpalgelenke nach Schußverletzung im 1. Weltkrieg. Rezidivierende Fistelungen.

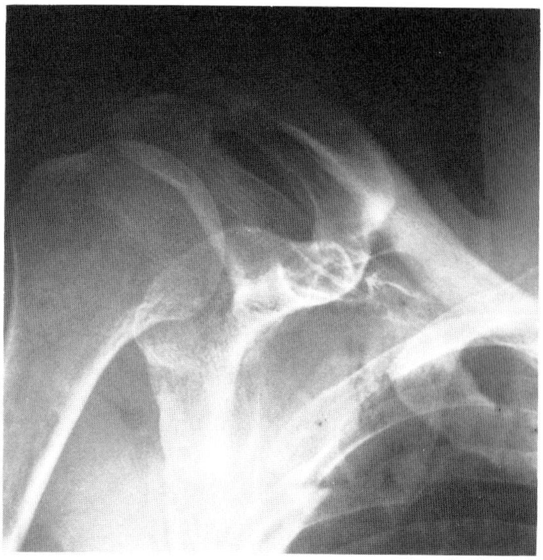

Abb. 14.**32** 44jähriger Mann. Verknöcherung im Verlauf des Lig. coracoclaviculare nach Dislokation des Akromioklavikulargelenkes. Alte Frakturen der 3. und 4. Rippe rechts.

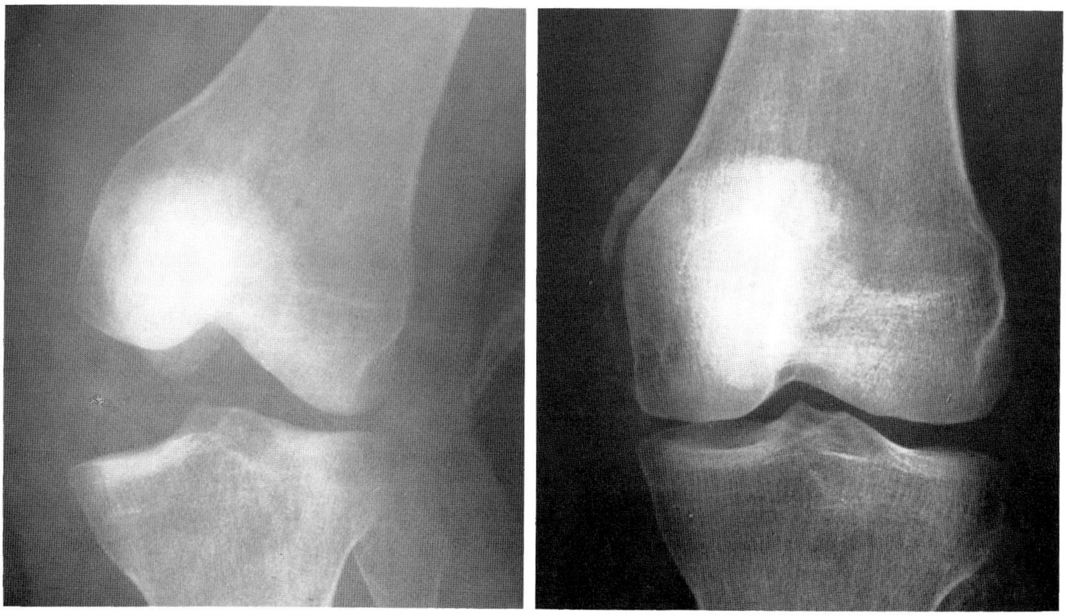

a **b**

Abb. 14.**33** 35jährige Frau. Köhler-Stieda-Pellegrini-Schatten und Verkalkungen im medialen Bandverlauf nach Riß des medialen Seitenbandes bei Schiunfall. **a** Unfallbild: »gehaltene« Aufnahme mit weit aufgeklapptem medialem Gelenkspalt. **b** 2 Jahre nach dem Unfall.

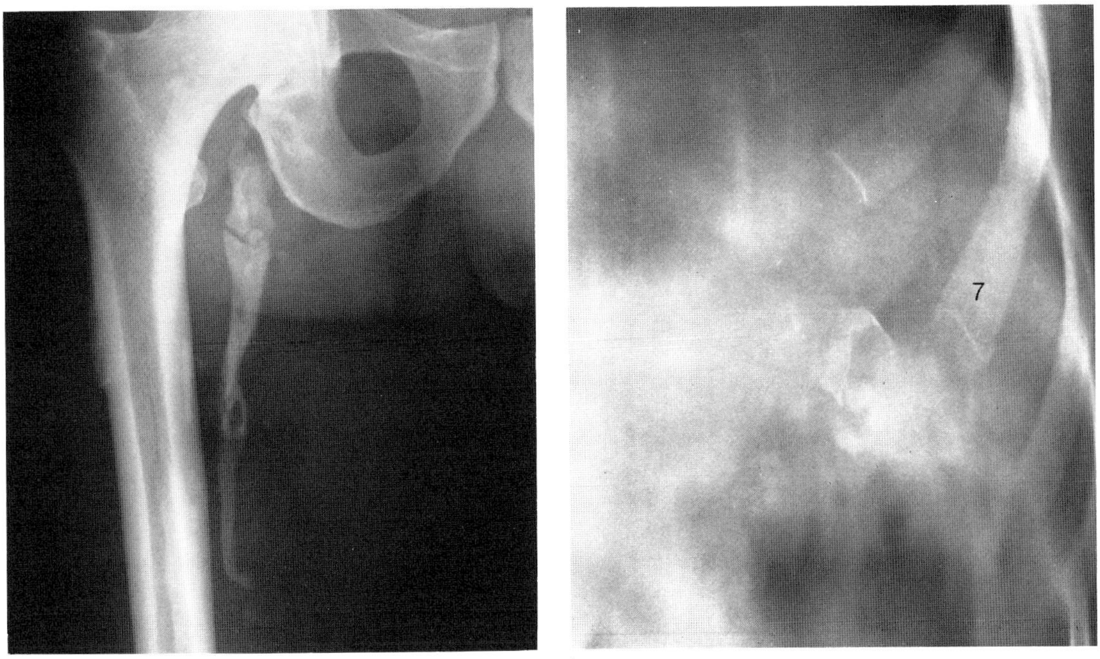

a b

Abb. 14.**34 a** Posttraumatische Myositis ossificans in der Adduktorenmuskulatur. **b** 35jährige Frau. Wegen Tumors an der vorderen Brustwand links zur Operation eingewiesen. Schichtaufnahmen: Verknöcherung im vorderen knorpeligen Anteil der 7. Rippe links nach Fraktur. Kein Tumor (operativ und histologisch bestätigt).

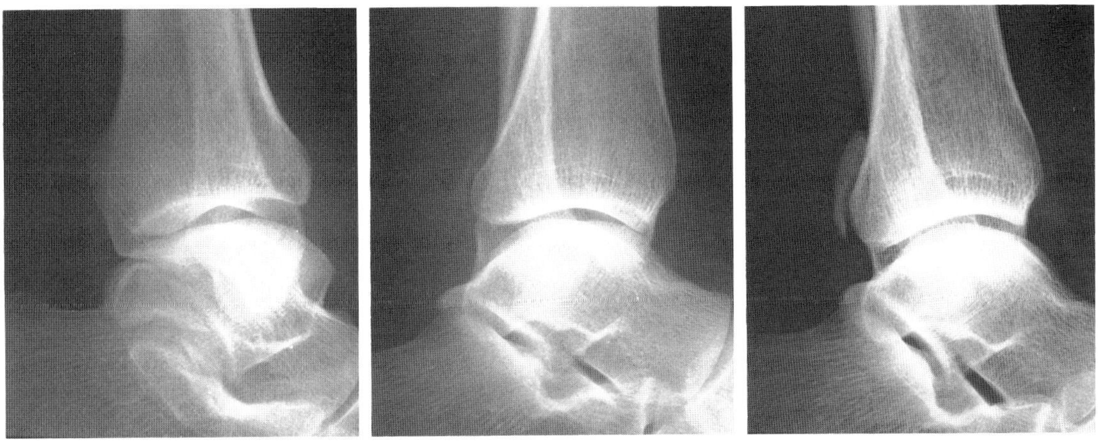

a b c

Abb. 14.**35** 65jähriger Mann. Entwicklung einer posttraumatischen Weichteilverknöcherung über der distalen dorsalen Tibiakante: **a** Unfallbild, **b** nach einem Monat, **c** nach 6 Monaten.

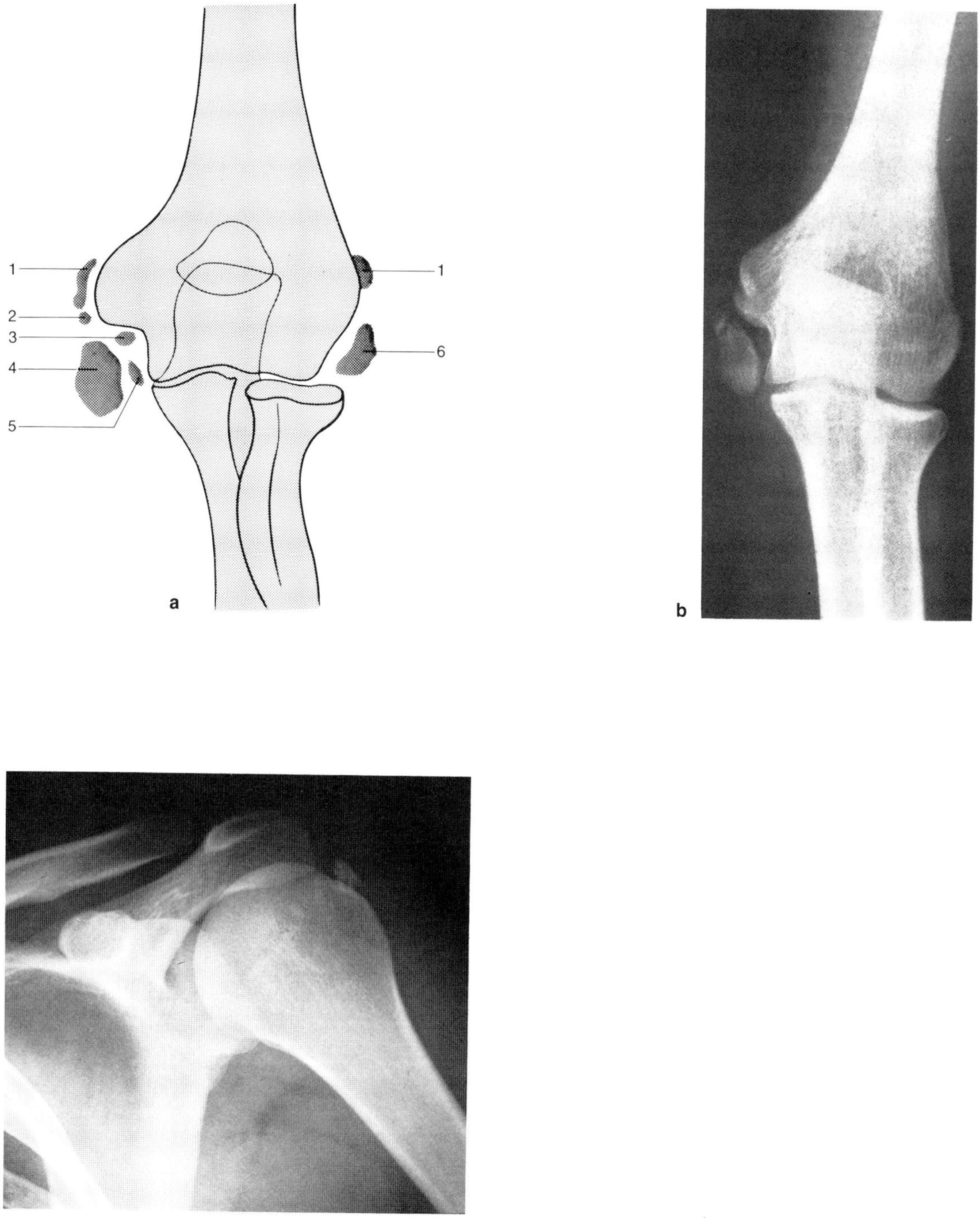

Abb. 14.**36a–b** Posttraumatische periartikuläre Kalkschatten und Knochenschatten am Ellbogen. **a** 1 = Weichteilverkalkung, 2 = Apophysis persistens, 3 = Periarthritis calcarea, 4 = Apophysis post trauma persistens, 5 = Defragmentum, 6 = posttraumatische Hämatomverkalkung. **b** Posttraumatisch persistierende Apophyse (aus: *Z. Bánki:* Fortschr. Röntgenstr. 101 [1964] 501). **c** 22jährige Frau, Schulterprellung vor 1 Monat. Posttraumatische Periarthritis humeroscapularis, als Peritendinitis calcarea auch in der Umgebung anderer Gelenke bekannt.

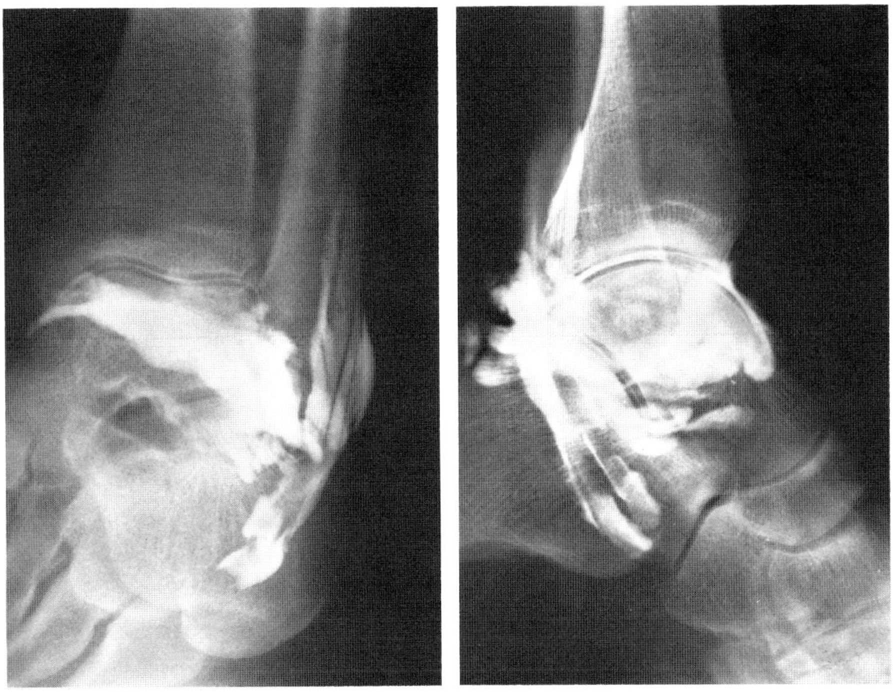

a b

Abb. 14.**37 a–b** 28jähriger Mann. Distorsion des linken Sprunggelenkes vor 7 Monaten. Damals röntgenologisch einschließlich gehaltener Aufnahme kein pathologischer Befund. Gelenk nicht belastungsfähig. Arthrographie: **a** Zielaufnahmen a.-p. und **b** seitlich aus der Aufnahmeserie: Kontrastfüllung der Sehnenscheiden der Mm. fibularis longus und brevis. Kontrastfüllung um den lateralen Knöchel. Ruptur der Ligg. talofibulare anterius und calcaneofibulare. Ligg. tibiofibulare und deltoideum intakt.

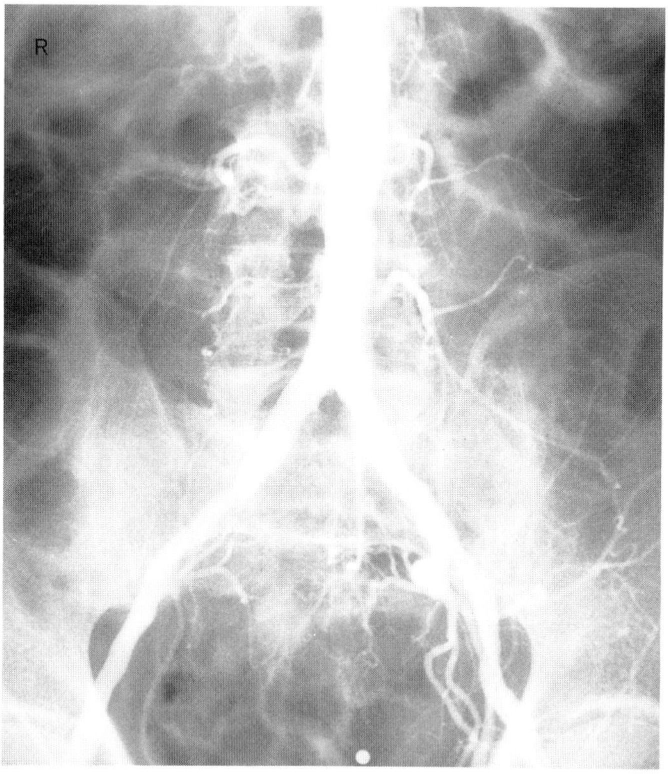

a

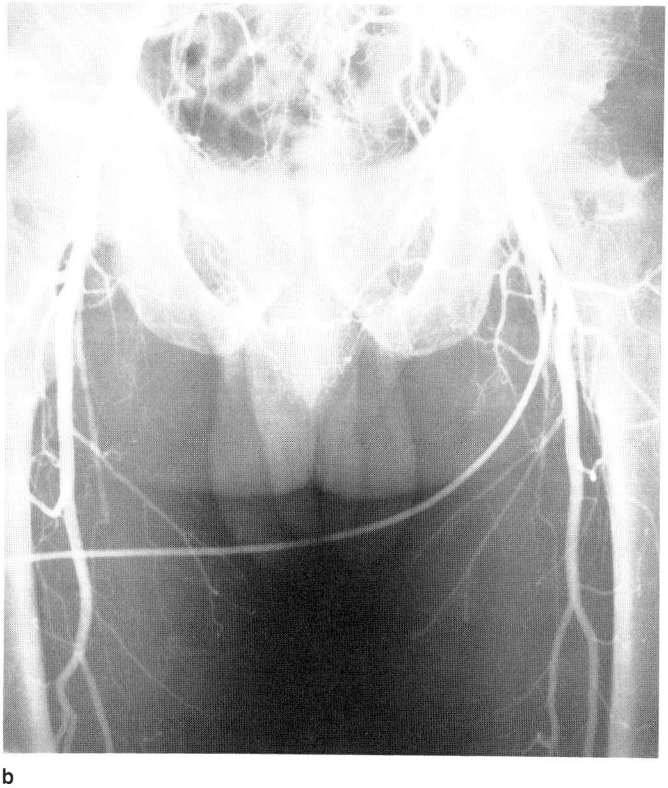

b

Abb. 14.**38 a–f** 54jähriger Mann. Unterbrechung der linken A. tibialis posterior und obliterative Einengung des Restgefäßes im Zusammenhang mit Schußbruch des Wadenbeines vor 27 Jahren. Daneben gut kompensierte arterielle Verschlußkrankheit vom Becken- und Femoralistyp. Metallsplitter im Verlauf der A. tibialis posterior links (**e**).

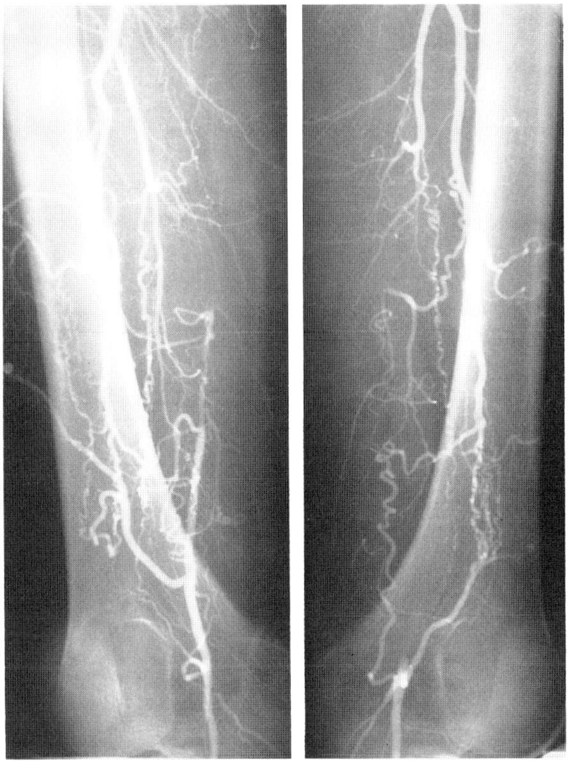

Abb. 14.**38c**

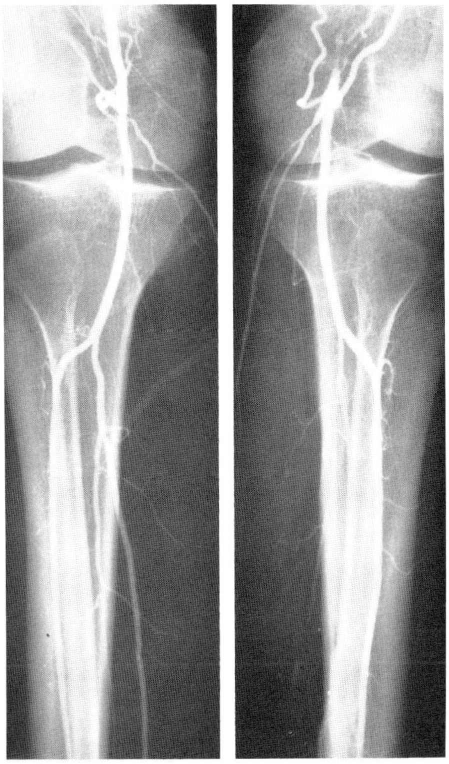

d

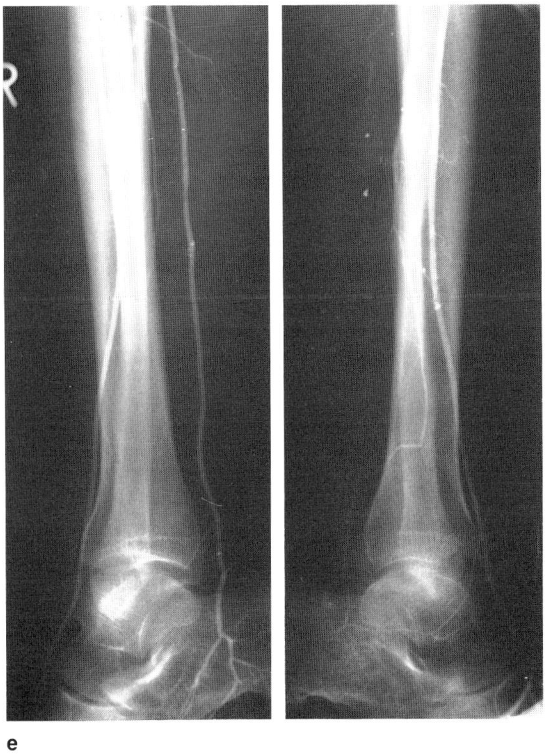

e

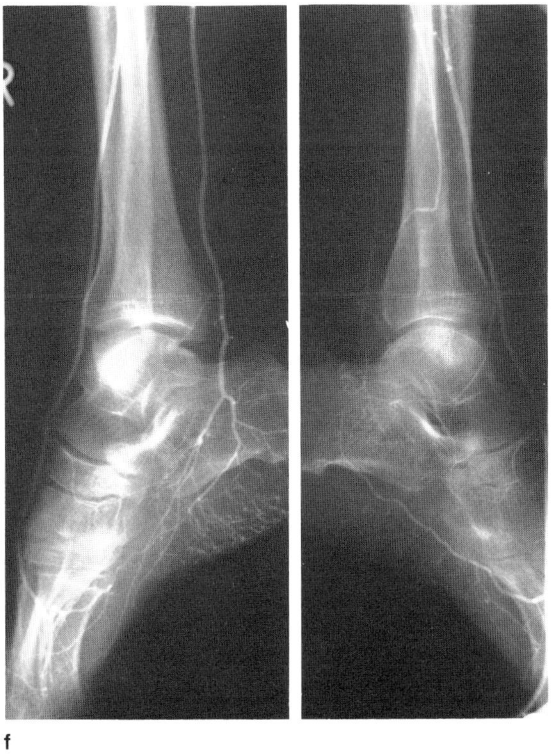

f

Innere Organe und innere Gewebe

Am Thorax hinterlassen Traumen mit Beteiligung der Rippen und der Pleura mehr oder weniger ausgeprägte Deformierungen des knöchernen Thorax und Verschwielungen der Pleura (Abb. 14.**39**). Empyem, Abszeß, chronische Pneumonie oder fibröse Induration sind weitere röntgenologisch zu diagnostizierende Spätschäden (Abb. 14.**40** u. 14.**41**). Als Folge einer unbehandelten Bronchusruptur findet man nach vorübergehendem Pneumothorax eine ausgedehnte Atelektase (Abb. 8.**21**). Auch Zwerchfellrupturen oder -hernien werden oft erst spät nach dem verursachenden Trauma entdeckt (Abb. 14.**42**, vgl. Abb. 8.**24**), desgleichen traumatische Lungenzysten. Ösophago-Tracheal-Fisteln sind als Komplikation nach stumpfem Thoraxtrauma beschrieben (HEBERER u. CASTRUP 1965).

Ein posttraumatisch auftretender chylöser Pleuraerguß weist auf eine Verletzung des Ductus thoracicus hin. Der Erguß ist bei Läsion des Duktus im unteren Bereich rechts, im oberen Bereich links lokalisiert.

Außerordentlich selten ist die nach Brustwandfraktur beschriebene Brustwandhernie (SCHWACKE 1976).

Als Folgen einer traumatischen Herzschädigung werden Umformung und Vergrößerung des Herzschattens durch hämodynamische Auswirkung von Klappen-, Muskel- oder Septumverletzung beobachtet. Eine seltene Komplikation ist das traumatische Herzwandaneurysma (vgl. Kap. 8). Dabei ist zu berücksichtigen, daß traumatische Spätschäden des Herzens sehr selten sind im Gegensatz zu den degenerativen Leiden mit ähnlicher Symptomatologie. Wenn keine kardiologische Untersuchung und Verlaufsbeobachtung unmittelbar nach dem Trauma erfolgt ist, läßt sich nach stumpfer Verletzung die Wahrscheinlichkeit einer traumatischen Herzschädigung nur unsicher beurteilen (ROSENKRANZ 1969).

Einen außerordentlich wichtigen Beitrag leistet die Röntgenaufnahme zur Diagnostik direkter und indirekter pulmonaler Komplikationen. Im Zusammenhang mit der Entwicklung der Intensivbehandlung sind hier wichtige neue Erkenntnisse gewonnen worden. Grundlage der Röntgendiagnostik pulmonaler Komplikationen sind gute und hinsichtlich Einstellung und Belichtung vergleichbare sogenannte transportable Lungenaufnahmen (Bettaufnahmen). Es empfiehlt sich, besonders in eiligen und schwierigen Fällen, für solche Aufnahmen eine darin erfahrene Röntgenassistentin einzusetzen.

Beim Tetanus sind Störungen der Atmung oft durch Atelektasen bzw. rezidivierende Atelektasen bedingt (Abb. 14.**43**). Vorwiegend solitäre, segmentär angeordnete Lungenverschattungen lassen an eine posttraumatische Lungenembolie denken. Die hohe Embolierate bei Traumatisierten (nach ELERT u. SATTER 1981 8–14%) ist wenig bekannt.

Ausgedehnte Infiltrationen unterschiedlicher Dichte und Größe findet man bei massiver Fettembolie (vgl. Abb. 8.**19**). Mehr herdförmige, grobfleckige, konfluierende Infiltrate weisen auf entzündliche Lungenveränderungen hin, wie sie vorwiegend umschrieben durch Aspiration, in diffuser Verteilung durch Sepsis verursacht werden (Abb. 14.**44a**). Zwischen Infiltrationen bei bakterieller Sepsis und solchen bei Kandidasepsis, die durch antibiotische Therapie, Immunosuppression und Kortisonbehandlung begünstigt wird, ist jedoch röntgenologisch keine sichere Unterscheidung möglich.

Der Einfluß traumatogener gefäßaktiver Stoffe, Blutverlust und Störungen der Mikrozirkulation der peripheren Lungenstrombahn führen zu ödemartigen Lungenverschattungen, die man nach den Erfahrungen des vergangenen Jahrzehnts als Röntgensymptome einer Schocklunge ansieht (Abb. 14.**44b**) (MJLLS 1968, MITTERMAYER u. Mitarb. 1970, VOGEL 1972, BIRZLE u. Mitarb. 1973, KAERNBACH 1975).

Nach stumpfen Bauchtraumen kommt es in ca. 10% zu Komplikationen, deren Ursache in nicht erkannten und bei der Unfalluntersuchung auch meist nicht erkennbaren Läsionen der inneren Strukturen liegt. Eine Frühkomplikation ist die durch reine Schleimhautschädigung des Darmes bedingte Nekrose, bei deren Abstoßung es zu Blutungen kommen kann. Röntgenologisch ist erst die sich daraus entwickelnde Narbenstenose nachweisbar. Früher oder später kann auf dem Boden einer inkompletten Ruptur ein Abszeß entstehen, der häufig subphrenisch lokalisiert ist (Abb. 14.**45**). Als Seltenheit darf eine Abszeßbildung in der Bursa omentalis nach Pankreasruptur (BÜCHELER u. Mitarb. 1967) oder Milzruptur (Abb. 14.**46**) gelten. Die häufigste Spätkomplikation ist die Passagebehinderung durch Adhäsionen als Folge von Serosaläsionen oder Peritonitis durch Austritt von Blut, Galle, Pankreassaft oder Darminhalt in die Bauchhöhle. Bei der Röntgendurchleuchtung mit Kontrastbrei ist die mangelhafte oder fehlende Verschieblichkeit von Darmschlingen zu beobachten. Sehr ausgedehnte Adhäsionen können, ebenso wie Narbenstenosen aufgrund von Schleimhaut- oder Gefäßschädigung, zu Subileus oder Ileus führen. Die in parenchymatösen Bauchorganen vorkommenden posttraumatischen Zysten sind im Röntgenbild direkt erkennbar, wenn sie Wandverkalkungen aufweisen, wie das bei Milzzysten am häufigsten der Fall ist. Pankreaszysten machen sich durch Verlagerung und Impression des Magens von dorsal her bemerkbar (vgl. Abb. 9.**20**). Der Nachweis posttraumatischer Zysten ist heute zweifellos eine Domäne der Sonographie und der Computertomographie (vgl. Abb. 9.**9c** u. 9.**21c**), während zur Abklärung von Traumafolgen am Verdauungstrakt die Röntgenuntersuchung weiterhin maßgeblich ist. Fistelbildungen am Abdomen entstehen hauptsächlich nach retroperitonealen Duodenalverletzungen. Hier ist die röntgenologische Fisteldarstellung mit einem wasserlöslichen sterilen Kontrastmittel angezeigt (Abb. 14.**47**). Naturgemäß bilden sich Fisteln öfters als Folge penetrierender Verletzungen.

Nach Nierentraumen ist bei konservativer Behandlung in etwa 20% mit den folgenden Komplikationen zu rechnen (nach Rutishauser): Hydronephrosen, Urinome, Steine, Zysten, Abszesse, chronische Infekte, Hochdruck. In ca. 5% der Fälle wird eine sekundäre Nephrektomie erforderlich. Bei doppelseitiger Läsion und chronischer Niereninsuffizienz entwickelt sich eine Hyperurikämie mit sekundärer Gicht. Zur Abklärung dieser Traumafolgen ist oft der Einsatz von Röntgen, Sonographie, CT, Nuklearmedizin und Angiographie notwendig. In der diagnostischen Reihenfolge sollte das Infusionsurogramm ganz vorne rangieren. Nuklearmedizinische Methoden sind besonders zur gutachterlichen Beurteilung verbliebener Funktionsstörungen geeignet (Utech u. Mitarb. 1982).

Urethrastenosen kommen nach Beckenverletzungen, hauptsächlich nach vorderen Beckenringfrakturen, vor (Abb. 14.**8**). Urethra, Blase und Rektum sind durch Folgen von Fremdkörperverletzungen und iatrogenen Läsionen besonders gefährdet (vgl. Kap. 10).

Als Ursache lebensbedrohender Spätfolgen hat sich die Speicherung des radioaktiven Kontrastmittels Thorotrast herausgestellt. Seine Ablagerung in inneren Organen führt in der Leber nach einer Latenzzeit von ca. 10 Jahren zu Zirrhose mit deren Folgen, nach ca. 20 Jahren zur Entwicklung maligner Tumoren (häufig Hämangiosarkome). Die Speicherung im ganzen RES kann zu malignen Blutkrankheiten Anlaß geben. Die Instillation in Nebenhöhlen, bei retrograder Pyelographie oder die paravasale Injektion haben in vielen Fällen die Bildung von Thorotrastomen und Sarkomen oder Karzinomen verursacht (Abb. 14.**48**), (Literatur bei Wenz 1965; Wegener u. Mitarb. 1971). Dieser, jetzt weitgehend historische Irrtum sollte aber als Warnung in Erinnerung bleiben.

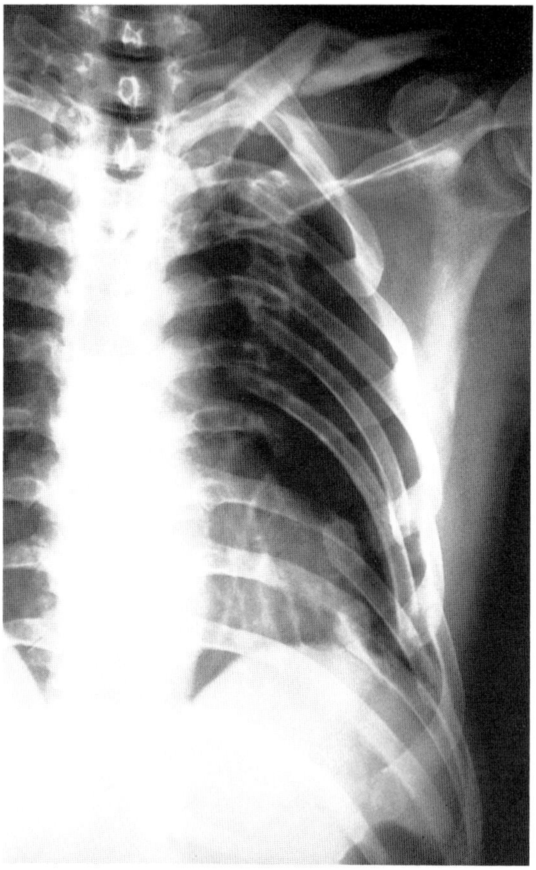

Abb. 14.**39** 46jähriger Mann. Deformierung der linken Thoraxseite 4 Monate nach Brustwandfraktur. Keine sichtbaren Residuen eines großen Hämatopneumothorax und einer (operativ behobenen) Torsion des linken Unterlappens.

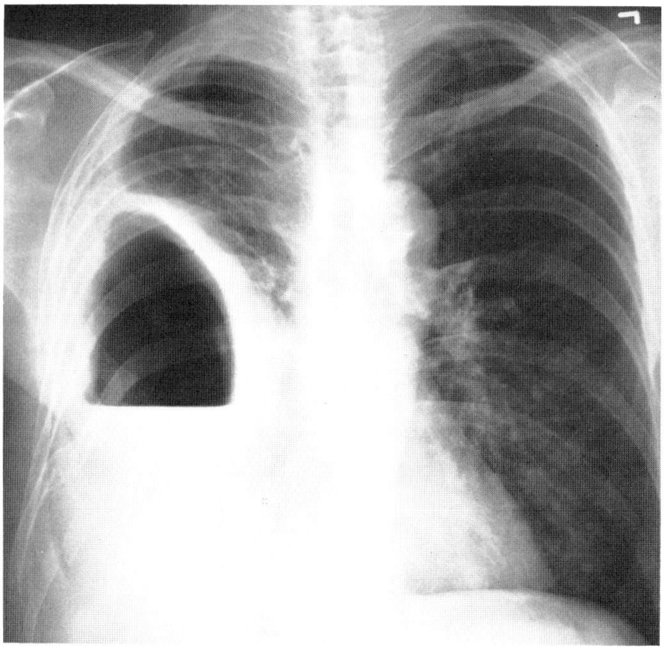

Abb. 14.**40** 59jähriger Mann. Pleuraempyem rechts als Spätkomplikation 2 Jahre nach Rippenserienfraktur.

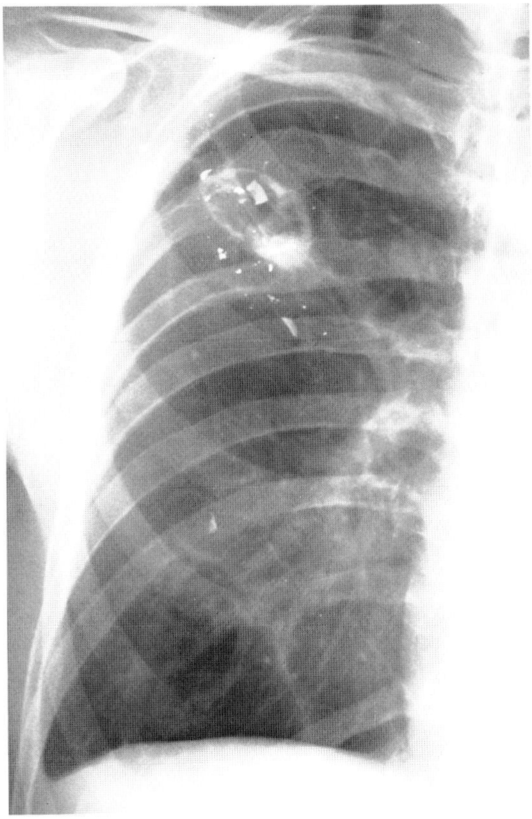

a

Abb. 14.**41** 40jähriger Mann. Chronischer Lungenabszeß im rechten Oberlappen, 20 Jahre nach Granatsplitterverletzung: **a** Übersicht, **b** Bronchogramm: Kontrastmittel in der Abszeßhöhle.

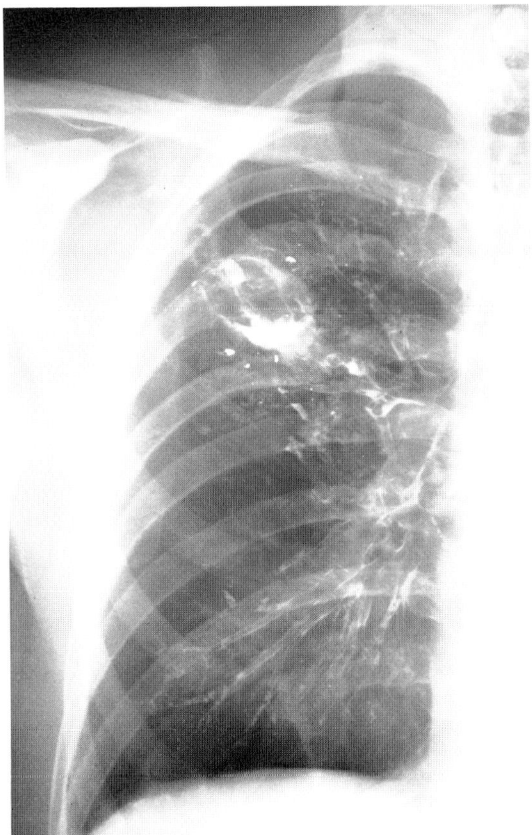

b

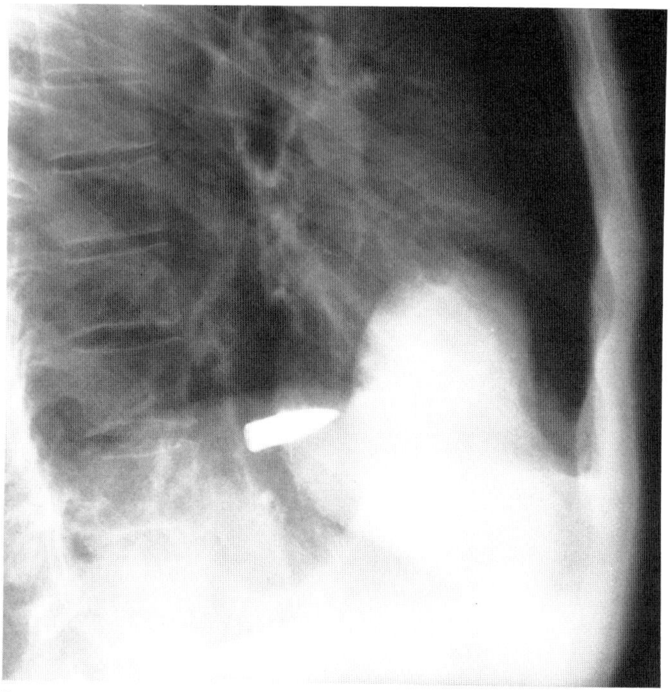

a

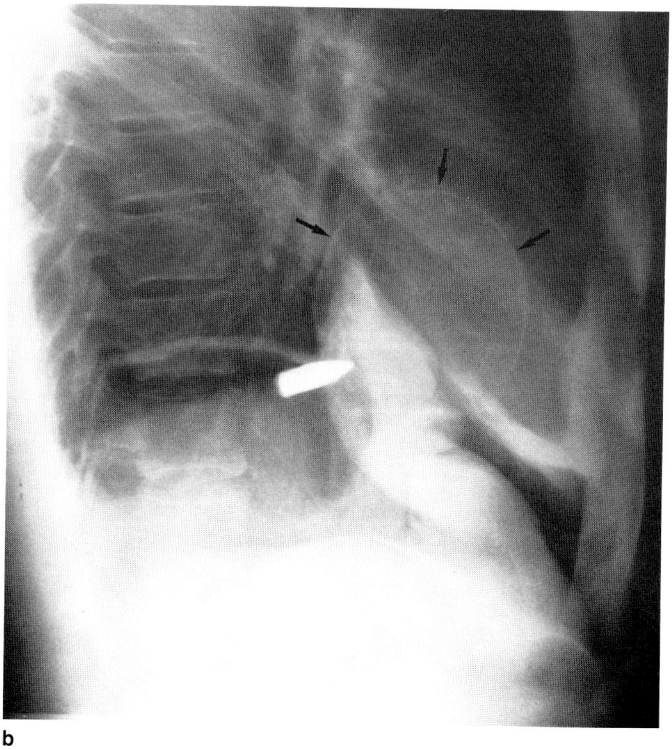

b

Abb. 14.**42** 41jähriger Mann. Traumatische Zwerchfellhernie (Hernia vera) mit pilzförmigem Leberprolaps, 16 Jahre nach Schußverletzung. Gewehrgeschoß im hinteren Mediastinum. **a** Übersichtsbild seitlich. **b** Pneumoperitoneum: Darstellung des peritonealen Bruchsackes.

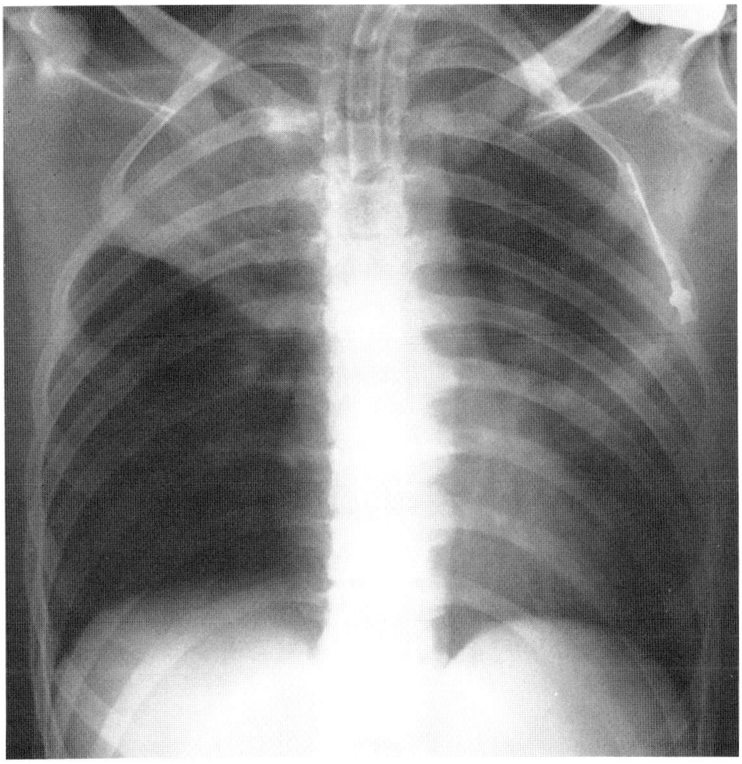

Abb. 14.**43** 16jähriger Junge. Rezidivierende Atelektasen bei Tetanus. Hier Atelektase des rechten Oberlappens und Teilatelektase im linken Mittelgeschoß.

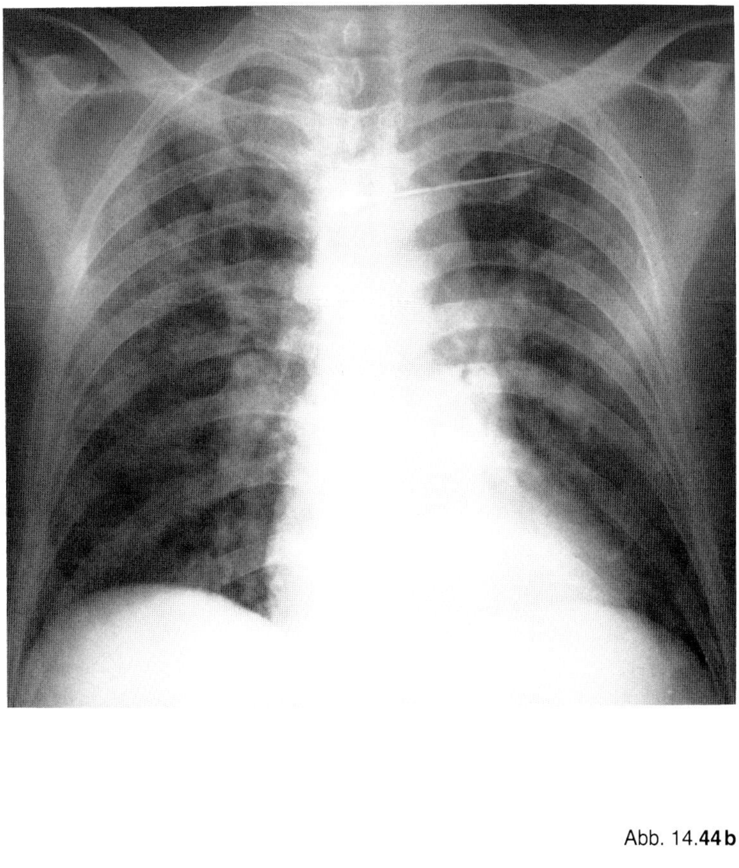

a

Abb. 14.**44a** 40jähriger Mann. Ausgedehnte Infiltrationen in beiden Lungen bei Soorsepsis nach Verbrennung und längerer antibiotischer Therapie. Nach Amphotericinbehandlung Rückbildung der Infiltrationen.

Abb. 14.**44b** ▶

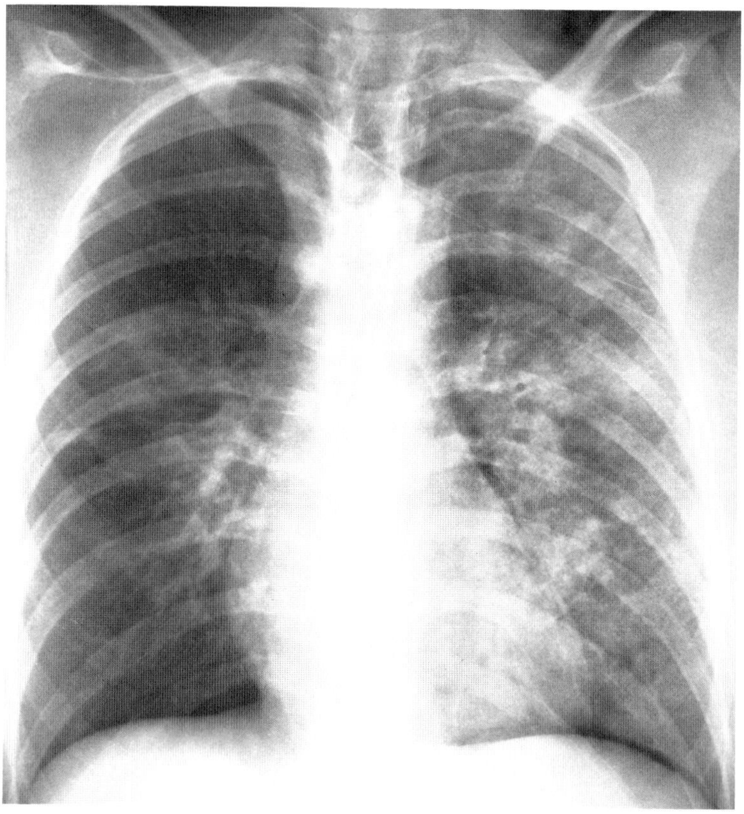

Abb. 14.**44b** 16jährige Patientin. Verkehrsunfall. Rippenserienfraktur links II–V dorsal, Leberruptur, Milzruptur, Mesenterialblutung, Darmwandblutungen am Kolon, keine Schädel-Hirn-Verletzung. Ausgedehnte ödemartige Lungenverschattungen links, geringe im rechten Mittelgeschoß. Schocklunge (autoptisch gesichert).

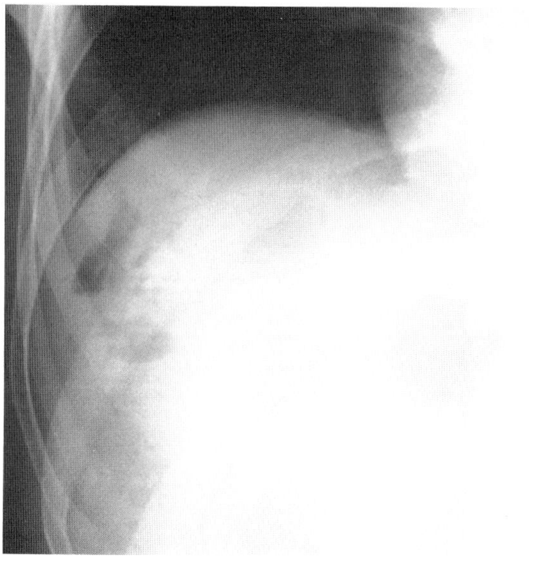

Abb. 14.**45** 26jähriger Mann. Subphrenischer Abszeß rechts, einige Wochen nach stumpfem Bauchtrauma mit verborgener Leberruptur.

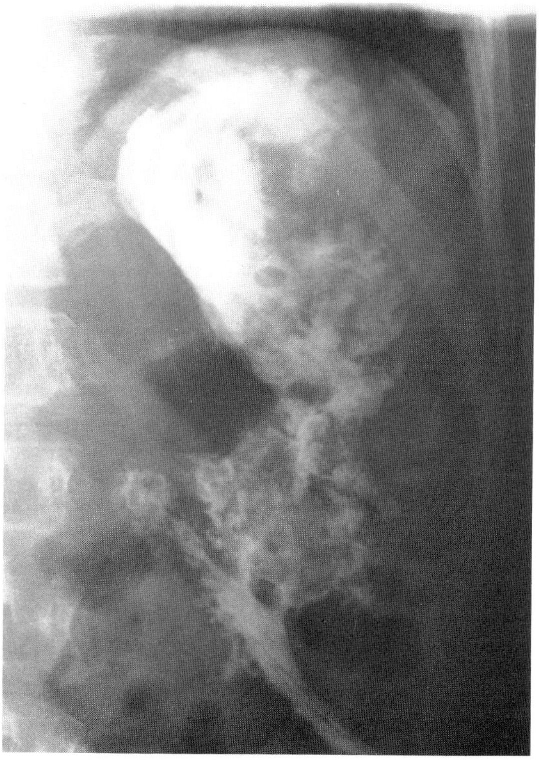

Abb. 14.**46**

Abb. 14.**46** 23jährige Frau, Mehrfachverletzung bei Verkehrsunfall (Thoraxkontusion mit Rippenserienfraktur, Pneumothorax rechts, Bauchtrauma mit Abriß der linken Niere am Hilus und Milzruptur, Frakturen des linken Oberarmes, der linken Skapula und des Schambeines links). Abszeßbildung in der Bursa omentalis im Zusammenhang mit Milzruptur. Fistelfüllung.

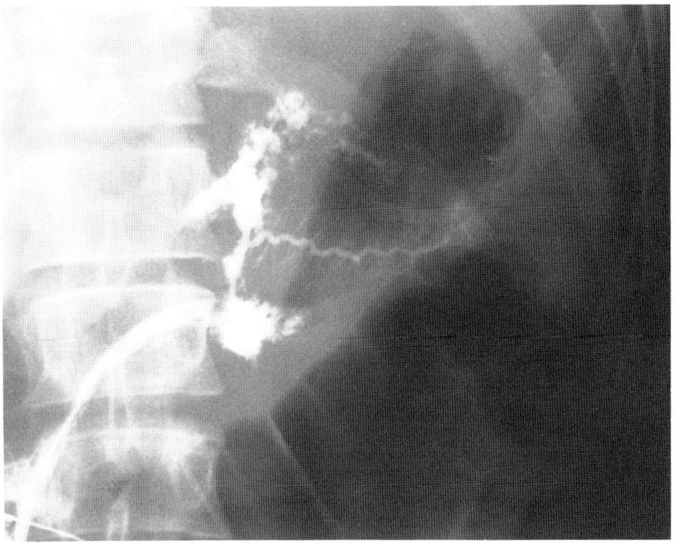

Abb. 14.**47** 21jähriger Mann. Zustand nach Pankreasruptur und Fistelbildung. Fistelfüllung mit Urografin: Darstellung des Pankreasganges.

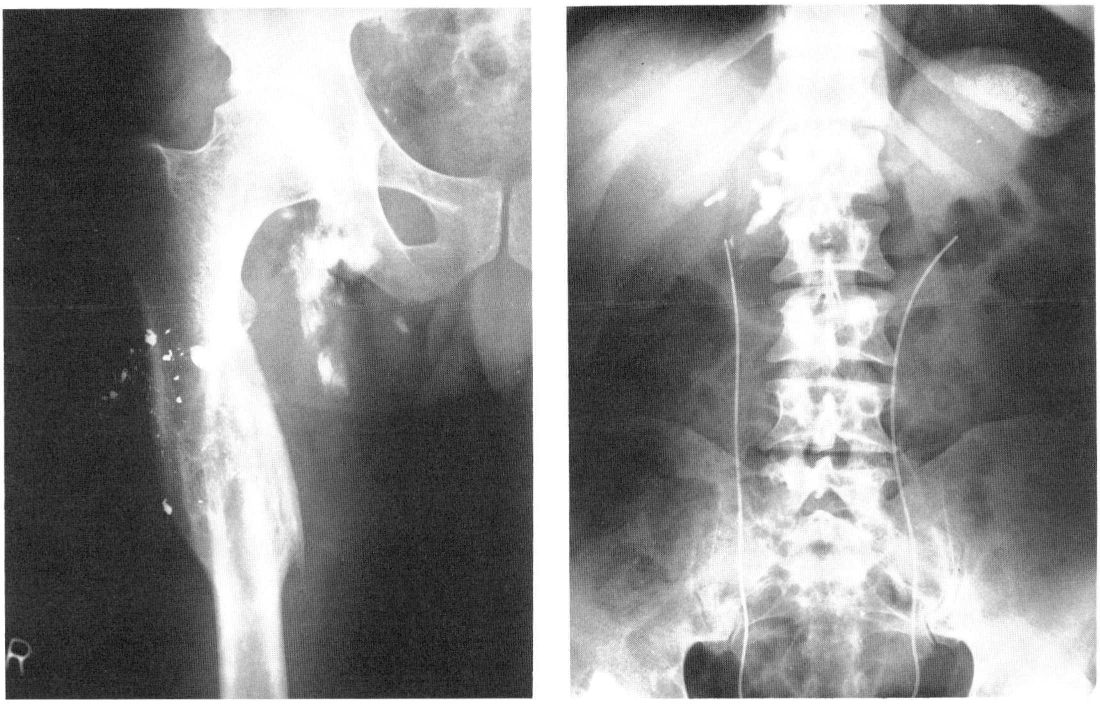

a **b**

Abb. 14.**48** 21jähriger Mann. **a** Thorotrastom in Höhe der Punktionsstelle, 12 Jahre nach Femoralisarteriographie. **b** Thorotrastspeicherung in der Milz und in den Lymphknoten des Leberhilus.

Grundsätze des röntgenologischen Gutachtenbefundes

In fast allen Fällen der Unfallbegutachtung erbringt eine gezielte Röntgenuntersuchung wertvolle Unterlagen für eine objektive Beurteilung. Dabei ist es immer ratsam, die früheren Unfallbilder und röntgenologischen Verlaufskontrollen mit heranzuziehen, auch wenn das bei Dutzenden von Röntgenbildern sehr mühsam ist.

Die Indikation zu einer bestimmten Röntgenuntersuchung ergibt sich aus der Verletzungsart und der gutachtlichen Fragestellung. Der Gutachter sollte sich also anhand der Unterlagen orientieren, bevor er die Anmeldung zur Röntgenuntersuchung ausschreibt. Es kommt nicht darauf an, prinzipiell möglichst viel, sondern möglichst gezielt zu röntgen. Allerdings müssen zum Nachweis oder Ausschluß polyostischer oder polyartikulärer Veränderungen mehrere Körperabschnitte geröntgt werden. Der optimale Einsatz der Röntgendiagnostik für gutachtliche Belange ist nur möglich, wenn der Gutachter eine gewisse Erfahrung besitzt und einen Überblick über die röntgendiagnostischen Möglichkeiten hat.

Im Rahmen der Unfallbegutachtung wird der Röntgenbefund überwiegend Teil eines chirurgischen, orthopädischen oder urologischen Hauptgutachtens sein, aber in vielen Fällen ist er ein sehr wichtiger Teil und sollte dementsprechend fachlich fundiert und klar formuliert sein. In einem beschreibenden Teil werden die zur Zeit des Unfalls nachweisbaren frischen traumatischen Veränderungen aufgeführt und, davon getrennt, eventuelle alte Verletzungsfolgen oder anderweitige pathologische Symptome. Wenn der ursächliche Zusammenhang fraglich ist, empfiehlt es sich, im Befund das Unfalldatum und das Datum der beschriebenen Röntgenaufnahme zu betonen, besonders wenn es sich um auswärtige Aufnahmen handelt. In einfachen Fällen genügt dann die Beschreibung des Zustandes nach den Gutachtenbildern, während bei schwierigen und problematischen Fällen der Verlauf über wichtige Zwischenstadien bis zum jetzigen Zustand wesentliche Bedeutung haben kann. In der zusammenfassenden Beurteilung sollen die aus der Röntgenuntersuchung ersichtlichen, bleibenden Unfallfolgen möglichst klar bezeichnet werden. Es ist vorteilhaft, wenn schon aus dem Röntgenbefund hervorgeht, ob ein Zusammenhang mit dem angeschuldigten Trauma sicher, wahrscheinlich oder nur möglicherweise gegeben ist. Die gutachterliche Beurteilung anhand von Röntgenbildern erleichtert eine objektive Betrachtungsweise, doch fehlt es auch dabei nicht an Gelegenheiten, zu einer wohlwollenden oder ablehnenden Formulierung verführt zu werden. Man sei sich stets bewußt, daß eine gutachtliche Beurteilung unparteiisch zu sein hat und daß eine absichtlich falsche Äußerung strafbar ist. Außerdem ist sie nirgends so leicht widerlegbar wie bei röntgenologischen Befunden. Zur Erfüllung der Forderung namhafter Autoren, daß mehr Ärzte bessere Gutachten erstellen müßten, kann auch ein sachlich treffender und klar formulierter gutachtlicher Röntgenbefund sehr viel beitragen.

Literatur

Zu den Allgemeinen Vorbemerkungen

Birkner, R.: Das typische Röntgenbild des Skeletts. Urban & Schwarzenberg. München 1977

Büchner, H.: Radiometrie. Therorie und Praxis röntgenologischer Meßmethoden. Springer, Berlin 1963

Ehalt, W.: Unfallchirurgie im Röntgenbilde. Maudrich, Wien 1952

Ehalt, W.: Unfallpraxis. de Gruyter, Berlin 1968

Feneis, H.: Anatomisches Bildwörterbuch, 5. Aufl. Thieme, Stuttgart 1982

Grashey, R., R. Birkner: Atlas typischer Röntgenbilder vom normalen Menschen, 10. Aufl. Urban & Schwarzenberg, München 1964

Graul, E. H., J. Stockhausen: Strahlenschutzfibel. Deutscher Ärzteverlag, Köln 1968

Janker, R.: Röntgenaufnahmetechnik, 7. Aufl. Teil 1/2. Barth, München 1966/1971

Keats, Theodore, E.: Atlas radiologischer Normvarianten. Enke, Stuttgart 1978

Köhler, A., E. A. Zimmer: Grenzen des Normalen und Anfänge des Pathologischen im Röntgenbilde des Skeletts, 12. Aufl. Thieme, Stuttgart 1982

Lusted, L. B., Th. E. Keats: Atlas of Roentgenographic Measurement. Yearbook Medical Publishers, Chikago 1967

Mittermaier, R.: Hals-Nasen-Ohren-Krankheiten im Röntgenbild. Thieme, Stuttgart 1969

Mohr, H.: Röntgenuntersuchung unfallverletzter Patienten. Radiologe 8 (1968) 239–241

Neiss, A.: Röntgenidentifikation. Thieme, Stuttgart 1968

Nelson, S. W.: Some importent diagnostic and technical fundamentals in the radiology of trauma, with particular emphasis on skeletal trauma. Radiol. Clin. N. Amer. 4 (1966) 241–259

Röntgenverordnung: Verordnung über den Schutz vor Schäden durch Röntgenstrahlen. Bundesgesetzblatt Nr. 18 (1973) Teil I

Schinz, H. R., W. E. Baensch, W. Frommhold, R. Glauner, E. Uehlinger, J. Wellauer: Lehrbuch der Röntgendiagnostik, 6. Aufl. Thieme, Stuttgart 1965ff.

Schmidt, H., K.-H. Bauch, H.-G. Coerper: Erfahrungen mit einem neuen Transportsystem für Unfallverletzte. Der Krankenhausarzt 42 (1969) 252–254

Schlosser, V, E. H. Kuner: Traumatologie, 3. Aufl. Thieme, Stuttgart 1980

Schoen, H.: Medizinische Röntgentechnik, Bd. I. Thieme, Stuttgart 1956

Utz, D. C.: System for X-ray detection of foreign bodies at operation. Mayo Clin. Proc. 43 (1968) 368–372

Zatzkin, H. R.: The Roentgen Diagnosis of Trauma. Yearbook Medical Publishers, Chikago 1965

Zimmer, E. A., M. Brossy: Lehrbuch der röntgendiagnostischen Technik. Springer, Berlin 1974

Zu den Kapiteln 1–3

Adams, A. E.: Einige diagnostische und therapeutische Probleme bei frischen Schädel-Hirn-Traumen. Dtsch. med. Wschr. 92 (1967) 1173

Baier, H.: Bedeutung der Tomographie in der Frakturdiagnostik der Stirnhöhlenhinterwand und der Siebbeinzellen. Fortschr. Röntgenstr. Beih. (1966) 158–160

Betz, H., G. Groß, R. Schüttler: Raumfordernde traumatische Pneumatocele. Fortschr. Röntgenstr. 109 (1968) 803–805

Boijsen, E., L. Ekelund: Computed Tomography in Orthopedic Radiology. Thieme, Stuttgart 1983

Brocher, J. E. W.: Die verkannten Wirbelsäulenverletzungen und Pseudofrakturen der Wirbelsäule. Thieme, Leipzig 1944

Brown, O. L., J. J. Longacre, G. A. De Steffano, R. W. Wood, J. B. Kahl: Roentgen manifestations of blow-out fracture of the orbit. Radiology 85 (1965) 908–913

Buetti-Bäuml, C.: Funktionelle Röntgendiagnostik der Halswirbelsäule. Regensburger Jahrbuch für Ärztliche Fortbildung, Bd. IV. (1955) 280–288

Busse, H., F. Hollwich, W. Kumpf: Begleitverletzungen bei Traumen mit Augenbeteiligung durch Sturz in die Windschutzscheibe. Dtsch. Ärztebl. 75 (1978) 227–232

Canigiani, G.: Das Panorama-Aufnahmeverfahren. Thieme, Stuttgart 1976

Carroll, T. B.: Seat belt fractures. Radiology 91 (1968) 517–518

Clementschitsch, F.: Die Röntgendarstellung des Gesichtsschädels. Urban & Schwarzenberg, Wien 1951

Driesen, W.: Verletzungen des Hirnschädels. Fortschr. Röntgenstr. Beih. (1966) 130–133

Etter, L. E.: Opacification studies of normal and abnormal paranasal sinuses. Amer. J. Roentgenol. 89 (1963) 1137–1146

Frey, K. W.: Die Tomographie in der Unfalldiagnostik des Mittelohrs. Fortschr. Röntgenstr. 103 (1965) 449–463

Friedmann, G., R. A. Frowein: Röntgendiagnostik des akuten Schädelhirntraumas. Röntgenblätter 19 (1966a) 83–92

Friedmann, G., R. A. Frowein: Die Bedeutung der Schädelfrakturen für die klinische Behandlung. Fortschr. Röntgenstr. Beih. (1966b) 170–171

Fueger, G. F., A. T. Milauskas, W. Britton: The roentgenologic evaluation of orbital blow-out injuries. Amer. J. Roentgenol. 97 (1966) 614–617

Göhring, K., E. Weber: Das Röntgenübersichtsbild als Gradmesser für die Schwere des Schädel-Hirn-Traumas. Chir. Praxis 6 (1962) 415–428

Gould, H. R., Ch. O. Titus: Internal orbital fractures. The value of laminagraphy in diagnosis. Amer. J. Roentgenol. 97 (1966) 618–623

Günter Müller, K. H.: Eine seltene Atlasfraktur (Berstungsfraktur Typ Jefferson). Fortschr. Röntgenstr. 132 (1980) 468–469

Hemmer, R.: Über atypische posttraumatische epidurale Blutungen und die Ursachen ihrer Fehldeutung. Dtsch. med. Wschr. 90 (1965) 1945

Herrmann, H. D.: Das Schleudertrauma der Halswirbelsäule. Terminologie und Diagnose. Med. Welt 21 (1970) 1797–1800

Hinz, P., L. Tamaska: Arteria vertebralis und Schleuderverletzung der Halswirbelsäule. Postmortale angiographische Untersuchungen an 31 Verkehrstoten. Arch. orthop. Unfall-Chir. 64 (1968) 268
Huber, P.: Zerebrale Angiographie beim frischen Schädel-Hirn-Trauma. Thieme, Stuttgart 1964
Huber, P.: Die zerebrale Angiographie-Indikationen, Gefahren, Aussagewert. Schweiz. med. Wschr. 99 (1969) 1398–1411
Jahnke, V.: Mittelgesichtsfrakturen. Dtsch. Ärztebl. 72 (1975) 258–264
Jend, H. H., I. Jend-Rossmann, D. Borchers, M. Heller: Die Analyse der Gesichtsschädelfrakturen im CT. Fortschr. Röntgenstr. 137 (1982) 379–383
Jonasch, E.: Die isolierten Brüche der Wirbeldornfortsätze. Münch. med. Wschr. 109 (1967) 2001–2002
Käufer, C.: Die Bestimmung des Todes bei irreversiblem Verlust der Hirnfunktion. Fortschr. Med. 89 (1971) 651–654
Koneczny, O.: Auswertung und Dokumentation traumatischer Wirbelsäulenschäden. Hefte zur Unfallheilkunde 90 (1967) 33–72
Langer, R., M. Langer, G. Bargon: Computertomographische Darstellung traumatischer Wirbelsäulenläsionen. Röntgen-Bl. 34 (1981) 451–455
Lanksch, W., M. Meese, E. Kazner: CT findings in closed head injuries with special reference to contusions. In: Lanksch, W., E. Kazner: Cranial Computerized Tomography. Springer, Berlin 1976
Liliequist, B.: Roentgenologic appearances of traumatic lesions of middle meningeal artery. Report of two cases. Acta radiol. Diagn. 6 (1967) 513–518
Lloyd, G. A. S.: Orbital Emphysema. Brit. J. Radiol. 39 (1966) 933–938
Lob, A.: Die Wirbelsäulenverletzungen und ihre Ausheilung, 2. Aufl. Thieme, Stuttgart 1954
Lorenz, R.: Röntgenuntersuchung der frischen Verletzung der Occipito-cervical-Gegend mit Berücksichtigung bereits vorhandener Schäden der Halswirbelsäule. Fortschr. Röntgenstr. Beiheft (1966) 160–161
Magerl, F., O. Wörsdörfer: Verletzungen der Wirbelsäule. Krankenhausarzt 53 (1980) 889–898
Mayer, K.: Wertung und Behandlung des Schädelhirntraumas in der Praxis. Ärzteblatt Baden-Württemberg (1967) 16–21
Moilanen, A.: Errors in the primary x-ray diagnosis of maxillofacial fractures. Fortschr. Röntgenstr. 137 (1982) 129–135
Meinecke, F.-W.: Rückenmarksschäden bei Schleuderverletzungen der Halswirbelsäule. Dtsch. med. Wschr. 95 (1970) 1209–1212
Messina, A. V.: Computed tomography: contrast media within subdural hematomas. A preliminary report. Radiology 119 (1976) 725–726
Miller, J. D., R. L. Corales: Brain edema as a result of head injury: fact or fallacy? In: De Vlieger, M., S. A. de Lange, J. W. F. Beks: Brain Edema, pp. 99–115. Wiley, New York 1981
Miller, J. D., St. K. Gudeman, P. S. Kishore, D. P. Becker: Computed tomography in brain edema due to trauma. In: Advances in Neurology, vol. 28 (Brain edema), pp. 413–422. Raven Press, New York 1980
Möller, W.-D., L. Stappenbeck: Die stereoskopische Schädelaufnahme. Med. Welt 23 (1972) 978–979
Müller, E.: Das Schleudertrauma der Halswirbelsäule und seine verschiedenen Folgen. Dtsch. med. Wschr. 91 (1966) 588–593
Nadjmi, M., N. Sörensen, M. Ratzka, P. Gruss: Computertomographie bei Komplikationen nach Schädelhirntrauma und bei entzündlicher Hirnerkrankung im Säuglings- und Kindesalter. Z. Kinderchir. 21 (1977) 20–39
Nelson, S. W., A. K. Freimanis: Angiographic features of convexity subdural hematomas with emphasis on the differential diagnosis between unilateral and bilateral hematomas. Amer. J. Roentgenol. 90 (1963) 445–461
Pasler, F. A.: Zahnärztliche Radiologie. Thieme, Stuttgart 1981
Psenner, L.: Über Schädelveränderungen nach alten Traumen. Wien. klin. Wschr. 80 (1968) 921–925
Re, G.: L'indagine radioligica nella traumatologia maxillofacciale. Minerva stomat. 14 (1965) 595–609
Rehn, J.: Die Frakturen der Wirbelsäule, ihre Diagnostik und Beurteilung. Röntgenblätter 7 (1968) 318–328
Ricklin, P.: Der Straßenverkehrsunfall. Helv. chir. Acta, Suppl. 9 (1958)
Robinson, A. E., B. M. Meares, J. A. Goree: Traumatic sphenoid sinus effusion. Amer. J. Roentgenol. 101 (1967) 795–801
Saldeen, T.: Fatal neck injuries caused by use of diagonal safety belts. J. Trauma 7 (1967) 856–862
Sartor, K.: Computertomographie bei Verletzungen der Halswirbelsäule und der oberen Brustwirbelsäule. Fortschr. Röntgenstr. 132 (1980) 132–138
Schild, H., F. Schweden, H. Weigand: Horizontalfraktur des ventralen Atlasbogens. Fortschr. Röntgenstr. 136 (1982) 485–486
Schmorl, G., H. Junghanns: Die gesunde und die kranke Wirbelsäule in Röntgenbild und Klinik, 5. Aufl. Thieme, Stuttgart 1968
Schneider, R. C., K. E. Livingstone, A. J. E. Cave, D. Hamilton: Hangman's fracture of the cervical spine. J. Neurosurg. 22 (1965) 141
Schoen, H.: Medizinische Röntgentechnik, Bd. I. Thieme, Stuttgart 1956
Schubiger, O., A. Valavanis: Die hoch auflösende Computertomographie zum Nachweis von Frakturen der Schädelbasis, besonders der Felsenbeine. Fortschr. Röntgenstr. 137 (1982) 123–128
Schüle, H.: Röntgendiagnostik nach Kiefergelenktraumen. Beih. Deutscher Röntgenkongreß 1965, Teil A. Thieme, Stuttgart (1966) 142–149
Schürmann, K.: Sofortmaßnahmen bei Schädel-Hirn-Verletzungen. Fortschr. Med. 86 (1968) 297–300
Seeger, W.: Frontobasale Frakturen. Dtsch. med. Wschr. 92 (1967) 1009–1012
Sonnabend, E.: Traumatische Zahnschäden, Frakturen des Alveolarfortsatzes und des Unterkiefers. Fortschr. Röntgenstr. Beih. Deutscher Röntgenkongreß 1965, Teil A. Thieme, Stuttgart (1966) 149–155
Steudel, W. I., G. Hopp, H. Hacker: The significance of the size of intracerebral hematoma for treatment and prognosis. In: Advances in Neurosurgery, Vol. 11, pp. 99–104. Springer, Berlin 1983
Stoeter, P., U. Ebeling: Der Wert der Computertomographie bei der Diagnostik traumatischer frontobasaler Liquorfisteln. Fortschr. Röntgenstr. 136 (1982) 295–301
Talim, S. T., F. E. Anita: A roentgenographic evaluation for implanted teeth. Surgery 21 (1966) 602–608
Tänzer, A.: Die Röntgendiagnostik der Impressionsfraktur des Orbitabodens (blow-out fracture). Fortschr. Röntgenstr. Beih. Deutscher Röntgenkongreß 1965, Teil A. Thieme, Stuttgart (1966) 155–157
Tönnis, W., R. A. Frowein, K. H. Euler: Zur Erkennung der akuten traumatischen intrakraniellen Hämatome. Chirurg 34 (1963) 145–151
von Torklus, D., W. Gehle: Die obere Halswirbelsäule, 2. Aufl. Thieme, Stuttgart 1975
Treisch, J., C. Claussen: Computertomographische Diagnostik von Wirbelsäulenverletzungen. Fortschr. Röntgenstr. 138 (1983) 588–591
Trzebicki, J., M. Niewiadomska: Traumatische arteriovenöse Fistel der Arteria meningica media. Fortschr. Röntgenstr. 109 (1968) 104–105
Ueno, T., T. Oka, Y. Miyagawa, Y. Kobayashi: Clinical and experimental studies on the location and lines of mandibular fractures. Bulletin Tokyo med. dent. Univ. 4 (1957) 245–251
Vinik, M., F. P. Gargano: Orbital fractures. Amer. J. Roentgenol. 97 (1966) 607–613

Vogelsang, H.: Neuroradiologische Diagnostik bei Wirbelsäulenverletzungen. Dtsch. med. Wschr. 94 (1969) 723–725

Weidenbach, W., F. Schmidberger, G. Weiß, B. Lex: Schwere Schädel-Hirn-Traumen. Fortschr. Med. 87 (1969) 673–676

Wolff, H. P.: Dtsch. Ärztebl. 79 (1982) 45–55

Yamada, H., T. Watanabe, S. Murata, S. Shibui, H. Nihei, T. Kohno, T. Itoh: Developmental process of chronic subdural collections of fluid based on CT scan findings. Surg. Neurol. 13 (1980) 441–448

Zatzkin, H. R.: The Roentgen Diagnosis of Trauma. Yearbook Medical Publishers, Chikago 1965

Zimmermann, R. A., L. T. Bilaniuk: Computed tomography in diffuse traumatic cerebral injury. In: A. J. Popp: Neural Trauma, pp. 253–262. Raven Press, New York 1979

Zu den Kapiteln 4–6

Abt, W., W. Jäger: Zit. in: Dtsch. Ärztebl. 80 (1983) 53–54

Arndt, J. H., A. D. Sears: Posterior dislocation of the shoulder. Amer. J. Roentgenol. 94 (1965) 639–645

Bernett, P.: Talusfrakturen. Fortschr. Med. 87 (1969) 647–652

Bernett, P., H. J. Wiendl: Hüftgelenk. Frakturen und Verrenkungsfrakturen. Fortschr. Med. 87 (1969) 365–369

Bernett, P., G. W. Prokscha, M. Stock: Mittelfußfrakturen. Fortschr. Med. 87 (1969) 1353–1355

Bernett, P., W. Hartl, F. Lechner, H. Scholze: Zur Behandlung der Schenkelhalsfrakturen. Fortschr. Med. 87 (1969) 370–373

Bernett, P., W. Hartl, P. Maurer, H. J. Wiendl: Zur Behandlung von Malleolarfrakturen. Fortschr. Med. 87 (1969) 551–555

Bernett, P., D. Mack, W. Rademacher, H. Wenzl: Die Behandlung der Unterarmschaftfrakturen. Fortschr. Med. 87 (1969) 1355–1357

Bernett, P., H. Scherer, H. Schmid, H. Scholze: Kniegelenksbrüche, Fortschr. Med. 87 (1969) 531–538

Bernett, P., P. Härtel, P. Maurer, W. Rademacher, H. Scholze: Bauchverletzungen. Fortschr. Med. 87 (1969) 662–667

Blauth, W., K. Donner: Arthroskopie des Kniegelenkes. Thieme, Stuttgart 1979

Buchwald, W., G. Severin: Röntgendiagnostik der Muskeln, Sehnen und Bänder. Pathologische Verdichtungen und Aufhellungen im Weichteilmantel. In: Handbuch der Medizinischen Radiologie, Bd. VIII. Springer, Berlin 1968

Burri, C., R. Neugebauer: Chronische Instabilität am OSG. Unfallheilkunde 86 (1983) 285–294

Debrunner, A. M.: Distale Radiusfrakturen. Schweiz. Med. Wschr. 97 (1967) 820–822

Dihlmann, W.: Koxale Computertomographie (KCT). Fortschr. Röntgenstr. 135 (1981) 333–342

Finkbeiner, G. F.: Die Verletzung des Schultereckgelenkes. Ärztebl. Rheinland-Pfalz (1976) 790–796

Fröhlich, G., L. Gotzen: Eine einfache Vorrichtung für gehaltene Aufnahmen des oberen Sprunggelenkes. Fortschr. Röntgenstr. 127 (1977) 467–470

Gilchrist, M. R., D. H. Peterson: Pelvic fracture and associated softtissue trauma. Radiology 88 (1967) 278–280

Heller, M., D. Kötter, E. Wenzel: Computertomographische Diagnostik des traumatisierten Beckens. Fortschr. Röntgenstr. 132 (1980) 386–391

Jacobs, B., P. A. Wade: Acromioclavicular-joint injury. J. Bone Jt Surg. 48-A (1966) 475–486

Jonasch, E.: Die traumatischen Knorpel-Knochenabsprengungen von der Kniescheibe und von den Oberschenkelknochen. Mschr. Unfallheilk. 65 (1962) 191–197

Jonasch, E.: Erkennung und Beurteilung der Meniskusverletzung des Kniegelenkes durch das gewöhnliche Röntgenbild. Hefte zur Unfallheilkunde Heft 90. Springer, Berlin 1967

Küpfer, K.: Sogenannte Kontusionen und Distorsionen der Finger. Schweiz. med. Wschr. 98 (1968) 1480

Kuner, E. H.: Malleolarfrakturen. Krankenhausarzt 53 (1980) 408–414

Lorenz, R., V. Fiedler: Der Navikularefettstreifen. Fortschr. Röntgenstr. 137 (1982) 286–290

Mauermayer, W., G. Scharrer: Urologische Nebenverletzungen bei Beckenbrüchen. Fortschr. Med. 87 (1969) 668–671

Meeder, P. J., S. Weller, H. J. Habekost. K. K. Dittel: Diagnostik und Therapie frischer Verletzungen des Außenbandapparates am oberen Sprunggelenk. Dtsch. Ärztebl. 77 (1980) 1187–1192

Morehouse, D. D., K. J. MacKinnon: Urological injuries associated with pelvic fractures. J. Trauma 9 (1969) 479–496

Nettles, J. L.: Sternoclavicular dislocations. J. Trauma 8 (1968) 158

Newman, A.: The Supracondylar process and its fracture. Amer. J. Roentgenol. 105 (1969) 844–849

Patscheider, H.: Über Anprallverletzungen der unteren Gliedmaßen bei Straßenverkehrsunfällen. Fortschr. Med. 85 (1967) 47–50

Reiser, M., N. Rupp, P. M. Karpf, St. Feuerbach, O. Paar: Erfahrungen mit der CT-Arthrographie der Kreuzbänder des Kniegelenkes. Fortschr. Röntgenstr. 137 (1982) 372–379

Schild, H., H. A. Müller, K. Klose, J. Ahlers, N. Hüwel: Anatomie, Röntgenologie und Klinik der Sakrumfrakturen. Fortschr. Röntgenstr. 134 (1981) 522–527

Schild, H. H., A. Müller, W. Menke: Die Tibiakopffraktur – eine CT-Indikation? Fortschr. Röntgenstr. 139 (1983) 135–142

Sinistrero, G., G. Toscano: Aspetti radiografici e clinici delle fratture del pisiforme. Minerva fisioter. (Torino) 10 (1965) 114–117

Thiele, K.: Schienbeinkopfbrüche. Bruchformen, Behandlung, Spätergebnisse bei 486 Fällen. Hefte zur Unfallheilkunde, Heft 95. Springer, Berlin 1968

Veihelmann, D., S. Weller: Die sogenannte zentrale Hüftgelenksluxation und ihre Behandlung. Dtsch. med. Wschr. 94 (1969) 602–605

Wallner, H.: Das Beckentrauma aus geburtshilflicher Sicht. Fortschr. Med. 87 (1969) 671

Warrick, C. K.: Posterior dislocation of the shoulder joint. Brit. J. Radiol. 38 (1965) 758–761

Weber, B. G.: Malleolarfrakturen. Schweiz. med. Wschr. 97 (1967) 790–792

Weller, S., E. Köhnlein: Die Traumatologie des Kniegelenkes. Thieme, Stuttgart 1962

Weston, W. J.: The soft tissue signs with rupture of the long head of biceps. Brit. J. Radiol. 42 (1969) 539–540

Wilson, D. W.: Functional capacity following fractures of the os calcis. Canad. med. Ass. J. 95 (1966) 908–911

Zatzkin, H. R.: The Roentgen Diagnosis of Trauma. Yearbook Medical Publishers, Chikago 1965

Zwipp, H., H. Tscherne, H.-J. Oestern: Die frischen Bandverletzungen am oberen Sprunggelenk (Diagnostik, Therapie, Spätergebnisse). Unfallheilkunde 86 (1983) 275–284

Zum Kapitel 7

Cheli, C., C. A. Crivellaro, F. Bonadimani, A. Campanati: Fratture costali in pazienti affette da cancro mammario operate ed irradiate. Ann. Radiol. diagn. 41 (1968) 284–302

Delahaye, R. P., J. Jouffroy, H. Laurent, P. C. Loze: Les fractures de fatigue. J. Radiol. electrol. 47 (1966) 525–533

Eichler, J.: Tumorähnliche Knochenveränderungen bei Hämophilie. Fortschr. Röntgenstr. 104 (1966) 103–107

Fries, G.: Zur Röntgendiagnostik osteoradionekrotischer Hüftveränderungen nach Röntgen-Radiumbestrahlung weiblicher Genitalkarzinome. Strahlentherapie 132 (1967) 113–127

Hansen, S. T., T. K. F. Taylor, J. C. Honet, F. R. Lewis: Fracture-dislocations of the ankylosed thoracic spine in rheumatoid spondylitis. Ankylosing spondylitis, Marie-Strümpell disease. J. Trauma 7 (1967) 827

Levin, C., E. M. Blazina, E. Levine: Fatigue fractures of the shaft of the femur: simulation of malignant tumor. Radiology 89 (1967) 883–885

Maeyama, J., S. Sato, S. Goto: Carcinomas metastatic to bone at the National cancer center Hospital in Japan. J. Jap. orthop. Ass. 40 (1966) 221–229

Martel, W., G. G. Bole: Pathologic frakture of the odontoid prozess in rheumatoid arthritis. Radiology 90 (1968) 948–952

Meurman, K. O. A., K. Somer, A. Lamminen: Streßfrakturen des Femurs bei Soldaten. Fortschr. Röntgenstr. 134 (1981) 528–532

North, K. A. K.: Multiple stress fractures simulating osteomalacia. Amer. J. Roentgenol. 97 (1966) 672–675

Ochsner, S. F.: Eosinophilic granuloma of bone; experience with 20 cases. Amer. J. Roentgenol. 97 (1966) 719–726

Pogonowska, M. J., L. C. Collins, H. L. Dobson: Diabetic osteopathy. Radiology 89 (1967) 265–271

von Rechenberg, K. N., R. Kunz, B. Preter: Das klinisch-radiologische Spektrum der Ermüdungsfraktur. Dtsch. med. Wschr. 107 (1982) 543–547

Schlosser, V.: Beitrag zur operativen Behandlung pathologischer Frakturen. Fortschr. Med. 86 (1968) 311

Zum Kapitel 8

Aldor, E., O. Brand, H. Heeger: Herzkontusionen – ein Krankheitsbild von zunehmender Bedeutung. Med. Welt 32 (1981) 189–191

Anders, A., R. Häring, J. M. Hugo: Die Verletzung des Brustkorbs. Med. Welt 25 (1974) 268–272

Barrie, J., R. Sarrazin, M. Reichenecker: Eléments du diagnostic des ruptures traumatiques de l'oesophages (traumatismes indirects). Ann. Chir. (Paris) 19 (1965) 510–514

Fagan, Ch. J.:Traumatic lung cyst. Amer. J. Roentgenol. 97 (1966) 186–194

Freed, Th. A., L. A. Bosher: Arteriographic demonstration of laceration of great vessels secondary to blunt chest trauma. Radiology 90 (1968) 88–89

Friedmann, G., W. Wenz, K. D. Ebel, E. Bücheler: Dringliche Röntgendiagnostik. Thieme, Stuttgart 1974

Glaudemans, P. W.: Pulmonary hematoma caused by nonpenetrating chest inury. J. belge Radiol. 48 (1965) 730–742

Gremmel, G., H. Vieten: Stumpftraumatische Thoraxverletzungen. Röntgenblätter 19 (1966) 65–75

Grewe, H. E.: Der Chylothorax. Chir. Praxis 10 (1966) 103–110

Grill, W.: Die geschlossenen und offenen Verletzungen des Brustkorbs und der Brustorgane. Enke, Stuttgart 1966

Harlacher, A., H. Brebeck: Schwere Thoraxverletzungen und Grundzüge ihrer Behandlung. Fortschr. Med. 87 (1969) 1231–1235

Hartel, W.: Traumatische Thoraxverletzungen nach Prioritäten behandeln. Klinikarzt 10 (1981) 1172–1186

Heitmann, D.: Cava-Katheter. Klinikarzt 5 (1976) 329–340

Jimenez, J. P., R. G. Lester: Pulmonary complications following furniture polish ingestion. A report of 21 cases. Amer. J. Roentgenol. 98 (1966) 323–333

Johnson, J., G. W. Schwegman: Iatrogenic and spontaneous perforation of the esophagus. Amer. J. Gastroent. 47 (1967) 365–372

Keller, J. W., Ch. V. Meckstroht, L. Sanzenbacher, W. G. Pace: Thoracic injuries due to blunt trauma. J. Trauma 7 (1967) 541–550

Krauß, H.: Die Bronchusruptur. Dtsch. med. Wschr. 13 (1956) 429

Krefft, S.: Herzverletzungen bei Schleudersitzausschuß. Herz/Kreisl. 6 (1974) 485–490

Kümmerle, F.: Die stumpfen Bauchverletzungen. Ihre Erkennung und Behandlung. Enke, Stuttgart 1959

Kümmerle, F.: Beitrag zur traumatischen Ruptur der thorakalen Aorta. Hefte zur Unfallheilkunde, Heft 81 (1965) 21–24

Langer, H. E., F. Borchard, W. Lenz, D. A. Loose, J. Podlesch, J. Jürgens: Das Infusionsperikard. Med. Welt 33 (1982) 48–52

Lorenz, D.: Verletzungen großer Körperhöhlen. Wehrmed. Mschr. 10 (1966) 286–295

Martin, W.: Die akute Barbiturat-Intoxikation. Fortschr. Med. 87 (1969) 1158–1160

Mathias, K., D. Beduhn, W. Wenz: Angiographische Befunde bei Aortenverletzungen nach stumpfem Thoraxtrauma. Herz/Kreisl. 8 (1976) 525–530

Miller jr., F. A., J. B. Seward, B. J. Gersh, A. J. Tajik and P. Mucha jr.: Two-dimensional echocardiographic findings in cardiac trauma. Amer. J. Cardiol. 50 (1982) 1022–1027

Müller, R. P., P. E. Peters, A. R. Fischedick: Posttraumatische Pneumatozele des Ligamentum pulmonale inferior. Fortschr. Röntgenstr. 136 (1982) 474–476

Noon, G. P., A. C. Beall jr., M. E. De Bakey: Surgical management of penetrating esophageal injuries. J. Trauma 8 (1968) 458–464

Noon, G. P., D. Boulafendis, C. A. Beall: Rupture of the heart secondary to blunt trauma. J. Trauma 11 (1971) 122–128

Panaro, V. A., E. S. Leslie: Spontaneous rupture of the esophagus. Radiology 84 (1965) 252–258

Rauber, K., J. Kollath: Die Diagnose der Aortenruptur durch digitale Subtraktionsangiographie (DSA). Fortschr. Röntgenstr. 139 (1983) 167–170

Razemon, P., M. Ribet, Cl. Gauthier: Les hématomes pulmonaires. Ann. Chir. (Paris) 2 (1963) 78–87

Rosenkranz, K. A.: Die traumatische Herzschädigung. Die Auswirkungen stumpfer Brustkorbtraumen auf das Herz. Experimentelle Grundlagen. Fortschr. Med. 87 (1969) 1181–1184 Klinische Beobachtungen. Fortschr. Med. 87 (1969) 1226–1230

Sanborn, J. C., R. Heitzman, B. Markarian: Traumatic rupture of the thoracic aorta. Radiology 95 (1970) 293–298

Schlosser, V.: Aortenaneurysmen als Folge gedeckter Thoraxtraumen. Med. Welt 29 (1978) 731–735

Schmoller, H.: Lungen-, Herz- und Mediastinalverletzungen im Röntgenbild beim stumpfen Thoraxtrauma. Münch. Med. Wschr.: 115 (1973) 991–996

Schumacher, A., W. Trost, G. Bargon: Die Bedeutung der Thoraxübersichtsaufnahme bei anamnestisch-klinischem Verdacht auf traumatische Aortenruptur. Fortschr. Röntgenstr. 138 (1983) 28–32

Shoemaker, W.: Früherkennung der Perikardtamponade. Tempo Medical Nr. 22 (1981) 25–34

Silbiger, M. L., L. N. Kushner: Tracheobronchial perforation: its diagnosis and treatment. Radiology 85 (1965) 242–246

Steinberg, I., L. Miscall: Angiocardiographic findings in traumatic rupture of a bronchus. Amer. J. Roentgenol. 96 (1966) 962–966

Stevens, E., A. W. Templeton: Traumatic nonpenetrating lung contusion. Radiology 85 (1965) 247–252

Stutz, E., H. Vieten: Die Bronchographie. Thieme, Stuttgart 1955

Ting, Y. M.: Pulmonary parenchymal findings in blunt trauma to the chest. Amer. J. Roentgenol. 98 (1966) 343–349

Truckenbrodt, H., F. Gall: Zur Diagnose und Therapie der Bronchusruptur. Radiologe 8 (1968) 315–318

Tscherne, H., H. Schreyer, F. Magerl: Pulmonale und kardiale Röntgenbefunde bei traumatischer Fettembolie. Fortschr. Röntgenstr. 106 (1967) 703–710
Walter, P.: Lebensbedrohliche Gefäßverletzungen – Hohe Letalität auch bei optimaler Diagnose und Therapie. Klinikarzt 12 (1983) 23–35
Waridel, D., F. Saegesser: Les ruptures traumatiques fermées du diaphragme. Schweiz. med. Wschr. 99 (1969) 465–473
Wülfing, D.: Zur Problematik der Thoraxverletzung. Röntgenblätter 19 (1966) 75–83

Zum Kapitel 9

Aakhus, T., I. Enge: Angiography in traumatic rupture of the spleen. Brit. J. Radiol. 40 (1967) 855–861
Altemus, R., D. Charles, J. R. Stock: Hysterography used in the diagnosis of intrauterine trauma. Amer. J. Roentgenol. 104 (1968) 865
Baudisch, E.: Angiographische Untersuchungen bei stumpfen Nierenverletzungen. Radiol. diagn. (Berl.) 5 (1964) 703–721
Baudisch, E., E. Hienzsch: Zur Indikationsstellung der Röntgenuntersuchung bei Nierenverletzungen. Urologe 4 (1965) 126–129
Berger, P. E., J. P. Kuhn: CT of blunt abdominal trauma in childhood. Amer. J. Radiol. 136 (1981) 105–110
Bergmann, M.: Der Wert und die Indikation der Angiographie bei Nierenverletzungen. Verh. dtsch. Ges. Urol. (1965) 201
Berk, R. N., J. M. Wholey: The application of splenic arteriography in the diagnosis of rupture of the spleen. Amer. J. Roentgenol. 104 (1968) 662
Boijsen, E., M. P. Judkins, A. Simay: Angiographic diagnosis of hepatic rupture. Radiology 86 (1966) 66
Budin, E., G. Jacobson: Roentgenographic diagnosis of small amounts of intraperitoneal fluid. Amer. J. Roentgenol. 99 (1967) 62–70
Buschmann, O., L. Kerk: Zur Röntgendiagnostik der Nierenverletzungen. Fortschr. Röntgenstr. 103 (1965) 683–689
Cimmino, Ch. V.: Ruptured spleen: some refinements in its roentgenologic diagnosis. Radiology 82 (1964) 57–62
Cornell, W. P., P. A. Ebert, G. D. Zuidema: X-Ray diagnosis of penetrating wounds of the abdomen. J. surg. Res. 5 (1965) 142–145
Cornell, W. P., P. A. Ebert, L. J. Greenfield, G. D. Zuidema: A new nonoperative technique for the diagnosis of penetrating injuries to the abdomen. J. Trauma 7 (1967) 307–314
Elkin, M., M. H. Chien, G. R. DeParedes: Roentgenologic evaluation of renal trauma with emphasis on renal angiography. Amer. J. Roentgenol. 98 (1966) 1–26
Enge, I., O. Knutrud, T. Normann: Central rupture of the liver with traumatic haemobilia. Brit. J. Radiol. 41 (1968) 789–791
Erbs, G.: Verletzungen durch elektrischen Strom. Diagnostik 14 (1981) 60–62
Farman, J., D. Stein, H. Krige: Duodenal haematomas. Clin. Radiol. (Edinb.) 17 (1966) 177–179
Fischedick, A. R., R.-P. Müller, H. Kramps, B. Cramer: Computertomographie retroperitonealer Traumen. Fortschr. Röntgenstr. 136 (1982) 56–59
Freemann, L. M., Ch. J. Kay, Ch. H. Meng: The contribution of renal scanning in the evaluation of renal trauma. Radiology 86 (1966) 1021–1029
Friedmann, G., E. Bücheler, P. Thurn: Ganzkörper-Computertomographie. Thieme, Stuttgart 1981
Gollwitzer, M.: Diagnostische Peritoneallavage. Med. Welt 32 (1981) 1870–1873
Gumbert, J. L., P. M. Waitt, F. W. Taylor: Gunshot wounds of the abdomen: Evaluation of treatment. Surgery 59 (1966) 376–380
Güttler, C. A.: Zur Diagnostik der bilateralen Nierenarterienthrombose durch zirkuläre Intimaruptur nach stumpfem abdominellem Trauma. Fortschr. Röntgenstr. 136 (1982) 553–560
Haertel, M.: Röntgendiagnostik viszeraler Verletzungen nach stumpfem Abdominaltrauma. Thieme, Stuttgart 1975
Heller, M., H. H. Jend, K. F. Gürtler, W. Lambrecht: Computertomographische Diagnostik traumatischer Milzlaesionen. Fortschr. Röntgenstr. 136 (1982) 243–247
Hepp, J., J. Caroli, J. Moreaux, P. Opolon, H. Bismuth: Les hémobilies par lésion traumatique de l'artère hépatique dans les contusions de l'abdomen. Ann. Chir. (Paris) 20 (1966) 359–367
Herzog, B.: Was erwartet der Kinderchirurg vom Radiologen. 19. Jahrestagung der schweiz. Gesellschaft für Pädiatrische Radiologie, Basel 1982
Hienzsch, E.: Die Verletzung der Blase. Verh. dtsch. Ges. Urol. (1965) 159–169
Hodel, C.: Pathologische Leberruptur mit intraabdomineller Verblutung bei Leberkarzinom. Acta hepato-Splenologica 15 (1968) 252
Houston, H. E., J. H. Gilbaugh jr., R. B. Wallace: Traumatic transektion of horseshoe kidney. Mayo Clin. Proc. 43 (1968) 444–448
Jaschke, W., G. van Kaick: Echographische Diagnostik des subkapsulären Milzhämatoms. Fortschr. Röntgenstr. 129 (1978) 435–437
van Kaick, G., W. Wenz, D. Beduhn: Die angiographische Diagnostik der Milzruptur. Fortschr. Röntgenstr. 112 (1969) 633–640
Kaude, J.: Traumatic rupture of the abdominal wall with subcutaneous herniation of the transverse colon and perforation of the small bowel. Brit. J. Radiol. 39 (1966) 950–951
Klieber, H.: Stumpfe Bauchverletzungen. Dissertation, Freiburg 1958
Kümmerle, F.: Die stumpfen Bauchverletzungen, ihre Erkennung und Behandlung. Enke, Stuttgart 1959
Kuhn, F.-P., Th. Schreyer, H. Schild, K. Klose, R. Günther: Sonographie beim stumpfen Bauchtrauma. Fortschr. Röntgenstr. 139 (1983) 310–313
Kunze, G., H. Ecke, D. Kohl: Das stumpfe Bauchtrauma, seine Problematik und seine Diagnostik. Krankenhausarzt 55 (1982) 335–338
Lorenz, D.: Verletzungen großer Körperhöhlen. Wehrmed. Mschr. 10 (1966) 286–295
McCort, J. J.: Radiographic Examination in Blunt Abdominal Trauma. Saunders, Philadelphia 1966
Maier, W.: Die Stellung der Computertomographie in der traumatologischen Diagnostik. Medizintechnik 102 (1982) 55–58
Morton, J. R., G. L. Jordan: Traumatic duodenal injuries. Review of 131 cases. J. Trauma 8 (1968) 127–139
Nick, W. V., R. W. Zollinger, W. G. Pace: Retroperitoneal hemorrhage after blunt abdominal trauma. J. Trauma 7 (1967) 652
Reiss, M. D.: Traumatic rupture of renal cyst into the calyceal system. Amer. J. Roentgenol. 100 (1967) 696–699
Richter, R. M.: Traumatic rupture of an exogastric leiomyosarcoma. Amer. J. Gastroent. 50 (1968) 144
Schöpf, R., Ch. Fretz, M. Haertel: Computertomographie bei Leber- und Milzverletzungen. Fortschr. Röntgenstr. 136 (1982) 681–684
Schorr, S., J. Danon: Rupture of the spleen: A new roentgen sign. Amer. J. Roentgenol. 99 (1967) 616–624
Schwerk, W. B., B. Braun: Ultraschalltomographie und gezielte Peritonealpunktion bei verzögerter traumatischer Milzblutung. Fortschr. Röntgenstr. 134 (1981) 296–300
Scott, R., C. E. Carlton, M. Goldman: Penetrating injuries of the kidney: An analysis of 181 patients. J. Urol. (Baltimore) 101 (1969) 247
Tomatis, L. A., F. A. Doornbos, J. A. Beard: Circumferential intimal tear of aorta with complete occlusion due to blunt trauma. J. Trauma 8 (1968) 1096–1101

Vielberg, H., E. Schnepper: Die Röntgendiagnostik stumpfer Bauchtraumen. Röntgenblätter 19 (1966) 405–424
Weinstein, E. C., V. Pallais: Rupture of the pregnant uterus form blunt trauma. Report of a case. J. Trauma 8 (1968) 1111–1113
Wilson, R. F., J. P. Tagett, J. P. Pucelik, J. A. Walt: Pancreatic trauma. J. Trauma 7 (1967) 643–651
Wolfel, D. A., B. G. Brogdon: Intrahepatic air. A sign of trauma. Radiology 9 (1968) 952–953

Zum Kapitel 10

Benedict, E. B.: An Extraordinary foreign body in the esophagus. New Engl. J. Med. 269 (1963) 146
Bratzke, H., V. Schneider, W. Dietz: Röntgenuntersuchungen bei gerichtlichen Leichenöffnungen. Fortschr. Röntgenstr. 136 (1982) 463–472
Büchner, H.: Lokalisationsverfahren. In: Lehrbuch der Röntgendiagnostik, Bd. I. hrsg. von H. R. Schinz, W. E. Baensch, W. Frommhold, R. Glauner, E. Uelinger, J. Wellauer. Thieme, Stuttgart (1965) 166–188
Comberg, W.: Ein neues Verfahren zur Röntgenlokalisation am Augapfel. Albrecht v. Graefes Arch. klin. exp. Ophthal. 118 (1927) 175
Daum, R., K. Köhler: Verschluckter Fremdkörper im Kindesalter. Münch. med. Wschr. 108 (1966) 1261–1266
Diller, F. W.: Zur Röntgendichte von Kunststoffen. Fortschr. Röntgenstr. 128 (1978) 758–762
Dimond, F. C., N. M. Rich: M-16 Rifle wounds in Vietnam. J. Trauma 7 (1967) 619–625
Fink, D. W., F. M. Boyden: Gas in portal veins. A report of two cases due to ingestion of corrosive substances. Radiology 87 (1966) 741–743
Fischer, E.: Der Nachweis von Holz- und kleinen Glassplittern durch die Weichstrahlaufnahme. Fortschr. Röntgenstr. 118 (1973) 309
Freick, H. J., H. C. Crosta: Verschluß des Ductus Choledochus durch eingewanderten Granatsplitter. Fortschr. Med. 87 (1969) 49–52
Fühner, H.: Medizinische Toxikologie. Thieme, Leipzig 1947
Hatoff, D. E.: Gastric juice dissolves razor blades. Lancet (1982) 959; Zit. nach: Dtsch. Ärztebl. 79 (1982) 46
Hill, M. C., W. B. Bieber, R. L. Koch, W. Coulson: Extraperitoneal perforations of the gastrointestinal tract. Amer. J. Roentgenol. 101 (1967) 315–321
Jovičic, V., A. Keler, Z. Milenkovic: Zwei Fälle von intracerebral lokalisierten Fremdkörpern (Nähnadeln). Fortschr. Röntgenstr. 121 (1974) 785–787
Kainberger, F.: Die Beurteilung und das Verhalten nativ sichtbarer Fremdkörper im Gastrointestinaltrakt auf dem Röntgenbild. Wien, klin. Wschr. 80 (1968) 263–269
Kern, E., J. Klöß, A. Bremer: Verschluckte Fremdkörper und Bezoare im Gastrointestinaltrakt. Dtsch. med. Wschr. 89 (1964) 480–487
Maurer, R., H. Hoefer-Janker: Zur Differentialdiagnostik und Therapie intrathorakaler Fremdkörper. Dtsch. med. Wschr. 91 (1966) 2254–2258
Minnigerode, B.: Fremdkörper der tieferen Luft- und Speisewege. Dtsch. Ärztebl. 69 (1972) 1926–1929
Naumann, P.: Gesichtsverletzungen durch splitternde Windschutzscheiben. Dtsch. Ärztebl. 38 (1968) 2050–2052
Neiß, A. W.: Bei Verdacht auf Tötung durch Schuß sollte geröntgt werden. Fortschr. Röntgenstr. 109 (1968) 668–669
Payne, R. F.: Foreign bodie in the frontal sinus. Br. J. Radiol. 40 (1967) 778–780
Reither, M.: Fremdkörperaspiration im Kindesalter. Diagnostik 11 (1978) 83–86
Thiel, R.: Röntgendiagnostik des Schädels bei Erkrankungen des Auges und seiner Nachbarorgane. Springer, Berlin (1932) 31, 68
Trede, M., A. Encke: Jatrogene Fremdkörper im Herzen und in den großen Gefäßen. Thoraxchirurgie 18 (1970) 405–409
Tulusan, A. H., R. Flesch: Spießverletzungen des Magen-Darm-Kanals durch exogene Fremdkörper. Inn. Med. 3 (1976) 326–328
Valtonen, E. J.: Shellac and lipoid bezoars and other concretions of the stomach. Gastroenterologia 104 (1965) 309–320
Vogt, A.: Skelettfreie Röntgenaufnahme des vorderen Bulbusabschnittes. Schweiz. med. Wschr. 7 (1921) 145
Wadolowski, W.: Spontaner Abgang verschluckter Fremdkörper. Bruns' Beitr. klin. Chir. 210 (1965) 409–414
Wanebo, H. J., Th. K. Hunt, C. Mathewson: Rectal injuries. J. Trauma 9 (1969) 712–722
Welin, S.: Fremdkörper der Speiseröhre. In: Lehrbuch der Röntgendiagnostik, hrsg. von H. R. Schinz, W. E. Baensch, E. Friedl, E. Uehlinger: Thieme, Stuttgart 1952
Wiesner, B., G. Laszig: Diagnostische Probleme der Fremdkörper im Tracheobronchialsystem. Z. ärztl. Fortbild. (Jena) 60 (1966) 79–82
Wolkove, N., H. Kreisman, C. Cohen, H. Frank: Unbemerkte Fremdkörper-Aspiration beim Erwachsenen. J. Amer. med. Ass., Deutsche Ausgabe 2 (1983) 165–167
Zatzkin, H. R.: The Roentgen Diagnosis of Trauma. Yearbook Medical Publishers, Chikago 1965

Zum Kapitel 11

de Bakey, M. E., F. A. Simeone: Battle injuries of the arteries in World War II. Ann. Surg. 123 (1946) 534–579
Balaji, M. R., J. A. De Weese: Das „Jogger-Syndrom“. J. Amer. med. Ass., Deutsche Ausgabe 1 (1982) 317–320
Becker, C. H., H. W. Becker: Nontraumatic percutaneous catheterization of blood vessels with guide wires. Acta Radiol. 7 (1968) 348–354
Bricker, D., G. L. Hallmann: Complete transsection of the thoracic aorta: Management of a case associated with massive total body injury. J. Trauma 10 (1970) 420–426
Catalano, D.: Die Röntgendiagnostik der Aneurysmen der unteren Extremität. Radiographica (1965) 277–280
Creech, O., J. Gantt, H. Wren: Traumatic arteriovenous fistula at unusual sites. Ann. Surg. 161 (1965) 908–920
Dost, K.: Der akute Arterienverschluß der Extremitäten. Med. Welt 22 (1969) 1275–1281
Fisher, G. W.: Acute arterial injuries treated by the United States Army medical service in Vietnam, 1965–1966. J. Trauma 7 (1967) 844–855
Friedrich, M., R. Sörensen: Intravenöse Subtraktionsangiographie (ISA). Fortschr. Röntgenstr. 136 (1982) 705–716
Girl, J.: Arteriography in arterial gunshot wounds. Acta radiol. Diagn. 11 (1971) 78, 84
Goerttler, U., V. Schlosser, J. Blümel: Der Beitrag der Angiographie zur Diagnostik und Therapie peripherer Arterienverletzungen. Bruns' Beitr. klin. Chir. 219 (1971) 129–137
Jimenez, J. P., A. J. Goree: Traumatic arteriovenous fistula of the superficial temporal artery; A report of a case. Amer. J. Roentgenol. 106 (1969) 279–281
Joffe, N.: Some sialographic findings in traumatic lesions of the parotid duct and gland. Amer. J. Roentgenol. 100 (1967) 656–663
Johnson, A. G., B. Lane, A. J. H. Rains, D. O'Connel, N. W. Ramsay: Large artery damage after X radiation. Brit. J. Radiol. 42 (1969) 937–939
Löring, P., J. E. Rosengren: Die Bedeutung der CT-Axialprojektion für die Beurteilung der Pharynxschäden. Fortschr. Röntgenstr. 136 (1982) 742–744
Love, L.: Arterial trauma. Seminars in Roentgenology 5 (1970) 267–283
Maurer, P., H. Scherer: Unfallbedingte Arterienverletzungen. Fortschr. Med. 87 (1969) 1317–1319

Oberlinner, R., P. C. Maurer: Diagnostik und Erstversorgung von Gefäßverletzungen im Notarzteinsatz. Münch. med. Wschr. 118 (1976) 559–562
Pirker, E., G. Stampfel: Der Wert der Angiographie nach Schußverletzungen. Fortschr. Röntgenstr. 136 (1982) 567–572
Poser, H., H. Weidauer, J. Jacobsen: Röntgenschichtuntersuchung bei Kehlkopfverletzungen. Fortschr. Röntgenstr. 120 (1974) 707–718
Probst, P., M. Haertel: Die angiographische Morphologie der Arterienverletzungen. Fortschr. Röntgenstr. 124 (1976) 471–475
Rauber, K., J. Kollath: Die Diagnose der Aortenruptur durch digitale Subtraktionsangiographie (DSA). Fortschr. Röntgenstr. 139 (1983) 167–170
Rich, N. M., C. W. Hughes, J. H. Baugh: Management of venous injuries. Ann. Surg. 171 (1970) 724–730
Staheli, L. T., L. R. Fry: Late popliteal false aneurysm complicating distal femoral fracture. J. Trauma 7 (1967) 322–326
Tice, D. A., R. H. Clauss, A. M. Keirle, G. E. Reed: Congenital arteriovenous fistulae of the extremities. Arch. Surg. 86 (1963) 460–465
Tomatis, L. A., F. A. Doornbos, J. A. Beard: Circumferential intimal tear of aorta with complete occlusion due to blunt trauma. J. Trauma 8 (1968) 1096–1101
Vollmar, J. F.: Behandlungstaktik bei Gefäßverletzungen Polytraumatisierter. Klinikarzt 10 (1981) 1189–1195
Vollmar, J.: Rekonstruktive Chirurgie der Arterien. Thieme, Stuttgart 1982
Winegarner, F. G., A. G. Baker, J. F. Bascom, G. F. Jackson: Delayed vascular complications in vietnam casualties. J. Trauma 10 (1970) 867–873

Zum Kapitel 12

Baker, D H., W. E. Berdon: Special trauma problems in Children. Radiol. Clin. N. Amer. 4 (1966) 289–305
Biemann Othersen, H., F. T. Moore, E. T. Boles: Traumatic pancreatitis and pseudocyst in childhood. J. Trauma 8 (1968) 535–546
Bingas, B.: Die wachsende Schädelfraktur im Kindesalter. Berl. Med. 15 (1964) 317–319
Blount, W. T.: Fractures in Children. (Baltimore 1955). Deutsche Übersetzung von K. H. Müller. Thieme, Stuttgart 1957
Caffey, J.: Multiple fractures in the long bones of infants suffering from chronic subdural hematoma. Amer. J. Roentgenol. 56 (1946) 163
Chasler, C.: The newborn skull. The diagnosis of fracture. Amer. J. Roentgenol. 100 (1967) 92–99
Dunbar, J. S., H. F. Owen, M. B. Nogrady, R. McLeese: Obscure tibial fracture of infants; the toddler's fracture. Canad. Ass. Radiol. 15 (1964) 136–144
Ekgengren, K., S. Söderlund: Radiological findings in traumatic lesions of the pancreas in childhood. Fortschr. Röntgenstr. 105 (1966) 908–909
Eraklis, A. J.: Abdominal injury related to the trauma of birth. Pediatrics 39 (1967) 421–424
Friedel, B.: Unfälle von Kindern und Jugendlichen im Straßenverkehr. Ärztebl. Rheinland-Pfalz (1981) 276–286
Geiger, H., F. Schmid: Geburtstraumatisch bedingte Metaphysenverletzungen. Fortschr. Med. 8 (1967) 321–323
Gruenagel, H. H., H. Junkat: Unfälle im Kindesalter. Dtsch. med. Wschr. 92 (1967) 141–146
Hartung, K.: Kindesmißhandlung. Fortschr. Med. 85 (1967) 753–754
Hecker, W. Ch., R. Daum: Zur Wiederherstellungschirurgie unfallverletzter Kinder. Kapsel 24 (1969) 867
Hofmann, S.: Die Fraktur des Condylus radialis humeri im Kindesalter. Pädiat. Fortbild. Prax. 5 (1966) 445–456
Hofmann, S., P. Petrausch: Die Perforation des Magen-Darm-Kanals im Säuglings- und Kleinkindesalter. Dtsch. med. Wschr. 93 (1968) 1503–1509
Izant, R. J., W. R. Drucker: Duodenal obstruction due to intramural hematoma in children. J. Trauma (Baltimore) 4 (1964) 797–813
Jacobs, P.: Atlas of Hand Radiographs. Harvey Miller & Medcalf, London 1973
Kempe, C. H., F. N. Silverman: The battered-child syndrome. J. Amer. med. Ass. 181 (1962) 105
Kilman, J. W., E. Charnock: Thoracic trauma in infancy and childhood. J. Trauma 9 (1969) 863–873
Knappmann, J., D. Steeger: Die apo-epiphysären Wachstumsstörungen des Kniegelenkes als Folge jugendlicher Tuberositas-Tibia-Fugenverletzung. Ärztebl. Rheinland-Pfalz (1978) 112–121
Kuner, E., S. Weller, H. Thoma: Epiphysiolysis traumatica. Dtsch. med. Wschr. 93 (1968) 1423–1427
de Lange, C.: Congenital hypertrophy of the muscles, extrapyramidal motor disturbances and mental deficiency. Amer. J. Dis. Child. 48 (1934) 243–268
Lauber, I.: Verschluckte Fremdkörper im Verdauungstrakt des Kindes. Med. Welt 44 (1967) 2621–2627
Mau, H.: Rezidivierende Hüftgelenksluxation nach leichterem Trauma und Spontanluxation bei mongoloiden Hüften. Arch. orthop. Unfall-Chir. 63 (1968) 176–186
Maurer, G., E. Hipp, P. Bernett: Wirbelfrakturen im Wachstumsalter. Fortschr. Med. 88 (1970) 633–636
Nelson, S. W.: Some important diagnostic and technical fundamentals in the radiology of trauma, with particular emphasis on skeletal trauma. Radiol. Clin. N. Amer. 4 (1966) 241–259
Parker, J. J., V. G. Mikity, G. Jacobson: Traumatic pneumoperitoneum in the newborn. Amer. J. Roentgenol. 95 (1965) 203–207
Pia, H. W.: Zur Pathogenese und Frühbehandlung der wachsenden Schädelfraktur im Kindesalter. Dtsch. Z. Nervenheilk. 172 (1954) 1–11
Rigault, P., F. Iselin, J. Moreau, J. Judet: Fractures du col du fémur chez l'enfant. Rev. Chir. orthop. 52 (1966) 325–336
Schall, H., H. Schultz-Brauns: Rekonstruktion des distalen Humerus bei einem dreijährigen Kind. Med. Welt 33 (1982) 204–206
Sorsdahl, A. O., J. W. Powell: Cavitary pulmonary lesions following nonpenetrating chest trauma in children. Amer. J. Roentgenol. 95 (1965) 118–124
Sterioff, S., R. J. Izant, L. Persky: Perineal injuries in children. J. Trauma 9 (1969) 56–61
Stockhausen, J.: Kindesmißhandlung und ärztliche Schweigepflicht. Dtsch. Ärztebl. 64 (1967) 837–838, 65 (1968) 541
Stucchi, C. A., R. Faggioni: Jeux interdits et lésions oculaires. Schweiz. med. Wschr. 99 (1969) 254–258
Swischuk, L. E.: Spine and spinal cord trauma in the battered child syndrome. Radiology 92 (1969) 733–738
Tulzer, W.: Kindesmißhandlung. Med. Welt 33 (1982) 466–468
Walter, E., U. Feine, K. Anger, P. Schweizer, W. Neugebauer: Szintigraphische Diagnostik und Verlaufskontrolle bei Epiphysenfugenverletzungen. Fortschr. Röntgenstr. 132 (1980) 309–315
Weiner, D. S., H. W. O'dell: Fractures of the hip in children. J. Trauma 9 (1969) 62–76
Willich, E.: Röntgendiagnostik der Schädelfrakturen im Kindesalter. Fortschr. Röntgenstr. 109 (1968) 653–661
Wilson, D. W.: Traumatic dislocation of the hip in children. J. Trauma 6 (1966) 739–743
Young, L. W., J. T. Adams: Roentgenographic findings in localized trauma to the pancreas in children. Amer. J. Roentgenol. 101 (1967) 639–648

Zum Kapitel 13

Allgöwer, M., G. Segmüller: Biomechanische Prinzipien bei der Metallverwendung am Knochen. In: Handbuch der Plastischen Chirurgie, Bd. I/16, hrsg. von E. Gohrbandt, J. Gabka, A. Berndorfer. de Gruyter, Berlin 1965

Allgöwer, M., R. Ehrsam, R. Ganz, P. Matter, S. M. Perren: Klinische Erfahrungen mit der neuen Kompressionsplatte DCP. Acta orthop. scand., Suppl. 125, 1969
Contzen, H., F. Straumann, E. Paschke: Grundlagen der Alloplastik mit Metallen und Kunststoffen. Thieme, Stuttgart 1967
Danis, R.: Théorie et pratique de l'ostéosynthèse. Masson, Paris 1949
Debrunner, A. M., O. Cech: Biomechanik der Osteosynthese pertrochantärer Frakturen. Z. Orthop. 106 (1969) 516
Ender, H. G.: Typen trochantärer Frakturen und ihre Fixation mit elastischen Rundnägeln. Langenbecks Arch. Chir. 332 (1972) 879
Frank, E., H. Zitter: Metallische Implantate in der Knochenchirurgie. Springer, Wien 1971
Ganz, R., J. Brennwald, W. Hunter, S. M. Perren: The recovery of medullary circulation after osteotomie and internal fixation of the rabbit tibia. Europ. Surg. Res. 2 (1970) 106
Herzog, K.: Nagelung der Tibiaschaftbrüche mit einem starren Nagel. Dtsch. Z. Chir. 276 (1953) 227
Kuner, E. H., F. Weyand: Indikation zur operativen Behandlung kindlicher Frakturen. Act. traumatol. 2 (1971) 63
Kuner, E. H., F. Weyand, B. Domres: Zur Leistungsfähigkeit autologer Spongiosa bei der Behandlung knöcherner Defekte. Mschr. Unfallheilk. 75 (1972) 189
Kuner, E. H., F. Weyand, J. Härtwig, H. W. Springorum, U. Haag, H. Glaser: Ergebnisse konservativ und operativ behandelter Knöchelbrüche. Unfallchir. 1 (1975) 39
Küntscher, G.: Die Marknagelung von Knochenbrüchen. Arch. klin. Chir. 200 (1940) 443
Lane, W. A.: The Operative Treatment of Fraktures, 2. Aufl. Medical Publishers, London 1914
von Lüdinghausen, M., P. Meister, J. Probst: Osteosynthese und Metallose. Med. Welt 21 (1970) 1913
Maatz, R.: Über die Formschlüssigkeit bei der Küntschernagelung. Zbl. Chir. 70 (1943) 1641
Meinecke, F. W.: Verletzungen der Wirbelsäule und des Rückenmarks. In: F. Baumgartl, K. Kremer, H.-W. Schreiber: Spezielle Chirurgie für die Praxis, Bd. III/2. Thieme, Stuttgart 1980
Müller, M. E.: Biomechanische Fehlleistungen. Langenbecks Arch. klin. Chir. 329 (1971) 1144
Müller, M. E., M. Allgöwer, H. Willenegger: Technik der operativen Frakturbehandlung. Springer, Berlin 1963
Müller, M. E., M. Allgöwer, H. Willenegger: Manual der Osteosynthese. Springer, Berlin 1969
Neidel, J.-J.: Ergebnisse der operativen Versorgung von Knöchelbrüchen unter besonderer Berücksichtigung des Volkmann-Dreiecks. Diss. Freiburg 1983
Pauwels, F.: Grundriß einer Biomechanik der Frakturheilung. Verh. dtsch. orthop. Ges. 34 (1940) 62
Perren, S. M., A. Huggler, M. Russenberger, F. Straumann, M. E. Müller, M. Allgöwer: A method of measuring the change in compresson applied to living cortical bone. Acta orthop. scand., Suppl. 125 (1969) 5
Regazzoni, P., G. Jaeger, R. op den Winkel, M. Isay, M. Allgöwer: Ein Vergleich verschiedener Implantate bei pertrochanteren Femurfrakturen. Helv. chir. Acta 48 (1981) 677
Rhinelander, F. W.: Some aspects of the microcirculation of healing bone. Clin. Orthop. 40 (1965) 12
Schenk, R.: Persönliche Mitteilung. 1972
Schenk, R., H. Willenegger: Zum histologischen Bild der sogenannten Primärheilung der Knochenkompakta nach experimentellen Osteotomien am Hund. Experientia 19 (1963) 593
Scheuba, G.: Korrosionsgefahr bei der Osteosynthese subtrochanterer Oberschenkelfrakturen. Mschr. Unfallheilk. 72 (1969) 388
Schmelzeisen, H., S. Weller: Die Indikation zur Versorgung proximaler Femurfrakturen mit elastischen Rundnägeln. Akt. Traumatol. 6 (1976) 167
Schneider, R.: Die Totalprothese der Hüfte. Ein biomechanisches Konzept und seine Konsequenzen. Huber, Bern 1982
Schuster, J.: Entstehung von Metallbrüchen bei Osteosynthesen. Fortschr. Med. 90 (1972) 227
Simon-Weidner, R.: Die Fixierung trochantärer Brüche mit multiplen elastischen Rundnägeln nach Simon-Weidner. Hefte Unfallheilk. 106 (1972) 60
Spirig, B.: Die Diagnose der Achsenfehler der unteren Extremität. Z. Unfallmed. Berufskr. 59 (1966) 11
Weber, B. G.: Brüche von Knöcheln und Talus. Bewährtes und Neues in Diagnostik und Therapie. Langenbecks Arch. Chir. 355 (1981) 421
Weller, S., E. H. Kuner: Das Röntgenbild bei der Beurteilung der Knochenbruchheilung. Hippokrates 39 (1968) 98
Wieser, C.: Die primäre Knochenbruchheilung und ihre Störung im Röntgenbild. Langenbecks. Arch. klin. Chir. 308 (1964) 434
Wieser, C., M. Allgöwer: Die Beurteilung der Knochenheilung nach stabiler Osteosynthese im Röntgenbild. Radiol. clin. 31 (1962) 297
Willenegger, H., S. M. Perren, R. Schenk: Primäre und sekundäre Knochenbruchheilung. Chirurg 42 (1971) 241
Ziegler, A., A. Staub: Unsere Erfahrungen bei 100 Operationen trochanterer Femurfrakturen mit elastischen Rundnägeln nach Ender. Helv. chir. Acta 48 (1981) 681

Zum Kapitel 14

Barber, J. W.: Delayed bone and joint changes following electrical injury. Radiology 99 (1971) 49–53
Becker, T.: Krebs und Unfall. Barth, München 1966
Betzler, H. J.: Weichteilsarkom und Trauma in der Unfallbegutachtung. Enke, Stuttgart 1964
Birzle, H., W. Vogel, Ch. Mittermayer, P. Ostendorf: Lungenveränderungen im traumatischen Schock. Radiologe 13 (1973) 192–195
Brinn, L. B., J. E. Moseley: Bone changes following electrical injury: case report and review of literature. Amer. J. Roentgenol. 97 (1966) 682–686
Brunner, A.: Röntgenkontrolle nach Thoraxoperationen. In: Lehrbuch der Röntgendiagnostik, Bd. III, hrsg. von H. R. Schinz, W. E. Baensch, E. Friedl, E. Uehlinger. Thieme, Stuttgart 1952 (S. 2549)
Bücheler, E., E. Raschke, R. Felix: Abszeß in der Bursa omentalis nach traumatischer Pankreasruptur. Fortschr. Röntgenstr. 107 (1967) 293–296
Dalinka, Murray K.: Arthrography. Springer, New York 1980
Dennis, D. L., C. G. Peterson, W. S. Fletcher: Candida septicemia in the severely traumatized patient. J. Trauma 8 (1968) 177–185
Ehalt, W.: Unfallchirurgie im Röntgenbilde. Maudrich, Wien 1952
Elert, O., P. Satter: Diagnose der Lungenarterienembolie und ihre chirurgische Behandlung. Med. Welt 32 (1981) 1317–1321
Geiser, M.: Die radiologische Beurteilung der Frakturheilung nach Fixation von Schaftfrakturen mit metallischen Implantaten. Radiol. clin. biol. 36 (1967) 65–81
Geisl, H., E. Spritzendorfer: Der Riß des Discus articularis als Ursache des posttraumatischen Handgelenkschmerzes. Unfallheilkunde 84 (1981) 55–59
Grauberger, W., H. Scherer, W. Theisinger: Meniskusverletzungen. Diagnostische Leistungsfähigkeit der Arthrographie. Fortschr. Med. 87 (1969) 1350–1352
Groh, H.: Überlastungsschäden am Bewegungsapparat beim Sport. Hippokrates 40 (1969) 870–873
Gumbert, J. L., P. M. Waitt, F. W. Taylor: Gunshot wounds of the abdomen: evaluation of the treatment. Surgery (St. Louis) 59 (1966) 376–380
Günther, E., R. Hymmen: Unfallbegutachtung, 7. Aufl. de Gruyter, Berlin 1980

Heberer, G., H. J. Castrup: Die Ösophago-Trachealfistel nach stumpfem Thoraxtrauma. Thoraxchirurgie 12 (1965) 384–393
Hipp, E., G. Thiemel: Zur Diagnose und Differentialdiagnose der aseptischen Epiphysennekrose, der Osteochondrosis dissecans und der Chondromatose am Ellenbogen. Fortschr. Med. 86 (1968) 6–10
Hoessly, M., R. Lagier: Anatomico-radiological study os intraosseous epidermoid cysts. Fortschr. Röntgenstr. 137 (1982) 48–54
Hupe, K.: Fettembolie. Fortschr. Med. 85 (1967) 663–666
Jonasch, E.: Erkennung und Beurteilung der Meniskusverletzung des Kniegelenkes durch das gewöhnliche Röntgenbild. Hefte z. Unfallheilkunde, Heft 90. Springer, Berlin 1967
Kaernbach, A.: Untersuchungen zur Röntgenmorphologie des Schocks am Beispiel der Schocklunge. Diss. Freiburg 1975
Kouba, R.: Preßluftschäden bei Steinarbeitern. Ergebnisse der Röntgenkontrolle nach vier Jahren. Zbl. Arbeitsmed. 17 (1967) 67–73
Lorenz, D.: Verletzungen großer Körperhöhlen. Wehrmed. Mschr. 10 (1966) 286–295
Martinek, H.: Zur Arthrographie des Handgelenkes und ihrer unfallchirurgischen Bedeutung. Fortschr. Röntgenstr. 127 (1977) 458–462
Marx, H. H.: Medizinische Begutachtung, 4. Aufl. Thieme, Stuttgart 1981
Mills, M.: Pulmonary effects of nonthoracic trauma – The clinical syndrom. J. Trauma 8 (1968) 651
Mittermayer, Ch., W. Vogel, H. Burchardi, H. Birzle, K. Wiemers, W. Sandritter: Pulmonale Mikrothrombosierung als Ursache der respiratorischen Insuffizienz bei Verbrauchskoagulopathie (Schocklunge). Dtsch. med. Wschr. 95 (1970) 1999–2002
Morton, J. R., G. L. Jordan: Traumatic duodenal injuries. J. Trauma 8 (1968) 127–139
Nietlispach, L.: Besonderheiten beim stumpfen Bauchtrauma. Gastroenterologia 103 (1965) 209–219
Peiper, H.-J., K. H. Wellmer: Zur Wertigkeit bei der Versorgung von Kombinationsverletzungen. Chirurg 38 (1967) 448–454
Psenner, L.: Über Schädelveränderungen nach alten Traumen. Wien. klin. Wschr. 80 (1968) 921–925
Rauber, A.: Ein wenig bekanntes Röntgensymptom bei älteren Meniskusaffektionen. Z. Unfallmed. Berufskr. 37 (1944) 168–172
Reichelt, A.: Ruptur der Rotatorenmanschette als Ursache indifferenter Schulterschmerzen. Dtsch. Ärztebl. 80 (1983) 25–31
Ricklin, P., A. Rüttimann, M. S. Del Buono: Die Meniskusläsion. Thieme, Stuttgart 1980
Rosenkranz, K. A.: Die traumatische Herzschädigung. Fortschr. Med. 87 (1969) 1437–1440
Russe, O.: Die Entwicklung eines interventrikulären Shunts als Spätkomplikation einer Herzverletzung. Wien. klin. Wschr. 80 (1968) 517–520
Schinz, H. R.: Zirkulatorische Knochenveränderungen. In: Lehrbuch der Röntgendiagnostik, 5. Aufl., Bd. I, hrsg. von H. R. Schinz, W. E. Baensch, E. Friedl, E. Uehlinger. Thieme, Stuttgart 1952 (S. 222)
Schlosser, V., E. H. Kuner: Traumatologie, 3. Aufl. Thieme, Stuttgart 1980
Schlosser, V., K. Körner: Die Pseudarthrosen langer Röhrenknochen im Lichte moderner Behandlungsverfahren. Fortschr. Med. 85 (1967) 239–242
Schmidt, H. D., K. Spohn, M. Auerbach: Zur Klinik der Pankreaspseudozysten. Fortschr. Med. 88 (1970) 461–465
Scholler, K. L., W. Vogel, K. Wiemers, H. Burchardi, J. Groh-Bruch: Die Langzeitbeatmung in der Behandlung von Thoraxverletzten. Dtsch. med. Wschr. 93 (1968) 747–753
Schulte-Brinkmann, W.: Zur Röntgendiagnostik der Milzzysten. Dtsch. med. Wschr. 93 (1968)
Schuster, J.: Gefahren bei Osteosynthesen. Fortschr. Med. 88 (1970) 580–582
Schuster, J.: Die Metallose. Enke, Stuttgart 1975
Schwacke, H.: Traumatische Brustwand-Hernie. Fortschr. Röntgenstr. 124 (1976) 90–91
Stoeter, P., U. Ebeling: Der Wert der Computertomographie bei der Diagnostik traumatischer frontobasaler Liquorfisteln. Fortschr. Röntgenstr. 136 (1982) 295–301
Stutz, E.: Beitrag zum Problem Krebs und Trauma. Strahlentherapie 95 (1954) 416–423
Tauber, R., H. Kübler, H. Pelzl: Richtlinien zur Frakturbehandlung. Fortschr. Med. 88 (1970) 603–604, 606–609, 648–651
Theisinger, W., P. Bernett: Sportverletzungen. Fortschr. Med. 88 (1970) 62–66
Utech, C., E. U. Bieler, P. Pfannenstiel: Nuklearmedizinische Diagnostik in Nephrologie und Urologie. Schwerpunktmed. 5 (1982) 39–45
Vogel, W.: Die Bedeutung der disseminierten intravasalen Gerinnung in der terminalen Lungenstrombahn für die postoperative und posttraumatische respiratorische Insuffizienz. Habilitationsschrift, Freiburg 1972
Webb, W. R.: Pulmonary complications of non-thoracic trauma: summary of the national research council conference. J. Trauma 9 (1969) 700–711
Wegener, K., H. Wesch, H. Kampmann: Retikuloendotheliales System und Thorotrastose nach diagnostischer Angiographie. Dtsch. med. Wschr. 96 (1971) 1977–1981
Weismann, J., A. Reimate: Die Kontrastarthrographie in der Diagnostik der Weichteilverletzungen des Ellenbogengelenkes. Fortschr. Röntgenstr. 136 (1982) 313–320
Weller, S., E. Kuner: Das Röntgenbild bei der Beurteilung der Knochenbruchheilung. Hippokrates (1968) 98–101
Wenz, W.: Thorotrast-Tumoren. Experimentelle Untersuchungen zum Dosis-Wirkungsproblem. Fortschr. Med. 83 (1965) 423–426
Wilhelm, K., F. L. Ruéff, R. Bedacht, M. Wilhelm: Die Frakturheilung im Röntgenbild bei operativen und konservativen Behandlungsmethoden. Radiologe 9 (1969) 209–214
Wilson, R. F., J. P. Tagett, J. P. Pucelik, A. J. Walt: Pancreatic trauma. J. Trauma 7 (1967) 643–651
Wissinger, H. A., E. J. McClain, J. H. Boyes: Turret exostosis. Ossifying hematoma of the phalanges. J. Bone Jt. Surg. 48 (1966) 105–110
Zilkens, J.: Metallose – eine erweiterte Definition. Thieme, Stuttgart 1981

Sachverzeichnis

C

D

E

F

G

H

T